FITOMEDICAMENTOS
na Prática Médica

2ª Edição

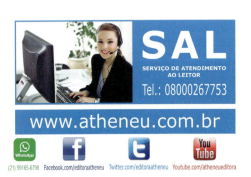

FITOMEDICAMENTOS
na Prática Médica

2ª Edição

Editora

Sônia Maria Rolim Rosa Lima

Doutora em Medicina, área de concentração em Cardiologia, pela Universidade de São Paulo (USP). Mestre em Medicina, área de concentração em Tocoginecologia, pela Faculdade de Ciências Médicas da Santa Casa de São Paulo (FCMSCSP). Professora Adjunta do Departamento de Obstetrícia e Ginecologia da FCMSCSP. Docente do Curso de Pós-Graduação em Ciências da Saúde e Pesquisa em Cirurgia da FCMSCSP. Coordenadora do Setor de Climatério do Departamento de Obstetrícia e Ginecologia da Irmandade da Santa Casa de Misericórdia de São Paulo. Coordenadora do Comitê Nacional de Climatério e Anticoncepção da Sociedade Brasileira de Reprodução Humana (SBRH). Membro Titular e Coordenadora Científica da Associação Médica Brasileira de Fitomedicina (SOBRAFITO)

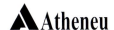

EDITORA ATHENEU

São Paulo — Rua Avanhandava, 126 - 8º andar
Fax: (11) 2858-8766
E-mail: atheneu@atheneu.com.br

Rio de Janeiro — Rua Bambina, 74
Tel.: (21)3094-1295
E-mail: atheneu@atheneu.com.br

CAPA: Equipe Atheneu
PRODUÇÃO EDITORIAL: Fernando Palermo

CIP-BRASIL. CATALOGAÇÃO NA PUBLICAÇÃO
SINDICATO NACIONAL DOS EDITORES DE LIVROS, RJ

F574
2. ed.

Fitomedicamentos : na prática médica / Adriana Bertolami ... [et al.] ; editora Sônia Maria Rolim Rosa Lima. - 2. ed. - Rio de Janeiro : Atheneu, 2019.

   Inclui bibliografia
   ISBN 978-85-388-1012-4

   1. Ervas - Uso terapêutico. 2. Plantas medicinais. 3. Matéria médica vegetal. I. Bertolami, Adriana. II. Lima, Sônia Maria Rolim Rosa.

19-57601
                    CDD: 615.321
                    CDU: 615.01

Leandra Felix da Cruz - Bibliotecária - CRB-7/6135

07/06/2019   10/06/2019

LIMA, S.M.R.R.
Fitomedicamentos na Prática Médica – 2ª edição

©Direitos reservados à EDITORA ATHENEU – São Paulo, Rio de Janeiro, 2019

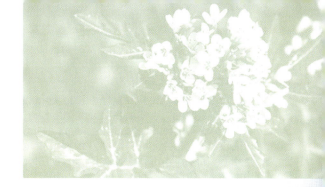

Colaboradores

Ana Lúcia Cavalcanti
Doutora em Ciências Médicas pela Faculdade de Medicina da Universidade de São Paulo (FMUSP). Especialista em Sexualidade Humana pela Universidade de São Paulo e Sociedade Brasileira em Estudos da Sexualidade Humana (SBRASH). Pós-Graduação em Terapia Sociodramática-Construtivista de Indivíduos, Casais e Famílias.

Antonio Pedro Flores Auge
Professor Adjunto do Departamento de Obstetrícia e Ginecologia da Faculdade de Ciências Médicas da Santa Casa de São Paulo (FCMSCSP). Responsável pela Clínica de Ginecologia Cirúrgica. Professor do Curso de Pós-Graduação e Membro do Conselho em Pesquisa em Cirurgia da FCMSCSP.

Adrienne Pratti Lucarelli
Mestre e Doutora em Medicina, área de concentração em Tocoginecologia pela Faculdade de Ciências Médicas da Santa Casa de São Paulo (FCMSCSP). Professora Adjunta do Departamento de Obstetrícia e Ginecologia da FCMSCSP. Médica Assistente da Clínica de Mastologista do Departamento de Ginecologia e Obstetrícia da Irmandade da Santa Casa de Misericórdia de São Paulo.

Adriana Bertolami
Médica da Seção Médica de Dislipidemias do Instituto Dante Pazzanese de Cardiologia (IDPC) da Secretaria de Estado da Saúde de São Paulo. Doutora em Ciências pelo Programa de Pós-Graduação do IDPC.

Adriana Bittencourt Campaner
Mestre e Doutora em Medicina, área de concentração em Tocoginecologia pela Faculdade de Ciências Médicas da Santa Casa de São Paulo (FCMSCSP). Professora Adjunta do Departamento de Obstetrícia e Ginecologia da FCMSCSP. Chefe do Setor de Patologia do Trato Genital Inferior e Colposcopia do Departamento de Obstetrícia e Ginecologia da Irmandade da Santa Casa de Misericórdia de São Paulo. Diretora Científica da Associação Brasileira do Trato Genital Inferior e Colposcopia.

Benedito Fabiano dos Reis
Mestre em Tocoginecologia e Doutor em Pesquisa em Cirurgia, ambos pela Faculdade de Ciências Médicas da Santa Casa de São Paulo (FCMSCSP). Chefe do Departamento de Obstetrícia e Ginecologia do Hospital das Clínicas Samuel Libânio (HCSL) – Pouso Alegre – Minas Gerais. Professor Colaborador da Disciplina de Obstetrícia e Ginecologia da Universidade Vale do Sapucaí (UNIVÁS). Médico Responsável pelos Ambulatórios de Climatério e Ginecologia Endócrina da Universidade do Vale do Sapucaí (UNIVAS) em Pouso Alegre-MG. Diretor Regional Sul de Minas da Sociedade Mineira de Ginecologia e Obstetrícia (SOGIMIG).

Ceci Mendes Carvalho Lopes
Médica Assistente e Doutora da Clínica Ginecológica do Hospital das Clínicas da Faculdade de Medicina da Universidade de São Paulo (HCFMUSP). Chefe do Setor de Fitoginecologia da FMUSP. Diretora Fundadora da Associação Médica Brasileira de Fitomedicina (SOBRAFITO).

Carolina Furtado Macruz
Mestre em Pesquisa em Cirurgia pela Faculdade de Ciências Médicas da Santa Casa de São Paulo (FCMSCSP). Pós-Graduanda em Pesquisa em Cirurgia nível de Doutorado pela FCMSCSP. Especialista em Ginecologia Endócrina, Climatério e Planejamento Familiar pela FCMSCSP. Médica Segunda Assistente do Pronto-Socorro de Ginecologia e Obstetrícia do Hospital São Luiz Gonzaga da Irmandade da Santa Casa de Misericórdia de São Paulo. Médica Assistente do Serviço de Emergência do Departamento de Obstetrícia e Ginecologia da Irmandade da Santa Casa de Misericórdia de São Paulo.

Eduardo Pagani
Doutor em Ciências pela Faculdade de Medicina da Universidade de São Paulo (FMUSP). Gestor de Desenvolvimento de Fármacos do Laboratório Nacional de Biociências (Campinas – SP). Ex-Presidente da Sociedade Médica Brasileira de Fitomedicina (SOBRAFITO).

Edna Maria Peters Kahhale
Doutora em Psicologia Experimental pelo Instituto de Psicologia da Universidade São Paulo (IPUSP). Professora-Associada do Departamento de Psicologia Social da Faculdade de Ciências Humanas e da Saúde da Pontifícia Universidade Católica de São Paulo (PUCSP). Coordenadora do Laboratório de Estudos de Saúde e Sexualidade (LESSEX), vinculado ao Núcleo de Estudos Avançados em Psicossomática do Programa de Estudos Pós-Graduados em Psicologia Clínica da PUCSP. Membro da Equipe de Psicologia Sócio-Histórica da PUCSP e Membro Fundador do Instituto Silvia Lane.

Gilbert Arantes Hime
Médico Especialista em Ginecologia e Obstetrícia pela Federação Brasileira de Ginecologia e Obstetrícia (FEBRASGO). Especialista em Nutrologia pela Associação Brasileira de Nutrologia. Pós-Graduado em Medicina Biomolecular pela Universidade Federal do Rio de Janeiro (UNIRIO). Preceptor da Residência Médica do Hospital e Maternidade Escola de Vila Nova Cachoeirinha.

Gustavo Maximiliano Dutra da Silva
Mestre e Pós-Graduando em Pesquisa em Cirurgia nível de Doutorado pela Faculdade de Ciências Médicas da Santa Casa de São Paulo. Professor-Assistente da Disciplina de Ginecologia e Obstetrícia e Sexologia do Curso de Medicina da Universidade São Francisco e do Centro Universitário das Américas (FAM). Médico Efetivo no Setor de Sexologia do Centro de Referência da Saúde da Mulher do Hospital Pérola Byington e no Hospital Maternidade Leonor Mendes de Barros. Especialista em Ginecologia e Obstetrícia pela Federação Brasileira de Ginecologia e Obstetrícia (FEBRASGO) e em Sexualidade Humana pela Associação Médica Brasileira (AMB) e FEBRASGO.

Helizabet Salomão Ayroza Ribeiro
Professora Assistente e Doutora em Medicina pela Faculdade de Ciências Médicas da Santa Casa de São Paulo (FCMSCSP). Chefe do Setor de Endoscopia Ginecológica e Endometriose do Departamento de Obstetrícia e Ginecologia da Irmandade da Santa Casa de Misericórdia de São Paulo.

Henrique Josef
Mestre em Reumatologia pela Faculdade de Medicina da Universidade de São Paulo (FMUSP). Doutor em Reumatologia pela ex-Escola Paulista de Medicina (atual Universidade Federal de São Paulo – UNIFESP). Ex-Chefe da Clínica Reumatológica do Hospital do Servidor Público Municipal (HSPM) de São Paulo.

João Eduardo Nunes Salles
Professor Doutor da Faculdade de Ciências Médicas da Santa Casa de São Paulo (FCMSCSP). Doutor em Ciências pela Disciplina de Endocrinologia da Universidade Federal de São Paulo (UNIFESP).

Juliana Vieira Honorato
Especialista em Tocoginecologia pela Federação Brasileira de Ginecologia e Obstetrícia (FEBRASGO). Pós-Graduanda em nível de Mestrado em Medicina, área de Tocoginecologia, pelo Curso de Pós-Graduação da Faculdade de Ciências Médicas da Santa Casa de São Paulo (FCMSCSP).

Lúcia de Fátima Cahino da Costa Hime
Doutora em Saúde Pública pela Faculdade de Saúde Pública da Universidade de São Paulo (FSP/USP). Professora Titular da Faculdade de Medicina da Universidade de Santo Amaro (UNISA). Doutora em Medicina pela FSP/USP. Coordenadora do Núcleo de Saúde da Mulher da Medicina da UNISA. Supervisora da Residência Médica de Obstetrícia e Ginecologia da UNISA (2004-2017). Especialista em Colposcopia pela Sociedade Brasileira de Patologia Cervical Uterina e Colposcopia. Médica Colaboradora do Departamento de Ginecologia da Faculdade de Medicina da Universidade de São Paulo (FMUSP).

Luís Carlos Marques
Farmacêutico pela Universidade Estadual de Maringá (UEM). Especialista em Fitoterapia pela Escola de Saúde Pública do Paraná (ESPPR). Mestre em Botânica pela Universidade Federal do Paraná (UFPR). Doutor em Ciências pela Universidade Federal de São Paulo (UNIFESP). Diretor de Assuntos Fitoterápicos da Apsen Farmacêutica (2004-2008). Membro Suplente, representando a Academia, no Comitê Nacional de Plantas Medicinais e Fitoterápicos do Governo Federal (2009-2012). Professor Universitário (Uem, Unimar, Uniban, Metrocamp, Faculdades Oswaldo Cruz, Unifoa). Presidente da Associação Paulista de Fitoterapia (2012-2015). Coordenador da Comissão de Fitoterápicos e Plantas Medicinais do Conselho Regional de Farmácia de São Paulo (CRF-SP). Sócio-Proprietário da empresa Fitoscience Consultoria Ltda.

Marcel Menon Miyake
Doutor em Pesquisa em Cirurgia pelo Departamento de Otorrinolaringologia da Faculdade de Ciências Médicas da Santa Casa de São Paulo (FCMSCSP). Otorrinolaringologista pela FSMSCSP. *Research Fellow* na Massachussetts Eye and Ear Infirmary, Harvard Medical School – EUA.

Marcelo Chiara Bertolami
Professor e Orientador do Programa de Pós-Graduação (Doutorado) do Instituto Dante Pazzanese de Cardiologia (IDPC)/Universidade de São Paulo (USP).

Maria Marta Martins
Doutora e Mestre em Medicina, área de concentração em Tocoginecologia, pela Faculdade de Ciências Médicas da Santa Casa de São Paulo (FCMSCSP). Professora Adjunta do Departamento de Obstetrícia e Ginecologia da FCMSCSP. Professora-Assistente da Faculdade Israelita de Ciências da Saúde Albert Einstein. Mastologista da Clínica de Mastologia do Departamento de Obstetrícia e Ginecologia da Irmandade da Santa Casa de Misericórdia de São Paulo.

Marisa Teresinha Patriarca
Médica Assistente Doutora e Coordenadora do Setor Multidisciplinar de Pesquisa em Patologia da Pele Feminina do Departamento de Ginecologia da Universidade Federal de São Paulo (UNIFESP). Coordenadora do Climatério do Serviço de Ginecologia do Hospital do Servidor Público Estadual (HSPE) – São Paulo.

Mônica Aidar Menon Miyake
Doutora em Ciências Médicas pela Disciplina de Otorrinolaringologia do Hospital das Clínicas da Universidade de São Paulo (HCFMUSP). Otorrinolaringologista e Alergologista do Núcleo de Otorrinolaringologia Hospital Sírio-Libanês – São Paulo – SP. Especialista em Pesquisa Clínica.

Natalia Ivet Zavattiero Tierno
Residência Médica em Ginecologia-Obstetrícia no Hospital Regional da Asa Sul (HRAS) – Brasília – DF. Residência Médica em Reprodução Humana no HRAS. Médica do Corpo Clínico do Serviço de Reprodução Humana do HRAS.

Nilza Maria Scalissi
Professora Doutora em Clínica Médica pela Faculdade de Ciências Médicas da Santa Casa de São Paulo (FCMSCSP). Chefe da Disciplina de Endocrinologia do Departamento de Medicina da Irmandade de Santa Casa de São Paulo.

Odair Albano
Médico pela Universidade de Campinas (Unicamp). Especialista em Ginecologia e Obstetrícia – Título de Especialista em Ginecologia e Obstetrícia (TEGO) – Federação Brasileira de Ginecologia e Obstetrícia (FEBRASGO). Administrador Hospitalar e de Sistemas de Saúde da Fundação Getulio Vargas (FGV) – São Paulo.

Paulo Ayrosa Galvão Ribeiro
Chefe do Departamento de Obstetrícia e Ginecologia da Faculdade de Ciências Médicas da Santa Casa de São Paulo (FCMSCSP). Professor Adjunto do Departamento de Obstetrícia e Ginecologia da FCMSCSP. Professor do Programa de Pós-Graduação da FCMSCSP.

Priscila Costa Hime Valente
Médica Ginecologista e Obstetra. Residência em Ginecologia e Obstetrícia no Departamento de Obstetrícia e Ginecologia da Faculdade de Ciências Médicas da Santa Casa de São Paulo (FCMSCSP).

Rafael Costa Hime
Médico Especialista em Ginecologia e Obstetrícia pela Federação Brasileira de Ginecologia e Obstetrícia (FEBRASGO). Médico do Setor de Planejamento Familiar e Endoscopia Ginecológica do Hospital e Maternidade Escola de Vila Nova Cachoeirinha. Instrutor dos Cursos Cathis e Citeg, ministrados no Hospital Vila Nova Cachoeirinha.

Ricardo Tabach
Doutor em Psicobiologia pelo Departamento de Psicobiologia da Universidade Federal de São Paulo (UNIFESP). Pesquisador do Centro Brasileiro de Informações sobre Drogas Psicotrópicas da UNIFESP e Professor Docente Doutor dos Cursos de Medicina e de Biologia da Universidade Santo Amaro (UNISA).

Roberto Augusto Caffaro
Professor Adjunto da Disciplina de Cirurgia Vascular e Endovascular da Faculdade de Ciências Médicas da Santa Casa de São Paulo (FCMSCSP). Doutor em Medicina. Chefe do Serviço de Cirurgia Vascular e Endovascular do Hospital Central da Santa Casa de Misericórdia de São Paulo

Roger Oswaldo Marcondes
Farmacêutico e Bioquímico Universidade Paulista (UNIP). Pós-Graduação na Fundação Armando Álvares Penteado em Administração, com ênfase em Gestão de Negócios. Diretor Executivo da Phitofarma Franchising.

Roberto Adelino de Almeida Prado
Professor-Assistente e Doutor do Departamento de Obstetrícia e Ginecologia da Faculdade de Ciências Médicas da Santa Casa de São Paulo (FCMSCSP). Coordenador do Ambulatório de Ginecologia Endócrina do Departamento de Obstetrícia e Ginecologia da Irmandade da Santa Casa de Misericórdia de São Paulo.

Roberto Euzébio dos Santos
Mestre e Doutor em Medicina pela Faculdade de Ciências Médicas da Santa Casa de São Paulo (FCMSCSP). Professor Adjunto pela FCMSCSP. Professor da Faculdade de Medicina das Américas (FAM). Diretor de Ensino do Centro de Referência da Saúde da Mulher (CRSM), Hospital Pérola Byington.

Rosaly Rulli Costa
Diretora do Centro de Ensino e Pesquisa em Reprodução Assistida (CEPRA). Chefe do Serviço de Reprodução a Humana e Endoscopia do Hospital Materno Infantil de Brasília (HMIB) – DF.

Sheldon Rodrigo Botogoski
Professor Adjunto do Departamento de Tocoginecologia da Universidade Federal do Paraná (UFPR). Professor Adjunto do Departamento de Ginecologia da Escola de Medicina da Pontifícia Universidade Católica do Paraná (PUCPR). Doutor em Medicina, área Tocoginecologia, pela Faculdade de Ciências Médicas da Santa Casa de São Paulo (FCMSCSP). Coordenador do Ambulatório de Doença Trofoblástica Gestacional da UFPR e Coordenador do Ambulatório de Ginecologia Endócrina, Climatério e Anticoncepção do Hospital Santa Casa de Curitiba (PUCPR) – Paraná. Membro da Comissão Nacional de Especialidades – Anticoncepção da Federação Brasileira de Ginecologia e Obstetrícia (FEBRASGO).

Sidney Carvalho Fernandes
Médico Cardiologista, graduado pela Faculdade de Medicina da Universidade de São Paulo (FMUSP). Especialista em Cardiologia pela Sociedade Brasileira de Cardiologia (SBC) e Associação Médica Brasileira (AMB). Pós-Graduado em "Distúrbios Metabólicos e Risco Cardiovascular".

Sílvia Regina Graziani
Doutora e Mestre em Análises Clínicas pela Faculdade de Ciências Farmacêuticas da Universidade de São Paulo (FCF/USP). Médica Oncologista Clinica do Instituto do Câncer Arnaldo Vieira de Carvalho – São Paulo.

Sílvia Saito Yamada
Mestre em Medicina, área de Tocoginecologia, pelo Curso de Pós-Graduação da Faculdade de Ciências Médicas da Santa Casa de São Paulo (FCMSCSP). Especialista em Tocoginecologia pela Federação Brasileira de Ginecologia e Obstetrícia (FEBRASGO).

Sílvia da Silva Carramão
Mestre em Saúde Materno Fetal pela Universidade de Santo Amaro (UNISA). Doutora em Medicina, área de concentração em Tocoginecologia, pela Faculdade de Ciências Médicas da Santa Casa de São Paulo (FCMSCSP). Ex-Professora Adjunta de Ginecologia na UNISA. Chefe do Setor de Uroginecologia e Cirurgia Vaginal da FCMSCSP.

Sônia Maria Rolim Rosa Lima
Doutora em Medicina, área de concentração em Cardiologia, pela Universidade de São Paulo (USP). Mestre em Medicina, área de concentração em Tocoginecologia, pela Faculdade de Ciências Médicas da Santa Casa de São Paulo (FCMSCSP). Professor Adjunto do Departamento de Obstetrícia e Ginecologia da FCMSCSP. Docente do Curso de Pós-Graduação em Ciências da Saúde e Pesquisa em Cirurgia da FCMSCSP. Coordenadora do Setor de Climatério do Departamento de Obstetrícia e Ginecologia da Irmandade da Santa Casa de Misericórdia de São Paulo. Coordenadora do Comitê Nacional de Climatério e Anticoncepção da Sociedade Brasileira de Reprodução Humana (SBRH). Membro Titular e Coordenadora Científica da Associação Médica Brasileira de Fitomedicina (SOBRAFITO).

Sóstenes Postigo
Mestrado em Tocoginecologia e Doutorando em Pesquisa em Cirurgia ambos pela Faculdade de Ciências Médicas da Santa Casa de São Paulo. Membro Associado da Federação Brasileira de Ginecologia e Obstetrícia (FEBRASGO). Membro do Comitê Nacional de Climatério e Anticoncepção da Sociedade Brasileira de Reprodução Humana (SBRH). Presidente da Associação Médica Brasileira de Fitomedicina (SOBRAFITO).

Soraia de Carvalho
Mestre em Medicina, área de Tocoginecologia, pela Faculdade de Ciências Médicas da Santa Casa de São Paulo (FCMSCSP). Médica Assistente do Serviço de Emergência e Coordenadora dos Plantonistas do Departamento de Obstetrícia e Ginecologia da Irmandade da Santa Casa de Misericórdia de São Paulo.

Tânia das Graças Mauadie Santana
Médica Especialista em Ginecologia e Obstetrícia – Título de Especialista em Ginecologia e Obstetrícia (TEGO) – Federação Brasileira de Ginecologia e Obstetrícia (FEBRASGO). Pós-Graduada em Educação e Terapia Sexual pela Sociedade Brasileira em Estudos da Sexualidade Humana (SBRASH). Fundadora do Ambulatório de Sexologia do Hospital Pérola Byington – Centro de Referência e Especialização em Sexologia do Hospital Pérola Byington – CRESEX. Coordenadora do CRESEX (1998-2014).

Valeria Petri
Professor Titular do Departamento de Dermatologia da Universidade Federal de São Paulo (UNIFESP).

Vinícius Fontanesi Blum
Mestre em Medicina pela Universidade Federal de São Paulo (UNIFESP). Ex Docente da Disciplina de Gastroenterologia da Fundação do ABC – São Paulo. Preceptor de alunos e residentes da Disciplina de Medicina de Urgência da UNIFESP. Médico da Disciplina de Gastroenterologia da UNIFESP.

Walkiria Hueb
Mestre e Doutora em Medicina pela Faculdade de Ciências Médicas da Santa Casa de São Paulo. Professora Instrutora da Disciplina de Cirurgia Vascular e Endovascular da Faculdade de Ciências Médicas da Santa Casa de São Paulo. Assistente do Serviço de Cirurgia Vascular do Hospital Central da Santa Casa de Misericórdia de São Paulo. Responsável pelo Ambulatório de Doenças Venosas do Serviço de Cirurgia Vascular da Santa Casa de São Paulo.

Há aqueles que não podem imaginar o mundo sem pássaros;

Há aqueles que não podem imaginar o mundo sem água;

Ao que me refere, sou incapaz de imaginar um mundo sem livros.

Jorge Luis Borges

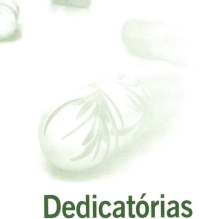
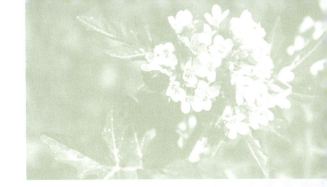

Dedicatórias

A todos os Profissionais de Saúde que dedicam suas vidas ao acolhimento, estudo, diagnóstico e tratamento daqueles que os procuram em busca de acolhimento e alívio de seu sofrimento.

A todos os Professores, que com seu trabalho, seu amor e sua dedicação pacientemente passam seu saber e cuja maior alegria é ter o reconhecimento de seus alunos, seus pares e da sociedade.

A Sylvia, minha mãe.

A Ana Clara, Gabriel e Helena com todo meu amor.

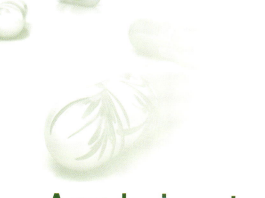
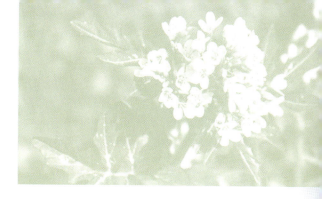

Agradecimentos

"Estamos conscientes de que um livro dificilmente é produto de ideia esporádica ou trabalho individual, sendo sempre fruto do somatório de esforços e pesquisas. O presente trabalho não foge à regra." (Raymundo Rolim Rosa)

Assim, gostaríamos de agradecer:

Aos prezados amigos, colaboradores e colaboradoras deste livro, profissionais de notório saber, sem os quais não seria possível este empreendimento. Minha admiração, respeito e abraço fraterno.

A Editora Atheneu, na pessoa do seu Diretor-Médico Dr. Paulo Rzezinski, por, uma vez mais, ter-nos apoiado nessa nossa jornada.

A todos os profissionais de saúde, que nos tem apoiado e incentivado.

Aos amigos e familiares, meu sincero e profundo agradecimento pelas palavras de incentivo e carinho.

Às mulheres e aos homens, motivo de nosso estudo e dedicação profissional.

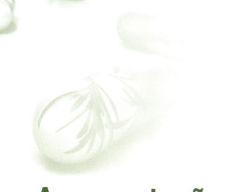
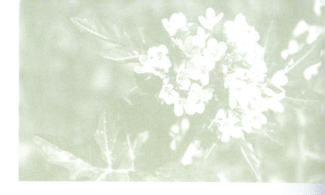

Apresentação

Durante todos os anos de nosso exercício profissional procuramos a atualização visando sempre o benefício daqueles que nos procuram na busca da prevenção, cura, melhora e manutenção de sua saúde. Não somos partidárias de uma só modalidade de abordagem terapêutica. Somos a favor da individualização e do conhecimento de todos os tipos de tratamento reconhecidos pela Legislação Brasileira. Nosso objetivo final é a obtenção da saúde. O melhor tratamento é aquele que alcança essa meta. Esse é o nosso trabalho.

Os fitoterápicos são medicamentos desenvolvidos a partir de extratos vegetais padronizados. De acordo com a Agência Nacional de Vigilância Sanitária (ANVISA), os critérios de pesquisa e desenvolvimento desses produtos são os mesmos que os medicamentos sintéticos.

Já temos disponíveis em todas as áreas médicas fitomedicamentos aprovados e utilizados em diferentes especialidades com sucesso. O conhecimento desse vasto arsenal terapêutico disponível para a classe médica tem constituído matéria de estudo e pesquisa em cursos tanto de Graduação quanto de Pós-Graduação.

Desde a publicação da primeira edição procuramos selecionar matéria de interesse em todas as especialidades e para tanto convidamos profissionais altamente capacitados para colaborar na atualização desta segunda edição, o que foi realizado com sucesso.

Sem a pretensão de esgotar o assunto, completamos, assim, este livro. Destina-se a todo profissional de saúde com interesse em conhecer o tema. Esperamos que a leitura seja proveitosa!

Sônia Maria Rolim Rosa Lima
Editora

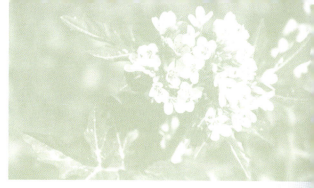

Prefácio da 2ª Edição

Há seis anos, foi publicado este livro, repleto de informações muito úteis tanto para nós, 'mortais comuns', que tentamos conhecer alguma coisa de fitoterapia, como para aqueles que ainda conhecem muito pouquinho, e querem alargar seus horizontes. Na ocasião, eu disse que ele poderia vir a ser um 'livro de cabeceira' para mim. Pois nem eu mesma imaginava como me seria útil!

Valeu! E valeu muito!

Enfim, ainda há quem me pergunte por que um livro abordando fitoterapia, sobretudo considerando toda a prática médica.

Justamente porque é um assunto que muito raramente aprendemos em nossas faculdades de medicina! E, por isso mesmo, fica naquela faixa nebulosa da falta de conhecimentos mais concretos que nós não apreciamos, nem um pouquinho. E, por não ser uma área bem conhecida, muitos de nós preferimos ou desacreditar, ou ignorar! Digo, inclusive, por mim própria. Não conhecendo, até há alguns anos, tinha aquela atitude de desvalorizar, de contraindicar, de desprezar. Bem, posso dizer que agradeço aos céus que mudei! Não me posso considerar uma *expert* nisso, mas, hoje, pelo menos entendo o seu significado! E sei apreciar o valor desse recurso natural. E, afinal, muito mais da metade do que é produzido pela indústria farmacêutica (e nessa, nós acreditamos!), ou é fitoterápico, ou provém de recursos vegetais!

Costumo dizer que um soldado de verdade usa todas as armas que tiver a seu dispor...Pode utilizar metralhadoras e fuzis desenvolvidíssimos, foguetes teleguiados, bombas de hidrogênio...mas pode precisar utilizar um bumerangue, ou uma atiradeira, daquelas que os meninos de antigamente usavam para caçar passarinhos...E cada arma tem sua utilidade e seu lugar!

E tanto interesse houve, que o livro está sendo reeditado! Provado está que muitos, como eu, também querem conhecer um pouco mais!

Nesses seis anos, tive muitas oportunidades para encontros e conversas com a Sônia, essa pessoa incrível! Congressos, cursos, teses, reuniões... até um ou outro encontro com pizza ou churrasco! (aliás, estes, mais proveitosos que todos, por certo!).

E aprofundei minha admiração e respeito por essa mulher batalhadora, resiliente, produtiva. Parece que as dificuldades não lhe são obstáculos, mas somente desafios. Que ela enfrenta e vence! E ela sabe se rodear de gente muito dedicada e produtiva, amigos, colaboradores, alunos, muitos deles buscando aprimoramento nos seus projetos, na sua orientação de pós-graduação, ou mesmo somente observando seu modo de ser e agir. E cujo afeto e dedicação ela não faz questão de ficar só para ela, pelo contrário, partilha com a gente!

Outro desafio, que ela enfrentou garbosamente, foi a reedição deste livro.

Parecia fácil. Seria só atualizar e mandar para a frente!

Coisa nenhuma!

Visivelmente, em cada capítulo os autores se esmeraram em reestudar a literatura, em apresentar as novidades, em aprimorar! Quase podemos dizer que é um novo livro. Talvez seja exagero dizer isso, mas ele tem muito de novo! Imagino que a Sônia tenha 'cortado um doze', para conseguir uma edição maior, ou para resumir tanto acréscimo importante.

Bem, estou trocando o meu livro de cabeceira! Agora, tenho um novinho em folha! E meu coração está reforçado, para abrigar ainda mais carinho por essa pessoa querida, que o edita.

Ceci Mendes Carvalho Lopes

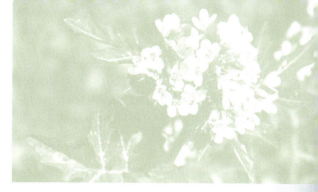

Prefácio da 1ª Edição

As árvores
Belmiro Braga (1872-1937)

*Cerquemo-las de amparo e de carinhos;
porque elas vivem para o nosso bem.
Que de flores, de frutos e de ninhos
os nossos olhos em seus ramos vêem!*

*Dão sombra e dão saúde; os passarinhos
um doce abrigo em suas frondes têm.
Se algumas delas há cheias de espinhos,
todas têm alma, como nós, também...*

*Do pobre, os galhos que lhe vão secando
são a luz e o calor benditos, quando
no lar, embrasas, crepitando vão.*

*Mortas, ainda trazem-nos proveito:
o altar, o trono, o teto, a mesa, o leito,
o flóreo berço e o fúnebre caixão...*

Conheci a Professora Sônia durante um congresso, anos atrás. Sua prontidão nas respostas a questionamentos, sua atitude inteligente, mas especialmente o olhar matreiro e sorriso encantador me seduziram. O tempo confirmou minha primeira impressão. Difícil não ficar sua amiga!

É o que vi, também com outros, no passar dos anos, quando ela me convidou a participar de seus livros. E este é o terceiro ao qual atendo o seu chamado. Pude observar que ela reuniu um grande número de colaboradores, todos de alto nível, especialistas nos assuntos declinados. E os que não fossem de antes, tornaram-se seus amigos, daqueles "desde criancinha", do fundo do coração.

Vivemos um momento interessante com relação à fitoterapia, que é uma das causas que ela abraçou. De recurso um bocado tabu, malvisto e desprezado por muitos, tornou-se, especialmente depois da decepção com o tratamento hormonal do climatério, e com a implantação do programa nacional, pelo Ministério da Saúde, tema de interesse, que muitos procuraram conhecer melhor, pois, enfim, quase nenhuma escola médica, neste país, aborda o assunto.

Os livros da Professora Sônia procuram tornar acessível a todos o conhecimento disponível sobre plantas medicinais. Nos primeiros dois, seu uso em ginecologia foi o destaque. Neste, a intenção abrange praticamente todas as áreas de atuação do médico que atende pacientes. Com a vantagem de falar, sobretudo dos fitoterápicos com o aval das agências reguladoras, como a nossa ANVISA, justamente por disporem de estudos e embasamento científico. E o quadro final em cada capítulo, abordando os fitomedicamentos disponíveis no nosso mercado farmacêutico, é uma ótima maneira de facilitar a lembrança, visando à prescrição.

Os fitoterápicos podem ser muito úteis, e não conflitam com as práticas terapêuticas alopáticas às quais estamos acostumados. Embora frequentemente tenham poucos efeitos adversos, como todo medicamento, não são isentos deles. E, claro, podem interagir, apresentar toxicidade, ou seja, tudo que um remédio qualquer pode ter. Portanto, devemos conhecê-los bem, para utilizá-los da melhor maneira possível.

A regulamentação dos fitoterápicos, no Brasil, é rigorosa, e aprovamos isso, pois, em outros países em que são considerados complementos alimentares, o que existe é um número grande de automedicação, e já foram relatados efeitos tóxicos graves. Esse panorama só desdoura esses produtos tão úteis, piorando o preconceito contra eles.

Enfim, por tudo isso, acredito que este livro poderá tornar-se um verdadeiro manual de cabeceira. Tenho certeza de que vou usá-lo sempre e isso me vai trazer um prazer a mais: cada vez que o manusear, vou me lembrar da amiga querida!

Ceci Mendes Carvalho Lopes

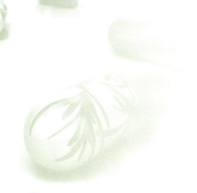
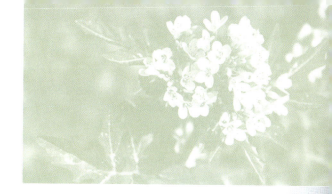

Sumário

1. Aspectos Legais dos Fitomedicamentos e Produtos Afins, *1*
   - Luís Carlos Marques

2. Espécies Vegetais Oficializadas na Assistência Farmacêutica Financiada pelo Ministério da Saúde – Considerações Gerais, *15*
   - Ceci Mendes Carvalho Lopes
   - Sóstenes Postigo
   - Lúcia de Fátima Cahino da Costa Hime

3. Fitomedicamentos e Sexualidade Feminina, *49*
   - Sônia Maria Rolim Rosa Lima
   - Sóstenes Postigo
   - Tânia das Graças Mauadie Santana

4. Fitomedicamentos e Sexualidade Masculina, *65*
   - Gustavo Maximiliano Dutra da Silva
   - Ana Lúcia Cavalcanti
   - Sônia Maria Rolim Rosa Lima

5. Fitomedicamentos Ativos no Sistema Nervoso Central, *83*
   - Ceci Mendes Carvalho Lopes
   - Eduardo Pagani

6. Fitomedicamentos Ansiolíticos, *107*
   - Ricardo Tabach

7. Fitomedicamentos Adaptógenos, *129*
   - *Ceci Mendes Carvalho Lopes*
   - *Odair Albano*

8. Fitomedicamentos e Pele, *149*
   - *Marisa Teresinha Patriarca*
   - *Valéria Petri*

9. Fitomedicamentos e Sistema Respiratório, *165*
   - *Mônica A. Menon Miyake*
   - *Marcel Menon Miyake*

10. Fitomedicamentos e Afecções Venosas, *181*
    - *Roberto Augusto Caffaro*
    - *Walkiria Hueb*

11. Fitomedicamentos e Sistema Urinário, *191*
    - *Antonio Pedro Flores Auge*

12. Fitomedicamentos e Sistema Cardiovascular, *201*
    - *Sidney Carvalho Fernandes*

13. Fitomedicamentos e Obesidade, *213*
    - *Nilza Maria Scalissi*
    - *Roger Oswaldo Marcondes*
    - *João Eduardo Nunes Salles*

14. Fitomedicamentos e Dislipidemias, *219*
    - *Adriana Bertolami*
    - *Marcelo Chiara Bertolami*

15. Fitomedicamentos e Sistema Digestivo, *231*
    - *Vinícius Fontanese Blum*

16. Fitomedicamentos e Doenças Reumáticas, *265*
    - *Henrique Josef*

17. Fitomedicamentos em Oncologia Ginecológica, *273*
    - *Roberto Euzébio dos Santos*
    - *Soraia de Carvalho*

18. Fitomedicamentos como Coadjuvante no Tratamento Quimioterápico e em Cuidados Paliativos na Prática Oncologica, *285*
- *Silvia Regina Graziani*

19. Fitomedicamentos nas Alterações Funcionais Benignas da Mama, *303*
- *Rosaly Rulli Costa*
- *Natalia Ivet Zavattiero Tierno*

20. Fitomedicamentos em Mastalgia, *311*
- *Adrienne Pratti Lucarelli*
- *Maria Marta Martins*

21. Fitomedicamentos e Síndrome da Tensão Pré-Menstrual, *319*
- *Lúcia de Fátima Cahino da Costa Hime*
- *Ceci Mendes Carvalho Lopes*
- *Gilbert Arantes Hime*
- *Rafael Costa Hime*
- *Priscila Costa Hime Valente*

22. Fitomedicamentos e Cólicas Menstruais (Dismenorreia), *329*
- *Sônia Maria Rolim Rosa Lima*
- *Juliana Vieira Honorato*
- *Roberto Adelino de Almeida Prado*

23. Tratamento Fitoterápico dos Miomas Uterinos, *339*
- *Ceci Mendes Carvalho Lopes*

24. Fitomedicamentos e Endometriose, *349*
- *Helizabet Salomão Abdalla Ayroza Ribeiro*
- *Paulo Ayroza Galvão Ribeiro*

25. Fitomedicamentos e o Trato Genital Inferior, *361*
- *Adriana Bittencourt Campaner*
- *Sônia Maria Rolim Rosa Lima*

26. Fitomedicamentos: Fitoestrogênios Considerações Gerais e Mecanismo de Ação, *379*
- *Juliana Vieira Honorato*
- *Sônia Maria Rolim Rosa Lima*

27. Fitoestrogênios na Prevenção do Câncer de Mama, *395*
- *Sônia Maria Rolim Rosa Lima*
- *Sheldon Rodrigo Botogoski*

28. Fitomedicamentos: Fitoestrogênios e Ondas de Calor, *413*
- *Benedito Fabiano dos Reis*
- *Sônia Maria Rolim Rosa Lima*

29. Fitoestrogênios na Síndrome Genitourinária, *421*
- *Sônia Maria Rolim Rosa Lima*
- *Sílvia Saito Yamada*
- *Carolina Furtado Macruz*
- *Sílvia da Silva Carramão*

30. Considerações sobre Adesão ao Tratamento Medicamentoso, *431*
- *Edna Maria Peters Kahhale*

Índice Remissivo, *453*

Aspectos Legais dos Fitomedicamentos e Produtos Afins

- Luís Carlos Marques

Mercado nacional e internacional de medicamentos fitoterápicos

O mercado de produtos obtidos de plantas nas suas diversas formas (drogas vegetais para infusões, alimentos funcionais, fitoterápicos, etc.) tem crescido substancialmente em todo o mundo nas últimas quatro décadas em valores e percentuais variáveis, ora expressivos ou abaixo do crescimento médio dos produtos sintéticos. Segundo estimativas internacionais, projetou-se o mercado global de produtos de origem vegetal em 2016 para cerca de 28,9 bilhões de dólares, correspondendo a cerca de 2,7% do mercado global de medicamentos (sintéticos e naturais) estimado em cerca de 1,061 trilhão de dólares[1,2,3].

No Brasil, no contexto de um mercado geral de medicamentos de cerca de 25,1 bilhões de dólares em 2016, estimou-se a participação dos produtos de origem vegetal para cerca de 0,73 bilhão de dólares, representando cerca de 2,9% do mercado geral brasileiro e cerca de 2,5% do mercado de produtos de origem vegetal mundial[1,3,4].

Esses dados mostram que, apesar do crescimento progressivo do setor de fitoterápicos nos últimos anos, sua dimensão geral ainda é bastante modesta frente ao mercado global de medicamentos. Essa situação decorre de vários fatores, principalmente da pequena adesão dos prescritores médicos ao segmento da fitoterapia.

Na última década, o estabelecimento da fitoterapia na área pública e a entrada dos nutricionistas nesse segmento têm dinamizado a prescrição e comercialização de produtos fitoterápicos.

Aspectos gerais sobre legislação

Entende-se por legislação o ato normativo ocorrente em várias esferas administrativas direcionado à correção de desvios sociais ou à implantação de novas diretrizes antes inexistentes. Dentro da filosofia do Direito, corresponde à concretização dos valores reais compreendidos pela sociedade visando julgar determinados comportamentos sob normas que precisam estar devidamente declaradas[5].

Na área sanitária, onde se situam os temas ligados a medicamentos, de modo similar a outros segmentos, as normas ocorrem de forma hierárquica, iniciando-se com disposições constitucionais como expressão de vontade da sociedade. No entanto, para que de fato existam como direito legal, há a necessidade de leis específicas (complementar, ordinária, delegada), as quais são geralmente elaboradas pelo Poder Judiciário (Congresso Nacional e Senado) ou Poder Executivo (Medida Provisória), compondo assim as leis federais que estabelecem definitivamente determinado direito; leis estaduais e municipais igualmente podem ser elaboradas dentro de seus níveis específicos de competência[6].

Por serem obrigatoriamente gerais, existe a necessidade de seu detalhamento, que se expressa em decretos como instrumentos legislativos da competência do Poder Executivo que aprova o regulamento da lei, sem extrapolar os direitos lá estabelecidos. Outros atos normativos de menor ascendência são necessários, como resoluções, portarias, instruções normativas, etc., obedecendo a um padrão de maior detalhamento, mas sempre em nível hierárquico inferior[6].

Assim, na área da saúde, mais especificamente sobre medicamentos em geral e fitoterápicos em particular, tem-se construído um marco regulatório brasileiro nas últimas décadas, que deve ser conhecido, entendido e seguido no que tem de adequado; em paralelo, suas contradições e inadequabilidades precisam ser apontadas e corrigidas, em benefício da própria fitoterapia brasileira e de todos que nela atuam.

Breve histórico das normas recentes brasileiras

A lei federal brasileira relativa a medicamentos, dentre outros produtos, é a Lei 6360[7] sendo, portanto, a referência inicial básica nesta área. No entanto, ao ter sido elaborada e editada num momento histórico onde a fitoterapia era quase desconhecida e desacreditada, em seus 88 artigos nada se encontra sobre plantas medicinais, drogas vegetais, fitoterápicos ou conceitos afins. Tal contradição permitiu a dúvida se tais produtos de fato seriam classificáveis como medicamentos.

Em seu artigo 23º, essa lei apresentava a possibilidade da 'isenção de registro' de quatro distintas categorias; no inciso I previu-se isenção para "os produtos cujas fórmulas estejam inscritas na Farmacopeia Brasileira, no códex ou nos formulários aceitos pelo Ministério da Saúde". Como existem, nas Farmacopeias, várias drogas vegetais e mesmo tinturas e extratos fluidos ou secos, esse dispositivo permitiu ao mercado a comercialização de inúmeros produtos com apenas a simples menção dessa lei em sua rotulagem, sem qualquer estudo adicional, representando um dos dispositivos mais impróprios em termos técnicos e que muito prejudicou o adequado crescimento da fitoterapia brasileira[8].

Visando resolver essa contradição e elaborar normas mais específicas, vários segmentos sociais sugeriram propostas nos anos seguintes e a primeira norma oriunda desse esforço coletivo foi a Portaria nº 06 de 1995 da Secretaria de Vigilância Sanitária do Ministério da Saúde[9]. Tal documento procurava equacionar as contradições da lei federal 6360, caracterizando o fitoterápico como medicamento e a ele estabelecendo as características técnicas relativas à segurança, eficácia e qualidade, como se espera de qualquer medicamento. No entanto, talvez por ter essa responsabilidade de correção legal, essa portaria teve um perfil totalmente rígido, sem qualquer tipo de flexibilização salvo um prazo de 10 anos para que estudos de segurança e eficácia fossem realizados.

Com a criação da Anvisa – Agência Nacional de Vigilância Sanitária em 1999, editou-se a Resolução RDC nº 17 de 2000[10]. Esta norma revogou a anterior, mas seguiu sua estrutura básica e fez importantes inovações, principalmente ao incluir o conceito de medicamento tradicional como forma de flexibilização, conforme recomendação da Organização Mundial da Saúde[11], e estabelecer lista positiva de espécies vegetais mundialmente estudadas e lista de obras bibliográficas de base para pontuação do conceito de tradicionalidade. A partir desta norma e de sua efetiva implantação pela equipe do órgão regulador, o mercado brasileiro começou, de fato, a buscar o devido ajuste de seus produtos fitoterápicos para o conceito moderno de medicamento.

A aplicação das normas mostrou necessidade de ajustes ao longo do tempo. Assim, a RDC 17 foi substituída pela Resolução RDC nº 48 em 2004[12], pela Resolução RDC nº 14 em 2010[13] e mais recentemente pela RDC 26 de 2014[14], a norma atualmente em vigor. Essas mudanças buscaram aperfeiçoar os conceitos das normas pioneiras anteriores, eliminar aspectos que tenham se mostrado inadequados ou insuficientes, incluindo-se novos requisitos ou ampliando-se itens das listas positivas de espécies e obras bibliográficas.

Em paralelo, outras subáreas relacionadas a produtos oriundos de plantas foram sendo trabalhadas, gerando-se normas para chás, alimentos funcionais, fitoterapia na área do Sistema Único de Saúde, dentre outras, completando-se assim um conjunto normativo extenso e detalhado que tem permitido o crescimento do mercado brasileiro de modo regulado, às vezes de forma demasiada.

- **Normatização da segurança e eficácia dos fitoterápicos**

Classicamente, a segurança e eficácia de medicamentos são estabelecidas com estudos farmacológicos *in vitro* e *in vivo*, seguidos de estudos clínicos em pelo menos três fases, a partir do que se estabelecem os efeitos terapêuticos, os possíveis eventos adversos, as doses adequadas, etc. Tais protocolos de desenvolvimento são rigorosos, detalhados, caros e demorados, demandando cerca de uma década de estudos e com altos valores para seu custeio, condições geralmente restritas a grandes empresas farmacêuticas. Essas diretrizes constaram na Portaria 6 de 1995[9], já citada, bem como também das normas seguintes, inclusive a em vigor.

Todos os detalhes a serem seguidos para a realização dos testes e estudos necessários ao registro de um fitoterápico novo, bem como os aspectos das outras classes de registro simplificado, foram consolidados na Instrução Normativa nº 4 de 18 de junho de 2014[17].

A fitoterapia, no entanto, além do padrão usual de pesquisas, apresenta particularidades que estimulam a busca por esquemas alternativos que facilitem o desenvolvimento desejado e necessário para que uma planta chegue ao padrão de um medicamento. Tais proposições foram gestadas e divulgadas internacionalmente pela Organização Mundial da Saúde[11] em 1991, em seu documento *"Pautas para la evaluación de medicamentos herbários"*, onde recomenda-se aos países membros que busquem esquemas normativos legais que flexibilizem a regularização de fitoterápicos em seus mercados. A base dessa proposta alternativa é a experiência ou conhecimento tradicional, como dito no documento da OMS:

> *"De ordinario, en esta evaluación importa tener en cuenta la experiencia tradicional, es decir, el uso prolongado así como los antecedentes médicos, históricos y etnológicos de dichos productos. La definición del uso prolongado puede variar según el país, pero debe ser como mínimo de varios decenios. Por consiguiente, la evaluación deberá tener en cuenta la descripción en la bibliografía médica o farmacéutica o en fuentes análogas, o los conocimientos documentados acerca de la aplicación de un medicamento herbario sin una limitación claramente definida de tiempo. Se deberán tener em cuenta las autorizaciones de comercialización otorgadas a productos semejantes."*

Desse modo, desde a RDC 17[10] e mantida nas normas seguintes, abriu-se a possibilidade de registro para produtos fitoterápicos tradicionais, onde fossem considerados documentos de fontes bibliográficas diversas que confluíssem para a mesma evidência de eficácia e margens de segurança. O formato dessa simplificação regulatória tem variado entre as normas; a regra em vigor divide os produtos em 'medicamentos fitoterápicos – MF' e 'produtos tradicionais fitoterápicos – PTF', com regras distintas estabelecidas no regulamento. Esse perfil busca um alinhamento com o modelo adotado atualmente pela EMA – European Medicines Agency[15] em suas monografias utilizadas pela Comunidade Europeia.

Desse modo, as normas legais propuseram listas positivas de espécies vegetais com todos os dados claramente apresentados, como dose, indicações, etc., eliminando-se necessidades adicionais de evidências nesses aspectos. Vinculada à RDC 26 de 2014[14], a Anvisa publicou também a Instrução Normativa nº 02 de 2014[16], que listou 44 espécies das classes de produtos fitoterápicos de registro simplificado e produtos tradicionais fitoterápicos de registro simplificado (Tabela 1.1).

Tabela 1.1 – Listas de fitoterápicos constantes da IN 2 de 2014

Medicamentos fitoterápicos		Produtos tradicionais fitoterápicos
Alcachofra	Kava kava	Alcaçuz
Alcaçuz	Mirtilo	Arnica
Alho	Polígala	Boldo-do-chile
Anis	Psyllium	Calêndula
Cáscara-sagrada	Salgueiro	Camomila
Castanha-da-índia	Saw palmetto	Cardo mariano
Centella	Sene	Confrei
Cimicífuga	Soja	Espinheira santa
Echinacea	Tanaceto	Eucalipto
Gengibre (drogas)	Uva ursi	Garra do diabo
Gengibre (extratos)	Valeriana	Guaco
Ginkgo		Hamamélis
Ginseng coreano		Maracujá
Guaraná		Melissa
Hortelã pimenta		Sabugueiro
Hypericum		Unha de gato

Na ausência da espécie de interesse nessa lista, a RDC 26[14] permite ao interessado a busca, complementarmente, do conteúdo de dezenas de livros indicados no corpo da norma bem como das monografias da EMA ou do Formulário de Fitoterápicos da Farmacopeia Brasileira como base adicional para o registro simplificado.

- **Normatização do controle de qualidade dos fitoterápicos**

Além dos obrigatórios requisitos de segurança e eficácia, todo medicamento deve ser submetido a uma série de testes de controle de qualidade, desde a matéria prima até o produto acabado, e ao fitoterápico aplicam-se igualmente essas determinações.

A RDC 26 de 2014, de modo similar às normas precursoras, estabelece regras e exigências de controle de qualidade nos aspectos de identificação botânica e química, de pureza e integridade e de composição química quali e quantitativa, organizadas em três níveis segundo o tipo de atividade das empresas (a que produz a droga vegetal, a que compra a droga vegetal e produz o derivado ou a que compra o derivado vegetal diretamente)[17]. O conjunto de testes é volumoso e detalhado, envolvendo geralmente padrões refinados e metodologias analíticas baseadas em equipamentos de alto custo, todas igualmente submetidas a processos de validação analítica.

Assim, reconhecendo a importância desse tema, há que se destacar ser este o principal gargalo encontrado atualmente para a ampliação do número de registros de fitoterápicos e respectiva ampliação do mercado deste segmento. Segundo Perfeito[18], de 2005 a 2010 foram indeferidos 40% dos pedidos de novos registros e 50% dos pedidos de renovação de registro de fitoterápicos; na grande maioria dos casos, o aspecto controle de qualidade foi o principal, atingindo mais de 36% dos processos.

Portanto, apesar dos evidentes esforços de flexibilização e abertura para consideração da tradicionalidade de uso como uma evidência relevante, a ser somada aos estudos científicos usuais, o progressivo acúmulo de exigências de controle de qualidade tem neutralizado os resultados teoricamente positivos dessas aberturas. Mais recentemente, novas exigências foram estabelecidas envolvendo análises de aflatoxinas e agrotóxicos, o que tem levado o setor industrial de fitoterápicos a um estado de grande insegurança tendo em vista os altos custos das análises principalmente dos agrotóxicos, decorrentes da enormidade de substâncias a serem pesquisadas[19].

- **Pesquisa e desenvolvimento de fitoterápicos nacionais**

O impacto do marco regulatório se faz sentir claramente ao longo dos anos, seja reduzindo o número de produtos registrados que não conseguem atender as normas vigentes ou através dos novos lançamentos de produtos desenvolvidos segundo as regras estabelecidas. Assim, todo esse conjunto de portarias, resoluções e instruções normativas levou à permanência atual de cerca de 360 produtos baseados principalmente em espécies exóticas[20]. No entanto, alguns produtos obtidos de espécies nativas têm sido desenvolvidos e os mais expressivos comercialmente[21] chegaram a faturar 35,3 milhões de dólares em 2011 representando cerca de 5% do mercado fitoterápico brasileiro[22]. No entanto, os predominantes em faturamento são quase todos produzidos com espécies exóticas (Tabela 1.2), demonstrando a grande fragilidade do setor industrial farmacêutico brasileiro neste aspecto de P&D.

Tabela 1.2 – **Principais produtos fitoterápicos por faturamento (setembro 2015)**

Principais fitoterápicos por faturamento	Milhões Reais	% MKT Share
Tamarine	67,8	6,0%
Abrilar	61,1	5,4%
Seakalm	49,1	4,4%
Ginkolab	39,3	3,5%
Forfig	37,2	3,3%
Eparema	36,6	3,3%
Pasalix	35,4	3,2%
Naturetti	32,4	2,9%
Calman	29,5	2,6%
Acheflan	24,7	2,5%

Fonte: PMB[23].

Norma das drogas vegetais de notificação ('chás' medicinais)

O equacionamento regulatório de produtos com a planta seca (droga vegetal) tem sido problemático pela variabilidade química que esta pode apresentar. A solução encontrada pelo órgão regulador foi a formulação e emissão da Resolução RDC 10 de 2010[24], uma norma específica para as preparações dos tipos infusões e decocções ('chás' medicinais) e montada na forma de uma simples notificação de registro, o que parecia ser bastante estimulante às empresas do segmento e poderia significar a ampliação do mercado de drogas vegetais.

No entanto, para que a empresa pudesse utilizar tal regulamento deveria cumprir toda uma série de exigências de boas práticas de fabricação, o que na prática inviabilizou a aplicação da norma. Assim, a RDC 26 de 2014 a revogou, atribuindo a base legal dos chás medicinais às espécies constantes do Formulário de Fitoterápicos da Farmacopeia Brasileira[25].

Apesar da revogação, o anexo da RDC 10, contendo 67 espécies vegetais para preparação das infusões/decocções, incluindo-se nomenclatura, parte usada, posologia, contraindicações, etc. (Tabela 1.3), tem sido recomendado como uma referência para orientação e prescrição fitoterápica.

Tabela 1.3 – **Modelo de monografia da lista da RDC 10 de 2010**

As alegações terapêuticas consideram apenas as formas de preparo e usos específicos aqui tratados, ficando excluídas desta resolução ações farmacológicas e indicações terapêuticas que, embora relevantes pelo uso tradicional, ou subsidiadas por estudos científicos, requeiram formas de preparação ou uso não previstas nesta resolução

Nomenclatura botânica	Nomenclatura popular	Parte utilizada	Forma de utilização	Posologia e modo de usar	Via	Uso	Alegações	Contra-indicações	Efeitos adversos	Informações adicionais em embalagem	Referências
Achillea millefolium	Mil folhas	Partes aéreas	Infusão: 1-2 g (1-2 col. chá) em 150 mL (xíc. chá)	Utilizar 1 xíc. chá 3 a 4 ×ao dia	Oral	A/I	Falta de apetite, dispepsia (perturbações digestivas), febre, inflamação e cólicas	Não deve ser utilizado por pessoas portadoras de úlcera gástrica ou duodenal ou com oclusão das vias biliares	O uso pode causar cefaleia e inflamação. O uso prolongado pode provocar reações alérgicas. Caso ocorra, um desses sintomas, suspender o uso e consultar um especialista	—	Wichtl, 2003 Mills & Bone, 2004 Alonso, 2004

Normas de áreas afins à fitoterapia

Outras subáreas de produtos oriundos de plantas têm sido trabalhadas, gerando-se normas complementares às citadas até o momento.

- **Normas para chás alimentícios**

Segundo a Resolução RDC 277 de 2005[26], define-se chá como "*produto alimentício constituído de uma ou mais partes de espécie(s) vegetal(is) inteira(s), fragmentada(s) ou moída(s), com ou sem fermentação, tostada(s) ou não, constantes de Regulamento Técnico de Espécies Vegetais para o Preparo de Chás. O produto pode ser adicionado de aroma e ou especiaria para conferir aroma e ou sabor. O produto deve ser designado de "Chá", seguido do nome comum da espécie vegetal utilizada, podendo ser acrescido do processo de obtenção e ou característica específica. Podem ser utilizadas denominações consagradas pelo uso*".

Outra norma relacionada, a Resolução RDC 267 de 2005[27], lista quais espécies devem ser empregadas no preparo dessas bebidas, citando especificamente 47 plantas. Destas, a grande maioria se refere a frutas como abacaxi, acerola, ameixa, manga, maçã, groselha, maracujá (polpa dos frutos), etc.; em relação às plantas de uso medicinal que apresentam, também, emprego alimentício, a norma refere particularmente a camomila (*Matricaria recutita* L.), o capim-limão (*Cymbopogon citratus* Stapf.), a erva-cidreira (*Melissa officinalis* L.), a erva-doce (*Pimpinella anisum* L.), o funcho (*Foeniculum vulgare* Mill.), o guaraná (*Paullinia cupana* Kunth) e duas espécies de hortelã (*Mentha piperita* L. e *Mentha arvensis* L.). Em complemento, a Resolução RDC 219 de 2006[28], acrescentou outras espécies à listagem anterior incluindo, das potencialmente medicinais, também o boldo-do-chile (*Peumus boldus* Molina) e a carqueja (*Baccharis genistelloides* [Lam.] Persoon).

Trata-se, portanto, de bebidas de caráter agradável, a serem ingeridas sem a pretensão de obtenção de efeitos terapêuticos, caracterizando assim os chás alimentícios, totalmente distintos dos 'chás' (infusões e decocções) medicinais previstos na RDC 10. O item 7.1 da RDC 277, inclusive, é claro ao proibir descrições na rotulagem de quaisquer informações medicamentosas ou terapêuticas. Outro aspecto a diferenciar as duas categorias é a qualidade química, que pode ser flexibilizada a menor nos lotes a serem utilizados como alimentícios, posto que não se garantem efeitos terapêuticos aos mesmos mas apenas propriedades organolépticas.

- **Normas de alimentos funcionais**

A condição de muitos ingredientes vegetais de promover efeitos no limite entre o alimentício e o medicinal levou mundialmente ao desenvolvimento do conceito de nutracêutico, isto é, produto alimentício com potenciais propriedades medicinais. O conceito dessa nova categoria surgiu inicialmente no Japão na década de 1980 e estava voltado ao desenvolvimento de alimentos saudáveis que poderiam auxiliar a população em processo de envelhecimento, contribuindo assim à melhoria de sua condição de vida na velhice[29].

No Brasil, a formulação de normas para equacionamento dessa classe ocorreu no contexto de elaboração das outras normas (fitoterápicos, chás, etc.), compondo assim um quadro regulatório suficiente para dar vazão às várias possibilidades de emprego dos ingredientes de origem natural.

As normas em vigor foram editadas em 1999 e envolvem duas principais resoluções. A Resolução RDC 18[30] define os conceitos das alegações de propriedade funcional ou de saúde, que representarão a oferta conceitual do produto aos consumidores e as diretrizes para análise de tais propriedades; já a Resolução RDC 19[31] estabelece o regulamento técnico de procedimentos para registro dos produtos dessa categoria.

Trata-se de uma área bastante complexa, que tem sido gerenciada por uma comissão de especialistas com resultados ainda tímidos frente ao potencial desse tipo de produto. No entanto, os resultados gerados ao longo de mais de 15 anos de aplicação das normas são interessantes (Tabela 1.4), conforme relatado na página da internet do órgão regulador[32].

Apesar desse esforço regulatório no sentido de equacionar produtos 'naturais' com potenciais efeitos benéficos à saúde de modo a que não se confundam com os fitoterápicos, na prática comercial centenas de alimentos têm sido amplamente divulgados e comercializados com indicações terapêuticas de todo tipo, principalmente na área do controle do peso corporal. Assim, a revisão do marco regulatório desses produtos genericamente chamados de suplementos é uma agenda importante para o futuro de ambos os segmentos.

Normas de fitoterapia pública

O uso de plantas tem sido constante em todo o mundo, mas particularmente entre populações de baixa renda, as quais, por inacessibilidade a medicamentos comerciais, mantêm o uso de preparações caseiras obtidas principalmente de plantas e também de outras fontes. Tal contexto motivou a Organização Mundial da Saúde a estimular os países membros a que buscassem aproveitamento da flora local para geração de produtos para o atendimento básico à saúde[33].

No Brasil, independente de referenciamento internacional, algumas iniciativas foram pioneiras nessa implantação e utilização da flora local e regional, destacando-se o programa denominado "Farmácias vivas", criado há mais de 30 anos e coordenado pelo professor Francisco José de Abreu Matos da Universidade Federal do Ceará. Tal programa nasceu voltado à criação

Tabela 1.4 – **Alimentos funcionais e suas alegações aprovados no Brasil**

Ácidos graxos ômega 3	• EPA- ácido eicosapentaenoico e DHA – ácido docosahexaenoico	• Auxiliam na manutenção de níveis saudáveis de triglicerídeos
Carotenoides	• Licopeno • Luteína • Zeaxantina	• Tem ação antioxidante que protege as células contra os radicais livres
Fibras alimentares	• Beta-glucana (de aveia) • Goma guar parcialmente hidrolisada • Dextrina resistente • Lactulose • Polidextrose	• Auxiliam o funcionamento do intestino
	• Frutooligossacarídeos • Inulina • *Psyllium* • Quitosana	• Contribuem para o equilíbrio da flora intestinal • Auxilia na redução da absorção de gordura
Fitosteróis	• Fitosteróis	• Auxiliam na redução da absorção de colesterol
Polióis	• Manitol/xilitol/sorbitol	• Não produzem ácidos que danificam os dentes
Probióticos	• *Lactobacillus acidophilus* • *L. casei Shirota* • *L. casei var. rhamnosus* • *L. casei var. defensis* • *L. paracasei* • *Lactococcus lactis* • *Bifidobacterium bifidum* • *B. animallis* (incl. Subesp. B. lactis) • *B. longum* • *Enterococcus faecium*	• Contribuem para o equilíbrio da flora intestinal
Proteína de soja	• *Glycine max* (L.) Merr.	• Consumo diário de no mínimo 25 g de proteína de soja pode ajudar a reduzir o colesterol

de hortas de plantas medicinais padronizadas[34], isto é, avaliadas cientificamente pelos pesquisadores e laboratórios da Universidade, e a partir dessa seleção, formalizadas num canteiro de mudas-matrizes e, então, repassadas a comunidades e programas municipais para atendimento aos pacientes diretamente ou como fonte de matéria prima para manipulação de formulações (Fig. 1.1).

Outro programa pioneiro foi o da prefeitura municipal de Olinda – PE[35], surgido nos anos 1980 e que serviu como subsídio à formulação de propostas específicas sobre fitoterapia apresentadas e incluídas no relatório final da 8ª Conferência Nacional de Saúde[36].

Destaque importante deve ser dado ao Programa Estadual de Plantas Medicinais da Secretaria de Saúde do Rio de Janeiro, que existe há mais de 20 anos e está formalmente instituído por decreto estadual[37]. Mais recentemente, editaram seu regulamento prático de implantação da fitoterapia no sistema de saúde do Rio de Janeiro e a lista de plantas contraindicadas na gestação e lactação, representando um modelo de programa onde se primou pela formalização legal e institucional das atividades públicas da fitoterapia.

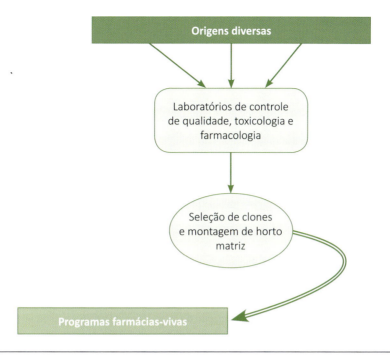

Figura 1.1 – *Esquema de funcionamento do programa 'Farmácias Vivas'.*

Tais programas proliferaram nas últimas décadas, estimando-se sua existência em centenas de municípios atualmente por todo o país. Essa situação levou à edição do Decreto Federal 5813 em 2006[38], onde foi estabelecida a Política Nacional de Plantas Medicinais e Fitoterápicos. Posteriormente, foi editada também a Portaria Interministerial nº 2960 aprovando o Programa Nacional de Plantas Medicinais e criando o Comitê Nacional de Plantas Medicinais e Fitoterápicos[39].

Em paralelo, o Ministério da Saúde editou a Portaria 971 de 2006 instituindo a Política Nacional de Práticas Integrativas e Complementares no SUS (PICs)[40], contextualizando a fitoterapia no Sistema Único de Saúde, conjuntamente com outras práticas como a homeopatia, acupuntura, medicina tradicional chinesa, antroposofia e uma novidade ainda pouco explorada, o termalismo.

No entanto, após mais de uma década de sua oficialização e da enorme abrangência da concepção dessa política de plantas medicinais, muito pouco se efetivou. Em 2009, foi editada a então denominada Renisus – Relação Nacional de Plantas Medicinais de Interesse ao SUS[41], uma lista de 71 espécies indicadas como potenciais para gerar produtos de interesse ao SUS e que, se devidamente gerenciada, poderia orientar órgãos financiadores visando pesquisas confluentes e geração de produtos com estudos completos. Porém permaneceu apenas como uma lista de espécies potenciais, sem qualquer outro senso ou aplicação prática.

Outra lista menor, com 12 itens, foi sendo definida ao longo da década e constituiu na definição de espécies vegetais para comporem a lista de medicamentos essenciais, conforme Portaria nº 1.897 de 2017[42]. Essa definição permitiu a inclusão dos fitoterápicos no esquema de financiamento da assistência farmacêutica aos estados e municípios que venham a estabelecer convênio com o Ministério da Saúde (Tabela 1.5).

As Figuras 1.2 a 1.6 apresentam fotos de algumas das espécies dessa lista, tanto na forma fresca como seca (acervo pessoal – Luís C. Marques).

Tabela 1.5- **Espécies vegetais oficializadas na assistência farmacêutica financiada pelo Ministério da Saúde**

Nome popular	Nome científico	Forma farmacêutica	Indicação
Alcachofra	Cynara scolymus L.	cápsula, comprimido, drágea, solução oral e tintura	Colagogos e coleréticos em dispepsias associadas a disfunções hepatobiliares
Aroeira	Schinus terebenthifolius	Gel e óvulo vaginal	Produtos ginecológicos anti-infecciosos tópicos simples
Babosa	Aloe vera (L.) Burm.f..	Ceme e gel	cicatrizante de ferimentos e queimaduras
Cáscara-sagrada	Rhamnus purshiana	Cápsula e tintura	Constipação ocasional
Espinheira-santa	Maytenus ilicifolia	Cápsula, comprimido, emulsão, solução e tintura	Dispepsias, coadjuvante no tratamento de gastrite e úlcera duodenal
Garra-do-diabo	Harpagophytum procumbens	Cápsula, comprimido, comprimido de liberação retardada	Anti-inflamatório (oral) em dores lombares, osteoartrite
Guaco	Mikania glomerata*	Cápsula, solução oral, tintura e xarope	Expectorante e broncodilatador
Hortelã	Mentha x piperita	Cápsula	Fase espástica da síndrome do intestino irritável
Isoflavona de soja	Glycine max (L.) Merr.	Cápsula e comprimido	Climatério (coadjuvante no alívio dos sintomas)
Plantago	Plantago ovata	Pó para dispersão oral	Auxilia nos casos de obstipação intestinal habitual. Tratamento da síndrome do intestino irritável
Salgueiro	Salix alba	Comprimido, elixir, suspensão oral	Tratamento de dor lombar baixa aguda. Apresenta ação anti-inflamatória
Unha-de-gato	Uncaria tomentosa	Cápsula, comprimido e gel	Anti-inflamatório (oral e tópico) nos casos de artrite reumatoide, osteoartrite e como imunoestimulante

*Obs.: A identificação do guaco comercial tem sido discutida, apontando-se como mais adequado o nome Mikania laevigata Schultz. Bip. ex Baker.

Apesar disso, tem havido críticas sobre a forma de seleção e definição dessa lista, pois não passou pelo crivo do sistema de consulta pública, mais abrangente e participativo do que comissões técnicas, envolveu apenas quatro plantas nativas sendo uma delas (unha de gato) ainda sem adequada padronização química, incluiu um laxativo antracênico não considerado de primeira escolha para constipação ocasional, não incluiu produtos para patologias prevalentes na saúde pública como ansiedade, depressão, hipertensão, dentre outros; no entanto, serve de partida para formulações futuras melhor elaboradas.

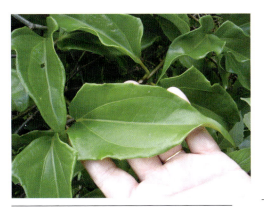

Figura 1.2 – Foto da folha de guaco (*Mikania laevigata* Schultz Bip. ex Baker).

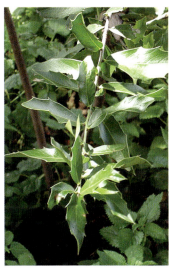

Figura 1.3 – Foto das folhas de espinheira-santa (*Maytenus ilicifolia* Mart. ex Reissek).

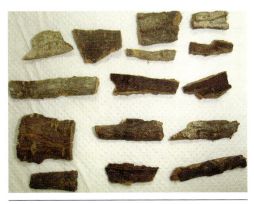

Figura 1.4 – Foto das cascas secas de cáscara-sagrada (*Rhamnus purshiana* DC.).

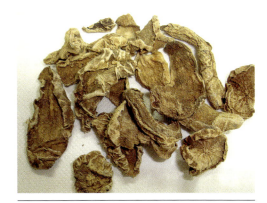

Figura 1.5 – Foto das raízes tuberosas secas de garra-do-diabo (*Harpagophytum procumbens* DC.).

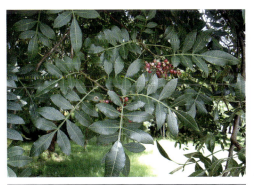
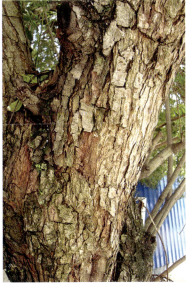

Figura 1.6 – Foto de galho frutificado da aroeira (*Schinus terebinthifolius* Raddi), também chamada de pimenta-rosa e das cascas de seu caule (parte usada).

Com esses estímulos federais, muitos Estados e Municípios estão aderindo à fitoterapia, criando legislações próprias e tomando iniciativas diversas na área, como realização de cursos de formação para profissionais da saúde, montagem de hortos de mudas, criação de mementos terapêuticos, etc. Assim, conforme relato de Simoni[43], de 4.550 municípios investigados em 2008, 1360 declararam positivamente quanto à existência de atos formais de criação de alguma PIC.

No entanto, ainda há muito a ser estabelecido, criado e melhorado para que, de fato, possamos aproveitar adequadamente a biodiversidade, tanto a exótica quanto a nativa, para atendimento às carências de saúde brasileiras.

Nota do Editor: As espécies vegetais oficializadas na assistência farmacêutica financiada pelo Ministério da Saúde estão descritas também no Capítulo 2.

Referências

1. Jaenicke C. International herbal medicines market: trends and opportunities. In: VIII Fórum Internacional de Medicamentos Fitoterápicos. Anais. São Paulo: Sindusfarma, 2010 – projetado para 2014.
2. Sindusfarma. Mercado global de medicamentos 2014. Obtido de http://sindusfarma.org.br/cadastro/index.php/site/ap_indicadores em 10.11.2017
3. Profarma. A Indústria Farmacêutica no Mundo. Obtido de http://ri.profarma.com.br/show.aspx?idMateria=DzGOCocaxZVtQzEIXACDfg== em 10.11.2017
4. Carvalho ACB, Balbino EE, Maciel A, Perfeito JPS. Situação do registro de medicamentos fitoterápicos no Brasil. Revista Brasileira de Farmacognosia, 18(2): 314-319, 2008.
5. Souza DC. Introdução à ciência do Direito. Belém: Cejup, s.data. [acessado em 16 jan. 2012] Disponível em http://www.coelhodesouzaadvogados.com.br/LivroDanielCoelho.pdf.
6. Matias J. Hierarquia das normas jurídicas. Cejanur, 2007. [acessado em 16 jan. 2012] Obtido de http://www.capitaotadeu.com.br/downloads/20070927182033.pdf.
7. Brasil. Lei nº 6.360 de 23 de Setembro de 1976. Dispõe sobre a vigilância sanitária a que ficam sujeitos os medicamentos, as drogas, os insumos farmacêuticos e correlatos, cosméticos, saneantes e outros produtos, e dá outras providências. Diário Oficial da União, 24.09.1976.
8. Marques LC, Petrovick PR. Normatização da produção e comercialização de fitoterápicos no Brasil. In: Simões CMO, Schenkel EP, Gosman G, Mello JCP, Mentz LA, Petrovick PR. Farmacognosia: da planta ao medicamento. 3ª. ed. Florianópolis/Porto Alegre: UFSC/UFRGS, 2001. p.261-299.
9. Brasil. Ministério da Saúde. Secretaria de Vigilância Sanitária. Portaria nº 06 de 31 de Janeiro de 1995. Institui e normatiza o registro de produtos fitoterápicos junto ao Sistema Nacional de Vigilância Sanitária. Diário Oficial da União, 06.02.1995.
10. Brasil. Agência Nacional de Vigilância Sanitária. Resolução da Diretoria Colegiada nº 17 de 24 de fevereiro de 2000. Dispõe sobre o registro de medicamentos fitoterápicos. Diário Oficial da União, 25.02.2000.
11. Organização Mundial de La Salud. Pautas para la evaluación de medicamentos herbários. Ginebra: 1991. 7p.
12. Brasil. Agência Nacional de Vigilância Sanitária. Resolução RDC nº 48 de 16 de Março de 2004. Dispõe sobre o registro de medicamentos fitoterápicos. Diário Oficial da União, 18.03.2004.
13. Brasil. Agência Nacional de Vigilância Sanitária. Resolução RDC nº 14 de 31 de Março de 2010. Dispõe sobre o registro de medicamentos fitoterápicos. Diário Oficial da União, 05.04.2010.
14. Brasil. Agência Nacional de Vigilância Sanitária. Resolução RDC nº 26 de 13 de Maio de 2014. Dispõe sobre o registro de medicamentos fitoterápicos e o registro e a notificação de produtos tradicionais fitoterápicos. Diário Oficial da União, 14.05.2014.
15. European Medicines Agency. Herbal medicines for human use. Obtido de http://www.ema.europa.eu/ema/index.jsp?curl=pages/medicines/landing/herbal_search.jsp em 11.11.2017.
16. Brasil. Agência Nacional de Vigilância Sanitária. Instrução Normativa nº 02 de 13 de Maio de 2014. Publica a lista de medicamentos fitoterápicos de registro simplificada e a lista de produtos tradicionais fitoterápicos de registro simplificado. Diário Oficial da União, 14.05.2014.
17. Brasil. Agência Nacional de Vigilância Sanitária. Instrução Normativa nº 4 de 18 de junho de 2014. Determina a publicação do Guia de orientação para registro de Medicamento Fitoterápico e registro e notificação de Produto Tradicional Fitoterápico. Diário Oficial da União, 19.06.2014.
18. Perfeito JPS. O registro sanitário de medicamentos fitoterápicos no Brasil: uma avaliação da situação atual e das razões de indeferimento. Brasília, 2012. Dissertação de mestrado apresentada à Universidade de Brasília.

19. Oliveira DR, Oliveira ACD, Marques LC. O estado regulatório dos fitoterápicos no Brasil: um paralelo entre a legislação e o mercado farmacêutico (1995–2015). Vigilância sanitária em debate 4(4):139-148, 2016.
20. Carvalho ACB, Lana TN, Perfeito JPS, Silveira D. The Brazilian market of herbal medicinal products and the impacts of the new legislation on traditional medicines. J Ethnopharmacol. 2017 Oct 4;212:29-35. [Epub ahead of print]
21. Pharmaceutical Market Brazil - september. Cham, Suiza: International Medical Statistics Health, 2011 - versão eletrônica.
22. Marques LC, Ognibene CEF, Vigo CLS, Souza CM. Capítulo 10: Produção e comercialização de fitoterápicos no Brasil. In: Furtado NAJC, Veneziani RCS, Ambrósio SR (eds.). Coleção farmácia, volume 6 – Farmacognosia. Rio de Janeiro: Atheneu, 2017.
23. Market Brazil - september. Cham, Suiza: International Medical Statistics Health, 2015 - versão eletrônica.
24. Brasil. Agência Nacional de Vigilância Sanitária. Resolução RDC nº 10 de 9 de Março de 2010. Dispõe sobre a notificação de drogas vegetais junto à Agência Nacional de Vigilância Sanitária e dá outras providências. Diário Oficial da União, 10.03.2010.
25. Brasil. Agência Nacional de Vigilância Sanitária. Formulário de Fitoterápicos da Farmacopeia Brasileira. 1ª ed. Brasília: Anvisa, 2011.
26. Brasil. Agência Nacional de Vigilância Sanitária. Resolução RDC nº 277 de 22 de Setembro de 2005. Aprova o Regulamento técnico para café, cevada, chá, erva-mate e produtos solúveis, constante do anexo desta resolução. Diário Oficial da União, 23.09.2005.
27. Brasil. Agência Nacional de Vigilância Sanitária. Resolução RDC nº 267 de 22 de Setembro de 2005. Aprova o Regulamento técnico de espécies vegetais para o preparo de chás. Diário Oficial da União, 23.09.2005.
28. Brasil. Agência Nacional de Vigilância Sanitária. Resolução RDC nº 219 de 22 de Dezembro de 2006. Aprova a inclusão do uso das espécies vegetais e parte(s) de espécies vegetais para o preparo de chás constante da Tabela 1 do Anexo desta Resolução. Diário Oficial da União, 26.12.2006.
29. Moraes FP, Colla LM. Alimentos funcionais e nutracêuticos: definições, legislação e benefícios à saúde. Revista Eletrônica de Farmácia, 3(2):109-122, 2006.
30. Brasil. Agência Nacional de Vigilância Sanitária. Resolução RDC 18 de 30 de Abril de 1999. Regulamento técnico que estabelece as diretrizes básicas para análise e comprovação de propriedades funcionais e ou de saúde alegadas em rotulagem de alimentos. Diário Oficial da União, 03.12.1999.
31. Brasil. Agência Nacional de Vigilância Sanitária. Resolução RDC 19 de 30 de Abril de 1999. Regulamento técnico para procedimento de registro de alimentos com alegações de propriedades funcionais e ou de saúde em sua rotulagem. Diário Oficial da União, 10.12.1999.
32. Agência Nacional de Vigilância Sanitária. Alimentos com Alegações de Propriedades Funcionais e ou de Saúde, Novos Alimentos/Ingredientes, Substâncias Bioativas e Probióticos. IX - Lista de alegações de propriedade funcional aprovadas. Atualizado em julho/2008. [acessado em 20 jan. 2012] Disponível em http://www.anvisa.gov.br/alimentos/comissoes/tecno_lista_alega.htm
33. Organização Mundial da Saúde. Cuidados primários de saúde: relatório da Conferência Internacional sobre Cuidados Primários de Saúde, Alma-Ata, URSS, 1978. Brasília: OMS/Unicef, 1979. 60p.
34. Matos FJA. Farmácias vivas: sistema de utilização de plantas medicinais projetado para pequenas comunidades. 3.ed. Fortaleza: UFC, 1998. 219p.
35. Olinda - Prefeitura Municipal. Secretaria Municipal da Saúde e do Abastecimento. Ars Medica – de volta às raízes: manual para uso de plantas medicinais. Olinda: 1985. 10p.
36. Conferência Nacional de Saúde - 8ª. Relatório. Brasília: Ministério da Saúde, 1986. 29p.
37. Rio de Janeiro. Lei nº 2537 de 16 de Abril de 1996. Cria o Programa Estadual de Plantas Medicinais. Diário Oficial do Estado, 17.04.1996.
38. Brasil. Decreto nº 5813 de 22 de Junho de 2006. Aprova a Política Nacional de Plantas Medicinais e Fitoterápicos e dá outras providências. Diário Oficial da União, 23.06.2006.
39. Brasil. Ministério da Saúde. Secretaria de Ciência, Tecnologia e Insumos Estratégicos. Departamento de Assistência Farmacêutica e Insumos Estratégicos. Programa Nacional de Plantas Medicinais e Fitoterápicos. Brasília: Ministério da Saúde, 2009. 60 p.
40. Brasil. Ministério da Saúde. Portaria nº 971 de 03 de Maio de 2006. Aprova a Política Nacional de Práticas Integrativas e Complementares (PNPIC) no Sistema Único de Saúde. Diário Oficial da União, 04.05.2006.
41. Portal da Saúde: plantas de interesse do SUS. Obtido de http://portalsaude.saude.gov.br/index.php/o-ministerio/principal/leia-mais-o-ministerio/465-sctie-raiz/daf-raiz/ceaf-sctie/fitoterapicos-cgafb/l1-fitoterapicos/12552-plantas-de-interesse-ao-sus em 10.11.2017.
42. Brasil. Ministério da Saúde. Portaria nº 1.897, de 26 de Julho de 2017. Estabelece a Relação Nacional de Medicamentos Essenciais - Rename 2017 no âmbito do Sistema Único de Saúde (SUS) por meio da atualização do elenco de medicamentos e insumos da Relação Nacional de Medicamentos Essenciais - Rename 2014. Diário Oficial da União 14/08/2017.
43. Simoni C. Práticas integrativas e complementares no SUS: de política de governo à política de estado - avanços e desafios. 2010. [acessado em 20 jan. 2012] Disponível em http://www.conasems.org.br/files/PNPIC_Cosems2010.pdf.

Espécies Vegetais Oficializadas na Assistência Farmacêutica Financiada pelo Ministério da Saúde – Considerações Gerais

- Ceci Mendes Carvalho Lopes
- Sóstenes Postigo
- Lúcia de Fátima Cahino da Costa Hime

Em 3 de maio de 2006, foi publicada portaria número 971 do Ministério da Saúde, instituindo o programa da Política Nacional de Práticas Integrativas e complementares[1], em que, de acordo com ditames da Organização Mundial da Saúde, se regulamentava o uso de práticas ditas complementares ou tradicionais de terapêutica, como a acupuntura, homeopatia, a crenoterapia (ou termoterapia) e fitoterapia. Junto à mesma portaria, foi publicado um anexo em que, quando se menciona a fitoterapia, relata uma sequência de atos que incentivam o uso terapêutico das plantas medicinais, desde a conferência de Alma Ata, em 1978, promovida pela ONU, relacionando documentos brasileiros, desde a década de 80, que culminaram com essa portaria.

Em 26 de novembro de 2009, outra portaria, a 2982 do Ministério da Saúde, regulamentava o uso de vários medicamentos, incluindo 8 plantas medicinais (soja, unha de gato, garra do diabo, alcachofra, cáscara sagrada, guaco, espinheira santa e aroeira). Esta portaria foi revogada, através de nova portaria regulamentadora, a 4217 de 28 de dezembro de 2010[2], na qual permaneciam as mesmas plantas, porém se estabeleciam novas diretrizes de assistência farmacêutica, implicando normatização de produção, aquisição, etc.

Concomitantemente, o Ministério da Saúde e a ANVISA lançaram manual esclarecendo e incentivando a pesquisa com produtos vegetais, enfatizando a flora brasileira[3].

Em 28 de março de 2012, a Portaria MS n° 533, que instituiu a nova Rename (Relação Nacional de Medicamentos-2012), incluiu mais 4 plantas com medicamentos fitoterápicos industrializados: babosa, hortelã, salgueiro e psílio[4].

Esses atos governamentais propiciaram a aplicação do tratamento fitoterápico em pacientes atendidos pelo serviço público de saúde, pois o Ministério da Saúde estabeleceu, em portaria, como os serviços de saúde poderiam ter acesso a esses medicamentos. Os municípios que queiram aderir a aquisição de fitoterápicos assinam um termo e o ministério repassa verbas de incentivo para aquisição daquelas plantas definidas na portaria.

Alcachofra (Cynara scolymus L.)

Menciona-se alcachofra desde o Egito antigo, pelos gregos e romanos, para tratamento de problemas digestivos. Na época atual, foi comprovada sua atividade colerética e redutor de dislipidemia. E também ação hipoglicemiante, atribuída às fibras digestivas [5].

Revisão dos estudos comprova efeito redutor da lipidemia, mas pouco animador, com efeitos adversos raros e passageiros[6]. Oferece cardioproteção o aumento da transcrição gênica de óxido nítrico sintase[7]. Revisão realizada em 2016 verificou correlação do extrato de alcachofra com aumento dos níveis séricos do HDL-C[8].

Possui propriedades probióticas, favorecendo os *Lactobacillus* e os *Bifidobacteriae*[9]. A ação antiespasmódica do extrato foi atribuida especialmente à cinaropicrina, sesquiterpeno com potência similar à da papaverina[10].

Em ratos, o extrato das folhas propiciou regeneração da mucosa gástrica induzida por estresse ou por álcool, atribuindo-se seu efeito à cinaropicrina, dose-dependente, demonstrando utilidade no tratamento da gastrite aguda[11]. É tradicional seu uso para tratamento da ressaca alcoólica. No entanto, em revisão, não se encontraram motivos sólidos para essa indicação, nem de forma curativa, nem preventiva[12]. Referem-se efeitos antioxidante e hepatoprotetor[13].

Estudo sugere que o extrato de folhas de *Cynara scolymus* L. possui potencial terapêutico para o tratamento do mesotelioma[14].

A colheita de ramos para produção de ativos terapêuticos tem de ser anterior ao momento ideal para consumo alimentar.

Cáscara-sagrada (Rhamnus purshiana DC.)

Esta planta tem sido muito utilizada, assim como sene, *Aloe*, e outras, com fins laxantes. Sua ação se deve à presença de antranoides, que são glicosídeos, que, após desconjugação pela flora intestinal, estímulam a inervação submucosa, aumentando a peristalse, e auxiliando a eliminação do bolo fecal. Atuação preponderantemente no cólon, não no reto. Embora possa haver outros tipos de ação, menos claros, este é considerado o principal mecanismo[15].

Seu uso parece bastante seguro, apesar de ser, a rigor, irritativo. É comum desenvolver-se pseudomelanose no cólon de pessoas usuárias de antranoides, e, para essa ocorrência o tempo de uso é muito variável, em torno de 3 a 12 meses. Discute-se, há pelo menos duas décadas, se essa pigmentação intestinal seria um fator desencadeante de câncer, porém persiste a controvérsia, após estudos com animais[16], e em humanos[17]. Destaca-se relato de caso de paciente imunossuprimido (transplantado hepático) que desenvolveu pólipo, descoberto após um ano de cessado o uso do laxante, já com lesão neoplásica inicial. O autor declara não poder fazer associação com segurança, mas aconselha evitar o uso de senosídeos e similares, por precaução. É preferível recomendar o ajuste dos hábitos alimentares e o ritmo das evacuações, utilizando medicamentos, inclusive cáscara, por tempo limitado, como auxiliar desse tratamento. Os antranoides podem interferir, como ocorre com as fibras, na absorção de fármacos administrados por via oral[18].

Garra do diabo (Harpagophytum procumbens DC.)

Esta planta (Unha do diabo, Devil's claw, Griffe du diable) é encontrada na Namíbia (no deserto de Kalahari) e outros países do sul da África. É uma planta tuberosa perene, da família *Pedaliaceae*, e com frequência em seu lugar é utilizado o *Harpagophytum zeyheri*, com propriedades bem semelhantes, porém menos eficazes, o que pode ser um fator de perda de qualidade na matéria prima comercializada. A planta germina através de difusão dos seus frutos pelos animais. Os frutos são dotados de formações salientes e encurvadas, em forma de garra (daí o seu nome), aderindo nos pelos e patas. As sementes podem ser férteis até 20 anos. Brotam e florescem nas épocas de chuva e aparentemente morrem na seca. As partes utilizadas para fins terapêuticos são raízes secundárias e tubérculos.

O harpagófito é cultivado e comercializado especialmente na Namíbia, e é fonte de renda. Os africanos a empregam com muitos fins medicinais, através de infusões, decoctos, tinturas, pós e extratos. O próprio tubérculo pode ser aplicado sobre feridas, ou seu pó, misturado a gordura animal, ou a vaselina, utilizado como unguento[19].

Os constituintes ativos são glicosídios iridoides, açúcares, triterpenoides, fitosteróis, ácidos aromáticos e flavonoides. Os glicosídeos (como harpagosídeo, harpagide e procumbide) parecem ser os mais importantes constituintes ativos[19]. Tambem há harpagoquinonas, aminoácidos, flavonoides, fitosterois e carboidratos. Harpagoside e harpagide hidrolizados parecem ser mais eficientes anti-inflamatórios que os não hidrolizados. A despeito de se terem descrito inúmeros constituintes, seu mecanismo de ação não é plenamente conhecido. Os tubérculos secundários contêm muito maior proporção de constituintes ativos que os primários.

O mecanismo de ação anti-inflamatória está ligado à mediação sobre o metabolismo da cascata dos leucotrienos e da COX-2, através do bloqueio do caminho AP-1, por expressão gênica[19] e vários estudos demonstram essas propriedades anti-inflamatórias. Também ficou evidenciada a atuação do harpagófito através da supressão de expressão de citoquinas nos condrócitos de pessoas afetadas por osteoartrite[20]. Revisão avaliando várias plantas utilizadas para o controle de osteoartrite, referindo-se ao *Harpagophytum*, relatam que os estudos pré-clínicos demonstram ação condroprotetiva por vários mecanismos, a saber: diminuição da síntese de mediadores inflamatórios (como TNF-α e interleucina-1β), e inibição da matriz metaloproteinases e elastase. Não encontraram estudos em animais com resultado favorável, mas em vários estudos clínicos se encontrou melhora do quadro clínico, como dor em joelhos e quadris, de limitação de movimentos, e da crepitação. Os estudos foram, no entanto, de curta duração[21].

A ação analgésica parece estar ligada ao mecanismo anti-inflamatório. Vários outros estudos apontam no sentido da ação sobre a COX-2, inibição da ligação de DNA ao fator nuclear kappa-B, e ativação da cascata imunitária. Aparentemente a administração gastrointestinal promove hidrólise ácida ou desnaturação dos princípios ativos, no entanto[19]. Também parece ser outro mecanismo importante na analgesia a implicação da heme-oxigenase (sinalizador da inflamação quando liberado CO_2)[22].

Há indícios importantes, em estudos pre-clinicos e clinicos de que o mecanismo anti-inflamatório seja responsável por atividade de quimioprevenção da proliferação celular cancerosa.

A atividade analgésica foi documentada por vários estudos em animais, demonstrando-se redução do acúmulo de nitritos e nitratos na região espinal de ratos (provocada por injeção de formalina), assim como tudo indica que o sistema opioidogênico esteja envolvido no efeito antinociceptivo[19].

A eficácia da garra do diabo em problemas articulares e reumáticos é conhecida. No entanto, tudo indica que o harpagófito seja promissor no tratamento da osteoporose pós-menopausa[23].

Demontrou-se *in vitro* que o extrato dessa planta reduzia a inibição da síntese de leucotrienos e de tromboxano, dose-dependente, atribuindo-se essa ação ao harpagosídeo[19].

Atividade antioxidante, dose dependente, foi demonstrada, parecendo também ser um dos mecanismos da ação anti-inflamatória e antioxidante[19].

O extrato metanólico de garra do diabo inibiu arritmias cardíacas em ratos e coelhos. Também reduziu a pressão arterial, em doses mais elevadas e teve efeito inotrópico negativo, assim como, em mecanismo dose-dependente, promoveu relaxamento miocárdico. A EMEA (European Medicines Agency) recomenda cuidado na prescrição a pacientes cardiopatas, para evitar efeitos indesejáveis, como hipotensão e alterações do ritmo cardíaco, por exemplo[19].

O amargor parece estar relacionado ao estímulo de secreção gástrica, melhorando a digestão[19]. Mas revisão de estudos sobre eventos adversos conclui que o principal risco é o de distúrbios gástricos, como gastralgia e dispepsia[24].

O harpagófito atua sobre o sistema nervoso. A ação anticolinesterase interfere sobre a sensibilidade a atropina. Tem efeito anticonvulsivante, por provável efeito GABA-érgico[19]. Sugere-se que a planta possa ser utilizada na conduta relativa ao quadro de Alzheimer[25].

Há menção popular do uso na condução do trabalho de parto e para eliminação da placenta retida. Estudo demonstrou, de fato, atividade uterotônica e espasmogênica[26]. Sua atividade anti-inflamatória se faz pelo metabolismo dos tromboxanos e da COX-2, que também estão implicados no controle da contratilidade uterina e no tratamento da cólica menstrual. Tudo parece residir na dose. Em dose baixa, tem sido utilizado para tratar a dismenorreia, e inclusive administrado a gestantes para diminuir as dores do final da gravidez e propiciar o posicionamento fetal cefálico. Mas em doses altas pode auxiliar na eliminação da placenta retida e mesmo como indutor do parto. Vários estudos em animais justificam o uso folclórico[19].

A atividade antidiabética foi demonstrada através de estudo em ratos, com melhora dose-dependente da glicemia de jejum após a administração de extrato dos tubérculos secundários[19].

Foi demonstrada sua capacidade antimicrobiana, contra bactérias e vírus (pólio, herpes simples, e outros), e de ação sinérgica com antibióticos, tanto com o harpagosídeo, como com as frações volátil e não volátil do extrato. Parece haver uma promissora possibilidade de que alguns de seus componentes possuam uma boa ação antimalárica[19].

Com base nos estudos e na tradição, garra do diabo tem sido indicada principalmente para tratamento de vários tipos de osteoartrites, reumatismo e dor lombar. Revisão Cochrane conclui que garra do diabo em dose correspondente a 50 a 100 mg de harpagosídeo ao dia é melhor que placebo e que dose única correspondendo a 50 mg de harpagosideo é equivalente a Vioxx® 12,5 mg, para dores lombares. Importante lembrar que pode haver interação com enzimas do grupo do citocromo P450, portanto interferindo na ação de outros medicamentos, em que essas enzimas tenham papel significativo, interferindo com anti-hipertensivos, antiepilépticos, antidepressivos, antidiabéticos e outros. Também pode atuar como anticoagulante, exigindo atenção com o uso concomitante de medicamentos com essa ação[27].

A toxicidade dos produtos com base na garra do diabo é baixa. Há indicação de que o uso prolongado levou a queixa em cerca de 3% dos pacientes, especialmente relatando diarreia. Recomenda-se evitá-lo em pessoas portadoras de úlceras gástricas ou duodenais. É conveniente evitar a concomitância com medicamentos em cardiopatas. Os efeitos adversos costumam ser leves, geralmente digestivos, como atuação laxativa. Pode interagir com varfarina. Não deve ser administrado na gravidez, porque pode estimular a contração uterina. Na África, é divulgado que, se utilizado por tempo prolongado, em altas doses pode provocar câncer, porém o conceito local de câncer pode ser bastante diverso da noção científica. Também é popularmente dito que o uso prolongado pode trazer problemas de saúde[19]. Apesar de que, em estudos de toxicidade não ter sido encontrado risco para o sistema urinário, descreve-se a possibilidade de inibição dos processos de transporte necessários para a filtração, secreção e absorção[28]. Pesquisadores brasileiros avaliaram produto comercializado no país, em cultura de células, concluindo que o harpagófito pode ser citotóxico, mecanismo relacionado ao metabolismo da droga, por expressão gênica. Não se deveu a alteração no DNA, mas a redução acentuada do metabolismo xenobiótico dos genes[29].

Espinheira Santa (*Maytenus ilicifolia* Mart. ex Reissek)

Existem mais de 220 espécies do gênero *Maytenus*. Descreveu-se atividade na *ilicifolia*. É originária do Brasil e pode ser encontrada na região que vai de Minas Gerais ao Rio Grande do Sul, e abundante nas matas do sul do Paraná. Também conhecida popularmente como espinho-

-de-deus, salva-vidas, sombra-de-touro, erva-cancerosa e espinheira-divina. As folhas, frescas ou secas, são utilizadas no preparo de infusões para uso interno e externo[43]. Principais constituintes: terpenos, ácido salicílico, flavonoides, taninos, resinas, mucilagens, sais de ferro, enxofre, sódio e cálcio[30].

O uso medicinal mais tradicional e comum da espinheira santa é para o tratamento de gastrites e úlceras gástricas e duodenais. Nas gastralgias acalma rapidamente as dores, não diminuindo a sensibilidade do órgão, mas estimulando ou corrigindo a função alterada. O efeito anti-úlcera provavelmente ocorre pela ação dos taninos que aumentam o volume e o pH do conteúdo gástrico e ainda pelo poder cicatrizante sobre a úlcera. Sua ação antisséptica paralisa as fermentações gastrointestinais[31].

Encontramos referência à utilização pelos povos da América do Sul como abortivo. Este efeito emenagogo ocorre porque pode promover contrações uterinas. Assim, mulheres grávidas não devem fazer uso desta planta e as que estão amamentando devem usar com moderação, pois pode levar a redução do leite materno[32].

Em animais, extrato aquoso simples de folhas de espinheira santa foi eficaz na mesma intensidade que duas conhecidas drogas antiulcerosas, a ranitidina e a cimetidina. As folhas de espinheira santa têm ação analgésica, anti-inflamatória e anti ulcerosa[33]. E comprova-se ação de proteção gástrica atribuída à fração flavonoide das folhas da planta[34].

Há referência de uso no tratamento de câncer gástrico sendo atribuída sua ação ao poder antioxidante. Sugere-se que o extrato seco por pulverização de M. Ilicifolia protege as células normais, enquanto medeia a indução da apoptose em células de carcinoma humano[35].

Estudo em animais comprova ação antioxidante em problemas de ototoxicidade[36].

Em ratos, através da infusão de extrato de folhas em três momentos de gestação, comprovou-se o efeito abortivo atuando sobre endométrio, mas somente nos primeiros dias de gestação[37].

Não encontramos estudos referentes a efeitos colaterais em relação ao tratamento de problemas digestivos e ulcerosos.

Guaco (*Mikania glomerata* S.)

Planta pertencente à família *Compositae*, é originária da América do Sul. Recebe também o nome de erva das serpentes, pois o guaco costuma ser preparado como contraveneno de ofídios. As folhas secas, o extrato alcoólico e o decocto apresentam forte cheiro balsâmico. O decocto é usado popularmente para gargarejos nas afecções da boca e garganta; a tintura, para aplicações em fricções e compressas sobre traumatismos, nevralgias, pruridos e dores reumáticas; xarope com o macerado de folhas e mel, com ação broncodilatadora e mucolítica[38].

São seus constituintes óleo essencial (di e sesquiterpenos), taninos, saponinas, resinas, substância amarga (guacina,) cumarinas e guacosídeo. É conhecido por sua ação broncodilatadora, antiasmática, expectorante, febrífuga, diurética, tônica, peitoral, emoliente, depurativa e cicatrizante[39].

Fluidifica os exsudatos traqueobrônquicos estimulando sua secreção propiciando que sejam expulsos pelo reflexo da tosse; relaxa a musculatura lisa das vias aéreas, principalmente brônquios; efeito sudorífico é considerado importante em processos febris; ação antiofídica relacionada à presença das cumarinas[40].

Em camundongos, chá de guaco demonstrou atividade analgésica e, em menor intensidade, atividade anti-inflamatória[41].

Também foram estudados de modo comparativo os efeitos do extrato hidroalcoólico com a cumarina (1,2-benzopirano) isolada da planta, submetendo a ensaios em animais, *in vivo* e *in vitro*. Os resultados mostraram efeitos espasmolítico, anti-inflamatório e broncodilatador do extrato e, também da solução de cumarina. A diferença na intensidade dos efeitos farmacológicos observados indica que a cumarina contribuiu para o efeito farmacológico juntamente com outras substâncias químicas presentes no extrato[42].

Foi ainda estudada, em animais, a atividade antiofídica da cumarina frente ao veneno da jararaca (*Bothrops jararaca*). A sobrevivência dos animais testados foi avaliada em 6, 24 e 48 horas e registrada em porcentagem de animais vivos. A cumarina apresentou taxas de sobrevivência de 80%, 50% e 40%, respectivamente, enquanto o grupo-controle apresentou para os mesmos intervalos taxas de 30%, 0% e 0% [43].

A atividade antialérgica e anti-inflamatória foi avaliada com frações obtidas do extrato etanólico, obtendo-se efetividade na inibição da inflamação imunológica[44].

Estudo clínico para avaliar toxicidade do de um produto contendo guaco confirmou a ação sobre as afecções do trato respiratório, sem presença de efeitos colaterais[45].

Unha de Gato (*Uncaria tomentosa* Willd. DC.)

Originária da América do Sul, principalmente da selva amazônica. Seu nome é derivado dos espinhos que lembram gancho que crescem ao longo da trepadeira e parecem as unhas do gato. Duas espécies, estreitamente relacionadas, são encontradas nas florestas – *Uncaria tomentosa* e *Uncaria guianensis*. *Uncaria tomentosa*, é a mais eficaz delas. Foi descrita pela primeira vez em 1830, mas começou a despertar interesse em 1970, quando foram iniciados estudos científicos na Europa[46].

Apresenta como constituintes alcaloides oxiindólicos (mitrafilina), polifenois, procianidinas, glicosídeos e triterpenos, fitosteróis e ácido oleânico (na raiz). A parte utilizada é o córtex da raiz. Como propriedades farmacológicas apresenta ação anti-inflamatória, antioxidante e imunomoduladora. Os incas foram os primeiros a usarem essa planta no tratamento de artrite, gastrite, reumatismo e inflamações, em geral confirmando seu efeito anti-inflamatório.

Estudo avaliando a ação da *Uncaria tomentosa* em gastrite induzida por indometacina durante três dias confirma a ação anti-inflamatória[47]. Outro estudo, revendo dados publicados sobre o mecanismo de ação da planta, descreve que o processo inflamatório nos processos artríticos libera citoquinas (mediadores catabólicos), IL-1, TNF-α e óxido nítrico. A unha-de-gato inibe a expressão gênica de formação de nitratos, de prostaglandinas, e de TNF-α. Relatam alta eficiência no tratamento da osteoartrite, diminuindo a degradação do colágeno pela inibição das citoquinas[48].

Pesquisou-se a capacidade antioxidante, que poderia explicar não só a proteção das mucosas do trato digestivo, mas ainda agir preventivamente quanto ao desenvolvimento de neoplasias, concluindo pela provável atuação dos flavonoides[49].

Uncaria tomentosa tem sido utilizada tradicionalmente para tratamento de artrite, em função de sua atividade anti-inflamatória. No entanto, como se sugeria que possui também ação mutagênica, antimutagênica e citotóxica, foi feito estudoem estudo com ratos. As análises demonstraram ausência de citotoxicicidade e de atividade mutagênica nas análises citológicas e cromossômicas. Os estudos antimutagênicos demonstraram redução nas porcentagens de aberrações cromossômicas induzidas pela ciclofosfamida acima de 50%. Portanto, o estudo demonstra que o seu uso é seguro e inclusive dá endosso à aprovação da planta pelo Sistema Único de Saúde brasileiro. Pode ser um valioso fator de melhora da qualidade de vida. Inclusive para pessoas em recuperação de processos quimioterápicos[50].

Em estudo realizado com células submetidas a radiação ionizante, *Uncaria* demonstrou sua capacidade em reduzir os danos, o que sugere que possa ser um grande auxiliar no tratamento após radioterapia, em casos de câncer[51].

Estudos realizados na Alemanha comprovaram que um grupo de pacientes tratados com quimioterapia, citostáticos e *Uncaria tomentosa* de forma conjunta apresentaram melhor prognóstico de acordo com a evolução clínica observada em relação a outro grupo que somente havia recebido quimioterapia e citostáticos[52]. Outro estudo comprova a ação antioxidante e antineoplásica da *Uncaria tomentosa,* atuando na regulação da homeostase metabólica e anti-radicais livres[53]. Em ratos, nos quais se implantou tecido tumoral, submetidos ao tratamento por gavagem com extratos de *Uncaria*, observou-se redução tumoral, em peso e volume, modulação dos sistemas antioxidantes. O extrato butanólico foi menos eficaz que o hidro-alcoólico no controle hepático de TNF-α. Ambos os tratamentos propiciaram maior sobrevida aos animais. Os autores ressaltam que o estudo demonstra in vivo o que já se observara em outros testes, e que sugerem efeito sinérgico de várias substâncias, a maior parte delas com atividade antioxidante[54].

Em cultura de células de carcinoma colorretal, do tipo HT29, verificou-se o extrato aumentou a potência do quimioterápico. Os autores atribuem esse papel à atividade antioxidante da planta[55]. Em cultura de células de melanoma de ratos, comprovou-se que tem a capacidade de ativar o perfil das citoquinas, a população linfocitária e, portanto, de atuar favoravelmente na defesa contra a neoplasia[56]. Autores do mesmo grupo fizeram estudo semelhante, com células de carcinoma mamário humano, chegando a conclusões muito similares[57].

Em estudo de carcinoma escamocelular de pele humano demonstrou-se que o extrato induziu a morte celular, pelo menos em parte pelo seu mecanismo antioxidante, causando dano oxidativo ao DNA e antagonizando o reparo ao DNA das oncocélulas. Demonstrou-se, assim, a possibilidade de que *Uncaria* possa ser utilizada como coadjuvante no tratamento desse tipo de câncer[58].

O decocto de folhas de *Uncaria* é mais rico em alcaloides tetracíclicos, e comprovou-se que era capaz de aumentar a resistência de células normais à cisplatina, enquanto aumentou a citotoxicicidade para as células neoplásicas. Esse estudo também sugere, portanto, a utilidade da planta como coadjuvante no tratamento do câncer[59].

Demonstrou-se que, entre os vários componentes do extrato de *Uncaria,* as proantocianidinas são as mais potentes na atuação antineoplásica em culturas de carcinoma gástrico e colorretal[60].

Em pacientes em tratamento por carcinoma ductal mamário, um grupo, além da quimioterapia, foi medicado também com extrato seco de *Uncaria*. Observou-se que neste grupo houve redução da leucopenia, bem como do dano ao DNA celular, evidenciando a utilidade da planta nesse tratamento[61].

Em pacientes considerados com câncer terminal, a administração de 100 mg diários de extrato seco de unha de gato provocou melhora de qualidade de vida generalizada, assim como do convívio social, com redução de fadiga. O resultado demonstrou o benefício da planta no tratamento oncológico, ficando claro que o mecanismo de ação não foi relacionado à atividade anti-inflamatória da mesma[62].

Revisão encontrou 16 estudos clínicos em humanos confirmando atividade anti-inflamatória e antioxidante[63]. Estudos em modelo animal tem comprovado ação protetora contra agentes carcinogênicos[64].

Extratos aquosos de *Uncaria tomentosa* foram estudados em cultura de células, comprovando a sua capacidade de proteger o tecido nervoso, por atuação em radicais livres: resultados são encorajadores na pesquisa de tratamento para a doença de Parkinson[65].

Estudo em modelo animal comprova ação benéfica em endometriose. Os autores detalham ação contraceptiva da unha-de-gato, pois o extrato atuou de forma similar ao leuprolide, bloqueador da função ovariana, levando a anovulação de modo similar (que seria o processo pelo qual inibiria os focos endometrióticos[66]. Não foi comentado nesse estudo, mas o mesmo processo poderia prover diminuição volumétrica dos miomas, justificando o uso popular, especialmente na região amazônica, com esse fim (vide capítulo sobre miomas, neste mesmo livro).

Com relação a efeitos colaterais existe contraindicação na gestação e lactação assim como em pacientes com doenças autoimunes. Alguns casos de febre, constipação ou diarreia foram citados.

Soja (*Glycine max* (L.) Merr.)

Entre as populações do leste asiático, grandes consumidoras de soja, há menor incidência de doenças hormônio-dependentes, como câncer de mama e de ovário, e de doença coronariana[67]. Seus componentes ativos são as isoflavonas (especialmente genisteína e daidzeína)[68], que, embora muito menos potentes que o 17-β-estradiol, competem pelos receptores hormonais, agindo como antiestrogênios, se o nível estrogênico da usuária for alto, mas agindo como estrogênios, se o nível destes for baixo (o que é o caso, durante a fase climatérica). Essa característica levou a serem chamadas de fitoestrogênios[69]. Sua ação estrogênica pouco potente é compensada pela sua biodisponibilidade, muito maior[70]. A ação sobre os níveis hormonais é modesta, mas mensurável[71]. Como elegem preferentemente os receptores do tipo β[72], permite-se classificar as isoflavonas como verdadeiros moduladores específicos dos receptores hormonais (SERMs), e é assim que vários autores as definem.

As isoflavonas são flavonoides, subgrupo dos polifenóis. São consideradas mais importantes a genisteína, a daidzeína e a gliciteína[72]. Isoflavonoides são compostos difenólicos cuja estrutura e peso molecular são semelhantes à dos estrogênios.

Diferentes produtos alimentares podem conter quantidades e formas diversas desses componentes. Produtos fermentados de soja oferecem isoflavonas mais disponíveis, porque contêm formas bacterianas que favorecem sua conjugação. Vários tipos de tofu, o "queijo" de soja, contêm quantidades diferentes de isoflavonas. Óleos de soja contêm apenas traços delas, por serem hidrofílicas. Assim, é importante considerar essas características, que podem afetar a sua biodisponibilidade e aproveitamento[73].

A biotransformação dos fitoestrogênios ocorre por ação da microflora intestinal, transformando os glicosídios, como as isoflavonas, em formas não conjugadas (agliconas)[73]. Há passagem rápida dos produtos metabólicos para a circulação enteroepática. O fígado tem um papel importante em reconjugar enzimaticamente as agliconas com ácido glicurônico, ou, menos, com ácido sulfúrico. As formas livres de isoflavonas são encontradas em muito pequena quantidade[74].

A meia-vida das isoflavonas, no plasma, é de 7 a 9 horas, e, após 24 horas, desaparecem. O pico de concentração, tanto em homens como em mulheres, alcança 300 a 3200nmol/L (80 a 800 mg/ml), o que representa muito mais do que a concentração endógena de estrogênios. Esse é um fator ponderável no efeito biológico final, nos diferentes órgãos, apesar do efeito estrogênico fraco[72]. Pelo pico, 6 a 8 horas seria o intervalo ideal para repetição de novas doses[73].

A concentração de isoflavonas e de seus metabólitos varia muito de indivíduo para indivíduo, mesmo que seja administrada uma quantidade padronizada. A microflora deve estar intacta para que se processe esse metabolismo. Alterações dela podem levar a produtos metabólicos finais diferentes. A quantidade e o tipo de fibras vegetais na dieta também pode influir nessa absorção[75]. O uso de medicamentos, especialmente antimicrobianos, o tempo de trânsito intestinal, e outras particularidades, fazem com que cada pessoa tenha absorção e metabolismo de isoflavonas diferente. Alguns indivíduos apresentam metabolismo preferencial pela daidzeína. Isso tudo, sem dúvida, leva a diferente efeito biológico quanto ao consumo de isoflavonas[76].

A absorção de isoflavonas é dose-dependente, em forma linear, pelo menos para consumo em quantidades pequenas a moderadas. No entanto, parece haver um mecanismo de saturação, pois a detecção de seus metabólitos aumenta com o aumento de ingestão, mas se estabiliza, com maior elevação. Portanto, a partir de um determinado ponto, não há vantagem em mais ingestão. Apesar das grandes variações individuais, não é importante a diferença conforme o sexo[75].

Os metabólitos dos fitoestrogênios podem ser dosados em urina, fezes, plasma, saliva, sêmen, bile, leite[72]. A maior parte dos estudos é baseada na dosagem dos metabólitos urinários (especialmente equol), pelas altas concentrações urinárias deles, e por dificuldades metodológicas quanto à medida em outros fluidos biológicos. Verificou-se que cerca de um terço das pessoas não têm a capacidade de biotransformar daidzeína em equol. Isso explica, pelo menos em parte, a ampla variação individual encontrada ao se medirem concentrações urinárias[75].

Muitas têm sido as explicações para a atuação fisiológica dessas substâncias. Os fitoestrogênios têm a capacidade, comprovada *in vitro* e *in vivo*, de se ligarem a receptores estrogênicos. A ligação dos fitoestrogênios aos receptores estrogênicos é algo como 2% da afinidade do estradiol[77]. Os receptores têm distribuição diferente em diferentes tecidos: isso explica seu efeito diferente sobre diversos órgãos, conferindo-lhes até uma ação protetora contra certos riscos atribuídos à ação dos estrogênios. O fato de essas substâncias químicas possuirem o anel fenólico parece ser um pré-requisito para a ligação aos receptores hormonais[75].

Ações protetoras dos fitoestrogênios podem ser atribuídas também a outras atividades não-hormonais: ação inibitória sobre a tirosinoquinase, o fator epidérmico de crescimento, a proliferação e diferenciação de células malignas, e a angiogênese (não nos estenderemos, pois há capítulo especificamente destinado a este tema, neste livro)[75]. Isoflavonas têm ação antioxidante[78], bem como antimutagênica, anti-hipertensiva, anti-inflamatória e antiproliferativa. Lignanos e isoflavonas agem como antivirais, anticarcinogênicos, bactericidas, antifúngicos, e descreveu-se que possuem ação semelhante à digitálica[73].

A ação antioxidante das isoflavonas está relacionada ao número de grupos hidroxila no anel. Podem prevenir o dano oxidativo, inibindo a formação e favorecendo a varredura de radicais livres, portanto, contribuindo para a anticarcinogênese[75].

As agliconas biologicamente ativas são bastante estáveis em relação ao calor, apesar de a conjugação poder ser influenciada pelo aquecimento. Independente da proporção relativa de isoflavonas conjugadas nos diferentes produtos, as agliconas são liberadas igualmente, como resultado do metabolismo bacteriano intestinal. Por outro lado, os produtos fermentados de soja favorecem a disponibilidade desses glicosídicos, provavelmente porque os agentes biologicamente ativos da fermentação agem hidrolisando os conjugados glicosídicos[75].

É importante observar que a regulamentação do uso de produtos fitoterápicos varia muito conforme os países. Nos Estados Unidos, por exemplo, são considerados complementos nutricionais, e não há padronização, controle de formulação, e o uso é livre de prescrição médica, diferentemente do que ocorre na Europa e também no Brasil. Assim, como muitas revisões se baseiam em estudos em língua inglesa, pode-se perceber que haja dificuldade inclusive de abordagem. Esse fato não diminui a importância de que sejam realizados mais estudos, e a necessidade de observação por tempo mais longo. Há indícios, ainda, de que muitos dos benefícios da soja decorrem de uso contínuo ao longo da vida.

Nota da Editora: Os Capítulos 26; 27; 28 e 29 discorrem especificamente sobre Fitoestrogênios.

Aroeira (*Schinus terebinthifolium* Radii)

Árvore conhecida por vários nomes, como: aroeira-vermelha, aroeira, aroeira-de-praia, aroeira-pimenteira, aroeira-do-paraná, e outros. Ocorre naturalmente no Paraguai, Argentina e Brasil, onde é encontrada desde o Ceará até o Rio Grande do Sul[79] e em outros países, como nos Estados Unidos (Florida e Havaí, principalmente), onde é uma planta invasora, bem adaptada considerada difícil de erradicar[80].

A aroeira vermelha é uma planta da família *Anacardiaceae*. Seus frutos costumam utilizados como pimenta. Praticamente todas as partes da planta têm sido utilizadas popularmente com fins medicinais, incluindo-se as sementes, as folhas, a casca, os frutos, a resina e óleo-

-resinas (ou bálsamo), e também na indústria de perfumes. É usada para tratamento de resfriados, o decocto de suas folhas inalado para tratamento de hipertensão, depressão e batimentos cardíacos irregulares. O decocto da casca, para tratamento de dores nas costas e dores reumáticas. É descrito seu uso tradicional como antibacteriano, antiviral, diurético, estimulante digestivo, tônico, cicatrizante, anti-inflamatório, hemostático, e no tratamento de infecções urinárias e respiratórias[81].

Estudo identificou 49 componentes, observando-se variação na sua quantidade, se as folhas fossem frescas, ou se secadas à sombra. Inclusive, observando-se alguns apenas nas folhas frescas e outros apenas nas secas. Ao todo, foram identificados 20 sesquiterpenos, com predomínio de (E)-cariofileno nas folhas frescas e de β-sesquifelandreno, β-cedreno e α-gurjuneno nas secas. Também foram encontrados monoterpenos, sesquiterpenoides e monoterpenoides em quantidade significativa e 3 não-terpenos[81].

O gel de aroeira foi estudado para tratamento da vaginose bacteriana. Inicialmente, estudo não controlado em mulheres com diversos tipos de vaginite, entre as quais 30 com vaginose bacteriana, curou cerca de 80% dos casos[82].

A seguir, estudo duplo-cego placebo-controlado: 84% das que utilizaram aroeira e 47,8% das que utilizaram placebo deixaram de apresentar o quadro. A diferença foi estatisticamente significativa, semelhante ao esperado com metronidazol e com clindamicina. Houve melhora da flora de lactobacilos. O método foi considerado efetivo[83]. O mesmo grupo de pesquisadores não confirmou sua eficácia, em novo estudo, pois foi menor que a obtida com metronidazol. Os autores tentam explicar o resultado que, neste estudo, foi pior, com aroeira, que o estudo anterior, em que houve 84% de cura, com aroeira (e no ultimo a aroeira curou apenas 21,2%), em decorrência do gel ter sido utilizado por 7 dias, neste, e por 10 dias, no anterior[84].

Sua atividade cicatrizante também é descrita e popularmente é utilizada para tratamento de problemas bucais, como estomatite, como anti-inflamatório e cicatrizante. A alveolite foi estudada experimentalmente, em ratos. Considerado efetivo, confirmando o efeito observado pelo uso popular[85].

Estudo realizado com crianças entre 9 e 13 anos, portadoras de gengivite induzida por biofilme, utilizando enxaguante bucal com aroeira e comparando com clorexidine. Ambos os grupos apresentaram redução da inflamação gengival, de forma equivalente, mas cloroexidine reduziu mais o biofilme acumulado[86].

Estudo in vitro comparando a atividade de *Schinus terebinthifolius* e de *Croton urucurana* quanto `a inibição de biofilme formado por *Streptococcus mutans* e por *Candida albicans* demonstrou que ambas as plantas tiveram a capacidade de reduzir o biofilme, sugerindo a importância de estudá-las nos tratamentos odontológicos[87].

Extrato de folhas de aroeira foi utilizado para tratamento de otite externa de cães, com boa efetividade. Também contra vários germes. Sem citotoxicidade[88].

A atividade anti-inflamatória da aroeira é reconhecida pelo uso popular, e também indicada por estudos. Em camundongos, em modelo experimental para estudo de artrite, os resultados foram encorajadores, sugerindo desenvolvimento de medicamentos anti-inflamatórios e antirreumáticos[89].

Em ratos, foram feitos estudos avaliando a cicatrização de feridas, a cicatrização de gastrorrafia, e o uso do extrato de aroeira acelerou a cicatrização[90].

Na cicatrização da bexiga, o efeito mais favorável no grupo tratado com aroeira, quanto aos diferentes parâmetros de cicatrização observados[91].

Na cicatrização da linea alba de ratos submetidos a laparotomia e a seguir suturados, administrando-se intraperitonialmente, ou solução salina ou extrato de aroeira, verificando-se que, no grupo tratado com aroeira houve maior resistência à tração, demonstrando maior firmeza da cicatriz, e também quanto à elasticidade, embora o aspecto macroscópico fosse similar em ambos os grupos[92].

Em outro estudo realizado em ratos, foram feitas incisões em ambos os lados do tórax dos animais. Sobre um dos lados, aplicada pomada de vaselina/lanolina, sobre o outro, pomada dom 5% de óleo de aroeira. Observou-se que o tratamento com aroeira acelerou o processo de cicatrização tanto no aspecto macroscópico, como também demonstrado morfologica e morfometricamente[93]. Em estudo decorrente deste ultimo citado, foram feitas biópsias nos locais das feridas dos ratos. O estudo anatomopatológico revelou acúmulo de mastócitos na área cicatricial, correspondendo ao aumento da contração cicatricial[94].

Na cicatrização de anastomoses colônicas de ratos, a cicatrização foi mais favorável no grupo tratado com aroeira, pois houve aceleração da fase aguda para subaguda e crônica da cicatrização, do ponto de vista microscópico, e, embora a tensão de ruptura tenha sido ligeiramente maior no grupo aroeira, não houve diferença estatística[95].

Com vistas a avaliar as atividades inflamatória, angiogênica e fibrogênica do óleo obtido das folhas de aroeira, foi estudada a cicatrização de feridas em camundongos, observando-se que a aplicação tópica do óleo promoveu efeito anti-inflamatório e angiogênico, e também promovendo a reposição do colágeno, demonstrando a urilidade do produto na cicatrização e em outras aplicações[96].

Os resultados de estudos farmacológicos demonstram atividade anti-inflamatória, antifúngica, antibacteriana, incluindo *Staphylococcus, Pseudomonas, Monilia*[79]. E também contra *Candida albicans, Tricophyton rubrum* e *Cryptococcus neoformans*. Demonstrou-se a capacidade de triterpenoides de seus frutos inibirem a fosfolipase A_2, o que explica sua potencial atividade sobre o controle do processo inflamatório, e mesmo artrite reumatoide, asma e psoríase[97].

Foi estudada atividade na hiperuricemia e anti-herpética, com sucesso[98]. O extrato da casca do *S terebinthifolius* demonstrou-se, *in vitro*, efetivo na inibição do herpesvirus tipo 1[99].

A aroeira contém substâncias com reconhecida ação antioxidante, como ácido ascórbico, tocoferóis, compostos polifenólicos e terpenoides. Também é descrita a atividade antioxidante em óleos essenciais. Essa capacidade atribuida à presença de terpenos. A atividade antimicrobiana contra *Pseudomonas aeruginosa, Staphylococcus aureus, Aspergillus niger, Aspergillus parasiticus, Candida albicans,* mas com pequena intensidade contra *Escherichia coli* foi atribuída à presença de monoterpenos e sesquiterpenos com anéis aromáticos e grupos hidroxila fenólicos formando ligações com locais ativos de enzimas-alvo [100].

Foi estudado o efeito antioxidante do extrato metanólico das folhas de aroeira, sobre eritrócitos humanos, em células de eritroleucemia humana, e em coração de camundongo. A composição química do extrato indicou a presença de compostos fenólicos, flavonoides, taninos, e ácido ascórbico. Demostrou-se a ação antioxidante, reduzindo o estresse oxidativo, sem modificar a ação anticâncer, e protegendo contra a ação de cardiotoxicidade induzida pela doxorrubicina[101].

Experimentos demonstram a capacidade anti-histamínica da aroeira[102].

Porque politenóis são reconhecidos como inibidores de células neoplásicas e o extrato de aroeira é rico em polifenóis, estudou-se em cultura de tecidos a inibição do crescimento de câncer prostático humano, com efeito favorável. Também observado efeito antiproliferativo em células de carcinoma mamário. Há fortes indícios quanto à isoquercetina, mas outros podem estar implicados nessa ação, talvez haja ação sinérgica de alguns deles[103]. Em estudo foi descrita atividade na apoptose do α-pineno, reduzindo lesões metastáticas de melanoma[104].

O uso indicado para tratamento de leucorreia, em especial a vaginite bacteriana ficou abalado pelo estudo comparando aroeira e metronidazol. Mas na prática permanece sugerinda sua eficácia. Outros estudos são necessários, se possível, breve. Provavelmente também seja eficaz sobre vaginites por fungos, mas os estudos científicos são escassos.

Baseado no uso tradicional e na literatura, as preparações feitas com sua casca podem ser utilizadas para tratamento de diversas lesões cutâneo-mucosas, infectadas, ou não, como feridas cutâneas, hemorróidas, leucorreias e cervicites. Sob a forma de gargarejo, no tratamento de gengivites e inflamações da garganta. O uso popular consagrou a ingestão do decocto de folhas e frutos, com o objetivo de amenizar gastrites e azia. Em estudo comparando o efeito de aroeira e de omeprazol, os sintomas dispépticos foram equivalentemente amenizados[105].

Não foram relatados efeitos tóxicos, mas os estudos sobre mutagenicidade levam a desaconselhar o uso prolongado. O principal efeito adverso relatado é a alergia cutânea.

Não há referência, portanto, até que existam estudos, desaconselha-se seu uso na gestação e lactação.

Salgueiro (Salix Alba)

Salix alba (salgueiro branco, salgueiro, sinceiro, vineiro) é um arbusto pertencente a família das *Sallicacea* originário de regiões temperadas do hemisfério norte cuja distribuição é praticamente universal. Cresce em solos úmidos e em beira de rio podendo atingir alturas que variam entre 6 e 25m. É conhecida por suas propriedades em estados febris e dores reumáticas. Em papiros egípcios o salgueiro está referido, para tratar dor e febre[106]. Seu uso com essas finalidades é referido através de relatos observacionais desde a Grécia. No Século XIX vários cientistas descreveram os processos biológicos de extração e síntese química dos salicilatos, analisaram suas propriedades terapêuticas e sua características farmacocinéticas e farmacodinâmicas. Em 1899, a Bayer, industria farmacêutica, registrou o ácido acetil-salicílico, derivado do ácido salicílico do salgueiro, com o nome de aspirina. A palavra aspirina foi composta por *a* (ácido) + *spir* (do nome *espírico*, atribuído por Löwig ao ácido salicílico, que ele sintetizara) + *ina* (sufixo). No século XX estava bem definida a aplicação da aspirina como terapia antirreumática e então identificou-se nessa droga a propriedade antiagregante plaquetária. Como o ácido acetil--salicílico era geralmente mais bem tolerado que o salicílico, de certa forma o uso do salgueiro e de outras plantas que contêm salicina foi ficando obsoleto[106]

Entre os princípios ativos do salgueiro estão glicosídeos fenólicos: salicina é o principal. Também álcool salicílico; ácidos salicílico, vainílico, sirengico e cafeínico, flavonoides, taninos condensados, sais minerais, ácidos p-cumarínico, catequinas, ácidos e aldeídos aromáticos[107]. O gosto amargo e o efeito irritante sobre a mucosa gástrica provavelmente decorrem da presença de taninos (entre 8 e 20%)[108]. A salicina e seus ésteres são absorvidos no intestino e se transformam em saliginina para posteriormente ser metabolizada e levada ao fígado, onde é convertida por oxidação em ácido salicílico. Embora os extratos de salgueiro sejam padronizados com salicina, à qual se atribui sua atividade terapêutica, outras substâncias da planta podem ter papel nessa atuação[108]. Os polifenóis e flavonoides atuam inibindo a atividade da COX-2 e diminuindo a síntese de mediadores pró-inflamatórios, o que pode explicar em parte a ação de *Salix*.

Artigo enfatiza as propriedades do *Salix alba* referindo que a salicina, e o ácido salicínico proveniente da planta é mais efetivo e menos tóxico que o ácido acetilsalicílico, podendo ser utilizado para fabricação de outros medicamentos[109].

Demonstrou-se atividade fungicida de uma preparação de *Salix alba* em relação ao *Peniclium digetatum* e o *Bortrytis cinerea*[110].

Revisão através concluiu haver melhora das dores com dose de 120 a 240 mg/dia de salicina o que equivaleria a 12.5 mg/dia de rofecoxib[111].

Estudo clínico placebo-controlado com 210 pacientes com queixa de dores lombares com uso de *Salix alba,* em doses de 120 mg e 240 mg/dia de extrato seco concluiu que os resultados foram superiores ao placebo com as doses maiores do extrato[112].

Estudo prospectivo com 12 pacientes com diagnóstico de enxaqueca sem aura tratados com *Salix alba* 300 mg/dia associado a *Tanacetum parthenium* 300 mg/dia, durante 12 semanas, confirma efeito com diminuição da frequência e intensidade de duração das crises[113].

O salgueiro é indicado, conforme a Comissão E, em 1992, para doenças febris, problemas reumáticos e cefaleia[114].

O efeito adverso mais comum é o processo irritativo gástrico. Bessone (2010) enfatiza os riscos do efeitos colaterais da prescrição anti-inflamatorios não esteroidais no tratamento de processos dolorosos e de dores, principalmente lesões hepáticas[115]. Os efeitos adversos parecem ser bem menos intensos que o de anti-inflamatórios não-hormonais não esteroides, incluindo a aspirina, e os que mais preocupam são os relacionados às reações alérgicas, que ocorrem em pessoas sensíveis aos salicilatos[108].

Pacientes com problemas de úlcera gastrointestinal, hemofilia, trombocitopenia, hemorragias uterinas, hiperestrogenismo e bronquiectasias e durante a lactação não devem utilizar *Salix*. Existem respostas individuais de hipersensibilidade em alguns pacientes asmáticos, diabéticos ou com transtornos hepáticos[116].

Há relatos de interferir com tratamentos com anticoagulantes e estrogênio. Também com metrotexate, metoclopramida, fenitoína, espirolonolactona e valproato[117].

Babosa *(Aloe vera* (L.) Burm.f..)

Aloe vera (L.) Burm.f.., também conhecida popularmente como babosa, ou aloés, e muitas vezes identificada como *Aloe barbadensis,* originária nas regiões africanas áridas, bem como da região mediterrânea, é uma planta da família *Aloaceae*, embora muitos a classifiquem entre as *Liliaceae*, família, de fato, relacionada a ela, assim como a cebola, o alho e o aspargo. Várias plantas pertencentes ao gênero *Aloe* têm propriedades medicinais. Sua característica são as folhas carnudas, que têm a capacidade de armazenar água. As *Aloaceae* podem variar em tamanho, conforme a espécie, chegando a atingir 2 metros, ou mais[118]. *Aloe vera* (L.) Burm.f.. é considerada a mais ativa, biologicamente, entre as várias espécies do gênero. É uma xerófita perene, com folhas longas e pontudas, arranjadas em roseta ao redor de um ponto central, e a folha é composta por um revestimento epidérmico verde, espesso, abaixo do qual existe o extrato vascular rico em mucilagem[119].

Aloe vem sendo utilizada há muito tempo, pelos egípcios, assírios e povos mediterrâneos, desde os tempos bíblicos[119].

A parte utilizada da planta é a folha, cuja composição é majoritariamente água, com uma alta proporção de carboidratos (cerca de 60% do conteúdo após secagem), que são açúcares solúveis e polissacarídeos, que também estão em proporções diferentes conforme a parte da folha. Mais de 200 componentes fazem parte das substâncias encontradas nela, e têm sido estudados tanto no gel como no exsudato, podendo variar em proporção em um ou em outro. A quantidadade de lipídios e proteínas é respectivamente de 2 a 5% e de 6 a 8%. Há ainda outras substâncias ativas, como compostos fenólicos, ácidos orgânicos, aminoácidos, vitaminas e sais minerais, além de compostos voláteis. Cita-se certa confusão, pois alguns autores levaram mais em conta o gel, ou o exsudato, ou o extrato total, o que explica a falta de concordância nos diferentes estudos[118]. Entre os vários constituintes, mais de 75 são considerados constituintes ativos[119].

As antraquinonas, compostos fenólicos, predominam no exsudato, e provêm de oxidação de moléculas de menor peso molecular, como a aloina, que é um glicosídio derivado de aloe-emodina. Além disso, há quantidades menores de polissacarídeos e açúcares livres, como a glicose. Há também compostos voláteis e alifáticos. Entre as cerca de 300 espécies de *Aloe*, praticamente todas contêm componentes ativos, algumas até mais do que a *Aloe vera (L.)* Burm.f.., a mais citada. Foram identificados mais de 80 deles, entre os quais 13 compostos fenólicos[118].

Os compostos nitrogenados variam conforme a espécie: em *Aloe vera (L.)* Burm.f.. há 12 polipeptídeos, glicoproteínas com atividade biológica ou enzimática, proteínas, enzimas[119].

Há várias substâncias, em pequena quantidade, como compostos fenólicos, flavonóis, ácidos orgânicos, vitaminas A, C, E, B1, B3, B2, ácido fólico.

O gel contém ácidos graxos, esteróis.

Entre os minerais, alto teor de cloro e potássio, magnésio e cálcio, mas pouco sódio e ainda vários outros, em menor proporção, como ferro, cobre, zinco, manganês, etc, além de alguns tóxicos, como bário, alumínio, boro, cádmio, chumbo[120].

Nem sempre está estabelecido de forma inequívoca qual componente seja responsável por cada efeito obtido, sendo, muitas vezes mais provável que as ações se devam a ação concomitante de mais de uma substância. Assim, não parece provável o isolamento de um composto que possa ser identificado como substância ativa e medicamento[120]. Vários estudos indicam que os polissacarídeos tenham esse papel, e, por isso, talvez a parte mucilaginosa de *Aloe* seja a parte atuante medicinalmente[121].

Como é praticamente impossível, em escala industrial, impedir o contacto dos componentes do gel e do exsudato, especialmente das antraquinonas, na maior parte das vezes é mais interessante pensar nos componentes do extrato integral.

Afora umas poucas espécies, muito venenosas, a imensa maioria das plantas do gênero *Aloe* são completamente desprovidas de toxicidade, Vários estudos em ratos demonstraram virtual ausência de efeitos danosos, mas revelaram alguns efeitos protetores, como o hepatoprotetor, o aumento da macrófagos (favorecendo a fagocitose), e mesmo antitumoral[118].

Em humanos, foram descritas reações alérgicas, em casos isolados[122]. Em alguns casos em que se utilizou *Aloe* , observou-se que a exposição aos raios UV levava a pigmentação persistente da pele. Também foi observada reação contrária à esperada, em queimaduras que, em vez de cicatrizarem melhor com *Aloe*, demoravam mais. Quando utilizado na pele, em alguns casos provocou ardor, atribuído a aumento da circulação. Outros autores observaram que, embora houvesse melhora na cicatrização, podia haver eritema duradouro, ou sensação dolorosa[118].

A agência reguladora americana (FDA) listou uma série de eventos adversos citados em diferentes estudos, mas, de 30 eventos, em 7 somente *Aloe* era o ingrediente potencialmente suspeito: náusea, tontura e fraqueza, tinitus, pressão na cabeça, aumento da pressão arterial, ataques de pânico, insônia, dificuldade de concentração, problemas de memória, fibrilação atrial, erupção cutânea avermelhada e pruriginosa, meningite asséptica, acidente vascular cerebral[118].

Há várias citações de casos isolados de toxicidade em humanos, porém sem os subsequentes estudos toxicológicos, como 2 casos de hepatite, sangramento intraoperatório intenso, insuficiência renal aguda, vômitos acentuados, e, em alguns deles havia a possibilidade de ter havido interação com outras drogas. Outro problema descrito foi o aumento do risco de hipoglicemia, em diabéticos, especialmente se em associação com outros medicamentos para o controle glicêmico. E também, quando associado a drogas glicosídicas para tratamento cardiológico, risco de eliminação de potássio, aumentando a possibilidade de hipocalemia. Em citações esporádicas, o exsudato foi mencionado como causador de abortamento e indução menstrual[118].

Quanto ao uso medicinal, embora seja descrito desde tempos bíblicos, há controvérsia quanto a vários aspectos de sua utilidade, e não está bem determinada a melhor dosagem para uso oral, com mais segurança quanto à aplicação tópica. Encontram-se, no entanto, referências a várias indicações.

Há numerosas referências ao uso dermatológico da planta.

Relata-se seu bom efeito quando aplicada topicamente, no tratamento de psoríase, de queimaduras por radiação, de queimaduras, e na cicatrização de feridas[119].

Revisão demonstrou a capacidade de melhorar a hidratação da pele, promover a diferenciação dos queratinócitos, reduzir a perda hídrica transepidérmica de *Aloe* e de algumas outras plantas, em humanos e *in vitro* [118].

Revisão abordando as plantas mais utilizadas em dermatologia menciona a escassez de conhecimento de membros da classe médica sobre sua atuação, e que nem sempre há informação científica confiável. Sobre *Aloe*, cita vários efeitos documentados, como imunomodulação, antibacteriana, antiviridal contra herpes simples e varicela-zoster. Menciona a utilidade no tratamento de feridas e úlceras e antineoplásica. Ressalta a contraindicação na gravidez e lactação e o risco de interação com antiarrítmicos, digitálicos, diuréticos tiazídicos, por aumento da perda de potássio[119].

Aloe atua, ao que tudo indica, tanto no reparo do epitélio danificado, como na imunidade. É conhecido seu efeito cicatrizante e anti-inflamatório, com utilidade em feridas, queimaduras, cortes, eczemas, hemorróidas e veias varicosas, pele quebradiça, e outros. O benefício obtido com o uso tópico pode ser atribuído a efeito antioxidativo. Há documentação do reparo da pele após radiação UV, demonstrando sua efetividade em queimaduras de primeiro e segundo graus[123].

O mecanismo pelo qual o gel de aloés age na cicatrização está relacionado à fração glicídica, influindo sobre o fator de crescimento de fibroblastos e estimulando não só a atividade como a proliferação dessas células, e melhorando a produção e secreção de colágeno, aumentando as conexões transversais na estrutura do colágeno, e acelerando o fechamento das feridas. As respostas inflamatórias e o aumento da produção de colágeno levam a proliferação de células dérmicas, seguindo-se o rearranjo do tegumento. Muitos fatores estão implicados nesse processo, como fatores de crescimento e citoquinas e atuação de polissacáridos[124].

As referências são mais claras no tratamento de úlceras herpéticas e outras úlceras, podendo ser atribuída sua efetividade a ação antiviral, observada com gel a 80% [121].

Na cicatrização de feridas, a atuação é descrita utilizando-se o gel, que age na migração e na proliferação celular. Aumenta o número de fibroblastos e da secção dos vasos sanguíneos, assim como da espessura do epitélio regenerativo 4 dias após o ferimento, segundo estudo realizado em ratos, mencionado em revisão[125].

Revisão sobre o uso de *Aloe* em queimaduras selecionou entre 1069 estudos apenas 4 que preenchiam as condições estabelecidas, resultando num total de 371 pacientes. A conclusão foi de que o tratamento com a planta pode ser de valia, em queimaduras de primeiro e segundo graus, comparando com outros tratamentos usuais (antibióticos, vaselina) [126].

No tratamento da dermatite decorrente de radioterapia, os estudos mostram resultados controversos. A maior parte dos estudos não mostrou resultado efetivo. Comparando-se com o uso de corticoides locais, o resultado com gel de *Aloe* foi favorável, e com menos efeitos adversos[127].

Utilizando extrato versus placebo, com 60 pacientes, demonstrou-se atuação muito vantajosa no tratamento de psoríase com creme de *Aloe vera (L.)* Burm.f..[128]. outros estudos, posteriores, também mostraram bons resultados, inclusive comparando com corticoide [129].

Revisão sobre o uso dermatológico da planta localizou 40 estudos, mencionando potencial benéfico sobre herpes, psoríase, lesões causadas pelo HPV, líquen plano, xerose, queimaduras, dermatite seborreica cicatrização e inflamação[130].

Os efeitos descritos justificam seu largo uso industrial em produtos cosméticos, como protetores solares, cremes hidratantes, xampus, cremes de barbear, perfumes, produtos para maquiagem, e outros[119].

Pacientes ostomizados podem ter, além do desconforto físico e mental da ostomia, problemas na pele circundante, causados pelo funcionamento do intestino subjacente, ou decorrente do uso dos acessórios. A aplicação tópica de aloés pode ser muito benéfica na prevenção das lesões periestomais, o que repercute na qualidade de vida[131].

Tem sido utilizada *Aloe vera* (L.) Burm.f.. no âmbito da odontologia, para muitas indicações. No líquen plano oral, foi considerado um tratamento seguro e levou a melhora clínica e sintomática. Na fibrose oral submucosa, teve resposta melhor que cápsulas antioxidantes, reduzindo a sensação de queimação e facilitando a abertura da boca. Na estomatite aftosa recorrente, a aplicação tópica não só diminuiu ao dor, como diminuiu o tempo de cicatrização. Na mucosite oral radiação-induzida, o enxaguante bucal não só preveniu a mucosite, como acelerou sua cicatrização, através de seu mecanismo anti-inflamatório, além de ter amenizado a candidíase, pelas suas propriedades antifúngicas e imunomodulatórias. Na gengivite, reduziu a inflamação, quando complementando o tratamento usual. Na periodontite, a aplicação subgengival, após a raspagem, trouxe benefícios. Na osteíte alveolar reduziu mais a inflamação que clindamicina. Também reduziu a inflamação em implantes dentários. Tem uso como gel dental, na higienização de dentaduras, na higienização de guta percha. Os autores ressaltam a vantagem de aplicação fácil, obtenção fácil, barato, sem efeitos adversos[132].

Alega-se utilidade no tratamento, por via oral, de várias condições, como alopecia, Doença de Alzheimer, doenças cardiocirculatórias, depressão, glaucoma, hemorróidas, esclerose múltipla, hepatite, e outras, porém a literatura nem sempre apresenta estudos confiáveis ou consistentes. As melhores citações abrangem diabete, constipação, câncer metastático, úlceras e processos inflamatórios gastrointestinais[119]. O uso oral não é aprovado pela ANVISA. O uso como laxante foi aprovado pela Comissão E alemã, mas não pelo FDA[119]. Como não é aprovado, não discorreremos sobre esse uso.

Em extensa revisão sobre eventos adversos, interações, uso na gravidez e amamentação, uso pediátrico e em adolescentes, uso em idosos, de inúmeras plantas, os autores declaram que, sobre *Aloe vera* (L.) Burm.f.., só encontraram uma evidência contraditória e inconclusiva no tratamento da psoríase, e que não foi considerado sério[133].

Os estudos sobre toxicologia são controversos, e se baseiam em sua ação em animais. Geralmente mencionam ausência de efeitos tóxicos, mesmo em estudos mais prolongados e com doses maiores, mas há estudo em ratos, no qual a administração de 100 mg por kg por via oral, cronicamente, produziu dano espermático, inflamação e mortalidade. Outro estudo refere que o látex, mas não o gel, foi citotóxico[119].

Não obstante se ter demonstrado fotossensibilidade em animais, em vários estudos em humanos não foi observada[119].

Menciona-se o potencial, por via oral, de estímulo da contração uterina e, no caso do aleitamento, risco de distúrbios gastrointestinais no bebê[134].

Psílio *(Plantago ovata F.)*

Plantago ovata Forsskal é uma espécie frequentemente associada a outras duas, *Plantago arenaria* e *Plantago indica* sob um nome comum de *Plantago psyllium*. O nome popular é *psyllium,* em alguns textos aportuguesado para *psílio ou psílium.* São espécies pertencentes à família *Plantaginaceae*, ordem *Lamiales*. O uso tradicional do psílio abrange várias situações, como abscessos, intoxicações, obstipação, diarreia, colite, doença de Crohn, obesidade, diabete, doenças de pele, como úlceras e panarícios, e outras. O uso medicinal é com as sementes e sua casca. Também tem sido utilizada em culinária, com as folhas e sementes em saladas, ou acrescentadas a iogurte. O nome *psyllium* deriva da palavra grega *psylla* (pulga), referindo-se à pequena dimensão das sementes[135].

Psyllium é classificado como fibra mucilaginosa, em função da sua grande capacidade de formar gel em água. Contém nas cascas uma alta proporção de hemicelulose, composta por um suporte de xilana ligado a unidades de arabinose, ramnose e ácido galacturônico (arabinoxilanas). Nas sementes há cerca de 35% de polissacárides solúveis e 65% de insolúveis (celulose, hemicelulose e lignina). A formação de gel depende da função de reter água do endosperma da semente, cuja função fisiológica é evitar o ressecamento das mesmas. A fermentação dos polissacaridos da semente levam à produção dos ácidos graxos de cadeia curta. Em face do conteúdo em fibras, as sementes de *psyllium*, ingeridas, têm a propriedade de aumentarem o bolo fecal e os ácidos graxos de cadeia curta. A maior parte da quantidade ingerida alcança o ceco em cerca de 4 horas, e as cascas também aumentam o peso fecal[136].

Psyllium também tem a capacidade de interferir no metabolismo lipídico, reduzindo o colesterol, porém o mecanismo não é de todo esclarecido. Estudos em animais demonstraram aumento da colesterol-7-alfa-hidroxilase (citocromo 7A, ou CYP-7A) mais que o dobro do que fazem celulose e aveia, mas menos que colestiramina. Em animais submetidos a dieta hipergordurosa, aumentou a atividade da colesterol-7-alfa hidroxilase e também da HMG-CoA redutase. O mesmo parece ter ocorrido em humanos, em que se observou redução do LDL-colesterol, por estimulação da síntese dos ácidos biliares[136].

A ação anti-inflamatória do psílio também foi demonstrada. Componentes da planta são moduladores das citoquinas[137]

Plantago ovata é uma rica fonte de antioxidantes. E também de ácidos graxos omega 3 e 6, assim como aminoácidos sulfurados. Contém compostos fenólicos e flavonoides. Os antioxidantes são encontrados nas folhas, nas sementes e em outras partes da planta. A maior parte desses compostos é de grande utilidade como nutrientes e seus metabólitos tem várias propriedades, inclusive proteção anticâncer. Assim, além da recomendação terapêutica que veremos a seguir, tem muita vantagem na alimentação, e a salada de suas folhas tem grande valor[138].

Considerando que o excesso de ingestão de sódio pode ser muito prejudicial à saúde, e que esse tem sido um fato comum, na dieta usual das pessoas, foi realizado estudo in vitro que demonstrou que Psyllium pode ser um agente que dificulta a absorção intestinal de sódio[139].

Constipação intestinal é um quadro que atinge um contingente grande da população (entre 2% e 27%, a depender de sua definição) e tanto pode ser definida como a redução da frequência de evacuações a menos de 3 vezes por semana, como a dificuldade de passagem de conteúdo fecal, de sua consistência, associando-se a desconforto e mesmo cólicas intestinais, e sensação de repleção intestinal. Há vários tipos de tratamento, cada um deles com suas vantagens e desvantagens, incluindo-se entre eles o uso de fibras solúveis, como é o caso do psílio[140]. A ingestão de 15 a 30 g de sementes por dia produz melhora na grande maioria de casos de prisão de ventre crônica de causa indefinida e mesmo melhora em pacientes com retocele, prolapso e hipossensitividade retal[136].

Porque a constipação é um problema frequente no caso de idosos, especialmente em situação de acomodação de longa duração, como é o caso das casas de repouso, a conclusão foi de que a inclusão de fibras à dieta é muito benéfica a esses pacientes[141]. No caso de pacientes colostomizados apresentando constipação também se mostrou muito útil a introdução de psílio na dieta[142]. Em pacientes portadores da Doença de Parkinson, além dos benefícios ao controle do desconforto digestivo, provocou maior estabilidade na atuação de levodopa, pois a fibra favoreceu a homogenização e a absorção promovendo benefício adicional no tratamento neurolólico[143].

Os benefícios de psílio no controle da eliminação fecal podem ser interessantes na conduta de pacientes ostomizados, como é o caso de portadores de ileostomia. Em estudo em que se acompanharam 38 pacientes (18 no grupo-controle) o uso dessa fibra, acompanhando uma dieta baixa em fibras, melhorou não só o débito fecal, como propiciou melhora da condição da pele próxima[144].

Pacientes incontinentes, com fezes líquidas ou diarreia, também demonstraram melhora, pois o aumento do bolo fecal, especialmente se acompanhado da administração de goma arábica, reduziu a perda[136]. Comentando que pouco se sabe acerca de qual é a melhor escolha quanto a fibras a serem prescritas no tratamento de pacientes incontinentes, foi realizado estudo comparando carboximetilcelulose, goma arábica e psílio com placebo, observando que somente o último resultou em gel nas fezes, e diminuiu a frequência da incontinência. Os autores concluem que a formação de gel parece ser um mecanismo importante no sucesso desse tratamento[145]. Tambem tecendo considerações sobre a incerteza da escolha, e que os tratamentos de primeira linha, aprovados pelo FDA americano são loperamida e psílio, porém com ausência de estudos comparativos, observaram-se 80 adultos incontinentes, administrando-se a eles, por 4 semanas, um dos medicamentos, após 2 semanas de intervalo, o outro, por 4 semanas. Verificou-se que ambos reduziram equivalentemente os episódios de perda fecal, porém loperamida teve mais eventos adversos, incluindo constipação (29% para loperamida, 10% para Psyllium)[146].

A melhora do quadro clínico de portadores de hemorróidas é um corolário dos efeitos sobre a melhora da evacuação, porque propicia melhora da congestão perianal, e, consequentemente, do sangramento. Esse benefício é observado, em geral, após um mínimo de 30 dias de tratamento[136].

Em pacientes submetidos a hemorroidectomia, a administração de *Plantago ovata*, diminuiu o tempo de hospitalização, por reduzir-se a dor e o tenesmo[147].

Tudo indica que a administração de psílio (10 g, duas vezes ao dia) a portadores de colite ulcerativa leva a aumento do ácido butírico, favorecendo a remissão do quadro[136].

Estudo em ratos transgênicos demonstrou melhora do quadro inflamatório colônico, evidenciado pelo aspecto citoarquitectural e associado com a diminuição de mediadores pró-inflamatórios, como óxido nítrico, leucotrieno B4, fator de necrose tumoral alfa (TNF-α). Demonstrou-se ainda aumento da produção de ácidos graxos de cadeia curta, butirato e propionato (estes com atividade, demonstrada in vitro, de reduzir a produção de TNFα)[148].

Revisão sobre várias plantas utilizadas no tratamento da doença inflamatória intestinal no Irã considera *Plantago ovata* e *Plantago psyllium* efetivas, melhorando o processo inflamatório e a citoarquitetura intestinal. Atua através do óxido nítrico, leucotrieno B4 e TNF-α e também aumentando a produção de ácidos graxos de cadeia curta. Os mucopolissacárides da planta propiciam cicatrização e limitam a cicatriz. Comparando com o tratamento com mesalamina, o fitoterápico foi eficiente no mesmo grau[149].

Considerando que alguns probióticos exercem atividade anti-inflamatória, e que esse fato pode fazê-los muito úteis no tratamento de doenças intestinais em que a inflamação seja preponderante, como é o caso da colite ulcerativa. Talvez não seja tão efetivo na Doença de Crohn, no entanto[150].

Embora vários tipos de tratamento possam provocar remissão, não há cura para essas doenças. Porem estudos sobre o acréscimo de fibras demonstram o potencial benefício. Sua ação pode ser explicada através de processo imunomodulatório, e também, de modo indireto, através do microbioma, pois componentes deste podem degradar os polissacárides das fibras e fermentar os produtos formando aminoácidos de cadeia curta, como butirato[151]. Apesar de que alguns autores negam que o psílio seja fermentado no intestino humano e, portanto sua ação seja independente do bioma, e isso seria uma vantagem, pois não atuaria produzindo metano, portanto não causando flatulência (relata-se estudo em que psyllium produziu menos flatulência que placebo)[152]. Os aminoácidos de cadeia curta podem trazer desconforto, flatulência distensão. Já os aminoácidos de cadeia mais longa intermediam a viscosidade, solubilidade e fermentalçao moderada, que é o caso de psílio, por exemplo. Seu uso resulta em menor produção de gas, provocando, portanto, menos sintomas relacionados a ele. Psílio é seguro e efetivo na redução global dos sintomas[153].

O achado de diverticulose em exames de colonoscopia é bastante comum. Os quadros de processo inflamatório agudo podem ser dramáticos, mas mesmo os casos crônicos podem ser sintomáticos, tazendo desconforto ao paciente. Os sintomas predominantes são desconforto abdominal e constipação. Foi realizado estudo com diferentes tipos de tratamento, confirmando-se que a suplementação de probióticos e/ou de fibras solúveis se associa com uma diferença estatisticamente significante na melhora sintomática dos pacientes[154].

Estudo em coelhos nos quais se provocou lesões no trato digestivo com salicilato, P*lantago ovata* reduziu significantemente essas lesões [155].

Pessoas que não têm hábito de praticarem exercícios físicos comprovadamente têm maior risco de câncer de cólon. Esse risco se associa à incidência de constipação. Quando consumidores de psílio, o risco diminui significativamente[149].

Fibras dietéticas prebióticas podem agir diretamente alterando a composição do microbioma, atuando de modo a diminuir o processo inflamatório intraintestinal. Benefícios a mais longo termo, reduzindo o risco de doença colorretal mais agressiva, e do câncer colorretal pode requerer outras fontes de fibras vegetais, como a fibra de trigo, ou psyllium[151].

Em cultura de células de câncer intestinal de diferentes fenotipos tratadas com *Plantago ovata*, fermentada com bactérias anaeróbias comuns na flora intestinal, demonstrou-se a capacidade protetora do fitoterápico. Sugere-se que psyllium possa ser considerado como um bom adjuvante da terapêutica quimioterápica[156].

A ingestão de 20 g de psyllium antes da refeição e logo após a ingestão alimentar leva a sensação de plenitude e pode ser um método para auxílio do controle ponderal, inclusive por diminuir a ingestão gordurosa[136].

Estudos, tanto em animais, como em humanos demonstraram a capacidade de redução da lipidemia pelo uso de *Plantago ovata*. A redução foi entre 3,5 e 25%, em diferentes estudos, conforme revisão realizada até 2002[136]. Em crianças e adolescentes obesos e dislipidêmicos, a administração de *Plantago ovata* reduziu o LDL-colesterol entre 2 e 23%, e os triglicérides em até 8,5%[157].

Em homens com doença cardíaca isquêmica, psílio foi considerado bom método de prevenção secundária, com melhora significativa da lipidemia e de outros parâmetros metabólicos[158]

Revisão avaliando a utilidade de psílio na prevenção da síndrome metabólica concluiu que é uma medida eficaz, acessível barata, bem aceita, promovendo o controle do peso, da lipidemia, do apetite, de pressão arterial, mas que deve ser mais amplamente estudado[159].

Um provável mecanismo para a redução lipídica pelo psílio decorre do fato de que, durante o processo digestivo, a bile liberada no tubo digestivo é reabsorvida, junto com a água e os produtos da digestão, múltiplas vezes. O gel do psilio, na luz intestinal, absorvendo água, dificulta a reabsorção biliar, causando perda da mesma nas fezes. A redução dos ácidos biliares estimula o clearance de LDL sanguíneo, para sintetizar mais ácidos biliares, necessários para a digestão. Consequentemente, reduz o LDL sérico. Estudos confirmam essa hipótese. Isso motivou a aprovação pelo FDA americano a aprovar psílio e aveia como redutores de colesterol[160].

Observou-se, em homens diabéticos e dislipidêmicos, não só a redução da lipidemia, mas diminuição do pico de elevação glicêmica pós-prandial. Em crianças e adolescentes obesos, o tratamento com psílio reduziu a glicemia pós prandial em 12 a 20%[157]. Estudo duplo cego, placebo-controlado com 45 pacientes diabéticos demonstrou melhora não só do nível glicêmico em jejum, mas ainda da hemoglobina glicada e também da lipidemia[161].

Baseando-se em estudos, sugere-se que a inclusão dessa fibra no preparo de produtos alimentares seria muito recomendável, visando ao controle glicêmico e, portanto à saúde pública[162].

Considerando que a American Diabetes Association recomenda a ingestão de 25 a 35 g de fibras na dieta diária, para melhor controle do quadro diabético, foi feita uma revisão de estudos sobre esse tema, demonstrando-se que a adição de fibras reduzia a concentração de glicose, e diminuía a mortalidade por todas as causas, diminuindo todos os eventos relacionados à diabete. Os autores, em posse desses dados, recomendam a inclusão de psílio à dieta de idosos[163].

Também foi observado que pacientes diabéticos com dificuldade para manter a restrição de carboidratos podem se beneficiar muito da adição de psílio à sua dieta[164]. Além disso, o uso de fibras solúveis , como o psílio, é uma medida efetiva para o tratamento da obstipção intestinal que também acomete pacientes diabéticos, e que deve ser a primeira medida, antes de se lançar mão de outras medidas terapêuticas[165].

Uma provável explicação para esse processo de redução glicêmica pelo psyllium reside no fato de que essa fibra aumenta a viscosidade do quimo (o suco digestivo intestinal), tornando mais lenta a interação entre as enzimas digestivas e os nutrientes, retardando a absorção de glicose e de outros nutrientes. Isso reduz, portanto a glicemia pós-prandial. Estudos confirmam essa capacidade e mais: em diabéticos e portadores de síndrome metabólica o psílio não só manteve a euglicemia, como evitou os epísódios de hipoglicemia[160].

Também se demonstraram benefícios do psílio em aplicação tópica, na cicatrização de feridas[166].

Quanto a interações medicamentosas, aumentou levemente a absorção de etinilestradiol, embora propiciando uma absorção mais lenta. Outros estudos não mostraram alterações séricas de drogas[136].

Afora uma possível diminuição de vitamina B12, com uso prolongado do produto medicamentoso, não foram encontradas reações adversas, nem alterações nos níveis séricos de sais minerais e vitaminas. Há relatos de manifestações alérgicas[136]. Houve obstrução esofágica em alguns pacientes que utilizaram a medicação em grânulos, sem a devida ingestão de líquido em quantidade suficiente, o que poderia ter sido evitado, com o esclarecimento e informação adequados, ao se fazer a prescrição[167]. Esses casos levaram a agência reguladora americana a regulamentar que, para uso sem receita médica, não seriam liberadas fórmulas em grânulos[168].

Psyllium tem sido considerado um bom meio de contraste radiológico, por via oral. Estudo demonstrou levar à adequada distensão visceral, tanto quanto sorbitol[169]. Foi relatada obstrução intestinal (intestino delgado), quando foi utilizado psílio como contraste para tomografia em ressonância magnética. Esse fato provocou recomendação de muito critério ao utilizar esse tipo de contraste, especialmente se a suspeita a ser investigada for de processos estenóticos e com inflamação ativa[170]. Em caso de paciente com antecedente de cirurgia bariátrica, também ocorreu obstrução, o que provocou alerta quanto à prescrição dessa fibra nos casos de cirurgia bariátrica[171].

Não foram descritos nem hepato, nem nefrotoxicidade[172].

A dose recomendada deve ser dividida em mais de uma tomada ao dia, e deve estar entre 10 e 30 g ao dia, preferivelmente aumentando-se a dose com o correr dos dias, e promovendo boa ingestão de líquidos, para evitar constipação intestinal[136].

Como há relatos de manifestações alérgicas, não deve ser administrado a pessoas com essa característica, e, inclusive, deve ser levado em consideração com equipes de saúde que tratem de pacientes usuários dessa fibra[136].

Hortelã (*Mentha piperita* L.)

Mentha piperita L. (menta, hortelã-pimenta, hortelã) é um vegetal perene, nativo da Europa, mas cultivado pelo mundo todo. É considerado um híbrido de *Mentha spicata* L. e de *Mentha aquatica* L. (ambas também conhecidas como hortelã; em inglês, repectivamente spearmint e water-mint). Cresce bem em solos úmidos. É conhecida pelo seu aroma, e é utilizada tanto sob a forma de folhas frescas ou secas, como pelo seu óleo essencial, em inúmeros produtos cosméticos, alimentares e farmacêuticos[173].

A parte utilizada é a folha, cujos componentes químicos variam muito, dependendo da variedade e maturidade da planta, a região de cultivo, as condições de processamento. Contém ácidos graxos, predominantemente os ácidos palmítico, linoleico e linolênico. No óleo essencial os principais componentes voláteis são o mentol (30 a 60%) e mentona (15 a 32%). As folhas contêm 1,2 a 3,9% de óleo essencial, mas a infusão de folhas secas contem 21% do óleo original (25 mg/L). As proporções dos vários componentes podem variar no óleo e no chá. Contem vitaminas, incluindo β-caroteno (retinol), outros carotenoides, clorofilas, α- e γ-tocoferol, ácido ascórbico. Encontram-se também minerais, como potássio, magnésio e cálcio, sódio, ferro, zinco, cobre, além de traços de cromo, iodo, selênio. O conteúdo fenólico total situa-se entre 19 e 23% (flavonoides totais, 12%), incluindo 59 a 60% de ácido eriocitrino e rosmarínico, 7 a 12% de luteolina 7-O-rutinoside, 6 a 10% de hesperidina, e pequenas quantidades de outros. Cerca de 75% dos compostos polifenólicos presentes nas folhas são extraídos na infusão[173].

Vários autores estudaram a capacidade de redução de radicais livres da hortelã, inclusive comparando com a de outras ervas, concluindo que essa capacidade é muito elevada, superando a maioria das plantas pesquisadas, com exceção de chá verde e preto[173].

Em revisão, os autores comentam as diferentes propriedades e atividades da *Mentha piperita*. Que várias condições influem sobre seus componentes, incluindo o clima, a irradiação solar, a umidade, etc. A quantidade e proporção dos seus componentes influem sobre a sua atividade antioxidante. Provavelmente os mais importantes, nessa ação, sejam os ácidos fenólicos, as flavonas e flavanonas. Também contribuem, embora com papel menos importante, as vitaminas (ácido ascórbico, carotenoides). Podem ainda exercer um papel outros compostos, como terpenos insaturados que tenham estrutura ciclo-hexadieno. E terpenos ciclooxigenados, ou ainda monoterpenos insaturados. Os dados sobre mentol e mentona (os principais dos terpenos ciclooxigenados da planta) são conflitantes. Os autores comentam sobre as proporções diferentes dos compostos conforme as condições de cultivo da planta, mas também dizem que nem todos os antioxidantes estão bem representados nos chás, portanto o uso de folhas inteiras, como se faz em culinária, talvez seja mais conveniente, quando se procura sua ação antioxidante[174].

Foi demonstrada capacidade de inibição de vários tipos virais, como o da influenza, do herpes simples, da vaccínia, tanto somente com extrato aquoso de *Mentha*, como com a combinação desta com outras plantas. O extrato aquoso mostrou redução significativa da atividade do vírus HIV sobre as células MT-4 e sobre a transcriptase reversa[173].

Em estudo in vitro e ex-vivo, com extratos aquosos de 3 plantas da família *Lamiaceae* (melissa, sálvia e hortelã), demonstrando sua grande capacidade de reduzir a infectividade do HIV-I, em concentrações não-citotóxicas. O modo de ação pareceu ser a redução da densidade viral antes da adesividade do mesmo às células. A exposição direta da cultura viral a cada extrato diminuiu acentuadamente sua replicação, de modo dose-dependente. Os autores mencionam que esses extratos também possuem alta capacidade no combate aos herpesvirus tipo 2. Sugerem seu potencial no desenvolvimento de medicamento para uso tópico vaginal com finalidade preventiva como muito promissor[175].

O óleo de hortelã, o mentol e a mentona tiveram atividade inibitória sobre vários tipos de bactérias, patógenos humanos, e também vegetais, incluindo alguns *Staphylococcus, Listeria, Pseudomonas, Salmonella, Enterococcus, Streptococcus, Escherichia*, e outros[173].

Estudo avaliando *Carum copticum* e *Mentha piperita* concluiu que, embora *C. copticum* fosse mais potente, *Mentha piperita* inibiu o crescimento bacteriano (*S. epidermitis, S. aureus, E. coli, E. faecalis*), mas não teve o efeito sinérgico com antibióticos que *C. copticum*[176].

Em estudo comparando a efetividade do óleo contra várias bactérias, ficou demonstrada sua capacidade bactericida, em ordem decrescente, contra *E. coli, S. aureus, Pseudomonas aeruginosa, S. faecalis, Klebsiella pneumoniae*[177].

Considerando que o risco de intoxicação alimentar com alimentos em conserva, foi estudado o poder antimicrobiano de temperos usuais na culinária brasileira (tomilho, manjerona, manjericão, alecrim, anis, e hortelã), confirmando seu poder bactericida sobre *Clostridium perfringens*, com exceção de anis, que foi só bacteriostático. Os autores comentam que esses condimentos podem ser utilizados vantajosamente como preservativos químicos alimentares para controle e mesmo inativação de patógenos em alimentos comercializados[178].

Os óleos essenciais de *Mentha arvensis* e *Mentha piperita* mostraram-se bastante eficientes na conservação em refrigeração de sucos de frutas (caju, goiaba, manga e abacaxi), reduzindo a população bacteriana. Resta solucionar o efeito sobre o sabor desses sucos[179].

Foram utilizadas vaporizações com óleos essenciais de hortelã e de tomilho, a cada 3 dias, em ambientes em que se usavam grelhas. Verificou-se que ambos possuíam efeito antisséptico, porém o óleo de tomilho foi mais eficiente contra enterobactérias, enquanto o de menta reduziu mais os estafilococos[180].

Atividade fungicida, ao menos moderada, sobre *Candida, Criptococcus, Tricophyton, Aspergillus,* e outros, foi demonstrada por alguns estudos[173].

Investigando-se o potencial de atuação contra várias espécies de leveduras do gênero *Candida*, de várias plantas, menta atuou com grande eficácia sobre todas as cepas pesquisadas, porém somente com o extrato metanólico[181].

Considerando que a esquistossomose permanece como um grave problema de saúde pública, e que um número crescente de pessoas tem apresentado resistência ao tratamento com praziquantel (a única droga disponível para tratamento dessa infecção), foi realizado estudo em camundongos contaminados com o esquistossoma, tratados com produto comercial contendo 30-55% de mentol e 14-32% de mentona, por 60 dias. Observou-se diminuição da quantidade de ovos em fezes, fígado e intestino, assim como redução do número de granulomas hepáticos. Houve também redução da eosinofilia, no sangue, e redução dos níveis de IL-4 e IL-10 séricos, após o tratamento. Os autores concluem que houve ação imunomodulatória e anti-inflamatória, nesse modelo animal, o que descortina a possibilidade de uso desse recurso no quadro infeccioso humano[182].

Porque a equinococose humana continua a ser um problema de saúde pública, em vários países, foi feito um estudo com óleos essenciais de *Mentha piperita, Mentha pulegium, Rosmarinus officinais* e timol, utilizando in vitro larvas do *Equinococcus granulosus*, demonstrando que os óleos essenciais testados, todos, reduziram eficazmente as larvas, sugerindo que fitoterápicos com essa base posam vir a ser utilizados com sucesso no tratamento da equinococose[183].

Foi testada a capacidade inseticida de 20 óleos essenciais de diferentes plantas, vaporizados em ambientes em que as moscas eram abundantes. Os mais eficientes foram os de capim limão, menta e lavanda, que reduziram 100% dos insetos após 30 e 60 minutos. Com menta, 50% das moscas se reduziram em 5,3 minutos. Os autores acreditam que esses achados possam ter aplicação prática[184].

Diversos estudos avaliaram a capacidade antitumoral, por vários métodos e sobre vários tipos de tumores, concluindo que hortelã (ou mentol) reduziu a mutagênese, ou a reprodução celular tumoral, ou enzimas relacionadas à tumorigênese. Há também sugestão de que *Mentha piperita* atue através da intervenção sobre o citocromo P450, interferindo sobre a ação de drogas que exijam esse mecanismo[173].

Em cultura de células HeLa, menta provocou efeito citotóxico, destruindo 98,48% das células, na dose de 0,02 $\mu L/mL$ de óleo e permanecendo citotóxico mesmo em dose mais baixa. Os autores ainda pesquisaram o uso por via oral em animais com câncer de pulmão, reduzindo 67,92% dos tumores. Comentam ainda a possibilidade de seu uso como quimiopreventivo do câncer[177].

Vários estudos demonstraram ação dose-dependente sobre a musculatura e o processo secretório gastrointestinal, em diferentes modelos animais, tanto com extratos de folhas frescas, como secas, como com o óleo. O processo de relaxamento muscular parece dever-se a efeito antagonista sobre a acetilcolina e não sobre efeito adrenérgico. Parece haver também bloqueio dos canais de cálcio. Outro efeito descrito foi o colerético, mas em doses mais altas, e parecendo dever-se a inibição da colestase, pela inibição da ligação do β-D-glucuronídeo. Demonstrou-se ainda redução da produção sulfídrica no intestino grosso (melhora na flatulência). No entanto, o acréscimo dietético de chá de hortelã reduziu a absorção de ferro e os níveis de ferritina [173].

Em revisão sobre refluxo gastroesofágico, entre outros produtos, o óleo de *Mentha piperita* apresentou benefícios, acelerando a fase inicial de esvasiamento gástrico, aumentando o tempo de relaxamento pilórico e diminuindo a pressão esfincteriana do esôfago terminal [185].

Em ratos, foi demonstrada atuação hepática através do citocromo P450 e isoformas dele, o que propiciou aumento da atuação da ciclosporina. Embora elevando-se a fosfatase alcalina, não houve alteração de outras enzimas hepáticas, nem da bilirrubina, e nem do aspecto histológico hepático. No entanto, estudos comparando *Mentha piperita* e *Mentha spicata*, mostraram mínimas degenerações do hepatocito, e outros estudos haviam demonstrado alterações em ureia e creatinina e degeneração hidrópica tubular renal, menores com a primeira [173].

Em alguns estudos, hortelã reduziu a capacidade de indução tumoral do tabaco, do antraceno, da radiação gama[173].

Estudo em camundongos, os autores concluíram pela evidência de radioproteção pela menta[186]. E em camundongos submetidos a radiação gama, descreveu-se proteção medular atribuída à manutenção da eritropoietina[187].

Revisão abordando as várias publicações sobre a propriedade de radioproteção de *Mentha piperita* e de *Mentha arvensis* concluiu que essas plantas não só protegem o organismo, diminuindo a letalidade, mas especialmente protegendo órgãos como testículos, sistema digestivo e hematopoiético, em camundongos. Os autores tentam explicar o mecanismo de ação através de atuação antioxidante e sobre radicais livres, de quelação de metais, anti-inflamatório, antimutagênico e reparo do DNA[188].

Estudos em diferentes tipos celulares, de vários animais demonstraram atividade antialergênica relacionada aos flavonoides e sesquiterpeno de *Mentha piperita*, e também ao mentol. Estudos utilizando extrato por via oral reduziu a resposta alergênica nasal, atribuindo-se essa ação aos flavonoides e também ao óleo[173].

As substâncias da hortelã agem tanto no sistema nervoso central como no periférico, de forma significativa. Descreveu-se efeito analgésico e mesmo efeito anestésico local, em animais. O extrato aquoso provocou sedação, aumentando o efeito de barbitúricos, e diminuindo a atividade motora. Não houve, no entanto, alteração dos reflexos motores. Tudo indica que a dopamina deve ser o mediador do efeito da hortelã[173].

Em ratos alimentados com frutose, e aos quais se administrou extrato aquoso de hortelã observou-se redução dos níveis glicêmicos elevados, nos ratos submetidos ao extrato, sem afetar os níveis de insulina[189].

Em ratos submetidos a dieta de frutose, e aos quais se administrou extrato aquoso de *Mentha piperita*, observou-se atividade antioxidante, redução glicêmica e inegável benefício no controle lipídico, pois houve diminuição do colesterol total, do LDL-colesterol e dos triglicérides, assim como elevação do HDL-colesterol, sugerindo efeito protetor contra a doença cardiovascular[189].

Menta tem sido utilizada sob várias formas em produtos cosméticos. Experimento em camundongos utilizou ou solução salina, ou óleo de jojoba, ou minoxidil, ou óleo de *Mentha piperita*, aplicando sobre a pele por 4 semanas, observando que o óleo de menta provocou crescimento piloso, por estimular a fase anagênica dos folículos. Os autores comentam que hortelã teria muito boa aplicação no tratamento da alopecia, sem provocar ganho de peso[190].

Em humanos, relatou-se que *Mentha* atuou interferindo sobre o citocromo P450, aumentando a concentração plasmática de bloqueador de canais de cálcio. Também foi referida a intervenção sobre a absorção de ferro não-heme pelo chá de hortelã, em intensidade semelhante à do chá preto, dependendo da proporção de polifenóis[173].

A Comissão E alemã aprovou o chá de hortelã para tratamento de dispepsia. O uso de extrato também foi aprovado como antiespasmódico, para colecistopatia e síndrome do intestino irritável[173].

Em estudos humanos, o óleo de hortelã inibiu o esvasiamento da vesícula biliar, a motilidade do intestino delgado. Por via inalatória, reduziu náusea, mas sem significância estatística. Embora estudos demonstrem não influir sobre o esvasiamento gástrico, outros autores observaram aceleração desse processo[173].

Vários estudos demonstraram efeito antiespasmódico digestivo, tanto na realização de endoscopia, como em exames contrastados com bário. Esse efeito tem utilidade no tratamento de dor abdominal e também em quadros dispépticos, e foi comprovado por muitos estudos, não só comparando com placebo, como com outros tratamentos herbáceos, e com metoclopramida[173].

Há referências favoráveis ao efeito de hortelã na síndrome do intestino irritável, tanto em adultos, quanto em crianças. Revisão encontrou 12 estudos placebo-controlados utilizando menta, dos quais 8 mostraram resultado bom, com poucos efeitos adversos (ardor perianal, sensações desconforttáveis), diferentemente dos anticolinérgicos, que não tiveram resultados superiores, e causaram boca seca e visão turva. Os autores concluem que menta pode ser considerado tratamento de escolha nesses pacientes[191].

Revendo estudos sobre a atividade de óleos essenciais administrados por inalação quanto ao efeito sobre náuseas e vômitos, verificou-se que os óleos essenciais da hortelã, assim como os de gengibre, inalados, não só reduziram a incidência e severidade de náuseas e vômitos, diminuindo a necessidade de uso de antieméticos e propiciando maior satisfação dos pacientes[192].

Em 120 crianças com quadro de dor abdominal relacionada a desordens gastrointestinais, foi realizado estudo em que se administrou placebo, ou Lactol® (Bacillus coagulans + frutooligossacarídeos (FOS)), ou Colpermin® (óleo de menta). Verificou-se que ambos os tratamentos foram mais eficientes que o placebo na redução da intensidade, duração e frequência da dor, porém o óleo de menta reduziu mais a dor[193].

A Comissão E aprovou o uso de *Mentha piperita* para inflamação da mucosa oral e como anticatarral[173].

Relatou-se que mentol teve efeito farmacológico respiratório independentemente do aroma, sua inalação causando sensação de alívio respiratório, apesar de que a medida do fluxo não se alterar, porém esse efeito só foi obtido pela inalação, e não por outra via. O mesmo se observou quanto à redução da tosse. A explicação é que o mentol atua por estímulo das terminações nervosas nasais. Observou-se, inclusive, pela avaliação eletroencefalográfica, que a inalação de mentol diminuiu as ondas β, e aumentou as α, sugerindo atuação sobre a massa branca cerebral. Por outro lado, a administração oral de mentol e cineol reduziu a necessidade de corticoide em pacientes asmáticos, e fica a hipótese de que o efeito antiasmático se deva a redução do processo inflamatório[173].

O uso externo de *Mentha piperita* foi aprovado pela Comissão E para tratamento de mialgia e neuralgia. Observou-se, como já mencionado, mentol pode atuar pela via nervosa. A aplicação de mentol sobre a testa e têmporas produziu efeito analgésico, comparando-se com outros tratamentos com óleos aromáticos, e também com acetaminofen, comprovando sua utilidade no tratamento de cefaleias tensionais[173].

Em estudos para avaliar toxicidade, só se observaram eventos adversos com doses muito altas: acima de 40 mg/kg, foram observadas lesões na massa branca do cerebelo e, após estudo prolongado (90 dias), formações císticas na massa branca cerebelar, além de formações hialinas em túbulos renais. Mentol, acima de 200 mg/kg, por 4 semanas, provocou aumento do peso do fígado, assim como vacuolização dos hepatócitos. Pulegona, por 28 dias, acima de

80 mg/kg, levou a atonia, perda de peso corporal, diminuição da creatinina, e alterações histopatológicas em fígado e também na massa branca do cerebelo. Mentona, em doses de 200, 400 e 800 mg/kg, por 4 semanas, demonstrou diminuição da creatinina, aumento da fosfatase alcalina, e essas alterações foram dose-dependentes; só com as maiores doses também se observou aumento das bilirrubinas e também aumento de peso de fígado e baço, bem como alteração anatomopatológica do cerebelo. Com limoneno e com cineol (respectivamente 800 e 1.600 mg/kg e 500 e 100 mg/kg) houve acúmulo de gotas de proteína contendo α-globulina nos túbulos proximais[173].

O uso cosmético de *Mentha piperita* é considerado seguro, desde que haja menos de 1% de pulegona. Mentol é avaliado como de muito baixa toxicidade, porém sua absorção é alta, por todas as vias, além de favorecer a absorção de outros compostos, portanto tendo de se levar em consideração a composição do produto utilizado, a fim de calcular o risco desses outros compostos. A probabilidade de reações alérgicas a menta ou a seus compostos é baixa, tanto por uso tópico, como sistêmico[173].

Descreveu-se atividade estimulante de FSH e LH, e também decréscimo de testosterona, em ratos cuja água foi substituída por chá de hortelã. No tecido testicular, houve retardo da maturação dos túbulos seminíferos. Os autores alertam que esse efeito deve ser levado em consideração no tratamento dos casos de infertilidade humana[318]. O estudo mereceu comentário editorial, pondo em relevo o fato de ser o primeiro relato do tipo, e confirmando a preocupação dos autores[194].

A Comissão E recomendou cuidado na administração de óleo de *Mentha* em casos de refluxo gástrico, hérnia de hiato ou cálculos renais, contraindicando seu uso a pessoas com problemas de vesícula biliar e hepáticos, apesar de até o momento não haver indicações de toxicicidade crônica em humanos[173].

Hortelã teve ação sinérgica com tetraciclina, cloranfenicol, netilmicina, eritromicina, gentamicina (inibidores da síntese proteica) e com oxacilina (inibidor da síntese bacteriana da parede celular), mas não teve interação com os demais pesquisados (vancomicina, penicilina, cefalotina, ampicilina, cefoxitina, clotrimazol e ofloxacino[195].

Quadro 2.1 – Bulário

Alcachofra	
Chophytol® (Millet Roux)	40, 100 e 150 mL, solução oral; drágeas 0,20 g
Alcanatan® Pharmascience	Suspensão oral; drágeas 250 mg
Acachofra® (Herbarium)	Cápsulas 300 mg
Acachofra® (Bionatus)	Cápsulas 350 mg
Há produtos com associação	
Cáscara	
Verilax® (Airela)	Cápsulas 232 mg (11,6 a 13,9 mg de cascarosídeo A), posologia 2 cápsulas ao deitar, no máximo uma semana
Cascara sagrada EC® (As Ervas Curam)	Cápsulas 500 mg (10 mg cascarosídeo A) posologia 2 a 3 cápsulas antes de dormir
Há produtos com associação	

Garra-do-diabo	
Arpadol® (Apsen)	Comprimidos revestidos, 400 mg (20 mg de harpagosídeo), posologia: 1 comprimido 3 vezes ao dia, após refeição, com líquidos
Garra do diabo® (Herbarium)	Comprimidos 200 mg
Permear® (Marjan)	Comprimidos revestidos 300 mg
Garra EC® (As Ervas Curam)	Cápsulas gelatinosas duras, 500 mg (8 mg de harpagosídeo), posologia: 1 a 2 cásulas 3 vezes ao dia, não ultrapassando 9 cápsulas ao dia. Em idosos, metade da dose
Espinheira santa – extrato seco	
Espinheira Santa® (Herbarium)	Cápsulas 380 mg(não mencionada a padronização), posologia 2 cápsulas 3 vezes ao dia
Espinheira Santa EC® (As Ervas Curam)	Cápsulas gelatinosas, 500 mg (8 mg de taninos), posologia uma a duas cápsulas 3 vezes ao dia
Guaco	
Guaco EC® (As Ervas Curam)	Cápsulas 500 mg (1 mg de cumarina), posologia 1 cápsula 3 vezes ao dia
Xarope de Guaco® (Herbarium)	Cada 5 mL contendo 0,175 mg de cumarinas, posologia 5 mL 3 vezes ao dia (crianças, metade da dose)
Unha de gato	
Imunomax® (Herbarium) ou **Unha de gato®** (Herbarium)	Comprimidos 100 mg (4,5 mg a 5,5 mg de alcaloides), posologia 1 comprimido 3 vezes ao dia
Imunomax® (Herbarium)	Gel contendo 50 mg do extrato para cada grama do produto, posologia aplicar sobre lesões de herpes simples, 3 vezes ao dia
Soja – pó da planta	
Isosoy® (Herborisa)	Cápsulas de pó do germe da semente, contendo 15 mg de isoflavonas, posologia 2 cápsulas 2 ou 3 vezes ao dia
Soja – extrato seco	
Buona® (Eurofarma)	Cápsulas 150 mg (60 mg de isoflavonas totais), posologia 1 cápsula 2 a 3 vezes ao dia
Menop® (Ativus)	Cápsulas 125 mg (50 mg de isoflavonas), posologia 2 a 3 cápsulas ao dia
Soyfemme® (Aché)	Cápsulas 150 mg (60 mg de isoflavonas) posologia 2 cápsulas 2 a 3 vezes ao dia
Isoflavine® (Herbarium)	Cápsulas 75 mg e 150 mg (respectivamente 30 mg e 60 mg de isoflavonas), posologia 1 cápsula 2 a 3 vezes ao dia
Soyfit® (Janssen Cilag)	Cápsulas 125 mg (50 mg de isoflavonas), posologia 2 a 3 cápsulas ao dia

ESPÉCIES VEGETAIS OFICIALIZADAS NA ASSISTÊNCIA FARMACÊUTICA

Aroeira	
Kronel Gel® (Hebron)	Uso vaginal, extrato 300 mg, posologia, aplicação vaginal ao deitar, 14 noites
Kronel Sabonete Líquido® (Hebron)	Uso em lesões contaminadas de pele
Kios® (Hebron)	Comprimidos, para tratamento de gastrites
Babosa	
Aloax® (Ativus)	Gel, bisnaga de 15 e de 30 g (cada g contendo 50 mg de polissacáriodos totais
(observação: pela nota técnica 376/2014, a ANVISA só reconhece o uso para queimaduras e processos inflamatórios articulares) Há várias apresentações por formulação	
Salix	
Zortrix ® (Ativus)	Comprimidos revestidos 400 mg (equivalente a 60 mg de salicina)
Cuidado! Existe outro medicamento fitoterápico, que se chama Zostrix e é à base de capsaicina!)	
Galenogal® (Hertz)	Elixir. Cada 15 mL, ou seja, o equivalente a uma colher das de sopa contém cerca de 600 mg , que correspondem a 30 a 36 mg de salicilato
Psílio	
Povata® (Eurofarma)	Envelopes com 3,5 g das sementes; excipiente efervescente. Deve ser tomado misturao a um copo de água, logo após terminada a efervescência
Metamucil® (Procter & Gamble)	Pó e sachês. Cada 100 g do pó (1 sachê) equivalem a 56,18 g de muciloide hidrófilo de Psilio
Agiolax® (Nycomed)	Associa Psílio e sene
Hortelã	
Endorus® (Hebron)	Comprimidos 750 mg, equivalentes a 2,4% de compostos fenólicos; xarope, cada 1 mL correspondendo a 0,3 mL de extrato fluido, 0,6% de compostos fenólicos; solução oral, 20 gotas correspondendo a 1 mL de extrato fluido, 0,6% de compostos fenólicos
Mentaliv® (Apsen)	Cápsulas gelatinosas 200 mg de óleo essencial de menta

Referências

1. http://portal.saude.gov.br/portal/arquivos/pdf/plantas_medicinais.pdf
2. www.brasilsus.com.br/legislacoes/gm/101557-2982
3. http://bvms.saude.gov.br/publicacoes/fitoterapia_no_sus.pdf
4. http://bvsms.saude.gov.br/bvs/saudelegis/gm/2012/prt0533_28_03_2012.html
5. Fantini N, Colombo G, Giori A, et al. Evidence of glycemia-lowering by a Cynara scolymus L. extract in normal and obese rats. Phytother Res 2011; 25: 463-6
6. Wider B, Pittler MH, Thompson-Coon J, Ernst E. Artichoke leaf extract for treating hypercholesterolaemia. Cochrane Database Syst Rev 2009 Oct7; (4):CD003335
7. Li H, Xia N, Braush I, Förstermann U. Flavonoids from artichoke (cynara scolymus L.) up-regulate endothelial-type nitric-oxide synthase gene expression in human endothelial cells. J Pharmacol Exp Ther 2004; 310(3): 926-32
8. Rondanelli M, Giacosa A, Morazzoni P et al. MediterrAsian Diet Products That Could Raise HDL-Cholesterol: A Systematic Review. Biomed Res Int. 2016;2016:2025687. Epub 2016 Nov 1.
9. Valerio F, De Bellis P, Lonigro SL, Morelli L, Visconti A, Lavermicocca. In vitro and in vivo survival and transit tolerance of potentially probiotic strains carried by artichokes in the gastrointestinal tract. Appl Environ Microbiol 2006; 72(4): 3042-5
10. Emendörfer F, Emendörfer F, Bellato F et al. Antispasmodic activity of fractions and cynaropicrin from Cynara scolymus on guinea-pig ileum. Biol Pharm Bull 2005; 28(5): 902-4
11. Ishida K, Kojima R, Tsuboi M, Tsuda Y, Ito M. Effects of artichoke leaf extract on acute gastric mucosal injury in rats. Biol Pharm Bull 2010; 33(3): 223-9
12. Pittler MH, Verster JC, Ernst E. Interventions for preventing or treating alcohol hangover: systematic review of randomized controlled trials. BMJ 2005; 331(7531): 1515-8
13. Ben Salem M, Affes H, Ksouda K et al. Pharmacological Studies of Artichoke Leaf Extract and Their Health Benefits. Plant Foods Hum Nutr. 2015 Dec;70(4):441-53
14. Pulito C, Mori F, Sacconi A et al. Cynara scolymus affects malignant pleural mesothelioma by promoting apoptosis and restraining invasion. Oncotarget. 2015 Jul 20;6(20):18134-50
15. Hardcastle JD, Wilkins JL. The action of sennosides and related compounds on human colon and rectum. Gut 1970; 11: 1038-42
16. Sem Autor. Mencionado - NTP toxicology and carcinogenesis studies of emodin (CAS NO.518-82-1) studies in F344/N rats and B6C3F1 mice. Natl Toxicol Program Tech Rep Ser 2001; 493: 1-278
17. Siegers C-P, von Hertzberg-Lottin E, Otte M, Schneider B. Anthranoid laxative abuse – a risk for colorectal cancer? Gut 1993; 34: 1099-01
18. Fugh-Berman A. Herb-drug interactions. Lancet. 2000 Jan 8;355(9198):134-8
19. Mncwangi N, Chen W, Vermaak I, Viljoen AM, Gericke N. Devil's claw – a review of the ethnobotany, phytochemistry and biological activity of Harpagophytum procumbens. Journal of Ethnopharmacology 2012; 143. 755-71
20. Hasseeb A, Ansari MY, Haqqi TM. Harpagoside supresses IL-6 expression in primary human osteoarthritisncondrocites. J Orthopedb Res 2017; 35: 311-20
21. Dragos D, Gilca M, Vlad A, Iosif L, Stoian I, Lupescu O. Phytomedicine in joint disorders. Nutrients 2017, 9, 70; doi 10.3390/nu9010070
22. Parenti C, Aricò G, Chiechio S et al. Involvement of the Heme-oxygenase pathway in the antiallodinic and hyperalgesic activity of Harpagophytum procumbens in rats. Molecules 2015; 20: 16758-69
23. Chung HJ, Kim WK, Oh J et al. Antiosteoporotic activity of harpagoside by upregulation of the BMP2 and Wnt signaling pathways in osteoblasts and suppression of differentiation in osteoclasts. J Nat Pros 2017;80(2): 434-442
24. Sem autor mencionado. Devil's claw root: ulcers and gastrointestinal beeding? Prescrire Int 2013; 22(144): 296
25. Ferrante C, Recinella L, Locatelli M, Guglielmi P, Secci D, Leporini L, Chiavarolli A, Leone S, Martinotti S, brunetti L, Vacca M, Menghini L, Orlando G- Protective effect induced by microwave-assisted aqueous harpagophytum extract on rat córtex synapyosomes challenged with amyloid βpeptide. Phytothr Res 2017; 31: 1257-64
26. Mahomed IM, Ojewole AO. Uterotonic effect of Harpagophyton procumbens DC (Pedaliaceae) secondary root aqueous extract on rat isolated uterine horns. J Smooth Muscle Res 2009; 45(5): 231-9
27. Oltean H, Robbins C, van Tulder MW et al. Herbal medicine for low-back pain (review). Cochrane Database Syst Rev 2014; (12):cD004504
28. Allard T, Wenner T, Greten HJ, Efferth T. mecanisms of herb-induced nephrotoxicity. Curr Med Chem 2013; 20(22):2812-9
29. Biasi BI, D'Epiro GFR, Zanetti TA et al. Risk assessment via metabolism and cell growth inhibition in a HepG2/C3A cell line upon treatment with Arpadol and its active component harpagoside. Phytother Res 2017;31: 387-94
30. Torres KR, Leonart R, Santos CAM. Herbarium flora et scientia. Curitiba S.n. 1987, p. 111
31. Carlini ELA Coord. Estudo da ação antiúlcera gástrica de plantas brasileiras: Maytenus ilicifolia, espinheira santa e outras. Brasilia: CEME/AFIP, 1988
32. Carlini EA, Frochtengarten ML. Toxicologia Clínica (Fase I) da Espinheira-santa (Maytenus ilicifolia). Publicação CEME PPPM No. 2, 67-73, 1988.

33. Jorge RM, Leite JP, Oliveira AB, Tagliati CA. Evaluation of antinociceptive anti-inflamatory and antiulcerogenic activities of Maytenus ilicifolia. J Ethnopharmacol 2004; 94: 1,93-100
34. Baggio CH, Freitas CS, Otofuji G de M et al. Rich fraction of Maytenus ilicifolia Mart. ex. Reiss protects the gastric mucosa of rodents through inhibition of both H+,K+ -ATPase activity and formation of nitric oxide.J Ethnopharmacol 2007, 113: 3; 433-40
35. Araújo Júnior RF1, Oliveira AL, Pessoa JB et al. Maytenus ilicifolia dry extract protects normal cells, induces apoptosis and regulates Bcl-2 in human cancer cells. Exp Biol Med (Maywood). 2013 Nov 1;238(11):1251-8. doi: 10.1177/1535370213494563. Epub 2013 Jul 4.
36. Kasse CA, Cruz OL, Iha LC et al. The use of Maytenus ilicifolia to prevent cisplatin-induced ototoxicity. Braz J Otorhinolaryngol. 2008 Sep-Oct;74(5):712-7.
37. Montanari T, Bevilacqua. Effect of Maytenus ilicifolia Mart. on pregnant mice. Contraception 2002, 65: 2; 171-5
38. Lorenzi H, Matos FJA. Plantas Medicinais no Brasil. Plantarum, 2002.
39. Alonso JR. Tratado de fitomedicina. Buenos Aires: Isis Ediciones SRL, 1998.
40. Di Stasi LC et al. Plantas medicinais da medicina popular no município de Botucatu-SP. In: Simpósio de Plantas Medicinais do Brasil, 13., Fortaleza, 1994. Livro de Resumos. Fortaleza: CNPq, 1994. Res. 320.
41. Ruppelt BM, Pereira EFR, Gonçalves LG, Pereira AN. Pharmacological screening of plants recommended by folk medicine as anti-snake venom. I. Analgesic and anti-inflammatory activities. Mem. Inst. Oswaldo Cruz, Rio de Janeiro, v.86, n.2, p.203-205, 1991
42. Leite MGR, Souza CL, Silva MA et a. Estudo farmacológico comparativo de Mikania glomerata Sprengel (guaco), Justicia pectoralis Jacq (anador) e Torresea cearensis (cumaru). Rev. Bras. Farm., Rio de Janeiro, v.74, n.1, p.12-15, 1993.
43. Pereira NA, Pereira BMR, Nascimento MC et al. Pharmacological screening of plants recommended by folk medicine as anti-snake venom. IV. Proction against jararaca venom by isolated constituints. Planta Med., Stuttgart, v.60, p.99-100, 1994.
44. Fierro IM, Silva ACB, Lopes CS et al. Studies on the anti-allergic activity of Mikania glomerata. J. Ethnopharmacol., Shannon, v.66, n.1, p.19-24, 1999.
45. Soares AKA, Carmo GC, Quental DP et al. Avaliação da segurança clínica de um fitoterápico contendo Mikania glomerata, Grindelia robusta, Copaifera offi cinalis, Myroxylon toluifera, Nasturtium offi cinale, própolis e mel em voluntários saudáveis. Brasileira de Farmacognosia 2006, 16:4, 447-54.
46. Introdução à Fitoterapia: utilizando adequadamente as plantas medicinais. Colombo: Herbarium Lab Bot. Ltda, 2008.
47. Sandoval M, Okuhama NN, Zhang XJ et al. Anti-inflammatory and antioxidant activities of cat's claw (Uncaria tomentosa and Uncaria guianensis) are independent of their alkaloid content . Phytomedicine 2002 May;9(4):325-37
48. Hardin SR. Cat's claw: an Amazonian vine decreases inflammation in osteoarthritis. Compl Ther Clin Prat 2007; 13: 25-8
49. Rosenbaum CC, Mathuna DP, Chavez M et al. Antioxidants and anti-inflammatory dietary supplements for osteoarthritis and rheumatoid arthritis. Altern Ther Health Med 2010, 16(2):32-40.
50. Almeida IV, Soares LC, Lucio FT et al. Genet Mol Res 2017; 16(3). Doi: 10.4238/gmr16039782.
51. Allen L, Buckner A, Buckner CA, Cano P, Iafrenie RM. Uncara tomentosa (Willd. Ex Schult.) DC (Rubiaceae) sensitizes THP-1 cells to radiation-induced cell death. Pharmcognosy 2017; 9(3): 221-9.
52. Diehl I. In: Alonso JR- Tratado de Fitomedicina. 1ª edição. Isis Ediciones. Buenos Aires,1998.
53. Dreifuss AA, Bastos Pereira AL, Avila TV et al. Antitumoral and antioxidant effects of a hydroalcoholic extract of cat's claw (Uncaria tomentosa) (Willd. Ex Roem. & Schult) in an in vivo carcinosarcoma model. J Ethnopharmacol 2010, 130 (1); 127-33.
54. Dreifuss AA, Bastos-Pereira AL, Fabossi IA et al. Uncaria tomentosa exerts extensive anti-neoplastic effects against the Walker-256 tumour by modulating oxidative stress and not by alkaloid activity. PLoS One 2013;8(2):e54618. doi:10.137.
55. De Oliveira LZ, Farias ILG, Rigo ML et al. Effect of Uncaria tomentosa extract on apoptosis triggered by oxaliplatin exposure on HT29 cells. Evid Based Complement altern Med 2014,Article ID 274786, 10 pages http://dx.doi.org/10.1155/2014/274786.
56. Lozada-Requena I, Nuñes C, Alvárez Y, Kahn L, Agilar J. Poblaciones linfocitárias, células dendriticas y perfil de citoquinas em ratones com melanoma tratados com Uncaria tomentosa. Rev Peru Med Exp Salud Publica 2015; 32(4):633-42.
57. Nuñez C, Lozada-Requena I, Yamodes T et al. Immunomodulacion de Uncaria tomentosa sobre células dendriticas , IL-12 y perfil TH1/Th2/Th17 em câncer de mama. Rev Peru Med Exp Salud Publica 2015; 32(4): 643-51
58. Ciani F, Tafuri S, Troiano A et al. Anti-proliferative and pro-apoptotic effects of Uncaria tomentosa acqueous extract in squamous carcinoma cells. J Ethnopharmacol 2017 sep 27. Pii: S0378-8741(17)32266-3. Doi10.1016/j.jep.2017.09.031
59. Kosmider A, Czepielewska E, Kuras M et al. Uncaria tomentosa leaves decoction modulates differently ROS production in câncer and normal cells, and effects cisplatin cytotoxity. Molecules 2017; 22(4):pii:E620.doi:10.3390/molecule2204620

60. Navarro-Hoyos M, Lebrón-Aquilar R, Quintanilla-López JE et al. Proanthocyanidin characterization and bioactivity of extracts from diferente parts of Uncaria tomentosa L. (cat's claw). Antioxidants (Basel)2017; 6(1): pii: E12.doi: 10.3390/.
61. Santos Araujo Mdo C, Farias II, Gutierres J et al. Uncaria tomentosa – adsubmetendo-os, em seguida a questionários de qualidade de vida.juvant treatment for breast cancer: Clinical Trial. Evid Based Complement Altern Med 2012;2012:676984.doi:10.1155/2012/676984.
62. De Paula LC, Fonseca F, Perazzo F et al. Uncaria tomentosa (cat's claw) improves quality of life in patients with solid tumors. J Altern Complement Med 2015; 21(1):22-30
63. Geller S, Studee L. Botanical and dietary supplements for menopausal symptoms: what works, what doesn't. J Women's Health (Larchmt) 2005; 14(7): 634-49.
64. Budan SF, Szabó V, Nowrasteh G et al. Mixtures of Uncaria and Tabebuia extracts are potentially chemopreventive in CBA/Ca mice: a long-term experiment. Phytother Rev 2011, 25(4); 493-500.
65. Shi Z, Lu Z, Zhao Y, Wang Y et al. Neuroprotective effects of aqueous extracts of Uncaria tomentosa: insights from 6-OHDA induced cell damage and transgenic Caenorhabditis elegans model. Neurochem Int 2013;62(7):940-7.
66. Nogueira Neto J, Coelho TM, Aguiar GC et al. Experimental endometriosis reduction in rats treated with Uncaria tomentosa (cat's claw) extract. Eur J Obstet Gynecol Reprod Biol 2011, 154 (2); 205-8.
67. AdlercreutzH, Mazur W. Phyto-estrogens and Western diseases. Ann Med 1997; 29: 95-120.
68. Setchell KDR. Absortion and metabolism of soy isoflavones – from food to dietary supplements and adults to infants. J Nutr 2000; 130: 6545-58.
69. Nachtigall LE. Isoflavones in the management of menopause. J Brit Menop Soc 2001; 7(1): 8-12.
70. Baber RJ, Templeman C, Morton T, Kelly GE, West L. Randomised placebo-controlled trial of an isoflavone supplement and menopausal symptoms in women. Climacteric 1999; 2: 85-92.
71. Duncan AM, Underhill KEW, Xu X et al. Modest hormonal effects of soy isoflavones in postmenopausal women. J Clin Endocrinol Metab 1999; 84:3479-84.
72. Morito K, Hirose T, Kinjo J et al. Interaction of phytoestrogens with estrogen receptors α and β. Biol Pharm Bull 2001; 24(4): 351-6.
73. Murkies AL, Wilcox G, Davis SR. Clinical review 92 – Phytoestrogens. J Clin Endocrinol Metab. 1998 Feb; 83(2):297-303.
74. Setchell K. Phitoestrogens: the biochemistry, physiology, and implications for human health of soy isoflavones. Am J Clin Nutr 1998; 68(suppl): 1333S-46S.
75. Tew BY, Xu X, Wang HJ, Murphy PA, Hendrich S. A diet high in wheat fiber decreases the bioavailability of soybean isoflavones in a single meal fed to women. J Nutr 1996; 126: 871-7.
76. Karr SC, Lampe JW, Hutchins AM, Slavin JL. Urinary isoflavonoid excretion in humans is dose dependent at low to moderate levels of soy-protein consumption. Am J Clin Nutr 1997; 66: 46-51.
77. Seidl MM, Stewart DE. Alternative treatments for menopausal symptoms. Can Fam Physician 1998; 44: 1299-1308.
78. Duffy C, Perez K, Partridge A. Implications of phytoestrogen intake for breast cancer. CA Cancer J Clin 2007; 57: 260-77.
79. Lorenzi H, Matos FJA. Plantas Medicinais no Brasil: nativas e exóticas. Instituto Plantarum de Estudos da Flora Ltda. Nova Odessa, São Paulo, 2002, pg 56-7.
80. Stevens JT, Beckage B. Fire feedbacks facilitate invasion of pine savannas by Brazilian pepper (Schinus terebinthifolius). New Phytologist 2009; 184: 365-75.
81. El-Massry K, El-Ghorab AH, Shaaban HA, Shibamoto T. Chemical compositions and antioxidant/antimicrobial activities of various samples prepared from Schinus terebinthifolius leaves cultivated in Egypt. J Agic Food Chem 2009; 57: 5265-70.
82. Santos LC, Amorim MMR. Uso da aroeira (Schinus terebinthifolius Raddi) para tratamento de infecções vaginais. Femina 2002; 30: 339-42.
83. Santos LC, Amorim MMR. Uso da aroeira (Schinus terebinthifolius Raddi) para tratamento de infecções vaginais. Femina 2002; 30: 339-42 86. In: Amorim MMR, Santos LC. Tratamento da vaginose bacteriana com gel vaginal de aroeira (Schinus terebinthifolius Raddi): Ensaio clínico randomizado; RBGO 2003; 25(2): 95-102.
84. Leite SR, Amorim MM, Sereno PF et al. Randomized clinical trial comparing the efficacy of the vaginal use of metronidazole with a Brazilian pepper tree (Schinus) extract for the treatment of bacterial vaginosis. Braz J Med Biol Res. 2011 Mar;44(3):245-52.
85. Melo Jr EJM, Raposo MJ, Lisboa Neto JA et al. Medicinal plants in the healing of dry socket in rats: microbiological and microscopic analysis. Phytomedicine 2002; 9: 109-116.
86. Freires Ide A, Alves LA, Ferreira GL et al. A randomized clinical trial of Schinus terebinthifolius mouthwash to treat biofilm-induced gingivitis. Evid Based Complement Alternat Med 2013; 2013: 873907. doi: 10.
87. Barbieri DS, Tonial F, Lopez PV et al. Antiadherent activity of Schinus terebinthifolius and Croton urucurana extracts on in vitro biofilm foemation of Candida albicans ans Streptococcus mutans. Acta Oral Biol 2014; 59(9):887-96.
88. Silva AB, Silva T, Franco ES et al. Antibacterial, activity, chemical composition, and cytotoxity of leaf's essential oil from Brazilian pepper tree (Schinus terebinthifolius Raddi). Brazilian Journal of Microbiology 2010; 41:158-63.
89. Rosas EC, Correa LB, Pádua T de A et al. Antiinflammatory effect of Schinus terebinthifolius Raddi hydroalcoolic extract on neutrophil migration in zymostan-induced arthritis. J Ethnopharmacol 2015; 175: 490-8.

90. Santos OJ, Barros-Filho AK, Malafaia O et al. Scjinus therebinthifolius Raddi (Anacardiaceae_ in the healing process of gastrorraphy in rats. Arq Bras Cir Dig 2012; 25(3): 140-6.
91. Lucena PLH, Ribas Filho JM, Mazza M et al. Avaliação da ação da aroeira (Schinus terebinthifolius Raddi) na cicatrização de feridas cirúrgicas em bexiga de ratos. Acta Cirúrgica Brasileira 2006; 21(supl. 2): 46-50.
92. Nunes Jr JAT, Ribas Filho JM, Malafaia O et al. Avaliação do efeito do extrato de Schinus terebinthifolium Raddi (aroeira) no processo de cicatrização da línea alba de ratos.Acta Cirúrgica Brasileira 2006; (supl 3): 8-14.
93. Estevão LR, Mendonça F de S, Baratella-Eceêncio L et al. Effects of aroeira (Schinus terebinthifoliu Raddi) oil on cuteneous wound healing in rats. Acta Cir Bras 2013; 28(3): 202-9.
94. Estevão LR, Medeiros JP, Simões RS et al. Mast cell concentration and skin wound contraction in rats treated with Brazilian pepper essential oil (Schinus terebinthifolius Raddi). Acta Cir Bras 2015; 30(4): 289-95.
95. Coutinho IHILS, Torres OJM, Matias JEF et al. Efeito do extrato hidroalcoólico de aroeira (Schinus terebinthifolius Raddi) nacicatrização de anastomoses colônicas. Estudo experimental em ratos. Acta Cirúrgica Brasileira 2006; 21(supl3): 49-54.
96. Estevão LRM, Simões RS, Cassini-Vieira P et al. Schinus terebinthifolius Raddi (aroeira) leaves oil attenuates inflammatory responses in cutaneous wound healing in mice-1. Acta Cir Bras 32(9): 726-35.
97. Mahendra et al. Specific competitive inhibitor of secreted phospholipase A2 from berries of Schinus terebinthifolius. Phytochemistry 1995; 39(3): 537-47.
98. Hayashi T, Nagayama K, Arisawa M et al. Pentagalloylglucose, a xantine oxidase inhibitor from a Paraguayan rude drug, "Molle-I" (Schinus terebinthifolius). Journal of Natural Products 1989; 52(1): 210-11.
99. Nocchi SR, de Moura-Costa GF, Novello CR et al. In vitro cytotoxicity and anti-herpes simplex virus type-1 activity of hydroethanolic extract, fractions, and isolated compounds from stem bark of Schinus terebinthifolius Raddi. Pharmacogn Mag 2016; 12(46): 160-4
100. El-Massry K, El-Ghorab AH, Shaaban HA, Shibamoto T. Chemical compositions and antioxidant/antimicrobial activities of various samples prepared from Schinus terebinthifolius leaves cultivated in Egypt. J Agic Food Chem 2009; 57: 5265-70.
101. Rocha PDSD, Campos JF, Nunes-Souza V et al. Antioxidant and protective effects of Schinus terebinthifolius Raddi against doxorubicin-induced toxicity. Appl Biochem Biotechnol 2017 sep9.doi: 10.1007/s12010-017-2589-y.
102. Nunes-Neto PA, Peixoto-Sobrinho TJDS, da Silva Junior ED et al. The effect of Schinus terebinthifolius Raddi (Anacardiaceae) bark extract on histamine-induced paw edema and ileum smooth muscle contraction. Evid Based Complement Alternat Med 2017; 2017: 1416375. Doi: 10.
103. Queires LCS, Fauvel-Lafève F, Terry S et al. Polyphenols purified from the Brazilian Aroeira plant (Schinus terebinthifolius Raddi) induce apoptotic and autophagic cell death of DU145 cells. Anticancer Research 2006; 26: 379-88.
104. Matsuo AL, Figueiredo CR, Arruda DC et al. α-Pinene isolated from Schinus terebinthifolius Raddi (Anacardiaceae) induces apoptosis and confers antimetastatic protection in a melanoma model. Biochem Biophys Res Commun. 2011 Jul 29;411(2):449-54. Epub 2011 Jul 2
105. Santos SB, Lima ACA, Melo ARS, Frazão CS, Cherpak GL. Comparação da eficácia da aroeira oral (Schinus therebinthifolius Raddi) com omeprazol em pacientes com gastrite e sintomas dispépticos: estudo randomizado e duplocego. Hebron Atualidades 2011; 53: 26-32.
106. Desborough MJR, Keeling DM. The aspirin story – from willow to wonder drug. British Journal of Haematology 2017; 177: 674-83.
107. www. embrafarma.com.br.
108. Shara M, Stohs SJ. Efficacy and safety of white willow bark (Salix alba) extracts. Phytother Res 2015; 29(8):112-6.
109. Wick JY. Aspirin: a history, a Love story. Consult Pharm 2012, May 27 (5): 322-9.
110. Blaschek W, Von Bruchhausen F, Ebel S et al. Hagers Handbuch der Pharmazeutischen Praxis. Berlinm Germany; Springer; 1998: 469-477.
111. Gagnier JJ, Van Tulder MW, Berman B, Bambardier C. Herbal medicine for low back pain: a Cochrane review. Spine 2007, jan 1; 32 (1): 82-92.
112. Chrubasik S, Einsenberg E, Balan E et al. Treatment of low back pain exacerbations with willow bark extract: A randomized Double-blind study. Am J Med 2000; 9-14.
113. Shrivastava R, Pechadre JC, John GW. Tanacentum parthenium and Salix alba (Mig-RL) combination in migraine prophylaxis, a prospective, open-label study. Clinical Drug Investigation 2006; 26: 287-96.
114. Shultz V, Hänsel R, Tyler VE. Fitoterapia racional. Editora Manole Ltda, Baruerí, SP, 2001; pg. 176.
115. Bessone F. Non-steroidal anti-inflammatory drugs: What is the actual risk of live damage? World J Gastroenterol 2010 dec 7; 16 (45): 5651-61.
116. Chevallier A. Plantas Medicinales; editorial El Ateneo, Buenos Aires, 2007; pg. 196.
117. Reynolds JEF. Martinale: The extra pharmacopeia. 30º Ed. Reynolds J London. The Pharmaceutical Press 1993
118. Rodríguez ER, Martín JD, Romero CD. Aloe vera as a functional ingredient in foods. Critical Review in Food Sciences and Nutrition 2010; 50: 305-26.
119. Foster M, Hunter D, Samman S. In: Herbal Medicine: Biomolecular and Clinical Aspects. Benzie IFF, Wachtel-Gaylor S, editors, Chapter 3, 2nd edition. Boca Raton (FL): CRC Press/Taylor & Francis: 2011.
120. Reynolds T, Dwek AC. Aloe vera leaf gel: a review update. 1999; 68(1-3): 3-37.
121. Eshun K, He Q. Aloe vera: a valuable ingredient for the food, pharmaceutical and cosmetic industries – a review 2004; 44(2): 91-6.

122. Ernst E. Adverse effects of herbal drugs in dermatology. British J Dermatol 2000; 143:923-9.
123. Williamson G, Coppens P, Serra-Majem L, Dew T- Review of the efficacy of Green tea, isoflavones and aloe vera supplements based on randomised controlled trials. Food Funct 2011; 2: 753-9.
124. Rhada MH, Laxmipriya NP. Evaluation of biological properties and clinical effectiveness of Aloe vera: a systematic review. J Tradit Complement Med 2015; 5(1): 21-6.
125. Pazyar N, Yaghoobi R, Rafie E, Mehrabian A, Feily A. Skin wound healing and phytomedicine: a review. Skin Pharmacol Physiol 2014; 27:303-10.
126. Maenthaisong R, Chaiyakunapruk N, Niruntraporn S, Kongkaew C. The efficacy of aloe vera used for burn wound healing: a systematic review. Burns 2007; 33: 713-8.
127. Richardson J, Smith JE, McIntyre M, Thomas R, Pilkington K. Aloe vera for preventing radiation-induced skin reations: a Systematic literature review. Clin Oncol (R Coll Radiol) 2005; 17(6): 478-84.
128. Syed TA, Ahmad AS, Holt AH, Ahmad SH, Afzal M. Management of psoriasis with Aloe vera extract in a hydrophilic cream: a placebo-controlled, Double-blind study. Trop Med Int Health 1996; 1(4): 505-9.
129. Morelli V, Clamet E, Jhingade V. Alternative therapies for common dermatologic disorders, part 2. Prim Care 2010; 37(2): 285-96.
130. Feily A, Namazi MR. Aloe vera in dermatology: a brief review. G Ital Dermatol Venereol 2009; 144(1): 85-91.
131. Rippon M, Perrin A, Darwood R, Ousey K. The potential benefits of using aloe in stoma patient skin care. Br J Nurs 2017; 26(5):S12-S19.
132. Mangaiyarskarasi SP, Maringandan T, Elumalai M, Cholan PK, Kaur RP. Benefis of Aloe vera in dentistry. J Pharm Bioallied Sci 2015; 7(suppl 1): S255-S259.
133. Izzo AA, Hoon-Kim S, Radhakrishnan R, Williamson EM. A critical approach to evaluating clinical efficacy, adverse events and drug interactions of herbal remedies. Phytother Res 2016; 30:691-700.
134. Mangaiyarskarasi SP, Maringandan T, Elumalai M, Cholan PK, Kaur RP. Benefis of Aloe vera in dentistry. J Pharm Bioallied Sci 2015; 7(suppl 1): S255-S259.
135. http://www.plantasmedicinaisefitoterapia.com.
136. Sem autor mencionado. Monografia, Alt Med Rev 2002; 7(2): 155-9.
137. Yacoob J, Jafri W, mehmood MH, Abbas Z, Tarik K. Immunomodulatory effects of Psyllium extract on Helicobacter pylori interaction with gastric epitelial cells. J Evid Based Complementary Altern Med 2016;21(4):NP18-24.
138. Patel MK, Mishra A, Jha B. Non targetted metabolite profiling and scavenging activity unveil the nutraceutical potential of Psyllium (Plantago ovata aforsk) Front Plant Sci 2016; 7: 431. doi: 10.3389/pls.2016.00431.
139. Jimoh MA, MacNaughtan W, Williams HEL et al. Sodium ion interaction with psyllium husk (Plantago sp.). Food Funct 2016; 7: 4041-47.
140. Sem autor mencionado. Otawa (ON): Canadian Agency for Drugs and Technologies in Health; 2014 Nov CADTH Rapid Responses Reports.
141. Dahl WJ, Mendoza DR. Is fibre na effective strategy to improve laxation in long-term care residents? (Rev Can Prat Rech Dietet 2018; 79:xx-xx doi 10.3148/cjdpr-2017-028) published at dcjournal on 3 october 2017 – pagination not final
142. Kuczynska B, Bobkiewicz A, Dtudniarek A et al. Conservative Measures for managing constipation in patients living with a colostomy. J Wound Ostomy Continence Nurs 2017; 44(2):160-4.
143. Fernandez-Martinez MN, Hernandez-Echevarria L, Sierra-Veja M et al. A randomised clinical trial to evaluate the effects of Plantago ovata husk in Parkinson patients: changes in levodopa pharmacokinetics and biochemical parameters. BMC Complement Altern Med 2014 aug 12; 14:296.
144. Crocetti D, Velluti F, La Torre V et al. Psyllium fiber food supplement in the management of stoma patients: results of a comparative prospective study. Tech Coloproct 2014; 18: 595-6.
145. Bliss DZ, Savik K, Jung HJ et al. Dietary fiber supplementation for fecal incontinence: a randomized clinical trial. Res Nurs Health 2014; 37(5): 367-78.
146. Markland AD, Burgio KL, Whitehead WE et al. Loperamide versus Psyllium fiber for treatment of fecal incontinence: the fecal incontinence prescription (Rx) management (FIRM) randomized clinical trial. Dis Colon Rectum 2015: 58(10): 983-93.
147. Kecmanovic DM, Pavlov MJ, Ceranic MJ et al. Bulk agent Plantago ovata after Milligan-Morgan hemorrhoidectomy with LigasureTM. Phytother Res 2006; 20: 655-8.
148. Rodriguez-Cabezas ME, Gálvez J, Camuesco D et al. Intestinal anti-inflammatory activity of dietary fiber (Plantago ovata seeds) in HLA-B27 transgenic rats. Clin Nutr 2003; 22(5): 463-71.
149. Rahimi R, Shams-Ardekani MR, Abdollahi M. A review of the efficacy of traditional Iranian medicine for inflammatory bowel disease. World J Gastroenterol 2010; 16(36): 4504-14.
150. Orel R, Khami Trop T. Intestinal microbiota, probiotics and prebiotics in inflammatory bowel disease. World J Gastroenterol 2014; 20(33):11505-24.
151. Wong C, Harris PJ, Freguson LR. Potential benefits of dietary fibre intervention in Inflammatory bowel disease. Int J Mol Sci 2016, 17, 919: doi: 10.3390/ijms/17060919.
152. McRorie JW. psyllium is not fermented in the human gut. Neurogastroenterol Motil 2015; 27: 1681-2.
153. El-Salhy M, Ystad SO, Mazzawi T, Gundersen D. Dietaru fiber in irritable bowel syndrome (review). International Journal of Molecular Medicine 2017; 40:607-13.

154. 154- Campanini A, De Conto U, Cavasin F, Bastiani F, Camarotto A, Gardini L, Geremia A, Marastoni C, Massorini C, Quarantelli E, Sassi U, Scarabello F, Dal Bo N, Riccò M, Grillo S, Landi S, Di Mario F- A primary-care interventional model on the diverticular disease: searching for the optimal therapeutic schedule. J Clin Gastroenterol 2016 oct 50: Suppl 1: S93-6
155. Sahagum AM, Vaquera J, Garcia JJ et al. Study of the protective effect on intestinal mucosa of the hydrosoluble fiber Plantago ovata husk. BMC Complement Altern Med 2015; 15: 298.
156. Sohn VR, Giros A, Xicola RM et al. Stool-fermented Plantago ovata husk induces apoptosis in colorectal cancer cells independently of molecular phenotype. BR J Nutr 2012; 107(11): 1591-602.
157. Moreno LA, Tresaco B, Bueno G et al. Psyllium and the metabolic control of obese children and adolescents. J Physiol Biochem 2003; 59(3): 235-42.
158. Solà R, Godàs G, Ribalta J et al. Effects of soluble fiber (Plantago ovata husk) on plasma lipids, lipoproteins, and apolipoproteins in men with ischemic heart disease. Am J Clin Nutr 2007; 85: 1157-63.
159. Pal S, Radavelli-Bagatini S. Effects of psyllium on metabolic syndrome risk factors. Obes Rev 2012; 13(11): 1034-47.
160. Pal S, Ho S, Gahler RJ, Wood S. Effects on insulin, glucose and lipids in overweight/obese australian adults of 12 months consumption of two different fibre supplements in a randomized trial. Nutrients 2017, 9.91: doi 10.3390/nu9020091.
161. Lambeaou KV, McRorie Jr JW. Fiber supplement and clinically proven health benefits: how to recognize and recommend na effective fiber therapy. Journal of the American Association of Nurse Practitioners 2017; 29: 216-23.
162. Ziai AS, Larijani B, Akhoondzadeh S et al. Psyllium decreased serum glucose and glycosylated hemoglobin significantly in diabetics outpatients. J Ethnopharmacol 2005; 102: 202-7.
163. Brennan MA, Derbyshire EJ, Brennan CS, Tiwari BK. Impact of dietary fibre-enriched ready-to-eat extruded sncks on the postprandial glycaemic response of non-diabetic patients. Mol Nutr Food Res 2012; 56(5): 834-7.
164. Hall M, Flinkman T. Do fiber and psyllium fiber improve diabetic metabolism? Consult Pharm 2012; 27(7): 513-6.
165. Kamalpour M, Ghalandari H, Nasrollahzadeh J. Short-term supplementation of a moderate carbohydrate diet with Psyllium reduces fasting plasma insulin and tumor necrosis factor-α in patients with type 2 diabetes mellitus. J Diet Suppl 2017; 28: 1-9.
166. Prasad VG, Abraham P. Management of chronic constipation in patients with diabetes mellitus. Indian J Gastroenterol 2017; 36(1): 11-22.
167. Deters AM, Schröder KR, Smiatek T, Hensel A. Ispaghula (Plantago ovata) seed husk polysaccharides promote proliferation of human epitelial cells (skin keratinocytes and fibroblasts) via enhanced growth factor receptors and energy production. Planta Med 2005; 71(1): 33-9.
168. Freeman GI. Psyllium hypersensitivity. Ann Allergy 1994; 73(6): 490-2.
169. Sem autor mencionado. Laxative drug products for over-the-counter human use; psyllium ingredients in granular dosage forms. Federal Register 2007; 72(60): 14669-74.
170. Saini S, Colak E, Anthwal S et al. Comparison of 3% sorbitol vs psyllium fiber as oral contrast agents in MR enterography. Br J Radiol 2014 oct 87 (1042): 20140100. Doi: 10.1259/bjr.20140100.
171. Chen YA, Cervini P, Kripalani A et al. Small bowel obstruction following computed tomography and magnetic ressonance enterography using psyllium seed husk as na oral contrast agent. Can J gastroenterol Hepatol 2014; 28(7): 391-5.
172. Dray X, Samaha E, Tuszynski T. Pouch outlet obstruction by psyllium-based bulk laxative bezoar in a patient with gastric banding. Surgery for Obesity and Related Diseases 2015; 11: 483-4.
173. Agha RE, Saeed A, Nazar H. Plantago ovata: clinical study of overuse. Pak J Pharm Sci 2016; 29(2): 563-7.
174. McKay DL, Blumberg JB. A review of the bioactivity and potential health benefits of peppermint tea (Mentha piperita L.). Phytother Res 2006; 20: 619-33.
175. Riachi LG, De Maria CAB. Peppermint antioxidants revisited. Food Chemistry 2015;176:72-81.
176. Geuenich S, Goffinet C, Venzke S et al. Aqueous extracts from peppermint, sage and lemon balm display potent anti-HIV-1 activity by increasing the virion density. Retrovirology 2008; 5: 27 doi:10.1186/1742-4690-5-27.
177. Talei GR, Mohammadi M, Bahmani M, Kopaei MR. Synergistic effect of Carum copticum and Mentha piperita essential oils with ciprofloxacin, vancomycin and gentamycin on Gram-negative and Gram-positive bacteria. Int J Pharm Invest 2017; 7(2): 82-7.
178. Sharafi SM, Rasooli I, Owlia P, Taghizadeh M, Darvish S. Protective effects of bioctive phytochemicals from Mentha piperita with multiple health potentials. Pharmacogn Mag 2010; 6(23): 147-53.
179. Radaelli M, da Silva BP, Weidlich L et al. Antimicrobial activities of six essential oils commonly used as condiments in Brazil against Clostridium perfringens. Braz J Microbiol 2016; 47(2):424-30.
180. De Sousa Guedes JP, da Costa Medeiros JA, de Sousa e Silva RS et al. The efficacy of Mentha arvensis L. and M. piperita L. essential oils in reducing pathogenic bactéria and maintaining quality characteristics in cashew, guava, mango, and pimeapple juices. Int J Food Microbiol 2016; 5: 183-92.
181. Witkowska D, Sowinska J. The effetiveness of peppermint and thyme essential oil mist in reducing bacterial contamination in broiler houses. Poult Sci 2013; 92(11): 2834-43.
182. Höfling JF, Aníbal PC, Obando-Pereda GA et al. Antimicrobial potential of some plant extracts against Candida species. Braz J Biol 2010; 70(4): 1065-8.

183. Zaia MG, CagnazzoTD, Feitosa KA et al. Anti-inflammatory properties of menthol and menthone in Schistosoma mansoni infection. Front Pharmacol 2016 jun 17, 7: 170. dói: 10.3389/fphar 2016.00170.
184. Albani CM, Denegri GM, Elisondo MC. Effect of different terpene-containing essential oils on the proliferation of Echinococcus granulosus larval cells. Interdiscip Perpect Infect Dis 2014; 2014: 746931. doi. 10.1155/2014.
185. Sinthusin J, Soonwera M. Efficacy of herbal essential oils as inseticides against the housefly, Musca domestica L. Southern Asian J Trop Med Pub Heakth 2013; 44(2):188-96.
186. Patrick L. Gastroesophageal reflux disease (GERD): a review of conventional and alternative treatments. Alt Med Rev 2011; 16(2): 116-33.
187. Samarth RM, Kumar A. Radioprotection of swiss albino mice by plant extract Mentha piperita (Linn.) J Radiat Res 2003; 44: 101-9.
188. Sammarth RM. Protection against radiation induced hematopoietic damage in bone marrow of swiss albino mice by Mentha piperita (Linn).J Radiat Res 2007; 48: 523-8.
189. Baliga MS, Rao S. Radioprotective potential of mint: a brief review. Journal of Cancer Research and Therapeutics 2010; 6(3): 255-62.
190. Badal M, Badal D, Badal P et al. Pharmacological action of Mentha piperita on lipid profile in fructose-fed rats. Iran J Pharm Res 2011;10(4): 843-8.
191. Oh JY, Park MA, Kim YC. Peppermint oil promotes hair growth without toxic signs. Toxicol Res 2014; 30(4): 297-304.
192. Grigoleit HG, Grigoleit P. Peppermint oil in irritable bowel syndrome. Phytomedicine 2005; 12(8): 601-6.
193. Lua PL, Zakaria NS. A brief review of current scientific evidence involving aromatherapy use for náusea and vomiting. J Altern Complement Med 2012; 18(6): 534-40.
194. Asgarshirazi M, Shariat M, Dalili H. Compaison on the effects of pH-dependent peppermint oil and synbiotic Lactol (bacillus coagulans +fructooligosa carides) on childhood functional abdominal pain: a randomized placebo-controlled study. Iran Red Crescent Med J 2015; 17(4):e23844.doi:10.5812/ircmj.17(4)2015.238-44.
195. Adogan M, Ozguner M, Kocak A, Oncu M, Cicek E. Effects of peppermint teas on plasma testosterone, follicle-stimulating hormone, and luteinizing hormone levels and testicular tissue in rats. Urology 2004; 64: 394-8.
196. Betoni JEC, Mantovani RP, Barbosa LN, Di Stasi LC, Fernandes Junior A. Synergism between plant extract and antimicrobial drugs used on Staphylococcus aureus Mem Inst Oswaldo Cruz, Rio de Janeiro 2006; 101(4): 387-90.

Fitomedicamentos e Sexualidade Feminina

- Sônia Maria Rolim Rosa Lima
- Sóstenes Postigo
- Tânia das Graças Mauadie Santana

Introdução

De acordo com a Organização Mundial da Saúde (OMS) a sexualidade humana forma parte integral da personalidade sendo uma necessidade básica e característica do ser humano que não pode ser separada de outros aspectos da vida. Não é sinônimo de coito e não se limita à presença ou não do orgasmo. É muito mais do que isso. É energia que motiva encontrar o amor, contato e intimidade, e se expressa na forma de sentir, nos movimentos das pessoas e como estas tocam e são tocadas. Influencia pensamentos, sentimentos, ações e integrações, portanto, a saúde física e mental. É a integração dos aspectos sociais, somáticos, intelectuais e emocionais de maneira tal que influenciem positivamente a personalidade, a capacidade de comunicação com outras pessoas e o amor. É uma forma de expressão dos afetos. De fato, se saúde é um direito humano fundamental, a saúde sexual também deve ser considerada como direito humano básico[1].

No Brasil, o Conselho Federal de Medicina (CFM), com a emenda 1666/2003, modificou o anexo II da resolução 1634/2002, reconhecendo a sexologia como uma área de atuação dentro da especialidade de Ginecologia e Obstetrícia[2].

Até pouco tempo não havia estudos suficientes sobre a anatomia básica ou a fisiologia da resposta sexual e do orgasmo. Os biólogos e os filósofos confundiam a função reprodutiva com o comportamento sexual. De fato, ao longo dos tempos a sexualidade foi relegada para segundo plano na educação do indivíduo, não levando em consideração que ela é parte integrante e fundamental do seu crescimento. Em realidade, forma parte integral da personalidade de cada ser[3,4].

A sexualidade é dinâmica e mutável, podendo ser abordada por diferentes ângulos da ciência, pelos seus aspectos fisiológicos, psicológicos, e do relacionamento interpessoal e intrapessoal. Sofre diretamente influência sociocultural e é tema abordado pelas ciências sociais, pelas ciências humanas, em seus aspectos biológicos e genéticos, e pelas ciências políticas. Fatores internos, como afetividade, intelecto, cognição e emoção, e fatores externos, como área geográfica, religião, sistema econômico, hábitos e costumes, ambiente social e cultural também a influenciam. Constitui, assim, a expressão global da personalidade, e mesmo variando entre culturas e indivíduos, deve ser entendida como parte integrante da história da mulher[5].

Desde a Grécia antiga até o final do século XIX a investigação da sexualidade feminina se limitou a esporádicas revelações na área da biologia reprodutiva, e somente a partir da segunda metade do século XX passou-se a investigar objetivamente os fenômenos do comportamento sexual. No entanto, a relação entre sexo e reprodução está historicamente tão ligada que ainda hoje em sociedades contemporâneas se considera essa relação[6]. Mudanças constantes no nível sociocultural não atingem de maneira semelhante toda a comunidade. A sociedade muitas vezes exige da mulher absoluta obediência na negação de sua sexualidade enquanto ao homem é exigida experiência sexual prévia ao matrimônio[7,8].

No decorrer dos séculos de história da humanidade, apenas em breves períodos houve uma visão mais liberal do exercício da sexualidade. Nunca, no entanto, seu estudo foi considerado importante, e apenas nas últimas décadas vem sendo visto como um tema merecedor de atenção por um ramo da ciência[9-11].

Uma vez reconhecida a multiplicidade das manifestações sexuais, os critérios foram pouco a pouco sendo estabelecidos, de modo a definir o que seria considerado "normal" e o que não seria, dando origem às primeiras classificações dos transtornos da sexualidade[12].

Na década de 1960, Masters e Johnson[13] desenvolveram um modelo de ciclo de resposta sexual constituído por quatro fases comuns aos dois gêneros: excitação, platô, orgasmo e resolução. Esse modelo preconizava que o estímulo sexual interno, provocado por pensamentos e fantasias, bem como o externo, desencadeado por tato, olfato, audição, gustação e visão, promoveriam a excitação, identificada pela ereção (no homem) e pela vasocongestão da vagina e da vulva (na mulher).

A continuidade do estímulo aumentaria o nível de tensão sexual conduzindo à fase de platô, à qual se seguiria, caso o estímulo perdurasse, ao orgasmo, no homem e na mulher. O orgasmo masculino seria acompanhado de ejaculação. Na sequência, haveria para ambos um período refratário (resolução), mais definido no homem do que na mulher, quando o organismo retornaria às condições físicas e emocionais prévias, visto que durante as fases anteriores a respiração, os batimentos cardíacos, a pressão arterial, a circulação periférica, a piloereção e a sudorese, entre outras manifestações do organismo, tenderiam a se pronunciar.

Na década de 1970, Kaplan mencionou que antecedendo a fase de excitação há o desejo, e não se justifica o platô em vista de ser a excitação crescente que conduz ao orgasmo. O novo esquema de respostas sexuais, feminina e masculina, então reformulado, compunha-se de três fases: desejo, excitação e orgasmo[14].

A partir da associação entre os modelos de Kaplan e de Masters e Johnson estabeleceram-se critérios diagnósticos para os transtornos da sexualidade, os quais constam do Manual Diagnóstico e Estatístico dos Transtornos Mentais[15] que definiu resposta sexual saudável como um conjunto de quatro etapas sucessivas: desejo, excitação, orgasmo e resolução.

As disfunções sexuais, em contrapartida, caracterizam-se por falta, excesso, desconforto e/ou dor na expressão e no desenvolvimento desse ciclo, o que afeta uma ou mais das suas fases. Quanto mais precocemente esse ciclo for comprometido maior prejuízo acarretará à resposta sexual, e mais complexo será o quadro clínico e respectivo prognóstico e tratamento[16,17].

À medida que o conhecimento da sexualidade humana avança, melhor se identificam as diferenças entre as características especificamente femininas e as masculinas da resposta aos estímulos sexuais. Essas diferenças são atribuídas a fatores de ordem biopsicossocial, em especial aos hormônios sexuais (estrógenos *versus* andrógenos), educação sexual (repressora *versus* permissiva), ambiente (controlador *versus* estimulante)[18].

Rosemary Basson[19], em 2001, apresentou uma nova proposta para o ciclo da resposta sexual feminina, que enfatiza o componente emocional no desejo sexual. O ciclo inicia com a neutralidade. A mulher pode estar disponível e torna-se desperta para o sexo. A excitação conduz ao desejo e à estimulação voluntária de receber e fornecer estímulos eróticos. A satisfação emocional e física aumenta o desejo e excitação sexual.

Em realidade, o modelo de Basson é uma proposta conceitual que analisa os fatores cognitivos como os melhores preditores do desejo sexual. Nesse contexto, idade, falta/separação e falta de pensamentos eróticos durante a atividade sexual apresentaram efeitos diretos na redução do desejo sexual[20]. A avaliação da disfunção sexual feminina pode ser facilitada no seu entendimento e conceituação pelo ciclo de resposta sexual circular de sobreposição de fases em uma ordem variável. O princípio desse modelo e a nova estratégia terapêutica são relatados por Basson (Fig. 3.1).

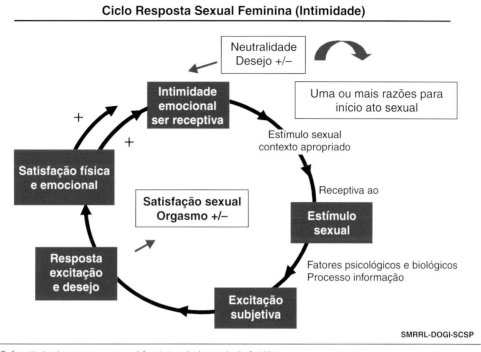

Figura 3.1 – *Ciclo de resposta sexual feminina (adaptado Ref. 19).*

Sabe-se que a dopamina exerce influencia positiva na libido, enquanto a prolactina tem efeito adverso. A excitação relacionada à ereção nos homens e à lubrificação vaginal nas mulheres é facilitada pelo óxido nítrico e pela acetilcolina no sexo masculino, embora na mulher tenha maior evidência a ação dos esteroides sexuais.

O orgasmo, nos homens associado frequentemente à ejaculação, é facilitado pela noradrenalina e inibido pela serotonina.

Nota Editora: *(Vide Capítulo 4).*

Assim a libido pode ser estimulada pelos inibidores da recaptação de noradrenalina e dopamina, bem como pelos estimulantes de liberação de dopamina, anfetamina e metilfenidato. Por outro lado pode ser diminuída pelos antipsicóticos, quer por bloqueio dos receptores de dopamina, quer por aumento de prolactina.

A excitação sexual pode ser aumentada por alguns agentes dopaminérgicos e pode também ser diminuída por inibidores seletivos da recaptação de serotonina (ISRS), assim como por agentes com propriedades anticolinérgicas.

O orgasmo também pode ser inibido pelos ISRS e pelos beta-bloqueadores por inibição da função noradrenérgica.

O modelo de resposta sexual da mulher sugere que a falta de excitação pode ser o mecanismo subjacente para diversas queixas sexuais. Entretanto o diagnóstico do distúrbio de excitação é por vezes difícil de se fazer porque muitas mulheres não têm clareza se têm ou não lubrificação adequada. As mulheres apresentam grande variação no tempo e no tipo de estimulação necessária e suficiente para que ocorra sua excitação sexual. Há diversos questionários validados para a avaliação da função e disfunção sexual feminina [4].

Bases Anatomofisiológicas da Resposta Sexual Feminina

A resposta sexual é um conjunto de alterações orgânicas provocadas por uma variedade de estímulos que incluem não somente aqueles obtidos através dos órgãos dos sentidos (estímulos visuais, olfativos, táteis, auditivos e gustativos), como também estímulos cognitivos (por exemplo, fantasias)[21].

A compreensão dos fenômenos ligados ao comportamento sexual humano se faz, fundamentalmente, pelos estudos dos aspectos psicossociais e da anatomofisiologia dos órgãos envolvidos nessa resposta[22].

Os estudos pioneiros de Masters e Johnson sobre as modificações que ocorrem nos seres humanos resultantes da estimulação sexual, têm sido de grande importância e têm servido de base até os dias atuais[23].

Sistema Nervoso Central e Resposta Sexual Feminina

Ainda não se conhece a verdadeira base neurofisiológica da resposta sexual feminina. Acredita-se que exista um centro reflexo espinhal que recebe influxos eferentes, particularmente do clitóris, e que há tratos ascendentes e descendentes na medula espinhal que têm efeitos inibidores ou facilitadores sobre os centros reflexos espinhais. Segundo Kaplan, essa hipótese pode explicar a capacidade que tem algumas mulheres de obterem orgasmo através apenas da manipulação dos seios ou das fantasias eróticas[14].

Genitália Feminina

A genitália externa da mulher, ou vulva é formada pelo monte de Vênus (monte pubiano), grandes lábios (lábios externos maiores da vulva), pequenos lábios (lábios internos menores), clitóris e vestíbulo.

O monte de Vênus é constituído por uma camada de tecido adiposo subjacente à pele que recobre o osso púbico. Essa região é normalmente recoberta por pêlos encaracolados, denominados pêlos pubianos, e daí partem duas dobras longitudinais de pele revestidas de pêlos que se estendem lateralmente, formando os grandes lábios que contornam a fenda vulvar.

Os pequenos lábios são também duas dobras longitudinais localizadas internamente aos grandes lábios e possuem grande quantidade de vasos sanguíneos e terminações nervosas.

Eles formam os limites laterais e inferiores do vestíbulo e, em sua porção superior, eles se fundem para formar o prepúcio do clitóris.

O clitóris é uma pequena estrutura erétil situada no topo do vestíbulo e logo abaixo da sínfise pubiana, está composto pela glande e eixo clitoriano. O eixo é constituído por dois corpos cavernosos, circundados por uma densa membrana, continuando acima com a glande. O nervo dorsal do clitóris que termina na glande e nos corpos cavernosos é ramificação pequena do nervo pudendo. As artérias profundas e dorsais são ramificações da artéria pudenda interna e fornecem sangue ao mesmo.

O vestíbulo é uma região circundada pelos pequenos lábios e apresenta as aberturas da vagina e uretra. A abertura ou meato da uretra localiza-se entre o clitóris e a abertura da vagina.

As glândulas de Bartholin estão situadas uma a cada lado do orifício vaginal e produzem muito pouca quantidade de secreção, acreditando-se que não tenham papel fundamental na lubrificação vaginal durante a excitação[22].

Estágios da Resposta Sexual Feminina

- **Fase do desejo:** A fisiologia do desejo sexual feminino tem sido muito pouco compreendida. Entretanto, está razoavelmente esclarecido que é o androgênio, e não o estrogênio, que fornece a base hormonal para o impulso sexual feminino. A diminuição das concentrações séricas de estrogênio, como ocorre durante a menopausa ou devido à castração cirúrgica ou por radiação, não afeta o interesse sexual feminino, porém, a queda da produção endógena de androgênios ou a administração de androgênio exógeno podem alterar significativamente o impulso sexual. Parece ser também verdadeiro que as flutuações de desejo sexual observadas durante o ciclo menstrual estejam ligadas aos possíveis efeitos antilibidinosos da progesterona.

Distúrbios afetivos e transtornos psíquicos como depressão, ansiedade e mania estão frequentemente associados com flutuações significativas no interesse sexual, implicando a presença de transmissores centrais como fatores do desejo sexual feminino[24].

- **Fase de excitação:** Estágio inicial da fase de lubrificação-tumescência.

    A fase de excitação geralmente começa por um sentimento subjetivo de estímulo sexual, início de uma reação orgânica generalizada de miotonia (tensão muscular), vasocongestão e início de lubrificação vaginal. Cerca de 10 a 30 segundos após o início de uma estimulação eficaz desencadeia uma reação vasocongestiva nos tecidos perivaginais com transudação através da mucosa, levando a uma lubrificação vaginal.

    Durante essa fase também ocorrem outras alterações como: aumento do clitóris devido à vasocongestão, aumento do volume do útero pelo ingurgitamento sanguíneo e elevação uterina da sua posição original de repouso. À medida que o útero se eleva, a parte posterior da vagina expande-se, aumentando sua capacidade funcional de acomodar o pênis.

- **Fase de nivelamento:** Estágio avançado da fase de lubrificação-tumescência.

    Nessa fase ocorre o máximo de vasocongestão local: os pequenos lábios ingurgitados assumem coloração arroxeada ou cor de vinho, o terço inferior da vagina forma a denominada "plataforma orgásmica", há uma ascensão ainda maior do útero e uma retração clitoriana.

- **Fase orgásmica:** O orgasmo feminino consiste em contrações reflexas ritmadas dos músculos perivaginais e perineais que circundam a vagina, a intervalos de 0,8 segundo. Essas contrações são mais visíveis no terço inferior da vagina, na plataforma orgásmica. O útero também participa desses fenômenos miotônicos, podendo-se observar durante a menstruação o escoamento de sangue em jatos pelo orifício cervical. A resposta orgásmica feminina difere da masculina, pois não é acompanhada de período refratário. A mulher é imediatamente capaz de atingir outro orgasmo se persistir o estímulo sexual. Os orgasmos adicionais podem ocorrer até que haja uma exaustão física.

- **Fase de resolução**: Após o orgasmo, as alterações fisiológicas que ocorrem durante a resposta sexual regridem e os tecidos reativos que participam desse processo voltam ao seu estado de repouso. O clitóris geralmente retorna a sua posição normal em 10 segundos e a plataforma orgásmica começa a passar pelo processo de detumescência. Os pequenos lábios começam a perder sua intensa coloração arroxeada e, cerca de 10 a 15 minutos depois, a vagina retorna a seu estado habitual não estimulado e o útero desce até sua posição basal[22].

- **Reações extragenitais:** No ciclo da resposta sexual feminina também se observam alterações extragenitais. As mamas aumentam de volume, existe maior demarcação venosa e tumescência das aréolas, observa-se ereção e turgidez dos mamilos. Durante a fase de excitação ocorre um rubor sexual, assemelhando-se a um exantema maculopapular que se origina na região epigástrica e se difunde centrifugamente. Há também uma miotonia generalizada, com espasmos involuntários de vários grupos musculares e contrações do esfíncter anal durante a fase orgásmica. A hiperventilação respiratória tem início na fase de excitação, acentuando-se durante a fase orgásmica. O ritmo cardíaco e a pressão sanguínea começam a elevar-se logo após o início do estímulo sexual efetivo e aumentam gradativamente de acordo com o aumento da excitação sexual. Na mulher a reação perspiratória involuntária pode estar presente na fase de resolução e restringe-se aos pés e às mãos[22,24].

▪ Resposta Sexual Feminina e a Idade

As modificações orgânicas que ocorrem na mulher após a menopausa não diminuem o prazer sexual, apenas a resposta sexual se dá mais lentamente. Em outras palavras, as alterações fisiológicas pouco influem sobre a sexualidade, entretanto, podem limitar qualitativa e quantitativamente a resposta erótica.

Após a menopausa, as mulheres apresentam uma lubrificação vaginal menos intensa e mais demorada. Na mulher mais jovem, a lubrificação é naturalmente evidente dentro de 15 a 30 segundos depois de iniciada a fase de excitação, enquanto na mulher mais velha é necessário, às vezes, até 4 a 5 minutos de jogos sexuais preliminares para que haja qualquer grau significativo de lubrificação.

Quando a fase de platô é atingida pela mulher mais velha, a elevação uterina involuntária é significativamente reduzida, em comparação com a da mulher mais jovem. O clitóris diminui de tamanho, porém apresenta a mesma excitabilidade. Os pequenos e grandes lábios não mais apresentam as mudanças de coloração e de intumescimento que facilitam a penetração.

A fase orgásmica nas mulheres mais velhas é mais reduzida quando comparada com a das mulheres mais jovens, porém apresenta a mesma intensidade. As contrações da plataforma orgásmica no terço externo da vagina mostram-se rítmicas com intervalos de 0,8 segundos, mas elas se repetem apenas 4 a 5 vezes no máximo, em comparação com o padrão médio de 8 a 12 contrações que ocorrem nas mulheres mais jovens. Pode ocorrer um tipo de reação interna durante a fase orgásmica da mulher mais velha que se traduz por uma contração espasmódica com duração de 1 minuto ou mais e se reflete subjetivamente como dor no baixo abdômen, irradiando-se para a vagina, vulva ou até mesmo para as pernas. Essa reação dolorosa às vezes é relatada como de grande intensidade.

Na fase de resolução, o retorno das vísceras pélvicas ao estado não estimulado após o orgasmo, é mais rápido nas mulheres mais velhas em comparação com as mulheres mais jovens[25].

Masters e Johnson[26] afirmam que todas as alterações que ocorrem na resposta sexual das mulheres idosas são sinais de desequilíbrio dos esteroides sexuais e são perfeitamente corrigidas com a terapia de reposição hormonal.

Nachtigall[27] estudando a função sexual no climatério relata que o declínio da função hormonal ovariana determina modificações significativas nos órgãos genitais internos e externos que podem influenciar na resposta sexual. O maior efeito da deficiência estrogênica sobre a anatomia pélvica é a diminuição do fluxo sanguíneo que promove uma relativa isquemia e causa alterações marcantes nos órgãos genitais. O pêlo pubiano torna-se escasso, os grandes lábios perdem boa parte do tecido adiposo e torna-se fino e menos cheio e os pequenos lábios e clitóris ficam mais retraídos. As alterações observadas na vagina devido à diminuição dos níveis estrogênicos são, frequentemente, mais marcantes do que as da genitália externa. A mucosa vaginal perde suas camadas parabasal e superficial, tornando-se estruturalmente mais fina. Com esta perda de células epiteliais a vagina torna-se friável, pálida, curta, estreita e perde sua rugosidade. A camada muscular é substituída por tecido fibroso, resultando na perda da elasticidade. Além disso, ocorre diminuição da quantidade de secreção vaginal e alteração da composição da mesma. Há um aumento do pH vaginal a níveis iguais ou acima de 5 e esse pH alcalino diminui a proteção contra os germes patogênicos, aumentando o risco de infecção vaginal. Os órgãos genitais internos também diminuem de tamanho e ocorre uma atrofia da mucosa endometrial.

A deficiência estrogênica afeta o fluxo sanguíneo particularmente da vagina e da vulva, reduzindo a vasocongestão e lubrificação durante a estimulação sexual. Os sintomas clássicos de atrofia genital apresentados pelas mulheres após a menopausa são: secura vaginal, prurido, irritação, ardência e sensação de pressão. Esses sintomas podem exercer uma forte influência na resposta sexual, causando dispareunia.

A dispareunia, além de causar o desconforto físico, pode promover efeitos psicológicos que podem afetar ambos os parceiros e, se não for tratada, pode causar outras disfunções sexuais. A dor ao coito tem como consequência a diminuição da frequência da prática sexual. O medo de sentir dor faz com que haja uma perda do desejo sexual, diminuindo a frequência coital. Se a mulher continua mantendo a atividade sexual com dor, pode resultar em vaginismo, que é a contração reflexa dos músculos perineais que estreita ainda mais o intróito vaginal, causando mais dor. A dispareunia também afeta o parceiro que se abstém do ato sexual por medo de machucar sua mulher. As funções eréteis e ejaculatórias podem estar comprometidas por causa da ansiedade do parceiro em imaginar que sua companheira vai sentir dor em cada encontro sexual.

Tudo indica que as mulheres que param de ter relações sexuais com seus companheiros devido a dispareunia, apresentam mais alterações vaginais atróficas do que aquelas que continuam sexualmente ativas. Estudos mostram que as mulheres com vida sexualmente ativa têm menos atrofia vaginal do que aquelas abstinentes; de fato, é possível que limitações impostas por forte deficiência estrogênica, como, por exemplo, atrofia genital, ondas de calor acentuadas e problemas urinários possam influir desfavoravelmente no estado emocional da mulher. A insegurança das alterações físicas pode determinar problemas psíquicos interferindo na adaptação sexual[28,29].

De fato, a idade determina algumas mudanças fisiológicas na resposta sexual, mas estas mudanças funcionais, que são menos ostensivas nas mulheres que nos homens, não podem ser dissociadas do contexto geral de outras funções orgânicas também modificadas pelo tempo. É o organismo como um todo que se modifica com a idade e, dentro desse contexto, a sexualidade também se transforma[25,29].

Uso de Fitomedicamentos nas Disfunções Sexuais

As disfunções sexuais formam um grupo heterogêneo de transtornos que, em geral, se caracterizam por uma perturbação clinicamente significativa na capacidade de uma pessoa responder sexualmente ou de experimentar prazer sexual. Um mesmo indivíduo poderá ter várias disfunções sexuais ao mesmo tempo. O julgamento clínico deve ser utilizado para determinar se as dificuldades sexuais são resultantes de estimulação sexual inadequada; mesmo nessas situações ainda possa haver necessidade de tratamento, embora o diagnóstico da disfunção sexual não seja aplicável. Esses casos incluem, mas não se limitam a, condições nas quais a falta de conhecimento sobre estimulação eficaz impede a experiência de excitação e orgasmo (DSM-5, 2013)[30]. Assim, quando há comprometimento por bloqueio ou inibição em qualquer das fases da resposta funcional fisiológica, caracteriza-se uma disfunção sexual[16,30,31]. As causas determinantes desses distúrbios poderão estar ligadas à própria estrutura orgânica (neurológicas, hormonais, ou outras) ou a influências psicoculturais, que iniben ou distorçam a funcionalidade sexual. Apesar de existirem elementos emocionais e de relações interpessoais, a disfunção sexual feminina (DSF) pode ocorrer, secundariamente, a problemas psicológicos ou médicos, especialmente a distúrbios hormonais. As disfunções do eixo hipotálamo-hipofisário, a castração medicamentosa ou cirúrgica, a insuficiência ovariana primária e a idade avançada são causas hormonais comuns de DSF.

A referência internacional para estudo das disfunções sexuais humanas é o Manual Diagnóstico e Estatístico de Transtornos Mentais, criado pela Associação Psiquiátrica Americana. O manual mais recente foi lançado em 2013 (DSM-5)[31], porém, ainda é mais conhecido e mais utilizado na prática clínica o Manual de 2002 (DSM-4-TR), que estabelece a seguinte classificação para as disfunções sexuais (DSM-4-TR, 2002)[32]: *Transtornos do desejo sexual; Transtornos da excitação sexual ; Transtornos do orgasmo; Transtornos sexuais dolorosos; Disfunção sexual devida a uma condição médica geral; Disfunção sexual induzida por substância; Disfunção sexual sem outra especificação.*

As plantas medicinais sempre foram utilizadas como recursos terapêuticos de grande valia desde os primórdios da humanidade. Durante muito tempo a classe médica não dava credibilidade a essa prática por falta de comprovação científica, porém a partir da década de 1980 houve maior investimento na pesquisa com medicamentos padronizados e controle de qualidade. A utilização dos fitoterápicos tem a grande vantagem de apresentar alto índice de efeitos terapêuticos com baixa incidência de efeitos colaterais (N.E. vide Capitulo1).

Desde a Antiguidade, sabe-se do uso de ervas para tratamentos de problemas ginecológicos e obstétricos e fala-se das propriedades afrodisíacas de diversas plantas. A medicina tradicional chinesa e indiana tem larga experiência no tratamento de problemas sexuais com essas plantas ditas afrodisíacas[33].

O conhecimento da anátomo fisiologia do ciclo da resposta sexual permite melhor compreensão do mecanismo de ação dos principais fitomedicamentos utilizados em sexologia.

- **Tribulus terrestris L.**

Tribulus terrestris L. é uma planta originária da Índia, bastante utilizada como um estimulante sexual natural pela medicina tradicional da China, Índia e Grécia. Até pouco tempo os achados eram limitados a estudos com animais que mostram significativo aumento na função erétil após a administração oral do extrato da planta. Vários trabalhos têm demonstrado que, de fato, produtos derivados do *Tribulus* são capazes de aumentar as concentrações séricas de testosterona endógena, podendo estar ai a explicação para os efeitos demonstrados na função erétil, embora ainda não esteja plenamente esclarecido como o *Tribulus* exerce esse aumento[35,36] (Fig. 3.2).

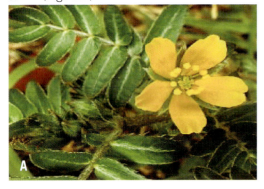
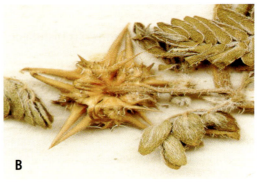

Figura 3.2 – *(A) Tribulus terrestris, detalhe das folhas de extremidade arredondada e flor com cinco pétalas. (B) Tribulus terrestris desidratado, a semente com aspecto espinhoso (Fundação Herbarium).*

O *Tribulus terrestris* tem como principais constituintes os esteroides, saponinas, flavonoides e alcaloides. As saponinas hidronizadas transformam-se em sapogeninas esteroidais, apresentando propriedades antiespasmódicas e diuréticas, aumentam a produção de hormônio luteinizante (LH), testosterona, estrogênio e outros esteroides[37-39].

O extrato obtido das partes aéreas da planta seca contém glicosídeos esteroidais (saponinas) do tipo furostanol, cujo componente ativo predominante é a protodioscina (PTN), que representa 45% do extrato (Fig. 3.3). Outros glicosídeos saponinas esteroidais são descritos na literatura. Dentre eles, destacam-se: 3-O-beta-D-glucopiranosil (-- >2) – beta-D-glucopiranosil (1- -4) – beta-D-galactopiranoside e neohecogenina-3-O-beta-D-glucopiranosil (1 - - >4)- beta-D-galactopiranoside[40-44] (Fig. 3.4).

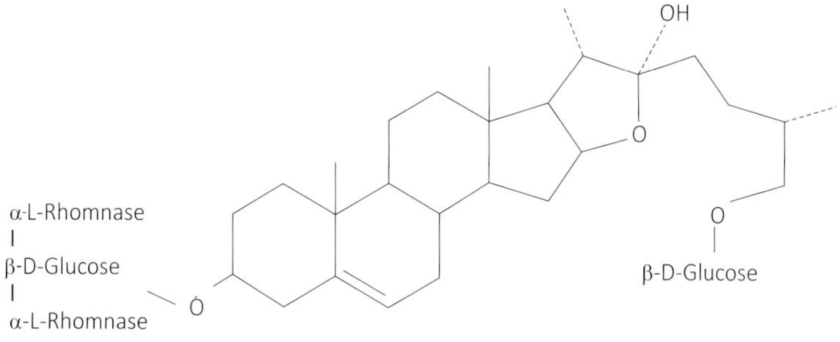

Figura 3.3 – *Estrutura química da protodioscina ($C_{51}H_{84}O_{22}$).*

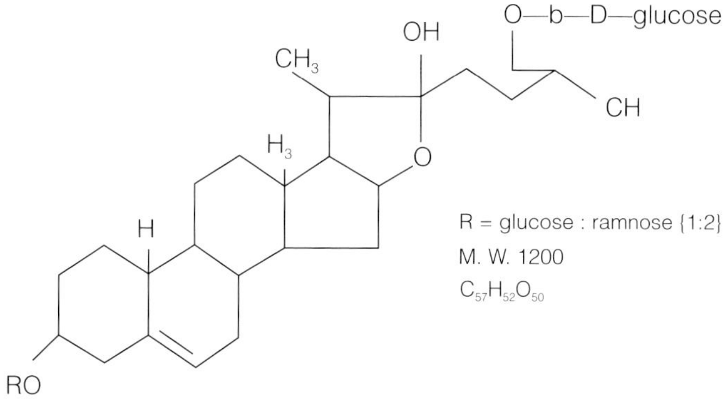

Figura 3.4 – *Estrutura química da protodioscina ($C_{51}H_{84}O_{22}$)*

A presença de saponinas esteroidais pode ser responsável por atividade hormonal intrínseca, estimulando diretamente os tecidos endócrinos sensíveis, tais como útero e vagina. Propôs-se que os componentes ativos do *Tribulus terretris* podem ser convertidos enzimaticamente em andrógenos fracos, similares ao DHEA, e poderiam, por sua vez, serem convertidos em andrógenos mais potentes, como a testosterona nas gônadas e nos tecidos periféricos, correlacionando-os positivamente com o desejo e o comportamento sexual[34-37,45-48].

Estudo em mulheres no menacme demonstrou que *Tribulus terrestris* L. pode melhorar o desejo em mulheres com transtorno de desejo sexual hipoativo[49].

Estudo brasileiro, duplo cego e placebo controlado, realizado para avaliar a função sexual de mulheres após a menopausa utilizando *Tribulus terrestris* 750 mg/dia demonstrou que houve melhora nos quesitos: infrequência das relações, comunicação sexual, evitação sexual e falta de expressão de sensualidade feminina, na dispareunia, na anorgasmia, na facilidade de excitação, lubrificação vaginal e na satisfação no coito. Não houve melhora no quesito insatisfação sexual e na capacidade de ter orgasmo[50].

- **Dosagem e modo de usar:** cápsulas (extrato seco, contendo no mínimo 40% de saponinas) – 250 a 500 mg, 3 vezes ao dia, às refeições.
  - Androsten Uno (cápsulas contendo 280 mg de extrato seco de *Tribulus terrestris* equivalente a 112 mg de protodioscina); 1 vez ao dia.
- **Contraindicações:** gravidez, lactação, câncer de próstata e hepatopatias.
- **Efeitos colaterais:** pode ocorrer desconforto gastrointestinal (10% das pessoas). A administração durante as refeições pode minimizar esses efeitos.

Panax Ginseng

Há muitos séculos o Ginseng Vermelho Coreano ou Panax ginseng vem sendo utilizado pela medicina oriental nos casos de fadiga e astenia (Fig. 3.5). Entretanto, somente nos últimos anos chegou-se a uma definição científica do real valor terapêutico do ginseng. São atribuídos, também, a esse fitoterápico diversos efeitos, como: aumentar o fluxo sanguíneo aos órgãos, estimular a resposta imunológica, melhorar a memória e ter propriedades afrodisíacas. Existem trabalhos científicos que estudaram o ginseng no tratamento da disfunção erétil, demonstrando sua ação vasodilatadora periférica e efeito sobre o sistema nervoso central, inibindo a secreção de prolactina, e, portanto, potencializando a libido e a performance sexual[28,33,36].

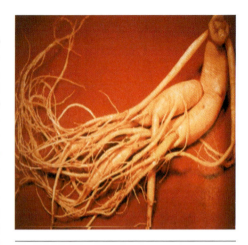

Figura 3.5 – Panax ginseng.

A raiz do ginseng sempre foi considerada como uma substância vitalizante e afrodisíaca sem qualquer relato de complicações. No Antigo Livro de Medicina Chinesa estão relatados inúmeros efeitos benéficos da raiz como: restabelecimento das energias vitalizantes, tranquilizantes, prevenção da velhice e tratamento de algumas doenças como aterosclerose, cerebrovascular, disfunção hepática, hipertensão e tratamento da menopausa[53].

Embora os estudos em mulheres sejam mais limitados, temos pesquisas demonstrando que o ginseng vermelho coreano melhora a excitação sexual em mulheres na menopausa. O mecanismo proposto é o relaxamento do músculo liso cavernoso, clitoriano e nas paredes vaginal[54,55].

A administração oral de extratos de Ginseng Vermelho Coreano melhorou a excitação sexual, em estudo crossover com 28 mulheres na menopausa[54].

Recente revisão sistemática forneceu evidências positivas de Panax Ginseng para função sexual e Ginseng Vermelho Coreano para excitação sexual em mulheres na menopausa[55].

Em geral, o ginseng é bem tolerado, porém, pode causar efeitos colaterais gastrointestinais menores. Pode ainda, interferir com a medicação anticoagulante e deve ser descontinuado uma semana antes de cirurgias. O ginseng demonstrou ter efeitos estrogênicos, portanto, deverá ser evitado nos pacientes com neoplasias hormônios dependente[56,57].

- **Posologia:** são usadas raízes secas na forma de extratos ou tintura. Recomenda-se a dose de 5 a 30 mg de ginsenosídeos totais divididos em duas tomadas diárias.

Nota da Editora: *(Vide Capítulo 18 – Bulário).*

Ginkgo biloba L.

Extracto de *Ginkgo biloba* L., vêm das espécies de árvores mais antigas do mundo, tem sido utilizada em Medicina tradicional chinesa para tratar várias doenças, incluindo depressão e disfunção sexual. Com relação à disfunção sexual, pensa-se que o Ginkgo pode causar a liberação de fator relaxante derivado do endotélio e prostaciclina, resultando em vasodilataçã. Além disso, o Ginkgo modula o óxido nítrico (NO), causando relaxamento vascular, aumentando assim o fluxo sanguíneo para os tecidos periféricos[57-60].

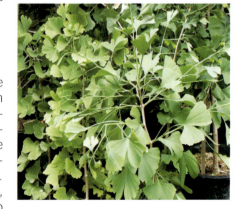

Figura 3.6 – *Ginkgo biloba* L.

Ginkgo aparece mencionado como remédio fitoterápico somente na dinastia Yuan (1280-1368). A medicina chinesa utilizava suas sementes maduras por possuírem propriedades antiasmáticas e expectorantes. Somente após estudos farmacológicos e clínicos nas décadas de 1960 e 1970 é que foi admitido o uso de preparações a partir das folhas nas indicações atuais (Fig. 3.6). As folhas, para fins medicinais, devem ser colhidas ainda verdes, durante o verão e o processo de secagem deve ser realizado em baixa temperatura para preservar a estabilidade de seus princípios ativos. As sementes da *Ginkgo biloba* L., quando ingeridas antes das refeições, apresentam propriedades digestivas[61].

Ginkgo biloba L. contém três tipos de compostos, que contribuem para seu efeito terapêutico: flavonoides, diterpenos e sesquiterpenos. Os princípios ativos mais importantes são derivados diterpênicos, dos quais se destacam os ginkgólidos e os sesquiterpenos, conhecidos como bilobálidos, que são substâncias originais encontradas unicamente nas folhas da planta, além de ácidos orgânicos, que têm papel importante na solubilidade do extrato.

Nos últimos 20 anos, muitas pesquisas têm sido realizadas sobre a farmacologia da *Ginkgo* e de seus constituintes químicos, várias delas utilizando extratos padronizados para determinação de seu conteúdo em flavonoides. Esses componentes parecem contribuir para atividade farmacológica em condições associadas ao envelhecimento.

Os flavonoides contidos na *Ginkgo biloba* possuem propriedades farmacológicas em três níveis diferentes:

- *ação vascular:* provoca aumento da perfusão arterial e restaura o tônus venoso, promovendo aumento do fluxo sanguíneo cerebral e redução das lesões associadas à isquemia cerebral;
- *ação antitrombogênica:* evita a formação de trombos;
- *ação metabólica:* permite uma potente e eficaz ação antagonista de radicais livres e da lipoperoxidação das membranas celulares.

Ginkgo biloba L. está, portanto, indicada como facilitadora do fluxo sanguíneo arterial, cerebral e periférico; protetora da integridade estrutural das membranas celulares contra ataques de radicais livres; protetora da rede capilar, aumentando sua resistência e diminuindo sua hipermeabilidade; redutora da hiperagregabilidade de plaquetas e eritrócitos; ativadora do metabolismo neuronal, entre outras[61].

Em 2004, Wheatley utilizando 240 mg diários de *Ginkgo biloba* L. em pacientes com disfunção sexual devido ao uso de drogas antidepressivas, observou uma boa resposta individual, porém não estatisticamente significante[62].

Entretanto, Meston e colaboradores, em 2008, não demonstraram impacto substancial na função sexual em mulheres com distúrbio da excitação que utilizaram 300 mg diários de extrato de *Ginkgo biloba* L., a curto e longo prazo[63]. Em outro estudo conduzido por Pebdani e colaboradores em 2014, observou melhora no desejo sexual em mulheres na menopausa. Os autores concluíram que o *Ginkgo biloba* L. pode ter propriedades estrogênicas fracas[64].

Geralmente Ginkgo é bem tolerado, porém, pode causar risco de sangramento se utilizado associado a medicação anticoagulante. Seu uso deve ser descontinuado no pré-operatório e não pode ser utilizado em pacientes com distúrbios hemorrágicos. Ginkgo pode ter aditivo anticoagulante/ antiplaquetários e, portanto, deve ser usado com precaução com anti-inflamatório não hormonais[57,65].

- **Posologia:** recomenda-se a dose total diária de 80 a 160 mg de extrato vegetal, divididas em duas tomadas diárias, antes das principais refeições.

Nota da Editora: *(Vide Capítulo 18 – Bulário).*

Maca Peruana *(Lepidium meyenii* Walp.*)*

Lepidium meyenii Walpers (maca) é uma planta da família *Brassicaceae* (mostarda) do gênero *Lepidium* de origem peruana que cresce nos Andes a 4.000 metros de altura, onde é cultivada há mais de 2000 anos. Habita lugares extremamente gelados, ensolarados e com ventos fortes. Há séculos essa planta vem sendo usada nos Andes como alimento, afrodisíaco e para aumento da fertilidade em seres humanos e oferecida como alimento para animais domésticos. Seus hipocótilos naturalmente desidratados são consumidos em porções de aproximados 20 g/dia. O início do seu cultivo provavelmente se deu em San Blas (Óndores) há aproximadamente 1300-2000 anos[66].

Existem vários tipos de Maca que são diferenciadas pelas cores dos seus hipocolitos. No Peru foram identificadas treze cores, desde o branco ao preto. Recentemente estudos têm demonstrado que existem diferentes ações biológicas de acordo com a cor da Maca; por exemplo: a preta mostrou melhores resultados na espermatogênese, memória e fadiga, enquanto a Maca vermelha reverteu a hiperplasia benigna da próstata e, experimentalmente, a osteoporose induzida. Estas diferenças parecem depender das propriedades biológicas e das diferenças de solo e de cultura, ao invés de tipos morfológicos; no entanto, contrasta o fato de que todas as variedades encontram-se no mesmo *habitat*[67].

Dentre os aspectos químicos, se destacam os metabólitos primários (componentes nutricionais) e secundários (com propriedades biológicas e medicinais). Os componentes nutricionais da Maca desidratada são: 13-16% de proteínas, 59% de carboidratos, 2,2% de lipídios e mais de 8,5% de fibras, além de ser muito rica em aminoácidos essenciais. Os principais aminoácidos encontrados são: leucina, arginina, fenilalanina, lisina, glicina, serina, valina, alanina, isoleucina e ácido aspártico e glutâmico. Ácidos graxos livres encontram-se principalmente na forma de: ácido linoleico, palmítico e oleico. Ácidos graxos saturados correspondem 40,5% enquanto os insaturados representam 52,7%. Já o hipocolito fresco da Maca apresenta 80% de água, grandes quantidades de cálcio e ferro; outros minerais como cobre, zinco, potássio também são encontrados nas duas formas da Maca[67].

Observamos que os trabalhos disponíveis na literatura dão enfoque maior aos efeitos do *Lepidium Meyenii* na função sexual masculina, havendo poucos estudos relacionados a sexualidade feminina.

Meissner publicou um estudo clínico piloto, duplo-cego e placebo controlado em que verificou aumento do estrogênio, progesterona e LH e diminuição do FSH após 8 meses de uso de Maca 2 g em cápsulas gelatinosas quando comparados ao placebo. A possibilidade de efeitos estrogênicos se baseia no fato de que Maca contém os fitoestrógenos A-sitosterol. A Maca pode promover a proliferação de células MCF-7, uma célula da linhagem do câncer de mama receptor positivo. Alcaloides, isotiocianatos, e glucosinolatos são também potenciais componentes ativos de Maca. Um dos constituintes, indole-metil glucosinolatos (glucobrassicin), pode modular a atividade androgênica, uma vez que pode ser enzimaticamente hidrolisado para 3,3-diindolilmethano, conhecido como um antagonista específico do receptor de androgênio. O 3,3-diindolilmethano é o primeiro exemplo de um antagonista do receptor de androgênio pura a partir de plantas[68].

Por outro lado, Brooks e cols., 2008 concluiu em seu estudo placebo duplo-cego controlado que Maca não exerceu um efeito estrogênico em catorze mulheres após a menopausa, tal como indicado pela ausência de uma mudança nas concetrações séricas de estradiol sérico, FSH, LH, e concentrações de SHBG. No entanto, ficou demonstrado que o Lepidium Meyenii foi eficaz na redução dos sintomas psicológicos, incluindo ansiedade e depressão, assim como a disfunção sexual associada à menopausa. De qualquer maneira, o número de participantes não foi expressivo[69].

Segundo Dording e cols., 2008, apesar de não haver muitos estudos em humanos, o índice de segurança da Maca é relativamente amplo e torna-a uma boa candidata para estudos controlados e sistemáticos. Devido aos relatos de poucos efeitos colaterais, a Maca pode ser uma opção para populações idosas e cardiopatas e que possuem contraindicação aos inibidores da fosfodiesterase, como a sildenafila, além de ser menos onerosa. Reações adversas incluem dormência, dor de cabeça, reações dermatológicas, apreensão, priapismo, gastrite, privação do sono, sangramento vaginal, tontura, palpitações, sudorese, tremores, náuseas, vômitos, diarreia e mal-estar. Dording e cols. demonstrou que a raiz de maca pode aliviar a disfunção sexual induzida por inibidores seletivos da recaptação de serotonina (ISRS), mas usou uma amostra pequena de 3 homens e 17 mulheres[70].

Lima e cols. (2018), estudaram os efeitos do *Lepidium Meyenii* na função sexual de mulheres após a menopausa, em ensaio clínico, prospectivo, no qual foram analisadas 25 pacientes adultas do sexo feminino atendidas no Ambulatório de Climatério da UNIVAS, após a menopausa e portadoras de algum grau de disfunção sexual, alocadas em dois grupos: Grupo 1: Maca com 15 mulheres (1 cap 875 mg de extrato *Lepidium Meyenii* de 12/12 h) e Grupo 2: Placebo (1 cap de 12/12 h) com 10 mulheres. Foram aplicados os questionários com a finalidade da obtenção dos dados sócio demográficos e do Questionário *Female Sexual Function Index* (FSFI), na primeira consulta, após 90 dias e após 180 dias do uso da medicação. Concluíram que o uso do *Lepidium Meyenii* na função sexual de mulheres após a menopausa demonstrou uma melhora significante no score do Questionário FSFI após 90 dias nos domínios: desejo, excitação e orgasmo, e após 180 dias dos domínios: desejo, lubrificação, excitação e orgasmo, comparados ao placebo[71].

O estudo da sexualidade feminina está em evidência, assim como as drogas que exercem influência na função sexual. Assim há necessidade de mais estudos randomizados, controlados por placebo, visando o *Lepidium meyenii* Walp.

- ***Withania somnifera***

A *Withania somnifera* é uma planta da família das solanáceas conhecida popularmente como Ashwagandha ou cereja-de-inverno. É uma das ervas mais importantes da Medicina Ayurvédica, conhecida por melhorar a condição física e psicológica do corpo.

Estudo piloto randomizado realizado na Índia em 2015, com 50 mulheres utilizando suplemento de extrato de raiz de ashwagandha de alta concentração (HCARE) por 8 semanas, demonstrou melhora na função sexual em mulheres saudáveis, avaliadas pelo Questionário do Índice de Função Sexual Feminina (FSFI) e a Escala de Distúrbio Sexual Feminino (FSDS)[71].

Conclusões

A resposta sexual necessita de coordenação dos sistemas vascular, endócrino e neurológico. Qualquer condição orgânica que altere um ou mais desses sistemas pode conduzir a uma disfunção sexual.

As condições mórbidas podem influenciar a sexualidade de forma direta ou indireta. Podem exercem influência direta quando, em função da própria moléstia o coito ou qualquer manifestação da sexualidade torna-se difícil. A influência indireta faz-se quando uma doença leva as alterações emocionais sobre a realização sexual ou o tratamento apresenta consequências negativas para o exercício da sexualidade.

Dentre as causas orgânicas das disfunções sexuais, os fatores hormonais ocupam lugar de grande importância.

O tratamento medicamentoso das disfunções sexuais de causa hormonal ou devido ao processo de envelhecimento baseia-se na utilização de drogas estrogênicas e vasoativas que melhoram o trofismo vaginal, aumentam a vasocongestão e, consequentemente a lubrificação vaginal. Nos casos de distúrbio do desejo hipoativo a escolha deve-se optar por drogas com ação androgênica ou dopaminérgica, dependendo do caso, que estimule o aumento da testosterona livre e diminua a secreção de prolactina.

Até o presente não há drogas específicas para atingir-se o orgasmo, entretanto, os diversos medicamentos, incluindo os fitoterápicos utilizados no tratamento dos distúrbios do desejo e da excitação, podem facilitar ou mesmo levar ao orgasmo. Existem muitas possibilidades terapêuticas medicamentosas, sendo que todas elas encontram-se em fases adiantadas de estudos. Os fitomedicamentos, da mesma forma, vêm sendo pesquisados e utilizados, cada vez mais, no tratamento dos distúrbios sexuais.

Referências Bibliográficas

1. World Health Organization. The World Health Report 1998. Life in the 21s century: a vision for all. Geneve: World Health Organization; 1998 (51st. World Health Assembly; A51/3 17 march 1998).
2. Conselho Federal de Medicina. Resolução CFM nº 1785/2006. [on line] Disponível em:http://www.portalmedico.org.br/resolucoes/cfm/2006/1785_2006.htm [Acesso em 20 Jan 2011].
3. Santana TGM; Lima SMRRL; Silva HFS; Gonçalves N . Fitomedicamentos e Sexualidade. In Lima SMRR. Fitomedicamentos na Prática Ginecológica e Obstétrica. 2.ed.São Paulo: Editora Ateneu, 2009;p131-144.
4. Lima SMRR, Silva HFS, Postigo S, Aoki T. Disfunções sexuais feminina: questionários utilizados para avaliação inicial Arquivos Médicos dos Hospitais e da Faculdade de Ciências Médicas da Santa Casa de São Paulo, v. 55, p. 1-6, 2010.
5. Kaiser FE. Sexual function and the older woman. Clin Geriatr Med. 2003; 19:463-72.
6. Loyola MA. Sexualidade e medicina: a revolução do século XX. Cad Saúde Pública. 2003; 19:875-84.
7. Lopes GP, Claro JA, Rodrigues Júnior OM. Disfunções sexuais femininas. Int Braz J Urol. 2003; 29:29-34.
8. Cavalcanti AL. Sexualidade nas mulheres histerectomizadas submetidas à estrogenioterapia. [Dissertação – Mestrado]. São Paulo: Faculdade de Medicina. Universidade de São Paulo; 2002.
9. Vitiello N, Rodrigues Jr. OM. As bases anatômicas e funcionais do exercício da sexualidade. São Paulo, Iglu: 141-162,1997.
10. Cavalcanti R, Cavalcanti M. Tratamento Clínico das Inadequações Sexuais. São Paulo, Roca, 1997.
11. Cavalcanti AL. Efeitos do citrato de sidenafila na circulação do clitóris em mulheres na pós-menopausa com disfunção orgástica avaliadas por Doppler. [Tese – Doutorado]. Faculdade de Medicina da Universidade de São Paulo; 2006.
12. Abdo CHN. Ciclo de resposta sexual: menos de meio século de evolução de um conceito. Rev Diagn Tratamento. 2005; 10:220-2.
13. Masters WH, Johnson VE. A resposta sexual humana. São Paulo: Roca; 1984.
14. Kaplan HS. A Nova Terapia do Sexo, 6ª ed. Rio de Janeiro, Nova Fronteira: 22-52, 1974.
15. American Psychiatric Association. Manual Diagnóstico e Estatístico dos Transtornos Mentais. 4. ed. Porto Alegre. Artmed. 1994.
16. Basson R, Althof S, Davis S, Fugl-Meyer K, Goldstein I, Leiblum S, et al. Summary of the recommendation on sexual dysfunctions in women. J Sex Med. 2004; 1:24-34.
17. Abdo CHN. Desempenho difícil, satisfação impossível. In: Abdo CHN. Descobrimento sexual do Brasil: para curiosos e estudiosos. São Paulo: Summus; 2004a. p.90-100.
18. Abdo CHN. As diferenças sexuais entre estados brasileiros. In: Abdo CHN. Descobrimento sexual do Brasil: para curiosos e estudiosos. São Paulo: Summus; 2004b. p. 102-19.
19. Basson R. Humam sex-response cycles. J Sex Marital Ther. 2001; 27:33-43.
20. Carvalho J, Nobre P. Predictors of women's desire: the role of psychopathology, cognitive emotional determinants, relationship dimensions, and medical factors. J Sex Med. 2009; 7:928-37.
21. Munjack DJ, Oziel LJ. Sexologia: diagnóstico e tratamento. Rio de Janeiro – São Paulo, Atheneu: 25-39,1984.
22. Vitiello N, Rodrigues Jr. OM. As bases anatômicas e funcionais do exercício da sexualidade. São Paulo, Iglu: 141-162,1997.
23. Masters WH, Johnson VE. A conduta sexual humana, 3ª ed. Rio de Janeiro, Civilização Brasileira, 1979.
24. McCoy NL. The menopause and sexuality. In: Régine Sitruk-Ware, Wulf H. Utian eds. The menopause and hormonal replacement therapy. New York: Marcel Dekker: 73-100,1991.

25. Cavalcanti R. O sexo no climatério e na velhice. In: Sexologia I, eds. Ricardo Cavalcati, Nelson Vitiello, São Paulo, Fundo Editorial FEBRASGO: 9-24, 1984.
26. Masters WH, Johnson VE. A Incompetência Sexual. Rio de Janeiro, Civilização Brasileira, 1970.
27. Nachtigall LE. Sexual Function in the Menopause and Postmenopause. In: Lobo RA ed. Treatment of Postmenopause Woman: Basic and Clinical Aspects. New York, Raven Press Ltd: 301-306, 1994.
28. Lopes GP. Sexualidade Humana. Rio de Janeiro, Medsi, 1989.
29. Lima SMRR ; Postigo S; Dutra P; Saito S; Reis BF;Aoki T. Avaliação do perfil da sexualidade em mulheres no climatério. In: X Congresso da Sociedade Latino Americana de Medicina Sexual, 2009, Florianópolis. Anais/Abstract Book X Congresso da Sociedade Latino Americana de Medicina Sexual, 2009. p. 36.
30. Basson RB, Berman JR, Burnett A, et al. Report of the international consensus development conference on female sexual dysfunction: definitions and classifications. J Urol 2000; 163:888-93.
31. American Psychiatric Association. The Diagnostic and Statistical Manual of Mental Disorders: DSM 5. bookpointUS, 2013.
32. American Psychiatric Association. (2014). Manual diagnóstico e Estatístico de Transtornos Mentais-: DSM-5. Artmed Editora.
33. Mazaro Costa R, Andersen ML, Hachul H, Tufik S. Medicinal plants as alternative treatmens for female sexual dysfunction: Utopian vision or possible treatment in climacteric women? J Sex Med. 2010; 7:3695-714.
34. Adaikan PG, Gauthaman K, Prasad RN, Nq SL. Projectile pharmacological effects of tribulus terrestris extract on the rabbit corpus cavernosum. Ann Acad Med Singapoure. 2000; 29:22-6.
35. Gauthaman K, Adaikan PG, Prasad RN. Aphrodisiac properties of Tribulus terrestris extract (protodioscin) in normal and castrated rats. Life Sci. 2002; 71:1385-96.
36. Shamloul R. Natural aphrodisiacs. J Sex Med. 2010; 7:39-49.
37. Zarkova S. Steroid saponins of Tribulus terrestris having a stimulant effect on the sexual functions. Rev Port Cienc Vet. 1992; 79:117-26.
38. Adaikan G; Gauthaman K; Prasad RNV. History of herbal medicines with an insight on the pharmacological properties of Tribulus terrestris The Aging Male, 2001, Vol. 4, No. 3 : Pages 163-169.
39. Lima SMRR ; Botogoski SR;Alves DL; Postigo S; Aoki T. Considerações sobre Sexualidade Humana e Tribulus Terrestris. Ars Cvrandi, v. 1, p. 7-11, 2008.
40. Bedir E, Khan IA. New steroidal glycosides from the fruits of Tribulus terrestris. J Nat Prod. 2000; 63:1699-701.
41. Cai L, Wu Y, Zhang J, Pei F, Xu Y, Xie S, et al. Steroidal saponins from Tribulus terrestris. Planta Med. 2001; 67:196-8.
42. Xu YJ, Xie SX, Zhao HF, Han D, Xu TH, Xu DM. [Studies on the chemical constituents from Tribulus terrestris]. Yao Xue Xue Bao. 2001; 36:750-3.
43. Sun W, Gao J, Tu G, Guo Z, Zhang Y. A new steroidal saponin from Tribulus terrestris Linn. Nat Prod Lett. 2002; 16:243-7.
44. Bedir E, Khan IA, Walker LA. Biologically active steroidal glycosides from Tribulus terrestris. Pharmazie. 2002; 57:491-3.
45. Riley A, Riley E. Controlled studies on women presenting with sexual drive disorder: I. Endocrine status. J Sex Marital Ther.2000; 26:269-83.
46. Nian H, Qin LP, Chen WS, Zhang QY, Zheng HC, Wang Y. Protective effect of steroidal saponins from rhizome of anemarrhena asphodeloides on ovariectomy – induced bone loss in rats. Act Pharmacol Sin. 2006;27:728-34.
47. Gauthaman K, Ganesan AP. The hormonal effects of Tribulus terrestris and its role in the management of male erectile dysfunction-an evaluation using primates, rabbit and rat. J Phytomedicine. 2008; 15:44-54.
48. Postigo S. Estudo dos efeitos do Tribulus terrestris na função sexual de mulheres após a menopausa. [Tese-Mestrado]. Faculdade de Ciências Médicas da Santa Casa de São Paulo; 2011. Orientadora: Profa. Dra. Sônia Maria Rolim Rosa Lima.
49. Akhtari E, Raisi F1, Keshavarz M, Hosseini H, Sohrabvand F, Bioos S, Kamalinejad M, Ghobadi A. Tribulus terrestris for treatment of sexual dysfunction in women: randomized double-blind placebo - controlled study. Daru. 2014 apr 28; 22-40.
50. Postigo S, Lima SMRR, Yamada SS, Reis BF, Silva GMD, Aoki T. Assessment of the effects of Tribulus terrestris on sexual function of menopausal women, Rev. Bras. Ginecol. Obstet. 38 (3) (2016) 140-146.
51. Vogler BK, Pittler MH, Ernst E. The efficacy of ginseng. A systematic review of randomized clinical trials. Eur J Clin Pharmacil 55:5567-575,1999.
52. Skidmore-Roth L. Mosby´s Handbook of herbs & Natural Sopplements. 3ed. Elsevier Mosby, 2006, 492-7.
53. Tachijawa E, Kudo K, Harada K, Kashimoto T, Miate Y, Kakizaki A, Takashahi E. Effects of Ginseng saponins on responses induced by various receptor stimuli. Eur J Pharmacol.1999;369:23-32.
54. Oh, Kyung-Jin; Chae, Myeong-Jeong; Lee, Hyun-Suk; Hong, Hee-Do; Park, Kwangsung. Effects of Korean red ginseng on sexual arousal in menopausal women: Placebo-controlled, double-blind crossover clinical study. J Sex Med 2010; 7(4 Pt 1): 1469-77.
55. Lee, Hye Won; Choi, Jiae; Lee, YoungJoo; Kil, Ki-Jung; Lee, Myeong Soo. Ginseng for managing menopausal woman's health: A systematic review of double-blind, randomized, placebo-controlled trials. Medicine (Baltimore); 95(38): e4914, 2016 Sep.

56. Lee Y, Hin Y, Lim W, et al. A ginsenoside-Rh1, a component of ginseng saponin, activates estrogen receptor in human breast carcinoma MCF-7cells. J Steroid Biochem Mol Biol 2003;84:463–8.
57. West E, Krychman M. Natural Aphrodisiacs—A Review of Selected Sexual Enhancers. Sex Med Rev 2015;3:279–288.
58. Murray M. The healing power of herbs. 2nd edition. Rocklin, CA: Prima Publishing; 1995:147.
59. Chen X, Salwinski S, Lee TJ. Extracts of Ginkgo biloba and ginsenosides exert cerebral vasorelaxation via a nitric oxide pathway. Clin Exp Pharmacol Physiol 1997;24:958–9.
60. Sikora R, Sohn M, Deutz FJ. Ginkgo biloba extract in the therapy of erectile dysfunction. J Urol 1989;141:188.
61. Fetrow CW, Ávila JR. Professional´s Handbook of Complemetary&Alternative Medicines. 3 ed. Philadelphia. Lippincott, Williams@Wilkins, 2004,p358-364.
62. Wheatley D. A Triple-blind, placebo-controlled Trial of Ginkgo Biloba in sexual dysfunction due to antidepressant drugs.Hum Psychopharmacol, 2004;19(8):545-8.
63. Meston CM, Rellini AH, Telch MJ. Short- and long-term effects of Ginkgo biloba extract on sexual dysfunction in women. Arch Sex Behav. 2008;37(4):530-47.
64. Pebdani MA, Taavoni S, Seyedfatemi N, Haghani H. Triple-blind, placebo controlled trial of Ginkgo biloba extract on sexual desire in postmenopausal women in Tehran, Iran. J. Nurs. Midwifery Res. 19 (3) (2014) 262-265
65. Haller C, Kearney T, Bent S, et al. Dietary supplement adverse events: Report of a one-year poison center surveillance project. J Med Toxicol 2008;4:84–92.
66. Gonzales GF, Gonzales C, Gonzales-Castañeda C. Lepidium meyenii (Maca): a Plant from the Highlands of Peru – from tradition to science. Res Complem Med. 2009; 16(6):373-80. doi: 10.1159/000264618.
67. Gonzales GF, Villaorduña L, Gasco M, Rubio J, Gonzales C. [Maca (Lepidium meyenii Walp), a review of its biological properties]. Rev Peru Med Exp Salud Publica. 2014;31(1):100-10. Review. Spanish. PubMed PMID: 24718534.
68. Meissner HO, Kapczynski W, Mscisz A, Lutomski J. Use of gelatinized Maca (Lepidium peruvianum) in early postmenopausal women a pilot study. Int J Biomed Sci 2005;1:33/45.
69. Brooks NA, Wilcox G, Walker KZ, Ashton JF, Cox MB, Stojanovska L. Beneficialeffects of Lepidium meyenii (Maca) on psychological symptoms and measures ofsexual dysfunction in postmenopausal women are not related to estrogen or androgen content. Menopause.2008Nov-Dec;15(6):1157-62. doi:10.1097/gme.0b013e3181732953. PubMed PMID: 18784609.
70. Dording CM, Fisher L, Papakostas G, Farabaugh A, Sonawalla S, Fava M, Mischoulon D. A double-blind, randomized, pilot dose-finding study of maca root (L. meyenii) for the management of SSRI-induced sexual dysfunction. CNS Neurosci Ther. 2008 Fall;14(3):182-91. doi: 10.1111/j.1755-5949.2008.00052.x. PubMed PMID: 18801111).
71. Lima SMRR, Reis BF, Silva GMD, Postigo S, Ferrer LO, Brunet Filho O. Effects of Lepedium meyenni walp (Peruvian maca) on the sexual function of postmenopausal women. Abstract Book & Disclosers North American Menopause Society, San Diego-CA, NAMS 2018. p 66.
72. Dongre, Swati; Langade, Deepak; Bhattacharyya, Sauvik. Efficacy and Safety of Ashwagandha (Withania somnifera) Root Extract in Improving Sexual Function in Women: A Pilot Study. Biomed Res Int; 2015; 2015:284.

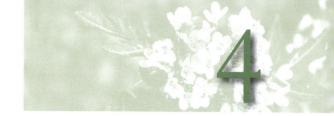

Fitomedicamentos e Sexualidade Masculina

- Gustavo Maximiliano Dutra da Silva
- Ana Lúcia Cavalcanti
- Sônia Maria Rolim Rosa Lima

Introdução

Sexualidade é um aspecto central de ser humano ao longo da vida e engloba sexo, identidades e papéis de gênero, orientação sexual, erotismo, prazer, intimidade e reprodução. Ela é vivida e expressa em pensamentos, fantasias, desejos, crenças, atitudes, valores, comportamentos, práticas, papéis e relacionamentos. Embora possa incluir todas essas dimensões, nem todas elas são sempre experimentadas ou expressadas. A sexualidade é influenciada pela interação de fatores biológicos, psicológicos, sociais, econômicos, políticos, culturais, legais, históricos, religiosos e espirituais[1]. Envolve representações socialmente construídas e diferentes indivíduos lhe atribuem diferentes significados. Contempla a imagem que as pessoas têm de si próprias como mulheres e homens. A relação sexual é antes de tudo uma relação social envolvendo relações de poder, hierarquia, expectativas e significados sociais, obedecem às regras construídas e concensuadas pelo social[2].

Desde o começo da civilização ocidental, o pênis foi mais do que uma parte do corpo, foi uma ideia, uma medida padrão conceitual do lugar do homem no mundo. Os homens terem pênis é um fato biológico, mas como pensam a seu respeito e se sentem em relação a ele e o usam, é um fato cultural que varia de época para época. A ereção peniana tem várias representações que culturalmente simbolizam a masculinidade, virilidade e jovialidade[3]. O homem se relaciona primeiro com o seu pênis e depois com a parceira. Quando homens e mulheres falam de sexo, não estão falando de sexo da mesma maneira. Enquanto os discursos femininos se centram na contextualização afetivo-romântica das suas relações, os discursos dos homens enfocam a capacidade técnica corporal para o desempenho do ato sexual [4].

Apesar dos avanços, as disfunções sexuais masculinas podem trazer consigo crenças errôneas e mitos, na grande maioria falsa e vêm acompanhadas de sentimentos de insegurança, ansiedade e medo do fracasso, têm grande impacto na qualidade de vida atingindo de modo negativo as relações afetivas e de autoestima. As principais disfunções são: Retardo da Ejaculação, Transtorno Erétil, Transtorno do Desejo Sexual Masculino Hipoativo, Ejaculação Precoce e Disfunção Sexual Induzida por Medicação/Substância[5].

- Transtorno erétil é a dificuldade em obter e/ou manter uma ereção adequada para um intercurso sexual satisfatório.
- Ejaculação prematura (precoce) é o início persistente ou recorrente de orgasmo e ejaculação mínima antes, durante ou logo após a penetração antes do momento desejado pelo indivíduo.

- Ejaculação retardada é o retardo acentuado na ejaculação, ou baixa frequência importante ou ausência de ejaculação.
- Transtorno do desejo masculino hipoativo é a deficiência ou ausência de fantasias sexuais e desejo de ter atividade sexual, de forma persistente ou recorrente.

O DSM-5 frisa a necessidade de os sintomas persistirem por pelo menos 6 meses e causarem sofrimento clinicamente significativo ao indivíduo[5].

Estudos epidemiológicos evidenciam alta prevalência e incidência de transtorno erétil (DE) em todo o mundo, assim como sua associação direta com o envelhecimento. Ocorre em 10 a 52% de homens pode estar associada ao *Diabetes mellitus*, ao uso de anti-hipertensivo e antidepressivo ou com causas orgânicas como hipogonadismo, hiperprolactinemia e desordens neurológicas[6]. Resultados do primeiro estudo prospectivo sobre a incidência de disfunções sexuais em homens brasileiros demonstraram que no Brasil o transtorno erétil atinge 46,2%, a ejaculação prematura- 15,8%, Transtorno do desejo sexual hipoativo masculino- 12,3% e a ejaculação retardada- 10%. Cerca de 10% a 15% de homens com transtorno erétil têm concentrações séricas de testosterona abaixo da normalidade. Entre 18 e 39 anos, 32% dos brasileiros têm transtorno erétil mínimo, 10,3% moderada e 1,1% completa. Acima dos 70 anos há 21,1% de transtorno erétil mínimo, 35,1% moderada e 12,3% completo[7].

Neste capítulo, citaremos trabalhos que investigaram a ação dos constituintes encontrados em plantas e sua importância no desenvolvimento da medicina para formulações terapêuticas no tratamento de disfunções sexuais masculinas. Para melhor entendimento iniciaremos com algumas considerações sobre os princípios básicos da sexualidade masculina.

Inervação dos genitais

A inervação dos genitais é proveniente dos nervos raquidianos (plexo lombar e plexo sacro). O plexo lombar forma-se pela união dos ramos anteriores dos quatro primeiros nervos lombares. Dele partem os nervos pequenos e grande abdominogenital, ramos do primeiro nervo lombar, e o nervo genitocrural ramo do segundo nervo lombar. Eles atravessam o canal inguinal e inervam o tegumento do púbis, o escroto e o pênis. O plexo sacral é constituído pelos ramos anteriores do quinto nervo lombar e do primeiro, segundo, terceiro e quarto nervos sacrais.

Divide-se em duas partes:
- Plexo sacral: formado pelo quinto nervo lombar, primeiro e segundo nervos sacrais, de onde parte a inervação para os membros inferiores e a cinta pélvica.
- Plexo pudendo, formado pelo terceiro e quartos nervos sacrais, que inervam o períneo e os órgãos genitais [8].

As raízes pudendas se anastomosam com o plexo hipogástrico, e do plexo pudendo que origina o nervo pudendo interno, o qual é dividido em inferior e superior. O ramo inferior inerva o esfíncter anal e os músculos; transverso, isqueocavernoso e bulbocavernoso, sendo responsável pela inervação do tegumento das bolsas escrotais e do bulbo peniano, acompanhando o trajeto da uretra até a base da glande. O ramo superior ou nervo dorsal do pênis emite diversas colaterais para os corpos cavernosos e segue até a glande.

O sistema nervoso simpático inerva os genitais por intermédio do plexo espermático e hipogástrico. Este último constitui a grande fonte de inervação simpática dos órgãos intrapélvicos e dos genitais externos. O parassimpático que inerva essa área provém dos nervos esplênicos pélvicos (do segundo ao quarto nervo sacral), sobretudo o terceiro. No pênis é o principal responsável pela condução dos estímulos que promovem a vasodilatação arterial dos órgãos eréteis.

A região do cérebro responsável pela sexualidade humana encontra-se no septo pelúcido, área pré-óptica medial, no hipotálamo (em especial nos núcleos arcuato, periventricular, ventromedial) e na amígdala. O hipotálamo é considerado uma das estruturas decisivas na coordenação da conduta sexual. A área pré-óptica medial está diretamente vinculada à conduta erótica. Na amígdala existem centros inibidores da sexualidade. O córtex também está envolvido por conter nossa cultura, aprendizagem e condicionar nosso comportamento. A relação do meio ambiente com o córtex dá-se por cinco modalidades sensoriais: visão, tato, audição, olfato e gustação[8].

Neurotransmissores que atuam na resposta sexual

São moléculas protéicas sintetizadas no corpo celular dos neurônios e transportadas ao terminal axônico. Após liberação da resposta a um potencial de ação proveniente de neurônios vizinhos, são removidos ou desativados na própria célula nervosa ou na fenda sináptica. São classificados em três grupos: sistema adrenérgico (simpático), sistema colinérgico (parassimpático) e sistema não adrenérgico e não colinérgico (NANC).Os neurotransmissores dopamina, noradrenalina e adrenalina são adrenérgicos mais conhecidos. A acetilcolina é o representante no sistema colinérgico e o óxido nítrico (NO) dos NANC. Outros que têm efeito significativo na sexualidade são os peptídeos neurotransmissores do tipo opióide (endorfinas) e os peptídeos hipofisários (vasopressina, ocitocina e prolactina). A dopamina aumenta o desejo e estimula a busca ativa pelo prazer, enquanto a prolactina diminui. Tanto a acetilcolina quanto o óxido nítrico promovem a excitação. A noradrenalina promove o orgasmo, enquanto a serotonina exerce efeito contrário[9].

Andrógenos

Os hormônios sexuais possuem importante papel na fisiologia do desejo sexual. São lipossolúveis, portanto atravessam livremente a membrana plasmática das células-alvo para exercer sua função diretamente sobre receptores intracelulares específicos.

Os andrógenos são produzidos nos testículos e córtex das glândulas suprarrenais. Destes hormônios, os principais representantes são: a dehidrotestosterona, a testosterona, a androstenediona, a diidroepiandrosterona (DHEA) e seu sulfato (SDHEA). Sua produção é controlada pelo sistema hipotálamo-hipofisário, através da liberação, pelo hipotálamo, do hormônio liberador de gonadotrofinas (GnRH), capaz de induzir a hipófise a produzir o hormônio luteinizante (LH), o qual estimula o testículo (nas células de Leydig) a produzir testosterona. A própria testosterona provoca um *feedback* no hipotálamo que poderá liberar menos ou mais GnRH dependendo da quantidade do andrógeno circulante. O mesmo acontece em relação às suprarrenais, a qual é estimulada pelo hormônio adrenocorticotrófico (ACTH), liberado pela hipófise anterior [9].

A conversão de esteróides precursores em androgênios ativos nos tecidos através da enzima 5-alfa-redutase, o S-DHEA e a Δ4-androstenediona podem ser convertidos perifericamente em testosterona e nos tecidos-alvo a diidrotestosterona, que é três vezes mais potente. A androstenediona possui cerca de 20% do efeito da testosterona, e em torno de 90% é sintetizada nos testículos e suprarrenais e 10% nos tecidos periféricos. A DHEA é produzida principalmente pelas suprarrenais, e o restante (10 a 15%), pelas gônadas. O SDHEA origina-se quase exclusivamente das suprarrenais, e por ser mais estável que a DHEA, é usado como medida direta da atividade androgênica da supra-renal.

Os androgênios estimulam a produção de esperma, agem na integridade da massa muscular e óssea e na manutenção do desejo sexual. Acredita-se que a testosterona estimule o desejo sexual por elevar os níveis de dopamina. Exerce também efeito anabólico positivo na sensação de bem-estar, no aumento do vigor físico e na melhora do humor.

A testosterona é o fator biológico responsável pela busca ativa do envolvimento sexual e na gênese das fantasias eróticas, importante fator desencadeador do desejo, o qual também pode surgir espontaneamente de fatos vivenciados ou de pensamentos sexuais provocados, pelas sensações produzidas por estímulos externos sexualmente efetivos.

A testosterona também exerce papel na inibição da serotonina, dos opióides, prolactina e da monoamonoxidase (MAO-enzima que metaboliza a dopamina), juntamente com a catecol-O--metil transferase (COMT); estimula a dopamina, adrenalina e a vasopressina. Ela apresenta-se ligada às globulinas ligadoras dos hormônios sexuais (SHBG) e outras proteínas plasmáticas na sua quase totalidade (98%), na sua forma livre (2%). Apresenta meia-vida de 10 a 20 minutos sendo inativada no fígado e convertida a androstenediona.

Apesar dos benefícios da testosterona no corpo humano, sabe-se que homens com concentrações plasmáticas hormonais dentro da normalidade não têm a indicação precisa de reposição hormonal na disfunção sexual masculina, há sempre de se preocupar com o aspecto biopsicossocial e cultural do indivíduo em questão. Muitas vezes o uso indiscriminado pelo profissional, sem avaliar essas questões, só traz efeitos colaterais, como aumento da oleosidade da pele e acne, alterações do metabolismo hepático, atrofia testicular e ginecomastia[9].

Deve-se investigar a possível presença de doenças como hipotireoidismo, doenças auto--imunes, doenças crônicas, diabetes, hipertensão, obesidade, hipercolesterolemia (Síndrome Metabólica), o uso de drogas lícitas (álcool e tabaco), ilícitas (Canabis sativa, cocaína, crack), estresse e medicações (cimetidina, cetoconazol, lovastatinas, anticonvulsivantes) que diminuem os níveis de testosterona e são causadores de disfunção sexual masculina.

Mecanismo da ereção

Calcula-se que nos Estados Unidos da América (EUA) existem cerca de 30 milhões de homens com transtorno erétil e, destes, em torno de 80% dos casos são de etiologia orgânica [9]. A história clínica acurada e exame físico cuidadoso fornecem todas as informações necessárias para correta condução do caso. A ereção peniana é uma resposta fisiológica dependente da integração de mecanismos psicológicos, vasculares, endócrinos, neurológicos e miogênicos desencadeados por uma resposta reflexa ou estímulo psicogênico de origem central [10].

A alta prevalência das disfunções da ejaculação por muito tempo foi considerada de origem psicológica e/ou urológica. Recentemente emerge a possibilidade das disfunções terem origem neurobiológica. A ejaculação é constituída de duas sucessivas fases: emissão e expulsão, as quais envolvem estruturas anatômicas pelviperineais. A estreita coordenação do simpático e parassimpático, assim como do sistema nervoso central, é necessária para a ejaculação ocorrer. Os órgãos envolvidos na emissão são: epidídimo, vias deferentes, vesícula seminal, próstata, uretra prostática, colo da bexiga, e os da expulsão são: colo da bexiga e uretra, assim como o músculo estriado dos músculos pélvicos.

Todos os órgãos que participam da emissão recebem inervação simpática e parassimpática que vêm do plexo pélvico, situado no plano sagital retro peritoneal, ao lado do reto, posterior à vesícula seminal que contêm fibras dos nervos pélvicos e hipogástrio, provenientes da cadeia caudal simpática paravertebral. O comando da emissão é feito pelos nervos terminais simpáticos pela liberação de norepinefrina, embora acetilcolina, oxitocina, incluindo os fatores não adrenérgicos e não colinérgicos (NAN), ATP, neuropeptídios Y (NPY) os peptídeos vasoativos (VIP) e o NO que são mediadores importantes nesse processo. A estimulação, especialmente da genitália, reflete a ativação dos receptores sensoriais na glande do pênis integrados à espinha sob controle cerebral e pode ser seguido ao visual e estimulação física erótica. A contração dos músculos pélvicos estriados é responsável pela expulsão do esperma da uretra para o meato da glande [11].

Os sistemas nervoso simpático e parassimpático interconectados ao plexo pélvico representam uma integração periférica e agem em sinergia para o comando dos eventos fisiológicos que ocorrem durante a ejaculação, e sofrem influência da sensação genital e/ou estimulação erótica integrada ao processo espinhal [11].

Afrodisíacos

As ervas tradicionais representam reservatório de ingredientes que estão presentes em cerca de 25% de todas as prescrições de Medicina moderna "ocidental" (Sharma e cols., 2010a)[12]. O termo afrodisíaco é usado na literatura mundial como sinônimo de fitoterápicos com ação na função sexual, deriva da palavra grega Afrodite, a deusa do amor, da beleza e do sexo, relacionada ao amor em seus diversos aspectos.

Existem relatos de civilizações antigas que faziam uso de medicações fitoterápicas para melhorar o desempenho sexual, fertilidade e aumento do pênis. Em nossos dias ainda existem fitoterápicos muito usados por várias culturas, transmitidos de geração para geração, mas sem comprovação científica. Nos últimos anos a busca de compostos bioativos nas plantas tem se acentuado.

Malvyia e cols.[13] realizaram revisão dos mais conhecidos afrodisíacos, dentre eles o *Tribulus terrestris, Withania somnifera, Euricoma longifólia, Avena sativa, Ginkgo biloba, Psoralea coryfolia*, e definiram afrodisíacos como qualquer alimento ou bebida que promove ação na função sexual. Podem ser classificados de acordo com seu modo de ação em três grupos: substâncias que aumentam a libido e excitação, a potência sexual e o prazer sexual.

Sumalatha e cols.[14] definiram como afrodisíaco qualquer substância que induz o desejo, aumenta o prazer e o desempenho sexual. Estas substâncias podem ser derivadas de plantas, animais ou minerais. São estimuladores psicofisiológicos (visual, tátil, olfativo, gustativo e auditivo).

Existem poucos trabalhos na literatura que abordem o tema fitoterapia na sexualidade masculina a imensa maioria testa medicamentos fitoterápicos em ratos. Alguns fitoterápicos que vêm sendo usados para tratamento do transtorno erétil apresentam variáveis graus de sucesso.

Chauan e cols.,[15] avaliaram o efeito de 100 mg do extrato alcoólico *Curculigoorchioides* no comportamento sexual e freqüência de ereção de ratos. O tratamento foi marcado por afetar positivamente o comportamento sexual dos animais, refletindo melhor desempenho sexual, significativo ganho no período de latência da ereção peniana e maior procura pela fêmea.

Park e cols.[16] estudaram o efeito da SA1, mistura de nove ervas orientais (*Ginseng* coreano vermelho, grão de soja fermentada, *Tribulus terrestris, Fructusrubi, Lichia, Sêmen cuscutae, Rizoma dioscorea, Fructuscorni* e *Fructus crataegi*) no comportamento sexual e ereção peniana em ratos. Administraram 30, 100, 300 e 600 mg/kg por via oral durante duas semanas. Houve um implemento global nos parâmetros do comportamento sexual, assim como aumento da procura pela fêmea e frequência sexual.

▪ *Garcinia kola*

Sewani-Rusike e cols.,[17] estudaram os efeitos de um extrato bruto de *Garcinia kola* na função sexual masculina após períodos de tratamento subcrônicos e crônicos em diferentes doses subletais. Os ratos *Wistar* machos adultos foram tratados oralmente com 100, 200 e 400 mg kg de um extrato etanólico a 70% de *G. kola* diariamente durante 56 dias. Estudos de comportamento sexual foram realizados nos dias 28 e 50. Ao final do dia 56, avaliaram-se os pesos dos órgãos, a contagem de espermatozoides, os níveis de hormônio reprodutivo e a histologia testicular. O tratamento subcrônico e crônico de ratos machos normais com extrato de *G. kola* resultou em aumento geral de componentes da libido, ereção e ejaculação em ratos tratados com doses menores sendo mais eficientes que a dose mais alta. Houve uma ligeira redução em alguns componentes do comportamento sexual com tempo prolongado de tratamento. *G. kola* em todas as doses resultou em aumento dos pesos testiculares, aumento da contagem de espermatozóides sem alteração na motilidade e aumento dos níveis séricos de testosterona sem alteração nos níveis de gonadotrofina. A histologia testicular bruta não foi afetada pelo tratamento.

- **Aspargos racemosus**

É da divisão *Magnoliophyta*, classe *Liliopside* ordem *asparagales*, gênero *asparagus*, espécies *Aspargus racemosus*, família *asparagaceae* também conhecida como *Shatavari*. As raízes são cilíndricas e tuberosas tem 30 a 100 cm. O extrato da planta foi submetido a preliminar estudo fitoquímico que revelou atividade afrodisíaca. No sistema de medicina da Índia essa planta é usada para estimulação de galactóforos na secreção do leite[18].

Seus principais constituintes ativos são os terpenos, glicosídeos, incluindo acteina e cimifugosideos, alcalóides, flavonóides e taninos. Em mulheres ativam os receptores e se liga a subtipo de receptores estrogênios produzindo pouco ou nenhum efeito. *Kligler* e cols.,[19] relataram diminuição dos sintomas da menopausa e da secura do epitélio vaginal com uso de 40 mg/dia por 6 meses, em altas doses tem relatos de efeitos adversos como vertigem, dores de cabeça, tontura, náuseas e vômitos.

As atividades afrodisíacas do *Aspargos racemosus* em extratos aquoso e hidro–alcoólico foram estudadas em ratos machos albinos em duas dosagens. Os parâmetros observados durante o estudo foram ; latência de frequência, latência da introdução, introdução ano-genital. Os resultados revelaram que o extrato hidroalcoólico com concentração de 400 mg/kg, é altamente ativo e possui atividade afrodisíaca potente em relação ao grupo controle, enquanto em concentração de 200 mg/kg possui atividade afrodisíaca moderada. Por outro lado, o extrato aquoso com concentração de 200 mg/kg possui moderada atividade afrodisíaca em comparação ao grupo controle. Verificou-se aumento do comportamento sexual copulador em animais tratados com extratos vegetais em relação ao grupo placebo. Quando comparados resultados entre os extratos, aquoso e o hidroalcoólico com 200 mg/kg, não houve diferença entre os grupos. Ambos possuem atividade moderada. Até o momento tem-se demonstrado que o uso do *Aspargos racemosus* é seguro e pode ser útil na melhora da atividade sexual masculina, portanto, no futuro, é necessário isolar os componentes do extrato hidroalcoólico que são responsáveis pela atividade afrodisíaca[20]

Thakur M e cols.,[21] estudaram os extratos aquosos liofilizados obtidos a partir das raízes de *Aspargos racemosus, Chlorophytum,borivilianum* e rizomas de *Curculigoorchioides* com objetivo de observar efeitos do comportamento sexual em ratos machos albinos comparados com animais não tratados grupo controle. Os efeitos anabólicos do tratamento nos ratos foram avaliados, como também o comportamento sexual. A administração de 200 mg/kg dos extratos aquosos mostrou efeito anabólico aumentado em animais tratados, evidenciado pelo aumento de peso em órgãos corporais e reprodutivos. Houve uma variação significativa no comportamento sexual dos animais, refletido pela redução da latência da montagem, latência da ejaculação, latência pós-ejaculatória, latência de intromissão e aumento da frequência de montagem. A ereção do pénis também foi consideravelmente melhorada. O tempo de hesitação reduzido (um indicador de atração em relação a fêmeas em ratos tratados) também indicou uma melhoria no comportamento sexual de animais tratados com extrato. Os efeitos observados parecem ser atribuíveis aos efeitos semelhantes aos da testosterona dos extratos. Os presentes resultados, portanto, apoiam a utilidade dessas ervas e fornecem uma base científica para o seu uso tradicional.

- **Myristica fragrans**

Pertence à família *Myristicacea* (a semente é conhecida como noz-moscada) e é cultivada na Indonésia, Granada, nas Índias Ocidentais e Sri Lanka. A árvore cresce em geral a cerca de 5 a 13 metros de altura, ocasionalmente alcança 20 metros. Apresenta folhas alternadas, pontudas, verdes escuras, dispostas ao longo dos ramos e brilhantes na superfície superior. Ocasionalmente ambos os sexos são encontrados na mesma árvore. As flores amarelas pálidas em forma de sino, o fruto é oval ou piriforme, de 6-9 cm de comprimento com um sulco longitudinal. Quando madura a casca se divide em duas metades revelando uma semente marrom-arroxeada brilhante.A casca contém seiva aquosa rosa ou vermelho. A semente (noz moscada) é recoberta por um tecido vermelho chamado Mace que se torna outra especiaria e precisam de 3 a 6 semanas para secar antes de estarem prontas para utilização. A parte farmacológica da planta é a noz-moscada, empregada como condimento em vários pratos, como componentes do chá e refrigerantes ou misturado no leite. Mace é amplamente usado como um agente aromatizante. Possui componentes químicos, que têm efeitos hipolipidêmicos e hipocolesterolêmicos, antimicrobianos, antidepressivos, afrodisíacos e antioxidantes e propriedade hepatoprotetora.

Os componentes derivados de benzeno de alquila (miristicina, elemicina, safrol), terpenos, alfa-pineno, beta-pineno e ácido mirístico contém 10% de óleo essencial que é composto de hidrocarbonetos terpeno (sabinenopinenes, canfeno, pcymene, felandreno, terpinene, limoneno, mirceno). O grupo miristicina (metoxi-safrol) é responsável pelo efeito alucinógeno da noz–moscada, em doses excessivas tem um efeito narcótico; sintomas de delírio e convulsões que podem ocorrer após 1-6 horas [22].

Yang & Li [23] verificaram no extrato do *Myristica fragrans* propriedades bloqueadoras dos canais de cálcio. Tajuddin e cols.,[24] relataram que extrato etanólico da noz-moscada administrada 500 mg/kg por via oral produz significativo aumento na atividade sexual de ratos machos normais, confirmam atividade afrodisíaca e ação nas desordens das disfunções sexuais masculinas.

Sanjay J e cols., [25] avaliaram o efeito afrodisíaco de extrato etanólico a 50% de noz-moscada, juntamente com seus prováveis efeitos adversos e toxicidade aguda usando vários modelos animais. A suspensão do extrato foi administrada diariamente (100, 250 e 500 mg/kg) para diferentes grupos de ratos machos durante sete dias. As fêmeas envolvidas no acasalamento se tornaram mais receptivas. O comportamento geral de acasalamento, libido e potência foram estudados em comparação com o medicamento de referência padrão citrato de sildenafil.

A noz-moscada contém óleo volátil, óleo fixo, proteínas, gorduras, amido e mucilagem. O óleo fixo contém myristina e ácido mirístico produz 5 a 15% de óleo volátil que contém, fenil dimérico pineno, sabineno, canfeno, miristicina, elemicina, isoelemicina, eugenol, isoeugenol, metoxieugenol, propanoides de safrol, lignanas e neolignanas.O extrato etanólico a 50% possui atividade afrodisíaca, aumentando libido e potência, o que pode ser atribuída à sua propriedade de estimulação nervosa. O estudo fornece assim uma lógica científica para o uso tradicional de noz-moscada no tratamento das disfunções sexuais masculinas.

- ### *Anacyclus pyrethrum* DC (*Asteraceae* familia)

Anacyclus pyrethrum (*chamomile* espanhola) é comumente conhecido como Akarkara. É amplamente reconhecido como tônica e rejuvenescimento. Sharma e cols.[12] investigaram o efeito do petróleo extrato etéreo de raízes de *A. pyrethrum* sobre comportamento sexual em ratos machos.Os resultados demonstraram que os extratos influenciaram no corpo e peso dos órgãos sexuais dos ratos, apresentavam maior receptividade de orientação para fêmeas com aumento das atividades pré-copulativas como *lamber e cheirar*. O índice de ereção do pênis foi significativamente aumentado com a redução na latência de montagem e latência de período de intromissão, aumento de 4 vezes na montagem e aumento de 3 vezes na frequência de intromissão. Demonstrando que o extrato de raízes de éter de petróleo de *A. pyrethrum* tem potencial significativo para melhorar o comportamento sexual de ratos machos. Os autores acima estudaram o potencial androgênico e espermatogênese do extrato rico em alquilamida das raízes de *A. pyrethrum* em doses de 50, 100 e 150 mg/kg aumentou significativamente o peso corporal, contagem de esperma, motilidade e viabilidade juntamente com testosterona no soro, hormônio luteinizante e concentrações hormonais (FSH). A histoarquitetura do testículo revelou aumento das atividades espermatogênicas com aumento de frutose no conteúdo seminal significativamente após 28 dias de tratamento. Sharma e cols.,[12]

- **Lepidium meyenii (MACA)**

A Maca *(Lepidium meyenii)* é da família *Brassicáceas (crucíferas)*, também conhecida como *ginseng* peruano, qualificada como uma das raízes e tubérculos andinos de mais alto conteúdo protéico. Tem a capacidade de crescer regiões de 3.800 a 4.800 metros na Cordilheira dos Andes, onde as temperaturas são extremas (intenso calor da manhã e o frio a noite), onde há pouco oxigênio e existe rara vegetação. Maca é tradicionalmente empregada na região andina pelas suas supostas propriedades que melhoram a fertilidade. Esta planta bulbosa andina chamada maca foi utilizada há séculos por habitantes nativos para aumentar a vitalidade geral e tratar a infertilidade em humanos e animais domésticos. Ainda hoje, os produtos de maca atraem o interesse generalizado por suas propriedades de aumento de fertilidade reivindicada tanto em homens como em mulheres.

Não existem árvores, apenas plantas com poucos centímetros de altura[26]. A atividade afrodisíaca está na raiz comercializada em diferentes apresentações.

O uso da Maca tem demonstrado aumento da mobilidade dos espermatozóides, volume seminal e da motivação do desejo sexual em seres humanos, aumenta o fluxo sanguíneo corporal na zona pélvica de homens e mulheres. Em razão deste efeito, a maca tem sido reconhecida há anos como um alimento capaz de aumentar a vigor e a potência sexual. Tradicionalmente, tem sido descrita como um afrodisíaco por seus efeitos positivos no aumento das concentrações séricas de testosterona no organismo[27]. Esses autores demonstraram num trabalho duplo cego randomizado controlado com placebo onde foram incluídos 57 homens com disfunção do desejo sexual de 21-56 anos todos com boa saúde. Foram divididos em três grupos: dois receberam tratamento ativo e um grupo placebo, por doze semanas; Grupo 1 (n= 30) recebeu três tabletes de 500 mg/dia/ Maca gelatinizada (1,5 g), Grupo 2 (n = 15) recebeu seis tabletes de Maca gelatinizada de 300 mg (3,0 g), o Grupo 3 (n = 12) recebeu tabletes de placebo diariamente durante 12 semanas. Após 12 horas de jejum foi realizada a coleta de sangue.[26]

Após quatro semanas de tratamento, dois homens do grupo placebo reportaram aumento do desejo sexual, no entanto nesse mesmo grupo de 8 a 12 semanas de tratamento nenhum desses participantes relatou qualquer alteração. No grupo do tratamento com maca depois de 4 semanas 24.4% dos participantes manifestaram aumento do desejo sexual, após 8 a 12 semanas o desejo sexual aumentou 42.2% e 40.0% respectivamente. Porém não houve alteração entre os grupos com dose de 500 mg e 300 mg da Maca. Não foi relatado nenhum aumento sérico na circulação de testosterona ou estradiol.

Melnikovova I e cols. [27] relatou que o *L. meyenii* possui propriedades que aumentam a fertilidade em homens devido ao aumento da qualidade dos parâmetros do sêmen, como o aumento na contagem total de espermatozóides, concentração de esperma, contagem de esperma móvel, contagem de esperma móvel progressiva, volume de sêmen e a morfologia normal do esperma.

- **Withania somnifera (Ginseng Indiano)**

Withania somnifera pertence à família *Araliceaee* seu nome botânico é *Panax*. É constituído por saponinas (proto-panaxatriol, vitaminas B,B2,B12 e C), glicosídeos (ginosideos); sesquiterpenos, amido, aminoácidos, ácido fólico, ácido nicotínico, ácidos graxos, enzimas, amilase, esteróides, sais minerais, ferro, cobalto, cobre, cálcio, magnésio e manganês foi utilizado por muito tempo como tônico, afrodisíaco, calmante, sedativo, adstringente, estimulante, diurético, anti-inflamatória e antioxidante. Os principais compostos ativos no ginseng são os ginsenosídeos, que são as saponinas triterpênicas. Mais de 20 diferentes ginsenosides foram identificados a partir de extratos das raízes, folhas e sementes da planta de ginseng.[28]

Na medicina indiana, é utilizada como um tônico de reforço primário, para o tratamento de condições debilitantes e inflamatórias, fortalecendo o sistema nervoso, prevenindo o envelhecimento celular precoce, aumentando a libido. Usado para tratar o transtorno erétil e a infertilidade, o *Ginseng* Indiano também possui ação sedativa que promove o sono profundo. A raiz contém óleos essenciais e nutrientes, incluindo selênio, vitamina C e vitaminas do complexo B. Estudos recentes mostram que tem potencial como estimulador da função imunológica, combate o estresse e promove um sentimento de bem-estar. Ela também tem um efeito de normalização da contagem de glóbulos vermelhos, hemoglobina e contagem de plaquetas. É usado na tradicional medicina chinesa para tratamento de transtorno erétil, pois os ginsenoides relaxam células endoteliais e nervosas dos corpos cavernosos mediado pelo NO (oxido nítrico). A apresentação é em pó de 5 a 10 g por dia em 100 mL de água, é importante armazenar em ambiente seco e arejado, ao abrigo da luz solar.[29]

Experiências com ratos machos albinos sugerem que o *ginseng* facilita o comportamento de acasalamento e aumento significativo nos parâmetros de comportamento de copulações. O tratamento com ginseng aumenta a libido masculina e o desempenho copulatório em ratos. Há boas evidências de que as ações do ginseng no sistema nervoso central e no pênis são responsáveis por seus efeitos de melhoria copulatória. Além disso, o NO parece mediar as ações do ginseng e seus ginsenosídeos no relaxamento do corpo cavernoso do pênis, o que pode levar ao aumento do desempenho copulatório. Muito ainda precisa ser aprendido sobre os mecanismos de ação do sistema nervoso central e ginsenosídeos em sua suposta capacidade de facilitar a libido nos homens. [29]

Sung e cols.[30] relataram ativação induzida por ginsenosideo de canais de KCa de grande condutância em células musculares lisas corporais humanas. Os ginsenosideos induzem o relaxamento do músculo liso pela hiperpolarização da membrana do músculo liso através da ativação de canais de HCa de grande condutância. Os pesquisadores sugerem que a ativação de canais de KCa de grande condutância poderia ser um mecanismo de relaxamento induzido por ginsenosídeos nos músculos liso corporal.

Experiências com ratos machos albinos sugerem que o *ginseng* facilita o comportamento de acasalamento com aumento significativo nos parâmetros de comportamento de copulações, desempenho copulatório e da libido. Há evidências, de que as ações do *ginseng* no sistema nervoso central e no pênis são responsáveis pelos efeitos da melhora copulatória. Além disso, o NO parece mediar as ações do *ginseng* e seus ginsenosídeos no relaxamento do corpo cavernoso do pênis. Muito ainda precisa ser aprendido sobre os mecanismos de ação do sistema nervoso central e ginsenosídeos em sua suposta capacidade de facilitar a libido nos homens. [30]

Yu SS e cols.[31] relataram ativação induzida por ginsenosídeo de canais de KCa de grande condutância em células musculares lisas corporais humanas. Os ginsenosídeos induzem o relaxamento do músculo liso pela hiperpolarização da membrana do musculo liso através da ativação de canais de HCa de grande condutância. Os pesquisadores sugeriram que a ativação de canais de KCa de grande condutância poderia ser um mecanismo de relaxamento induzido por ginsenosídeos nos músculos lisos corporal.

Os achados em estudos animais laboratoriais demonstraram que *Ginseng* vermelho coreano (KRG) causa um relaxamento dose-dependente, aumentando os níveis de NO (oxido nítrico), no corpo cavernoso e no músculo liso vaginal das coelhas. Kim et al [32] relataram que KRG melhorou a função erétil em um modelo de síndrome metabólica em ratos, como também inibe a fibrose do corpo cavernoso do pênis. Este resultado demonstra que KRG pode ser usado como um remédio alternativo para melhorar a síndrome metabólica e recuperar a função erétil em homens com síndrome metabólica e Transtorno erétil [32].

Com o objetivo de examinar a eficácia do tratamento do KRG em indivíduos com Transtorno erétil foram analisados 60 homens apresentando transtorno leve ou leve a moderado em estudo duplo-cego, controlado por placebo, no qual as eficiências de KRG e placebo foram comparadas. Os homens receberam 1000 mg (3 vezes ao dia) de KRG ou placebo. Os resultados demonstraram que o índice de função erétil (IIEF-5) após o tratamento foi significativamente maior no grupo KRG em comparação com a anterior ao tratamento (de 16,4 +/- 2,9 para 21,0 +/- 6,3, $P < 0.0001$). Em contraste, não houve diferença antes e após o tratamento no grupo placebo (de 17,0 +/- 3,1 a 17,7 +/- 5,6, P> 0,05). No grupo KRG, 20 homens (66,6%), relataram melhora significativa na ereção e eficácia global (P <0,01); no grupo placebo não houve significância. As pontuações nas questões 2 (rigidez), 3 (penetração), 4 e 5 (manutenção) foram significativamente maiores para KRG do que as do placebo, quando essas perguntas foram respondidas após 12 semanas de cada tratamento (P <0,01). Quando a pontuação no grupo KRG foi comparada ao grupo placebo após o tratamento, houve uma melhora significativa na pontuação total (pontuação IIEF-5) nas questões 3 e 5 para o grupo tratado com KRG (P <0,001 e P <0,0001, respectivamente). Os níveis de testosterona sérica, prolactina e colesterol após o tratamento não apresentaram estatisticamente diferenças significantes entre o KRG e o grupo placebo (P> 0,05). Os autores apontam KRG como uma alternativa nas abordagens invasivas para o tratamento do transtorno erétil[33].

Em ensaio de Ginseng controlado por placebo em homens com transtorno erétil apresentou ligeira vantagem em relação ao placebo[34]. Os autores concluíram que o ginseng pode ser considerado como um suplemento em vez de uma medicação independente para melhorar a função sexual masculina.

Bella & Shamloul [35] referem ter encontrado pouca evidência para apoiar o uso de afrodisíacos vegetais no tratamento da disfunção sexual masculina. A grande maioria dos estudos foi realizada em animais com poucos estudos clínicos. Os dados disponíveis sugerem um efeito benéfico do *ginseng* como um suplemento pró-sexual e não um tratamento independente para disfunção sexual masculina. Embora muitas terapias à base de plantas mostrem alguns benefícios potenciais na melhoria da função sexual masculina, são necessários estudos adequados sobre os benefícios específicos e os riscos para a saúde associados à sua utilização.

- *Tribulus Terrestris*

Tribulus Terristrus (TT) é uma erva rastejante perene com uma distribuição mundial é originaria da Índia, da família *Zigophyllaceae* encontrada em muitas áreas tropicais e moderada do mundo incluindo EUA, México, e em toda Ásia. Age como uma testosterona natural é composta por esteróides, saponinas, flavonóides e alcalóides. A protodioscina, princípio ativo dominante, presente em 45% do estrato da planta estimula a produção de DHEA ou pode servir como precursor não hormonal da dehidroepiandrosterona (DHEA). Tem sido relatado aumento da concentração e mobilidade dos espermatozóides, como também melhora da libido em homens e em animais de laboratório. [36]

O *Tribulus terrestris* pode elevar significativamente as comcetrações séricas de LH e da testosterona, cujos efeitos foram confirmados com do aumento da libido, frequência, vigor da ereção na atividade sexual. A protodioscina, princípio ativo do *tribulus*, eleva os níveis séricos de DHEA,. Age simulando a enzima 5-α-redutase, a qual converte a testosterona em dehidrotestosterona (DHT) que possui um importante papel na formação das células sanguíneas e no desenvolvimento muscular. Isto contribui diretamente com a sensação de bem estar físico e melhora da circulação de oxigênio pelo corpo, ativa as células germinativas e de Sertoli, aumentando o número de espermatogônias, espermátides sem alterar o diâmetro dos túbulos seminíferos, resultando no aumento da produção de espermatozóides. A protodioscina regula o balanço hormonal do organismo sem intervir nos mecanismos fisiológicos de regulação hormonal. Com base nos ensaios clínicos realizados, pode-se concluir que o *Tribulus terrestres* possui bons resultados no tratamento da perda da libido e no aumento da espermatogênese.[37]

Nos poucos ensaios clínicos realizados em homens com Transtorno erétil que foram tratados com TT em diferentes doses e duração, ainda prevalecem controvérsias sobre os efeitos do *fitoterápico* sobre a função sexual e dos níveis de testosterona. Não existem informações suficientes para atestar qual o tempo adequado de uso, dose ideal, forma de ingestão e qual a parte da ´planta pode ser a mais efetiva. Além disso, a maioria dos trabalhos foram desenvolvidos em animais de laboratórios.

Em estudo clínico aberto, controlado com placebo, foram selecionados 30 voluntários masculinos diabéticos e não diabéticos com idade entre 40 e 55 anos, divididos em dois grupos de 15 homens. Foi administrado comprimidos de TT 250 mg/ três vezes ao dia, por 30 dias, e placebo ao grupo controle. O grupo tratado relatou melhora na função sexual, aumento da libido, rigidez da ereção, boa ejaculação e orgasmo [38].

Adimoelja[39] mostrou que o *Tribulus* exerce efeito seletivo na produção hormonal hipotalâmica, incluindo o aumento do LH e secretores de testosterona sem afetar as concentrações séricas de FSH. O aumento na testosterona é o mecanismo o mais provável da melhorada libido.

Dell'Agli [40] et al, testaram possíveis efeitos inibitórios sobre a enzima fosfodiasterase-5. Utilizando estudo *in vitro*, de vários extratos conhecidos popularmente por possíveis capacidades afrodisíacas contra a enzima humana fosfodiasterase-5. Os resultados de seus estudos demonstraram que o extrato de TT utilizado no estudo não surtiu o efeito inibitório esperado.

Já Neychev e cols.,[41] não obtiveram mudanças estatisticamente significantes nos níveis androgênicos de homens entre 20 e 36 anos de idade e grupo controle que fizeram uso do TT. A hipótese é que DHEA funciona melhorando a integridade e as funções das membranas celulares, incluindo aquelas células endoteliais nos corposcavernosos do pênis.

Roaiah MF e cols.,[42] em estudo piloto sobre os efeitos do TT na função erétil e nível de testosterona sérica em homens com deficiência androgênica. Avaliaram indivíduos com idade entre 40 a 70 anos, nível de escolaridade, testosterona total, livre e IIEF5 (Índice Internacional de Função Erétil) antes e após o tratamento, no final da pesquisa não observaram diferenças significativas no nível de testosterona (livre ou total) entre o início e final do tratamento;

Corroborando Junior CAS,[43] no seu estudo avaliou a eficácia do TT no tratamento do Transtorno erétil e os níveis séricos de testosterona. Selecionou trinta homens com mais de 40 anos, com diagnóstico de *diabetes mellitus*(DM) e/ou hipertensão arterial sistêmica (HAS) controlados. Foram submetidos a entrevista estruturada (IIFE-5) e dosadas a testosterona total séricas. Os homens foram randomizados em dois grupos de quinze indivíduos. Um grupo recebeu *Tribulus* na dose de 400 mg (2× ao dia por 30 dias). O grupo controle recebeu placebo com a mesma orientação de ingestão. Após este período responderam ao questionário e a testosterona foi avaliada. Nas doses e no período utilizado. Os resultados demonstram que o *Tribulus terrestris* não foi estatisticamente superior ao placebo na melhora dos sintomas do Transtorno erétil (IIEF – 5) e nos níveis de testosterona total sérica.

Entretanto Zdravko kamenova e cols.,[44] compararam a eficácia dos extratos da planta TT comercializados como Tribestan (origem Búlgara) com placebo para o tratamento do Transtorno erétil leves e moderados com ou sem desordem de Transtorno do desejo sexual hipoativo (TDSH), bem como monitorar o perfil de segurança do medicamento., secundariamente avaliou o nível de lipídios séricos durante o tratamento.

Ensaio clínico em fase IV, prospectivo, randomizado, duplo-cego, controlado por placebo em grupos pareados. Este estudo incluiu 180 homens com idade entre 18 e 65 anos com Transtorno erétil leve ou moderada e com ou sem TDSH: 90 foram randomizados para TT e 90 para placebo. Homens com transtorno erétil e HAS, DM e síndrome metabólica (SM) foram incluídos no estudo. Cada homem recebeu diariamente 3 vezes 2 comprimidos revestidos por película após as refeições, durante 12 semanas. No final de cada mês, a função sexual dos participantes, foi avaliada pelo (IIEF5) e pela *Global Efficacy Question* (GEQ). Vários parâmetros bioquímicos foram também determinados. A pontuação do IIEF melhorou significativamente no grupo TT em comparação com o grupo placebo ($p < 0{,}0001$). Houve diferença estatisticamente significante na mudança em relação aos valores iniciais. Diferença estatisticamente significante entre TT e placebo foi encontrada para Satisfação no Intercurso ($p = 0{,}0005$), Função Orgásmica ($p = 0{,}0325$), Desejo Sexual ($p=0{,}0038$), Satisfação Global ($p = 0{,}0028$) bem como nas respostas GEQ ($p < 0{,}0001$). Após o período de tratamento de 12 semanas, foi observada uma melhoria significativa na função sexual com o TT em comparação com o placebo em homens com Transtorno erétil leve e moderado. TT foi geralmente bem tolerado para o tratamento de Transtorno erétil.

Salgado RM e cols.[45] analisaram o percentual de gordura corporal, ganho de massa muscular magra, flutuação de níveis de hormônios esteroides e todos os parâmetros seminais de 65 homens. Foi administrado (250 mg) de extrato seco de TT por capsula, e os resultados demonstraram que a diminuição de porcentagem de gordura corporal e o aumento da massa magra foram significavos, assim como os níveis de diidrotosterona, e o sêmem no final do trabalho apresentou aumento significativo na concentração de espermatozoide, motilidade e tempo de liquefação, a protodioscina o principal agente fotoquímico do gênero Tribulus atua nas células de Sertoli, na proliferação de células germinativas e no crescimento de tubos seminíferos e responsável em converter a testosterona em diidrotestosterona

Estudos em animais atuais demonstraram que, de fato, a TT pode aumentar níveis endógenos de testosterona que podem ser mecanismo subjacente para sua capacidade erétil. Singh e cols.[46], As propriedades biológicas dos extratos do TT incluem propriedades diuréticas, aumento do NO no músculo liso, efeitos relaxantes . No entanto, o mecanismo através do qual TT aumenta os níveis de testosterona os níveis não estão claros.

- *Ginkgo biloba* L.

É uma arvore originada da China conhecida como Nogueira do Japão da família *Ginkgoaceae*. Tem casca de cor cinzenta, pode alcançar 30 metros de altura e 7 metros de espessura. As sementes da árvore são especiarias gastronômicas, que quando assada ou cozidas, faz parte da culinária chinesa[44]. As folhas são colhidas no outono quando começam ficar amarelas, porque nessa fase os níveis dos componentes ativos são mais altos, potencializando os efeitos terapêuticos da erva.As folhas de *Ginkgo biloba* L. tem dois lóbulos em forma de leque e contém dois grandes grupos de substâncias: flavonoides *(kaempferol, quercetina)* e terpenos *(ginkgolides, bilobalide)*. Os *Ginkgolides* podem ser divididos em vários tipos (A, B, C), que diferem apenas no número e posição dos grupos hidroxila. Embora possa haver diferenças na composição de preparações do *ginkgo*.

G. biloba, como o *ginseng*, é mencionado na farmacopeia chinesa tradicional. As principais indicações para *G. biloba* são sintomas de doença vascular periférica, como claudicação intermitente e insuficiência cerebral..

G. biloba contém glicósidos de flavónóides, principalmente compostos de *kaempferol, quercetinaisorhamnetina* com glicose ou ramnose e bilobalídeos, que são os terpenos característicos de ginkgolides. Estes têm um mecanismo complicado de ação farmacológica, e melhoram o dano nas paredes dos vasos, bem como a disfunção na tensão dos vasos sanguíneos.Em estudos em animais *G. biloba* induziu o relaxamento do corpo cavernoso de forma dependente da dose e também aumentou efetivamente a potência relaxante do mirodenafil no tecido do corpo cavernoso do coelho, mesmo na dose efetiva mínima[47].

Em um estudo clínico avaliando os efeitos de um extrato de *G. biloba* (60 mg por 12 a 18 meses), a perfusão sanguínea melhorou após seis a oito semanas. Dos pacientes com transtorno erétil, 50% recuperaram a função erétil após seis meses de administração. Em um estudo clínico, a disfunção sexual causada pelo uso de antidepressivos seletivos de inibidores da recaptação de serotonina melhorou em 76% dos homens quando 209 mg/dia de *G. biloba* foram retirados por aproximadamente um mês. *G. biloba* também melhora outros aspectos da função sexual, incluindo maior desejo, excitação, orgasmo e resolução, pode produzir eventos adversos, como sangramento, náuseas, dor de cabeça, distúrbios gastroentéricos, diarreia e ansiedade.[31]

Park e cols.,[48] relataram que o *Ginkgo* facilita o fluxo de sangue para a região genital, aumentando assim os mecanismos de excitação sexual. Estudo realizado na aorta isolada de coelho mostrou que o *Ginkgo* induz efeito dose-dependente relaxante sobre o músculo liso vascular[48].

Foi também descrito que *Ginkobiloba* estimula a síntese de prostaglandinas ou por ação indireta atua sobre as catecolaminas causando a indução de vasodilatação arterial [49]. Apresenta também a propriedade de diminuir a permeabilidade capilar, a viscosidade do sangue e reduzir a agregação plaquetaria, aumentando da perfusão tecidual, protegendo contra os danos celulares oxidantes e podendo assim ter importante papel na prevenção de doenças cardiovasculares[50]. O efeito direto sobre as prostaglandinas, pode aumentar a excitação sexual em homens e essa estimulação leva à produção de NO liberando guanilatociclase, queconverte guanosina trifosfato em guanosinamonofosfatocíclico (cGMP) produzindo relaxamento da musculatura lisa das artérias e corpos cavernosos, resultando em aumento do fluxo sanguíneo para o pênis e liberação da epinefrina, norepinefrina e dopamina [51]

- **Yohimbina**

É um alcalóide extraído da casca *da árvore Pausinystalia yohimbe* da familia *Apocynaceaque*. Cresce na Índia e África, é um inibidor seletivo dos receptor alfa-2-adrenérgico pré-simpáticos. É, portanto, um agente simpatolítico. Em doses fracas é hipotensor e em doses maiores vasodilatador. Aumenta a atividade parassimpática (colinérgica) e diminui a atividade simpática (adrenérgica) aumento o tônus peniano e diminuindo o esvaziamento do fluxo sanguíneo. Portanto, esse mecanismo explicaria uma vasodilatação dos corpos cavernosos. Entre seus efeitos colaterais estão palpitações, tonturas, tremores, ansiedade, insônia, cefaleia, aumento da frequência urinária e *rash* cutâneo. Não deve ser empregada por pacientes hipertensos e epilépticos[52].

Atéo final dos anos 90, devido à sua ação central como antagonista α-2-adrenérgico, a *yohimbina* foi uma das poucas agentes farmacológicas prescritas para o Transtorno erétil. Vários ensaios randomizados controlados relataram bons níveis de eficácia de *yohimbina*, variando de 34 a 73% (Morales e cols.,[53] Reid e cols.,[54] 1987; Riley e cols.,[55] 1989; Susset e cols.,[56] 1989; Mann e cols.,[57] 1996; Rowland e cols.,[58] 1997; Vogt e cols.,[59] 1997). Em geral, a *yohimbina* pode ser eficaz, mas principalmente em pacientes com Transtorno erétil psicogênico. Estudos relataram que a combinação de terapia de L-arginina/*yohimbina* pode produzir melhorias na função erétil (Lebret e cols.,[60] 2002; Kernohan e cols.,[61] 2005). Esses estudos sobre L-arginina/*yohimbina* são preliminares e não devem ser considerados definitivos até serem confirmados por estudos mais rigorosos. Efeitos secundários relacionados à *yohimbina* incluem hipertensão, ansiedade e palpitações.

Conclusão

A fitoterapia como recurso terapêutico avançou sendo hoje objeto de interesse de pesquisadores em todo o mundo. Derivados de plantas e ervas medicinais continuam a fornecer uma alternativa popular para homens e mulheres que procuram melhorar sua vida sexual. Uma variedade de produtos naturais incluindo extratos brutos e isolados compostos por plantas, estao sendo testados para abordar a disfunção sexual masculina.Embora várias plantas e seus princípios bioativos tenham sido testados, há uma busca continuade novos botânicos para tratamento da disfunção sexual masculina .O emprego para o tratamento de disfunções sexuais carece de dados. São necessárias investigações rigorosas do mecanismo de ação, eficácia, dose, efeitos adversos e contraindicações desses agentes. A fitoterapia nesta área, ainda não apresenta nenhum consenso, os estudos são contraditórios, e a maioria realizada *in vitro* ou em animais. Desta forma abrem-se perspectivas para estudos que trariam benefícios e maior compreensão aos mecanismos dos fitoterápicos no tratamento das disfunções sexuais masculinas.

Quadro 4.1 – **BULÁRIO**

Planta	Princípio Ativo	Nome comercial	Empresa	Apresentação	Registro na ANVISA
Ginkgo biloba	Extratos de Ginkgo biloba L.	Dinaton	Aché	Comp. 40-80 mg Sol. Oral 40 mg/ml	105730296 v. 10/2014
Ginkgo biloba	Extratos de Ginkgo biloba L.	Tebonin	Nycomed Pharma	Comp. 40-80 mg Sol. Oral 40 mg/ml	106390135 v. 10/2015
Ginkgo biloba	Extratos de Ginkgo biloba L.	Binko	Sandoz	Comp. 20-40-80-120 mg Sol. Oral 40 mg/ml	100470346 v.10/2011
Ginkgo biloba	Extratos de Ginkgo biloba L.	Bioginko	Bionatus	Comp. 40-80-120 mg Cap. gel 40-80 mg	120090008 v. 06/2011
Ginkgo biloba	Extratos de Ginkgo biloba L.	Equitam	Eurofarma	Comp.revest 80-120 mg	100430960 v. 12/2011
Ginkgo biloba	Extratos de Ginkgo biloba L.	Extrato seco de Ginkgo biloba	Merck	Comp.revest 80-120 mg Sol. Oral 40 mg/ml	100890189 v. 01/20105
Ginkgo biloba	Extratos de Ginkgo biloba L.	Gincolin	Lab. Teuto Brasileiro	Cap. Gel 180 mg	103700347 v. 12/2011
Ginkgo biloba	Extratos de Ginkgo biloba L.	Ginkan	Globo	Com. Revest 40-80 mg	105350114 v. 06/2011
Ginkgo biloba	Extratos de Ginkgo biloba L.	Ginkgo Catarinense	Lab. Catarinense	Com. Revest 80 mg Sol. Oral 40 mg/ml	100663371 v. 04/2015
Ginkgo biloba	Extratos de Ginkgo biloba L.	Ginkgo ES	Lab. Vitalab	Caps gel 20-40-80 mg	154000004 v. 03/2013
Ginkgo biloba	Extratos de Ginkgo biloba L.	Ginkgo Herbarium	Herbarium L. Botanico	Caps gel 40 mg	118600082 v. 12/2012
Ginkgo biloba	Extratos de Ginkgo biloba L.	Ginkgo 80 mg	Selachi Ind.	Caps gel 80 mg	146640007 v. 04/2013
Ginkgo biloba	Extratos de Ginkgo biloba L.	Ginkherb	Lab.Tiarujul	Caps gel 20-40-80 mg	138100022 v. 09/2012
Ginkgo biloba	Extratos de Ginkgo biloba L.	Ginkgoba	LabNikkho	Comprevest 40-80-120 mg	100149942 v. 12/2014
Ginkgo biloba	Extratos de Ginkgo biloba L.	Ginkomillium	Lab. Millian	Comprevest 40-80-120 mg	106240238 v. 05/2012
Ginkgo biloba	Extratos de Ginkgo biloba L.	Ginkotab	Luper Ind.	Comprevest 80-120 mg	104041971 v. 07/2015
Tribulus terrestris	Saponinas esteroidais/ Protodioscina	Androsten	Herbarium	cx c/ 30 cp 250 mg	118600070
Corynanthe yohimbe	Cloridrato de Iombina	Yomax	Apsen	cx c/ 60 cp 5,4 mg	101180120

Referências

1. Organização Mundial da Saúde (OMS). Saúde sexual e reprodutiva. 2006. Disponível:emhttp://www.who.int/reproductivehealth/topics/sexual_health/sh_definitions/en/. Acesso em fevereiro de 2019.
2. Foucault M. Historia da sexualidade 140 edição, Rio de Janeiro, Editora Graal 2001;14-32
3. Friedman DM. Uma mente própria. Editora Objetiva Ltda. Rio de Janeiro 2002.
4. Leal AF. Antropologia da experiência amorosa: estudos de representações sociais sobre a sexualidade. Dissertação apresentada no programa Antropologia Social da Universidade Federal do Rio Grande do Sul, 2003.
5. American Psychiatric Association. Manual Diagnóstico e Estatístico de Transtorno Mentais.50. ed. DSM-5, 2014.
6. Mendoza-Lujambiol, Nachtigall LB, Wu JY, Dowsing AT, Chase CD. Infertility. Male, 2008.
7. Abdo C. Descobrimento Sexual do Brasil. São Paulo: Summus Editorial, 2004.
8. Guyton AC, Hall JE. Tratado de Fisiologia Médica. 11ª ed. Rio de Janeiro, Elsevier Ed., 2006.
9. Cavalcanti R, Cavalcanti M. Tratamento clínico das inadequações sexuais. 30edição São Paulo. Editora Roca, 2006.
10. Claro AJ, Arruda H, Srougi M. Alterações da função sexual. Revista Brasileira de medicina v.pg 41-48, 2000; 73 -104.
11. Guiliano F, Clément P. Physiology of ejaculation: emphasis on serotonergic control. European Urology 48 (2005) 408-417.
12. Sharma V, Thakur M, Chauhan N S, Dixit VK. Effects of petroleum ether extract of Anacyclus pyrethrum DC. on sexual behavior in male rats. Zhong Xi Yi Jie He Xue Bao, 8:767-73, 2010a.
13. Malviya JS, Gupta VB, Vyas S.Recentstudies on aphrodisiac herbs for the management of malesexual dysfunction — a review. Acta Pol Pharm. 2011 Jan-Feb;68(1):3-8. Review.
14. Sumalatha K, Kumar AS, Lakshmi. Review on natural aphrodisiac potentials to treat. International journal of pharmacy & Therapeutics, 1 (1), 2010, 6-14
15. Chauan NS, Raoch V, Dixit VK. Effect of Curculigoorchioidesrhizomes on sexual behavior of male rats.Fitoterapia. 2007 Dec; 78(7-8):530-4.Epub 2007 Jul 3.
16. Park SW, Lee CH, Shin DH, Bang NS, Lee Sm. Effect of SA1, a herbal formulation, on sexual behavior and penile erection. Biol Pharm Bull, 2006 Jul;29(7):1383-6. College of Pharmacy, Sungkyunkwan University, Suwon, South Korea.
17. Sewani-Rusike, C. R., Ralebona, N., &Nkeh-Chungag, B. N. (2015). Doseand time-dependent effects of Garcinia kola seed extract on sexual behaviour and reproductive parameters in male Wistar rats. Andrologia, 48, 300–307
18. Wani J, Rajeshwara N, NemaRK. Phytochemical Screening and Aphrodisiac Activity of Asparagus racemosus Internacional journal of pharmaceutical sciences and drug research 2011;3(2):112-115
19. Kligler B, Black Cohosh. Am.Family Fhisician v. 68.n. 1.2003
20. Brown WA, Monti PM, Corriveau DP. Serum testosterone and sexual activity and interest in men Arch Sex Behav 1978 7:97-100
21. Thakur M, Chauhan NS, Bhargava S, Dixit VK. A comparative study on aphrodisiac activity of some ayurvedic herbs in male albino rats. Arch Sex Behav. 2009;38(6):1009–1015
22. Forrester DI, Bauhus J, Cowie AL. On the success and failure of mixed-species tree plantations:lessons learned from a model system of Eucalyptus globulus and Acacia mearnsii. Forest ecology and management, n.209,p.147-155,2005
23. Yang WX, Li F. Three New Neolignans from the Aril of Myristica fragrans. Helvetica Chimica ActaVolume 90, Issue 8, pages 1491–1496, August 2007.
24. Tajuddin SA, Abdul L,1Iqbal A Q,1Kunwar M Y A1. An experimental study of sexual function improving effect of MyristicafragransHoutt. (nutmeg).BMCComplement.Altern Med. 2005; 5: 16.
25. Sanjay Janin, Neelesh Malvivya, Vipin Bihari Gupta, Savita VYAS. Recent Studieson Aphrodisiac Herbs for The Management of Male Sexual a Review. Smriti College of Pharmaceutical Education, Indore, India 2011
26. Gonzales GF, Córdova KV, Chung AV Castilho CGS. Effect of Lepidium meyenii (MACA) on sexual desire and its absent relationship with serum testosterone levels in adult healthy men.Andrologia 34,367-372 (2002)
27. Melnikovova I, Fait I, Kolarova M, Fernandez EC, Milella L. (2015). Effect of Lepidium meyenii Walp. on semen parameters and serum hormone levels in healthy adult men: A double-blind, randomized, placebo-controlled pilot study. Evidence-Based Complementary and Alternative Medicine, 2015, 324–369.
28. Nocerino E, Amato M, IzzoAA.The aphrodisiac and adptogenic properties of ginseng. Fitoterapia 71: S1 – S5, 2000
29. Murphy LL, Lee TJF. Ginseng, Sex Behavior, and Nitric Oxide Department of Physiology, Southern Illinois University, School of Medicine, Carbondale, Illinois, Ann. N.Y. Acad. Sci.U.S.A. 962: 372–377 (2002).
30. Sung HH, Chae MR, So I, Jeon JH, Park JK, Lee SW. Effects of ginsenoside on large-conductance K(Ca) channels in human corporal smooth muscle cells. Int J Impot Res 2011;23: 193–199.
31. Yu Seob Shin, Chen Zhao, Li Tao Zhang, and Jong Kwan Park Current Status and Clinical Studies of Oriental Herbs in Sexual Medicine in Korea. World J Mens Health. 2015 Aug; 33(2): 62–72.

32. Kim, B.H.; Lee, S.Y.; Cho, H.J.; You, S.Y.; KIM, Y.J.; Park, Y.M.; Lee, J.K.; Baik, M.Y.; Park, C.S.; AHN, S.C.; Bio transformation of Korean Panax ginseng by Pectinex. Biological and Pharmaceutical Bullettin, 29(12), 2472—2478, 2006.
33. De Andrade E, de Mesquita AA, Claro Jde A, de Andrade PM, Ortiz V, Paranhos M, et al. 2007. Study of the efficacy of Korean Red Ginseng in the treatment of ED. Asian J Androl 9: 241-4.
34. Choi YD, Park CW, Jang J, et al. Effects of Korean ginseng berry extract on sexual function in men with ED a multicenter, placebo-controlled, double-blind clinical study. 2013 Int J Impot Res 25: 45–50.
35. Anthony J Bella, Rany Shamloul. Traditional Plant Aphrodisiacs and Male Sexual Dysfunction. Phytotherapy Research.2014;28(6)831-835
36. Gauthaman,K. Adaikan P.G , R.N.V. Aphrodisiac properties of Tribulus Terrestris extract (Protodioscin) in normal and castrated rats .Prasad Department of Obstetrics and Gynaecology,National University Hospital, National University of Singapore, Singapore 119074, Singapore -Life Sciences 71(2002)138 1396 ,2002.
37. Chhatre S, Nesar Ti, SomaniG, KanchanD, SathayeS.Phytopharmacologicaover view of Tribulus terrestris. Pharmacognosy Reviews, 2014 V : 8 : 15 p 45-51.
38. Arsyad KM. Effect of protodioscin (Terretris tribulus) well – being and sexual response in men with diabetes mellitus. 2007
39. Adimoelja A .Phytochemicals and the breakthrough of traditional herbs in the management of sexual dysfunctions .Int. J androl 23 (suppl2):82-84. 2000
40. Dell'Agli M, Galli GV, Vrhovsek U, Mattivi F, Bosisio E. In vitro inhibition of human cGMP-specific phosphodiesterase-5 by polyphenols from red grapes. J Agric Food Chem 2005; 23: 1960–1965.
41. Neychev VK. The aphrodisiac herb Tribulusterrestris does not influence the androgen production in young men. J Ethnopharmacol, 2005 oct3;101 (1-3):319-23
42. Roaiah, M. F., El Khayat, Y. I., GamalEl Din, S. F., & Abd El Salam, M. A. (2015). Pilot study on the effect of botanical medicine (Tribulus terrestris) on serum testosterone level and erectile function in aging males with partial androgen deficiency (PADAM). Journal of Sex and Marital Therapy, 7, 1–5.
43. Junior CAS. Estudo duplo cego, randomizado e controlado por placebo eficacia de tribulus terrestris no tratamento de disfunção erétil e nos níveis séricos de testosterona total. Dissertação de Mestrado na Universidade Estadual de Campinas- 2012
44. Zdravko K, Fileva S B, Kalinovc K, Jannini E A Clinic of Endocrinology, Alexandrovska University Hospital, Medical University-Sofia, Evaluation of the efficacy and safety of Tribulus terrestris in male sexual dysfunction—A prospective, randomized, double-blind, placebo-controlled clinical trial / Maturitas 99(2017) 20-26
45. Salgado RM, Marques-Silva MH, Gonçalves E, Mathias AC, Aguiar JG, Wolff P.Effect of oral administration of Tribulus terrestris extract on semen quality and body fat index of infertile men. Andrologia. 2017 Jun;49(5). doi: 10.1111/and.12655. Epub 2016 Jul 12.
46. Singh, D Pokhriyal, B., Joshi, Y. M., & Kadam, V. (2012). Phytopharmacological aspects of Chlorophytum borivilianum (safedmusli): A review. International Journal of Research and Pharmceutical Chemistry, 2, 853– 859
47. Fetrow CW e Ávila JR. Manual de Medicina alternativa para o profissional. Rio de Janeiro Guanabara Koogan. 2000.744p.
48. Park K, Goldstein I,Andry C, Siroky M, Krane RJ, Azadzoi K. Vasculogenic female sexual dysfunction: The hemodynamic basis for vaginal engorgement insufficiency and clitoral erectile insufficiency. International Journal of impotence Research. 1997;9:27-37.
49. Auguet M, Clostre F. Effects of an extract of Ginkgo biloba and diverse substances on the phasic and tonic components of the contraction of an isolated rabbit aorta. General Pharmacology: The Vascular System Volume 14, Issue 2, 1983, Pages 277-280
50. Nishida S, Satoh H. Comparative vasodilating actions among terpenoids and flavonoids contaied in Ginkgo biloba extract. Chimica Acta, v.39,p. 129-133, 2004
51. Bernatoniene J, Majiene D, Peciura R, Laukeviciene A, Bernatoniene.The Effect of Ginkgo biloba Extract on Mitochondrial Oxidative Phosphorylation in the Normal and Ischemic Rat Heart. Phytotherapy Research. Volume 25, Issue 7, pages 1054–1060, July 2011
52. Morales A, Condra M, Owen JA, Surridge DH, Fenemore J, Harris C. Is yohimbine effective in the treatment of organic impotence? Results of a controlled trial. J Urol 1987; 137(6):1168-72.
53. Reid K, Surridge DH, Morales A et al. Double-blind trial of yohimbine in treatment of psychogenic impotence. Lancet 1987; 2(8556):421-3.
54. Riley AJ. Yohimbine in the treatment of erectile disorder.BJ Clin Pract. 1994 may-Jun; 48 (3); 133-6.1994
55. Susset JG et al. Effect of yohimbine hydrochloride on erectileimpotence; a double-blind study. J Urol 1989; 141: 1360±1363.
56. Mann K, Klingler T, Noe S, Roschke J, Muller S, Benkert O. Effects of yohimbine on sexual experiences and nocturnal penile tumescence and rigidity in erectile dysfunction. Arch Sex Behav 1996; 25(1):1-16
57. Rowland DL, Kallan K, Slob AK. Yohimbine, erectile capacity, and sexual response in men. Arch Sex Behav 1997; 26(1):49-62. Mayohimbine on sexual experiences and nocturnal penile tumescence and rigidity in erectile dysfunction. Arch Sex Behav 1996; 25(1):1-16
58. Vogt HJ, Brandl P, Kockott G et al. Double-blind, placebo-controlled safety and efficacy trial with yohimbine hydrochloride in the treatment of nonorganic erectile dysfunction. Int J Impot Res 1997; 9(3):155-61.

59. Lebret, T., Herve, J.M., Gorny, P., Worcel, M., Botto, H., 2002. Efficacy and safety of a novel combination of l-arginine glutamate and yohimbine hydrochloride: a new oral therapy for erectile dysfunction. European Urology 41, 608–613.
60. Kernohan, A.F., McIntyre, M., Hughes, D.M., Tam, S.W., Worcel, M., Reid, J.L., 2005. An oral yohimbine/l-arginine combination (NMI 861) for the treatment of male erectile dysfunction: a pharmacokinetic, pharmacodynamic and interaction study with intravenous nitroglycerine in healthy male subjects. British Journal of Clinical Pharmacology 59, 85–93.

Fitomedicamentos Ativos no Sistema Nervoso Central

- Ceci Mendes Carvalho Lopes
- Eduardo Pagani

O sistema nervoso central é o território onde maior número de plantas possui atividade. Procuramos aqui nos ater às plantas mencionadas na RE–89/2004 da Agência Nacional de Vigilância Sanitária (ANVISA) com acréscimo do mulungu, uma planta brasileira com grande potencial terapêutico e da *Rhodiola rosea*, planta do ártico interessante, como adaptógeno. Também *Ginkgo biloba* L., indicada para demências, zumbidos, vertigens e distúrbios vasculares e o tanaceto indicado como preventivo de enxaqueca. Procuramos nos estender menos no referente a algumas plantas sobre as quais há outros capítulos neste livro.

Três grandes grupos são apresentados de acordo com a ação: psicanalépticos (estimulantes), psicolépticos (sedativos) e outros. Entre os psicoanalépticos estão os estimulantes (substâncias que promovem aumento do alerta e da vigília), os adaptógenos (aumentam a resistência física, imunológica e mental a diversos tipos de estresse) e os antidepressivos. Estimulantes e adaptógenos têm ações bastante distintas e em alguns casos opostas.

Os psicolépticos promovem diminuição da vigília e do alerta. São indicados como ansiolíticos e indutores de sono. A maioria dos medicamentos sintéticos indicados para essa finalidade pertence ao grupo dos benzodiazepínicos que possuem potencial de gerar dependência, induzir padrões de sono anômalos e não restauradores e determinar alterações cognitivas durante seu período de ação. Muitas dessas características indesejadas são reduzidas com os fitoterápicos que, por outro lado, apresentam potência geralmente inferior à dos medicamentos sintéticos.

Plantas com ação psicoanaléptica: estimulantes, adaptógenos e antidepressivos

- **Guaraná *(Paullinia cupana* Kunth, *Paullinia sorbilis* L. Mart.)**

O guaraná (guaraná, naranazeiro, guaranauva, guaranaína, uaraná) é nativo da região das terras altas do rio Maués-Açu, mas tem sido cultivado em várias regiões do Brasil, especialmente na Amazônia. Trepadeira da família das Sapindáceas, pode atingir até 12 metros de comprimento. Os frutos avermelhados entreabrem-se quando maduros, exibindo sementes negras com arilo branco, que lembram pequenos "olhos". É planta sagrada para os índios Sateré-Mawé habitantes das terras altas da Amazônia que a utilizam para aumentar suas energias para caçadas, fazer urinar, tirar febres, dores de cabeça e cãibras[1].

As sementes contêm entre 4% e 8% de cafeína e traços de outras metilxantinas como teofilina e teobromina, além de alcaloides, terpenos, taninos, flavonoides, saponinas e resinas. A cafeína, como outras xantinas, possui efeito estimulante central, inotrópico positivo e, em doses elevadas, cronotrópico positivo. Também induz relaxamento da musculatura lisa em vasos sanguíneos periféricos e brônquios e constrição dos vasos cerebrais. Apresenta efeito diurético, aumenta a secreção gástrica e a liberação de catecolaminas e inibe a agregação plaquetária.

Em camundongos, reduziu reações alérgicas cutâneas[2]. Em ratos, um suplemento nutricional com *Salvia officinalis*, *Camelia sinensis* e *Paullinia cupana* e vitaminas foi eficaz na redução do estresse oxidativo, apesar de aumentar a atividade de glutationa, glutationa peroxidase e superoxidodismutase. Não houve reações adversas nem hepáticas, nem nas proteínas, nem no controle glicídico e integridade genômica hepática[3].

Com extrato de guaraná, camundongos apresentaram índices de mortalidade com dose acima de 1,825 g/kg; em ratos não foi observada mortalidade[4]. Em camundongos fêmeas, nas quais foram implantadas células de carcinoma de Erlich, com ascite, doses intraperitoniais reduziram o volume de ascite, o número celular e a hemorragia, além de aumentar muito significativamente a sobrevida[5].

Autores brasileiros confirmaram a capacidade citoprotetora de duas concentrações do extrato (0,312 e 0,625 mg/mL) contra linhagem celular de neuroblastoma dopaminérgico[6].

Em 75 pacientes submetidas a quimioterapia por câncer de mama, em estudo duplo-cego, placebo-controlado cruzado (50 mg de guaraná), comprovou-se a eficácia em reduzir a sensação de fadiga causada pela quimioterapia, avaliada através da resposta a alguns questionários padronizados[7].

Autores brasileiros, em estudo-piloto, em que foram avaliadas mulheres submetidas a tratamento de câncer de mama há pelo menos 3 meses, e que apresentavam fogachos (no mínimo 14 episódios em uma semana), foi administrado por 6 semanas extrato seco de guaraná (50 mg, correspondendo a 7,97% de cafeína e 1,47% de taninos, 2 vezes ao dia). Das 15 pacientes que completaram o estudo, 10 obtiveram redução de mais de 50% dos índices utilizados para avaliação, tanto quanto ao número de ondas de calor, como de sua gravidade (respectivamente $p = 0,0009$ e $p < 0,0001$). Os autores comentam o tratamento foi promissor, merecendo mais estudos[8].

Já autores italianos, administrando produto comercial contendo 1.050 mg de guaraná ao dia por 5 dias, alternando com 7 dias de descanso e 5 dias de placebo, estudaram 27 pessoas hígidas (9 mulheres) e avaliando questionários sobre bem-estar, humor e comportamento, não encontraram diferença. Comentam que esses resultados conflitam com outros achados na literatura, mas que os outros estudos, de modo geral, avaliavam o uso numa única ocasião, não em dias sucessivos, como eles fizeram. Concluem que, apesar da popularidade do guaraná, já presente em vários complementos nutricionais, estudos mais detalhados, abrangendo o uso de maior duração deveriam ser feitos[9].

Baseando-se em dados prévios que atribuíam à administração de multivitaminas (especialmente as do complexo B) bem como de guaraná ação positiva sobre a atividade cerebral, especialmente a atenção e memória foi programado um estudo em que se administrou em dose única uma bebida comercial contendo vitaminas do complexo B, vitamina C, cálcio, magnésio e zinco, ou outra bebida contendo as mesmas vitaminas, porém em doses menores, acrescidas de guaraná (222,2 mg, equivalente a 40 mg de cafeína), ou placebo (refrigerante de igual aspecto) a 20 adultos saudáveis (12 mulheres). A seguir, os participantes responderam a testes numéricos e avaliação por escala visual analógica e também questionários sobre o humor, e, a seguir examinados através de ressonância magnética cerebral. Evidenciou-se que ambas as bebidas promoveram aumento da ativação nas áreas de memória e atenção, mas os resultados com guaraná foram superiores[10].

Estudando a mesma bebida contendo multivitaminas e guaraná, autores desse mesmo grupo estudaram, comparando com placebo, o exercício, o humor e o aspecto afetivo. Administraram a bebida, ou placebo (em dias diferentes, a todos os participantes), e, após uma hora, observaram 40 homens saudáveis fazendo 30 minutos de exercício em esteira, seguindo-se a aplicação de vários testes. Concluíram que não houve mudanças afetivas ou no humor, porém, quando consumida a bebida com guaraná, a percepção do cansaço foi muito menor, e a memória e atenção melhorou, demonstrando a ativação cerebral. Acreditam que o mesmo possa ser observado após consumo de maior duração, e talvez, também, em mulheres, porém isso deverá ser estudado em outra ocasião[11].

Em estudo multicêntrico, na França, avaliou-se a 'performance' cognitiva e a variabilidade do desempenho cardíaco, em 56 pessoas (24 mulheres), às quais foi administrado, em ocasiões diferentes, ou a mesma bebida vitamínica com guaraná, ou suplemento de cafeína, ou placebo. Aplicados testes para avaliar a 'performance' cognitiva, e a função cardíaca através da frequência e tempo dos batimentos. Concluiu-se que a ingestão da bebida com guaraná melhorou a 'performance' quanto à tomada de decisões, acompanhando-se de estabilidade do sistema nervoso central, na primeira hora[12].

Estudo que reuniu pesquisadores de vários centros brasileiros, ressalta que o guaraná é conhecido por ter múltiplas ações, como antioxidante, antifadiga, redutor da agregação plaquetária, e da síntese do tromboxano (in vitro), antimicrobiano e antidepressivo. Também age reduzindo os níveis da pressão arterial, e das dosagens de LDL, sendo descrita atividade benéfica em populações idosas cardiopatas da Amazônia. Informam que esses efeitos todos são atribuídos a metabólitos de sua composição, como cafeína, teobromina e teofilina (metilxantinas), saponinas, polifenóis e taninos. Também relatam que foi descrita sua ação redutora de fatores de inflamação. Realizaram, então estudo com extrato de guaraná, e com sua fração de etil-acetato, objetivando avaliar seu efeito antibacteriano, antineoplásico e imunomodulatório. O estudo foi todo realizado in vitro, e demonstrou não haver toxicidade nem a células sanguíneas, nem esplênicas, demonstrou atividade bactericida, e reduziu células neoplásicas de leucemia HL-60., mas não em outras linhagens neoplásicas (na dosagem empregada). Os resultados foram obsrvados para ambos os extratos[13].

Por seu alto teor de cafeína, o guaraná é um poderoso estimulante do SNC. Discute-se também o efeito adaptógeno, que não seria derivado da cafeína. Outra indicação mal compreendida e não comprovada é a irregularidade menstrual.

Não foram relatados efeitos adversos ou tóxicos, quando o guaraná foi administrado em doses apropriadas. Recomenda-se cautela em hipertensos, cardiopatas, nefropatas, hipertireoídeos e portadores de transtornos psíquicos, especialmente mania e esquizofrenia. Os primeiros sintomas de intoxicação por cafeína são disúria, vômitos e espasmos abdominais.

Recomenda-se moderação no uso de cafeína por gestantes. A dose máxima de 300 mg/dia, correspondente a 5 cafezinhos, não deve ser excedida (devem ser consideradas todas as fontes de cafeína, como café, chá, bebidas do tipo cola, chá mate e guaraná). Lactentes cujas mães consomem produtos com cafeína, podem apresentar distúrbios do sono.

O guaraná é usado na forma de pó, tintura e extratos, produzidos a partir das sementes torradas e moídas. São usadas as trimetilxantinas (cafeína) na padronização (3% a 7%). A ANVISA recomenda o equivalente a 15 a 70 mg de cafeína por dia.

- **Ginseng (*Panax ginseng* C. A. Mey)**

Planta perene da família das Araliáceas, nativa do sudeste da Ásia (do Nepal à Manchúria) e cultivada na China, Coreia, Japão e Rússia. Apresenta raízes carnosas amarelas, frequentemente ramificadas, de odor aromático e sabor amargo-doce[14].

Existem outras espécies de ginseng, especialmente o chamado ginseng americano (*Panax quinquefolium*), que, embora tenha propriedades semelhantes, tem composição química e tambem efeitos que podem divergir bastante do espécime asiático[15]. Sua raiz é usada na Medicina Tradicional Asiática há mais de 2.000 anos. Atribuem-se os efeitos do ginseng às suas saponinas glicosídicas encontradas na planta seca na concentração de 2% a 3% (ginsenosídeos). Outros constituintes incluem os peptidoglicanos, compostos acetilênicos, como o panoxinol, derivados da pirazoina, oligossacarídios e polissacarídios, compostos fenólicos, como o ácido vanílico e salicilatos e traços de óleos essenciais.

Considerando as muitas publicações indicando que o ginseng atue sobre o sistema nervoso de forma significativa, foi feita uma revisão, procurando avaliá-lo em diferentes doenças, procurando explicar seu mecanismo de ação. E, como o extrato tem numerosos componentes, cada um deles com ações peculiares, avaliou-se o que a literatura indicasse sobre esse tema também. E discutindo o valor neuroprotetor da planta. Quanto à doença de Parkinson, relatam as possibilidades terapêuticas existentes, e que até o momento não se encontrou senão tratamento sintomático, mas não preventivo. No entanto, o ginseng parece exercer essa capacidade, e isso foi observado tanto *in vitro*, como *in vivo*. Em relação à doença de Alzheimer, também não havendo tratamento preventivo, os estudos realizados com o *Panax ginseng* foram alvissareiros, *in vivo, in vitro,* e também em estudos clínicos. O autor também relata esperança de bons resultados com essa planta na doença de Huntington, na esclerose lateral amiotrófica e na esclerose múltipla. A atividade anti-apoptótica e a ação sobre o sistema imunitário parecem ser preponderantes, mas muito ainda se desconhece e exige mais pesquisa[16].

Em outra revisão, os autores declaram que o ginseng não só age em vários tipos de doenças neurológicas, como também exercem efeito na neurorregulação e liberação de neurotransmissores. Que sua atividade é muito complexa, atuando em vários sítios, portanto com potencial para desenvolvimento de numerosos fármacos, com muitos alvos[17].

Ainda outra revisão discute os actoprotetores (substâncias que aumentam a 'performance' mental e promovem estabilidade da capacidade física, sem aumento do consumo de oxigênio). São considerados uma subclasse dos adaptógenos. O ginseng pode ser considerado um actoprotetor, influenciando a capacidade física e mental, bem como a capacidade de trabalho, merecendo mais estudos[18].

Nova revisão procura apresentar os mecanismos pelos quais o ginseng atua em vários problemas ligados ao sistema nervoso central, não só a ansiedade, a depressão e a cognição (que produz melhoras), mas doenças numerosas, a saber: Alzheimer, Parkinson, esclerose múltipla, acidenta vascular cerebral. Há mecanismos moleculares como transmissão glutaminergica, sinalização estrogênica, produção de óxido nítrico, atuação sobre o estresse oxidativo, apoptose e outros. Os autores consideram que vale a pena persistir no estudo dessa planta tão cheia de qualidades[19].

Ainda outra revisão repete os dados sobre a capacidade do ginseng sobre as doenças neurodegenerativas, e dos potenciais efeitos dos seus diversos constituintes[20].

É indicado como adaptógeno para pessoas com redução das capacidades física e mental, bem como queixas de fraqueza, exaustão cansaço e perda da concentração[21]. Assim como indica-se durante a convalescência de doenças e cirurgias. Recentemente foi demonstrada também eficácia em impotência sexual masculina[22;23].

Em galinhas, elevou a imunidade adquirida por vacinação[24].

Células mononucleares de voluntários saudáveis (n = 20) ou de pacientes com síndrome da fadiga crônica (n = 20) ou AIDS (n = 20) foram testadas na presença ou ausência de concentrações variadas de extrato de ginseng. O extrato, em concentrações de 1, 10 e 100 µg/ml estimulou significativamente ($p<0,05$ a $p<0,001$) a função imunológica celular das células mononucleares do sangue periférico de todos os grupos[25]. Em soropositivos para HIV, o uso de ginseng diminuiu o número de resfriados, embora não tenha melhorado a qualidade de vida, a contagem viral ou a contagem de CD4[26].

Em atletas malaios habituados a treinamento em ambiente quente e úmido, com única dose de 200 mg de ginseng antes da atividade física não foi observada mudança no desempenho do exercício até a exaustão, nem nos parâmetros clínicos[27].

Considerando que ginseng se revelou efetivo no tratamento de pacientes diabéticos, foi pesquisada sua eficácia em pacientes não-diabéticos, porém não observado efeito favorável no controle do metabolismo glicêmico, embora julgando necessária mais investigação[28]. Para 45 pacientes com glicemia de jejum elevada, foi administrado tratamento com suplemento nutricional, ou suplemento acrescido de ginseng, ou placebo, durante 8 semanas, avaliando-se a seguir a glicemia e o lipidograma. Nos dois grupos tratados com suplemento houve melhora dos parâmetros, mas LDL diminuiu de forma mais evidente com ginseng[29]. No entanto, em pacientes com excesso de peso, extrato de ginseng, ou ginsenosídeos, por 30 dias, não alterou a função das células β do pâncreas, nem a sensibilidade a insulina. Talvez porque em dose baixa[30].

Em mulheres após a menopausa, o uso de ginseng provocou melhora no desejo sexual[31].

Em 17 pessoas saudáveis alternando placebo, extrato de ginseng, fração de ginsenosídeos do extrato, fração de polissacarídeos do extrato, os dois últimos melhoraram os testes medidores da rigidez arterial[21]. Já em 80 pacientes hipertensos e tratados com diferentes agentes anti-hipertensivos, o tratamento com ginseng 3 g/dia (ou placebo), por 3 meses, não trouxe melhora nos níveis tensóricos, nem na resistência arterial[33].

Em 643 portadores de gastrite atrófica crônica, foi administrado ginseng, ou placebo, durante 3 anos, com seguimento de 8 anos, constatando-se que o grupo medicado com o fitoterápico teve menor incidência de câncer, de vários tipos, em vários órgãos, mas somente em homens[34].

Extrato de ginseng fermentado atuou, em ratos, e em humanos, de modo benéfico em relação ao sono[35].

Em 30 voluntários saudáveis, com dose única, seguida de intervalo e de novas doses, maiores, não houve benefício, nem no humor, nem na memória, com a dose mais baixa, mas ocorreu, com as doses mais altas, melhora no desempenho dos cálculos matemático e na tranquilidade[36]. Revisão dos estudos acessíveis pelas principais bases de pesquisa demonstrou que, embora a qualidade dos estudos difiram muito, não permitindo conclusões sólidas, é possível dizer que ginseng promove melhora em alguns aspectos de funções cognitivas, comportamento e qualidade de vida. Sem efeitos adversos[37]. Adicionalmente, outros estudos concluíram que o extrato de ginseng age como estimulante em humanos.

Após acidente vascular cerebral isquêmico, 140 pacientes foram submetidos, por 30 dias, a tratamento com aspirina, mas metade do grupo recebeu também ginseng. Houve evolução neurológica muito melhor dos que foram tratados com o fitoterápico[38].

O ginseng é considerado seguro, com boa tolerabilidade quando usado em doses corretas. O uso de doses excessivas pode levar a quadro semelhante ao do abuso de estimulantes como insônia, taquicardia e hipertensão.

Embora na Ásia algumas pessoas façam uso quase contínuo, a Comissão E recomenda limitar seu a duração do tratamento a três meses, pois há possibilidade de efeitos semelhantes aos dos hormônios esteroidais. Recomenda-se também cautela em seu uso por diabéticos em função de seus possíveis efeitos hipoglicemiantes. Foi também relatado um caso de possível interação com a varfarina, por mecanismo desconhecido.

Não são disponíveis dados sobre o uso de ginseng durante a gestação e lactação.

São usadas raízes secas na forma de extratos ou tintura. Ginsenosídeos são usados na padronização. A ANVISA recomenda 5 mg a 30 mg de ginsenosídeos totais divididos em duas tomadas diárias.

- **Raiz do ártico *(Rhodiola rosea* L.)**

Obs.: há menção mais detalhada desta planta no capítulo que fala de adaptógenos.

Rhodiola rósea (raiz dourada, raiz do Ártico, *roseroot, rosenroot, rosenrod, rodiole rose, rhodiole rougeâtre, golden root, artic root, Sedum rosea, Aaron's root, Hong Jing Tian*) é uma planta herbácea perene da família *Crassulaceae*, de larga distribuição em grandes altitudes das regiões montanhosas da Europa e Ásia[39].

Seu uso é relatado há séculos, desde mesmo a Grécia antiga, tendo sido mencionado em farmacopeias europeias desde o século XVIII[40].

O rizoma da planta contém óleos essenciais, gorduras, ceras, esteróis, glicosídeos, ácidos orgânicos (oxálico, cítrico, málico, gálico, succínico), fenólicos, incluindo taninos e proteína[41].

Os componentes de *Rhodiola* são espécie-específicos. Foram descritos 28 compostos, incluindo flavonoides, taninos, glicosídeos fenólicos. As propriedades estimulantes e adaptogênicas foram atribuídas a dois compostos isolados de suas raízes, o p-tirosol e rodiolosideo (glicosídeos fenólicos) Este último, mais tarde foi identificado como o mesmo salidrosideo, já descrito em outras plantas (salidrosídeo, rodiolosídeo e rodosina são sinônimos). Outros glicosídeos foram identificados também, nessas raízes (rodionisídeo, rodiolina, rosina, rosavina, rosarina e rosidirina). Todos parecem ter papel na atividade adaptogênica da planta. Geralmente o componente utilizado como marcador é rosavina[28]. Rosiridina, metabólito do geraniol, inibe as monoaminoxidases A e B, *in vitro*, o que explica sua atividade na depressão e na demência senil[41].

Também foram descritos componentes com atividade antioxidante, tanto em extratos aquosos, como alcoólicos, de *Rhodiola rosea*, como em outras espécies correlatas: p-tirosol, ácidos orgânicos (ácido gálico, ácido cafeico, ácido clorogênico), e flavonoides (catequinas e proantocianidinas).

As propriedades adaptogênicas, assim como os efeitos cardioprotetores e atividades sobre o sistema nervoso central têm sido atribuídos a sua capacidade de influir sobre os níveis de monoaminas e opioides (como as beta-endorfinas) e também sobre sua atividade. Por outro lado, estudos soviéticos indicam que boa parte da capacidade dessa planta pode estar ligada à indução de biossíntese de opioides assim como à ativação de seus receptores tanto centrais, como periféricos. Esta é uma peculiaridade de *Rhodiola*, ao contrário de outros adaptógenos, como *Ginseng*, por exemplo, que têm apenas atuação central[39].

As propriedades foram atribuídas à sua habilidade de influir sobre os níveis de monoaminas no córtex cerebral, tronco e hipotálamo. Acredita-se que essa mudança se deva a inibição da atividade de enzimas responsáveis pela degradação das monoaminas e facilitação do transporte de neurotransmissores no sistema nervoso. Ao mesmo tempo, previne a liberação de catecolaminas e elevação subsequente de AMP cíclico no miocárdio assim como depleção das catecolaminas da adrenal, no caso de estresse agudo. Parece induzir secundariamente a biossíntese de opioides tanto por ativação de receptores opioides centrais como periféricos[42].

Estudos em animais demonstraram que protegeu contra o efeito deletério de oxigênio, frio, metais tóxicos, radiação e exercício físico exaustivo. E ainda demonstraram efeito estimulante sobre a capacidade de trabalho, tolerância à anóxia, resistência a micro-ondas e a toxinas. Também demonstraram diminuição da fadiga e houve atuação reguladora da função cerebral, do aprendizado e da memória[39; 40].

Estudos clínicos demonstram possível utilidade em estados de desgaste por excesso de trabalho ou atividade mental, com extrato padronizado com 3,6% de rosavina, 1,6% de salidrosideo e menos de 0,1% de p-tirosol. Também demonstram melhora da fadiga e do desempenho mental após algumas semanas de uso do mesmo extrato. E ainda, quando utilizado por estudantes, melhora do condicionamento físico, da atividade mental, das funções psicomotoras e do bem-estar geral. Melhorando ainda as condições de sono, de humor e de motivação[39].

Revisão de estudos relata benefício de *Rhodiola rosea* no desempenho mental, função cognitiva e fadiga. Já quanto ao desempenho físico há controvérsia, podendo-se atribuir, talvez, diferente resultado à dose empregada, pois tudo sugere que dose muito baixa, ou muito alta, é inativa, só se obtendo bem resultado com dose mediana, e a explicação para esse fenômeno ainda não está completamente esclarecida. Os estudos sugerem que a sua atividade antiestresse é superior à de outros adaptógenos. E, ao contrário de outros, oferece cardioproteção[41].

Em animais, preveniu dano miocárdico por estresse[39].

Em cultura de células endoteliais demonstrou-se que o salidrosídeo atenuou significativamente a geração de radicais livres e a apoptose, por modulação da família de compostos Bcl-2 e inibição da ativação da enzima caspase-3[43]. Em cultura de cardiomiócitos de ratos submetidos a ligadura da coronária descendente, demonstrou-se que salidrosídeo inibiu alterações morfológicas nos cardiomiócitos, suprimiu a apoptose, regulou a expressão da família Bcl-2, reduziu marcadores da disfunção mitocondrial, reduziu a mortalidade do grupo de animais tratados e inibiu a apoptose miocárdica isquemia-induzida *in vivo*. O papel da atividade mitocondrial nesse processo é muito importante[44].

Revisões demonstraram efeito benéfico sobre doenças mentais, embora com poucos estudos[45, 46, 47]. Estudo em ratos, por exemplo, atribui o efeito antidepressivo a 'up-regulation' do sistema monoaminérgico e a atividade anti-inflamatória[48].

Em cultura de tecidos, observou-se atividade neuroprotetora de algumas plantas, entre elas a raiz do ártico, que seria um fator de promoção de longevidade saudável[49], e também se descreveu mecanismo de ação com muitos alvos, regulando a função celular[50].

Em ratos, estudou-se a ação do salidroside da *Rhodiola rosea* na prevenção do dano neurológico provocado pela obstrução da circulação cerebral, demonstrando prevenção do dano cognitivo e as apoptose[51].

Vários estudos em animais sugerem atividade promissora em algumas doenças de cunho neurológico, como Doença de Parkinson [52], epilepsia[53], isquemia cerebral[54].

Em humanos, foi demonstrada atividade na atenção e concentração capacidade de trabalho, de desgaste físico, de prontidão para o trabalho e redução da necessidade de descanso[40,47,55,56,57,58].

Não há efeitos adversos, considerando-se as doses usuais. Com dose acima de 2% de rosavina, podem ocorrer irritabilidade, insônia, persistentes por vários dias[39].

Deve-se evitar o uso com medicamentos psiquiátricos, pelo risco de interação, assim como com anticoagulantes. Também deve ser evitado em casos graves de arritmia cardíaca. Não há referência ao uso durante a gestação e lactação.

As partes utilizadas da planta são as raízes e rizoma.

- **Hipérico (*Hypericum perforatum* L.)**

Planta de porte herbáceo da família das Clusiláceas, original da Europa, Ásia ocidental e norte da África, conhecida também por Erva de São João. Há quase 400 espécies do gênero *Hypericum*. O produto mais utilizado é proveniente da espécie *Hypericum perforatum*, que antigamente era obtido por extrativismo, mas hoje é amplamente cultivado.

Conhecido há mais de 2000 anos, era indicado para tratamento de feridas e distúrbios gastrointestinais. Após 1800 começou a ser indicado para epilepsia e mais recentemente para depressão.

O composto ativo no SNC mais abundante é a hiperforina, encontrada em extratos na concentração de 2% a 4%. As hipericinas, derivadas do antraceno encontram-se entre 0,1 % e 0,15%. É interessante notar que a hiperforina isolada sofre hidrólise espontânea, mas na planta viva e em extratos é estabilizada por flavonoides como o hiperosídeo, a quercitina, a isoquercitina e a rutina. Algumas formulações comerciais adicionam também o ácido ascórbico como antioxidante. As ações dos componentes do hipérico se dão por combinação dos principais mecanismos descritos para os outros antidepressivos: inibição da monoaminooxidase, inibição da recaptura de noradrenalina, dopamina e serotonina, e subregulação de receptores adrenérgicos, dopaminérgicos e serotoninérgicos[59].

Compararam-se[60] os efeitos de 500 mg/dia do extrato ZE 117 com 20 mg/dia de fluoxetina em 240 pacientes portadores de depressão leve a moderada. Após 6 semanas houve eficácia idêntica com ambos os tratamentos, e hipérico foi mais bem tolerado com menos eventos adversos (8% contra 23%). Estudo com metodologia semelhante[61] comparou os efeitos de 500 mg/dia do extrato ZE 117 com 150 mg/dia de imipramina em 324 pacientes com depressão leve a moderada, por 6 semanas, com eficácia idêntica mas melhor tolerabilidade do hipérico. Houve menos interrupções do tratamento por intolerância (2,6% contra 15,6%).

Metanálise dos estudos comparativos demonstrou efeitos equivalentes do hipérico com outros antidepressivos, porém menor desistência de tratamento por eventos adversos[62].

Estudos abertos, sem grupo-controle, mas com número grande de pacientes ambulatoriais demonstraram eficiência para o tratamento da depressão, com pequeno abandono decorrente de efeitos adversos, por tempo prolongado[63; 64].

Reanálise de 4 estudos anteriores comparando hipérico com paroxetina conclui que, embora quanto ao quadro depressivo não tenha sido diferente, o fitoterápico mostrou superioridade pelo fato de apresentar menos efeitos adversos (sedação, reações anticolinérgicas, distúrbios gastrointestinais, disfunção sexual)[65.] Também houve vantagem da planta quanto a hipersonia obtida com outros tratamentos[66].

Em estudo comparando a atuação de citalopran, erva-de-são-joão e placebo, os dois medicamentos ativos não diferiram da atuação do placebo, em pacientes depressivos, inclusive com número significativo de pacientes que pioraram[67]. Reavaliando esse estudo, outros autores concluíram que o fitoterápico foi melhor que o medicamento sintético, uma vez que apresentou menor número de abandonos e maior duração de efeito residual[68].

Na síndrome do intestino irritável, é comum associação com depressão: hipérico pode ser uma opção terapêutica. Em 30 pacientes comparadas com 20 mulheres saudáveis durante 8 semanas, o tratamento melhorou as condições psicológicas e a reatividade do sistema autônomo. No entanto, outro estudo mostrou resultado pior do que o obtido com placebo, em indivíduos tratados com extrato da planta[70.]

Hipericum foi sugerido no tratamento do quadro climatérico, pela sua potencial ação fitormonal. Em estudo-piloto durante 12 semanas em pacientes submetidas a tratamento de câncer de mama, 900 mg de extrato ofereceu, em comparação com placebo, melhora da qualidade de vida[71]. Em outro estudo, em mulheres climatéricas sintomáticas, durante 8 semanas, a melhora das ondas de calor foi obtida com significância, após 4 semanas, mas ainda mais significante, após 8 semanas[72.]

Em 36 pacientes apresentando quadro de tensão premenstrual hipérico (900 mg ao dia), foi eficaz na redução sintomática da síndrome, porém a via de atuação não deve ser pelas citoquinas proinflamatórias (interleucinas, interferon ou fator de necrose tumoral), pois elas não se alteraram durante o tratamento[73].

Não se encontrou vantagem no tratamento com erva-de-são-joão no controle do tabagismo[74].

É contra-indicado em casos de depressão acentuada. Pela insuficiência de informações não é indicado para crianças menores de 12 anos.

Por apresentar efeito fotossensibilizante causado pela hipericinas, pessoas de pele clara que usam esse fitoterápico devem ter cautela ao expor-se á luz solar. Em caso de consumo excessivo, como tentativas de suicídio, paciente deve ser protegido da luz por cerca de 1 semana, tempo de eliminação das hipericinas.

Há numerosos relatos de interações medicamentosas com estímulo da atividade de componentes do citocromo p450 e a aceleração do metabolismo de diversas drogas com diminuição de sua atividade (anticoagulantes cumarínicos, ciclosporina e antirretrovirais como o indinavir).

Interações menos intensas com amitriptilina, teofilina e digoxina. Houve outros efeitos adversos mais raros como reações cutâneas e alérgicas, problemas digestivos, fadiga e agitação.

No controle de pacientes com dor crônica, interagiu com oxicodona, reduzindo em cerca de 50% o seu nível sérico e também o efeito reportado pelos pacientes[75].

Em estudo realizado com ratos, e depois em humanos, a erva de São João e a hipericina potencializaram a ação analgésica de morfina[76].

Em modelos animais, hiperico mostrou-se bastante útil em aplacar a migrânia[77].

Em modelo animal, foi utilizada hiperforina que comprovou capacidade de inibir o processo inflamatório auto-imune de encefalomielite, por inibição de infiltração das células imunes e de células-T. Os autores comentam que a hiperforina parece promissora para o tratamento da esclerose múltipla[78].

Estudando em ratos extratos de hipérico pobre e enriquecido em hiperforina, chegou-se à conclusão que tanto a hipeforina, como a quercetina, devem ser os principais agentes, no extrato, em promover neuroproteção. Os autores concluíram que o hipérico, em pessoas idosas, associado a uma dieta antioxidante, especialmente se o extrato for enriquecido em hiperforina, pode ser um tratamento muito vantajoso, talvez a melhor alternativa, no caso de doença de Parkinson[79]. Ainda visando Parkinson, também em ratos, o hiperico mostrou-se bastante eficiente em prevenir o dano neuronal, através da atenuação da fragmentação do DNA, astrogliose, inflamação e estresse oxidativo[80].

Abordando a doença de Alzheimer, comentando que hipérico tem demonstrado utilidade no tratamento de pacientes depressivos, mostrando benefícios histológicos e comprovando melhora da memória, foi realizado estudo em camundongos que mostrou que, mesmo com níveis baixos de hiperforina, o extrato foi útil na redução lesional, o que sugere que esse tratamento deva ser mais amplamente utilizado em idosos[81]. Também em camundongoso extrato de hipérico foi eficaz em reduzir a substância β-amiloide parenquimatosa, e aumentar a expressão de P-glicoproteina cerebrovascular. Assim, conclui-se que o tratamento com hipérico pode ser uma estratégia para impedir a progressão do quadro de Alzheimer[82].

Em pacientes usuárias de contraceptivo hormonal de baixa dose não houve alteração na farmacocinética dos mesmos, quando utilizado concomitantemente produto contendo extrato Ze117, de baixo teor de hiperforina[83]

No caso de pacientes cardiopatas com baixa resposta ao antiplaquetário clopidogrel, diminuiu a agregação e aumentou a inibição plaquetária, por aumento da atividade do citocromo CYP3A4[84].

A maior parte dos compostos ativos concentra-se nas flores e folhas distais, razão pela qual a qualidade do extrato obtido pode ser muito variável, na dependência do seu manejo e produção. Os extratos hidralcoólicos são obtidos com metanol entre 20% e 40% e com 4 a 7 partes de líquido extrator para cada parte de planta triturada e seca. A ANVISA recomenda seu uso na forma de extratos ou tinturas, mas também os chás, preparados com as partes aéreas da planta seca ou *in natura* apresentam efeito, embora menos pronunciado e com maiores variações. A ANVISA reconhece a indicação do hipérico para estados depressivos leves a moderados, não endógenos. A Comissão E, acrescenta as indicações de controle da ansiedade e tratamento de feridas e queimaduras, neste último caso por via tópica. Como antidepressivo pode ser uma opção para pacientes com quadros leves a moderados que apresentam sedação com antidepressivos tricíclicos. Também pode ser útil para pacientes que associam depressão e ansiedade. Como todos os demais antidepressivos, seus efeitos se iniciam cerca de duas semanas após o início do tratamento.

Não são disponíveis dados sobre o uso durante a gestação e lactação.

A ANVISA recomenda uso diário por via oral de 0,9 a 2.7 mg hipericinas, o que corresponde aproximadamente a 500 a 1500 mg dos extratos mais estudados: ZE 117, LI 160 e LI 160 WS.

Essas doses iniciais podem ser diminuídas para 300 a 600 mg diários, se houver necessidade de tratamento de manutenção.

Plantas com ação psicoléptica: ansiolíticos e indutores do sono

Para esclarecer o mecanismo de ação das plantas a seguir, apresentamos um breve resumo das características dos neurotransmissores e respectivos receptores de ácido gama-amino butírico (GABA) e acetilcolina sobre os quais atuam a maioria dos psicanalépticos aqui descritos.

- **Os receptores GABA**

O ácido gama-amino butírico (GABA) é um dos principais neurotransmissores inibitórios do SNC. Seus receptores são canais iônicos que, quando ativados, promovem a entrada do ânion cloreto na célula com consequente hiperpolarização e diminuição da frequência de disparo. Há dois tipos de receptores, chamados GABA–A, predominantemente pós-sináptico e GABA–B, predominantemente pré-sináptico. Ambos constituídos por cinco subunidades (2α, 2β e 1γ). Os receptores gabaérgicos são o sítio de ação do álcool e muitas substâncias com ação sedativa pertencentes ao grupo dos benzodiazepínicos e barbitúricos[85]. Das plantas com ação psicanaléptica estudadas a seguir, a valeriana, a kava kava e possivelmente o mulungu devem suas ações à ativação de receptores GABA.

- **Os receptores de Acetilcolina**

A acetilcolina foi o primeiro neurotransmissor historicamente descrito. Suas ações são geralmente excitatórias. Possui ampla difusão no SNC e no sistema nervoso periférico, somático e autonômico. Seus receptores classificam-se em nicotínicos e muscarínicos. Os receptores nicotínicos são canais iônicos encontrados no SNC e na placa motora. Os receptores muscarínicos são proteínas G que agem por meio de mensageiros secundários. São encontrados no SNC e no sistema nervoso autônomo. A melissa age principalmente inibindo os receptoles colinérgicos.

- **Valeriana (*Valeriana officinalis* L.)**

Planta de porte herbáceo da família das Valerianáceas (valeriana, *katzenkraut,* erva-dos-gatos), original das regiões temperadas da Europa e norte Ásia. São descritas mais de 250 espécies de valeriana. A mais estudada e utilizada é a *Valeriana officinalis*. Outras espécies, como a *Valeriana edulis*, a *Valeriana japonica* e a *Valeriana indica*, têm uso com base em tradições locais.

Desde a antiguidade, utilizada como diurético, analgésico, sedativo da tosse, antiinfeccioso e antiparasitário. Seu forte odor é atraente para gatos e ratos que costumam desenterrar suas raízes.

Mais de 100 componentes já foram identificados nos extratos de valeriana incluindo iridoides como os valepotriatos, óleos essenciais, sesquiterpenos alcaloides pirimidínicos e derivados do ácido cafeico. Sesquiterpenos (ácido valerênico e ácido acetoxivalerênico) são marcadores de qualidade, mas não podem ser considerados princípios ativos. Os valepotriatos presentes em maior quantidade nas espécies *edulis* e *indica* apresentam potencial tóxico. Extratos de valeriana aumentam a secreção e inibem a degradação do GABA nas fendas sinápticas[86].

É uma das plantas mais estudadas para o controle da ansiedade e insônia, indicações reconhecidas pela ANVISA e pela Comissão E. Estudos clínicos revelaram redução significativa na latência para início e melhora na qualidade do sono[87]. Não altera disposição fisiológica das fases do sono, evidenciadas por eletroencefalograma, ao contrário do que ocorre com barbitúricos e benzodiazepínicos[88]. Em idosos, observa-se melhora do humor, redução do tempo para indução e aumento do tempo de manutenção do sono. Estudos com associação de valeriana e melissa demonstraram efetividade na insônia e não mostraram diminuição do desempenho de vigilância e reação, ao contrário do que ocorreu com flunitrazepam.

Estudo placebo-controlado com 16 idosas utilizando 300 mg de valeriana não mostrou vantagem quanto ao sono[89]. Outro estudo, também com amostra pequena (15 pacientes com artrite) com 600 mg de valeriana, ou placebo, também não resolveu insônia[90].

Em um grupo de 37 pacientes com a síndrome das pernas inquietas, tomando ou 800 mg de valeriana, ou placebo, durante 8 semanas, observou-se melhora sintomática da síndrome, porém não do sono. No entanto, houve melhora significativa da sonolência diurna, melhorando a qualidade de vida[91]. Em 227 pacientes que deveriam fazer tratamento por câncer, e insones, a administração de 450 mg de valeriana, por 8 semanas, não foi eficaz quanto ao sono, porém melhorou significativamente fadiga, reduzindo a sonolência diurna[92].

Metanálise de estudos controlados concluiu que valeriana melhora o sono, quando avaliado subjetivamente, porém não, quando avaliado por testes ou medidas objetivas e quantitativas[93].

Estudo em ratos idosos utilizou valeriana, chegando à conclusão que estimulou a função cognitiva, promoveu a proliferação celular e diferenciação neuronal, e reduziu a corticosterona sérica e a peroxidação lipídica[94].

Utilizada há séculos, sem sinais importantes de toxicidade e sem as consequências comuns aos benzodiazepínicos, como ressaca, tolerância, insônia rebote e dependência, não tem contraindicações ou interações medicamentosas relatadas na monografia da Comissão E.

Eventos adversos são de baixa incidência e fraca intensidade: cefaleia, sonolência matinal e distúrbios gastrointestinais. Tentativa de suicídio em com dose 20 vezes maior que a terapêutica, resultou em efeitos de pequena gravidade como astenia, sonolência, tremores, dores abdominais, opressão no peito, desaparecendo espontaneamente em 24 horas.

Os estudos sobre toxicologia da valeriana são controversos em decorrência de seus numerosos componentes. Efeitos citotóxicos observados *in vitro* não se confirmaram em animais, mesmo com doses muito altas. Também não se observou efeito teratogênico em animais. Porém há estudos que demonstram potencial mutagênico de valepotriatos em bactérias. Por essa razão, recomenda-se o uso de extratos pobres em valepotriatos. Felizmente esses compostos são instáveis e suscetíveis de degradação por variações de temperatura e pH.

Não há dados sobre seu uso na gestação e lactação.

A parte utilizada é a raiz. A forma farmacêutica recomendada são os extratos e tinturas, mas o uso da raiz seca e pulverizada é bastante difundido. Bons extratos contêm no mínimo 0,17 % de sesquiterpenos como marcador.

A dose diária total recomendada pela ANVISA é 0,8 a 0,9 mg de sesquiterpenos. Isso equivale a 300 a 1200 mg de extratos ou tinturas ou 2 a 3 gramas da planta seca pulverizada. Pode ser administrada em uma única tomada ao deitar, para a indicação de insônia, ou fracionada ao longo do dia, para ansiedade. Os melhores resultados surgem após 2 a 4 semanas de uso.

- **Kava-kava (*Piper methysticum* G. Forster)**

Kava, ou kava-kava, é uma trepadeira que atinge normalmente 2 metros de comprimento e pertence à família das Piperáceas, original da Oceania, incluindo Micronésia, Polinésia e Melanésia.

Preparações à base de kava, folhas mascadas e decotos, são usadas há séculos pelos nativos da Melanésia em cerimônias rituais. No final do século XIX, o Capitão Cook foi responsável por sua introdução na Europa.

Os efeitos da kava devem-se às cavapironas, compostos poucos solúveis em água que agem sobre receptores GABA-A. Promove relaxamento muscular e redução da excitabilidade do sistema límbico. Possui também ação anticonvulsivante comparável à da mefenesina. Tem efeito protetor contra o envenenamento experimental por estricnina, superior ao dos antagonistas de estricnina não-narcóticos conhecidos. Em ratos e camundongos, reduziu a extensão do infarto cerebral produzido pela ligadura da artéria cerebral média. Perifericamente, atua como anestésico local, com efeito comparável ao da cocaína e benzocaína. Possui também ação inibidora da monoaminoxidase (MAO-B).

Indica-se a kava para estados de ansiedade discreta a moderada nas doses de 60 a 120 mg de cavapironas, geralmente em uma ou duas tomadas ao dia, procurando não exceder três meses de tratamento (relatado na maioria dos estudos clínicos).

Em contraposição aos benzodiazepínicos, não foi descrita dependência física ou psicológica. Estudos clínicos com extrato de kava, contendo pelo menos 70% de cavapirona, não demonstraram alterações da atenção e compreensão ou redução da insônia e não houve alteração em reflexos motores. Estudo sobre o produto com 30% de cavapironas obteve efeito similar. Em mulheres climatéricas, observou-se melhora da ansiedade após uma semana e estabilização após quatro semanas.

Em estudos duplo-cegos do extrato, comparando com bromazepam ou placebo, foi observada uma melhora terapeuticamente relevante nos escores obtidos às escalas HAMA e CGI, entre outros, demonstrando a eficácia ansiolítica[94; 95]. Outros estudos realizados em mulheres no climatério obtiveram achados semelhantes[96]. Revisão, visando avaliar ansiedade generalizada, confirma efeito ansiolítico[97].

Pesquisadores australianos propuseram estudo de mais longa duração que outos (18 semanas) em 210 participantes portadores de desordem ansiosa generalizada, planejando também avaliar a influencia famacológica dos transportadores GABA na resposta, e pela primeira vez, a correlação neurobilógica do tratamento através de estudos funcionais e imagem. Declaram que, se o estudo comprovar superioridade de kava ao placebo, fica comprovada a indicação desse fitoterápico como primeira linha de tratamento. Ainda não encontramos publicação dos resultados[98].

Descreveram-se casos de hepatotoxicidade importante ou mesmo fatal. Tais ocorrências levaram à proibição de seu uso em diversos países europeus. Uma revisão posterior revelou que a maioria desses casos não poderia ser atribuída à kava. Outros ainda foram atribuídos a resíduos de acetona utilizada no processo extrativo. Alguns, de menor gravidade, porém, permaneceram atribuíves a componentes da planta.

Na cultura polinésica, é comum o consumo de grandes quantidades da planta *in natura*. Indivíduos que consumiram 300 a 400 g de pó de rizoma seco por semana apresentaram aumentos de enzimas hepáticas, especialmente γGT, além de ataxia, máculas cutâneas, alopécia, coloração amarelada na pele, esclerótica e unhas, hiperemia conjuntival, dificuldade de acomodação visual, falhas na audição, disfagia, problemas respiratórios, perda de apetite e perda de peso corporal.

São usados os rizomas da planta na forma de extratos e tinturas, obtidos preferencialmente com etanol-água com aproximadamente 70% de cavapironas. Pela sua pouca solubilidade em água, as cavapironas devem ser colocadas em solução coloidal, ou reduzidas a micropartículas para melhorar sua absorção pelo sistema digestório.

A ANVISA recomenda a dose total diária de 0,8 a 0,9 mg de cavapironas.

- **Melissa (*Melissa officinalis* L.)**

Melissa, erva-cidreira, natural da Europa central e oeste da Ásia, hoje cultivada em todo o mundo, é uma planta arbustiva da família das Lamiáceas com 20 a 80 cm de altura. As folhas apresentam uma coloração verde intenso na parte superior, e verde claro na parte inferior. As flores são brancas ou amareladas ou rosadas.

Os gregos chamavam-na de "erva do mel de abelha", e difundiram seu uso medicinal por toda a Europa. Na Inglaterra, no século XVII, atribuía-se a atuação positiva sobre a longevidade e poderes para atrair o ser amado.

As folhas de melissa contêm pelos menos 0,05% de óleo volátil composto por citronelal, geranial e neral e cerca de 4% de ácido rosmarínico e outros ácidos fenolcarboxílicos. Tais componentes lhe conferem efeitos ansiolíticos e hipnóticos[14] por inibição de receptores colinérgicos: nicotínicos e muscarínicos[99].

Num serviço de radiologia, 55 funcionários foram orientados a tomar diariamente, por 30 dias, um chá feito com saquinho contendo 1,5 g de melissa, para 100mL de água. Feitos exames que aferiam a peroxidação, foi obtida a conclusão de que houve melhora do estresse oxidativo[100]. Em camundongos de meia idade (um ano de vida), comprovou-se que o extrato de melissa promoveu aumento da proliferação neuronal, as diferenciação e da sua integração, através do decréscimo de corticosterona e do aumento de GABA[101].

Em ratos, demonstrou-se atividade antidepressiva-like do extrato aquoso da planta, que seria um preventivo da depressão e recomendável em terapias convencionais, segundo os autores[102].

A ANVISA reconhece a indicação da melissa para distúrbios do sono e também para distúrbios gastrointestinais, como antiespasmódico. Demonstrou-se também ação moduladora sobre o humor e desempenho cognitivo[103]. Uma indicação adicional é o herpes labial (uso tópico)[104].

Não foram relatados efeitos adversos ou interações medicamentosas da erva-cidreira.

Não são disponíveis dados sobre o uso da *Melissa officinalis* durante a gestação ou lactação[105].

Utilizam-se extratos obtidos a partir das folhas, padronizados pela ANVISA em ácido rosmarínico. A dose diária recomendada é de 60-180 mg de ácido rosmarínico.

- **Maracujá (*Passiflora incarnata* L.)**

O maracujá (passiflora, flor-da-paixão) nativo das Américas desde o sudoeste dos Estados Unidos até o Brasil e Argentina, é uma trepadeira vigorosa de caule frequentemente sulcado da família das Passifloráceas. São conhecidas outras espécies como a *P. edulis*, *P. coerulea* e *P. alata*. Embora a *P. incarnata* seja a espécie mais difundida e utilizada, há produtos em que a *P. incarnata* é associada com outras espécies.

As folhas e frutos do maracujá eram conhecidos e utilizados pelas populações autóctones da América antes da chegada dos primeiros europeus.

Seus principais constituintes são flavonoides (até 2,5%), cumarina e umbeliferona[14]. Embora contestado, parte de sua ação pode ser atribuída ao estímulo de receptores GABAérgicos. Extratos de maracujá, em animais, reduzem a atividade espontânea de locomoção e prolongam o sono, tanto quando administrados por via oral, como pela via intraperitonial. Em humanos, extrato de *Passiflora edulis* produz efeito sedativo hipnótico, mas houve efeito hepato e pancreatotóxico. A passiflorina age como depressor inespecífico do sistema nervoso central, resultando em ação sedativa, tranquilizante e antiespasmódica da musculatura lisa. Pode potencializar efeitos do álcool, de anti-histamínicos, do sono induzido pelo pentabarbital e dos efeitos analgésicos da morfina. Pode ainda provocar bloqueio parcial do efeito de anfetaminas.

A monografia da Comissão E indica o maracujá para agitação nervosa. Indicações usuais: ansiedade, insônia, irritabilidade, distúrbios neurovegetativos, distúrbios do sono, hipertensão arterial leve, climatério.

O efeito sedativo foi demonstrado em vários estudos, em camundongos. Entretanto, foi pouco estudado em humanos.

Estudo em ratos demonstrou ao menos parcialmente que seu mecanismo de ação foi através do envolvimento de receptores GABA, promovendo efeito redutor da ansiedade e melhora (dose-dependente) da memória[106].

O uso das folhas na forma de chá inclui o risco de intoxicação cianídrica, no caso de doses exageradas. Não foram relatadas contraindicações ou interações adversas.

Não são disponíveis dados sobre o uso durante a gestação.

As folhas são usadas na forma de tinturas, extratos, infusões e decotos. Os flavonoides totais expressos em vitexina/isovitexina são os marcadores adotados pela ANVISA, que recomenda a dose total diária de 25 a 100 mg de vitexina/isovitexina[107], que corresponde aproximadamente a 4 a 8 g das folhas por infusão.

- **Mulungu (*Erythrina mulungu* Mart. ex Benth)**

Mulungu (amansa-senhor, árvore-de-coral, coral, suína, suiná-suiná, tiricero) é nativo da parte central do Brasil desde São Paulo e Mato Grosso do Sul até Tocantins e Bahia, Peru e áreas tropicais da América Latina.

O gênero *Erythrina* compreende mais de 100 espécies de árvores e arbustos da família das Fabáceas encontrados nas regiões tropicais e subtropicais de ambos os hemisférios.

É utilizado pelas populações indígenas brasileiras como sedativo. Várias espécies de *Erythrina* são usadas também como inseticidas e veneno para peixes. Uma outra espécie próxima, *E. crista-galli,* usada como fitoterápico, é considerada a flor nacional da Argentina.

O grupo de alcaloides de isoquinolina, os flavonoides e os triterpenos possuem efeitos anti-inflamatórios, cardioativos, hipnóticos e ansiolíticos, com ações agonistas sobre receptores do GABA. A ação hipotensora e cronotrópica cardíaca tem sido atribuída também a alcaloides. Pode-se atribuir o efeito ansiolítico aos alcaloides 11-alfa-hidroxi-eritravina, eritravina, alfa-hidroxierisotrina[108]. Em cultura de células, os resultados são muito sugestivos de que ao mulungu atue como potente efeito ansiolítico através de inibição dos receptores de acetilcolina no tecido nervoso, particularmente o subtipo $\alpha 4\beta 2$ [109]

O mulungu tem sido usado como sedativo para ansiedade, agitação e insônia. É usado em pacientes com extra-sístoles para normalizar o ritmo cardíaco e como agente hipotensor. Nos Estados Unidos, fitoterapeutas usam-no como sedativo hipnótico no tratamento da insônia. Outra indicação sugerida é na síndrome de abstinência à nicotina e outras drogas[110].

Em animais tratados com o extrato são sugestivos efeitos ansiolíticos[111]. Em camundongos, eritravina e 11-alfa-hidroxieritravina modificaram a atividade dos animais, sugerindo atividade ansiolítica. Esse efeito não foi observado com a 11-alfa-hidroxieritrosina[112]. Também em modelo animal, o extrato inibiu convulsões provocadas por agentes químicos, em várias dosagens[113].

Não foram relatados efeitos tóxicos ou interações medicamentosas importantes. Por seu mecanismo de ação supõe-se que possa potencializar a ação de alguns ansiolíticos (como o diazepam) e agentes anti-hipertensivos.

Utiliza-se a casca da planta como extratos, infusões e decoctos. Não há padronização recomendada pela ANVISA.

Outras ações

- *Ginkgo biloba* L.

Original da China, Japão e Coreia, *Ginkgo* é uma planta muito primitiva, quase um fóssil vivo presente no mundo desde a era dos dinossauros[114]. A ordem a que pertence possui apenas uma família, um gênero e uma espécie.

A Comissão E resume as seguintes ações documentadas em mais de 300 trabalhos sobre a ginkgo: 1- aumenta a tolerância a hipóxia especialmente no tecido cerebral; 2- inibe o desenvolvimento de edema cerebral pós-traumático ou induzido por toxina e apressa sua resolução; 3- reduz edema e lesões de retina; 4- inibe a diminuição relacionada com a idade de receptores de colínicos muscarínicos e de receptores adrenérgicos $\alpha 2$; promove a captação de colina no hipocampo; 5- melhora a memória e a capacidade de aprendizagem e ajuda na compensação de distúrbios de equilíbrio, agindo particularmente no âmbito da microcirculação; 6- melhora as propriedades reológicas do sangue; 7- remove radicais livres tóxicos derivados do oxigênio; 8- inibe o fator de ativação de plaquetas (PAF) e exerce um efeito neuroprotetor.

Acredita-se que os terpenos ginkolídeos sejam os pricípios ativos responsáveis pelas ações neuroprotetora, antioxidante, estabilizador de membrana e inibidor do fator ativador de plaquetas. Outros efeitos farmacológicos também documentados incluem o relaxamento do endotélio mediado pela inibição da 3'-5'-GMP-cíclico-fosfodiesterase; inibição da perda de alfa-adrenoceptores e colinoceptores muscarinérgicos relacionada com a idade e estimulação da captação de colina no hipocampo. Também foi demonstrado que o extrato do ginkgo inibe o depósito de beta-amiloide[115]. A atuação neuroprotetora ficou evidenciada em estudo em que se provocou encefalite autoimune e se tratou com células-tronco de medula óssea e com extrato de ginkgo, demonstrando-se efeito sinérgico desse tratamento, inibindo as citoquinas proinflamatórias[116].

A indicação mais difundida do *Ginkgo* é para o tratamento sintomático de déficits cognitivos devidos a doença cerebral orgânica, abrangendo zumbidos, vertigem, cefaleia, falta de memória, e também distúrbios afetivos, como depressão e ansiedade. Com base nas suas ações farmacológicas e efeitos clínicos, os extratos de *Ginkgo* têm estreita relação com as drogas nootrópicas. As principais drogas disponíveis para tratamento dos distúrbios cognitivos e demenciais são tacrina, piracetam, piritinol, mesilatos ergoloides, nicergolina, e compostos predominantemente vasoativos, como nimodipina. Todos têm efeitos terapêuticos muito semelhantes. A vantagem de se escolher *Ginkgo* reside na menor taxa de efeitos adversos.

Dispõe-se de inúmeros estudos farmacológicos e clínicos em humanos em que foram demonstrados o efeito antioxidante, efeitos benéficos em montanhistas, efeitos na cognição e memória e em distúrbios neurossensoriais auditivos e vestibulares, entre outros. Estudo que comparou mulheres jovens e mulheres de meia idade demonstrou que o tratamento com ginkgo exerceu um papel na melhora da função cognitiva, melhorando a memória de trabalho, apesar da redução volumétrica dos hemisférios cerebrais[117]. Revisão de va´rios estudos atribui á ação de triterpenos (ginkgolide B) várias atividades neuroprotetoras, bem como protegendo sobre a doença cardiovascular. Detalha efeitos promissores do ginkgo em acidentes vasculares cerebrais, tanto isquêmicos, como hemorrágicos, e discute seu necanismo de ação[118].

Metanálise de estudos duplo-cegos, randomizados, controlados com placebo do uso de ginkgo como tratamento sintomático da claudicação intermitente concluiu que os extratos padronizados das suas folhas são superiores ao placebo e confirmaram uma diferença significativa no aumento da distância de marcha sem dor[119].

Em pacientes com transtorno de ansiedade generalizada, mostrou eficácia (especialmente com dose mais alta), mas persistindo alguma ansiedade, porém com grande vantagem, em relação ao tratamento com drogas sintéticas, pela menor incidência de efeitos adversos[97].

Considerando pacientes com Alzheimer, revisão demonstrou que os diferentes estudos mostram melhoras cognitivas, com dose alta, porém deixam dúvida sobre a melhora nas atividades cotidianas, o que põe em questão se há vantagem nesse tratamento que, por outro lado, tem menos efeitos adversos (mas os tem, em número suficiente para justificar abandono)[120]. E, em editorial comentando estudo sobre determinação genética da doença, as autoras referem estudo controlado em pessoas idosas que não encontrou sucesso no tratamento de demências (e Alzheimer), nem preventivo, nem quanto à evolução da mesma, com ginkgo[121]. Já outra revisão de estudos controlados concluiu que, embora não tenha sido demonstrada melhora nas demências em geral, no grupo com Alzheimer houve benefício na cognição e nas atividades diárias, com efeitos adversos equivalentes aos de outros tratamentos[122]. Já estudo controlado durante 24 semanas em 410 pacientes ambulatoriais encontrou alívio não só nos casos de Alzheimer, como na demência vascular e em quadros de patologia mista, trazendo melhora comportamental e nos sintomas neuropsiquiátricos, favorecendo ainda a vida dos cuidadores[123].

Tinitus é um problema frequente nos consultórios de otorrinolaringologistas. Revisão mostrou que o extrato EGb 761 foi eficaz, o que não exclui a possibilidade de outros extratos também o sejam[124].

A toxicidade dos extratos de *Ginkgo* é muito baixa e não foram descritos efeitos mutagênicos, genotóxicos e carcinogênicos. Os efeitos adversos relatados abrangem especialmente a reação por hipersensibilidade, efeitos gastrointestinais, geralmente leves, cefaleias, tontura, erupção cutânea, entre outros. É preciso manter atenção sobre a coagulabilidade sanguínea, uma vez que há atuação sobre a agregação plaquetária, havendo relatos de sangramentos. Por isso, antes de cirurgias é importante questionar os pacientes sobre o uso de *Ginkgo* e suspender seu uso cerca de 1 semana antes do procedimento. Recomenda-se atenção ao concomitante de aspirina, varfarina ou outros agentes antiplaquetários em virtude de um aumento potencial no risco hemorrágico[125] A folha *in natura* contém ácidos ginkgólicos que são tóxicos. A hipersensibilidade é uma contraindicação para seu uso.

Não foram realizados estudos que corroborem restrições ao uso da ginkgo durante a gestação ou lactação. Parece prudente não administrá-lo, na ausência de dados[14].

São usadas as folhas e partes aéreas, na forma de extrato. A ANVISA exige padronização do extrato de ginkgo a 24% ginkgoflavonoides, 6% terpenolactonas, <5 ppm ácidos ginkgólicos e recomenda a dose total diária de 120 e 240 mg de extrato vegetal seco, dividida em 2 ou 3 tomadas, ou 28,8 a 57,6 mg de *Ginkgo* flavonoides e 7,2 a 14,4 mg de terpenolactonas. Recomenda-se revisão do caso após 3 meses de tratamento, com o objetivo de aferir a melhora pretendida, mantendo-se ou descontinuando-se a prescrição.

- **Tanaceto (*Tanacetum prthemium Sch. Bip*)**

Tanaceto, camomila gigante, atanásia, erva de são marcos, original da Europa e Ásia, da família das Asteráceas. Há mais de 70 espécies de tanaceto, todas de porte herbáceo. É conhecido desde a antiguidade por sua utilidade na prevenção e tratamento da enxaqueca e outros sintomas associados.

Uma explicação para sua ação é que o tanaceto produz resposta antioxidante. Os autores consideram que ao fator nuclear nrf2 ativa gene que provocam a reação antioxidante, útil no tratamento de doenças neurodegenerativas[126]. Objetivando o tratamento da esclerose múltipla, processo que abrange inflamação e autoimunidade do sistema nervoso central, e considerando que o partenolide do tanaceto tem uma forte atividade anti-inflamatória, foi pesquisado em camundongos a resposta ao imunitária. O resultado demonstra modulação dos vários fatores inflamatórios e imunitários teciduais, sugerindoque essa atuação, *in vitro*, deva ser mais acompanhada, *in vivo*[127].

Há controvérsia sobre o seu princípio ativo. O partenolídeo era considerado o ingrediente ativo, por sua capacidade de promover a liberação de serotonina das plaquetas. Entretanto não foi encontrada diferença no número de crises de enxaqueca ou faltas ao trabalho em pacientes que receberam placebo ou uma cápsula de extrato etanólico seco de tanaceto com 0,5 mg de partenolídeo. Isso levou os investigadores a questionar se outro princípio ativo não seria responsável pela ação terapêutica antienxaquecosa do tanaceto[128]. Outros autores, mais tarde, investigaram a atuação do tanaceto, demonstrando que o extrato enriquecido com partenolideo, assim como o partenolideo isolado, inibiu a ativação neuronal provocada por nitroglicerina considerando, portanto, que esse achado é uma forte indicação de que esse é o componente ativo[129].

Extratos de tanaceto ou partenolídeo puro inibem a produção de prostaglandinas, que são mediadores da inflamação[130]. Além disso, vários estudos demonstram que extratos de tanaceto possuem uma ação inibitória no tromboxano B_2, leucotrieno B_4, expressão da molécula de adesão intercelular 1 induzida pelas citoquinas IL-1, TNF-α e interferon γ, secreção de serotonina pelas plaquetas, entre outras ações.

Em um estudo cruzado, 57 pacientes com enxaqueca foram tratados em três fases. Na primeira fase (aberta), todos os pacientes receberam 100 mg de folhas de tanaceto pulverizadas por dia durante 2 meses. Na segunda e na terceira fase, com um desenho cruzado, duplo-cego, randomizado, os pacientes receberam tanaceto (na mesma dose) ou placebo consecutivamente por mais um mês cada. Em comparação com o placebo, o tanaceto produziu uma redução significativa na intensidade da dor ($p < 0,01$) e na gravidade dos sintomas típicos, como náuseas, vômitos, sensibilidade à luz ($p < 0,001$) para todos) e sensibilidade ao ruído ($p < 0,03$)[130].

É indicado como preventivo das cefaleias crônicas e enxaquecas. Seu efeito na crise aguda da enxaqueca ainda não foi demonstrado.

A segurança parece estar bem estabelecida. O uso por um grande número de pessoas por até 10 anos não causou toxicidade crônica. Foram relatadas úlceras ocasionais na mucosa oral, mas a relação entre esse efeito e o tanaceto não foi confirmada em um único estudo clínico que avaliou esse efeito colateral. Pessoas alérgicas a outros membros das Asteráceas devem ter cuidado, ao consumir tanaceto.

Não são disponíveis dados sobre o uso do tanaceto durante a gestação[14], porém, em bula, é mencionado risco de abortamento.

A parte da planta usada para fins terapêuticos é a folha na forma de pó, extratos e tintura, padronizadas em partenolídios. A ANVISA recomenda a dose total diária de 0,4 a 1 mg de partenolídeos.

Quadro 5.1 – Bulário

Guaraná (*Paullinia cupana* Kunth)	
Guaraná® (Hertz)	Extrato seco, cápsulas 250 mg (4% de cafeína). Recomendação 1 a 2 cápsulas ao café e ao almoço
Guaraná® (Herbarium)	Cápsulas de 645 mg (de pó de guaraná). Recomendação 6 cápsulas ao dia (equivalente a 165 mg de cafeína
Ginseng (*Panax ginseng*)	
Há algumas formulações com associações com vitaminas e sais minerais (por esse fato, pela regulamentação brasileira, não podem, portanto, ser considerados fitomedicamentos)	
Ginsana® (Boehringer)	Cápsulas gelatinosas 100 mg extrato G115, padronizado. Recomendação 1 a 2 cápsulas pela manhã, ou ao café e almoço
Fortilan® (Ativus)	Comprimidos revestidos 100 mg (27 mg ginsenosídeos totais). Recomendação 1 comprimido ao dia
Bioplus ginseng® (Hertz)	Cápsulas 80 mg (21,6 mg ginsenosídeos totais). Recomendação 1 cápsula ao dia, com refeição
Raiz do ártico (*Rhodiola rosea*):	
Fisioton® (Aché)	Comprimidos revestidos com 400 mg com extrato seco padronizado com 2% a 4% de rosavina. A dose recomendada é um comprimido pela manhã

Erva de São João (*Hypericum perforatum* L.)	
Extrato seco	
Hipericin® (Herbarium)	Cápsulas gelatinosas moles 300 mg (0,9 mg hipericina), posologia 1 cápsula 3 vezes ao dia
Hiperico EC® (As Ervas Curam)	Cápsulas gelatinosas 400 mg (0,34 mg hipericina), posologia 1 a 2 cápsula 3 vezes ao dia
Iperisan® (Marjan)	Comprimidos revestidos 300 mg (0,9 mg hipericina), posologia 1 comprimido 1 a 3 vezes ao dia.
Triativ® (Ativus)	Comprimidos revestidos de 300 e de 450 mg, posologia 1 a 3 comprimidos ao dia
Valeriana (*Valeriana officinalis* L.)	
Associação	
Remilev® (Aché)	Comprimidos, *Valeriana officinalis* e *Humulus lupulus*
Ansival® (Myralis pharma)	Comprimidos revestidos 100 mg (0,8 mg ácidos valerênicos), posologia 1 comprimido ao dia
Noctaval® (Sigma pharma)	Comprimidos 50 mg
Recalm® (Herbarium)	Cápsulas gelatinosas moles 215 mg (1,72 mg ácidos valerênicos), posologia 1 cápsula 2 vezes ao dia
Sonoripan® (Marjan)	Comprimidos revestidos 50 mg (0,4 mg ácidos valerênicos), posologia 1 a 3 comprimidos ao dia
Valdorm® (Farmasa)	Drágeas 140 mg, posologia 1 a 3 drágeas ao dia
Valeriana EC® (As Ervas Curam)	Cápsulas gelatinosas 500 mg (0,45 mg de sesquiterpenos), posologia 2 cápsulas ao dia. Solução oral (1 mL equivale a 0,18 mg de sesquiterpenos)
Valeriane® (Nikkho)	Drágeas 50 mg (0,4 mg ácidos valerênicos), posologia 1 a 2 drágeas ao deitar, ou 1 drágea 2 vezes ao dia
Valerix® (Ativus)	Comprimidos revestidos 50 mg. Posologia 1 a 2 comprimidos até 3 vezes ao dia
Kava (*Piper methisticum*)	
Kavasedon® (Sigma pharma)	Cápsulas 50 mg
Ansiopax® (Hebron)	Cápsulas gelatinosas 234 mg. Recomendação 1 cápsula até 3 vezes ao dia
Kavakan® (Ativus)	Cápsulas gelatinosas duras 235 mg. Recomendação 1 cápsula ao dia
Kava-kava® (Herbarium)	Cápsulas 75 mg (22,5 cavapironas). Recomendação 1 cápsula 3 vezes ao dia
Melissa (*Melissa officinalis*)	
Erva cidreira® (Klein)	Tintura (0,2 g de folhas por mL, correspondendo a 3,9 mg de ácido rosmarínico)
Melissa officinalis D1® (As Ervas Curam)	Solução oral (formulação homeopática)
Melissa officinalis®	Solução oral (formulação homeopática)
Maracujá (*Passiflora incarnata* L.)	
Tensart® (Myralis)	Comprimidos revestidos 360 mg (12,6 mg de flavonoides) ou solução oral (2,5 mg por mL). Recomendação 1 a 2 comprimidos 2 vezes ao dia, ou 5 a 10 mL de solução ao dia

Ritmoneuran® (Hertz)	Cápsulas 182,93 mg. Recomendação 1 a 2 cápsulas até 2 vezes ao dia. Solução oral 35 mg a cada 10 mL
Calmoplantas® (As Ervas Curam)	Cápsulas 400 mg (10 mg vitexina). Recomendação 1 a 2 cápsulas 3 vezes ao dia. Tintura (cada mL 0,2 mg de vitexina). Recomendação 5 a 10 mL, 3 vezes ao dia
Passiene® (Herbarium)	Xarope 120 mL (75 mg de extrato seco por mL, equivalente a 1,9 mg de vitexina). Recomendação 5 mL, 4 vezes ao dia

Existem formulações em associação a outros fitoterápicos, como Passiflora a *Crataegus oxyacantha* L. e *Salix Alba* L ou também associando com *Crataegus* e *Erythrina mulungu*. Existem ainda outras formulações associadas, como, por exemplo:

Pasic® (Cristalia)	Comprimidos revestidos. Recomendação 1 a 2 comprimidos até 2 vezes ao dia (associação com *Crtataegus* e *Salix*)
Pasalix® (Marjan)	Drágeas ou solução oral. Recomendação 1 a 2 drágeas até 2 vezes ao dia ou 15 a 20 mL (para lactentes – 2,5 mL; até 5 anos – 5 mL; mais de 5 anos – 5 mL) até 2 vezes ao dia (associa Passiflora, *Crataegus* e *Salix*)

Mulungu (*Erithrina mulungu*)

Existem formulações em associação com Passiflora e outros, além de produtos manipulados

Ginkgo (*Ginkgo biloba* L.)

Ginkocaps® (Hertz)	Cápsulas de 40 e 80 mg
Dinaton® (Aché)	Comprimidos revestidos 40 e 80 mg (respectivamente 24 mg e 48 mg de glicosídeos). Recomendação 1 a 2 comprimidos 3 vezes ao dia
Ginkoba® (Nykomed)	Comprimidos 40 e 80 mg (24% de glicosídeos). Recomendação 1 a 2 comprimidos até 4 vezes ao dia
Kiadon® (Merck)	Comprimidos 80 mg. Recomendação 2 comprimidos ao dia
Tanakan® (Abbott)	Comprimidos 40, 80 e 120 mg (extrato EGb 761). Recomendação respectivamente 1 comprimido até 4 vezes ao dia; 1 comprimido até 2 vezes ao dia; 1 comprimido ao dia
Tebonin® (Nykomed)	Comprimidos 30, 80 e 120 mg (respectivamente 9,6 mg, 19,2 mg e 28,8 mg de flavonoides). Recomendação 1 comprimido até 3 vezes ao dia

Tanaceto (*Tanacetum parthenium*)

Tenliv® (Ativus)	Comprimidos revestidos 120 mg

Existem outras apresentações, por formulação

Referências

1. http://www.socioambiental.org/website/pib/epi/satere/child.shtm.
2. Jippo T, Kobayashi Y, Sato H et al. Inhibitory effects of guaraná seed extract on passive cutaneous anaphylaxis and mast cell degranulation. Biosci Biotechnol Biochem 2009; 73(9):2110-2.
3. Bulku E, Zinkovsky D, Patel P et al. A novel dietary supplement containing multiple phytochemicals and vitamins elevates hepatorenal and cardiac antioxidant enzymes in the absence of significant serum chemistry and genomic changes. Oxid Med Cell Longev 2010; 3(2):129-44.
4. Antonelli-Ushirobira TM, Kaneshima EN, Gabriel M et al. Acute and subchronic toxicological evaluation of the semipurified extract of seeds of guaraná (Paullinia cupana) in rodents. Food Chem Toxicol 2010; 48(7):1817-20.
5. Fukumasu H, Latorre AO, Zaidan-Dagli ML. Paullinia cupana Mart. var. sorbilis, guaraná, increasessurvival of Erlich ascites carcinoma (EAC) bearing mice by decreasing cyclin-D1 expression and inducing a G0/G1 cell cycle arrest in EAC cells. Phytother Res 2011; 25(1):11-6.
6. de Oliveira DM, Barreto G, Galeano P et al. Paullinia cupana Mart. var Sorbilis protects human dopaminergic neuroblastoma SH-SYSY cell line against rotenone-induced cytotoxicity. Hum Exp Toxicol 2011; 30(9):1382-91.
7. de Oliveira Campos MP, Riechelmann R, Martins LC et al. Guarana (paullinia cupana) improves fatigue in breast cancer patients undergoing systemic chemotherapy. J Altern Complement Med 2011; 17)6):505-12.
8. Oliveira SS, Del Giglio B, Lerner TG et al. Paullinia cupana for control of hot flashes in breast cancer patients: a pilot study. Einstein2013; 11(4):435-8.
9. Silvestrini GI, Marino F, Consentino M. Effects of a commercial product containing guaraná on psychological well-being, anxyety and mood: a single-blind, placebo-controlled study in healthy subjects.. Journal of Negative Results in BioMedicine 2013; 12:9-15.
10. Scholey A, Bauer I, Neale C et al. Acute effects of different multivitamin mineral preparations with and without guaraná on mood, cognitive performance and functional brain activation. Nutrients 2013; 5:3589-604.
11. Veasey RC, Haskell-Ramsay CF, Kennedy DO et al. The effects of supplementation with a vitamin and mineral complex with guaraná prior to fasted exercise on affect, exertion, cognitive performance and substrate metabolism: a randomized controlled Trial. Nutrients 2015; 7:6109-27.
12. Pomportes L, Davranche K, Brisswalter I, Hays A, Brisswalter J. Heart rate variability and cognitive function following a multi-vitamin and mineral supplementation with added guaraná (Paullinia cupana). Nutrients 2017; 7:196-208.
13. Carvalho LVN, Cordeiro MF, Lins TUL et al. Evaluation of antibacterial, antineoplastic, and Immunommodulatory activity of Paullinia cupana seeds crude extract and ethyl-acetate fraction. Evid Based Complement Altern Med 2016; 2016:1203-74.
14. Schulz V, Hansel R, Tyler VE. Fitoterapia Racional. 1. ed. São Paulo: Manole, 2002.
15. Scholey A, Ossoukhova A, Owen L et al. Effects of American ginseng (Panax quinquefolium) on neurocognitive function: an acute randomized, double-blind, placebo-controlled, crossover study. Psychopharmacology (Berl) 2010; 212(3): 345-56.
16. Cho IH. Effects of Panax ginseng in neurodegenerative diseases. J Ginseng Res 2012; 36(4):342-53.
17. Kim HJ, Kim P, Shin CY. A comprehensive review of the therapeutic and pharmacological effects of ginseng and ginsenosides in central nervous system. J Ginseng Res 2013; 37(1):8-29.
18. Olynik S, Oh S. Actoprotective effect of ginseng: improving mental and physical performance. J Ginseng Res 2013; 37(2):144-66.
19. Ong WY, Farooqui T, Koh HL, Farooqui AA, Ling EA. Protective effects of ginseng on neurological disorders. Frontiers in Aging Neuroscience 2015; 7:10.3389.
20. Rokot NT, Kairupan TS, Cheng KC et al. A role og ginseng and its constituents in the treatment of central nervous system disorders. Evis Based Complem Altern Med 2016; 2016: 2614742.
21. Schrader E, on behalf of the Study Group. Equivalence of St. John´s wort extract (ZE117) and fluoxetine in mild to moderate depression. Int. J. Clin Pharmacol. 2000: 15:61-68.
22. Woelk H. St. John's wort extract versus tricyclic antidepressant: a randomized controlled study in mild–moderate depression BMJ.
23. Kim TH, Jeon SH, Hahn EJ et al. Effects of tissue-cultured mountain ginseng (Panax ginseng CA Meyer) extract on male patients with erectile dysfunction. Asian J Androl 2009; 11(3):356-6113.
24. Zhai L, Li Y, Wang W, Hu S. Enhancement of humoral immune responses to inactivated Newcastle disease and avian influenza vaccines by oral administration of ginseng stem-and-leaf saponins in chicken. Poul Sci 2011; 90(9):1955-9.
25. Santos MS, Ferreira F, Cunha AP et al. An aquous extract of Valerian influences the transport of GABA in sinaptossomes. Planta Med, 1994: 60:278-9.
26. Maek-a-nantawat W, Phonrat B, Dhitavat J. Safety and efficacy of CKBM-A01, a Chinese herbal medicine, among asymptomatic HIV patients. Southeast Asian J Trop Med Pub Health 2009; 40(3):494-501.
27. Ping FW, Keong CC, Bandyopadhyay A. Effects of acute supplementation of Panax ginseng on endurance running in a hot & humid environment. Indian J Med Res 2011; 133:96-102.

28. Reay JL, Scholey AB, Milne A, Fenwich J, Kennedy DO. Panax ginseng has no effect on indices of glucose regulation following acute or chronic ingestion in healthy volunteers. Br J Nutr 2009; 101(11):1673-8.
29. Shin SK, Kwon JH, Jeong YJ et al. Supplementation of cheonggukjang can improve plasma lipid profile and fasting glucose concentration in subjects with impaired fasting glucose. J Med Food 2011; 14(1-2):108-13.
30. Reeds DN, Patterson BW, Okunade A et al. Ginseng and ginsenoside Re do not improve β-cell function or insulin sensitivity in overweight and obese subjects with impaired glucose tolerance or diabetes. Diabetes care 2011; 34(5):1071-6.
31. Oh KJ, Chae MJ, Lee HS, Hong HD, Park K. Effects of Korean red ginseng on sexual arousal in menopausal women: placebo-controlled, double-blind crossover clinical study. J Sex Med 2010; 7(4 Pt 1):1469-77.
32. Jovanovski E, Jenkins A, Dias AG et al. Effects of Korean red ginseng (Panax ginseng CA Mayer) and its isolated ginsenosides and polysacarides on arterial stiffness in healthy individuals. Am J Hypertens 2010; 23(5):469-72.
33. Rhee MY, Kim YS, Bae JH, Nah DY, Kim YK. Effect of Korean red ginseng on arterial stiffness in subjects with hypertension. J Altern Complement Med 2011; 17(1):45-9.
34. Yun TK, Zheng S, Choi SY et al. Non-organ-specific preventive effect of long-term administration of Korean red ginseng extract on incidence of human cancers. J Med Food 2010; 13(3):489-94.
35. Kitaoka K, Ushida K, Okamoto N et al. Fermented ginseng improves the first-night effect in humans. Sleep. 2009; 32(3):413-21.
36. Reay LJ, Scholey AB, Kennedy DO. Panax ginseng (G115) improves aspects of working memory performance and subjective ratings of calmness in healthy young adults. Hum Psychopharmacol 2010; 25(6): 462-71.
37. Geng J, Dong J, Ni H et al. Ginseng for cognition. Cochrane Database Syst Rev 2010; 8(12): CD007769.
38. He L, Chen X, Zhou M et al. Radix/rhizome notoginseng extract (sanchitongtshu) for ischemic stroke: a randomized controlled study. Phytomedicine 2011; 18(6): 4.
39. Kelly GS. Rhodiola rosea: a possible plant adaptogen. Altern Med Rev 2001; 6(3): 293-302.
40. Darbinyan V, Kteyan A, Panossian A, Gabrielian E, Wikman G, Wagner H- Rhodiola rosea in stress induced fatigue- a double-blind cross-over study of a standardized extract SHR-5 with a repeated low-dose regimen on the mental performance of healthy physicians during night duty. Phytomedicine 2000; 7(5):365-71.
41. Panossian A, Wikman G, Sarris J. Rosenroot (Rhodiola rosea): traditional use, chemical composition, pharmacology and clinical efficacy. Phytomedicine 2010; 17: 481-93.
42. Sem autor mencionado. Monografia. Altern Med Rev 2002; 7(5): 421-2.
43. Tan CB, Gao M, Xu WR, Yang XY, Zhu XM, Du GH. Protective effects of salidroside on endothelial cell apoptosis induced by cobalt chloride. Biol Pharm Bull 2009; 32(8): 1359-64.
44. Zhong H, Xin H, Wu LX, Zhu YZ. Salidroside attenuates apoptosis in ischemic cardiomyocytes: a mechanism through a mitochondria-dependente pathway. J Pharmacol Sci 2010; 114: 399-408.
45. Sarris J. Herbal medicines in the treatment of psychiatric disorders: a systematic review. Phytother Res 2007; 21:703-16.
46. Dwyer AV, Whitten DL, Hawrelak JA. Altern Med Rev 2010; 16(1): 40-9.
47. Sarris J, Panossian A, Schweitzer I, Stough C, Scholey A. Herbal medicine for depression, anxiety and insomnia: a review of psychopharmacology and clinical evidence. European Neuropsychopharmacology 2011; 21:841-60.
48. Zhang X, Du Q, Liu C et al. Rhodioloside ammeliorates depressive behavior via up-regulation of monoaminergic ay-stem activity and antiinflammatory effect in olfactory bulbectomized rats. Int Immunopharmacol 2016; 36:300-4.
49. Shen B, Truong J, Hellwell R, Govindaraghavan S, Sucher NJ. Na in vitro study of neuroprotective properties of traditionalChinese herbal medicines thought to ptomote healthy ageing and longevity. BMC Complement Altern Med 2013; 13:373.
50. Panossian A, HammR Wikman G, Efferth T. Mechanism of action of Rhodiola, salidroside, tyrosol and triandrin in isolated neuroglial cells: na interactive pathway analysis of the downstream effects using RNA microarray data. Pytomedicine 2014; 21(11): 1325-48.
51. Yan ZQ, Chen J, Xing GX et al. Salidroside prevents cognitive impairment induced by chronic cerebral hypofunction in rats. J Int Med Res 2015; 43(3):402-11.
52. Morgan LA, Grundmann O. Preclinical and potential applications of common wesrwrn herbal supplements as complementary treatment in Parkinson's Disease. J Diet Suppl 2017; 14(4):453-66
53. Si PP, Z JL, Cai YL, Wang WJ, Wang Wp. Salidroside protects against kainic acid-induced status epilepticus via supressing oxidative stress. Neuroscience Letters 2016; 618:19-24.
54. Atochin DN, Chernysheva GA, Smolyakova VI et al. Neuroprotective effects of p-tyrosol after the global cerebral ischemia in rats. Phytomedicine 2016;23:784-92.
55. Spasov AA, Mandrikov VA, Mupohoba IA. Efeito do preparado Rodaxon sobre a adaptação psicofisiológica e física de estudantes à carga de ensino. Farmacologia Experimental e Clínica 2000; 63(1):76-78 (tradução gentilmente oferecida pelo Lab. Aché).
56. Shevtsov VA, Zholus BI, Shervarly VI et al. A randomized trial of two different doses of a SHR-5 Rhodiola rosea extract versus placebo and control of capacity for mental work. Phytomedicine 2003; 10:95-105.
57. Olsson EMG, von Schéele B, Panossian AG. A randomized, double-blind, placebo-controlled, parallel-group study of the standardized extract SHR-5 of the roots of Rhodiola rosea in the treatment of subjects with stress-related fatigue. Planta Med 2009; 75:105-12.

58. Zhende H, Yon'an Z, Xizhou Z et al. O efeito de rodiola e acetazolamida sobre a arquitetura do sono e a saturação de oxigênio arterial durante o sono dos habitantes residentes a 5380m acima do nível do mar. Zonghua Jie He He Hu Xi Za Zhi 2002; 25(9): 527-30 (artigo em chinês, gentilmente traduzido pelo Lab Aché).
59. Fintelman V, Gruenwald J. Efficacy and tolerability of a Rhodiola rosea extract in adults with physical and cognitive deficiencies. Adv Ther 2007; 24(4): 929-39.
60. Muller WE, Singer A, Wonemann M et al. Wirkungenvon standardiserten Johanniskraut-Extract (LI 160) in biochemischen Modellen anti-depressiver Wirksamkeit. Psichopharmacotherapie 1998:5(suppl 8):40-45.
61. Schrader E, on behalf of the Study Group. Equivalence of St. John's wort extract (ZE117) and fluoxetine in mild to moderate depression. Int. J. Clin Pharmachol. 2000: 15:61-68.
62. Woelk H. St. John´s wort extract versus tricyclic antidepressant: a randomized controlled study in mild–moderate depression BMJ.
63. Rahimi R, Nikfar S, Abdollahi M. Efficacy and tolerability of Hypericum perforatum in major depressive disorder in comparison with selective serotonin reuptake inhibitors: a meta-analysis. Prog Neuropsychopharmacol Biol Psychiatry 2009; 33(1): 118-27.
64. Brattström A, Max Zeller Söhne Zeller Ag. Long-term effects of ST John's wort (Hypericum perforatum) treatment: a 1-year safety study in mild to moderate depression. Phytomedicine 2009; 16(4):277-83.
65. Melzer J, Brignoli R, Keck ME, Saller R. A hypericum extract in the treatment of depressive symptoms in outpatients: an open study. Forsch Komplementmed 2010; 17(1):7-14.
66. Kasper S, Gastpar M, Möller HJ et al. Better tolerability of St John's wort extract WS5570 compared to treatment with SSRIs: a reanalysis of data from controlled clinical trials in acute major depression. Int J Psychopharmacol 2010; 254 204-13
67. Mannel M, Kuhn U, Schmidt U, Ploch M, Murck H- St John's wort extract LI160LI160 for the treatment of depression with atypical features – a double-blind, randomized, and placebo-controlled trial. J Psychiatr Res 2010: 44(12):760-7.
68. Rapaport MH, Nierenberg AA, Howland R, Dording C, Schettler PJ, Mischoulon D- The treatment of minor depression with St John's Wort or citalopran: failure to show benefit over placebo. J Psychiatric Res 2011; 45(7):931-41.
69. Singer A, Schmidt M, Hauke W, Stade K- Duration of response after treatment of mild to moderate depression with Hypericum extract STW 3-VI, citalopran and placebo: a reanalysis of data from a controlled clinical trial. Phytomedicine 2011; 18(8-9):739-42.
70. Saito YA, Rey E, Almazar-Elder AE, Harmsen Ws, Zinsmeister AR, Locke GR, Talley NJ- A randomized double-blind, placebo-controlled trial of St John's wort for treating irritable bowel syndrome. Am J Gastroenterol 2010; 105(1):170-7.
71. Al-Akoun M, Maunsell E, Verreault R, Provencher L, Otis H- Effects of Hypericum perforatum (st John's wort) on hot flashes and quality of life in perimenopausal women: a randomized pilot trial. Menopause 2009; 16(2):307-14.
72. Abdali K, Khajehel M, Tabatabaee HR- Effect of St John's wort on severity, frequency, and duration of hot flashes in premenopausal, perimenopausal and postmenopausal women: a randomized, double-blind, placebo-controlled study. Menopause 2010; 17(2):326-31.
73. Canning S, Waterman M, Orsi N, Ayres J, Simpson N, Dye L- The efficacy of Hypericum perforatum (St John's wort) for the treatment of premenstrual syndrome: a randomized, double-blind, placebo-controlled trial. CNS Drugs 2010; 24(3):207-25.
74. Sood A, Ebbert JO, Prasad K, Croghan IT, Bauer B, Schroeder DR- A randomized clinical trial of St John's wort for smoking cessation. J Altern Complement Med 2010; 16(7):761-7.
75. Nieminen Th, Hagelberg NM, Saari TI, Neuvonen M, Laine K, Neuvonen PJ, Olkkola KT- St John's Wort greatly reduces the concentrations of oral oxycodone. Eur J Pain 2010; 14(8):854-9.
76. Galeotti N, Farzad M, Bianchi E, Ghelardini C. PKC-mediated potentiation of morphine analgesia by St. John's Wort in rodents and humans. J Pharmacol Sci 2014; 124(4):409-17.
77. Galeotti N, Ghelardini C. St. John's Wort relieves pain in na animal modelo f migraine. Eur J Pain 2013; 17(3): 369-81.
78. Nosratabadi R, Rastin M, Sankian M et al. St. John's wort and its component hyperforin alleviate experimental autoimmune encephalomielitis through expansion of regulatory T-cells. J Immunotoxicol 2016; 13(3): 364-74.
79. Gómez Del Rio MA, Sánchez-Reus MI, Iglesias I et al. Neuroprotective properties of standardized extracts of Hypericum perforatum on rotenone modelo f Parkinson's disease. CNS Neurol Disord Drug Targets 2013; 12(5):665-79.
80. Kiasakari Z, Baluchnejadmojarad T, Roghani M. Hypericun perforatum hydroalcoolic extract mitigates motor dysfunction and is neuroprotective in intrastrial 6-hydroxydopamine rat modelo f Parkinson's disease. Cell Mol Neurobiol 2016; 36(4):521-30.
81. Hofrichter J, Krohn M, Schumacker T et al. Reduced Alzheimer's disease pathology by St. John's wort treatment is independent of hyperforin and facilitated by ABCC1 and microglia activation in mice. Curr Alzheimer Res 2013; 10(10):1057-69.
82. Brenn A, Grube M, Jeditschky G et al. St. John's wort reduces beta-amyloid accumulation in a Double transgenic Alzheimer's disease mouse model-role of P-glycoprotein. Brain Pathol 2014; 24(1); 18-24.
83. Will-Shahab L, Bauer S, Kunter U et al. St John's wort extract (Ze117) does not alter the pharmacokinetics of a low-dose oral contraceptive. Eur J Clin Pharmacol 2009; 65(3): 287-94.

84. Lau WC, Welch TD, Shields T et al. The effect of St John's Wort on the pharmacodynamics response of clopidogrel in hyporesponsive volunteers and patients: mincreased platelet inhibition by enhancement of CYP3A4 metabolic activity. J Cardiovasc Pharmacol 2011; 57(1):86-93.
85. Kandel ER, Schwartz JH, Jessell TN. Principles of Neural Sciences. 4th edition, McGraw Hill, New York, 2000.
86. Santos MS, Ferreira F, Cunha AP et al. An aquous extract of Valerian influences the transport of GABA in sinaptossomes. Planta Med, 1994: 60: 278-9.
87. Vorbach EU, Görtelmeyer R, Brüning J. Therapien von Insomniem: Wirksamkeit und Verträglishkeit eines Baldrian-Praparates. Psychopharmakotherapie; 1996:3:109-15.
88. Shulz H, Stolz C, Müller J. The effect of a Valerian extract on sleep polygraphy in poor sleepers a pilot study. Pharmacopsychiat 1998: 27:147-51.
89. Taibi DM, Bourguignon C, Gill Taylor A. A feasibility study of valerian extract for sleep disturbance in person with arthritis. Biol Res Nurs 2009; 10(4):409-17.
90. Taibi DM, Vitiello MV, Barsness S et al. A randomized clinical trial of valerian fails to improve self-reported, polysomnographic sleep in older women with insomnia. Sleep Med 2009; 10(3):319-28. Epub 2008 May 14.
91. Cuellar NG, Ratcliffe SJ. Does valerian improve sleepiness and symptom severity in people with restless legs syndrome? Altern Ther Health Med 2009; 15(2):22-8.
92. Barton DL, Atherton PJ, Bauer BA et al. The use of Valeriana officinalis (Valerian) in improving sleep in patients who are undergoing treatment for cancer: a phase III randomized, placebo-controlled, double-blind study (NCCTG Trial, N01C5). J Support Oncool 2011; 9(1):24-31.
93. Fernández-San-Martin MI, Masa-Font R, Palacios-Soler L et al. Effectiveness of Valeriana on insomnia: a metanalysis of a randomized placebo-controlled trials. Sleep Med 2010; 11(6):505-11.
94. Nam SM, Choi JH, Yoo DY et al. Valeriana officinalis extract and its main component, valerenic acid, ameliorate D-galactose-induced reductions in memory, cell proliferation, and neeuroblas differenciation by reducing corticosterone levels and lipidic peroxidation. Exp Gerontol 2013; 48(11):1369-77.
95. Lehmann E, Kinzler E, Friedemann J. Efficacy of a special kava extract (Piper methysticum) in patients with states of anxiety, tension and excitedness of non-mental origin – a double-blind placebo controlled study of four weeks treatment. Phytomedicine 1996; 3:113-9.
96. Warnecje G. Psychosomatische Dysfunktionen im weiblichen Klimaterium. Klinische Wirksamkeit und Verträglichkeit von Kava-Extrakt WS 1490; Fortschr Med 1991; 109:119-22.
97. Faustino TT, Almeida RB, Andreatini R. Plantas medicinais no tratamento do transtorno de ansiedade generalizada: uma revisão dos estudos clínicos controlados. Rev Bras Psiquiatr 2010;32(4): Epub Oct 15, 2010.
98. Savage KM, Stough CK, Byrne GJ et al. Kava for treatment of generalized anxiety disorder (K-GAD): study protocol for a randomized controlled trial. Trials 2015;16: 493.
99. Wake G, Court J, Pikering A et al. CNS acetylcholine receptor activity in European medicinal plants traditionally used to improve failing memory. J Ethnopharmacol 2000;69:105-14.
100. Zeraatpishe A, Oryan S, Bagheri MH, Pilevarian AA, Malekirad AA, Baeeri M, Abdollahi M- Effects of Melissa officinalis L. on oxidative status and DNA damage in subjects exposed to long-term low-dose ionizing radiation. Toxicol Ind Health 2011; 27(3): 205-12
101. Yoo DY, Choi JH, Kim W et al. Effects of Melissa officinalis L. (lemon balm) extract on neurogenesis associated wth serum corticosterone and GABA in the mouse dentate gyrus. Neurochem Res 2011; 36(2):250-7.
102. Lin SH, Chou ML, Chen WC et al. A medicinal herb, Melissa officinalis L. ameliorates depressive-like behavior of rats in the forced swimming test via regulating the serotonergic neurotransmitter. J Ethnopharmacol 2015; 4:266-72.
103. Kennedy DO, Scholey AB, Tildesley NTJ et al. Modulation of mood and cognitive performance following acute administration of Melissa officinalis (lemon balm). Pharmacol Biochem Behav 2002;72:953-64.
104. Wölbling RH, Milbradt R. Klinik und Therapie des Herpes simplex. Vorstellung eines neuen phytotherapeutischen Wirkstoffes. Therapiewoche 1984; 34:1193-1200.
105. ESCOP Monographs – Segunda edição, 2003, Publicado por ESCOP e Georg Thieme Verlag.
106. Iowna Zbonska K, Blocharz Klin K, Joniek-Maciejak I et al. Passiflora incarnata L. Improves spatial memory, reduces stress, and affects neurotransmission in rats. Phytother Res 2016; 30(5):781-9.
107. Resolução RE No 89 de 16 de março de 2004.
108. Flausino O Jr, Santos L de A, Verli H, Pereira AM, Bolzani V da S, Nunes-de-Souza RL- Anxyolitic effects of Erythrina mulungu. J Nat prod 2007; 70(1):48-53.
109. Sett-Perdigão P, Serrano MA, Flausino AO, Guimarães MZ, Castro NG. Erythrina mulungu alkaloids are potent inhibitors of neuronal nicotinic receptor currents in mammalian cells. PLoS One 2013. 8(12): e82726.
110. http://www.rain-tree.com/mulungu.htm
111. Ribeiro MD, Onusic GM, Poltronieri SC, Viana MB. Effect of Erythrina velutina and Erythrina mulungu in rats submitted to animal models of anxiety and depression. Braz J Med Biol Res 2006; 29(2):263-70.
112. Flausino OA Jr, Pereira AM, da Silva Bolzani V, Nunes-de-Souza RL. Effects of erythrinian alkaloids isolated from Erythrina mulungu (Papilionaceae) in mice submitted to animal models of anxiety. Biol Opin Ther Pat 2009; 19(4):461-73.

113. Faggion SA, Cunha AO, Fachim HA, Gavin As, dos Santos WF, Pereira AM, Beleboni RO- Anticonvulsivant profile of the alkaloids (+)-erythravine and (+)-11-α-hydroxy-erythravine isolated from the flowers od Erythrina mulungu Mart ex Bent (Leguminosae-Papilionaceae). Epilepsy Behav 2011; 20(3): 20(3):441-6.
114. http://faculty.ncwc.edu/ekosal/arboretum/ginkgo.htm.
115. Pittler MH, Ernst E. Ginkgo biloba extract for the treatment of intermittent claudication: a meta-analysis of randomized trials. Am J Med 2000: 108:276-81.
116. Hao F, Li A, Yu H et al. Enhanced neuroprotective effects of combination therapy with boné marrow-derived mesenchymal stem cells and Ginkgo Biloba Extract (EGb761) in a rat modelo f experimental autoimmune encephalomielitis. Neuroimmunomodulation 2016; 23(1):41-57.
117. Sakatani K, Tanida M, Hirao N, Takemura N. Ginkgobiloba extract improves working memory performance in middle-aged women: role of asymmetry of prefrontal córtex activity dring a working memory task. Adv Exp Med Biol 2014; 812:295-301.
118. Nabavi SM, Habtemariam S, Daglia M et al. Neuroprotective effects of ginkgolide B against inchemic stroke: a reviw of current literature. Curr Top Med Chem 2015; 15(21):2222-32.
119. www.aafp.org/afp/20030901/923.html – Sierpina, Victor S, Wollschlaeger, Bernd, Blumenthal, Mark. Ginkgo biloba. Am Fam Physician 2003; 68:923-6.
120. Jansen IM, Sturtz S, Skipka G et al. Ginkgo biloba in Alzheimer's disease: a systematic review. Wien Med Wochenchr 2010; 160(21-22):539-46.
121. Dwyer J, Donoghue MDT. Is risk of Alzheimer disease a reason to use dietary supplements? Am J Clin Nutrb 2010; 91:1155-6.
122. Weinmann S, Roll S, Schwarzbach C, Vauth C, Willich SN. Effects of Ginkgo biloba in dementia: systematic review and meta-analysis. Geriatrics 2010; 10:14.
123. Bachinskaya N, Hoerr R, Ihl R. Alleviating neuropsychiatric symptoms in dementia: the effects of Ginkgo biloba extract EGb 761. Findings from a randomized controlled trial. Neuropsychiatric Disease and Treatment 2011: 7:209-15.
124. von Boetticher A. Ginkgo biloba extract in the treatment of tinnitus: a systematic review. Neuropsychiatric Disease and Treatment 2011; 7:441-7.
125. Blumenthal M. German Federal Institute for Drugs and Medical Devices. Commission E. Herbal medicine: expanded Commission E monographs. Newton, Mass.: Integrative Medicine Communications 2000; 160-9, 479-80.
126. Fischedick JT, Standiford M, Johnson DA et al. Activation of antioxidante response element in mouse primary cortical cultures with sesquiterpene lactones isolated from Tanacetum parthenium. Planta Med 2012; 78(16):1725-30.
127. de Carvalho LSA, Fontes LBA, Gazolla MC et al. Parthenolide modulates immune response in cells from C57BL/6 moce induced with experimental autoimmune encephalomielitis. Planta Med 2017; 83(8):693-700.
128. Groenewergen WA, Knight DW, Heptinstall S. Progress in the medicinal chemistry of the herb feverfew. In: Ellis GP, Luscombe DK, editors. Progress in Medicinal Chemistry, Volume 29, Amsterdam: Elsevier 1992; 217-38.
129. Tassorelli C, Greco R, Morazzoni P et al. Partenolide is the component of tanacetum parthenium that inhibits nitroglycerin-induced Fos activation: studies in animal modelo f migraine. Cephalalgia 2005; 25(8):612-21.
130. Palevitch BM. Sesquiterpene lactones – Tanacetum parthenium. In: De Smet PAGM, Keller K, Hänsel R, Chandler RF, editors. Adverse Effects of Herbal Drugs. Volume 1. Berlin: Springer-Verlag 1992; 255-60.

Fitomedicamentos Ansiolíticos

- Ricardo Tabach

Introdução

Estresse, ansiedade e depressão são considerados como comorbidades psiquiátricas com elevada prevalência nos dias de hoje e definidas como experiências emocionais negativas e associadas com alterações bioquímicas, cognitivas, comportamentais e psicológicas[1]. No caso especifico da ansiedade, trata-se de um conjunto de características fisiológicas e mentais naturais do ser humano, cuja finalidade é preparar o organismo para reagir frente a um estímulo ainda desconhecido. Os processos envolvidos em um estado ansioso geralmente são benéficos e necessários à manutenção da sobrevivência de um indivíduo, permitindo-o adaptar-se às alterações do ambiente e escapar com sucesso de riscos e ameaças contra sua vida. Entretanto, o aparecimento de tais processos pode se tornar indesejável e prejudicial ao organismo quando os sintomas ultrapassam os limites considerados aceitáveis de frequência e duração e interferem negativamente nas atividades do dia a dia. Neste caso, há a instalação de um quadro de transtornos ansiosos, constituído de estados emocionais alterados, repetitivos e persistentes, acima dos níveis fisiológicos. Trata-se de ansiedade patológica, atualmente um dos transtornos mais comuns presente nas sociedades modernas[2].

As respostas psicológicas, comportamentais e fisiológicas que caracterizam a ansiedade podem assumir diversas formas como, por exemplo, o Transtorno de Ansiedade Generalizada (TAG), Síndrome do Pânico (PD, do inglês, *Panic Disorder*), Distúrbios Fóbicos (entre eles, agorafobia, claustrofobia e fobia social) e o Transtorno Obsessivo-Compulsivo (TOC), entre outras. Adicione-se a isto o fato de que a percepção psíquica da ansiedade é acompanhada de um aumento da vigilância, tensão motora e hiperatividade autonômica, além de distúrbios somáticos, como hipertensão e doenças auto-imunes. Entre os vários sinais e sintomas, destacam-se a taquicardia, hiperventilação, sensações de afogamento ou sufocamento, sudorese, redução da eficiência comportamental (decréscimo das habilidades sociais, dificuldade de concentração), respostas de esquiva e/ou fuga, aumento do estresse, insônia e relatos verbais de estados internos desagradáveis como medo, insegurança quanto ao futuro e sentimento de tristeza, entre outros[3].

A ansiedade, com seus sintomas associados, representa um sério e generalizado problema nas sociedades modernas, pois atinge cerca de 1/8 da população mundial, ou seja, mais de 750 milhões de pessoas, independente de sexo, idade, religião, nacionalidade ou região[4,5]. Um dos seus principais componentes é a longa duração do sentimento de angústia e/ou apreensão, sem causas evidentes, proporcionando um declínio gradual da qualidade de vida e do relacionamento interpessoal, além de um prejuízo das atividades relacionadas ao trabalho, com elevado impacto não só social como também econômico.

As causas para os transtornos de ansiedade são várias e entre elas podemos destacar fatores genéticos/hereditários, desequilíbrio químico cerebral, estrutura da personalidade, experiências de vida desagradáveis ou ainda o próprio estilo de vida atual (trabalho em excesso, poucas horas de sono entre outros)[5].

Ansiedade e as Vias de Neurotransmissão

Os três neurotransmissores frequentemente associados aos transtornos de ansiedade são a noradrenalina, o ácido gama-aminobutírico (GABA) e a serotonina.

A noradrenalina, ou norepinefrina, foi inicialmente proposta como crucial para o desenvolvimento de estados ansiosos, graças aos primeiros fármacos utilizados e que supostamente reduziam a neurotransmissão noradrenérgica. A dopamina, por ser precursora da noradrenalina, também é compreendida como agindo sobre a ansiedade.

A serotonina, ou 5-hidroxitriptamina (5-HT), é outro neurotransmissor relacionado com a ansiedade e o receptor $5HT_{1A}$ é visto como um importante alvo para o tratamento de transtornos psiquiátricos, notadamente ansiedade e depressão[5]. É possível observar a semelhança da distribuição neurotransmissora entre as vias das monoaminas (noradrenalina, serotonina e dopamina). Assim, temos a teoria das monoaminas, uma das propostas para explicar os transtornos ansiosos, onde a neurotransmissão alterada destas três vias, principalmente aquela relacionada com a serotonina, provocaria este quadro.

Outro neurotransmissor envolvido é o ácido γ-aminobutírico (GABA). Ele age por hiperpolarização celular, tornando a célula a que se liga mais negativa, bloqueando a passagem do sinal nervoso e sendo responsável pela inibição química e pela modulação farmacológica das funções cerebrais. Estima-se que o GABA atue como neurotransmissor em cerca de 30% de todas as sinapses no Sistema Nervoso Central (SNC)[6,7]. A maioria dos neurônios do cérebro expressa o receptor GABA (tanto o tipo A quanto B)[8], sendo que o $GABA_A$ possui localização pós-sináptica e medeia a inibição pós-sináptica rápida. Este receptor é o alvo de várias drogas como os benzodiazepínicos (sedativos e ansiolíticos), os barbitúricos (hipnóticos), os neuroesteroides, o álcool e os anestésicos[8]. Esta atuação na neurotransmissão gabaérgica facilitaria a inibição das vias excitatórias do SNC que, em um estado ansioso, estariam exacerbadas, reduzindo a sua ativação e, consequentemente, aliviando de forma significativa os sintomas característicos dos quadros ansiosos.

Tratamento da Ansiedade

Ansiolíticos são substâncias que, como o próprio nome diz, provocam a quebra (lise) da ansiedade e hipnóticos são substâncias que induzem ao sono. Geralmente uma mesma substância pode tanto diminuir a ansiedade como provocar o sono, dependendo da dose utilizada. Muitos destes medicamentos visam eliminar os sintomas da ansiedade e produzem relaxamento muscular, reduzem a tensão, são úteis no caso de insônia e, consequentemente, provêem um alívio temporário quando a ansiedade limita a capacidade de enfrentar os desafios do dia-a-dia.

A busca por compostos com efeito hipnótico/sedativo ou ansiolítico data de muito tempo. A primeira substância descoberta foi o brometo, em meados do século XIX. No início da década de 50, descobriu-se o meprobamato, que apresentou efeito hipnótico/sedativo e ansiolítico em testes com animais de laboratório. Posteriormente, foi sintetizado o clordiazepóxido, introduzido na clínica em 1961. Era o primeiro benzodiazepínico a ser utilizado. A partir disso, mais de 3000 foram sintetizados e testados, e atualmente mais de 35 estão disponíveis no mercado para uso clínico[9]. Atuam de forma seletiva nos receptores GABAérgicos tipo A, ativando os neurônios e liberando o GABA, com a consequente inibição da neurotransmissão central. Essas drogas são classificadas como depressoras do SNC, provocando lentificação dos processos mentais, diminuição dos reflexos, déficits de atenção e prejuízos de memória. Contudo, elas também apresentam algumas desvantagens como o risco de tolerância e dependência[9,10], a formação de metabólitos ativos, amnésia, sedação e os efeitos aditivos quando administrados com outras drogas depressoras do SNC[11]. Ressalte-se ainda que a efetividade dos benzodiazepínicos se restringe apenas aos transtornos generalizados de ansiedade, fobia social e síndrome do pânico. Em função disto, o custo/benefício do uso destes medicamentos pode ser por vezes questionado[12] e todos estes fatores, de certa forma, limitam a sua ampla aplicação terapêutica. São exemplos de benzodiazepínicos o alprazolam, o diazepam e o clonazepam entre outros.

Os antidepressivos também são utilizados no tratamento da ansiedade, incluindo os inibidores seletivos da recaptação da serotonina (como fluoxetina e sertralina), os inibidores da monoamino-oxidase (MAO), enzima responsável pela degradação das monoaminas e os antidepressivos tricíclicos (como amitriptilina e imipramina). Os antidepressivos aliviam as características primordiais de alguns transtornos como, por exemplo, as obsessões e as compulsões no TOC ou o pânico na Síndrome do Pânico, mas não são efetivos em casos de TAG. Eles atuam controlando as alterações do humor e do pensamento, como apatia, pessimismo, baixa auto-estima, insônia, perda de motivação e libido, entre outros. Embora os antidepressivos não causem dependência física, muitos deles apresentam efeitos adversos importantes restringindo a sua ampla utilização[13].

Apesar da variedade de drogas ansiolíticas convencionais disponíveis que controlam, na maioria dos casos de forma eficiente, muitos dos estados ansiosos, ainda permanece a necessidade de drogas inovadoras de uso psiquiátrico que sejam eficazes e seguras, pois existe uma elevada porcentagem de pacientes que não são tratáveis ou não toleram os efeitos colaterais e as reações adversas indesejáveis provocados pelo uso crônico destes medicamentos, dando preferência a produtos a base de plantas para o tratamento dessas patologias.[14]

Neste contexto, extratos de plantas parecem ser uma rica fonte de compostos biológicos que ainda permanecem, em boa parte, inexplorados.[14] Este quadro tem encorajado a investigação pré-clínica e clínica de compostos naturais e muitos estudos tem sido realizados com a finalidade de se obter a validação farmacológica de fitoterápicos e o consequente desenvolvimento de produtos farmacêuticos inovadores para o tratamento dos transtornos de ansiedade[15].

Fitomedicamentos no Tratamento da Ansiedade

Desde a Antiguidade, muitas substâncias obtidas das mais diversas fontes vegetais, como por exemplo, a *Matricaria chamomilla* L.[16], *Passiflora incarnata* L.[17], *Valeriana officinalis* L.[18], *Melissa officinalis* L.[19] e a *Papaver somniferum* L.[20] têm sido utilizadas para induzir o sono, acalmar os estados de excessiva excitação ou diminuir a ansiedade. Como já mencionado anteriormente, observou-se nos últimos anos um crescente interesse na pesquisa de plantas medicinais que possam substituir com vantagens o uso de medicamentos sintéticos[21], contribuindo de maneira significativa para a melhoria da qualidade de vida da população. Os produtos a base de plantas são geralmente mais acessíveis que seu equivalente sintético, muitas vezes possuem uma menor toxicidade, podem apresentar efeitos colaterais menos intensos ou até mesmo não induzir dependência ou tolerância em relação aos medicamentos alopáticos.

O desenvolvimento de drogas ansiolíticas e antidepressivas de origem vegetal envolve aspectos etnofarmacológicos, fitoquímicos e farmacológicos. A seleção de plantas medicinais com a finalidade de se descobrir novos agentes farmacêuticos baseados no conhecimento proveniente da cultura popular é, de longe, uma das estratégias mais efetivas, pois as plantas utilizadas popularmente por longos anos constituem a principal fonte de material botânico para a eventual investigação do efeito terapêutico das drogas.

No que se refere aos constituintes fitoquímicos, estudos tem demonstrado que as saponinas, alcaloides, polifenóis, triterpenos, óleos essenciais, ácidos graxos e os flavonoides são os principais responsáveis pelos efeitos ansiolíticos e antidepressivos.

Algumas plantas medicinais têm sido aprovadas pelos órgãos regulatórios para o tratamento dos diferentes transtornos mentais e a Agência Nacional de Vigilância Sanitária (Anvisa) tem exercido um papel bastante importante neste processo.[22]

As plantas descritas a seguir estão relacionadas na *Instrução Normativa n° 2* (13 de maio de 2014) e no *Formulário de Fitoterápicos da Farmacopeia Brasileira* (dezembro/2011), ambos publicados pela Anvisa. Foi incluído também o *Humulus lupulus*, pois o seu efeito ansiolítico é bastante conhecido e esta planta tem sido utilizada na composição de alguns fitoterápicos disponíveis.

▪ *Cymbopogon citratus* (DC.) Stapf

Cymbopogon citratus (DC.) Stapf (Poaceae), conhecida como capim cidrão, é uma planta amplamente utilizada, principalmente em países tropicais. Na medicina popular esta planta apresenta várias propriedades como antiespasmódica, hipotensiva, anticonvulsivante, analgésica, antiemética e para o tratamento de distúrbios gastrointestinais. A planta também é utilizada como antibacteriana, para o combate da diarreia e como antioxidante, mas os mecanismos de ação ainda não estão esclarecidos.

Dentre os principais constituintes isolados de *C. citratus* estão o triterpenoide cimbopogonol[23], taninos, ácidos fenólicos derivados do ácido cafeico, *p*-cumárico, *O*- e

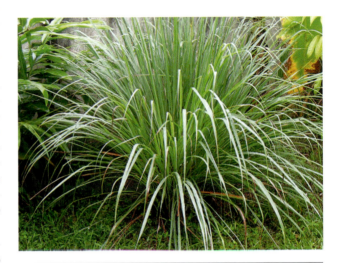

Figura 6.1 – *Cymbopogom citratus*.

C-glicosilflavonas derivadas da apigenina e luteolina[23]. Ácidos clorogênicos[24], isoorientina, isoscoparina, saponinas, isoorientina 2"-*O*-raminosideo, e orientina foram isolados e identificados por métodos espectroscópicos nos extratos metanólico, hidroalcoólico, infusão e decocção de *C. citratus* e mostraram um alto poder antioxidante[25]. No extrato aquoso, o óxido de linalool é encontrado como o principal constituinte e mostrou atividade anti-inflamatória[26], além de efeito hipoglicêmico e hipolipidemico, confirmando seu uso popular para o tratamento da diabetes tipo 2 [27].

O citral, o principal constituinte do óleo essencial, é o composto responsável pela atividade analgésica, a qual deve ocorrer através da inibição de substâncias indutoras da dor: carragenina e prostaglandina E[28], sendo também empregado como repelente de insetos[29]. As atividades antihelmíntica, antimicrobiana, antifúngica, inseticida, antimalária[30], diurética, tripanocida[31] e anticarcinogênica são devidas, principalmente, ao citral e mirceno[32]. O citral também exibiu efeito anti-inflamatório, o qual foi atribuído à inibição da produção de NO através da supressão da ativação do NF-kappa B[33]. O efeito do citral em causar apoptose, por outro lado, se deve à sua estrutura, uma vez que o grupo aldeído α-insaturado é o responsável por esta atividade [33].

Estudos mais antigos[34] não conseguiram demonstrar o efeito ansiolítico utilizando um abafado desta planta. Por outro lado, Palmieri[35] observou um efeito ansiolítico utilizando os óleos essenciais; segundo este autor, alguns dos princípios ativos presentes nos óleos essenciais poderiam ser perdidos na preparação do abafado, o que explicaria a diferença nos resultados. Há evidências de que os óleos essenciais sejam os principais responsáveis pelas diversas atividades biológicas atribuídas a esta planta [36] e, no caso do efeito ansiolítico, estudos pré-clínicos sugerem que seja mediado pelo sistema gabaérgico[37].

As recomendações da Anvisa sobre esta planta estão descritas a seguir

- **Sinonímia:** *Andropogon cerifer* Hack. *Andropogon citratus* DC. e *Andropogon citriodorum* hort. ex Desf.
- **Nomenclatura popular:** capim-santo, capim-limão, capim-cidró, capim-cidreira e cidreira.
- **Fórmula:**

Componentes	Quantidade
Folhas secas	1-3 g
Água q.s.p.	150 mL

- **Orientações para o preparo:** preparar por infusão considerando a proporção indicada na fórmula.
- **Advertências:** pode potencializar o efeito de medicamentos sedativos.
- **Indicações:** antiespasmódico, ansiolítico e sedativo leve.
- **Modo de usar:** uso interno.
- **Acima de 12 anos:** tomar 150 mL do infuso, 5 minutos após o preparo, duas a três vezes ao dia.

- *Lippia alba* (Mill.) N.E. Br. ex Britton & P. Wilson (erva cidreira)

Outra planta amplamente utilizada como sedativa é a *Lippia alba* Mill.[38]. Alguns estudos indicam que esta planta pode, ainda, ter um efeito mio-relaxante[38] e que os óleos essenciais apresentam não só um possível efeito ansiolítico,[39] como também um efeito anticonvulsivante[28]. Este último efeito tem sido atribuído aos diversos compostos, como os flavonoides, inositol e aos terpenoides voláteis (beta-mirceno, citral e limoneno)[39] e o mecanismo de ação estaria associado com a redução da excitabilidade nervosa, envolvendo possivelmente o bloqueio dos canais de Na^+ [40].

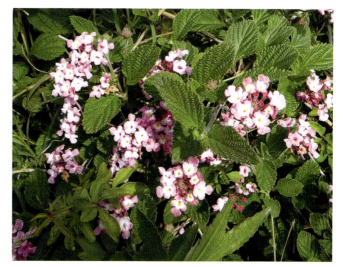

Figura 6.2 – *Lippia alba.*

Estudos pré-clínicos revelaram que o citral, mirceno e limoneno, constituintes dos óleos essenciais da *Lippia alba*, produziram uma potencialização do tempo de sono induzido pelo pentobarital em camundongos, que foi mais intenso na presença de citral [41].

Na medicina popular esta planta é utilizada para o tratamento de problemas digestivos, cardiovasculares e respiratórios, além do seu efeito ansiolítico[42]. De uma forma geral pode-se afirmar que, embora existam dados pré-clínicos demonstrando os efeitos farmacológicos, o número de estudos clínicos randomizados com esta planta é relativamente pequeno e novos estudos são necessários para confirmar tais efeitos.

As recomendações da Anvisa sobre esta planta estão descritas a seguir:

- **Sinonímia:** *Lantana alba* Mill. e *Lantana geminata* (Kunth) Spreng.
- **Nomenclaturap:** erva-cidreira de arbusto e lípia.
- **Fórmula:**

Componentes	Quantidade
Partes aéreas secas	1-3 g
Água q.s.p.	150 mL

- **Orientações para o preparo:** preparar por infusão considerando a proporção indicada na fórmula.
- **Advertências:** deve ser utilizado com cuidado em pessoas com hipotensão. Doses acima das recomendadas podem causar irritação gástrica, bradicardia e hipotensão.
- **Indicações:** ansiolítico, sedativo leve, antiespasmódico e antidispéptico.
- **Modo de usar:** uso interno.
    - *Três a sete anos*: tomar 35 mL do infuso, logo após o preparo, três a quatro vezes ao dia.
    - *Acima de sete a 12 anos:* tomar 75 mL do infuso, logo após o preparo, três a quatro vezes ao dia.
    - *Acima de 12 anos*: tomar 150 mL do infuso, logo após o preparo, três a quatro vezes ao dia.
    - *Maiores de 70 anos*: tomar 75 mL do infuso, logo após o preparo, três a quatro vezes ao dia.

Matricaria recutita L.

A *Matricaria recutita* L (camomila) é uma das plantas de uso mais antigo pela medicina tradicional europeia e atualmente faz parte da farmacopeia de diversos países. As folhas secas são largamente utilizadas devido aos seus efeitos ansiolíticos e espasmolíticos.

Os flavonoides apigenina, quercetina, patuletina, crisina, luteolina e outros glicosídeos foram identificados na *Matricaria recutita* L e *Matricaria chamomilla* L.[43].

Os efeitos comportamentais da administração

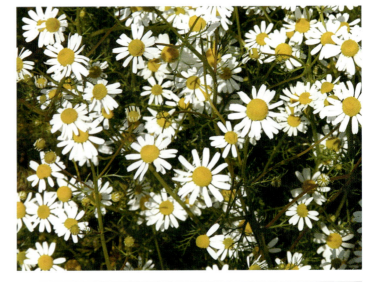

Figura 6.3 – *Matricaria recutita L. (camomila). Fonte: botanika.lt.*

aguda de apigenina e crisina, presentes em *Matricaria recutita* e *Passiflora incarnata* L., respectivamente, foram estudados em ratos. Os dados demonstraram que os dois flavonoides foram equivalentes na capacidade de reduzir a atividade locomotora. Entretanto, enquanto a crisina exibiu um claro efeito ansiolítico, a apigenina falhou em demonstrar tal atividade. O efeito sedativo da apigenina não está relacionado com os receptores gabaérgicos, uma vez que não foi bloqueado pelo flumazenil, um antagonista do receptor $GABA_A$, ao contrário do que foi observado com a crisina.

A atividade ansiolítica da *Matricaria recutita* é atribuída também ao kaempferol[44], que possui atividade neurofarmacologica[45]. Além disso, o kaempferol, a apigenina e a crisina apresentam um efeito ansiolítico atuando como inibidores da monoaminoxidase A e B (MAO A e B)[46]. A baicalina, por sua vez, demonstrou seletividade agonista sobre o receptor $GABA_A$, sem provocar os efeitos de amnésia, anticonvulsante e prejuízo da coordenação motora em ratos. Este perfil de seletividade sugere que a baicalina exerce o seu efeito ansiolítico através dos receptores subtipos α_2 e α_3, sendo uma alternativa promissora aos benzodiazepínicos[47].

Alguns trabalhos[48] verificaram que a administração de camomila pode promover uma pequena melhora em pacientes que apresentam insônia primária crônica, além de ser benéfica no caso de TAG de leve a moderado. O uso interno para o tratamento de espasmos e doenças do trato gastrintestinal foi aprovado pela Comissão E, bem como o uso externo para inflamação da pele, das mucosas e da região urogenital, além de inflamação do trato respiratório.

A exemplo de outras plantas, a medicina popular atribui à camomila, além da ação ansiolítica, outras ações como antialérgica, anti-inflamatória, carminativa, diurética, sedativa, espasmolítica entre outras, embora a maioria delas ainda não tenha comprovação científica [43].

As reações adversas mais comuns são alergia, dermatite de contato e conjuntivite, além de uma possível interação com outras substâncias depressoras do SNC[43].

Um artigo recente[49] revelou que o extrato desta planta produziu uma significativa redução dos sintomas do TAG, semelhante àquela observada com drogas ansiolíticas sintéticas após 8 semanas de tratamento e com um perfil mais favorável em relação aos efeitos adversos. Por outro lado, um estudo de longo prazo (12 semanas na fase I e 26 semanas na fase II) mostrou que, embora a camomila tenha sido efetiva no tratamento do TAG de moderado a severo, não foi capaz de reduzir de forma significativa a taxa de recaída quando os pacientes foram submetidos a uma terapia de substituição por placebo (fase II do estudo), indicando a necessidade de mais estudos a fim de confirmar os efeitos ansiolíticos desta planta quando administrada cronicamente.[50]

As recomendações da Anvisa sobre esta planta estão descritas a seguir:

- **Sinonímia:** *Chamomilla recutita* (L.) Rauschert e *Matricaria chamomilla* L.
- **Nomenclatura popular:** camomila.

- **Fórmula para uso interno:**

Componentes	Quantidade
Inflorescências secas	3 g
Água q.s.p.	150 mL

- **Fórmula para uso externo:**

Componentes	Quantidade
Inflorescências secas	6-9 g
Água q.s.p.	100 mL

- **Advertências:** podem surgir reações alérgicas ocasionais. Em caso de superdosagens, podem ocorrer náuseas, excitação nervosa e insônia. Evitar o uso em pessoas alérgicas ou com hipersensibilidade à camomila ou plantas da família Asteraceae.
- **Indicações:**
  - *Uso interno*: antiespasmódico, ansiolítico e sedativo leve.
  - *Uso externo*: anti-inflamatório em afecções da cavidade oral.
- **Modo de usar:**
  - *Uso interno* (acima de 12 anos): tomar 150 mL do infuso, cinco a 10 minutos após o preparo, três a quatro vezes entre as refeições.
  - *Uso externo*. Fazer bochechos e/ou gargarejos, cinco a 10 minutos após o preparo três vezes ao dia.

Melissa officinalis L (Melissa)

É uma planta amplamente utilizada devido as suas propriedades sedativas[51], embora seja empregada também como ansiolítica. Em altas doses, esta planta pode apresentar uma atividade analgésica periférica[51], enquanto os seus óleos essenciais possuem uma atividade antioxidante e antitumoral[52,53]. Além disso, estudos clínicos realizados com esta planta[54] revelaram que a sua administração em voluntários sadios reduz o estresse induzido em laboratório, além de modular o humor e aumentar o relaxamento, embora possa provocar um prejuízo das funções cognitivas.

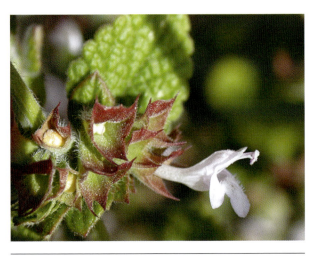

Figura 6.4 – Melissa officinalis. *Fonte: ru.wikipedia.org.*

Alguns trabalhos revelaram que o extrato de *Melissa officinalis* também atuaria como estimulante do sistema imune[55]. Esta planta contém ácido rosmarínico, além de elevadas concentrações de triterpenos, que são responsáveis pela inibição da enzima gaba-transaminase e, por consequência, pelo aumento dos níveis de GABA no cérebro [56,57].

A aromaterapia tem sido utilizada no mundo todo para aliviar a dor crônica, depressão, ansiedade, algumas desordens cognitivas, insônia e problemas relacionados ao estresse. Embora os óleos essenciais tenham sido usados durante séculos como princípios ativos, sua composição química e farmacologia ainda permanecem relativamente pouco conhecidas. No entanto, é evidente que a inalação dos óleos essenciais causa a sua absorção pela corrente sanguínea, exercendo efeitos psicológicos mensuráveis. Sendo assim, a aromaterapia seria bastante segura, por não provocar os efeitos adversos apresentados pela maioria das drogas usadas convencionalmente[58]. Existem algumas evidências de que substâncias aromáticas presentes nos óleos essenciais/voláteis de certas plantas poderiam exercer um efeito depressor do SNC, ocorrendo inclusive uma melhora do humor. Estes efeitos já tinham sido observados em pacientes enquanto aguardavam atendimento odontológico numa sala de espera previamente odorizada com óleos essenciais de *Citrus cinensis*[59]. Seguindo essa linha de raciocínio, alguns autores[60] verificaram que a aromaterapia realizada com óleos essenciais de *Melissa officinalis* foi bastante eficaz em reduzir a agitação normalmente observada em pacientes com demência severa, com consequente melhora da qualidade de vida destas pessoas.

Outros trabalhos[61] verificaram o efeito ansiolítico após a administração crônica (15 dias) de 600 mg de melissa em pacientes que apresentavam ansiedade de leve a moderada acompanhada de distúrbios do sono. De acordo com os autores, o tratamento provocou uma melhora significativa de todos os parâmetros avaliados como a ansiedade (agitação, hiperatividade e tensão), os sintomas associados (problemas alimentares, instabilidade emocional, fadiga e sentimento de inferioridade, entre outros) e a insônia. Estes resultados estão de acordo com as recomendações da Comissão E, que aprovam o uso desta planta para o tratamento da insônia. Contudo, o tamanho da amostra, a duração do tratamento e a ausência de um grupo placebo limitam a interpretação deste estudo.

As recomendações da Anvisa sobre esta planta estão descritas a seguir:

- **Sinonímia:** *Melissa bicornis* Klokov.
- **Nomenclatura popular:** melissa e erva-cidreira.
- **Fórmula:**

Componentes	Quantidade
sumidades floridas secas	1-4 g
água q.s.p.	150 mL

- **Orientações para o preparo:** preparar por infusão considerando a proporção indicada na fórmula.
- **Advertências:** não deve ser utilizado nos casos de hipotireoidismo e utilizar cuidadosamente em pessoas com hipotensão arterial.
- **Indicações:** antiespasmódico, carminativo, ansiolítico e sedativo leve.
- **Modo de usar:** Uso interno.
    - *Acima de 12 anos*: tomar 150 mL do infuso, 10 a 15 minutos após o preparo, duas a três vezes ao dia.

Passiflora sp (maracujá)

Quanto ao maracujá, trata-se de diversas espécies pertencentes à família Passifloraceae, dentro do gênero Passiflora, que compreende aproximadamente 500 espécies e é bastante conhecido. Estima-se que existam mais de 200 espécies de maracujá nativas do Brasil [62].

Varias espécies de *Passiflora* são utilizadas na medicina popular, devido às suas propriedades calmantes e sedativas. Uma das mais utilizadas clinicamente é a *Passiflora Incarnata* L., que faz parte da farmacopeia de diversos países como a Inglaterra, Índia, Estados Unidos, França, Alemanha e Suíça. Também é recomendada pela Comissão E para tratamento do estresse e nervosismo[63].

A reconhecida eficácia clínica da *Passiflora incarnata* L. para o tratamento de diversas enfermidades tem sido avaliada, devido à sua ação analgésica, antiespasmódica, sedativa e vermicida no Brasil. Estudos pré-clíni-

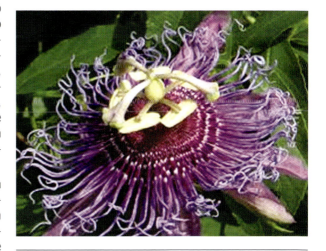

Figura 6.5 – *Passiflora incarnata* L. Fonte: gaianbotanicals.com.

cos indicam que o seu principal mecanismo de ação está relacionado com a inibição da recaptação do GABA.[64]

Alguns estudos clínicos documentaram a eficácia desta espécie, isoladamente[65] ou associada com outras plantas[66], no tratamento dos transtornos da ansiedade. No caso específico do TAG, os resultados obtidos foram semelhantes ao grupo tratado com oxazepam, com relatos de poucos eventos adversos incluindo vertigens, sonolência e confusão[65]. Um outro estudo clínico mostrou uma redução significativa dos sintomas da ansiedade aguda em pacientes que se encontravam no estado pré-operatório.[67]

Em trabalho de revisão[68], alguns autores concluíram que os estudos clínicos randomizados com esta planta disponíveis na literatura não são suficientes para avaliar, de forma clara, a sua eficácia e segurança no tratamento da ansiedade, pois as evidências disponíveis apresentam limitações incluindo descrições incompletas das preparações dos extratos, número reduzido de pacientes, descrições deficientes dos protocolos utilizados e da randomização dos pacientes, bem como ausência de análise estatística rigorosa dos resultados[64]. De acordo com estes autores, novos estudos são necessários, com um maior número de sujeitos e que compare os efeitos da passiflora com o grupo placebo e com outros tipos de medicamentos utilizados no tratamento da ansiedade como, por exemplo, os antidepressivos.

No caso específico da *Passiflora edulis* Sims, alguns trabalhos demonstraram o seu efeito ansiolítico em estudos pré-clínicos utilizando, como modelo, o labirinto em cruz elevada[69]. Esta planta também é utilizada para tratar ou prevenir outras desordens do SNC como a insônia. A análise fitoquímica desta espécie mostrou a predominância de flavonoides C-glicosilado como isoorientina, vicenina-2 e 6,8-di-C-glycosilcrisina [70].

Um estudo comparativo envolvendo duas espécies deste gênero[18] revelou que, embora o extrato metanólico da *Passiflora edulis* apresentasse um efeito ansiolítico, ele é menos potente quando comparado com aquele observado com a *Passiflora incarnata* L. Flavonoides c-glicosilados encontrados em *Passiflora edulis,* por outro lado, apresentaram efeito anti-inflamatório.[71]

Flavonas e seus derivados têm sido considerados como moduladores positivos dos receptores $GABA_A$, porque os seus efeitos estão bem correlacionados com esta ação. Miricitrina mostrou efeito ansiolítico, mas nenhum efeito sedativo.[72] A luteolina (3',4',5,7- tetrahidroxiflavona), isolada da *Passiflora edulis*, mostrou atividade ansiolítica sem comprometer a atividade motora[73].

As flavonas homoorientina, orientina, vitexina e isovitexina foram identificadas como principais constituintes em uma amostra comercial de *Passiflora incarnata* L.[74], além da luteolina, que tem sido reportada como uma substância com grande afinidade pelo receptor gabaérgico[75].

A isovitexina foi o principal constituinte de um extrato metanólico de *Passiflora actinia* que mostrou atividade ansiolítica seletiva em modelos

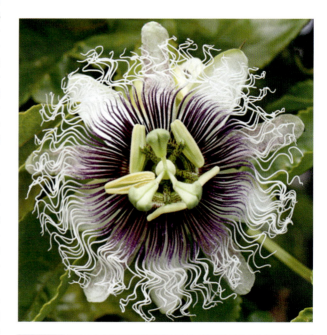

Figura 6.6 – Passiflora edulis. *Fonte: anniesannuals.com.*

experimentais pré-clínicos bastante conhecidos: o labirinto em cruz elevada e o teste do campo aberto[76]. A *Passiflora alata* Curtis, por sua vez, é usada na indústria farmacêutica devido às suas propriedades tranquilizantes[77].

Um grande número de fitoterápicos indicados para o tratamento da ansiedade tem a passiflora na sua composição, isoladamente ou associada com outras plantas medicinais. As várias espécies de passiflora apresentam um grande potencial como fonte de novas moléculas biológicas que podem se tornar uma alternativa terapêutica importante para o tratamento dos transtornos de ansiedade.

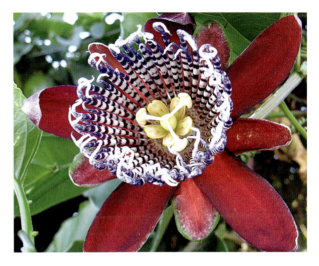

Figura 6.7 – Passiflora alata. *Fonte: he.wikipedia.org.*

A Comissão E indica a passiflora para agitação nervosa.

As recomendações da Anvisa sobre esta planta estão descritas a seguir:

- **Sinonímia:** *Passiflora latifolia* DC. e *Passiflora phoenicia* Lindl.
- **Nomenclatura popular:** maracujá.
- **Fórmula:**

Componentes	*Quantidade*
Folhas secas	3 g
água q.s.p.	150 mL

- **Orientações para o preparo:** preparar por infusão considerando a proporção indicada na fórmula.
- **Advertências:** seu uso pode causar sonolência. Não usar em casos de tratamento com sedativos e depressores do sistema nervoso. Não utilizar cronicamente.
- **Indicações:** ansiolítico e sedativo leve.
- **Modo de usar:** uso Interno.
    - *De três a 12 anos*: sob orientação médica.
    - *Acima de 12 anos*: tomar 150 mL do infuso, 10 a 15 minutos após o preparo, duas a quatro vezes ao dia.

Passiflora edulis Sims

- **Sinonímia:** *Passiflora diaden* Vell. e *Passiflora gratissima* A. St. –Hil.
- **Nomenclatura popular:** Maracujá-azedo.
- **Fórmula:**

Componentes	*Quantidade*
Folhas secas	3 g
Água q.s.p.	150 mL

- **Orientações para o preparo:** preparar por infusão considerando a proporção indicada na fórmula.
- **Advertências:** seu uso pode causar sonolência. Não usar em casos de tratamento com sedativos e depressores do sistema nervoso. Não utilizar cronicamente.
- **Indicações:** ansiolítico e sedativo leve.
- **Modo de usar:** uso interno.
  - *De três a 12 anos*: sob orientação médica.
  - *Acima de 12 anos*: tomar 150 mL do infuso, 10 a 15 minutos após o preparo, duas a quatro vezes ao dia.

- *Passiflora incarnata* L.
  - **Sinonímia:** *Passiflora kerii* Spreng.
  - **Nomenclatura popular:** maracujá.

  - **Fórmula:**

Componentes	Quantidade
Partes aéreas secas	3 g
Água q.s.p.	150 mL

  - **Orientações para o preparo:** preparar por infusão considerando a proporção indicada na fórmula.
  - **Advertências:** seu uso pode causar sonolência. Não usar em casos de tratamento com sedativos e depressores do sistema nervoso. Não utilizar cronicamente.
  - **Indicações:** ansiolítico e sedativo leve.
  - **Modo de usar:** uso interno.
    - *De três a 12 anos*: sob orientação médica.
    - *Acima de 12 anos*: tomar 150 mL do infuso, 10 a 15 minutos após o preparo, duas a quatro vezes ao dia.

- Tintura de *Passiflora edulis* Sims
  - **Sinonímia:** *Passiflora diaden* Vell. e *Passiflora gratissima* A. St. –Hil.
  - **Nomenclatura popular:** Maracujá.

  - **Fórmula:**

Componentes	Quantidade
Folhas secas	20 g
Álcool 70% p/p q.s.	100 mL

  - **Orientações para o preparo:** estabilizar o material vegetal submetendo à secagem em estufa a 40 °C por 48 horas e extrair por percolação
  - **Embalagem e armazenamento:** acondicionar em frasco de vidro âmbar bem fechado em local fresco, seco e ao abrigo da luz.
  - **Advertências:** não usar em gestantes, lactantes, crianças menores de dois anos, alcoolistas e diabéticos. Seu uso pode causar sonolência. Não utilizar em caso de tratamento com medicamentos depressores do SNC[78].
  - **Indicações:** ansiolítico e sedativo suave [79].

- **Modo de usar:** uso interno.
  - *Acima de 12 anos:*
    a) Ansiolítico: tomar 2,5 a 5 mL da tintura diluídos em 75 mL de água, três vezes ao dia;
    b) Sedativo suave: tomar 5 mL da tintura diluídos em 75 mL de água, 1 hora antes de deitar.

- *Piper methysticum* G Forst (Kava-Kava)

A kava-kava (*Piper methysticum* G. Forst) é uma planta bastante conhecida por suas propriedades ansiolíticas, com um efeito rápido, de duração adequada e efeito rebote mínimo. Muitos estudos clínicos demonstraram que esta planta é bastante efetiva, não só para o tratamento dos transtornos da ansiedade, como também para promover a qualidade do sono[80].

A kava-kava (*Piper methysticum* G. Forst) é um exemplo de planta cujos resultados positivos em testes pré-clínicos e clínicos levaram à introdução de um fitoterápico de grande sucesso comercial[81]. Um dos atrativos desta planta é o seu efeito ansiolítico sem causar

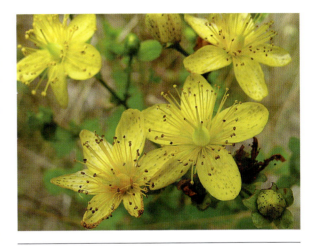

Figura 6.8 – *Piper methysticum.* Fonte: mydepressionhurts.com

sedação ou prejuízos de memória, efeitos estes normalmente vistos com os benzodiazepínicos. Estudos *in vitro* indicam que os mecanismos de ação desta planta estão relacionados com o aumento da ligação com os receptores $GABA_A$, bloqueio dos canais de cálcio e sódio e inibição da recaptação de noradrenalina e da dopamina[82].

Vários estudos têm relatado a segurança e as vantagens desta planta em relação aos benzodiazepínicos por não provocar dependência e ser bem tolerada pelos pacientes[83]. Entretanto,há há na literatura científica relatos de casos de hepatite e falência hepática provocados pelo uso crônico da kava ou mesmo o aparecimento de ataxia com o seu uso agudo[84], o que provocou a retirada desta planta em muitos países ao redor do mundo[85]. Contudo, estudos posteriores revelaram que a maioria dos casos não estava diretamente relacionada com a ingestão desta planta. No caso específico da hepatotoxicidade, dos cerca de 100 casos descritos, a maioria está pobremente relatada e, em muitos deles, havia a ingestão concomitante de outros medicamentos e/ou de álcool, além de elevadas doses diárias da planta ou por longo período de administração. Acredita-se também que a alta concentração de alcaloides devido ao uso de solventes inadequados em algumas preparações, bem como a utilização de cultivares de má qualidade, a contaminação com a estocagem inadequada da planta e a utilização das partes aéreas também tenham contribuído para este efeito. A revisão de todos os casos de hepatotoxicidade[86] revelou que somente em três deles havia uma relação de causalidade bem estabelecida. Porém, alguns autores[87,88] sustentam o fato de que o risco de hepatotoxicidade é elevado, o que justificaria a proibição da comercialização desta planta.

Antes dos relatos de toxicidade associada ao uso desta planta, ela era uma das dez mais vendidas na Europa e América do Norte[82]. Além disso, os efeitos adversos não tinham sido encontrados previamente nas bebidas tradicionais preparadas com uma infusão de água, ao contrário dos produtos comerciais extraídos com solventes orgânicos. As kavalactonas são potentes inibidoras de muitas enzimas do sistema CYP P450, sugerindo um alto potencial de interações farmacocinéticas com drogas ou outras plantas que são metabolizadas pelas mesmas enzimas deste sistema[89], provocando graves complicações pelo uso desta planta com certos medicamentos[90]. Outros eventos adversos provocados por esta planta são perda de cabelo, manchas amarelas na pele, prejuízos da audição, anorexia e perda de peso.

Em trabalho de revisão[91] foram avaliadas as condições de várias plantas entre elas a *Scutellaria lateriflora, a Centella asiática, Paullínia cupana, Piper methysticum, Cympopogon citratus, Passiflora incarnata* L. e *Valeriana officinalis* L. Apenas o uso da kava parece trazer consistência quanto ao efeito ansiolítico, comparáveis aos dos benzodiazepínicos, porém esses estudos ainda são escassos. O autor concluiu afirmando que atualmente não há estudos bem documentados como alternativas aos ansiolíticos convencionais [91].

A análise dos trabalhos existentes na literatura[92] revelou as evidências sobre a eficácia, mecanismo de ação, segurança e uso da kava-kava e do *Hypericum perforatum* no tratamento de transtornos de ansiedade e depressão, respectivamente. Segundo estes autores, a relação risco/benefício da kava-kava é altamente favorável, com boa eficácia clínica e baixo risco de reações adversas, quando utilizada para o transtorno generalizado de ansiedade. Os mecanismos de ação, embora ainda não totalmente esclarecidos, estão relacionados com a modulação do sistema gabaérgico, atuando diretamente no receptor ou modulando a atividade deste neurotransmissor através da alteração da membrana lipídica, com consequente bloqueio dos canais de sódio. Considerando-se o elevado risco com o uso de benzodiazepínicos como, por exemplo, o desenvolvimento da dependência, a kava-kava permanece como uma opção terapêutica viável. Os princípios ativos encontrados nesta planta são as kavalactonas e chalconas bem como uma pequena quantidade de óleos essenciais[93] e a piperidina[94]. Em outro estudo [95], verificou-se que a administração crônica (3 meses) de kava-kava revelou um resultado positivo no tratamento não só da ansiedade como também da depressão associada à menopausa.

A meta-análise de seis estudos clínicos controlados realizados com esta planta[63], utilizando a escala de Hamilton como parâmetro, revelou uma significativa redução da ansiedade nos pacientes tratados quando comparados com o grupo placebo.

Um outro trabalho de revisão[96] avaliou o potencial terapêutico de várias plantas para o tratamento da ansiedade. No caso da kava-kava, foram analisados 11 estudos clínicos e a maioria revelou uma correlação positiva entre o uso desta planta e a melhoria dos sintomas de diferentes de tipos de ansiedade, incluindo o TAG.

Um estudo clínico randomizado, duplo cego, avaliou o efeito da administração desta planta sobre a ansiedade após 6 semanas de tratamento. Os resultados revelaram que a kava kava reduziu a ansiedade de forma significativa, sem provocar alterações de qualquer natureza, nem mesmo hepáticas. Estes resultados, associados a outros trabalhos salientando a segurança na utilização desta planta, contribuíram para a reversão do seu banimento na Alemanha[97]. Contudo, os dados disponíveis relativos a esta planta ainda são contraditórios. Um estudo clinico[98] mostrou que não houve diferença significativa entre o grupo controle e o grupo tratado com esta planta não só em relação ao efeito ansiolítico como também nos parâmetros relativos à segurança (síndrome de abstinência, efeitos sobre a taxa cardíaca, pressão sanguínea, avaliação laboratorial etc).

Embora existam evidências positivas da eficácia de diferentes preparações com esta planta, o uso seguro de kava-kava ainda merece uma maior discussão em função do banimento desta planta em alguns países no início da década passada, devido ao seu potencial efeito hepatotóxico. Entretanto, deve ser enfatizado que os problemas hepáticos são raros e surgem com doses elevadas, geralmente acima de 400 mg/kg.[96] Em função do conhecimento existente sobre esta planta, estudos complementares, tanto farmacocinéticos como de interação com outras drogas, são necessários para esclarecer os mecanismos de ação e eventual hepatotoxicidade, contribuindo para o uso seguro desta planta no tratamento da ansiedade.

As recomendações da Anvisa sobre esta planta estão descritas a seguir:

- **Nomenclatura botânica oficial:** *Piper methysticum* G. Forst.
- **Nome popular:** kava-kava.
- **Parte utilizada:** rizoma.
- **Padronização/marcador:** kavalactonas.
- **Derivado de droga vegetal:** extratos.
- **Indicações/ações terapêuticas:** ansiolítico/ansiedade e insônia.
- **Dose diária:** 60 a 210 mg de kavapironas.
- **Via de administração:** oral.
- **Restrição de uso:** venda sob prescrição médica; utilizar no máximo por dois meses.

- *Valeriana officinalis* L. (Valeriana)

A *Valeriana officinalis* é utilizada terapeuticamente desde os tempos greco-romanos, sendo amplamente distribuída na Europa e na Ásia e indicada principalmente devido aos seus efeitos sedativos e anticonvulsivantes, além de aliviar os sintomas da ansiedade. Os seus efeitos terapêuticos foram descritos por Hipócrates (460-377 a.C.) e mais tarde por Dioscórides (séc I DC). No séc II Galeno já prescrevia esta planta para o tratamento da insônia[99].

Entre seus usos, destaca-se a ação sedativa para as várias formas de desordens nervosas, estados histéricos não severos, ansiedade, neurastenia, sintomas da menopausa, gastralgia nervosa ou ainda anorexia infantil.

Apesar de suas propriedades sedativas bem conhecidas, poucas informações existem sobre o seu mecanismo de ação. Alguns trabalhos indicam que o ácido valerênico é um agonista parcial do receptor $5-HT_A$ [100] ou ainda que atuaria nos receptores de melatonina (MT_1 e MT_2) e serotonina $5-HT_{2A}$, $5-HT_{2B}$ e $5-HT_{5A}$ [101]. Tem sido sugerido que os diferentes constituintes da valeriana interagem com o sistema gabaérgico no SNC: inibição da gaba transaminase, interação com os receptores gabaérgicos e interferência com a liberação/recaptação de gaba nos sinaptossomos, o que poderia explicar, pelo menos em parte, os efeitos sedativos e ansiolíticos desta planta[102]. Pesquisas neurobiológicas mais recentes têm confirmado o fato de que o ácido valerênico interage com o sistema gabaérgico, de forma similar àquela exercida pelos benzodiazepínicos[123]. O extrato alcoólico de *Valeriana officinalis* também mostrou propriedades neuroprotetivas, podendo ser útil na prevenção de desordens neurodegenerativas[104].

A revisão da literatura[105] sobre a valeriana para o tratamento dos transtornos da ansiedade revelou que os estudos clínicos randomizados envolvendo esta planta são muito escassos e não permitem avaliar, de forma adequada, a eficácia e segurança desta planta quando comparada com o placebo ou com o diazepam, uma vez que a redução dos sintomas da ansiedade foi similar nos três grupos anali-

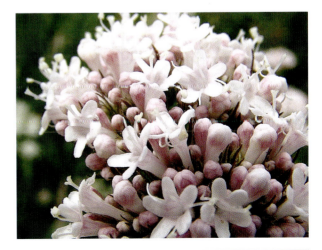

Figura 6.9 – *Valeriana officinalis*. Fonte: floresriodejaneiro.blogspot.com.

sados. Contudo, outro trabalho[106] revelou que o tratamento com valeriana reduziu os sintomas de ansiedade em 36 pacientes diagnosticados com TAG, além de não alterar o humor ou o desempenho cognitivo/psicomotor em voluntários sadios[107].

Um estudo clínico, duplo cego, randomizado, incluindo 33 pacientes com TOC revelou um efeito positivo desta planta após 8 semanas de tratamento [108]. Outro trabalho, por sua vez, indicou que a associação da valeriana com melissa auxiliou no tratamento da insônia, além de melhorar a qualidade do sono em mulheres que se encontram na menopausa, sem o surgimento de reações adversas[109]. Alguns autores[110],[111] sustentam a ideia de que, embora bem tolerada, a limitação de estudos clínicos acompanhada de alguns resultados contraditórios, faz com que as informações disponíveis até o momento sejam insuficientes para garantir a indicação da valeriana para o tratamento da ansiedade. Contudo, a maioria dos dados sugere que esta planta possui um efeito benéfico sobre a ansiedade e principalmente sobre a insônia, sem efeitos colaterais ou reações adversas significativas. As indicações da valeriana para o tratamento da insônia e da ansiedade são reconhecidas pela Comissão E.

É importante salientar que o extrato desta planta está na composição de um grande número de medicamentos fitoterápicos indicados não só para o tratamento da ansiedade, mas também como indutores do sono.

As recomendações da Anvisa sobre esta planta estão descritas a seguir:
- **Nomenclatura botânica oficial:** *Valeriana officinalis* L.
- **Nome popular:** valeriana.
- **Parte utilizada:** raízes.
- **Padronização/marcador:** ácidos sesquiterpênicos expressos em ácido valerênico.
- **Derivado de droga vegetal:** extratos.
- **Indicações/ações terapêuticas:** sedativo moderado / hipnótico e no tratamento dos distúrbios do sono associados à ansiedade.
- **Dose diária:** 1,0 a 7,5 mg de ácidos sesquiterpênicos expressos em ácido valerênico.
- **Via de administração:** oral.
- **Restrição de uso:** venda sob prescrição medica.

▪ *Humulus lupulus* L (Lúpulo)

Dentro do contexto onde se verifica um aumento do interesse nos benefícios decorrentes do uso de plantas medicinais, o *Humulus lupulus*, conhecido popularmente como lúpulo, tem recebido uma grande atenção principalmente pelo efeito sedativo que provoca. Como consequência, um significativo aumento do número de trabalhos sobre esta planta surgiu a partir da segunda metade do séc XX, com a finalidade de identificar e isolar seus compostos. Na ultima década, estudos farmacológicos *in vitro* e *in vivo* foram realizados a fim de produzir evidências científicas que confirmassem o seu uso tradicional. Contudo, a exemplo do que ocorre com outras plantas medicinais, o número de estudos clínicos é relativamente pequeno[112].

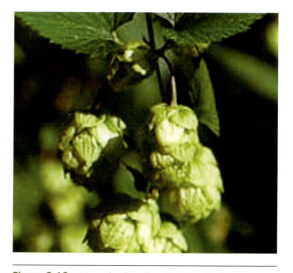

Figura 6.10 – Humulus lupulus. *Fonte: alibaba.com.*

O *Humulus lupulus* L., é uma erva perene, trepadeira, pertencente à família Moraceae. O seu uso remonta à Antiguidade, quando era cultivada pelos romanos. É originária da Europa e foi introduzida no Brasil, estando presente no bioma cerrado.

O lúpulo tem uma longa história como planta medicinal para tratar diferentes tipos de enfermidades. Entre os usos populares, destacam-se aqueles para o tratamento da insônia, da excitabilidade do SNC e da tensão associadas à dor de cabeça, para melhorar o apetite e a digestão, além de diurético e antiespasmódico, entre outros.[113,114] A Comissão E aprova a utilização desta planta para o tratamento da excitabilidade, ansiedade e distúrbios do sono.

O lúpulo possui grande parte de seus fitoconstituíntes já caracterizados. Em sua composição encontramos nos óleos voláteis cerca de 1% de humuleno, mirceno, cariofileno, farneseno e princípios resinosos amargos (15-25%) conhecidos como α-ácidos (humulona, cohumulona, adhunulona e ácido valérico) e β-ácidos (lupulona, colupulona e adlupulona), que são os principais responsáveis pelo seu efeito hipnótico-sedativo.[113] Também são encontradas chalconas (xantohumol e isoxantohumol)[114], taninos condensados (2-4%), ácidos fenólicos (ácidos ferúlico e clorogênico), flavonoides glicosilados (kaempferol, quercetina, astragalina e rutina), aminoácidos, além de substâncias estrogênicas [115].

Alguns estudos farmacológicos mostrando a ação desta planta sobre o SNC foram relatados visando comprovar a possível veracidade das indicações populares, como a ação hipnótica, além da caracterização dos fitoconstituíntes responsáveis pela mesma[113]. Seguindo esta linha de raciocínio, alguns autores[114] já haviam observado que os óleos voláteis do lúpulo provocam uma redução mais intensa da atividade motora, quando comparado com os extratos hidroalcoólico ou aquoso desta planta.

O extrato de *H. lupulus* também apresenta atividade ansiolítica[115] sendo tal efeito atribuído aos α e β-ácidos, o que vem reforçar o fato de que estes compostos seriam os principais responsáveis pelo efeito hipnótico/sedativo/ansiolítico desta planta[116].

Os estudos clínicos sobre a eficácia desta planta para o tratamento dos distúrbios do sono têm sido realizados utilizando-se de preparações geralmente contendo uma combinação do lúpulo com outra planta com efeito sedativo, como por exemplo a valeriana, apresentando resultados bastante satisfatórios sem os efeitos colaterais produzidos por seu equivalente sintético.

Não há recomendações da Anvisa para esta planta

Referências

1. Saki K, Bahmani M, Rafieian-Kopaei M. The effect of most important medicinal plants in two important psychiatric disorders (anxiety and depression) - a review. Asian Pac J.Trop Med. 2014: 7 Suppl 34-42.
2. Lépine JP. The epidemiology of anxiety disorders: prevalence and societal costs. J Clin Psychiatry. 2002; 63: Suppl 14: 4-8.
3. Gentil V. Ansiedade e transtornos ansiosos. In: Gentil V, Lotufo-Neto F, Bernik MA (org.): Pânico, fobias e obsessões. São Paulo: Edusp. 1997; p. 23-30.
4. Park JH, Cha HY, Seo JJ et al. Anxiolytic-like effects of ginseng in the elevated plus-maze model: comparison of red ginseng and sun ginseng. Prog NeuroPsychopharmacol Biol Psychiatry 2005; 29:895-900.
5. Madaan R, Kumar S, Bansal G, Sharma A. Plant drugs used to combat menace of anxiety disorders. Phcog Commn. 2001; 1:4-51.
6. Rang HP, Dale MM, Ritter JM, Moore PK. Farmacologia. 8ª ed. Rio de Janeiro: Elsevier. 2015; p. 784.
7. Kandel ER, Schwartz JH, Jessell T.M. Distúrbios do humor depressão e mania e distúrbios de ansiedade. In: Princípios da Neurociência, 4ª ed. Barueri: Manole; 2003.
8. Korpi ER, Sinkkonen ST. GABA A receptor subtypes as targets for neuropsychiatric drug development. Pharmacolol Therapeut. 2006; 109(1-2):12-32.
9. Brunton LL, Chabner BA, Knollmann BC. As bases farmacológicas da terapêutica de Goodman & Guilman 12ª ed, Porto Alegre: AMGH. 2012; p. 2079.
10. Lader MH. Limitations on the use of benzodizepines in anxiety and insomnia: are they justified? Eur Neuropsychopharmacol 1999; 6 Suppl: 399-405.

11. Longo LP, Johnson B. Addiction: Part I. Benzodiazepines – side effects, abuse,risk and alternatives. Am Fam Physician 2000; 61: 2121-2128.
12. Weintraub M, Singh S, Byrne L., Maharaj K., Huttmacher L. Consequences of 1989 new york triplicate benzodiazepine prescription regulation. JAMA 1991; 266: 2392-2397.
13. Kent JM, Coplan JD, Gorman JM. Clinical utility of the selective serotonin reuptake inhibitors in the spectrum of anxiety. Biol Psychiatry 1998; 44: 812- 24.
14. Echeverria V, Gjumrakch A, Foitzick M, Ávila-Rodriguez M, Barreto GE. Advances in medicinal plants with effects on anxiety behavior associated to mental and health conditions. Curr Med Chem 2017; 24:411- 423.
15. Gelfuso EA, Rosa DS, Fachin AL, Mortari M R, Cunha, AOS, Beleboni,RO. Anxiety: A systematic review of neurobiology, traditional pharmaceuticals and novel alternatives from medicinal plants. CNS & Neurological Disorders-Drug Targets 2014; 3:150-165.
16. Avallone R, Zanoli P, Corsi L, Cannazza G, Baraldi M. Benzodiazepine-like compounds and gaba in flower heads of Matricaria chamomilla. Phytother Res 1996; 10: Suppl 117-179.
17. Dhawan K, Kumar S, Sharma A. Anti-anxiety studies on extracts of Passiflora incarnata L. J Ethnopharmacol 2001;78:165-170.
18. Marder M, Viola H, Wasowski C, Fernandez S, Medina J, Paladini A L. methylapigenin and hesperidin: new valeriana flavonoids with activity on the CNS. Pharmacol Bioch Behav 2003; 75: 537-545.
19. Coleta M, Campos M G, Cotrim M.D, Proença da Cunha A. Comparative evaluation of Melissa officinalis L., Tilia europaea L., Passiflora edulis Sims. and Hypericum perforatum L. in the elevated plus maze anxiety test. Pharmacopsychiatry 2001; 34: S20-21.
20. Carod-Artal FJ. Neurological syndromes associated with the ingestion of plants and fungi with a toxic component (ii). Hallucinogenic fungi and plants, mycotoxins and medicinal herbs. Revista de Neurologia 2003; 36: 951-960.
21. Carlini EA. Plants and central nervous system. Pharmacol Biochem Behav 2003; 75: 501-512.
22. Fajemiroye JO, Silva DM, Oliveira DR, Costa EA. Treatment of anxiety and depression:medicinal plants in retrospect. Fundam Clin Pharmacol 2016; 30: 198-215.
23. Figueirinha A, Paranhos A, Perez-Alonso JJ, Santos-Buelga C, Batista MT. Cymbopogon citratus leaves: characterization of flavonoids by HPLC-PDA-ESI/MS/MS and an approach to their potential as a source of bioactive polyphenols. Food Chem 2008; 110: 718-728.
24. Marques V, Farah A. Chlorogenic acids and related compounds in medicinal plants and infusions. Food Chem 2009; 113:1370-1376.
25. Cheel J, Theoduloz C, Rodriguez J, Schmeda-Hirschmann G. Free radical scavengers and antioxidants from Lemongrass (Cymbopogon citratus (DC) Stapf). J Agric Food Chem 2005; 53; 2511-2517.
26. Sforcin JM, Amaral JT, Fernandes A JR; Sousa JP, Bastos, JK. Lemongrass effects on IL-1beta and IL-6 production by macrophages. Nat Prod Res 2009; 23:1151-1159.
27. Adeneye A A, Agbaje EO. Hypoglycemic and hypolipidemic effects of fresh leaf aqueous extract of Cymbopogon citratus Stapf in rats. J Ethnopharmacol 2007, 112: 440-444.
28. Viana GS, Vale TG, Silva C.M, Matos FJ. Anticonvulsant activity of essential oils and active principles from chemotypes of Lippia alba (mill) N.E. Brown. Biol Pharm Bull 2000; 23, 1314-1317.
29. Simões C M.D, Mentz LA, Schenkel EP, Irgang B E, Stehmann JR. Plantas da medicina popular do Rio Grande do Sul. Porto Alegre: Editora da Universidade;1986.
30. Tchoumbougnang F, Zollo PH, Dagne E;,Mekonnen Y. In vivo antimalarial activity of essential oils from Cymbopogon citratus and Ocimum gratissimum in mice infected with Plasmodium berghei. Planta Med 2005; 71:20-23.
31. Santoro GF, Cardoso MG, Guimarães LG, Freire JM, Soares MJ Anti-proliferative effect of the essential oil of Cymbopogon citratus (DC) Stapf (lemongrass) on intracellular amastigotes, bloodstream trypomastigotes and culture epimastigotes of Trypanosoma cruzi (Protozoa: Kinetoplastida). Parasitology 2007; 134:1649-1656.
32. Silva AF, Barbosa LCA, Silva EAM, Casali VWD, Nascimento EA. Composição química do óleo essencial de Hyptis suaveolens (L) Poit (Lamiaceae). RBPM 2003; 6:1-7
33. Dudai N, Weinstein Y, Krup M, Rabinski T, Offir R. Citral is a new inducer of caspase -3 in tumor cell-lines. Planta Med 2005; 71: 484-488.
34. Carlini EA, Contar JDP, Silva-Filho AR, Silveira-Filho NG, Frochtengarten M.L, Bueno OFA. Pharmacology of lemongrass (Cymbopogon citratus Stapf). I. effects of teas prepared from the leaves on laboratory animals. J Ethnopharmacol. 1986;17: 37-64.
35. Palmieri, MMB de. Efeitos sobre o sistema nervoso central de extratos de plantas popularmente citadas como anticonvulsivantes. [Tese de mestrado]. Botucatú - Universidade Estadual Paulista; 2000.
36. Shah G, Shri R, Panchal V, Sharma N, Singh B, Mann A S. Scientific basis for the therapeutic use of Cymbopogon citratus, Stapf (lemon grass).JAPTR 2011; 2 : 3-8.
37. Costa CARA, Kohn DO; Lima VM, Gargano AC, Flório J.C, Costa M. The gabaergic system contributes to the anxiolytic-like effect of essential oil from Cymbopogon citratus (lemongrass). J Ethnopharmacol 2001; 137: 828-836.
38. Zétola M, De Lima TCM, Sonaglio D, Gonzalez-Ortega G, Limberger R.P, Petrovik PR, Bassani V.L. CNS activities of liquid and spray-dried extracts from Lippia alba-Verbenaceae (brazilian false melissa) J Ethnopharmacol. 2002; 82: 207-215.

39. Neto AC, Netto JC, Pereira PS, Pereira AMS, Taleb-Contini SH, Franca SC, Marques MOM, Beleboni RO. The role of polar phytocomplexes on anticonvulsant effects of leaf extracts of Lippia alba (Mill.) NE Brown chemotypes. J Pharm Pharmacol 2009; 61: 933-939.
40. de Almeida ER, Rafael KRD, Couto GBL, Ishigami ABM. Anxiolytic and anticonvulsant effects on mice of flavonoids, linalool, and alpha-tocopherol presents in the extract of leaves of Cissus sicyoides L. (Vitaceae). J Biomed Biotechnol, 2009; 2009: 1-6.
41. Vale TG, Furtado EC, Santos JG, Viana GSB. Central effects of citral, myrcene and limonene, constituents of essential oil chemotypes from Lippia alba (Mill.) NE Brown. Phytomedicine, 2002; 9: 709-714.
42. Hennebelle T, Sahpaz S, Joseph H, Bailleul F. Ethnopharmacology of Lippia alba. J Ethnopharmacol. 2008; 116: 211-222.
43. Mckay DL, Blumberg JB. A review of the bioactivity and potential health benefits of chamomile tea Matricaria recutita L. Phytother Res 2006; 20: 519-530.
44. Amsterdam JD, Li Y, Soeller I, Rockwell K, Mao JJ, Shults JJ. A randomized double bind, placebo controlled trial of oral Matricaria recutita (Chamomile) extract therapy for generalized anxiety disorder. J Clin Psychopharmacol. 2009; 29: 378-382.
45. Grundmann O, Wähling C, Staiger C, Butterweck V. anxiolytic effects of a passion flower (Passiflora incarnata L.) extract in the elevated plus maze in mice. Pharmazie. 2009; 64: 63-64.
46. Herrera-Ruiz M, Román-Ramos R, Zamilpa A, Tortoriello J, Jiménez-Ferrer, JE. Flavonoids from Tilia americana with anxyolitic activity in plus-maze test. J Ethnopharmacol 2008; 118: 312-317.
47. Wang F, Xu Z, Ren L, Tsan SY, Xue H. GABAA receptor subtype selectivity underlying selective anxiolyttic effect of baicalin. Neuropharmacology 2008; 55: 1231-1237.
48. Zick S M, Wright B.D, Sen A, Arndt J T. Preliminary examination of the efficacy and safety of a standardized chamomile extract for chronic primary insomnia: a randomized placebo-controlled pilot study. BMC Complem Altern M. 2011; 78:1-8.
49. Keefe JR, Mao JJ, Soeller I, Li QS, Amsterdam JD. Short -term open-label chamomile (Matricaria chamomilla L.) therapy of moderate to severe generalized anxiety disorder. Phytomedicine 2016; 23: 1699-1705.
50. Long-term chamomile (Matricaria chamomilla L.) treatment for generalized anxiety disorder: A randomized clinical trial. Phytomedicine 2016; 23: 1735-1742.
51. Sadraei H, Ghannadi A, Malekshahi K. Relaxant effect of esencial oil of Melissa officinalis and citral on rat ileum contractions. Fitoterapia 2003; 74: 445-452.
52. Souza AC, Alviano DS, Blank A F, Alves P, B'Alviana CS, Gattaz CR. Melissa officinalis L essential oil: antitumoral and antioxidant activities. J Pharm Pharmacol 2004; 56: 677-681.
53. Marongiu B, Porcedda S, Piras A, Rosa A, Deiana M, Dessi MA. Antioxidant activity of supercritical extract of Melissa officinalis subsp. officinalis and Melissa officinalis subsp Inodora. Phytother Res 2004; 18: 789-92.
54. Kennedy DO, Little W, Scholey AB. Attenuation of laboratory induced stress in humans following acute administration of Melissa officinalis (lemon balm). Psychosom Med 2004; 66: 607-613.
55. Drozd J, Anuszewska E. The effect of the Melissa officinalis extract on immune response in mice. Acta Pol Pharm 2003; 60: 467- 470.
56. Ibarra A, Feuillere N, Roller M, Lesburgere E, Beracochea D. Effects of chronic administration of melissa officinalis l. extract on anxiety-like reactivity and on circadian and exploratory activities in mice. Phytomedicine. 2010;17: 397-403.
57. Awad R, Muhammad A, Durst T, Trudeau VI T. Bioassay-guided fractionation of lemon balm (melissa officinalis l.) using an in vitro measure of gaba transaminase activity. Phytother Res 2009; 23:1075-1081.
58. Perry N, Perry E. Aromatherapy in the management of psychiatric disorders. CNS Drugs 2006; 20: 257-280.
59. Lehrner J, Eckersberger C, Walla P, Potsch G, Deecke L. Ambient odor of orange in a dental office reduces anxiety and improves mood in female patients. Physiol Behav 2000; 71: 83-86.
60. Ballard CG, Psych MRC, O'Brien JT, Reichelt, K, Perry, E.Aromatherapy as a safe and effective treatment for the management of agitation in severe dementia: the results of a double-blind, placebo-controlled trial of Melissa. J Clin Psychiatry 2002; 63:553-558.
61. Cases J, Ibarra A, Feuillére N, Roller M, Sukkar SG. Pilot trial of Melissa officinalis L leaf extract in the treatment of volunteers suffering from mild-to-moderate anxiety disorders and sleep disturbances. Mediterr J.Nutr Metab 2011; 4: 211-218.
62. Dhawan K, Dhawan S, Sharma A. Passiflora: a review update. J Ethnopharmacol 2004; 94: 1-23.
63. Kinrys G, Coleman E, Rothstein E. Natural remedies for anxiety disorders: potential use and clinical applications. Depress.Anxiety. 2009; 26: 259-265.
64. Miroddi M, Calapai G, Navarra M, Minciullo PL, Gangemi S. Passflora incarnata L.: Ethnopharmacology, clinical application, safety and evaluation of clinical trials. J Ethnopharmacol 2013; 150:791-804.
65. Akhondzadeh S, Naghavi HR, Vazirian M, Shayeganpour A, Rashidi H, Khani, M. Passinflower in the treatment of generalized anxiety: a pilot doublé-blind randomized controlled trial with oxazepam. J Clin Pharm Ther 2001; 26:363-367.
66. Movafegh A, Alizadeh R, Hajimohamadi F, Esfehani F, Nejatfar M. Preoperative oral Passiflora incarnata reducdes anxiety in ambulatory surgery patients: a double-bind, placebo-controlled study. Anesth Analg. 2008; 106: 1728-1732.

67. Aslanargun P, Cuvas O, Dikmen B et al. Passiflora incarnata Linneaus as an anxiolytic before spinal anesthesia. J Anesth. 2012; 26:39-44.
68. Miyasaka LS, Atallah AN, Sores B. Passiflora for anxiety disorders. cochrane database of systematic reviews. In: The Cochrane Library, Issue 12, art n° cd 004518, 2011.
69. Petry RD, Reginatto F, de-Paris F, Gosmann G , Salgueiro JB, Quevedo J, Kapczinski F, Ortego GG, Schenckel EP. Comparative pharmacological study on hydroethanol extracts of Passiflora alata and Passiflora edulis leaves. Phytother Res 2001; 15: 162-164.
70. Sena LM, Zucolotto SM, Reginato FR, Schenkel EP, Lima TCM. Neuropharmacological activity of the pericarp of Passiflora eduis flavicarpa Degener: putative involvement of c-glycosilflavonoids. Exp Biol Med 2009; 234: 967-975.
71. Montanher AB, Zucolotto SM, Schenkel EP, Frode TS. Evidence of anti-inflammatory effects of Passiflora edulis in an inflammation model. J Ethnopharmacol 2007; 109: 281-288.
72. Fernandez SP, Nguyen M, Yow TT, Chu C, Johnston GAR, Hanrahan JR, Chebib M. The flavonoid glycosides, myricitrin, gossypin and naringin exert anxiolytic action in mice. Neurochemical Research 2009; 34: 1867-1875.
73. Coleta M, Batista M T, Campos M G, Carvalho R, Cotrim M D, Lima TC, Cunha AP. Neuropharmacological evaluation of the putative anxiolytic effects of Passiflora edulis Sims, its sub-fractions and flavonoid constituents. Phytother Res 2006; 20: 1067–1073.
74. Grundmann O, Wang J, Mcgregor GP, Butterweck V. Anxiolytic activity of a phytochemically characterized Passiflora incarnata extract is mediated via the gabaergic system. Planta Med 2008; 74: 1769-1773.
75. Coleta M, Campos MG, Cotrim MD, Lima TC, Cunha AP. Assessment of luteolin (3´,4´,5´,7-tetrahydroxyflavone) neuropharmacological activity. Behav. Brain Res 2008; 189:75-82.
76. dos Santos KS, Kurtz SMTF, Muller SD, Biavatti M W, de Oliveira RMMW, Santos CAD. Sedative and anxiolytic effects of methanolic extract from the leaves of Passiflora actinia. Braz Arch of Biol Techn, 2006; 49: 565-573.
77. Provensi G, Noel F, Lopes DVS, Fenner R, Betti AH, de Costa F, Morais EC, Gosmann G, Rates SMK. Participation of GABA-benzodiazepine receptor complex in the anxiolytic effect of Passiflora alata Curtis (Passifloraceae). Lat Am J Pharm 2008; 27: 845-851.
78. Matos FJA. Plantas medicinais. Guia de seleção e emprego de plantas usadas em fitoterapia no Nordeste Brasileiro. 2ª ed, Fortaleza: Editora da UFC; 2000.
79. Deng J, Zhoua Y, Bai M, Li H, Li L. Anxiolytic and sedative activities of Passiflora edulis f. flavicarpa. J Ethnopharmacol 2010; 128:148-153.
80. Capasso A, Sorrentino L. Pharmacological studies on the sedative and hypnotic effect of kava-kava and Passiflora extract combination. Phytomedicine 2005; 12: 39-45.
81. Pittler M H, Ernst E, Edzard MD. Efficacy of kava extract for treating anxiety: systematic review and meta-analysis. J Clin Psychopharmacol 2000; 20:84-89.
82. Singh YN, Singh NN. Therapeutic potential of kava in the treatment of anxiety disorders. CNS Drugs 2002; 16: 731-743.
83. Gastpar M, Klimm HD. Treatment of anxiety, tension and restlessness states with kava special extract WS 1490. In: General practice: a randomized placebo-controlled double-bind multicenter trial. Phytomedicine 2003; 8:631-639.
84. Perez J, Holmes JF. Altered mental status and ataxia secondary to acute kava ingestion. J Emerg Med 2005; 28:49-51.
85. Wheatley, D. Medicinal plants for insomnia: a review of their pharmacology, efficacy and tolerability. J Psychopharmacol. 2001; 19:414-421.
86. WHO, WHO Monographys on selected medicinal plants. Geneva, World Health Organization Publications Volume 3, 2007.
87. Ernst, E. A re-evaluation of Kava (Piper methysticum). Br J Clin Pharmacol 2007; 64:415-417.
88. Richardson WN, Henderson N. The safety of kava: a regulatory perspective. Br J Clin Pharmacol 2007; 64 : 418-420.
89. Zou L, Harkey, MR, Henderson GL, Dike LE. Kava does not display toxicity in a homogeneous cellular assay. Planta Med 2004; 70: 288-292.
90. Anke J, Ramzan I. Pharmacokinetic and pharmacodynamic drug interactions with kava (Piper methysticum Forst.F). J Ethnopharmacol 2004; 93: 153-160.
91. Ernst, E. Herbal remedies for anxiety. A systematic review of controlled clinical trials. Phytomedicine 2006; 13: 205-208.
92. Sarris J, Kavanagh D J. Kava and St. John's wort: current evidence for use in mood and anxiety disorders. J Altern Complement Med. Review 2009; 15: 827-36.
93. Mathias A, Blanchfield JT, Penman KG, Bone KM, Toth I, Lehmann RP Permeability studies of kavalactones using a Caco-2 cell monolayer model: J Clin Pharm Ther 2007; 32: 233-239.
94. Dragull K, Yoshida WY, Tang CS. Piperidine alkaloids from Piper methysticum. Phytochemistry 2003; 63:193-198.
95. Cagnacci A; Arangino S; Renzi A; Zanini AL; Malmusi S; Volpe A; Kava-Kava administration reduces anxiety in perimenopausal women. Maturitas 2003; 44: 103-109.
96. Lakhan S, Vieira K F. Nutritional and herbal supplements for anxiety and anxiety-related disorders: systematic review. Nutr J. 2010; 42: 1-14.

97. Sarris J; Stough C; Bousman C A; Wahid Z e col. Kava in the Treatment of Generalized Anxiety Disorder. J Clin Psychopharmacol 2013; 33: 643-648.
98. Connor KM, Davidson JR, Churchill LE. Adverse-effect profile of kava. CNS Spectr 2001; 6: 848-850.
99. Gonçalves S, Martins AP. Valeriana officinalis. Revista Lusófona de Ciências e Tecnologia da Saúde. 2005; 2: 2009-2022.
100. Dietz B M, Mahady GB, Pauli GF, Farnsworth NR. Valerian extract and valerenic acid are partial agonists of the 5-HT5A receptor in vitro. Brain Res Mol 2005; 138:191-197.
101. Abourashed EA, Koetter U, Brattström A. In vitro binding experiments with a valerian, hops and their fixed combinations extract (Ze 91019) to selected central nervous system receptors. Phytomedicine 2004; 11:633-8.
102. Yuan CS, Mehendale S, Xiao Y, Aung HH, Xie JT; Ang-Lee MK. The gamma-aminobutiryc acidergic effects of valerian and valerenic acid on rat brainstem neuronal activity. Anesth Analg 2004; 98: 353-358.
103. Murphy K, Kubin ZJ, Sheperd JN, Ettinger RH. Valeriana officinalis root extracts have potent anxiolytic effects in laboratory rats. Phytomedicine 2010; 17: 674-678.
104. Malva JO, Santos S, Macedo T. Neuroprotective properties of Valeriana officinalis extracts. Neurotox Res 2004; 5:131-140.
105. Miyasaka LS, Atallah A, Sores B. Valerian for anxiety disorders. Cochrane database of systematic reviews. In: The Cochrane Library, Issue 12, art n° cd 004515, 2011
106. Andreatini R, Sartori VA, Seabra M L, Leite JR. Effects of valepotriates (valerian extract) in generalized anxiety disorder: a randomized placebo-controlled pilot study. Phytother Res 2002; 16: 650-654.
107. Gutierrez S, Ang-Lee MK, Alker Dianaj, Zacny JP. Assessing subjective and psychomotor effects of the herbal medication valerian in healthy volunteers. Pharmacol Biochem Behav 2004; 78: 57-64.
108. Pakseresht S, Boostani H, Sayyah M. Extract of valerian root (Valeriana officinalis L) vs. placebo in treatment of obsessive-compulsive disorder: a randomized double-bind study. J Complement Integr Med 2011; 8, pii:j/jcim.2011
109. Taavoni S, Ekbatani N N, Haghani H. Valerian/lemon balm use for sleep disorders during menopause. Complementary Therapies in Clinical Practice 2013; 19:193-196
110. Nunes A, Souza M. Use of valerian in anxiety and sleep disorders: what is the best evidence? Acta Med Port 2011; Suppl 4 961-966
111. Sarris J, McIntyre E, Camfield DA. Plant-based medicines for anxiety disorders, part 2: a review of clinical studies with supporting preclinical evidence. CNS Drugs 2013; 27:301-319.
112. Barnes J, Anderson L, Phillipson J. (eds). Herbal Medicines: A Guide for health care professionals. London: Pharmaceutical Press; 2002.
113. Zanoli P, Zavatti,M. Pharmacognostic and pharmacological profile of Humulus lupulus L. J Ethnopharmacol 2008;116:383-396
114. Schiller H, Forster A, Vonhoff C, Hegger M, Biller A, Winterhoff H. Sedating effects of Humulus lupulus L. extracts. Phytomedicine 2006; 13: 535-541.
115. Milligan SR, Kalita JC, Heyerick A, Rong H, De Cooman L, De Keukeleire D. Identification of a potent phytoestrogen in hops (Humulus lupulus L.) and beer. J Clin Endocr Metab.1999; 83: 2249-2252.
116. Aoshima H, Takeda K, Okita Y, Hossain SJ, Koda H, Kiso Y. Effects of beer and hop on ionotropic g-aminobutyric acid receptors. J Agric Food Chem 2006; 54: 2514-2519.

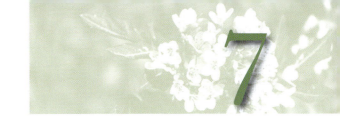

Fitomedicamentos Adaptógenos

- Ceci Mendes Carvalho Lopes
- Odair Albano

Introdução

Os seres vivos sobrevivem por conseguirem manter-se em equilíbrio dinâmico. Na Grécia antiga, Hipócrates comparou saúde a um equilíbrio harmonioso dos vários elementos e comparou a doença a uma desarmonia sistemática. É dele o termo *"discrasia"* e *"idiossincrasia"* para definir o desequilíbrio, defeituoso ou peculiar dos elementos, e o conceito de que "a natureza é a cura da doença". Conceito que evoluiu com os romanos que consideravam também as forças de adaptação. No século XIX Claude Bernard ampliou a noção de harmonia ou estado de equilíbrio com o conceito de *"milieu interieur"*. Mais tarde com Walter Cannon (1929) surgia o termo *"homeostase"*, que incluía os aspectos físicos e emocionais. Ele também descreveu a reação fisiológica de *"luta ou fuga"* e fez a ligação entre as respostas de adaptação ao estresse e a secreção de catecolaminas pela supra-renal[1].

Estresse

Em 1936, Hans Selye publica na revista *"Nature"*, o trabalho *"Syndrome produced by diverse nocuous agents"*, mostrando em animais, que diferentes estímulos externos desencadeavam as mesmas reações físicas. Aparece pela primeira vez o termo estresse, usado na física para descrever limite de tensão de um material. Hoje o termo estresse é entendido como uma resposta individual fisiológica, psicológica e de comportamento, não guardando, obrigatoriamente, relação com a intensidade dos estímulos. Reconhece-se que uma pequena dose é indispensável para a melhoria do desempenho. Por outro lado, a persistência dos estímulos sobre o sistema neuroendócrino e imunológico pode provocar desequilíbrio das funções e danos ao organismo[2].

Adaptação

É a capacidade de responder aos estímulos sem causar perturbações ao organismo; e estar preparado para recuperar rapidamente a "homeostase" após a retirada do agente estressor. Como exemplo, um atleta, diferentemente de um sedentário, é pouco afetado quando em competição. Este é o resultado da adaptação, que ocorre durante o processo de treinamento do atleta. Do lado psíquico a adaptação natural ou enfrentamento "coping", ocorre por dois mecanismos, redução do problema ou mudança do foco[3]. O estresse é uma resposta fisiológica de defesa do organismo. Por definição, um adaptógeno deve provocar um estado de resistência inespecífica. Os estudos *"in vivo"* (animais e humanos) evidenciam o aumento da capacidade de adaptação (resistência) física e psíquica, aos agentes causadores do estresse, com melhora da performance e redução dos danos[4].

Adaptógenos

■ Histórico

Apesar do uso milenar de muitas de plantas com esta característica terapêutica. A história dos adaptógenos começa a ser contada a partir do decreto nº 4654-p do Conselho dos Comissários do Povo da União das Republicas Socialista Soviética (URSS), de 04 de Março de 1943, sobre o trabalho de investigação científica, com a finalidade de encontrar substâncias tônicas para os soldados e pessoas que trabalham na indústria bélica durante a Segunda Grande Guerra Mundial. Esta decisão estimulou a produção de inúmeras pesquisas, que não foram divulgadas durante a guerra fria (1947-1991)[5].

Neste período, algumas plantas foram avaliadas e utilizadas na redução dos danos à saúde causados pelo estresse, na melhora da cognição, do condicionamento físico de atletas e soldados, do desempenho dos astronautas no programa aeroespacial. Os resultados foram mantidos em segredo pela importância estratégica[6].

■ Definição

O conceito de adaptógeno foi criado em 1947 pelo cientista russo Nicolai V Lazarev, farmacologista, para descrever efeitos farmacológicos inesperados do DIBAZOL (2-benzylbenzimidazol), vasodilatador arterial desenvolvido na França, que aumentava a resistência do organismo ao estresse em estudos experimentais. Este conceito envolvia a característica considerada comum aos adaptógenos: a de produzirem um "estado de resistência não específica"[4].

No final da década de 1960, Brekhman and Dardymov ampliam este conceito para "agentes não agressivos, que aumentam inespecificamente a resistência fisica, quimica, biologica e psicológica contra fatores nocivos (estresse), normalizando este efeito independente da natureza do estado patológico"[7].

Esta definição de adaptogeno incluía os seguintes critérios básicos[7]:
- efeito não-específico, aumenta a resistência a *"fatores estressores"*, de diferentes naturezas (física, química, biológica);
- efeito normalizador, que combate/previne distúrbios causados pelos estressores, agindo em vários setores do organismo
- efeito mais pronunciado quando mais profundas forem as alterações no organismo.
- baixa toxicidade, bem tolerado, para ter uma ampla ação terapêutica, sem causar alterações ao funcionamento normal do organismo.

Com a evolução das pesquisas, na década de 1990, surgiu na literatura científica um novo conceito: "Adaptógenos *são substâncias que provocam no organismo o desenvolvimento de um estado de resistência inespecífica que permite neutralizar os sinais estressores e melhorar a adaptação às condições excepcionais*"[8].

Conceitualmente, na visão clínica, os adaptógenos compreendem um grupo de extratos de plantas que apresentam as seguintes ações terapêuticas:
- aumento do estado de atenção e da resistência à fadiga;
- evita, atenua ou reduz os prejuízos e transtornos relacionados ao sistema neuroendócrino e imunológico no estresse induzido[9].

Difundido pelo mundo, em 1998 o Food Drug Administration (*FDA*) reconhece o conceito de adaptógeno como um termo funcional[10]. Em 2007, a agência reguladora da Comunidade Europeia a *European Medicines Agency* (EMEA) por intermédio do *Commitee on Herbal Medicinal Products* (HPMC) publicou resolução sobre o tema:

"Substâncias adaptógenas estão indicadas por terem a capacidade de normalizar as funções do corpo e fortalecer os sistemas comprometidos pelo estresse. São relatados efeitos protetores sobre a saúde contra uma grande variedade de agressões ambientais e condições emocionais. EMEA/HMPC/102655/2007[11]."

- **Adaptógenos × estimulantes**

Baseados na experiência do uso tradicional destas plantas e na informação acumulada pelas pesquisas científicas já publicadas. A EMEA (European Medicines Agency) formulou critérios de diferenciação entre produtos tônicos, estimulantes e adaptógenos[11].

Os tônicos são substâncias que atenuam condições de fraqueza ou de perda de força do organismo ou de órgãos. O termo se origina da medicina tradicional, onde são usados em quadros de astenia. O efeito tônico pode ser caracterizado por múltiplas doses que aumentam o bem-estar geral e a capacidade de trabalho.

Os estimulantes provocam aumento temporário, seguido por um período de diminuição acentuada da capacidade de trabalho. Resultando em reações desagradáveis causadas pelos efeitos adversos. O efeito estimulante pode ser obtido por uma dose única. O uso continuado pode provocar redução dos reflexos condicionados, relacionados à exaustão das catecolaminas cerebrais. O termo é utilizado na medicina tradicional e na moderna.

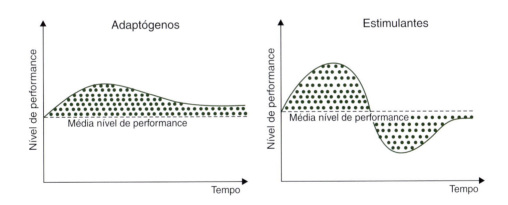

Figura 7.1 – *Diferenças entre adaptógenos e estimulantes. Fonte: Panossian A, Wilkman G and Wagner H, 1999. p. 288[4].*

Os adaptógenos provocam um aumento da capacidade de trabalho, não seguido de períodos de decréscimo acentuado da produtividade como os estimulantes, mantendo patamares mínimos, sem que sejam observados efeitos adversos desagradáveis.

São descritas muitas diferenças na ação dos adaptógenos quando comparadas a dos estimulantes, como as apontadas abaixo:

DIFERENÇA ENTRE ADAPTÓGENOS E ESTIMULANTES	Estimulante	Adaptógeno
Processo de recuperação após exaustiva atividade física	Baixo	Alto
Perda de energia	Sim	Não
Desempenho sob estresse	Diminui	Aumenta
Resistência ao estresse	Diminui	Aumenta
Qualidade do estimulo	Ruim	Boa
Insônia	Sim	Não
Efeitos Colaterais	Sim	Não
DNA/RNA e síntese proteína	Diminui	Aumenta

Panossian A - Adaptogens – Tonic Herbs for fatigue and Stress Alternative & Complementary Therapies – December 2003[5].

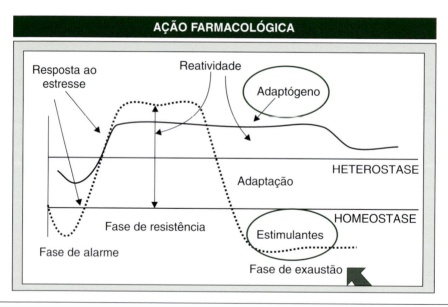

Figura 7.2 *Resposta ao estresse e efeito dos adaptógenos. Panossian A, Wilkman G and Wagner H, 1999. p. 297*[4].

- **Estudo dos Adaptógenos**

O aprofundamento dos estudos sobre adaptógenos ocorreu na Rússia, na área biomédica, nos anos 1960, como resultado de dois grandes projetos de pesquisa. Eram: pesquisa de estresse e mapeamento ou "screening" biológico de substâncias ativas de origem natural. O trabalho pioneiro sobre o tema destaca a participação do sistema GABA-enérgico, prostaglandinas, antioxidantes e nucleotídeos no mecanismo geral de adaptação[7].

Os achados destes estudos foram:

- adaptação específica pode levar a adaptação cruzada (resistência inespecífica);
- há substâncias naturais que incrementam, de forma geral, a capacidade de lidar com estresse/tensão, de variadas origens.

O objetivo desta pesquisa era desenvolver drogas e métodos que estimulassem o mecanismo intrínseco de adaptação do organismo, de forma a auxiliar a sobrevivência e a lidar com situações de estresse prolongado ou intenso, preferencialmente mantendo a capacidade de funcionamento mental e física. A primeira revisão publicada no Ocidente, de 15 anos de pesquisa em adaptógenos, foi apresentada no Annual Review of Pharmacology em 1969[7]. Estudos recentes, na Alemanha e Japão, têm mostrado um alto nível de consistência nos resultados encontrados pelos russos.

- Mecanismo de ação

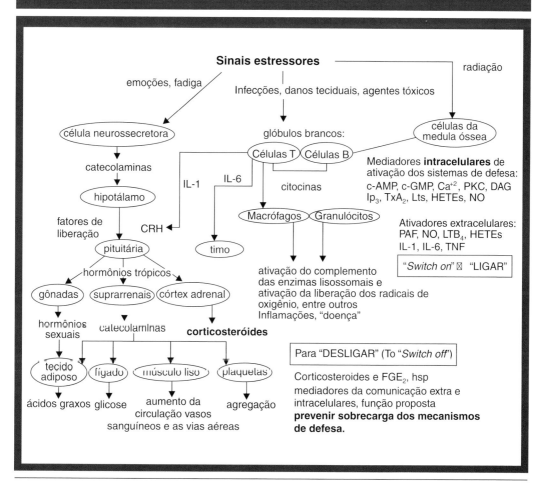

Figura 7.3 *Componentes do sistema de estresse e suas inter-relações funcionais e suas reloações com outros sistemas envolvidos na resposta ao estresse. Fonte: Panossian A, Wilkman G and Wagner H, 1999. p. 293[4].*

O estresse induzido é modulado por componentes do SNC e SNA simpático, mediadores inflamatórios periféricos que agem no SNC e pela função imune. A ativação do eixo hipotálamo-hipófise-adrenal induz efeitos sobre o tecido adiposo, fígado, tecido muscular liso, plaquetas, etc. As células imunológicas também interagem com o sistema endócrino, ativando o fator de liberação de corticotropina (CRF) e consequentemente o cortisol. É reconhecido que as interleucinas (IL-1 e IL-6) têm efeito direto na ativação do eixo hipotálamo-hipófise-adrenal. Ambas citocinas induzem a liberação de CRF. A ativação do sistema imune induz inflamação e a doença[12].

Hoje, as pesquisas científicas para descoberta dos mecanismos de ação dos adaptógenos se concentram em duas áreas: biologia molecular dos mecanismos de proteção celular e bioquímica dos mediadores do estresse. O objetivo é encontrar efeitos adaptógenos durante o equilíbrio homeostático, e como "ligar" e "desligar" estes sistemas. Há nesta situação um aumento do nível basal, porém balanceado, dos mais importantes mediadores de estresse, tais como do oxido nítrico (NO), PAF, catecolaminas e inibidores, como o cortisol e prostaglandina (PGE). Outro achado de pesquisa vem da biologia molecular e indica que certas substâncias adaptógenas podem "ativar" mecanismos de proteção celular, ligados ao nível de sobrevivência, tanto "*in vitro,* quanto *in vivo*". Estes estudos são direcionados para a formação das proteínas (HSP "Heat Shock Proteins") as chamadas "proteínas do stress", famílias das HSP70 e HSP90[9].

Evidências científicas da ação dos adaptógenos:
- aumento da síntese de nucleotídeos e proteínas.
- aumento da formação de glicose 6 fosfato (ativação hexoquinase)
- inibição COMT (catecolamina metil transferase)
- ação antioxidante (redução peroxidação lípica)

Plantas adaptógenas

No mundo, diversas plantas são frequentemente classificadas, como adaptógeno. Entretanto até momento, poucas acumulam evidências científicas e cumprem plenamente os critérios estabelecidos desta definição. Muitas delas agem apenas como estimulantes do SNC e não produzem resistência geral inespecífica[13].

Nome científico	Nome popular	Família	Parte da Planta
Rhodiola rosea	Artic root; Golden root	Crassulaceae	Raiz
Schisandra chinensis	Chinese magnólia vine	Solanaceae	Fruta
Eleuterococcus senticosus	Siberian ginseng; Taiga	Araliaceae	Raiz
Panax ginseng	Korean ginseng	Araliaceae	Raiz
Panax quinquefolius	American ginseng	Araliaceae	Raiz
Whithania somnífera Dunal	Indian ginseng; Ashwagandha; Winter cherry	Solanaceae	Raiz
Bryonia Alba L.	Ioshtak	Curcubitaceae	Raiz
Ocimun sanctum L.	Tulsi	Lamiaceae	Inteira

Mendes FR, 2011

No Brasil, com essa grande biodiversidade, são identificadas muitas plantas, de uso popular, com características tônicas, fortificantes, afrodisíacas e anti-estresse[14].

Nome Popular	Planta	Família
Guaraná	*Paullinia cupana* Kunth	Sapindaceae
Muirapuama	*Ptychopetalum olacoides* Benth	Olacaceae
Catuaba	*Anemopaegma arvense* *Trichilia catigua* A. Juss	Bignoniaceae
Nó de cachorro	*Heteropterys aphrodisiaca* O. Mach	Malpighiaceae)
Damiana	*Turnera diffusa* Willd. ex Schult.	Turneraceae
Pfaffia (ginseng brasileiro)	*Pfaffia*	Amarannthaceae
Buriti	*Mauritia flexuosa* L.	Aracaceae
Cacau	*Theobroma cacao* L.	Sterculiaceae
Cipó-caboclo	*Davilla rugosa* Poiret	Dilleniaceae
Cipó-cravo	*Tynanthus elegans* Miers	Bignoniaceae
Mate	Ilex paraguariensis A	Aquifoliaceae

Mendes FR, 2011[14].

Por fim, podemos citar algumas plantas, estudadas desde a década 1960, que são classificadas como adaptógenos por atenderem todos os requisitos da classe, e que são: *Rhodiola rosea, Eleutherococcus senticosus, Schisandra chinensis,* e *Bryonia alba*. São plantas de uso milenar, presentes na farmacopeia de muitos países, com extratos padronizados e purificados, e principalmente, com grande volume de pesquisas científicas. Com identificação dos princípios ativos, mecanismos de ação e avaliação da eficácia clínica e segurança. Das citadas apenas a *Rhodiola rosea* é comercializada no Brasil[13,15].

- **Pesquisas clínicas adaptógenos**

    Grau Recomendação: EMEA – *European Medicines Agency Assessment Scale*
    A. Evidência nível de qualidade Ia e Ib – Requer pelo menos um ensaio randomizado e controlado, de boa consistência, e parte da literatura mundial sobre o tema.
    B. Evidência com nivel IIa, IIb, III – exige a disponibilidade de estudos clínicos bem conduzidos, mas não randomizado sobre o tema.
    C. Evidência nível IV – exige a prova de relatórios de comissão de especialistas ou opinião e/ou experiência clínica de autoridades respeitadas, mas indica falta de diretamente estutudos aplicáveis de boa qualidade.

    Recomendação *NSR – Natural Standards Evidence-Based Validated Grading Rationale*
    Grau A. Fortes evidências científicas - estatisticamente significante.
    Grau B. Boa evidência científica – estatisticamente significante.
    Grau C. Obscuro ou provas científicas conflitantes.

    Eleutherococcus senticosus (Acanthopanax senticosus)
    Conhecida também com Ginseng siberiano é um arbusto da família Araliaceae nativa em áreas da Rússia, nordeste da Ásia, China e Japão. Apesar do nome tem composição diferente da *Panax ginseng*. As partes utilizadas são a raiz e o rizoma. São identificados na planta pelo menos 35 princípios ativos. Se caracterizando pela coexistência de pentacíclicos e tetracíclicos triterpenoidal saponinas e seus prosapogeninas, lignanas, cumarinas, ácidos fenilcarbonicos e xantonas. Sendo os fenilpropanos como o eleutherosídeo B, os mais importantes.

Apesar de conhecida pela medicina chinesa há 2000 anos. A primeira publicação ocorreu em 1960 por Brekhman na Academia de Ciências da antiga URSS. Estudos posteriores demonstraram ser um adaptógeno primário, com capacidade de contribuir para adaptação ao estresse, conduzindo a "homeostase" dos órgãos e sistemas. Com esta indicação foi usada por cosmonautas russos para reduzir danos causados pelos longos períodos de confinamento durante as viagens[12]. A seguir, resumo dos estudos clínicos:

Ensaios Clínicos randomizados e não randomizados com Eleutherococcus senticosus Fadiga mental, Fadiga induzida pelo estresse, Síndrome fadiga e Astenia[9]				
Indicação para uso ou Atividade farmacológica	Número Estudos	Número Pacientes	Grau de Recomendação	
			EMEA	NSR
Síndrome Fadiga • Efeito anti-fadiga física em fadiga moderada depois dois meses tratamento	1	96	A	B
Fadiga Mental • Reduz a pressão arterial e frequencia cardíaca induzida pelo stress mental	1	45	A	B
Efeito dose única na fadiga mental	6	2191	B	B
Efeito Tônico • Pode melhorar a concentração e memória após dose repetida	3	729	B	B

Panossian and Wilkman, 2009

Revendo estudos sobre a atuação desta planta sobre distúrbios mentais e de comportamento, foram encontrados resultados favoráveis, em estudos clínicos, de sua ação em neuroses, fadiga crônica e desordem bipolar[16]. Outra revisão descreve medicamento chinês, à base de *E. senticosus* (shuganjieyu) sobre estados depressivos, mostrando sua superioridade ao placebo e seu efeito sinérgico à venlafaxina[17].

Em revisão abordando os efeitos dessa planta, fica demonstrado efeito redutor de células neoplásicas e inclusive de metástases em vários tipos de câncer. Os estudos foram desenvolvidos em animais e *in vitro*. O efeito foi atribuído especialmente a siringina e isofraxidina contidos nos extratos, e foi considerada importante a associação dos efeitos imunomoduladores, imunoestimulantes, antioxidante e anti-inflamatório. Os autores declaram que, como praticamente todos os estudos foram feitos na Russia, na China, na Coreia e no Japão, seria muito benvinda a pesquisa por outros autores da comunidade internacional, pois o produto merece aprofundamento dos conhecimentos, com o objetivo de desenvolvimento[18].

Schisandra chinensis

É um arbusto cultivado em jardins, nativo da Ásia. E mais um exemplo de planta medicinal em uso na medicina moderna chinesa. O reconhecimento como um adaptógeno ocorreu na URSS no início dos anos 1960, resultado do grande número de estudos farmacológicos e clínicos realizados no país. Ela faz parte da Farmacopeia Nacional da URSS. Estudos farmacológicos em animais mostram que a planta aumenta a capacidade de trabalho físico e proteção contra amplo espectro de fatores, como choque térmico, queimaduras, resfriamento, irradiação e intoxicação por metais pesados. Estudos sobre órgãos isolados, tecidos, células e enzimas revelaram que preparações *Schisandra* apresentam ação antioxidante. Em indivíduos saudáveis, ela aumenta a resistência e precisão do movimento, desempenho mental e capacidade de trabalho e resposta ao estresse, com redução nos níveis basais de óxido nítrico e cortisol no sangue e saliva. Numerosos estudos clínicos têm demonstrado a eficácia do Schizandra em astenia e fadiga mental[19].

Ensaios Clínicos randomizados e não randomizados com Shisandra chinensis Fadiga mental, Fadiga induzida pelo estresse, Síndrome fadiga e Astenia[9]			
Indicação para uso ou Atividade farmacológica	Número Estudos	Número Pacientes	Grau Recomendação EMEA NSR
Fadiga mental • Aumento da resistência e perfomance mental • Efeito dose única	7	1712	B B
Aumento da resistência e perfomance mental Efeito dose repetida	1	665	B B
Astenia • Redução dos sintomas fadiga e fraqueza	5	406	C B

Panossian and Wilkman, 2009

Esta planta, em avaliação dos estudos disponíveis, mostrou-se bastante efetiva no tratamento de diversas desordens psiquiátricas, como astenia, depressão, alcoolismo, mas revelou especial interesse no manejo de esquizofrenia, promovendo remissão de alucinações, catatonia, e outros[16].

Também mostrou-se útil no acompanhamento de doença cardiovascular atividade atribuída aos lignanos contidos na planta. Os autores consideram que mereça mais investigação[20].

Aos lignanos, especialmente os dibenzociclooctadienos atribuem-se seus efeitos, descritos em estudos, assim como tradicionalmente, como estimulação da regeneração hepática, prevenção de injúrias ao fígado, inibição da hepatocarcinogênese, e ainda ação antioxidativa, inibição da agregação plaquetária, e outras. É considerada como atuante no antienvelhecimento[21].

Panax ginseng

Panax ginseng pertence à família *Araliaceae* e é encontrado em toda a Ásia Oriental e Rússia. Cresce nas florestas da Manchúria e da Coreia do Norte. É cultivada na Coreia, China e Japão para exportação como planta medicinal. O nome Panax em grego significa "curar tudo" ou "panaceia", Linnaeus era consciente da sua ampla aplicação na medicina chinesa. O nome ginseng vem da palavra chinesa que significa "raiz-homem", porque essa raiz se parece com uma figura humana. A raiz é a parte utilizada, embora compostos ativos estejam presentes em toda planta. Composição: glicosídeos triterpenos, saponinas referido como ginsenosídeos, aminoácidos, alcaloides, fenóis, proteínas, polipeptídeos, e vitaminas B1 e B2. Cerca de 40 ginsenosídeos já foram identificados na planta.

Apesar do uso tradicional da planta, há questionamentos na literatura médica sobre a identificação do *Panax ginseng* como verdadeiro adaptógeno[15]. No entanto, foi descrito com ação *actoprotetiva*. Actoprotetores foi a denominação atribuída a substâncias que aumentam a estabilidade corporal contra cargas, sem aumentar o consumo de oxigênio ou produção de calor, sendo, portanto, um fator de aumento de eficiência. Diferem dos psicoestimulantes por não promoverem a exaustão[22].

A seguir, resumo dos estudos clínicos:

**Ensaios Clínicos randomizados e não randomizados com *Panax ginseng*
Fadiga mental, Fadiga induzida pelo estresse, Síndrome fadiga e Astenia9**

Indicação para uso ou Atividade farmacológica	Número Estudos	Número Pacientes	Grau Recomendação EMEA	NSR
Síndrome Fadiga • Efeito anti-fadiga	1	232	A	B
Doença Alzheimer • Melhora performance cognitiva	2	158	A	B
Qualidade de vida • Melhora com doses repetidas	2	715	A	C
Fadiga Mental • Pode melhorar capacidade cálculos mentais doses repetidas	3	159	A	C
Não melhora capacidade de pensar e aprender doses repetidas	2	146	B	C
Melhora capacidade de pensar e aprender dose única	9	138	A	C

Panossian and Wilkman, 2009

Atribuem-se ao ginseng, além da ação estabilizante sob estresse, *várias* outras atividades (neste livro, no capítulo sobre plantas sobre o sistema nervoso central já foi abordado sua ação nessa área). Em revisão sobre a planta, os autores declaram que "o ginseg, considerado 'rei das ervas', deve ser observado como um exemplo caracterizado pelo seu papel na resposta ao estresse celular , compreendendo os seus benefícios à saúde sob uma perspectiva evoucionária e ecológica"[23].

Ginseng demonstrou-se protetor contra o câncer em estudo administrado a 643 pacientes, por 3 anos e seguidos por mais 8 anos , contra placebo. O grupo que recebeu o extrato teve número significativamente menor de cânceres (de vários órgãos) que o grupo controle[21]. Sobre sua potencial atuação *sobre o câncer*, os autores descrevem que tanto a carcinogênese, como o crescimento tumoral abrangem a angiogênese, e esta na maioria das vezes se relaciona à inflamação. Como, entre os vários aspectos das atividades do ginseng comprova-se atividade na angiogênese, mediada por inflamação, que o potencial da planta e na sinalização dos níveis proteicos, por vários mecanismos, esta planta deve ser considerada nos tratamentos das neoplasias[24].

Avaliando os estudos disponíveis, chegou-se à conclusão de que o ginseng foi efetivo em pacientes com angina instável, reduzindo os eventos cardiovasculares, aliviando os sintomas anginoides, melhorando o eletrocardiograma, reduzindo a frequência de angina pectoris, apesar de não diminuir a frequência da duração da angina e nem a mortalidade[25].

- **Rhodiola rosea L.**

É considerado um verdadeiro adaptógeno, pesquisado desde a década de 1940, e na forma de um extrato padronizado, comercializado desde década de 1960, na antiga URSS, Suécia (1985), EUA (1995) e Brasil (2011) e hoje em todo o mundo.

Histórico

A *Rhodiola rosea L.* também conhecida como *Golden Root, Artic root, Rose root, Aaron´s rod, Rose root, Sedum rosea (L.) Scop, Sedum roseum Scop, Rhodiole Rougeâtre, Hong Jing Tian* (medicina chinesa), é nativa da Rússia e da Ásia, onde é conhecida há mais de três mil anos. O médico grego, Dioscorides, em 77 DC, em "De Materia Medica", fez o primeiro registro do uso medicinal da planta. Desde então, é citada em publicações científicas da Suécia, Noruega, França, Alemanha, União Soviética, e Islandia. Entre os mais antigos registros temos: Linnaei Materia Medica (1749), Farmacopeia Sueca (1775), Livro Plantas Medicinais da Islândia (1783) e na França (1811). Em 1931, Leonid Utkin (1884-1964), botânico e nutricionista russo, foi o primeiro a comprovar as suas ações terapêuticas; descobriu que ela aumentava a potência sexual. Em 1947 Nicolai Lasarev identificou novas propriedades farmacológicas nos extratos da planta. Observou que estimulavam as resistências naturais do corpo, no estresse; melhorando a capacidade física e psíquica, reduzindo a fadiga e prevenindo doenças causadas pelas grandes altitudes (estresse ambiental). Em 1958 Brekhman definiu a sua importância como adaptógeno de uso diário, para proteção da saúde. Em 1969, o extrato de Rhodiola rosea L foi oficialmente recomendado pelo Comitê Farmacológico do Ministério da Saúde da então União Soviética, para uso contra a fadiga em pacientes debilitados e pessoas saudáveis submetidas a esforço mental ou trabalho físico intenso. Nestes mais de quarenta anos, diversas preparações do extrato do Rhodiola rosea L foram utilizadas para aumentar a resistência física, produtividade, longevidade, resistência a doenças das grandes altitudes e no tratamento de quadros patológicos como fadiga, astenia, depressão e impotência. Muitos destes estudos realizados na antiga URSS, inclusive no condicionamento físico de atletas, não estão indexados. A partir do final da Guerra Fria (1991) surgem novos estudos, publicados nas principais revistas médicas[26].

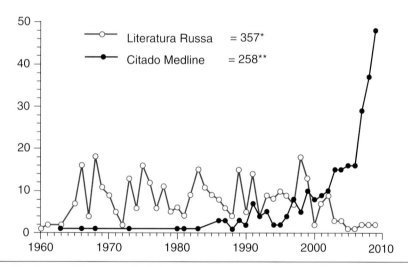

Figura 7.4 — Estudos científicos com Rhodiola rosea L. Fonte: Panossian A, Wilkman G and Sarris J, 2010. p. 482[17].

Os diversos estudos revelam que a Rhodiola rosea L tem efeito anti-fadiga, anti-estresse, anti-hipóxia, anti-oxidante; melhora da imunidade e efeitos na estimulação sexual. Hoje, a Rhodiola rosea L é um adaptógeno utilizado em todo mundo. Suas propriedades funcionais estão mencionadas no artigo 13 da lista consolidada da European Food Safety Authority (EFSA) com a recomendação de que "contribui para ótima atividade mental e cognitiva"[26j,27].

Planta

Da família Crassulaceae, subfamília Sedoideae e gênero Rhodiola (Linnaeus, 1749). Tem até 70 cm de altura e flores amarelas. É uma planta perene com rizoma grosso e um aroma semelhante a rosas ao corte. Crescem em áreas frias e de grandes altitudes nas fendas de rochas das montanhas e em falésias das regiões árticas da Europa, Ásia (principalmente Sibéria),

América do Norte, e regiões montanhosas no sul da Grã-Bretanha. Atualmente as principais fontes comercialmente disponíveis estão na Montanha Altai e na região sul da Republica de Altai, na antiga URSS, principalmente em Ust-Kanski e Ust Koksinski e na região de Charishki. Além de *Rhodiola rosea L*, já foram descritas mais de 200 espécies diferentes de *Rhodiola*, incluindo algumas espécies que também contêm compostos fenólicos, como: *Rhodiola alterna, R.brevipetiolata, R.crenulata, R. kirilowii, R. quadrifida, R.sachalinensis* e *R.sacra*[28].

Parte utilizada para extratos

Raiz e rizoma.

Composição

Cento e quarenta compostos já foram isolados de raízes e rizomas da *Rhodiola rosea L*. Estão presentes diversas substâncias biologicamente ativas, incluindo: óleos essenciais, gorduras, ceras, esteróis, glicosídeos, compostos fenólicos (feniletanoides e fenilpropanoides), ácidos orgânicos (oxálico, cítrico, gálico e succínico), taninos e proteínas[29].

- fenilpropanoides (rosavin, rosin, rosarin);
- derivados do feniletanol (salidroside ou rhodioloside), tirosol;
- flavonoides (rodiolin, rodionin, rodiosin, acetilrodalgin, tricin);
- monoterpenos (rosiridol, rosaridin),
- triterpenos (daucosterol, beta-sitosterol) e
- ácidos fenólicos (clorogênico, hidroxicinâmicos e ácido gálico).

A presença de rosavin distingue as espécies de *Rhodiola rosea L* das outras *Rhodiolas*.

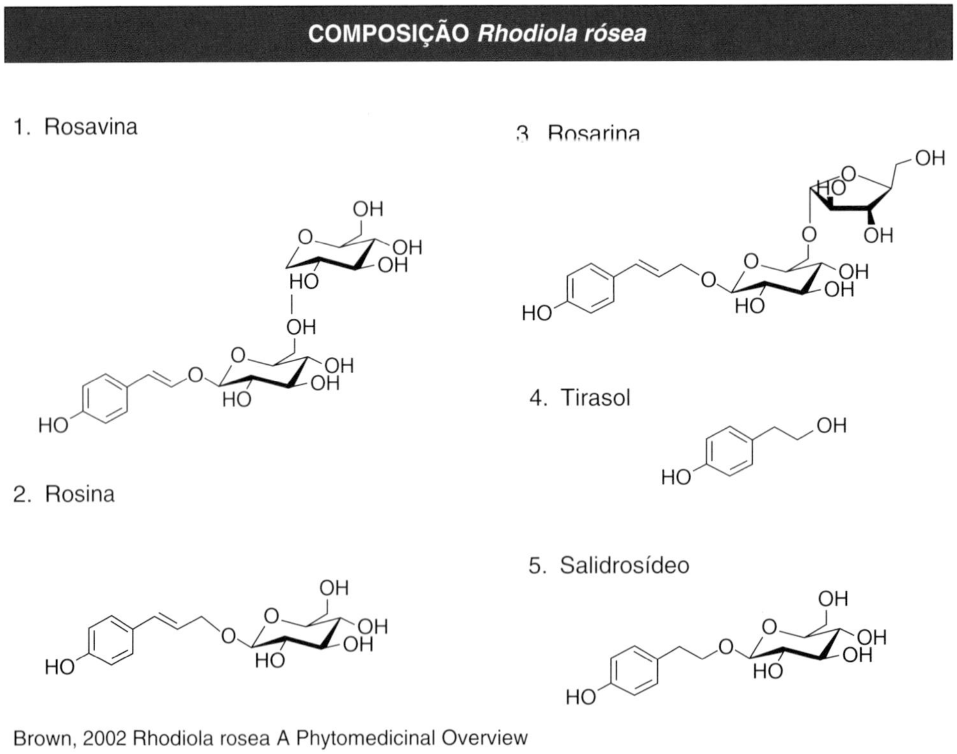

COMPOSIÇÃO *Rhodiola rósea*

1. Rosavina
2. Rosina
3. Rosarina
4. Tirasol
5. Salidrosídeo

Brown, 2002 Rhodiola rosea A Phytomedicinal Overview

Figura 7.5 – *Estrutura química Rhodiola rosea L. Fonte: Brown, 2002. p. 46-9*[21].

As propriedades de adaptação da *Rhodiola rosea* foram inicialmente atribuídas a dois dos componentes encontrados nas raízes: o p-tirosol e o rhodioloside (glicosídeo fenólico). Posteriormente, observou-se que o rhodioloside era estruturalmente semelhante ao glicosídeo salidroside encontrado em outros vegetais. Então, salidroside, rhodioloside e, ocasionalmente, rhodosin são considerados sinônimos[31].

Na composição natural da planta encontram-se rosavins 3% e salidroside 1%.

O salidroside (rhodioloside), os compostos glicosídeos salidroside "like" (rhodiolin, rosin, rosavin, rosarin e rosiridin) e o p-tirosol, são considerados componentes fundamentais para atividade terapêutica da planta. Compostos antioxidantes foram identificados em diversas espécies de *Rhodiola*, incluindo o p-tirosol, ácidos orgânicos (gálico, cafeico e clorogênico), flavonoides (catequinas e proantocianidinas). Os rizomas secos contem óleo essencial (0,05%), foram identificados 86 componentes químicos; destes, os hidrocarbonetos monoterpenos, álcoois monoterpenos e álcoois alifáticos, n-decanol, geraniol e 1-4-p-mentadiem foram os compostos voláteis mais abundantes. Geraniol foi identificado como o mais importante pelo odor semelhante a rosas. Seu metabólico oxigenado o Rosiridol é uma aglicona de Rosiridin, um dos componentes mais ativos da *Rhodiola*[26].

Mecanismo de ação

A *Rhodiola* contribui na regulação da resposta do organismo ao estresse, não só pela atuação nas glândulas suprarrenais, mas também no hipotálamo. Além disto, tem um efeito protetor dos neurotransmissores (serotonina e dopamina), aumentando a sua atividade, por inibição da sua destruição enzimática e prevenindo a sua diminuição, causada pela excessiva liberação dos hormônios do estresse. No que se diz respeito aos níveis de serotonina, vários estudos demonstram um aumento de cerca de 30%. Há ainda aumento no transporte dos precursores da serotonina (triptofano e 5-hidroxitriptofano) no cérebro. Há também significativa redução de radicais livres dos extratos água/álcool da *Rhodiola*, em função da ação antioxidante de seus componentes p-tirosol, ácidos orgânicos (gálico, cafeico, clorogênicos) e flavonoides (catequina proantocianidina). O p-tirosol também possui modesta atividade inibidora da enzima 5 lipoxigenase[26,32].

Estudos experimentais

Em estudos experimentais em animais observaram-se que a *Rhodiola rosea* aumenta a resistência aos agentes "estressores" físicos, químicos e biológicos. Como exemplo, a administração de *Rhodiola rosea L* promove aumento moderado dos níveis de beta-endorfina em ratos, sob condições basais. Nível semelhante ao encontrado quando são adaptados ao exercício. Quando tratados e submetidos a um período de 4 horas de estresse não-específico, a elevação prevista de beta-endorfina não ocorreu ou esteve substancialmente diminuída. Conclui-se que a estimulação do eixo HPA foi diminuída ou totalmente prevenida. Nestes ratos, a *Rhodiola rosea L* parece ter gerado resistência não-específica e preparou a resposta mais adequada para uma eventual situação estressante. No teste de natação "limite" em ratos o uso de *Rhodiola rosea L* aumentou o tempo para exaustão em 135 a 159%. Em outro estudo ovos do caramujo *Lymnaea stagnalis* foram incubados em extratos aquosos de *Rhodiola rosea L* e, posteriormente, expostos a estressores ambientais, incluindo choque de calor, oxidativo, e metais pesados. Normalmente, estas exposições matam 80-90 % das larvas em quatro dias. Na avaliação posterior a sobrevivência após o choque elétrico foi de 9% do grupo controle e 90 % nas larvas pré-incubadas. Em relação ao estresse oxidativo, a taxa foi de 68 % e exposição metais pesados de 28 a 35%[33].

Estudos clínicos

Rhodiola rosea L foi classificado como um adaptógeno por pesquisadores russos devido a sua capacidade de aumentar a resistência de forma generalizada a uma variedade de agentes "estressores" químicos, biológicos e físicos. O conceito implica em uma pré-adaptação do organismo para responder adequadamente as demandas. A eficácia clínica da *Rhodiola rosea L* é suportada por inúmeros trabalhos científicos[26].

Imunidade

Em revisão abordando os produtos herbáceos de uso mais comum entre atletas, os autores discutem que tudo indica que sua atividade adaptogênica se deva a uma melhora no sitema imunitário e a ação antioxidante[34]. Em outra revisão, abordando várias espécies de *Rhodiola*, e, em particular, o salidroside, os aytores declaram que os estudos farmacológicos estabeleceram que há base científica para o uso terapêutico, atuando como antioxidante, imunomodulador, antitumoral, antiproliferativo, mas que ainda se exigem mais estudos de boa qualidade[35].

Efeitos sobre o sistema nervoso central

Há um capítulo que trata especificamente sobre esse tema, neste livro. Lá se mencionam os efeitos da raiz do ártico.

Em revisão, Panossian, em 2012 [16] relata sua ação benéfica sobre estados depressivos, reduzindo a insônia, a instabilidade emocional, as somatizações, e melhorando a autoestima. Comenta, inclusive, sobre a redução de dispêndio hospitalar e a redução de efeitos adversos dos tricíclicos, quando associados. Em outra publicação, 3 anos depois, discute-se o seu mecanismo de ação, nesses casos. Atribui-se ao salidroside, que atua como mediador em mecanismos neuroendócrinos e imunes, e no sistema de receptores dos neurotransmissores envolvido na patofisiologia da depressão. Declara-se que o seu desempenho sobre o humor é um aspecto que precisa ser levado em consideração[36].

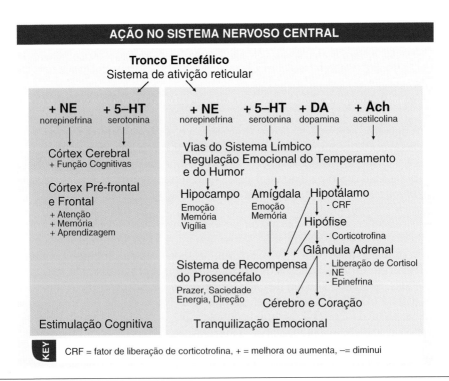

Figura 7.6 – *Ações da* Rhodiola rosea *no SNC. Brown, 2002 Rhodiola rosea A Phytomedicinal Overview. p. 46-49*[21].

Desempenho mental

Shevtsov e cols. (2003), em estudo clínico randomizado duplo-cego, placebo controlado, grupo paralelo avaliaram os efeitos da administração de extrato de *Rhodiola rosea L.* (SHR-5) [4,5 mg salidroside] em 161 pacientes (cadetes) saudáveis (19-21 anos) em 3 grupos paralelos (41/20/40) e 20 placebo, receberam o extrato de *Rhodiola rosea L.* 185 mg em dose única de 370 mg (2 cápsulas) ou 555 mg (3 cápsulas). Submetidos a testes de desempenho mental, avaliados por parâmetros objetivos da capacidade de trabalho mental e outro de avaliação das alterações fisiológicas de estresse e fadiga. Relatou-se uma diferença estatisticamente significante nos efeitos contra a fadiga nos grupos de *Rhodiola rosea* comparado com o controle, e não significante entre as duas dosagens. Um paciente do grupo placebo teve quadro de hipersalivação por 40 minutos após ingerir comprimido, **Nivel de evidência: Ib**, (WHO,FDA e EMEA)[37].

Ensaios Clínicos randomizados e não randomizados com Rhodiola rosea L
Fadiga mental, Fadiga induzida pelo estresse, Síndrome fadiga e Astenia[9]

Indicação para uso ou atividade farmacológica	Número estudos	Número pacientes	Grau Recomendação EMEA	NSR
Fadiga Mental Pode melhorar atenção - função cognitiva dose única/continua	3	257	A	A
Síndrome Fadiga Efeito antifadiga física emocional e esgotamento mental	1	60	A	B
Depressão Efeito antidepressivo	1	89	A	B
Efeito estimulante Pode melhorar a performance mental dose única	3	419	B	B

Panossian and Wilkman, 2009

Desempenho mental e físico

Darbinyan e cols. (2000), avaliaram em estudo clínico randomizado, duplo-cego, cruzado, placebo controlado os efeitos da administração em regime de baixa dose de 170 mg de extrato *Rhodiola rosea L* [4,5 mg salidroside] por 14 dias sobre os aspectos do desempenho mental e fadiga em 56 médicos saudáveis (homens e mulheres), com idade de 24-35 anos, em plantão noturno. O desempenho mental foi avaliado por meio de testes para determinar velocidade de percepção visual e auditiva, capacidade de atenção e da memória de curto prazo. Foi calculado um índice de fadiga, com base nos resultados dos testes. O experimento foi dividido em três períodos:

1. Duas semanas do extrato *Rhodiola rosea* L ou placebo em comprimido diário.
2. Um período sem tratamento de duas semanas.
3. Duas semanas "cross-over" placebo ou *Rhodiola rosea L* em comprimidos diários.

Uma melhora estatisticamente significativa no índice de fadiga foi observada durante o período de duas semanas no grupo *Rhodiola rosea L* e a melhoria do desempenho mental revertido aos valores basais durante o período sem tratamento. Não foram relatados efeitos adversos[27] **Nivel de evidência: Ib** (WHO,FDA e EMEA).

Spasov e cols. (2000), em estudo randomizado, duplo-cego, placebo controlado avaliaram os efeitos da administração de extrato de *Rhodiola rosea L* em uso diário em baixa dose, em

40 estudantes de medicina (homens) durante um período de provas. Foram randomizados para receber 50 mg de extrato de *Rhodiola rosea* L ou placebo 2 x dia por 20 dias. Os alunos que receberam o extrato padronizado de *Rhodiola rosea L.* (SHR-5) demonstraram melhorias significativas na aptidão física, função psicomotora, desempenho mental e bem-estar geral. Relatou-se ainda redução estatisticamente significante da fadiga mental, melhora do padrão e menor necessidade de sono, maior estabilidade do humor, e maior motivação para estudar. Não foram relatados efeitos adversos.[38] **Nível evidencia: Ib** (WHO, FDA e EMEA).

Desempenho físico

Atletas de nível mundial da antiga União Soviética tiveram sucesso com o uso de *Rhodiola rosea L.* Em estudo clínico, com 112 atletas, pesquisadores observaram que 89% dos que usaram apresentavam melhora no desempenho em esportes como, atletismo, natação, patinação de velocidade e corridas de esqui. Houve melhora da velocidade e da qualidade da força dos testados em comparação ao grupo controle[39,40]. Foram demonstrados efeitos anabólicos, de melhora da relação músculo-gordura e aumento das proteínas musculares e o ácido glutâmico. Este último, derivado da glutamina, aminoácido que participa do metabolismo muscular removendo resíduos nitrogenados e como substrato para síntese de glicose e aminoácidos. Os bons níveis de ácido glutâmico preservam a massa muscular. Foi demonstrada ação ergogênica com aumento dos níveis de adenosina trifosfato (ATP) e fosfato de creatina no músculo, fonte primária de energia. No exercício prolongado aumenta também a mobilização de ácidos graxos da gordura. A ação anabólica produz aumento de energia e fibras musculares, o trabalho físico aumento da força[30,41].

Os resultados obtidos nos estudos experimentais em animais e ensaios clínicos com uso da Rhodiola rosea são: aumento atividade física sem dor, pelo prolongamento do tempo de exercício até a exaustão, aceleração da velocidade de recuperação e redução da dor muscular tardia. Que ocorrem pelo aumento da disponibilização de energia no músculo, pelo aumento da produção de ATP e mobilização glicogênio muscular/hepático. Aceleração da ressíntese do glicogênio muscular e hepático, na atividade física prolongada, pelo aumento na expressão gênica da enzima glicogênio sintase. O que reduz os níveis de ácido láctico, causa da dor durante o exercício. E ação anti-oxidante que reduz a inflamação, provocada por microtraumas das fibras musculares, causa da dor muscular tardia. Observada laboratorialmente pela redução da creatinoquinase (CK). Com base nesses estudos, cientistas e treinadores têm recomendado o extrato de *Rhodiola rosea L*, para atletas que necessitam melhorar o desempenho físico (velocidade, força muscular, resistência) e no processo de recuperação[41,42,43].

De K Bock e cols. (2004), em estudo clínico randomizado, duplo-cego, placebo controlado avaliaram os efeitos da administração de dose única de 200 mg de extrato de *Rhodiola rosea L* (rosavin 3% salidroside 1%) e placebo em 24 jovens saudáveis. O objetivo do estudo realizado em duas fases foi o de investigar efeito da dose única e por quatro semanas de *Rhodiola rosea* comparada ao placebo sobre a capacidade resistência física, força muscular, velocidade do movimento dos membros, tempo de reação e a capacidade de sustentar a atenção. Observando como resultado que a ingestão de dose única de *Rhodiola rosea L* pode melhorar significativamente a capacidade de resistência física ao teste de esforço (exaustão voluntária) realizado em bicicleta ergométrica, com aumento do consumo de oxigênio e CO_2 sem alteração das taxas de lactato; não alterado pelo uso diário por quatro semanas. Mostrando que a *Rhodiola rosea* mantém os efeitos por longo prazo, diferentemente dos estimulantes do SNC (cafeína, anfetamina) em que são temporários[43].

Parisi, A et al, 2010, em estudo clínico duplo-cego, avaliaram 14 atletas de competição (atletismo, triatlon, patins) com trabalho essencialmente aeróbico, 20-35 anos, sexo masculino. Foi ministrado 170 mg/dia (85 mg/capsulas) extrato de *Rhodiola rosea L* e placebo por 4 semanas. A *Rhodiola rosea L* é uma planta adaptógena que promove a utilização de ácidos graxos, melhora a função antioxidante e a resistência do corpo a grandes esforços físicos. O objetivo foi investigar os efeitos sobre o desempenho físico, em atletas de competição durante os exercícios de resistência. Foram submetidos a teste de exaustão cardiopulmonar e amostras de sangue para avaliar a capacidade antioxidante e parâmetros bioquímicos. A avaliação de desempenho físico mostrou melhora. O uso de *Rhodiola rosea L* reduziu, de maneira estatisticamente significativa, os níveis plasmáticos de lactato e de lesão muscular após exercícios intensos; produzindo melhora da resistência dos atletas aos grandes esforços[41]. Ouvir

Síndrome fadiga por estresse

Olsson e cols. (2007), em estudo randomizado, duplo-cego, placebo controlado, grupo paralelo avaliaram os efeitos da administração de extrato de *Rhodiola rosea L* em 60 pacientes com diagnóstico síndrome de fadiga por estresse ("burnout") (CID F43.8). Com sintomas de fadiga diários, persistentes nas duas últimas semanas, submetidos ao estressor nos últimos seis meses. Foram selecionados pela *Swedish National Board of Health and Welfare*, adultos de ambos os sexos com idade de 20-55 anos divididos em 2 grupos paralelos (30/30), que receberam 576 mg (2 cp (144 mg) 2 x dia) de extrato de *Rhodiola rosea L* (4 mg rhodioloside) e placebo por 4 semanas. Os dois grupos foram submetidos a testes de avaliação da atenção, qualidade de vida, dos sintomas de fadiga e de depressão e dos níveis de cortisol salivar ao despertar. Como resultado do estudo concluiu-se que houve redução estatisticamente significante dos sintomas de fadiga e melhora do desempenho mental, particularmente na habilidade de concentração (atenção); com redução da reposta ao cortisol (salivar) ao despertar, em relação ao grupo placebo. Não foram relatados efeitos adversos[44] **Nivel evidencia: Ib** (WHO,FDA e EMEA).

No entanto, em revisão de 206 artigos, dos quais apenas 11 cabiam nos critérios de inclusão, os autores discutem vieses, e por isso concluem que os efeitos da planta sobre a fadiga física e mental são contraditórios, portanto exigindo estudos com critérios mais rigorosos[45].

Outros

Muitos outros aspectos se descortinam, na abordagem desta planta.

Em revisão, abordando apenas estudos controlados randomizados, estuda-se o uso de *Rhodiola* para o tratamento de doença cardiovascular isquêmica, amplamente utilizado na medicina chinesa, e os autores concluem que, apesar de nem todos os estudos serem de boa qualidade, evidencia-se a utilidade desta planta, sozinha, ou associada a procedimentos da medicina ocidental[46].

Considerando que *Rhodiola* age sobre a energia, o humor, a função cognitiva e a memória, aspectos todos presentes no quadro causado pela perda estrogênica da menopausa, os autores questionam se a planta não pode, na realidade, ser um modulador seletivo dos receptores hormonais (SERM), pois numerosas linhas de eviência sinalizam para isso. Ilustram sua discussão com um caso clínico[47].

Dose

A dose indicada é de 200-600 mg/dia de extrato padronizado com pelo menos 3% de ro savins e 0,8 a 1% de salidroside. A *Rhodiola rosea L* é geralmente ingerida antes das refeições.

Efeitos Colaterais

A segurança do uso da *Rhodiola rosea L* não está completamente estabelecida. No entanto, tem uma história secular de uso popular e tem sido objeto de muitos estudos clínicos, sem efeitos colaterais ou interações relatadas. Estudos em animais indicam baixo nível de toxicidade e grande margem de segurança. Em ratos a dose letal LD50 foi calculada em 28,6 mL/kg ou 3360 mg/kg. Num homem de 70 kg seria equivalente a 235.000 mg. Lembrando que a dose preconizada é de 200-600 mg/dia[29]. Não há informações disponíveis sobre a segurança durante a gravidez ou a lactação.

Bula

Eleutherococcus senticosus	
Encontram-se formulações, porém não medicamentos padronizados	
Schisandra chinensis	
Encontram-se apresentações, inclusive padronizadas, mas sem registro oficial na ANVISA	
Ginseng	
Encontram-se alguns produtos associados a vitaminas e sais minerais	
Panax ginseng® (Biovea)	Cápsulas 200 mg
Ginsana® (Boehringer)	Cápsulas 100 mg
Rhodiola rosea	
Fisioton® (Aché)	Comprimidos 400 mg

Referências

1. Chrousos G, Gold P. The concepts of stress and stress system didorders JAMA 1992; 267:1244-52.
2. Selye HA. Syndrome produced by diverse nocuous agents. Nature 1936; 138:32.
3. Lazarus RS, Folkman S. Stress, Appraisal and Coping. NY: Springer 1984; Cap 2, p. 22-54.
4. Panossian A, Wikman G, Wagner H. Plant adaptogens: new concepts on their mode of action. Phytomedicine 1999; 6:1-14.
5. Panossian A. Adaptogens: A historical overview and perpective. Natural Pharmacy 2003; 7(4):1,19-20.
6. Jaret P. The Herb that Came in from the Cold. Alternative Medicine, Jan 2005.
7. Brekhman II, Dardymov IV. New substances of plant origin which increase nonspecific resistance. Ann Rev Pharmacol 1969; 9:419-430.
8. Wagner H, Norr H, Winterhoff H. Plant adaptogens. Phytomedicine 1994; 1:63-76.
9. Panossian A, Wikman G. Evidence-based efficacy of adaptogens in fatigue, and molecular mechanisms related to their stress-protective activity. Curr. Clin. Pharmacol 2009a; 4:198-219.
10. FDA. Notice of Proposed Rulemaking, Federal Register, April 29, 1998a.
11. EMEA/HMPC/102655/2007. Reflection Paper on the Adaptogenic Concept. European Medicines Agency, London, 8 May 2008.
12. EMEA/HPMC/232406/2006. Committee on Herbal Medicinal Products (HMPC) Eleutherococcus senticosus, London: Europen Medicines Agency. 8 May 2008; pp. 1-19.
13. Panossian A. Adaptogens: tonic herbs for fatigue and stress. Alt Comp Therap. 2013; 9:327-332.
14. Mendes FR. Tonic, fortifier and aphrodisiac: adaptogens in the Brazilian folk medicine. Rev Bras Farmacogn Brazilian Journal of Pharmacognosy, 21(4):754-763.
15. Panossian A, Wagner H. Stimulating effect of adaptogens: an overview with particular reference to their efficacy following single dose administration. Phytother Res. 2005; 19:819-838.
16. Panossian AG. Adaptogens in mental and behavioral disorders. Psychiatr Clin N Am 2013; 36: 49-64.
17. Zhang X, Kang D, Zhang L, Peng L. Shuganjieyu capsule for major depressive disorder (MDD) in adults: a systematic review. Aging Ment Health 2014; 18(8):941-53.
18. Li T, Ferns K, Yan ZQ et al. Acanthopanax senticosus: photochemistry and anticancer potential. Am J Chin Med 2016; 44:1543-58.
19. Panossian A. Wikman Pharmacology of Schisandra chinensis Bail. An overview of Russian research and uses in medicine. Journal of Ethnopharmacology. Vol 118/2 pp 183-212. doi : 10.1016/j.jep.2008.04.020 . July 2008; 118(2)183-212.
20. Chun JN, Cho M, So I, Jeon JH. The protective effects of Scisandra chinensis fruit extract and its lignans against cardiovascular disease: a review of the molecular mechanisms. Fitoterapia 2014; 97:224-33.
21. Chan SW. Panax ginseng, Rhodiola rosea and Schisandra chinensis. Int J Food Sci Nutr 2012; 63(S1):75-81.
22. Oliynyk S, Oh S. Actoprotective effect of ginseng: improving mental and physical performance. J Ginseng Res 2013; 37(2):144-66.
23. Qi HY, Li L, Ma H. Cellular stress response mechanisms as therapeutic targets of ginsenosides. Med Res Rev. 2017; jun 6. Doi: 10. 1002/med.21450.

24. Dai D, Zhang CF, Williams S, Yuan CS, Wang CZ. Ginseng on cancer potential role in modulating inflammation-mediated angiogenesis. Am Chin Med 2017; 45(1):13-22.
25. Song H, Wang P, Liu J, Wang C. Panax notoginseng preparations for unstable angina pectoris: a systematic review and meta-analysis. Phytother Res. 2017; 31(8):1162-72.
26. Panossian A et al. Rosenroot (Rhodiola rosea): tradicional use,chemical composition, pharmacology and clinical efficacy Phytomedicine. Epub Apr 7, 2010 Jun; 17(7):481-493.
27. Darbinyan V, Kteyan A, Panossian A et al. Rhodiola rosea in stress induced fatigue – a double blind cross-over study of a standardized extract SHR-5 with a repeated low-dose regimen on the mental performance of healthy physicians during night duty. Phytomedicine; 7:365-371, 2000.
28. Saratikov AS, Krasnov EA (2004). Rhodiola rosea (Golden root) Fourth edition, Revised and Enlarged. Tomsk State University Publishing House. 2004; pp. 22-41.
29. Khanum F, Bawa AS, Singh B. Rhodiola rosea. A Versatile Adaptogen – Comprehensive Reviews in Food Science and Food Safety. 2005; 4:55-61.
30. Brown RP, Gerbarg PL, Ramazanov Z. Rhodiola rosea. A Phytomedicinal Overview Herbal Gram. 2002; 56:40-56.
31. Linh PT, Kim YH, Hong SP et al. Quantitative determination of salidroside and tyrosol from the underground part of Rhodiola rosea by high performance liquid chromatography. Arch Pharm Res. 2000; 23:349-52.
32. van Diermen D, Marston A, Bravo J et al. Monoamine oxidase inhibition by Rhodiola rosea L. roots. J. Ethnopharmacol. 2009; 122:397-401.
33. Kelly GS. Rhodiola rosea: A possible plant adaptogen. Altern Med Rev. 2001; 6:293-302.
34. Megna M, Amico AP, Cristella G et al. Effects of herbal supplements on the immune system in relation to exercise. Int J Immunopathol Pharmacol. 2012; 25(1 Suppl):43S-49S.
35. Recio MC, Giner RM, Mañez S. Immunomodulatory and antiproliferative properties of Rhodiola species. Planta Med. 2016; 82(11-12):952-60.
36. Amsterdam JD, Panossian AG-n Rhodiola rosea L. as a putative botanical antidepressant. Phytomedicine. 2016; 23(7):770-83.
37. Shevtsov VA, Zholus BI, Shervarly VI et al. A randomized trial of two different doses of a SHR-5 Rhodiola rosea extract versus placebo and control of capacity for mental work. Phytomedicine. 2003; 10:95-105.
38. Spasov AA, Wikman GK, Mandrikov VB et al. A double-blind, placebo-controlled pilot study of the stimulating and adaptogenic effect of Rhodiola rosea SHR-5 extract on the fatigue of students caused by stress during an examination period with a repeated low-dose regimen Phytomedicine. 2000; 7:85-89.
39. Abidoff M, Ramazanov Z. Rhodiola rosea The Herbal Heavyweight from Russia. Muscle Development, January, 2003.
40. Saratikov AS, Krasnov EA. Rhodiola rosea is a valuable Medicinal Plant. Tomsk, Monograph Tomsk State University Press. 1987; 252p.
41. Parisi A, Tranchita E, Duranti G et al. Effects of chronic Rhodiola rosea supplementation on sport performance and antioxidant capacity in trained male: preliminary results. J Sports Med Phys Fitness. Mar 2010; 50(1):57-63.
42. Lee FT, Kuo TY, Chien CT. Chronic Rhodiola rosea extract supplementation enforces exhaustive swimming tolerance Am J Chin Med. 2009; 37:557-72.
43. De K Bock, Ejinde BO, Ramaekers M, Hespel P. Acute Rhodiola rosea intake can improve endurance exercise performance. Int Metab Nutr J Sport Exerc. Jun 2004; 14 (3):298-307.
44. Olsson EMG, von Scheele B, Panossian AG. A randomised, double-blind, placebo-controlled, parallel-group study of the standardised extract shr-5 of the roots of Rhodiola rosea in the treatment of subjects with stress-related fatigue. Planta Med. 2009; 75:105-112.
45. Ishaque S, Shamseer I, Bukutu C, Vohra S. Rhodiola rosea for physical and mental fatigue: a Systematic review. BMC Complement Altern Med. 2012 may 29; 12: 70 doi: 10. 1186/14.
46. Yu L, Qin Y, Wang Q et al. The efficacy and safety of Chinese herbal medicine, Rhodiola formulation in treating ischemic heart disease: a systematic reviw nd meta-analysis of randomized controlled trials.
47. Gerbarg PL, Brown RP. Pause menopause with Rhodiola rosea, a natural selective estrogen receptor modulator. Phytomedicine. 2016; 23(7):763-9.

Fitomedicamentos e Pele

- Marisa Teresinha Patriarca
- Valéria Petri

Introdução

É crescente, em todo mundo, o interesse pelo uso terapêutico das plantas. Como detentor da maior reserva de biodiversidade do planeta, o Brasil tem papel de destaque no projeto de utilização sustentável e auto-renovável dos recursos naturais, conservando a tradição da sabedoria popular histórica das propriedades das plantas nativas.

Segundo a Organização Mundial da Saúde, cerca de 80% da população mundial tratam ou previnem doenças utilizando plantas medicinais, e pelo menos 25% dos produtos tradicionais alopáticos são derivados de plantas[1] (p. ex., aspirina). Curiosamente, a maioria dos fabricantes de medicamentos convencionais alopáticos derivados das plantas não apresenta essa propriedade como característica vantajosa.

Na rotina ginecológica e obstétrica não é raro que a paciente manifeste o desejo de tratar-se com produtos derivados de plantas – certamente pelo respeito à natureza e pelo conteúdo simbólico dessa prática. É preciso que o médico tenha preparo para oferecer, quando necessário, informações e opções racionais, responsáveis e seguras.

A tradição do emprego de fitoterápicos supostamente capazes de resolver ou minimizar danos provocados por algumas doenças não assegura, por si só, seu sucesso em escala suficiente. A falta de padronização dos ativos e a ausência de estudos prospectivos éticos não recomendam boa parte dos fitofármacos, pois implicam em riscos que podem ser equivalentes aos dos fármacos usuais ou até mais sérios. Admite-se benefícios com o emprego dos medicamentos oriundos de plantas e o mesmo interesse deve ser dedicado aos possíveis efeitos colaterais negativos dessa prática[2,3].

Muitas doenças da pele são tratáveis com fitomedicamentos. São conhecidos produtos que atuam sobre o processo de cicatrização de escaras, feridas cirúrgicas, queimaduras e outros utilizados em assepsia, processos inflamatórios e algumas infecções (virais, bacterianas e fúngicas)[4-7].

Recentemente, têm sido desenvolvidas pesquisas destinadas a demonstrar a eficácia dos fitormônios na prevenção do envelhecimento cutâneo[8-11].

Anatomia e Fisiologia da Pele

Maior órgão do corpo humano, a pele é o envoltório protetor e o instrumento que permeia as relações do indivíduo com o exterior. Na experiência social interhumana, a pele sadia enaltece a auto-estima, favorecendo o sucesso dos projetos pessoais e a inserção produtiva dos indivíduos nos projetos coletivos.

Em termos estruturais, a superfície da pele humana chega a ter quase dois metros quadrados e seu peso representa 20% do total do peso do corpo. Tem como principais funções atuar como barreira para o movimento de líquidos, regular a temperatura corpórea e funcionar como órgão de percepção.

Duas camadas fundamentais compõem esse amplo tecido: a epiderme, de origem ectodérmica e a derme, originária da mesoderme (Fig. 8.1).

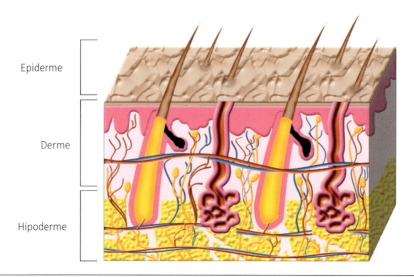

Figura 8.1 – *Anatomia da pele*

- **Epiderme**

É constituída, na maior parte, por queratinócitos que formam o epitélio estratificado queratinizado. Sua função primordial é formar a camada córnea, do ponto de vista anatômico, e a queratina, do ponto de vista químico.

Em meio às células desse estrato, encontram-se os melanócitos que produzem a melanina, as células de Langerhans, responsáveis pela imunidade cutânea e as células de Merkel, que têm função neurossensorial.

- **Derme**

Composta predominantemente por tecido conjuntivo, contém vasos sanguíneos e estruturas derivadas da ectoderme (glândulas sudoríparas, sebáceas e folículos pilosos). As fibras do tecido conjuntivo são compostas de dois tipos de proteínas: o colágeno (97,5%) e a elastina (2,5%)[12].

As fibras colágenas, principais responsáveis pela resistência da pele, estão dispostas paralelamente à sua superfície, ocupando grande extensão. As fibras elásticas, por sua vez, formam fina rede subepidérmica e também participam da manutenção do trofismo cutâneo[12].

O tecido conjuntivo também contém glicosaminoglicanas (GAGs), que são longas cadeias de dissacarídeos ligados a proteínas específicas. Tais produtos são altamente higroscópicos e mantêm a quantidade de água e o turgor da pele[12].

- **Junção Dermoepidérmica**

É constituída pela membrana basal, que se invagina no sentido do interior da derme, à semelhança de dedos de luva. Tem função de ancoragem e adesão da epiderme com a derme, mantendo a permeabilidade necessária às trocas entre os dois estratos.

Alterações cutâneas decorrentes do envelhecimento

O envelhecimento da pele resulta da ação sinérgica de fatores genéticos, cronológicos, exposição à radiação solar e, na mulher, da influência dos hormônios, principalmente estrogênios[12,13].

No processo de envelhecimento, praticamente todos os componentes epidérmicos e dérmicos sofrem atrofia. A espessura, a adesão dos corneócitos, os melanócitos e as células de Langerhans tendem a diminuir, enquanto a junção dermoepidérmica sofre achatamento e as papilas dérmicas tendem a desaparecer[13]. Fisiologicamente, essas alterações se traduzem no comprometimento da barreira epidérmica, na menor reposição celular, na percepção sensorial e na resposta imune debilitadas, além da maior susceptibilidade aos traumas. Também diminuem a termorregulação e a produção de vitamina D[13].

Na derme ocorre atrofia generalizada, com diminuição dos fibroblastos e, portanto, das fibras colágenas e elásticas[14], o que explica a flacidez, pregas e rugas, conforme progride o processo de envelhecimento cutâneo. É comum a diminuição do plexo vascular dérmico, o que justifica a relativa palidez da pele senil[12,13].

Os anexos cutâneos também involuem: há diminuição das glândulas sudoríparas e do número de folículos pilosos. Verifica-se hiperplasia das glândulas sebáceas, com redução da produção de *sebum*[13].

Durante o climatério, a insuficiência da produção estrogênica faz acentuar o envelhecimento cutâneo. O colágeno, que é a mais abundante proteína do tecido conjuntivo, sofre mudanças quantitativas com a aproximação da menopausa. Sua redução é progressiva e gira em torno de 1% ao ano na mulher adulta. Essa perda é mais rápida nos primeiros anos após a menopausa, com declínio de 2,1% ao ano, atingindo 30% de perda nos primeiros cinco anos após a última menstruação[12].

Pele e receptores hormonais

Todos os componentes da pele apresentam receptores para hormônios sexuais: vasos sanguíneos, anexos cutâneos, células de Langerhans e melanócitos. Receptores de estrogênios e androgênios foram identificados nos queratinócitos (epidérmicos) e nos fibroblastos (dérmicos)[12].

Há dois subtipos de receptores estrogênicos cuja distribuição difere conforme os tecidos. Nas mamas e no útero predominam os receptores alfa; nos ossos, pele, sistema cardiovascular e cérebro predominam os receptores beta[15].

Os estrogênios apresentam afinidade semelhante com ambos os receptores. Os fitoestrogênios, por sua vez, têm maior afinidade com os receptores beta – daí seus efeitos tecido-seletivos[15].

Fitomedicamentos e alterações cutâneas no climatério

A reposição estrogênica no climatério retarda o envelhecimento cutâneo ao atuar na preservação do colágeno dérmico e na manutenção da hidratação da pele, uma vez que aumenta a síntese de glicosaminoglicanas pela derme. Além disso, parece aumentar a espessura da epiderme e a secreção sebácea[14-17].

Os fitoestrogênios são substâncias de origem vegetal não-esteroides que apresentam compostos heterocíclicos com similaridades estruturais aos receptores estrogênicos, daí atuarem como moduladores seletivos dos receptores estrogênicos[15]. Apresentam afinidade pelos receptores [], encontrados em grande quantidade na pele. Inibem as metaloproteinases dérmicas (colagenases e elastases), que degradam as fibras da matriz extracelular, principalmente colágeno e elastina. Além disso, parecem estimular a síntese de glicosaminoglicanas, contribuindo para a manutenção do turgor da pele[17,18]. Essa ação histomorfológica pode refletir-se na diminuição das rugas e resultar em aumento da hidratação do tecido cutâneo.

Um estudo europeu multicêntrico parece haver confirmado tais achados. Durante 12 semanas foi empregado creme com isoflavona em 234 mulheres na pós-menopausa, não submetidas à terapia hormonal ou a tratamento que potencialmente pudesse afetar o processo de envelhecimento cutâneo. Aplicado na face, pescoço e em um dos braços, o creme com isoflavona a 0,0075% (pela manhã) e a 0,015% (à noite), foi comparado com o braço contralateral que recebeu somente o veículo (controle). Foi constatado aumento significante (32,9%) da hidratação cutânea, redução das rugas faciais (22%) e da flacidez cutânea (24%)[19].

Em nosso meio, uma pesquisa avaliou a pele de região fotoprotegida de 29 mulheres na pós-menopausa após administração oral de 100 mg diárias de extrato concentrado de soja por seis meses. Observou-se, neste trabalho, aumento importante da espessura da epiderme, das fibras colágenas e elásticas e da vascularização dérmica, além do aumento das papilas dérmicas[20].

A isoflavona e seus derivados têm sido utilizados topicamente com a proposta de prevenção e tratamento do envelhecimento cutâneo, porém sem comprovação científica até o momento. Recentemente, entre nós, avaliou-se por meio de estudo comparativo duplo-cego, o efeito do estradiol a 0,01% e da isoflavona (genisteína) a 4% sobre a pele facial de mulheres após a menopausa. Em ambos os grupos houve aumento expressivo da espessura da epiderme e do número de vasos dérmicos. Já os fibroblastos e as papilas dérmicas só aumentaram de forma significante no grupo que utilizou o estradiol[21]. Estudos semelhantes também mostraram aumento do conteúdo de ácido hialurônico e de colágeno dérmicos após o uso facial tanto de estradiol a 0,01% como o de de genisteína a 4 %.[22,23]

Outros fitofármacos parecem beneficiar o trofismo da pele, como a *Cimicifuga racemosa* L. (administração oral, 40 mg/dia), que parece capaz de promover melhora o trofismo da vagina (Fig. 8.2)[24]. O yam mexicano (*Discorea villosa*), representado na (Fig. 8.3).

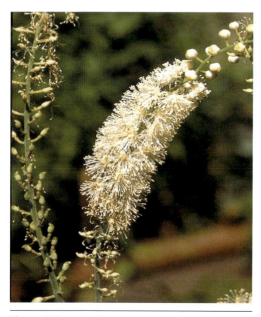

Figura 8.2 – *Cimicifuga racemosa* L.

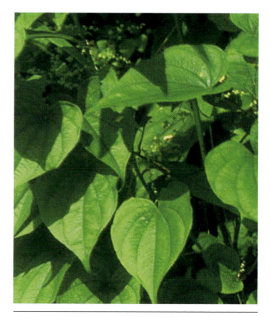

Figura 8.3 – *Yam mexicano (Discorea villosa)*

Yam mexicano (Fig. 8.3), tem sido empregado com finalidade cosmiátrica e antioxidante na concentração de 10% a 15% em veículo adequado, para aplicação corporal. O uso tópico é preferível, já que sua absorção intestinal é limitada. A aplicação deve ser alternada em áreas finas do corpo, como o abdome, o tórax, as coxas e as nádegas[24].

A semente de linhaça (*Linum usitatissimum*), rica em óleos essenciais e lignanas e a angélica (*dong quai* ou *Angelica sinensis*) são citadas como ativos capazes de atuar sobre a perfusão capilar cutânea (Fig.s 8.4 e 8.5). Há evidências que apontam seus benefícios na redução do ressecamento cutâneo, na melhora da oxigenação tecidual, no aumento do volume dos cabelos, tornando-os menos quebradiços e no aumento da resistência das unhas, em mulheres de quaisquer idades, com e sem insuficiência ovariana. Para tanto, o extrato padronizado de linhaça deve conter entre 30% e 35% de óleos essenciais. A *Angelica sinensis* é administrada na dose diária de 1.200 mg, divididos em duas tomadas[24].

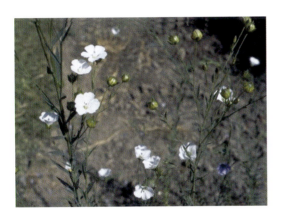

Figura 8.4 – Linhaça (*Linum usitatissimum*)

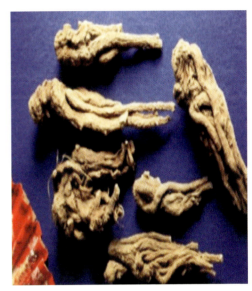

Figura 8.5 – Angélica (*Dong quai* ou *Angelica sinensis*)

Recentes pesquisas em neuroimunodermatologia têm demonstrado o papel das endorfinas na manutenção da vitalidade cutânea. Os queratinócitos e as terminações nervosas da derme e da epiderme possuem receptores opioides que interagem com as endorfinas, que, por sinal, também são produzidas localmente pelo próprio queratinócito. Dessa forma, parece haver comunicação entre o sistema nervoso e a pele, o que pode influenciar a migração, a diferenciação dos queratinócitos e, provavelmente, a intensidade de produção de endorfinas por estas células[25]. Este fato poderia explicar a relação entre a melhor aparência da pele e a sensação de bem-estar, ou melhor, de felicidade.

O extrato de *Vitex agnus castus* (*Happybelle*-PE®) é rico em substâncias chamadas fitoendorfinas, que, embora estruturalmente diferentes das endorfinas endógenas, parecem desempenhar ação semelhante na pele ao interagirem com os receptores opioides presentes nos queratinócitos. Este é, sem dúvida, um campo bastante sedutor para novas pesquisas clínicas, visando à prevenção do envelhecimento cutâneo (Fig. 8.6).

O estresse oxidativo é um dos mecanismos mais importantes do processo de envelhecimento[26]. Cada vez mais fitofármacos parecem apresentar atividade antioxidante, ou seja, parecem

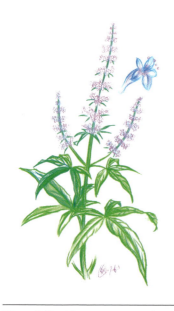

Figura 8.6 – *Vitex agnus-castus* L.

atenuar a formação dos radicais livres, altamente lesivos às membranas celulares e ao próprio DNA celular[9,10]. Na pele, esses radicais estimulam a produção de colagenases que promovem a destruição do colágeno, mesmo nas áreas fotoprotegidas. A radiação ultravioleta é a grande propulsora da formação de radicais livres na pele[26].

Alguns agentes fitoantioxidantes cutâneos têm sido bastante estudados, como a genisteína e os flavonoides (chá verde e silimarina). Outros aliam a ação antioxidante à fotoimunoproteção como é o caso do *Polipodium leucotomos, já presente em algumas formulações de fotoprotetores.* A genisteína é um fitormônio derivado da isoflavona que tem se revelado potente inibidor do fotodano cutâneo durante a exposição à radiação solar. Parece atuar por meio de mecanismos protetores antioxidantes do DNA além de inibir a cascata de efeitos gênicos desencadeada pela radiação UV, que aumenta as enzimas que lesam o colágeno[9,10].

O chá verde (*green tea*), fabricado a partir das folhas e botões da planta *Camellia sinensis*, é rico em polifenóis, na sua maioria representados por flavonoides conhecidos como catequinas (Fig. 8.7). Entre essas, a mais abundante, e mais importante, é a epigalocatequina-3-galato (EGCG), agente quimiopreventivo eficaz no controle da resposta inflamatória e da carcinogênese cutânea induzidas pela radiação UV. Alguns autores consideram sua propriedade antioxidante cutânea comparável à da vitamina C e à do alfa-tocoferol (vitamina E)[27,28].

Ainda que sejam necessários mais estudos clínicos, já existem no mercado, para o tratamento da pele, produtos contendo o chá verde ou seus principais polifenóis, como o *Mixed Fruit Acid*® (MFA), composição de vários alfa-hidroxiácidos associados ao chá verde. Acredita-se que tal associação potencializa o efeito antienvelhecimento e regenerador[29].

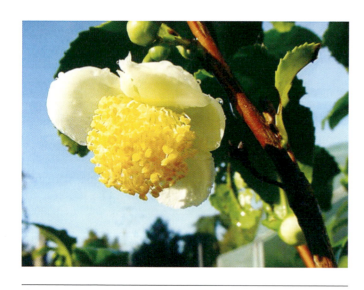

Figura 8.7 – *Chá verde (Camellia sinensis), <http://www.mythofleurs.com>*

É grande a aceitação popular dos produtos cosmecêuticos que associam fitoantioxidantes e vitaminas. Excluídos entusiasmo e abusos, projetos de pesquisa bem-sucedidos nessa direção precisam ser estimulados para garantir prescrição médica segura e proteção do paciente, mesmo que os produtos sejam de uso popular tradicional e aparentemente sem riscos.

Fitomedicamentos e afecções dermatológicas

A literatura indexada sobre o uso médico das plantas em dermatologia é relativamente restrita[30], o que faz com que esteja propensa a ser abrigada pela denominada prática alternativa. Ainda que essa prática seja objeto de discussão e equívocos, sua importância científica é indiscutível. É imprescindível e urgente que se conjuguem esforços para promover pesquisa metódica e estudos clínicos controlados oficiais.

Na prática ginecológica, alguns fitofármacos são de uso tradicional. A podofilina (*Podophyllum peltatum*), representada na (Fig. 8.8, que tende ao desuso por sua toxicidade, ainda tem lugar no tratamento tópico dos papilomas vulvares causados pelo HPV (*Human papillomavirus*), aplicada na forma de solução oleosa a 25% ou alcoólica a 5%[6].

Embora ainda sem comprovação científica, a tintura de tuia (*Thuya occidentalis*) é empregada no tratamento complementar dos papilomas e condilomas genitais, na concentração de 5% a 20% (Fig. 8.9).

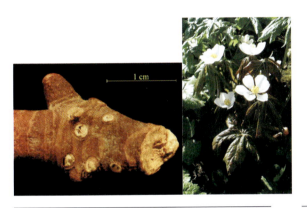

Figura 8.8 – Podofilina (*Podophyllum peltatum*), <http://ispb.univ-lyon1.fr; pharm1.pharmazie.uni-greifswald.de>

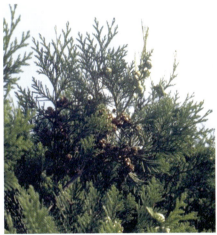

Figura 8.9 – Tuia (*Thuya occidentalis*), <http://pharm1.pharmazie.uni-greifswald.de>

Além das afecções clássicas dos genitais, a prática do ginecologista e obstetra deve atender a doenças comuns da pele, ao menos para o reconhecimento preliminar e orientação básica. Assim, algumas dermatoses comuns merecem atenção e podem ser tratadas com produtos derivados de plantas, com os cuidados cabíveis.

A *Calcndula officinalis* L. (Fig. 8.10) tem sido considerada tradicionalmente eficaz como antisséptico tópico e cicatrizante e é recomendada no tratamento de úlceras, queimaduras, herpes zoster, dermatites das fraldas e dermatites eczematosas simples. Não há relato de efeitos colaterais significativos por uso tópico e oral desse fitoterápico. O efeito anti-inflamatório da planta é atribuído aos triterpenoides. Em animais, parece estimular o processo de granulação e aumentar glicoproteínas e colágeno nos locais das feridas. Propriedades antimicrobia-

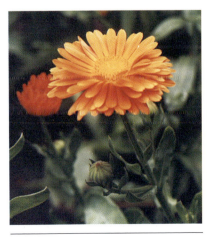

Figura 8.10 – Calêndula (*Calendula officinalis* L.). Fundação Herbarium

nas e imunomoduladoras *in vitro* também são atribuídas à *C. officinalis*[31].

Os taninos estão presentes em muitas plantas e atuam como adstringentes nas disidroses, além de auxiliar na cicatrização de feridas sangrantes.

A *Melissa officinalis* é um membro da família da menta com odor de limão (Fig. 8.11). Suas folhas produzem um óleo essencial que se propõe ao tratamento tópico do herpes simples e ferimentos menores. Polifenóis e tanino parecem ser responsáveis pelo efeito antiviral que lhe é atribuído. A *M. officinalis* parece ser segura na administração oral e tópica. Raiz e casca de *Mahonia* são associadas ao tratamento do herpes simples, assim como a escabiose pode ser tratada com óleo de malaleuca. Piodermites e micoses superficiais estão associadas ao uso de confrei e arnica[2].

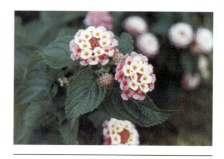

Figura 8.11 – Melissa, erva-cidreira (*Melissa officinalis* L.). Fundação Herbarium

A *Glycyrrhiza glabra* (Fig. 8.12) e *G. uralensis* têm sido propostas como ativas para o tratamento do herpes zoster e da nevralgia pós-herpética, pois parecem inibir a replicação do vírus varicela-zoster. Ainda não há estudos disponíveis a respeito. A *Glycyrrhiza glabra* também mostra ação coadjuvante na prevenção da acne ao diminuir a secreção sebácea e a proliferação bacteriana, alem de atuar como dispigmentante suave e diminuir a incidência de pigmentação pòs inflamatória, sequela comum da acne. O uso tópico do preparado com essa planta parece ser seguro nas concentrações corretas, mas deve-se tomar cuidado com a administração por via sistêmica. Na China, o herpes zoster é tratado topicamente com hibisco (*Hibiscus sabdariffa*)[2], representado na (Fig. 8.13), aparentemente seguro para usos tópico e sistêmico. Outros ativos têm sido propostos para tratamento do herpes simples[32], todos sujeitos a confirmação por meio de testes clínicos prospectivos de longa duração.

O *Allium sativum* L. (Fig. 8.14), popularmente conhecido como alho, contém o princípio ativo ajoene, que tem demonstrado atividade antimicótica. Pode determinar dermatite de contato. Deve ser evitado o uso oral durante a amamentação. Existem relatos de sangramento digestório prolongado com o uso de alho por via oral[33].

A raiz de ginseng é associada ao tratamento de cicatrizes, enquanto a *Hamamelis virginiana*, rica em taninos, atuaria como agente antibacteriano, anti-inflamatório e antipruriginoso. Pode ser indicada no tratamento das hiperidroses, bromidrose e neurodermatite. Extrato de papaia (*Carica papaya*) tem sido associado ao tratamento de úlceras crônicas e prevenção de infecção (Fig. 8.15).

A *Arnica montana* (Fig. 8.16).) é tradicionalmente usada como produto com efeito anti-inflamatório e antibacteriano, especialmente nos casos de furunculose, picadas de insetos e flebites superficiais, com risco de provocar dermatite de contato (eczema de contato).

O óleo de primrose, os ácidos gamalinoleico, araquidônico e ácido graxo ômega-6 podem ser úteis no tratamento das neurodermatites e do eczema atópico.

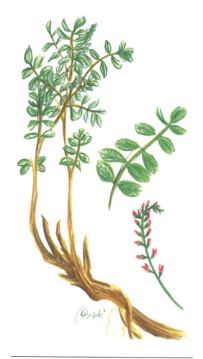

Figura 8.12 – Alcaçuz (*Glycirrhiza glabra*), <www.angelopaes.com.br; www.herbario.com.br>

FITOMEDICAMENTOS E PELE 157

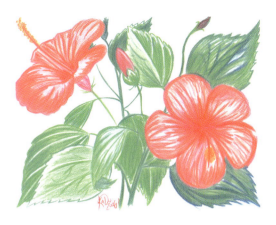

Figura 8.13 – Hibisco (*Hibiscus sabdariffa*), <http://www.herbario.com.br>

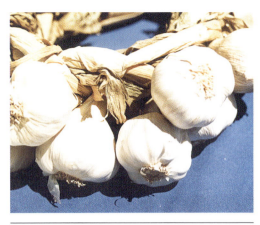

Figura 8.14 – *Allium sativum* L.

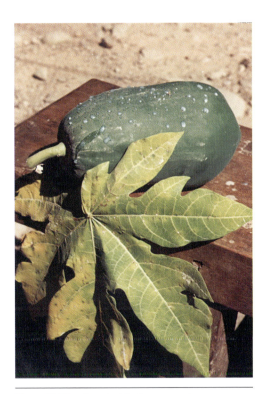

Figura 8.15 – Papaia (*Carica papaya*)

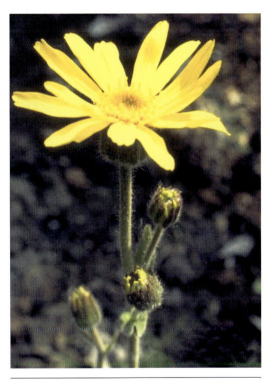

Figura 8.16 – Arnica (*Arnica montana*), <http://pharm1.pharmazie.uni-greifswald.de>

As alopecias podem ser tratadas com jojoba, óleo essencial de timo e com as tinturas de quina, capsicum[32], jaborandi e cantáridas.

No tratamento da acne são consagradas as propriedades antisépticas, antifúngicas e cicatrizantes da *Melaleuca alternifolia,* adstringentes da *Hamamelis virginiana,* e dos ácidos de frutas (cítrico, glicônico, glicólico, málico e tartárico) e as propriedades antibacterianas e antifúngicas do *Aloe vera* (L.) Burm.f..[2].

Fitomedicamentos no ciclo gravídico-puerperal

Durante o ciclo gravídico-puerperal ocorrem na pele mudanças fisiológicas típicas, atribuídas de modo geral, ao aumento dos níveis dos hormônios sexuais produzidos pela placenta. As situações mais frequentes e muitas vezes temidas, do ponto de vista estético, são as alterações pigmentares da face (cloasma), as estrias gravídicas, as alterações vasculares e o eflúvio telógeno do puerpério.

É generalizado e inteiramente justificável o temor da utilização de fármacos durante a gravidez, principalmente quando se trata de produtos que não tenham sido suficientemente testados nesse período. A mesma preocupação deve ser dispensada aos fitomedicamentos e o fato de serem produtos derivados de plantas não minimiza, absolutamente, seus riscos.

- **Cloasma Gravídico**

O ácido kójico, obtido da fermentação do arroz, é um agente despigmentante que diminui a síntese da melanina ao inibir a ação da tirosinase, além de induzir a redução da eumelanina em células já pigmentadas. Não provoca irritação cutânea e não é citotóxico. É utilizado na gravidez e puerpério nas concentrações de 1% a 3% em cremes e loções[35].

O ácido fítico, obtido do farelo de arroz, aveia ou germe de trigo é empregado na concentração de 0,5% a 2% e pode ser usado durante a gestação. Admite-se que a associação desses despigmentantes com o ácido glicólico (derivado da cana de açúcar), nas concentrações entre 2% e 10%, pode aumentar sua eficácia[36]. Eventualmente, as peles mais sensíveis requerem associação com o ácido glicirrízico, obtido do alcaçuz (*Glycirrhizia glabra*), que proporcionaria ação anti-inflamatória e antialérgica[22] semelhante à dos corticoides, porém menos potente e mais duradoura. Sua concentração usual varia entre 0,1% e 2%.

Outros fitofármacos com ação despigmentante são menos populares, como o *Biowhite* (composto de extratos vegetais de *Morus nigra*, *Saxifera stolonifera*, *Sentellara baicalenses* e *Vitis vinifera*) e o *Arbutin* (extrato vegetal de *Uva ursina*). Não há trabalhos científicos publicados até o momento quanto à segurança do uso tópico desses produtos durante a gravidez[35].

Embora não sejam conhecidas contraindicações formais dos despigmentantes no período gestacional, é prudente recomendar seu emprego somente a partir do final do segundo trimestre quando, de fato, costumam ter início as manchas hipercrômicas na face (cloasmas)[36].

- **Alterações do Tecido Conjuntivo – Estrias**

Não há tratamento que restabeleça a integridade da pele com estrias. São cicatrizes resultantes do arrebatamento da pele e, portanto, até o presente, a melhor conduta é a prevenção com a hidratação cutânea intensa e dieta apropriada à gestação, contendo o ganho abusivo de peso. Os hidratantes, por sua vez, aumentam a capacidade de distensão da pele, prevenindo a formação de estrias[35]. São usados durante a gravidez os extratos de confrei (*Symphytum officinale*), representado na Figura 8.17), germe de trigo, óleos de amêndoa, cereja, macadâmia e semente de uva, entre outros.

Associam-se agentes hidratantes com hidroxiácidos (ácido glicólico e mandélico, por exemplo), derivados da cana-de-açúcar e de frutas. Os alfa-hidroxiácidos diminuem a adesão dos corneócitos do estrato córneo, estimulam a proliferação celular epidérmica e a síntese de colágeno e glicosaminoglicanas. Diminuindo a espessu-

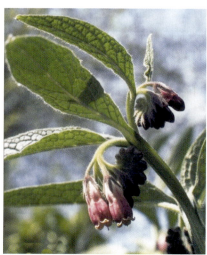

Figura 8.17 – Confrei (*Symphytum officinale*), <http://pharm1.pharmazie.uni--greifswald.de>

ra da pele, tornam-na mais flexível e, portanto, menos suscetível à formação de estrias[35]. O limite de segurança para o período de gravidez é a concentração de 10%[36].

- **Alterações dos Pêlos – Eflúvio Telógeno (*Effluvium gravidarum*)**

Durante a gravidez ocorre hipertricose fisiológica que carece de importância estética porque, normalmente, regride após o parto.

As alterações endócrinas da gestação fazem com que a proporção de cabelos na fase anágena (de crescimento) esteja aumentada em comparação com as da fase telógena (de queda). Em outras palavras, admite-se que, em condições habituais, cerca de 15% a 20% dos pêlos estejam em fase telógena. Na gravidez, essa proporção cai para 10% e aumenta consideravelmente para 30% ou mais logo nas primeiras semanas após o parto. Esse fato desencadeia a queda abrupta dos cabelos conhecida como eflúvio telógeno pós-parto.

Excluídas outras causas de alopecia, o eflúvio telógeno é fenômeno passageiro e as puérperas ficam tranquilas com o esclarecimento dado pelo médico. Outras, porém, podem permanecer ansiosas e o recurso útil é a prescrição de soluções capilares com extrato de jaborandi (*Pilocarpius jaborandi*), quina (*Cinchona officinalis*) (Fig. 8.18), ou capsicum (*Capsicum* sp.)[34] de uso tradicional em dermatologia como complemento do tratamento das alopecias.

- **Fissuras Mamilares**

Embora não existam estudos clínicos controlados, alguns ativos derivados de plantas são de uso tradicional na prática obstétrica no tratamento das fissuras mamilares de nutrizes.

Entre eles, destaca-se o bálsamo do Peru (extraído do tronco de *Myroxylon balsamum*), que tem ação cicatrizante e queratoplástica nas concentrações de 1% a 2% (Fig. 8.19). Pode ser utilizado em associação com extrato de calêndula (*Calendula officinalis* L.) na concentração de 2% a 6% ou óleos com propriedades emoliente e hidratante (macadâmina, obtido das nozes de *Macadamia ternifolia* ou o óleo de amêndoas doces, obtido das sementes de *Prunus dulcis*).

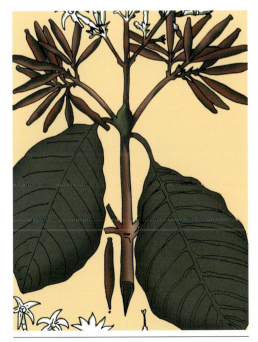

Figura 8.18 – *Quina (Cinchona officinalis)*, <http://www.portalagrario.gab.pe>

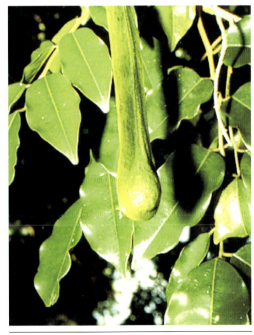

Figura 8.19 – *Bálsamo do Peru (Myroxylon balsamum)*, <http://www.crystalmontain-aromatics.com>

Estudos experimentais sinalizam que a ação antioxidante e regenerativa da genisteína poderia modular a expressão de algumas citocinas pró-inflamatórias e melhoria o processo de cicatrização da pele, sugerindo-a como uma excelente alternativa na prevenção e no tratamento das feridas cutâneas [37,38].

Embora existam muitos fitomedicamentos potencialmente úteis em ginecologia e obstetrícia, pesquisas éticas em larga escala, visando à padronização dos ativos e maior segurança na sua utilização, são necessárias. Estudos de segurança e eficácia devem ser realizados para favorecer e consolidar o progresso da terapêutica baseada nas indiscutíveis propriedades medicinais das plantas, especialmente as que se desenvolvem na formidável vitrine da flora brasileira.

- **Sugestões de Fórmulas**

Para renovação celular
- Uso tópico.
    - ácido glicólico, 10%
    - alfabisabolol, 1%
    - ácido glicirrízico, 1%
    - creme ou loção cremosa, qsp 30 g
- Aplicar à noite, remover após cinco a dez minutos. Aumentar o tempo de contato de acordo com a tolerância individual.
- Usar filtro solar pela manhã.

Hidratação
- Uso tópico.
    - alfabisabolol, 1%
    - óleo de cereja, 3%
    - óleo de macadâmia, 2%
    - óleo de prímula, 3%
    - loção base, qsp 50 mL
- Aplicar na face duas vezes ao dia.

Limpeza da pele
- Uso tópico.
    - extrato glicólico de calêndula, 3%
    - ácido glicirrízico, 0,2%
    - leite de limpeza, qsp 50 mL
- Para limpar a pele duas vezes ao dia.

Creme de limpeza para pele seca:
- extrato de calêndula, 1%
- óleo de germe de trigo, 2%
- óleo de semente de uva, 6%
- creme base de limpeza qsp 50 g
- Para limpar a pele duas vezes ao dia.

Loção de limpeza para pele oleosa
- extrato de camomila, 2%
- extrato de hamamelis, 2%
- loção base com algas marinhas, qsp 100 mL
• Para limpar a pele duas vezes ao dia.

Acne e Rosácea
- óleo de melaleuca, 5%
- alantoína, 0,4%
- gel qsp, 50 g
• Aplicar pela manhã e ao deitar após limpeza da pele.

Caspa e seborreia do couro cabeludo
- óleo de melaleuca, 5%
- xampú qsp, 100 mL
• Usar para lavar o couro cabeludo durante o banho.

Sabonete líquido
• Uso tópico.
- extrato glicólico de camomila, 2%
- alfabisabolol, 0,5%
- sabonete líquido, qsp 100 mL
• Para lavar o rosto no banho.

Redução de cicatrizes
• Uso tópico.
- extrato de Allium cepa, 10%
- óleo de rosa mosqueta, 10%
- extrato de calêndula, 2%
- óleo de apricot, 3%
- creme base hidratante, qsp 50 g
• Para massagem suave sobre a cicatriz duas vezes ao dia.

Loção repelente de insetos
• Uso tópico.
- óleo de andiroba, 5%
- óleo de citronela, 5%
- extrato de *Aloe vera* (L.) Burm.f.., 2%
- loção cremosa, 200 mL
• Aplicar nas áreas expostas pelo menos duas vezes ao dia.

Gel firmador e antioxidante
- Uso tópico.
  - extrato de Willow bark, 5%
  - extrato de Mimosa tenuiflora, 2%
  - gel fluido, qsp 50 mL
  - Para aplicar na face à noite.

Genisteína 4%
  - extrato de *Mimosa tenuiflora*, 2%
  - gel creme, qsp 30 g
- Para aplicar face á noite.

Serum nutritivo firmador
- Uso tópico.
  - extrato de Padina pavonica, 2%
  - extrato de Iris florentina, 3%
  - serum acetinado, qsp 30 g
- Para aplicar na face à noite.

Creme para a área dos olhos
- Uso tópico
  - extrato de Gynko biloba, 5%
  - extrato de cavalinha, 3%
  - extrato de Iris florentina, 5%
  - óleo de apricot, 3%
  - creme base não iônico, 30 g
- Para aplicar duas vezes ao dia.

Serum gel para olheiras e manchas
- Uso tópico.
  - ácido fítico, 2%
  - ácido kójico, 2%
  - tintura de arnica, 4%
  - alfabisabolol, 2%
  - extrato de alcaçuz, 1%
  - loção cremosa, 30 mL
- Para aplicar à noite.

Despigmentante
  - Biowhite, 4%
  - Ácido Kójico, 3%
  - Ácido glicirrízico, 1%
  - Gel/ loção base, qsp 30 g
- Aplicar face á noite.

Alopecias
- Capsaicina, 0.003%
- Alcoolato de lavanda, qsp 200 mL
- Tintura de capsicum, 10%
- Tintura de cantáridas, 10%
- Tintura de jaborandi, 15%
- Tintura de alecrim, 15%
- Alcoolato de melissa qsp, 200 mL

• Passar no couro cabeludo diariamente com fricção.

Xampu antiqueda
- extrato de jaborandi, 2%
- tintura de Capsicum, 1%
- xampu base, qsp 500 mL

• Aplicar para higiene dos cabelos, como xampu, 3 x por semana, deixando agir por 2 a 3 minutos com massagens leves.

Fissuras mamilares
- bálsamo do Peru, 1%
- extrato de calêndula, 2-6%
- óleo de amêndoas, 2%
- óleo de rosa mosqueta, 2-10%
- Tetracaína, 1%
- creme para pele sensível, qsp 30 g
- extrato glicólico de calêndula, 3%
- extrato glicólico de própolis, 3%
- Alantoína, 2%
- creme não iônico qsp, 30 g

• Para aplicação local após mamadas. Remover com higienização antes de amamentar.

Referências bibliográficas

1. Dattner AM. From medical herbalism to phytotherapy in dermatology: back to the future. Dermatol Ther 16: 106-113, 2003.
2. Mantle D, Gok MA, Lennard TW. Adverse and beneficial effects of plant extracts on skin and skin disorders. Adverse Drug React Toxicol Rev 20(2):89-103, 2001.
3. Somboonwong J, Thanamittramanee S, Jariyapongskul A, Patumraj S. Therapeutic effects of Aloe vera on cutaneous microcirculation and wound healing in second degree burn model in rats. J Med Assoc Thai 83(4):417-25, 2000.
4. Pinn G. Herbal medicine in infectious disease. Aust Fam Physician 30(7):681-4, 2001.
5. Pundarikakshudu K, Patel JK, Bodar MS, Deans SG. Anti-bacterial activity of Galega officinalis L. (Goat's Rue). J Ethnopharmacol 77(1):111-2, 2001.
6. Schwartz J, Norton AS. Useful plants of dermatology. VI. The mayapple (Podophyllum). J Am Acad Dermatol 47(5):774-5, 2002.
7. Shahi SK, Shukla AC, Bajaj AK, Banerjee U, Rimek D, Midgely G, Dikshit A. Broad spectrum herbal therapy against superficial fungal infections. Fonte: Skin Pharmacol Appl Skin Physiol 13(1):60-4, 2000.

8. Tsukahara K, Moriwaki S, Fujimura T, Takema Y. Inhibitory effect of an extract of Sanguisorba officinalis L. on ultraviolet-B-induced photodamage of rat skin. Biol Pharm Bull 24(9):998-1003, 2001.
9. Wei H, Saladi R, Lu Y. Wang Y, Palep SR, Moore J et al. Isoflavone Genistein: photoprotection and clinical implications in dermatology. J Nutr 133:3811S-3819S, 2003.
10. Kang S, Chung JH, Lee JH, Fisher GI, Wan YS, Dueel EA. Topical N-acetil cysteine and genistein prevent ultraviolet– light– induced signaling that leads to photoaging in human skin in vivo. J Invest Dermatol 120:835-841, 2003.
11. Miyazaki K, Hanamizu T, Iiuzuka R, Chiba K. Genistein and daidzein stimulate hyaluronic acid production transformed human keratinocyte culture and hairless mouse skin. Skin Plharmacol appl. Skin Physiol 15(3): 175-83, 2002.
12. Brincat MP, Galear R. The Skin and hormone replacement therapy. In Brincat MP. Hormone replacement therapy and the skin. 1st ed. New York, USA, The Parthenon Publishing group, 1-17, 2001.
13. Yaar M, Gilchrest BA. Skin Aging. Postuleted mechanisms and consequent changes in structure and function. Clin Ger Med 17(4): 617-630, 2001.
14. Shuster S, Black MM, McVitie E. The influence of age and sex on skin thicknesses, skin collagen and density. Br J Dermatol. 93: 639-643, 1975.
15. Gruber CJ, Tschugguel W, Schneeeberger C, Huber JC. Production and actions of estrogens– N Engl J Med. 346(5): 340-352, 2002.
16. Patriarca MT. Envelhecimento cutâneo: como atenuá-lo. Jornal Sobrac 2:10-12, 2003.
17. Draelos ZD. Topical and oral estrogens revisited for antiaging purposes. Fert Steril 84:291-2, 2005.
18. Sator PG, Schmidt JB, Rabe T. Skin aging and sex hormones in women– clinical perspectives for intervention by hormone replacement therapy. Exp Dermatol 13(4): 36-40, 2004.
19. Bayerl C, Deil D. Isoflavonoide in der Behandlung der Hautalterung post menopausaler frauen. Akt Dermatol 28:14-18, 2002.
20. Accorsi Neto, Haidar M, Simões R, Simões M, Soares-Jr J, Baracat ECEffects of isoflavones on the Skin of Postmenopausal women: a pilot study. Clinics(São Paulo) 64(6):505-10,2009.
21. Moraes ARB, Haidar MA, Soares Jr JM, Simões MJ, Baracat EC, Patriarca MT.The effects of topical isoflavones on postmenopausal skin:Double-blind and randomized clinical Trial of efficacy.Eur J Obstet Gynecol Reprod Biol.146(2):188-92,2009
22. Patriarca MT, Barbosa de Moraes AR, Nader HB,Petri V, Martins JRM, Gomes RCT, Soares JM . Hyaluronic acid concentration in postmenopausal facial skin after topical estradiol and genistein treatment. MENOPAUSE. 20(3):336-341, 2013
23. Silva LA,Carbonel AA, Moraes ARB,Simões RS, Sasso GRS, Goes L, Nuunes W,Simões MJ,Patriarca MT.. Collagen concentration on the facial skin of postmenopausal women after topical treatment with estradiol and genistein: a randomized double-blind controlled trial. Gynecol Endocrinol.33(11):845-48, 2017.
24. Alves DC, Silva CR. Fitohormônios: abordagem natural da terapia hormonal. São Paulo, Editora Atheneu, 2002.
25. Bigliardi-Qi M, Sumanovski LT. Büchner S, Rufli T, Bigliardi PL. Mu– Opiate Receptor and Beta-Endorphin Expression in Nerve Endings and Keratinocyes in Human Skin. Dermatology 209: 183-89, 2004.
26. Baumann L. A dermatologist's opinion on hormone therapy and skin aging. Fert Steril 84(2):289-90, 2005.
27. Katiyar SK, Afaq F, Perez A, Mukhtar H. Green tea poliphenol – epigallocatechi-3 gallate treatment of human skin inhibits ultraviolet radiation-induced oxidative stress. Carcinogenesis 22: 287-94, 2001.
28. Hsu S. Green tea and skin. J Am Acad dermatol 52: 1049-59, 2005.
29. Kede, MPV. Abordagem terapêutica do envelhecimento cutâneo. In Kede NPV, Sabotivith O. Dermatologia estética. São Paulo, Atheneu, 55-72, 2003.
30. Brown DJ, Dattner AM. Phytotherapeutic approaches to common dermatologic conditions. Arch Dermatol; 134(11):1401-4, 1998.
31. Grimme H, Augustin M. Phytotherapy in chronic dermatoses and wounds: what is the evidence? Forsch Komplementarmed; 6 Suppl 2:5-8, 1999.
32. Nakano M, Kurokawa M, Hozumi T, Saito A et al. Suppression of recurrent genital herpes simplex virus type 2 infection by Rhus javanica in guinea pigs. Antiviral Res; 39(1):25-33, 1998.
33. Milner JA. A historical perspective on garlic and cancer. Fonte: J Nutr; 131(3s):1027S-31S, 2001.
34. Kobayashi Y, Nakano Y, Kizaki M, Hoshikuma K, Yokoo Y, Kamiya T. Capsaicin-like anti-obese activities of evodiamine from fruits of Evodia rutaecarpa, a vanilloid receptor agonist. Planta Med 67(7):628-33, 2001.
35. Rodrigues AS. Estética e gravidez. In Kede MPV, Sabotovich O. Dermatologia estética. São Paulo, Atheneu, 303-321, 2003.
36. Duarte I, Buense R, Lazarini R. Cosméticos na gravidez. In Tedesco JJA. A grávida – suas indagações e as dúvidas do obstetra. São Paulo, Atheneu, 141-165, 1999
37. Marini H, Polito F, Altavilla D, Irrera N, Minuto li L, Caló M Adamo EB, Vaccaro M, Squadrito F, Brito A. Genistein aglycone improves skin repair in a incisional model of wound healing: a comparision with raloxifene and oestradiol in ovariectomized rats.Br J Pharmacol 160(5):1185-94, 2010.
38. Park E, Lee SM,Jung IK, Lim Y, Klim JH. Effects of genistein on early-stage cutaneous wound healing. Biochem Biophis Res Commun. 410(3):514-9, 2011ntroduç

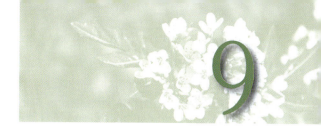

Fitomedicamentos e Sistema Respiratório

- Mônica Aidar Menon Miyake
- Marcel Menon Miyake

Introdução

Nas últimas décadas, paralelamente aos avanços das ciências médicas, observa-se aumento expressivo da procura pela "medicina alternativa" ou "medicina complementar" no mundo todo. Isso também é claramente perceptível no consultório dos médicos envolvidos no manejo das doenças respiratórias, pela grande frequência e cronicidade de quadros como rinite, asma, IVAS (Infecções das Vias Aéreas Superiores). Estas práticas complementares são parte da tradição, cultura e folclore de todos os povos e dentre elas, a mais disseminada e ancestral é a fitoterapia[1]. No Brasil, país da maior biodiversidade do mundo, inúmeras plantas são conhecidas e utilizadas no tratamento das doenças respiratórias.

Contrariando a sabedoria popular, no entanto, o uso aleatório e indiscriminado de ervas medicinais não é isento de reações adversas e intoxicações[2,3]. Muitas plantas popularmente usadas são cultivadas nos quintais ou adquiridas no comércio informal, sem garantias de qualidade e procedência. Pacientes e médicos desconhecem muitos dos riscos de toxicidade e interação medicamentosa dos fitoterápicos e medicamentos alopáticos. Cabe ao médico adquirir informações sobre as plantas mais utilizadas em sua especialidade e região. Contudo, o melhor conhecimento das plantas medicinais e de seus princípios ativos também gera pesquisa e desenvolvimento de medicamentos seguros de base vegetal, e assim pode-se aumentar o leque de opções ao tratamento de muitas doenças. Esta é a fundamentação dos fitomedicamentos[4].

O objetivo deste capítulo é embasar o uso dos fitomedicamentos disponíveis hoje para tratamento das doenças respiratórias. Serão abordadas algumas das plantas medicinais e fitoterápicos utilizados popularmente, passando pela conceituação da medicina complementar e pesquisa clínica de fitomedicamentos, o que lhes contere a segurança e confiabilidade diferencial em relação aos demais fitoterápicos.

Fitomedicamentos: realidade e perspectivas

> "Ultimately, increased attention to a rigorous evidence base for all health care practices will benefit patients and families. The time for bad science, whether in conventional or unconventional medicine, is past".
>
> *(Em última análise, a maior atenção para uma rigorosa base de evidência científica de todas as práticas médicas irá beneficiar os pacientes e suas famílias. Já passou o tempo da ciência malpraticada, seja na medicina convencional ou não convencional".).*
>
> Chan E. **Quality of Efficacy Research in Complementary and Alternative Medicine**
> *JAMA*. 2008;299(22):2685-2686.

Esta frase da editora do *Journal of American Medical Association* (JAMA) é emblemática[5]. Numa das publicações mais importantes do planeta, se assume a existência, a importância e a necessidade de abertura às práticas de Medicina complementar, à procura do padrão de pesquisa e segurança necessários exigidos com a modernidade.

O conhecimento popular, tradicional e empírico das propriedades medicinais das plantas vem de milhares de anos através de gerações e denomina-se etnobotânica ou etnofarmacologia. A fitoterapia já era utilizada há cerca de 60.000 anos, como mostram desenhos encontrados em cavernas, mas só a partir do século XIX, as plantas medicinais passaram a ser pesquisadas e seus princípios ativos, identificados para fins industriais, como os salicilatos (derivados da casca do salgueiro, *Salix alba*)[2]. Hoje, segundo a Organização Mundial de Saúde (OMS), cerca de 80% da população mundial tratam seus males seguindo preceitos da etnobotânica e o mercado de fitoterápicos movimenta cifras da ordem de bilhões de dólares anualmente na Europa e na América do Norte[6]. No Brasil, somente em 2001, mobilizou-se R$ 1 bilhão em toda a cadeia produtiva de fitoterápicos nesta área onde o crescimento das vendas é aproximadamente de 10% ao ano[7].

Em otorrinolaringologia, a maior procura por medicina complementar se faz por pacientes que apresentam queixas crônicas como rinite alérgica e zumbido, também infecções de repetição, neoplasias, além daqueles que têm indicação cirúrgica e pretendem protelar ou suprimir a operação[2].

Há cerca de 30 anos, na Alemanha, surgiu a fitomedicina ou fitoterapia racional: as plantas medicinais passaram a ser pesquisadas a partir da sua utilização etnobotânica, e medicamentos confiáveis têm sido produzidos com estes princípios. Com a seleção das plantas e cultivo controlado em fazendas, colheita em época determinada e armazenamento adequado, os extratos são produzidos, padronizados e purificados de seus componentes tóxicos. Depois da padronização, a pesquisa clínica torna-se possível e os resultados, reprodutíveis em qualquer lugar do planeta. Por exemplo, um extrato de *Ginkgo biloba* L. está padronizado mundialmente contendo 24% de flavonoides e 6% de lactonas. O ácido ginkgólico, um princípio tóxico, é neutralizado neste processo, o que não acontece com preparados da planta *in natura*[4].

Assim como os preparados com *Ginkgo biloba* L., muito utilizados na otorrinolaringologia para os quadros vertiginosos e no zumbido, outros fitomedicamentos são bem conhecidos especificamente no tratamentos de doenças respirtórias: *Pelargonium sidoides* para IVAS; *Petasites hybridus*, para rinite alérgica; e *Hedera helix*, para tosse e broncoespasmo. Sua comercialização no Brasil foi iniciada na última década porém nenhum deles tem por base uma planta da Farmacopeia Brasileira.

Pesquisa com fitomedicamentos

Frente a tantas plantas nacionais reconhecidas por seus benefícios em doenças respiratórias, e na viabilização do processo de exploração da flora medicinal brasileira de forma científica e racional, é fundamental que os medicamentos fitoterápicos sejam devidamente estudados e tenham sua eficácia e segurança comprovadas. Para tanto, é imprescindível o conhecimento de todos os passos da pesquisa pré-clínica e clínica, em conformidade com as normas do GCP-ICH (*Good Clinical Practice – International Conference on Harmonization*) e da resolução 196/96 CNS/MS (Conselho Nacional de Saúde / Ministério da Saúde) e seus desdobramentos. Existem peculiaridades, problemas e facilitações no processo de pesquisa de fitomedicamentos[8].

A pesquisa clínica, em última instância, vai proporcionar a possibilidade de utilização em larga escala daquele fitomedicamento. São necessários estudos *in vitro* e em animais para demonstrar a segurança, doses terapêuticas e tóxicas (fase pré-clínica). Posteriormente, estudos em seres humanos devem comprovar a eficácia e tolerância de um fitomedicamento (fases I a IV). Existe facilitação especialmente na fase pré-clínica, pois a molécula a ser investigada já tem alvos delineados. Em todas as etapas clínicas, existe facilitação no recrutamento e retenção dos sujeitos nos estudos pela predisposição da população ao uso de fitoterápicos. O aspecto regulatório também é favorável com regras modernas e bem estabelecidas pela RDC-14 de 2010 (ANVISA), que aperfeiçoou e sucedeu a RDC-48 de 2004, incluindo a registro e propaganda, assegurando garantia da qualidade semelhante à de medicamentos sintéticos. Comparativamente a outros países, no Brasil, o tempo de avaliação nas três instâncias regulatórias (CEP-CONEP-ANVISA) costuma ser mais prolongado[8]. (Nota da Editora: Vide Capítulo 1.)

No aspecto ético, apesar da larga utilização, os fitoterápicos não devem ser liberados inadvertidamente para pesquisa em gestantes e crianças. A população indígena, caracterizada como "vulnerável" em pesquisa clínica, é especial interessada e potencial beneficiária neste processo, está legalmente protegida e poderia participar ativamente com transmissão do conhecimento etnobotânico e no manejo sustentável nas áreas de cultivo das plantas medicinais nativas, dentro de normatizações definidas. Na prática, ainda são encontrados alguns empecilhos para esta implementação[8].

A indústria farmacêutica tende a investir mais em pesquisa e desenvolvimento de medicamentos a partir das plantas medicinais brasileiras, porém o sucesso destas iniciativas depende da sua interação com os pesquisadores (universidade) e o Governo, como fiscalizador e promotor das políticas de saúde. O guaco (Mikanea glomerata), um dos doze medicamentos fitoterápicos disponíveis no SUS-no Elenco de Referência Nacional do Componente Básico da Assistência Farmacêutica, tem aplicação nas doenças com quadro de tosse produtiva[9].

Nota da Editora: *(Vide Capítulo 2).*

Assim, os fitomedicamentos são realidade e perspectiva, presente e futuro promissor, também nas doenças do trato respiratório.

Fitoterápicos e plantas da farmacopeia brasileira para afecções respiratórias

Várias plantas utilizadas popularmente no tratamento de afecções respiratórias merecem citação, apesar de não se enquadrarem na definição estrita dos fitomedicamentos, pela frequência de seu uso e pela possibilidade de estarem na base de futuros fitomedicamentos.

Luffa operculata

Luffa operculata, conhecida no Brasil como buchinha-do-norte ou cabacinha, é a planta medicinal mais utilizada e lembrada pela população para o tratamento de rinites e rinossinusites (Fig. 9.1)[2]. A evidência científica é escassa mas hoje estão disponíveis produtos homeopáticos e homotoxicológicos (biorreguladores) contendo este princípio ativo. Porém a maioria dos otorrinolaringologistas conhece seus efeitos e com frequência recebe pacientes em utilização (muitas vezes não referida) da planta *in natura*, apresentando reações adversas como epistaxe, irritação nasal, alterações do olfato[10].

As distorções decorrentes do uso inadvertido desta planta estão relacionadas à crença equivocada de que "tratamentos com plantas são naturais e não fazem mal". Problemas podem acontecer em função de má procedência da planta, armazenamento inadequado, dose e preparo indevidos, principalmente. No caso de uso da *Luffa operculata,* é possível inclusive ocorrer piora ou complicação do quadro de rinossinusite sem que isto seja associado à utilização da planta[10].

A *Luffa operculata* é uma dicotiledônea da família Cucurbitaceae. Dentre vários nomes populares, é mais conhecida como buchinha-do-norte ou cabacinha no Brasil, e esponjuelo ou esponjilla na América Latina (Fig. 9.1), onde seu uso é secular. No meio rural do Norte e Nordeste do Brasil, também se utiliza *Luffa operculata* em forma de "garrafada". Esta mistura também conhecida como abortiva e purgativa já demonstra uma ação irritante de mucosas. Para o tratamento das rinites e rinossinusites, a população usa o fruto seco da *Luffa operculata* numa infu-

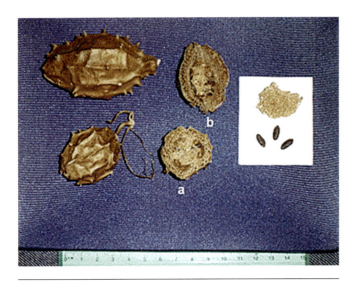

Figura 9.1 – *Frutos secos da Luffa operculata (L.) Cogniaux, corte transversal (a) e longitudinal (b). No detalhe, o mesocarpo fibroso e as sementes*

são recomendada informalmente pelos vendedores de ervas medicinais, feita com 1/4 do fruto em 500ml de água e administra-se por inalação, ou instilação de gotas nasais, "às quais se segue profusa rinorreia mucopurulenta, às vezes sanguinolenta, acompanhada da expulsão de pólipos"[11].

A *Luffa operculata* age sobre as mucosas por efeito das cucurbitacinas e de seus glicosídeos. A saponina colabora com esta ação, emulsificando compostos lipossolúveis ativos, o que facilita o contato e absorção da isocucurbitacina pelas mucosas e resulta em ação cáustica sobre as mesmas[11].

Estudos experimentais recentemente publicados avaliam a função e a morfologia do tecido epitelial sob ação da *Luffa operculata*. Num estudo dose resposta, no modelo experimental do palato isolado de rã, foram coletadas amostras do epitélio para estudo histológico à microscopia-de-luz e microscopia eletrônica de transmissão. Nos palatos tratados, os achados à microscopia-de-luz mostraram lesões epiteliais de padrão tóxico, dose-dependentes. Na microscopia eletrônica, o aumento dos espaços intercelulares e ruptura de *tight junctions* traduzem anormalidade no transporte iônico e de fluidos, como num "*peeling*" na mucosa[10]. O estudo funcional com infusão de *Luffa operculata* mostra os seus efeitos sobre a atividade mucociliar, com redução da velocidade de transporte mucociliar, alteração da frequência do batimento ciliar e positivação do gradiente da membrana, confirmando a ruptura típica de lesões tóxicas[12].

Esta ação círúgica sobre o epitélio pode se tornar recomendável se forem estabelecidas concentrações seguras de extrato padronizado à base da *Luffa operculata*. Adicionalmente, estudo recente *in vitro* demonstrou atividade antibacteriana de um extrato de *Luffa operculata* contra S. pyogenes, além de S. pneumoniae and S. aureus (Scalia e cols.)[13]

A literatura demonstra que o uso informal e inadvertido desta planta envolve riscos, como bem se conhece clinicamente.

- **Guaco *(Mikania sp.)***

Guaco é um nome bastante comum, utilizado para designar várias espécies do gênero *Mikania*, plantas trepadeiras bastante parecidas e usadas para fins terapêuticos semelhantes. No Brasil há destaque para as publicações com *M. cordifolia*, *M. glomerata*, *M. guaco* e *M. laevigata*[14].

Na população geral, os xaropes preparados com folhas de guaco são muito utilizados na tosse de várias origens como tratamento sintomático. Dada a liberação do guaco como uma das oito plantas a serem utilizadas no SUS, o melhor conhecimento desta planta medicinal se faz necessário, baseado em evidência científica[9]. Os preparados de guaco têm indicações e contraindicações, vantagens e desvantagens a serem consideradas.

Mikania é um dos gêneros da família Asteraceae (anteriormente Compositae), que abrange mais de 300 espécies. A *Mikania glomerata* Spreng. é a espécie mais descrita na literatura sobre plantas medicinais no Brasil, e incide em países como Paraguai e Venezuela. Outras espécies de *Mikania* incidem na América do Sul e Central, sendo *M. guaco* e *M. cordifolia* encontradas em vários países, mas *M. laevigata* só foi catalogada no Brasil[14].

Mikania glomerata é uma trepadeira de grande porte, perene, com folhas verde-escuras e brilhantes que, maceradas, têm um agradável cheiro balsâmico (Fig. 9.2a). As flores branco-amareladas do guaco atraem abelhas melíferas e, apesar de bem adaptada ao cultivo doméstico, esta planta nativa do sul do Brasil nem sempre floresce em outras regiões (Fig. 9.2b)[14].

O guaco tem uso medicinal há séculos e já compunha a primeira edição da Farmacopeia Brasileira, em 1929. O fitofármaco está nas folhas, ou seja, onde existe maior concentração de princípio ativo da planta. Dentre ações diversas ação tônica, depurativa, febrífuga, sua ação mais evidente é como expectorante e antigripal[1,14].

Os constituintes do óleo essencial contém di e sesquiterpenos, taninos, saponinas, resinas, guacina e guacosídeo, estimando-se que os principais efeitos terapêuticos podem ser atribuídos à cumarina (11% em algumas espécies), conhecido anticoagulante, mas responsável, pelo me-

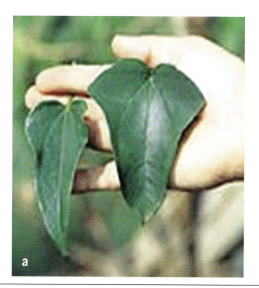 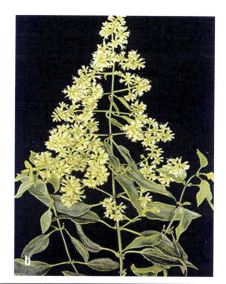

Figura 9.2 – *Mikanea glomerata* Spreng.: (a) folhas e (b) flores[13]

nos em parte, pela atividade broncodilatadora da planta através do relaxamento da musculatura lisa. As saponinas, tais como os detergentes, quebram a camada de fosfolípides da membrana e contribuem para fluidificar o muco. Agentes antibacterianos, insecticidas, anticancerígenos e antitumorais, dentre eles as germacranolidas, ácidos cafeoilquínicos, ácido kaurenico, estigmasterol, taninos e resinas ainda estão sendo investigadas[15].

O guaco é bem conhecido como broncodilatador, expectorante e antitussígeno, empregado na tosse de vários quadros respiratórios incluindo a bronquite, pleuris, gripes e resfriados, asma. Em função da cumarina, contraindica-se o uso de guaco em hepatopatas, aos pacientes em uso de anticoagulantes e crianças menores de um ano. Espécies de guaco, *M. glomerata* Spreng. e *M. laevigata* Schultz Bip. ex Baker estão hoje incluídas na Farmacopeia Brasileira[16] com previsão de uso de suas partes aéreas em preparações extemporâneas, além das tinturas e do xarope, a partir das folhas secas. Neste mesmo documento há inseridas outras plantas com ação expectorante (Tabela 9.1).

- **Ananas comosus L. Merr.**

A bromelina é um extrato do caule e da polpa dos frutos do abacaxizeiro (*Ananas comosus* L. Merr.), uma bromeliácea (Fig. 9.3). As propriedades medicinais do abacaxi são exploradas desde tempos remotos e atualmente a bromelina é reconhecida como agente fibrinolítico, antitrombótico, antitumoral, imunomodulador, cicatrizante de feridas e coadjuvante no tratamento

Tabela 9.1 – **Plantas da Farmacopeia Brasileira com ação expectorante**

Planta	Nome popular	Fitofármaco	Preparação
Illicium verum Hook F.	anis estrelado	frutos secos	infusão (preparação extemporânea)
Justicia pectoralis Jacq.	chambá, trevo-cumaru	partes aéreas	infusão (preparação extemporânea)
Polygala senega L.	Poligala	Raízes	infusão (preparação extemporânea)
Vernonia polyanthes Less	assa-peixe	folhas secas	infusão (preparação extemporânea)
Malva sylvestris L.	Malva	folhas e flores secas	infusão (preparação extemporânea)
Zingiber officinale Roscoe	Gengibre	rizoma seco	infusão (preparação extemporânea) ou tintura

de doenças inflamatórias intestinais. Nas vias respiratórias, observa-se atividade proteolítica semelhante à N-acetilcisteína (mucolítica), além de imunomoduladora. Também é descrito que a bromelina ajuda na absorção de antibióticos como amoxicilina[17]. A bromelina pode potencializar os efeitos dos antiagregantes plaquetários e fibrinolítico e também é um sensibilizante de vias aéreas. É importante, assim, não receitar a pacientes que já usam anticoagulantes e aos sabidamente alérgicos a abacaxi.

A formulação da polpa de abacaxi com mel gera um produto disponível no mercado nacional. Esta formulação pode ser classificada como fitoterápica, não é um fitomedicamento. O xarope é indicado para alívio da tosse. Ele é demulcente e contém fenóis com ação antioxidante e antimicrobiana. Não deve ser usado em crianças menores de um ano[18]. Deve ser consumido com cautela por pessoas com diabetes *mellitus*, refluxo gastroesofágico e nas afecções diarreicas.

A associação entre a bromelina e o mel de abelha tem se mostrado segura e eficaz no tratamento da tosse causada por doenças respiratórias agudas.

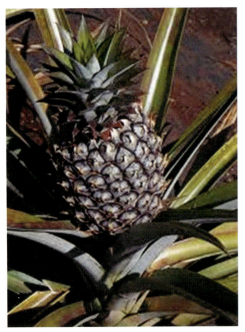

Figura 9.3 – *Ananas comosus* L. Merr.

São desejáveis mais estudos para explorar o potencial imunomodulador e a eficácia clínica da bromelina no tratamento da asma brônquica e das infecções virais e bacterianas das vias aéreas[17].

Medicina Baseada em Evidência (MBE) e segurança dos fitoterápicos e fitomedicamentos

A MBE vem caracterizando as publicações recentes e visa elevar o nível dos estudos apresentados. Em última instância, quando se trata de estudos clínicos, a MBE valoriza os trabalhos em conformidade com o GCP-ICH, com amostragem expressiva, grupo controle, randomização e cegamento de amostras, além de outros parâmetros. As práticas de medicina complementar atuam sob diferentes paradigmas e oferecem algumas dificuldades à padronização de estudos. Uma delas é que a maior parte das publicações não está em língua inglesa, o que restringe a divulgação em revistas indexadas. A disseminação deste conhecimento permite estabelecer principalmente a segurança, interações medicamentosas além da eficácia terapêutica dos tratamentos.

Em revisão sistemática publicada em 2006 pela iniciativa ARIA (*Allergic Rhinitis and its Impact on Asthma*) avaliou-se a eficácia e a segurança das práticas complementares em pacientes com rinite e asma confirmadas por evidência científica[19]. A revisão concluiu que a medicina alternativa e complementar é largamente utilizada no mundo todo, a partir de um levantamento de artigos em inglês, estudos randomizados, duplo-cegos balizados pela escala de Jadad. As meta-análises avaliadas nos estudos com acupuntura não mostraram evidência de benefício para rinite e asma. Quanto à homeopatia, havia muitos estudos de boa qualidade, porém com resultados inconsistentes. Já os trabalhos de fitoterapia demonstraram eficácia, mas o pequeno número de publicações não permitiu referendar a modalidade. A recomendação do artigo foi sobre uma maior preocupação nestes estudos com a segurança dos fitomedicamentos, visando efeitos adversos, interações medicamentosas e uso indiscriminado (ARIA)[19].

> "Oh! Imensa é a graça poderosa que reside nas ervas e em suas raras qualidades, porque na terra não existe nada tão vil que não preste algum benefício especial. Dentro do cálice da débil flor, residem o veneno e o poder medicinal..."
>
> Romeu e Julieta – Ato II, Cena III - William Shakespeare (século XVII), referindo-se à *Mandragora officinarum L.*

Na MBE também se detecta aumento do risco de sangramentos diversos e sangramento cirúrgico aos diversos especialistas de vias respiratórias como otorrinolaringologistas e cirurgiões torácicos[3]. A American Association of Anesthesia recomenda que sejam suprimidos os seguintes fitomedicamentos e fitoterápicos 2 a 3 semanas antes de algum procedimento eletivo, e que a ingestão dos mesmo sejam questionada em pacientes com epistaxe ou qualquer outro tipo de sangramento. São mais conhecidos os 4 Gs: Garlic (alho *Allium sativum L.*), Ginkgo biloba, Gengibre (*Zingiber officinale* Roscoe) e Ginseng (*Panax ginseng*), além do *Tanacetum parthenium*, Dong quai, do trigo negro e trevo vermelho (fitoestrógenos) e da camomila (*Matricaria recutita*)[20].

Outras interações relacionadas ao peroperatório são a instabilidade cardiovascular causada principalmente por efedria, yoimbina, alcaçuz; pela potencialização do efeito sedativo da anestesia com kava kava, valeriana; metabolismo exacerbado de drogas do pós-operatório com *Hypericum perforatum* e *Hydrastis canadensis*[3].

Dentre as distorções e curiosidades descritas em literatura e eventos oficiais, está o relato da Kava kava (*Piper methysiticum*), conhecido ansiolítico: houve época em que a quantidade comercializada pela internet diariamente superava a sua produção anual na ilha de Fidji, onde é cultivada. A *Mentha X piperita,* usada externamente nos quadros respiratórios em óleo ou unguento, pode determinar dermatite de contato no local da aplicação. Já a *Echinacea purpurea* (L.) Moench mostra ação imunoestimulante em muitos estudos, sendo muito utilizada e vendida na América do Norte visando prevenir infecções. Porém, boa parte dos medicamentos comercializados contém a *Echinacea angustiphoglia* que não demonstra ter as mesmas propriedades. Coadjuvante e estimulante nos quadros infecciosos, o Noni (*Morinda citrifolia*), vendido informalmente como suco, pode ser hepatotóxico[3].

Fitomedicamentos para doenças respiratórias

- **Pelargonium sidoides**
  - planta medicinal = *Pelargonium sidoides*
  - fitomedicamento = EPs7630 (extrato padronizado)
  - fitofármaco = extrato alcoólico das raízes

No século XVIII, um major inglês a serviço na África do Sul foi beneficiado por um tratamento com o decocto das raízes de *Pelargonium sidoides* a ele prescrito por nativos do local. *Pelargonium sidoides* é uma espécie de gerânio que incide no sul da África, e o poder medicinal de suas raízes é reconhecido há séculos por tribos daquela região (Fig. 9.4). O militar levou a planta à Europa, onde seu uso se disseminou. Relatos científicos aos moldes da época foram feitos às sociedades médicas europeias, mostrando os efeitos benéficos nas doenças das vias aéreas superiores e inferiores[21].

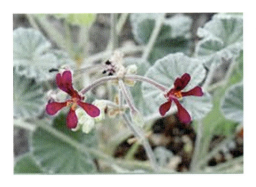

Figura 9.4 – *Pelargonium sidoides*

A utilização do *Pelargonium sidoides* resistiu ao tempo e, a partir dos anos 70, com o surgimento da fitomedicina e a disponibilização do extrato padronizado, vem sendo aplicado em conformidade com a evidência científica mais moderna, à semelhança dos medicamentos sintéticos. Estudos recentes têm comprovado de forma objetiva sua utilidade em faringoamigdalites, bronquites, e nas viroses respiratórias como o resfriado e a gripe. Dentre os princípios ativos determinantes do extrato etanólico EPs7630 estão cumarinas e polifenóis, razão pela qual a principal contraindicação deve ser a pacientes hepatopatas[21].

- **Resfriado e Gripe**

O resfriado comum é a virose mais frequente do mundo. Nos Estados Unidos, é a maior causa de visitas médicas e resulta anualmente em 189 milhões de faltas escolares. Ao longo de um ano, a população americana contrai aproximadamente um bilhão de resfriados. Por sua vez, a gripe também apresenta taxa variável de mortalidade e altíssima morbidade: acomete a todo inverno mais de 100 milhões de pessoas na Europa, Japão e Estados Unidos[22].

O resfriado tem sintomatologia mais leve e menos incapacitante que a gripe, porém ambos os quadros levam a diminuição temporária do *clearance* mucociliar, propiciando infecções bacterianas secundárias. Assim, estas viroses preocupam pelo absenteísmo no trabalho e na escola, e também pela possibilidade de complicações, tais como rinossinusites, faringotonsilites, otites, bronquites, pneumonias.

Quanto aos agentes etiológicos, o resfriado comum tem por principal agente causal o rinovírus (30-50%), seguido do coronavirus (10-15%), adenovírus, vírus sincicial respiratório e outros. O quadro é benigno, autolimitado, com coriza, espirros, irritação faríngea, às vezes febre e cefaleia, mas bom estado geral. Acomete adultos de 3 a 4 vezes ao ano, enquanto nas crianças os episódios são de 6 a 8 ao ano[22].

Na gripe há sazonalidade, o maior número de casos ocorre entre outono e inverno. O maior comprometimento do estado geral do paciente leva a febre alta, cefaleia, mialgia, além dos sintomas respiratórios obstrutivos e secretores. A gripe também pode ser causada por vários agentes virais, mas o mixovirus influenzae (A e B) é o principal causador dos quadros graves, que cursam com óbito. Altamente mutagênico, o vírus apresenta com muita frequência cepas antigenicamente diferentes, contra as quais a população não está imunologicamente preparada[22]. Daí a importância da vacinação anual, atualizada quanto às cepas epidemiologiamente mais contagiosas, como o H1N1.

- **Tratamento das Infecções das Vias Aéreas Superiores**

Os idosos e imunodeficientes são populações que se beneficiaram ao longo dos últimos anos das vacinações contra gripe, pela queda da taxa de mortalidade. Contudo, somente vírus Influenza estão na composição da vacina, o que não exime os pacientes de outros contágios. Outra forma mais específica de tratar as gripes são os antivirais, que devem ser administrados nos primeiros dias do quadro e não são indicados nos resfriados.

No resfriado e na gripe, o tratamento visa a melhora do estado geral e a manutenção das atividades do paciente. Normalmente, os pacientes utilizam medicação sintomática, frequentemente em associação que não raramente leva a importantes efeitos adversos. Os medicamentos não alteram a evolução da virose nem sua duração. São usados informalmente analgésicos e antitérmicos, anti-inflamatórios esteroides e não esteroides, anti-histamínicos, descongestionantes tópicos e sistêmicos, mucolíticos, expectorantes, vitaminas, soluções salinas, dentre outros[23].

Medicação caseira também gera riscos. É frequente a referência de lavagem nasal feita com solução salina feita em concentração aleatória e sem armazenamento adequado. O uso de mel como antitussígeno pode provocar dispepsia, refluxo e diarreia. Bastante comum é o uso não embasado da própolis e da *Luffa operculata* (buchinha-do-norte), já citada neste texto[2].

Comparados aos medicamentos quimicamente sintetizados e classificados por ação farmacológica, os fitomedicamentos se notabilizam por seus efeitos sinérgicos e por suas ações farmacológicas múltiplas, o que é também característico de muitas plantas medicinais quando usadas *in natura*.[4] Tal fato se deve aos fitocomplexos, moléculas maiores com diferentes sítios de ação.

O extrato padronizado de *Pelargonium sidoides* EPs7630 mostra efetividade em estudos *in vitro* e *in vivo* atestando redução de intensidade e duração dos sintomas respiratórios, por ativação da resposta imune inespecífica quando na presença dos vírus. Ele aumenta a atividade fagocitária, aumenta produção de TNF, aumenta a produção de óxido nítrico nas vias aéreas superiores, potencializando a ação antimicrobiana. Também foi provada uma ação bacteriostática, menos intensa se comparada a antibióticos convencionais. O EPs7630 tem ação mucocinética, aumentando a frequência dos batimentos ciliares, e isto diminui a estase do muco nas vias aéreas. Além disso, induz atividade *interferon-like in vitro* contra agentes virais, um efeito citoprotetor da mucosa, o que dificulta a evolução do processo de proliferação viral[21,24,25].

- ***Petasites hybridus***
  - planta medicinal = *Petasites hybridus*
  - fitomedicamento = Ze 339 (extrato padronizado)
  - fitofármaco = extrato das folhas

Petasites hybridus (Fig. 9.5) é uma herbácea da família Asteraceae, nativa da Europa, nordeste da África e sudeste da Ásia. É conhecida na Suíça como *butterbur* pois na antiguidade suas largas folhas eram usadas para embalar a manteiga[26]. Extratos de *butterbur* vêm sendo usados há muitos anos na Europa para asma brônquica, enxaqueca e também como antiespasmódico, analgésico e antialérgico, atuando sobre o *hay fever* ou rinite alérgica sazonal. Os efeitos múltiplos se devem aos fitocomplexos. As folhas e as raízes da planta contêm petasinas, o princípio ativo mais importante. Na fabricação do extrato Ze 339 de *Petasites hybridus*, feito a partir das folhas, são neutralizados alcaloides de pirrolizidina, que são hepatotóxicos, por um processo patenteado de extração com dióxido de carbono[26]. Fitomedicamentos à base de *Petasites hybridus* não estão disposníveis no mercado brasileiro neste momento.

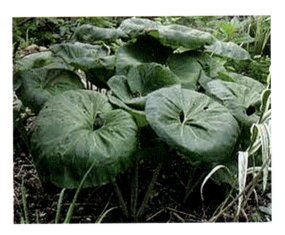

Figura 9.5 – *Petasites hybridus*

- **Rinite Alérgica**

A Rinite é uma doença altamente prevalente em todo o mundo: estima-se que atinja mais de 500 milhões de pacientes de todos os países, todas as etnias, todas as condições socioeconômicas e de todas as idades[27]. A alergia nasal é uma das suas principais causas. Além disso, é a doença respiratória crônica mais comum em adultos jovens e crianças, tendo um impacto considerável na vida dos próprios pacientes e na saúde pública. Nos EUA, cerca de 20% da população apresenta rinite e na América Latina, a prevalência varia de 18,5% a 45,1%[28]. O impacto econômico da Rinite Alérgica (RA) é muitas vezes subestimado, com altos custos indiretos[27].

A Rinite Alérgica (RA) é a mais frequente das reações de hipersensiblidade do tipo I, cujos sintomas são deflagrados por alergenos, especialmente inalantes. Tem sido classificada em persistente ou intermitente, e com sintomatologia leve, moderada ou grave, para melhor direcionar as medidas terapêuticas. A história clínica de coriza, espirros, prurido e obstrução nasal é típica, porém a RA frequentemente leva a comorbidades e complicações (rinossinusite, rinoconjuntivite, otite média secretora, faringoamigdalite, laringite, tosse crônica) que irão impactar na vida do paciente e sua família[29].

A sintomatologia obstrutiva pode gerar o quadro do respirador oral. Pacientes com RA são mais propensos a apresentar asma e dermatite, evoluindo na "marcha atópica". Além disso, a RA pode comprometer o sono, a atividade laboral nos adultos, a cognição, o desempenho escolar e a socialização das crianças e adolescentes. Fatores predisponentes hoje são os ambientes urbanos, pela poluição ambiental *indoors* (cigarros, ar condicionado, fumaça...) e *outdoors* (combustão veicular e industrial). Também são predisponentes os hábitos sedentários das novas gerações, sempre em ambientes fechados, assistindo TV e usando computador a maior parte do dia.

- **Tratamento da Rinite Alérgica**

O tratamento usual da RA é feito com anti-histamínicos (AH), que controlam os sintomas como a coriza, espirros e prurido, atuando como agonistas inversos nos receptores de histamina H1. Os AH são menos efetivos contra a obstrução nasal e podem causar algum grau de sonolência e outros sintomas centrais, em menor escala ncom os "AH não sedantes". Existem apresentações de AH em associação ao vasoconstritor pseudoefedrina, melhor indicados contra a obstrução, mas contraindicados a hipertensos, prostáticos, pacientes com glaucoma ou usuários de beta-bloqueadores, antidepressivos, dentre outras condições. A obstrução pode ser controlada com corticosteroides tópicos, que atuam bem no componente inflamatório crônico da RA e hoje estão sob controle de prescrição. Crises são controladas com corticosteroides sistêmicos[27].

O principal mecanismo de ação do extrato Ze 339, hoje não disponível no Brasil para a RA, é a inibição da síntese de leucotrienos, envolvidos na reação inflamatória alérgica. Além disso, também são relatados os mesmos efeitos dos AH convencionais nos receptores H_1 e estabilizador de membrana do mastócito, como nas cromonas. Em estudos comparativos com anti-histamínicos, o extrato Ze 339 de *Petasites hybridus* tem resultados comparáveis, em eficácia e segurança, à fexofenadina e à cetirizina, sendo superior a placebo[30]. A liberação de ECP (subproduto dos eosinófilos) e o metabolismo do cálcio intracelular induzido por PAF (fator de agregação plaquetária) na membrana, passos importantes à degranulação do mastócito, foram suprimidos de forma eficiente pelo extrato Ze 339 e pelas petasinas[31].

Város trabalhos comprovam eficácia objetiva e subjetiva, início de ação rápido (uma a tres horas após a administração) do extrato Ze 339 de *Petasites hybridus*. O tratamento pode ser iniciado com dose de ataque e mantido com dose menor. A incidência de efeitos adversos nos estudos é baixa, comparável ao placebo e outros medicamentos testados, e nenhum efeito adverso grave foi relatado em todos eles. Os parâmetros do ECG (visando arritmias) e bioquímicos (visando função hepática) estiveram dentro das variações da normalidade pois o extrato Ze 339 de *Petasites hybridus* não é induzido nem inibido pelos citocromos CYP. O principal estudo de toxicidade mostra que a dose recomendada, 8 mg 2 vezes ao dia, é 45 vezes mais baixa que a dose tóxica. No esquema terapêutico recomendado pela WAO (*World Allergy Organization*), o extrato Ze 339 de *Petasites hybridus* está indicado nas rinites moderadas e leves[26,30,31].

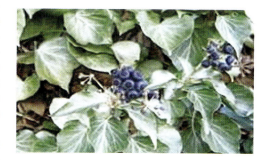

- **Hedera helix**
  - planta medicinal = *Hedera helix*
  - fitomedicamento = Extrato padronizado
  - fitofármaco = extrato seco das folhas

A *Hedera helix* é a planta trepadeira da família Araliaceae, **conhecida por hera (Fig. 9.6) Cresce em muitas partes do mundo e dá origem a outro fitomedicamento** muito usado feito com o extrato seco das folhas. Os frutos maduros são tóxicos[32].

- **Tosse**

A tosse é um mecanismo de proteção das vias aéreas que, como sintoma é muito incomodativo. É um movimento expiratório brusco, geralmente reflexo; é um mecanismo de defesa essencial às vias aéreas, pois expulsa a

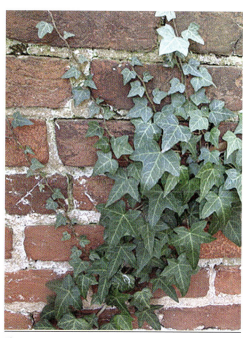

Figura 9.6 – *Hedera helix*

secreção e as partículas retidas. Dentro da anamnese, é necessário apurar se a tosse é aguda ou crônica (mais que 3 semanas), e demais características: seca ou produtiva, horários, intensidade, frequência, periodicidade, acalmia, sazonalidade, timbre e tonalidade, sintomas que acompanham, fatores desencadeantes. Existem os receptores torácicos (nariz, orofaringe, laringe e traqueia) e extratorácicos (estômago, rim, útero, ouvido médio e ouvido externo, etc.), sendo que na via aérea superior e no tórax existe uma concentração muito maior destes receptores para tosse. A partir disso é que vai haver o estímulo aferente, através do trigêmeo, glossofaríngeo, laríngeo superior e vago, chegando no bulbo e retornando via laríngeo-recorrente, feixe corticoespinhal e periféricos[33].

A etiologia da tosse é variada, mas a causa mais comum são as IVAS, que podem evoluir para rinossinusites bacterianas e outras infecções respiratórias. Também as doenças infecto-parasitárias, bronquectasias, neoplasias, cardiopatias, doenças congênitas e fatores psicogênicos. As três principais causas de tosse crônica são drenagem pós-nasal, hiper-reatividade brônquica e refluxo gastroesofágico. Dentre os quadros respiratórios agudos, temos o resfriado comum, rinossinusite, faringites, asma e bronquite, sendo que o tratamento adequado de rinites e rinossinusites reduz a hiper-reatividade brônquica[33,34].

Quanto ao roteiro diagnóstico da tosse, é importante considerar, principalmente: o estudo radiológico do tórax e cavidades paranasais, provas de função pulmonar, pHmetria intraesofágica de 24 horas, fibronasolaringoscopia, fibrobroncoscopia, e o que mais for percebido como necessário frente à dúvida da história clínica[34].

- *Hedera helix* no tratamento da tosse

O extrato seco das folhas de *Hedera helix* tem princípios ativos, que são as saponinas e a alfa-hederina, apresentação em xarope e efervescente e Ação da *Hedera helix*: produz aumento da estimulação beta-adrenérgica, através da alfa-hederina, que vai ajudar o ATP a se transformar em AMPc intracelular, ocorrendo um aumento da produção de surfactante no epitélio pulmonar e diminuição da viscosidade do muco, promovendo, assim, um efeito secretolítico. E na musculatura brônquica, irá ocorrer uma diminuição do cálcio intracelular, relaxando essa mus-

Quadro 9.1 – Mecanismo de ação do extrato de *Hedera helix*

Hedera helix – mecanismo de ação

↑ estimulação β-adrenérgica
ATP ⟶ ↑AMPc

Epitélio pulmonar	Musculatura brônquica
↑ Produção de surfactante	↑ Ca++ intracelular
↓ Viscosidade do muco	Relaxamento da m. brônquica
Secretolítico	Broncodilatador

culatura para produzir o efeito broncodilatador (Quadro 9.1). está indicado para o tratamento sintomático de afecções broncopulmonares inflamatórias agudas e crônicas, com aumento de secreções e/ou broncoespasmo associado[32].

Num estudo com 52.478 crianças avaliadas, o extrato seco de folhas de *Hedera helix* demonstrou efeito secretolítico e houve melhora dos sintomas obstrutivos pulmonares, com boa tolerância à medicação[32]. Em outro estudo nacional multicêntrico e aberto, a *Hedera helix* foi avaliada como expectorante em 5.850 crianças com tosse produtiva[35]. Na visita 2, sete dias após o início do tratamento, houve melhora de 94-95% dos pacientes nas diversas faixas etárias. O autor compara com vantagem os resultados terapêuticos obtidos com a *Hedera helix* ao cloridrato de ambroxol. A boa evolução dos sintomas como sibilos, roncos e estertores pode ser atribuída a diminuição da secreção pulmonar.

Na abordagem da tosse produtiva, recomenda-se também o uso de medidas facilitadoras da expectoração: hidratação oral, inaloterapia, quando necessário com broncodilataores, e fisioterapia respiratória[35]. No tratamento da tosse seca, os opiáceos como codeína têm indicação muito parcimoniosa. São controlados e têm efeitos adversos potencialmente graves, como obstipação intestinal por diminuição do peristaltismo, náuseas, vômitos, cefaleia e depressão do sistema nervoso. O dextrometorfano, muito utilizado, por vezes deprime a atividade ciliar podendo causar acúmulo de secreção . Não existem estudos científicos bem controlados que demonstrem a eficácia e a segurança dos narcóticos (incluindo a codeína) ou dextrometorfano como antitussígeno, assim, não existe indicação segura de seu uso em crianças"[36].

Considerações Finais

Muitos medicamentos químicos são baseados em substâncias vegetais análogas, e são muito utilizados, tais como opiácios, salicilatos, digitálicos, dentre outros. Os fitomedicamentos indicados às afecções respiratórias apresentam excelente aceitação por parte pacientes e médicos. Podemos concluir que muitos outros fitomedicamentos úteis no tratamento de diversas doenças poderão ser sintetizados a partir de plantas medicinais de ação reconhecida. Frente aos custos altíssimos da indústria farmacêutica, esta seria uma opção a ser considerada na pesquisa e desenvolvimento de medicamentos.

Bulário – **Fitomecamentos em Doenças Respiratórias Comercializados no Brasil**

Nome Comercial	Fitomedicamento	Empresa	Posologia	Apresentação	Ação	Registro ANVISA
Kaloba®	Extrato EPs 7630	Takeda	20 e 50 mL 30 gts, 3x/dia (ad)	Sol. oral	Antiviral, mucolitico	?
Umkam®	Extrato EPs 7630	Farmoquimica	20 e 50 mL 30 gts, 3x/dia (ad)	800 mg sol. oral	Antiviral, mucolitico	?
Abrilar®	*Hedera helix*, extrato seco de folhas	Farmoquimica	Cç<7: 2,5 mL, 3x/dia Cç >7: 5 mL, 3x/dia Ad:5 a 7,5 mL, 3x/dia	7 mg/ml Fr 100 mL Fr 200 mL	Expectorante broncodilatador	?
Abrilar Eferv®	*Hedera helix*, extrato seco de folhas	Farmoquimica	Cç 4-12:1/2 sachê, 3x/dia > 12 a, ad:1 sachê, 3x/dia	65 mg/3,4 g 10 sachês efervescentes	Expectorante Broncodilatador	?
Arlivry®	*Hedera helix*, extrato seco de folhas	Natulab	Cç<7: 2,5 mL, 3x/dia Cç >7: 5 mL, 3x/dia Ad:5 a 7,5 mL, 3x/dia	7 mg/ml Fr 100 mL (mel) Fr 100 mL (cereja)	Expectorante Broncodilatador	?
Respiratus®	*Hedera helix*, extrato seco de folhas	Medley	Cç<7: 2,5 mL, 3x/dia Cç >7: 5 mL, 3x/dia ad: 5 a 7,5 mL, 3x/dia	7 mg/ml Fr 100 mL	Expectorante Broncodilatador	?

Nome Comercial	Fitomedicamento	Empresa	Posologia	Apresentação	Ação	Registro ANVISA
Hederax®	Hedera helix, extrato seco de folhas	Ativus	Cç 1–5 a: 2,5 mL, 3×/dia Cç 6–12 a: 5 mL, 3×/dia > 12 a, ad: 5a 7,5 mL, 3×/dia	7 mg/ml Fr 100 mL	Expectorante Broncodilatador	?
Hedra Expec®	Hedera helix, extrato seco de folhas	Legrand	Cç 1–5 a: 2,5 mL, 3×/dia Cç 6–12 a: 5 mL, 3×/dia > 12 a, ad: 5a 7,5 mL, 3×/dia	7 mg/ml Fr 100 mL	Expectorante Broncodilatador	?
Hevelair®	Hedera helix, extrato seco de folhas	Takeda	Cç 1–5 a: 2,5 mL, 3×/dia Cç 6–12 a: 5 mL, 3×/dia > 12 a, ad: 5a 7,5 mL, 3×/dia	7 mg/ml Fr 100 mL	Expectorante Broncodilatador	?
Liberaflux®	Hedera helix, extrato seco de folhas	Ache	Cç 1–5 a: 2,5 mL, 3×/dia Cç 6–12 a: 5 mL, 3×/dia > 12 a, ad: 5a 7,5 mL, 3×/dia	7 mg/ml Fr 100 mL	Expectorante Broncodilatador	?
Phitoss®	Hedera helix, extrato seco de folhas	Brasterapica	Cç 1–5 a: 2,5 mL, 3×/dia Cç 6–12 a: 5 mL, 3×/dia > 12 a, ad: 5a 7,5 mL, 3×/dia	7 mg/ml Fr 100 mL	Expectorante Broncodilatador	?
Torante®	Hedera helix, extrato seco de folhas	Eurofarma	Cç 1–5 a: 2,5 mL, 3×/dia Cç 6–12 a: 5 mL, 3×/dia > 12 a, ad: 5a 7,5 mL, 3×/dia	7 mg/ml Fr 100 mL	Expectorante Broncodilatador	?
Kaloba®	Pelargonium sidoides	Takeda	Cç <2 a: 2,5 mL, 1×/dia Cç 2–6 a: 2,5 mL, 2×/dia Cç 6–12 a: 5 mL, 2×/dia > 12 a, ad: 7,5 mL, 2×/dia	307,39 mg/ml Fr 120 mL	Antimicrobiano Anti-inflamatório	?
Imunoflan®	Pelargonium sidoides	Herbarium	Cç <2 a: 2,5 mL, 1×/dia Cç 2–6 a: 2,5 mL, 2×/dia Cç 6–12 a: 5 mL, 2×/dia > 12 a, ad: 7,5 mL, 2×/dia	307,39 mg/ml Fr 120 mL	Antimicrobiano Anti-inflamatório	?
Umckan®	Pelargonium sidoides	Farmoquímica	Cç <2 a: 2,5 mL, 1×/dia Cç 2–6 a: 2,5 mL, 2×/dia Cç 6–12 a: 5 mL, 2×/dia > 12 a, ad: 7,5 mL, 2×/dia	307,39 mg/ml Fr 120 mL	Antimicrobiano Anti-inflamatório	?
Bromelin®	Ananas comosus	Hebron	Cç 3 m a 1 a: 2,5 mL, 3×/dia Cç > 1–8 a: 5 mL, 3×/dia Cç > 8 a, ad: 10 mL, 3×/dia	0,66 g/ml Fr 100 mL	Expectorante	?

Referências

1. Alonso JR. Tratado de Fitomedicina: bases clínicas y farmacologicas. 2 ed. Buenos Aires, Isis Ediciones SRL, 1998.
2. Menon-Miyake MA, Caniello M, Balbani APS, Butugan O. Inquérito sobre uso de plantas medicinais para tratamento de afecções otorrinolaringológicas entre pacientes de um hospital público terciário. Rev Bras Otorrinolaringologia 2004; 70(2)43-55
3. Pribitkin EA, Boger G. Herbal therapy: what every facial plastic surgeon must know. Arch Facial Plast Surg. 2001;3(2):127-32.
4. Neves JRL. Uma nova terminologia. Fitomedicina Científica (supl) Médico Repórter 2002; 1(5): 92-93.
5. Chan E. Quality of efficacy research in complementary and alternative medicine. JAMA. 2008;299(22):2685-2686.
6. Marcus DM, Grollman AP. Botanical medicines - The need for new regulations. N Engl J Med. 2002; 347(25): 2073-6.
7. Rodrigues AG, Santos MG, Amaral ACF. Políticas Públicas em Plantas medicinais e fitoterápicos. In: A Fitoterapia no SUS e o Programa de Pesquisas de Plantas Medicinais da Central de Medicamentos. Ministério da Saúde. Brasília DF, 2006. Capítulo 1. p 9-28.
8. Menon-Miyake MA. Pesquisa Clínica com Medicamentos Fitoterápicos e a Opção de um Ciclo de Inovação Farmacêutica. Monografia , 55p. São Paulo, 2009. Faculdade de Ciências Médicas da Santa Casa – SP
9. Pimentel C. Plantas medicinais disponíveis no SUS serão ampliadas Acesso em http://www.ciencias.seed.pr.gov.br/modules/noticias/article.php?storyid=349 em 15/1/2012 às 20:35h
10. Menon-Miyake MA, Saldiva PH, Lorenzi-Filho G, Ferreira MA, Butugan O, Oliveira RC.Luffa operculata effects on the epithelium of frog palate: histological features. Braz J Otorhinolaryngol. 2005;71(2):132-8.
11. Matos FJA. Farmacognosia de Luffa operculata cogn. Rev Bras Farm 1979; 60 (7/9): 69-76.

12. Menon-Miyake MA, Carvalho de Oliveira R, Lorenzi-Filho G, Saldiva PH, Butugan O. Luffa operculata affects mucociliary function of the isolated frog palate.Am J Rhinol. 2005;19(4):353-7.
13. Scalia RA, Dolci JE, Ueda SM, Sassagawa SM. In vitro antimicrobial activity of Luffa operculata. Braz J Otorhinolaryngol. 2015;81(4):422-30.
14. Lorenzi H, Matos FJA. Plantas Medicinais no Brasil. Plantarum, 2002
15. Osorio AC, Martins JLS. Determinação de cumarina em extrato fluido e tintura de guaco por espectrofotometria derivada de primeira ordem. Rev Bras Cienc Farm. 2004; 40(4) Acesso em http://www.scielo.br/pdf/rbcf/v40n4/v40n4a05.pdf em 15/12012 às 22:05h
16. Formulário de Fitoterápicos – Farmacopeia Brasileira (C/ Sônia)
17. Balbani APS, Menon-Miyake MA. Melxi – Monografia, 2012.
18. Warren MD, Pont SJ, Barkin SL, Callahan ST, Caples TL, Carroll KN et al. The effect of honey on nocturnal cough and sleep quality for children and their parents. Arch Pediatr Adolesc Med 2007; 161:1149-53.
19. Passalacqua G, Bousquet PJ et al. ARIA update: I-Systematic review of complementary and alternative medicine for rhinitis and asthma. J Allergy Clin Immunol 2006;117(5):1054-62
20. Ang-Lee MK, Moss J, Yuan CS. Herbal medicines and perioperative care. JAMA. 2001;11;286(2):208-16.
21. Kolodziej H, Kayser O, Radtke OA, Kiderlen AF, Koch E.Pharmacological profile of extracts of Pelargonium sidoides and their constituents. Phytomedicine 2003; 10 (suppl IV): 18-24.
22. Forleo-Neto E, Halker E, Santos VJ, Paiva TM, Toniolo-Neto J. Influenza. Rev Soc Bras Med Trop. 2003; 36(2):267-74.
23. Simasek M, Blandino DA. Treatment of Commom Cold. Am Family Physician. 2007; 75(4):515-20.
24. Bereznoy VV, Riley DS, Wassmer G, Heger M. Efficacy of extract of Pelargonium sidoides in children with acute non-group A beta-hemolytic streptococcus tonsillopharyngitis: a randomized, double-blind, placebo-controlled trial. Altern Ther Health Med. 2003; 9(5): 68-79.
25. Neugebauer P, Mickenhagen A, Siefer O, Walger M. A new approach to pharmacological effects on ciliary beat frequency in cell cultures--exemplary measurements under Pelargonium sidoides extract (EPs 7630). Phytomedicine. 2005;12(1-2):46-51.
26. Schapowal A. Randomized controlled trial of butterbur and cetirizine for treating seasonal allergic rhinitis. BMJ. 2002; 324:144-6.
27. Bousquet J and ARIA study Group. Allergic Rhinitis and its Impact on Asthma (ARIA) 2008. Allergy 2008: 63 (Suppl. 86): 8–160.
28. Solé D, et al.(Latin American ISAAC Study Group).Prevalence of rhinitis-related symptoms in Latin American children - results of the International Study of Asthma and Allergies in Childhood (ISAAC) phase three. Pediatr Allergy Immunol. 2010;21(1 Pt 2):127-36.
29. Thomas M, Yawn BP, Price D, Lund V, Mullol J, Fokkens W. European Position Paper on Rhinosinusitis and Nasal Polyps Group. EPOS. Primary Care Diagnosis and Management of Rhinosinusitis and Nasal Polyps 2007 – a summary. Prim Care Respir J. 2008;17(2):79-89.
30. Thomet OAR, Schapowal A, Heinisch IVWM, Wiesmann UN, Simon HU. Antiinflammatory activity of an extract of Petasites hybridus in allergic rhinitis. Int Immunopharmacol 2002; 2:997-1006.
31. Thomet OAR, Simon HU. Petasins in the treatment of allergic diseases: Results of preclinical and clinical studies. Int Arch Allergy Immunol 2002; 129:108-12.
32. Kraft K. Tolerability of dried ivy leave extract in children. Zeitschrift für phitoterapie.2004;85:179-181.
33. Menon Miyake MA, Fiss E - Roteiro Diagnóstico da Tosse na Infância. Pediatria Moderna 1995, 31:456-466.
34. Fiss E. II Diretrizes brasileiras no manejo da tosse crônica. J Bras Pneumol 2006; 32 (supl. 6): S403-46.
35. Santoro Jr. Avaliação de Hedera helix como expectorante em pacientes com tosse produtiva – estudo multicêntrico com avaliação de 5850 pacientes. RBM. 2005;62(1/2):47-52.
36. Cocozza AM; Guimarães BC;Ferrarl GF. Tosse Crônica. In : Villela MMS; Lotufo JP. Alergia, Imunologia e Pneumologia. São Paulo: Editora Atheneu, 2004.

Fitomedicamentos e Afecções Venosas

- Roberto Augusto Caffaro
- Walkiria Hueb

Introdução

As principais afecções venosas na população estão relacionadas às doenças dos membros inferiores. Caracterizadas por dilatação, obstrução e inflamação do sistema venoso, determinam varizes, trombose venosa profunda (TVP) e flebite respectivamente.

No tocante a epidemiologia, as varizes dos membros inferiores constituem uma das doenças mais antigas que se tem relato, com acometimento atual, em média, de 30 a 40% da população brasileira. São fatores predisponentes e desencadeantes aqueles relacionados à herança familiar, tipo de ocupação, número de gestações, obesidade, utilização de hormônios femininos (anticoncepção ou reposição hormonal), gênero, entre outros, sendo as mulheres as mais afetadas, numa razão de 4:1, apresentando-se em 70% daquelas em idade superior a 40 anos[1].

Doença de ocorrência multidisciplinar, a TVP dos membros inferiores é afecção frequente e grave; está principalmente relacionada às internações cirúrgicas e permanência no leito durante longo período por motivos clínicos; e apresenta como complicação mais temida a embolia pulmonar (fase aguda), e mais frequente a síndrome pós trombótica (fase crônica). A incidência brasileira da TVP está estimada em 60 casos por 100.000 habitantes / ano. Os fatores relacionados ao aumento do risco estão ligados à estase, lesão endotelial e discrasia sanguínea. Assim, trauma e tempo cirúrgico, tipo de anestesia, imobilidade, erisipela, idade, gravidez, puerpério, neoplasias, história anterior de TVP, entre outros, estão relacionados ao desfecho trombose[2,3].

A flebite é desencadeada por trauma local, punções vasculares e complicação associadas às varizes. Apresenta como incidência aceitável para internados, índices menores que 5 %[4,5].

Varizes, TVP e flebite são afecções venosas que em graus diferentes podem evoluir para insuficiência venosa crônica (IVC), quadro decorrente da incompetência das válvulas venosas superficiais, profundas ou ambas, e que acarreta regime de hipertensão venosa. São características clínicas em fase inicial o edema, parestesias, câimbras e cansaço dos membros inferiores; a dermatite ocre, eczema e úlcera podem estar presente em fases mais avançados[6].

O tratamento da IVC é diverso, sendo o recurso medicamentoso valioso para melhora da sintomatologia clínica.

O mercado mundial de fitoterápicos movimenta aproximadamente 14 bilhões de dólares. Neste sentido, somente a Alemanha é responsável por 50% do consumo destes fármacos na Europa. No Brasil, o Instituto Brasileiro de Plantas Medicinais (IBPM) projeta para o setor de fitoterápicos, movimento de aproximadamente 500 milhões de dólares, com taxa de crescimento duas vezes superior ao dos fármacos sintéticos[7].

Alguns fatores poderiam explicar o aumento do uso desses medicamentos, como os avanços ocorridos na área científica que permitiram o desenvolvimento de fitoterápicos reconhecidamente seguros e eficazes, assim como forte tendência de busca pela população, por terapias menos agressivas destinadas ao atendimento primário à saúde [8].

Neste ínterim, se faz presente várias opções de fitomedicamentos para o tratamento das afecções venosas, bem estabelecidas na literatura, descritas oportunamente.

Classificação dos medicamentos utilizadas no tratamento das afecções venosas

Os medicamentos para tratamento das afecções venosas têm origem vegetal, semissintética ou sintética. Discorreremos apenas sobre os fitomedicamentos. Os grupos de natureza vegetal são: α benzopironas ou cumarinas, substância **cumarina**; γ benzopironas ou flavonídeos, substância **rutina, troxerutina, diosmina e hesperidina**; saponinas, substância **escina e extratos de ruscus**; e outros extratos de plantas (Tabela 10.1). Uma revisão Cochrane da eficácia destes fármacos foi publicada em 2005 e não foi atualizada posteriormente. Ao todo, 110 estudos foram considerados para inclusão na análise; entretanto, com metodologia adequada estavam presentes apenas em 44 estudos, abrangendo uma gama de medicamentos comumente prescritos[9].

Tabela 10.1 – **Classificação dos Fitomedicamentos Utilizados no Tratamento das Afecções Venosas Quanto ao Grupo, Substância e Origem**

Grupo	Substância	Origem	Dose (Mg/Dia)	Nº Doses/Dia
α Benzopirona	Cumarina	*Melilotus Officinalis* *Asperula Odorata*	90	3
γ Benzopirona (Flavonoides)	Diosmina	*Citrus Spp.* *Sophora Japonica*	300–600	1–2
	Fração flavonoide micronizada e purificada Rutina e rutosídeos	*Sophora Japonica*	1.000	1–2
	O (β Hidroxietil) – Rutosídeo (Troxerutina, Hidroxirutosídeo)	*Eucalyptus spp.* *Fagopyrum Esculentum Moench*		
Saponinas	Escina	*Aesculus hippocastanum* L.	120	3
	Extrato de ruscos	*Ruscus Aculeatus*	2-3 (tabletes)	2–3
Outros extratos de Plantas	Antocian	Vaccinium Mytrillus	116	2
	Proantocianidina	Vitis Vinifera	100-300	1–3
		Pinus Maritima	300-360	3
	Ginkgo biloba L.	*Ginkgo biloba* L.	2 (sachês)	2
Produtos sintéticos	Dobesilato	Sintético	1.000-1.500	2–3
	Benzarone	Sintético	400-600	2–3
	Naftazone	Sintético	30	1

Plantas dos grupos de fitomedicamentos utilizados nas afecções venosas

- ### α Benzopirona ou Cumarina

As benzopironas ou cumarinas são amplamente distribuídas no reino vegetal, sendo extraídas da planta *Melilotus officinalis*, conhecida com trevo cheiroso amarelo (Fig. 10.1). Sua distribuição geográfica inclui Europa, América do Norte e Austrália, bem como regiões temperadas da Ásia. O nome genérico α benzopirona (5 – 6 alfa benzopirona) foi adotado para diferenciar a cumarina dos derivados cumarínicos, como o dicumarol (4 hidroxicumarina), proveniente da mesma planta, utilizado como primeiro anticoagulante oral e modelo para classe da qual provêm a varfarina. Sua descoberta fez-se durante investigação de doença hemorrágica ocorrido no gado alimentado com folhas de trevo fermentadas.

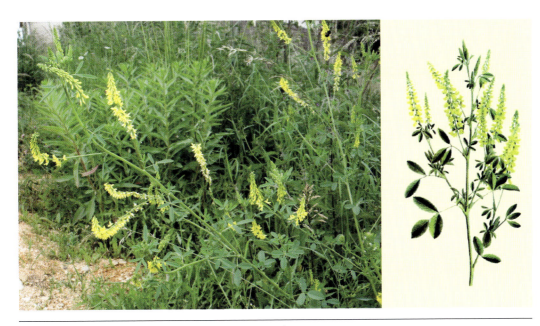

Figura 10.1 – *Melilotus officinalis, trevo cheiroso amarelo.*

- ### γ Benzopirona ou Flavonídeo

Rutina

Extraída da *Ruta graveolens*, mais conhecida como arruda (Fig. 10.2). Esta espécie, originária da Europa meridional, era cultivada em jardins como aromatizante e planta medicinal. São seus componentes: rutina, óleo essencial venenoso, antissépticos vegetais e taninos.

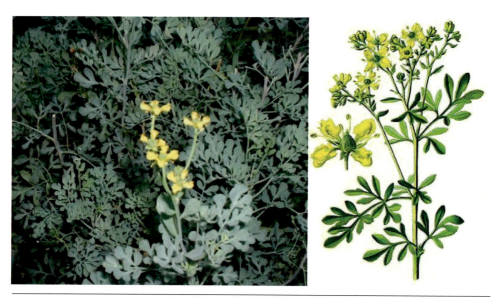

Figura 10.2 – *Ruta graveolens, arruda.*

Troxerrutina

A troxerrutina é extraída da *Aesculum hippocastanum,* também chamada Castanha-da-índia ou de cavalo (Fig. 10.3). É planta nativa do Irã, norte da Índia, sul da Ásia, sudeste da Europa e Estados Unidos. Porém, devido sua beleza, é cultivada em todo o mundo, podendo ser vista em jardins, parques e ruas de grandes cidades. Ela cresce rapidamente, atingindo alturas de até 36 metros. Também chamada de triidroxietilrutosídio, tem caráter tri devido presença de três princípios ativos: a escina, esculina e flavonoides (rutina e hesperidina).

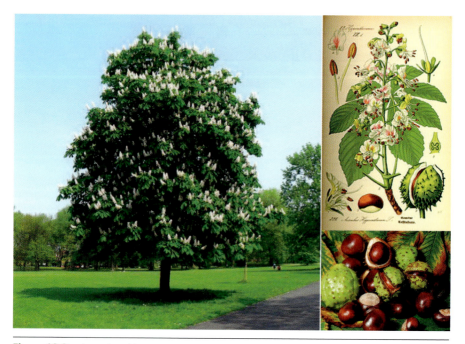

Figura 10.3 – *Aesculum hippocastanum, castanha da índia.*

Historicamente, o extrato da sua semente foi usado como medicação para muitas doenças, entre elas reumatismo, distúrbios retais, vesicais, gastrointestinais, febre e hemorróidas.

É amplamente utilizada na Europa para o tratamento da insuficiência venosa crônica e edema pós operatório. Nos Estados Unidos, apresenta maior aceitação após publicação nas últimas duas décadas de numerosos trabalhos randomizados controlados de destaque[10].

Diosmina/Hesperidina

A fração flavonoide purificada micronizada (FFPM) é composta por 90% de diosmina micronizada e 10% de flavonoides expressos na forma de hesperidina, conhecido também como Vitamina P ou citrina. Esses elementos podem ser encontrados no fruto do limão, laranja verde, uva, ameixa, mamão, própolis (Fig. 10.4).

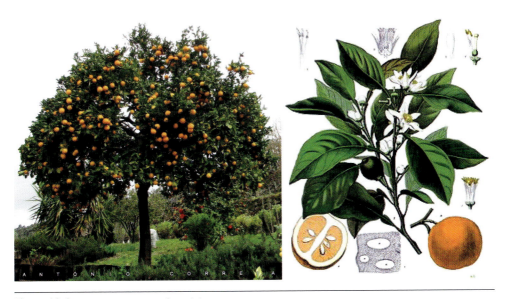

Figura 10.4 – *Citrus aurantium, laranjeira.*

■ Saponinas

Escinas

Também extraídas da planta *Aesculum hippocastum,* descrita acima para troxerrutina.

Extratos de ruscus

Os extratos de ruscus são extraidos da planta *Ruscus aculeatus*, também chamada gilbardeira. Comum na parte atlântica da Europa, região mediterrânica e norte da África (Fig. 10.5). Esta planta apresenta belo efeito ornamental devido contraste verde escuro e vermelho de suas bagas, sendo utilizada comumente em arranjos na época natalina. Sua colheita excessiva levou às autoridades europeias a integrá-la em estatuto de proteção.

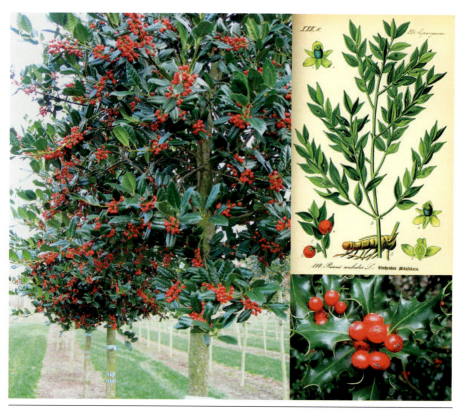

Figura 10.5 – Ruscus aculeatus, *vassoura dos açougueiros ou gilbardeira*.

- **Outros estratos de plantas**

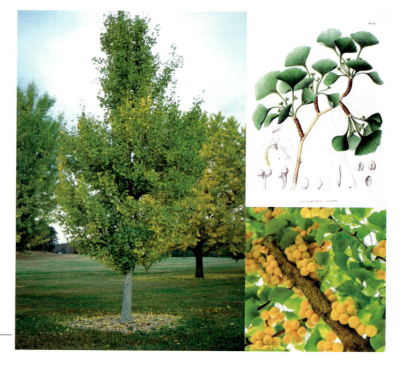

Figura 10.6 – *Ginko biloba*.

Mecanismos de ação dos fitomedicamentos nas afecções vasculares

As α benzopironas ou **cumarinas** tem ação sobre a reabsorção venosa e linfática, por efeito lítico sobre proteínas de alto peso molecular acomodadas no interstício. Assim, reduzem o edema e previnem inflamações crônicas e infecções de repetição[11].

As γ benzopirona ou **flavonídeos** (rutina, troxerrutina, diosmina, hesperidina) inibem a síntese de prostaglandinas e radicais livres, agindo contra a ativação e migração leucocitária; protege microcirculação do dano secundário à pressão venosa ambulatorial elevada; e diminui interação entre os leucócitos e as células endoteliais. Ainda promovem vaso proteção ao aumentar a resistência e diminuir a permeabilidade capilar, consequente à inibição da hialuronidade, elastase e extensão de ação catecolaminérgica[12]. Recentemente, foi estabelecida relação entre o fármaco e a cicatrização das úlceras venosas[13].

As **saponinas** (escina, extratos de ruscus) possuem propriedades venotônicas, anti-inflamatórias e antiedematosas por mecanismo de otimização da entrada de cálcio intracelular na parede venosa, aumentando seu tônus. Também inibem a ação de enzima percussora da libertação dos mediadores inflamatórios[14].

O mecanismo de ação dos **extratos de ginko** não é totalmente conhecido. Uma de suas frações parece interferir na fosfodiesterase do GMP cíclico, inibir a catecol-o-metiltransferase e a monoaminaoxidase conferindo ação antitrombótica e vasoprotetora[15].

Recomendações no tratamento das afecções venosas por fitomedicamentos venoativos

Em recente revisão e metanálise, propôs-se recomendações para utilização de drogas venoativas, baseadas em princípios de avaliação, desenvolvimento e evolução da doença venosa[16].

Em última revisão Cochrane acerca do tratamento medicamentoso nas afecções venosas, estudo considerou a eficácia dos fármacos flavonoides na promoção da cicatrização de úlceras nas pernas. Concluiu por: a cura da úlcera venosa é acelerada pelo tratamento com FFPM, e o FFPM é útil na terapia convencional em úlceras grandes e de longa data que, de outra forma, deveriam se curar lentamente[17].

A American Venous Forum Society publicou em 2017 guideline indicando grau de recomendação e evidência relacionado aos medicamentos venoativos, resumidos à Tabela 10.2[18].

Tabela 10.2 – Resumo *Guideline* 4.4.0 *American Venous* Forum do Tratamento Medicamentoso para Varizes, Edema Venoso e Úlcera Venosa

No da recomendação	Guideline	Grau de recomendação (1= forte, 2= fraco)	Grau de evidência (A= alta qualidade; B= qualidade moderada; C= baixa ou muito baixa qualidade)
4.4.1	Sugerimos medicamentos venoativos (Diosmin, hesperidina, Rutosídeos, Suldeóxido, Fração de Flavonoides Purificados Micronizados, Extrato de Sementes de Castanha de Cavalo, Rusco e Dobesilato) além da compressão para pacientes com dor e inchaço por doença venosa crônica em países onde estas drogas estão disponíveis.	2	B
4.4.2	As úlceras venosas de longa duração ou grandes podem se beneficiar do tratamento com MPFF e pentoxifilina em combinação com a compressão.	1	B
4.4.3	Sugerimos Diosmin e Hesperidina em distúrbios tróficos, bem como dor e edema. Sugerimos rutosides em pacientes com edema venoso.	2	B

Fitomedicamentos para tratamento de afecções venosas comercializados no Brasil

As principais cumarinas comercializadas no Brasil e suas características estão descritas na Tabela 10.3.

Tabela 10.3 – **Medicamentos Utilizados na Doença Venosa Derivados do *Melilotus Officinalis*.**

Nome comercial	Apresentação	Fabricante	Substância ativa
Angiolot	Caixa com 20 drágeas 15 / 90 mg	Neo Quimica	Cumarina troxerrutina
Varicoss	Caixa com 20 ou 60 drágeas 15/90 mg	Cifarma	Cumarina troxerrutina
Varizil	Caixa com 20 comprimidos revestidos	Droxter	*Melilotus officinalis*
Flenus	Caixa com 20 comprimidos revestidos	Ativus	Extrato seco de *mellilotus officinalis*
Vecasten	Caixa com 20 comprimidos revestidos	Marjan	Extrato seco de *melilotus officinalis*
Vecasten Gel	Bisnaga com 150 g	Marjan	*Melilotus officinalis* e *Aesculus hippocastanum* L.
Venalot	Caixa com 20, 30 ou 60 drágeas 15/90 mg	Nycomed Pharma	Cumarina troxerrutina
Venalot h	Creme dermatológico 80 ou 120 mL 5 mg + 50 UI/ml	Nycomed Pharma	Cumarina Heparina sodica

Os medicamentos derivados da rutina comercializada no Brasil e suas características estão descritos na Tabela 10.4.

Tabela 10.4 – **Medicamento Utilizado na Doença Venosa Derivado da *Ruta Graveolens***

Nome comercial	Apresentação	Fabricante	Substância ativa
Venocur triplex	Caixa com 20 e 60 drágeas	Abbott	Rutina

Os principais derivados da troxerrutina comercializados no Brasil e suas características estão descritos na Tabela 10.5.

Tabela 10.5 – **Medicamentos Utilizados na Doença Venosa Derivados do *Aesculum Hippocastanum* Grupo das Troxerrutinas**

Nome comercial	Apresentação	Fabricante	Substância ativa
Castanha da Índia Milian	Caixa com 30, 60 e 120 comprimidos revestidos 170 mg	Multilab	*Aesculus hippocastanum* L.
Castanha da Índia EC	Caixa com 50 cápsulas 500 mg	As Ervas Curam	*Aesculus hippocastanum* L.
Castanha da Índia atalaia	Caixa com 30 drágeas 200 mg	Farmabraz	*Esculus hippocastanum*
Venocaps	Caixa com 30 comprimidos 250 mg	Luper	*Aesculus hippocastanum* L.
Phytovein	300 mg c/ 45 cáps.	Catarinens	*Aesculus hippocastanum* L.
Varilise	250 mg c/ 30 cáps.	Ativus	*Aesculus hippocastanum* L.
Venaesculus	300 mg c/ 60 cáps.	Caresse	*Aesculus hippocastanum* L.
Angiolot	Caixa com 20 drágeas 15 / 90 mg	Neo Química	Cumarina troxerrutina
Varicoss	Caixa com 20 ou 60 drágeas 15/90 mg	Cifarma	Cumarina troxerrutina
Venocur triplex	Caixa com 20 e 60 drágeas	Abbott	Rutina Castanha da índia Extrato de miroton
Venalot	Caixa com 20, 30 ou 60 drágeas 15/90 mg	Nycomed Pharma	Cumarina troxerrutina

Os principais derivados da FFPM comercializados no Brasil e suas características estão descrito na Tabela 10.6.

Tabela 10.6 – **Medicamentos Utilizados na Doença Venosa Derivados que contêm FFPM**

Nome comercial	Apresentação	Fabricante	Substância ativa
Diosmin	Caixa com 30 comprimidos 450 mg/50 mg	Ache	Diosmina/Hesperidina
Diosmin SDU	Caixa com 30 e 60 sachês 900 mg/100 mg	Ache	Diosmina/Hesperidina
Flavenos	Caixa com 30 comprimidos 450 mg/50 mg	Biolab Sanus	Diosmina/Hesperidina
Flavonid	Caixa com 30 comprimidos 450 mg/ 50 mg	Neo Quimica	Diosmina/Hesperidina
Venaflon	Caixa com 30 comprimidos 450 mg/50 mg	Teuto	Diosmina/Hesperidina
Venovaz	Caixa com 30 e 60 comprimidos 450 mg/50 mg	Cifarma	Diosmina/Hesperidina
Daflon	Caixa com 15, 30 e 60 comprimidos 450 mg/ 50 mg	Servier	Diosmina/Hesperidina

Os principais derivados da escina comercializados no Brasil e suas características estão descritos na Tabela 10.7.

Tabela 10.7 – **Medicamentos Utilizados na Doença Venosa Derivados do *Aesculum Hippocastanum* Grupo das Escinas**

Nome comercial	Apresentação	Fabricante	Substância ativa
Hematon	Bisnaga contendo 30 mg de gel	Biolab sanus	Escina amorfa Escina polissulfonada sódica Salicilato de dietilamina
Reparil	Bisnaga contendo 10 e 30 mg de gel	Nycomed Pharma	Escina amorfa Salicilato de dietilamina
Reparil	Caixa com 30 drágeas	Nycomed Pharma	Escina amorfa

Referências bibliográficas

1. Beebe-Dimmer JL, Pfeifer JR, Engle JS, Schottenfeld D. The epidemiology of chronic venous insufficiency and varicose veins. Ann Epidemiol. 2005;15:175-84.
2. Sadick NS. Predisposing factors of varicose and telangiectatic leg veins. J DermatolSurgOncol. 1992;18:883-6.
3. Lensing AW, Prandoni P, Prins MH, Buller HR. Deep-vein thrombosis. Lancet. 1999;353:479-85.
4. Intravenous Nurses Society. Infusion nursing standards of practice. J IntravenNurs. 2000; 23(6S):S1-S46.
5. Infusion Nurses Society. Infusion nursing standards of practice. J InfusNurs. 2006; 29(1Suppl): S1-92.
6. Pitta GBB, Castro AA, Burihan E, editores. Angiologia e cirurgia Vascular: guia ilustrado. Insuficiência Venosa Crônica, Newton de Barros Júnior, 2003, página 1 – 7.
7. Bara ET AL., 1998; Febrafarma, 2007; Marques, 2004, RevCiêncFarm Básica Apl., 2010;31(1):83-87.
8. Yunes; Pedrosa; CechinelFilho. Profile of the utilization of phytotherapie medicines in communitary pharmacies of Belo Horizonte, under the influence of the national legislation. Rev. bras. farmacogn. 2005 (15):1.
9. Ramelet AA,Boisseau MR,Allegra C,Nicolaides A,Jaeger K,Carpentier P,Cappelli R,Forconi S. Veno-active drugs in the management of chronic venous disease. An international consensus statement: current medical position, prospective views and final resolution. Clin Hemorheol Microcirc.2005;33(4):309-19.
10. No authors listed. *Aesculushippcastanum* (Horse chestnut). Monograph. Altern Med Rev. 2009 Sep;14(3):278-83. Review.
11. Casley-Smith JR, Wang CT, Casley-Smith JR, Zi-hai C.Treatment of filarial lymphoedema and elephantiasis with 5,6-benzo-alpha-pyrone (coumarin).BMJ. 1993 Oct 23;307(6911):1037-41.
12. Bergan JJ, Schmid-Schönbein GW, Takase S. Angiology. Therapeutic approach to chronic venous insufficiency and its complications: place of Daflon 500 mg.2001 Aug;52 Suppl 1:S43-7. Review.
13. Lyseng-Williamson KA,Perry CM. Micronised purified flavonoid fraction: a review of its use in chronic venous insufficiency, venous ulcers and haemorrhoids. Drugs.2003;63(1):71-100.
14. Janssens D, Michiels C, Guillaume G, Cuisinier B, Louagie Y, Remacle J. Increase in circulating endothelial cells in patients with primary chronic venous insufficiency: protective effect of Ginkor Fort in a randomized double-blind, placebo-controlled clinical trial. J Cardiovasc Pharmacol. 1999 Jan;33(1):7-11.
15. Bougelet C, Roland IH, Ninane N, Arnould T, Remacle J, Michiels C. Effect of aescine on hypoxia-induced neutrophil adherence to umbilical vein endothelium.Eur J Pharmacol. 1998 Mar 12;345(1):89-95.
16. Perrin M, Ramelet AA. Pharmacological treatment of primary chronic venous disease: rationale, results and unanswered questions.European Journal of Vascular & Endovascular Surgery Volume 41, Issue 1, Pages 117-125, January 2011.
17. Coleridge-Smith P,Lok C,Ramelet AA. Venous leg ulcer: a meta-analysis of adjunctive therapy with micronized purified flavonoid fraction. Eur J Vasc Endovasc Surg.2005 Aug;30(2):198-208.
18. Smith, P D C. Drugs treatment of varicose veins, venous edema, and ulcers. In: Gloviczki, P. Handbook of venous and lymphatic disorders. Fourth edition. Flórida: CRC Press, 2017. P 392-398.

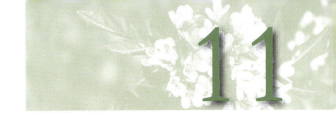

Fitomedicamentos e Sistema Urinário

- Antonio Pedro Flores Auge

Introdução

Na medicina dos nossos antepassados, os fitomedicamentos dominavam a totalidade da farmacopeia. O uso terapêutico dos preparados que contém material exclusivamente botânico caiu em desuso a partir do estabelecimento da farmacologia.

Em contraste, muitos países desenvolvidos nunca abandonaram os fitomedicamentos, como a medicina ayurvédica na Índia, a medicina kampo no Japão e a fitomedicina chinesa. Em outros países como na França e na Alemanha a medicina à base de plantas coexiste com a moderna farmacologia por intermédio da farmacognosia[1].

Muitos medicamentos sintetizados atualmente utilizam, como princípio ativo, compostos derivados de plantas. Assim são usados o Ginkgo biloba (*Ginkgo biloba* L.), o alho *Allium sativum* L., a Espinheira Santa (*Maytenus ilicifolia* Mart.ex Reissek), a soja (*Glycine max* (L.) Merr.), o Ginseng (Panax ginseng *C. A. Mey) a* erva de São João Hipérico (*Hypericum perforatum* L.), a valeriana Valeriana (*Valeriana officinalis* L.), e inúmeras outras plantas.

Em ginecologia, é crescente o uso de *Glycine max* (L.) Merr.), *Actea racemosa* (L.) Nutt. ou *Cimicifuga racemosa* L., do *Trifolium pratense* L., no tratamento das manifestações do climatério. O interesse pelos fitomedicamentos tem aumentado muito nos últimos anos, embora a terapêutica pelas plantas seja utilizada desde o homem primitivo e provavelmente até antes do envolvimento humano, haja vista a prática da medicina botânica pelos primatas[2].

Estudo dos Estados Unidos da América do Norte aponta que 16,4% dos pacientes de clínica de medicina interna usam habitualmente ervas medicinais. Entre as múltiplas aplicações dos fitomedicamentos incluem-se o seu uso para tratar condições de alergia, insônia, problemas respiratórios e digestórios[3].

O objetivo deste capítulo é discutir as principais aplicações desses medicamentos na função urinária. Abordaremos as mais importantes categorias de ervas urológicas, seu mecanismo de ação e as mais recentes investigações relacionadas ao seu uso. Nesse particular, versaremos sobre o efeito diurético de determinadas plantas, efeitos antimicrobianos e antiadesivos da mucosa vesical assim como protetores da função renal. Procuraremos projetar a extensão do uso da medicina fitoterápica nas alterações urológicas.

Efeito Diurético

Os diuréticos são substâncias que aumentam a excreção urinária estimulando a filtração glomerular ou diminuindo a reabsorção de água pelos túbulos. São usados para diminuir a quantidade total de líquido no corpo.

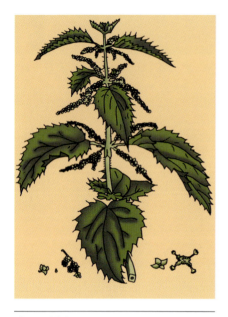

Figura 11.1 – Urtiga (*Urtica dioica*)

Quando se usa um diurético, é importante que a perda média de sódio na urina esteja aumentada na mesma proporção da perda média de água. Se apenas água for removida a tendência à hipertonia provoca resposta osmo-receptora acompanhada de secreção do hormônio antidiurético, tornando nulo seu efeito.

Inúmeras ervas são consideradas diuréticas. Ensaios clínicos têm demonstrado que essas plantas aumentam o débito urinário tanto em pessoas saudáveis quanto daquelas com problemas clínicos, sendo amplamente utilizadas na Europa[4].

Os trabalhos da literatura médica ainda não demonstraram o mecanismo de ação das ervas diuréticas em humanos. Em 1994, Tyler[5] publicou estudo em que relata que os fitomedicamentos diuréticos agem predominantemente como aquaréticos, aumentando a excreção de água, sem afetar os eletrólitos. Eles podem causar dilatação das arteríolas aferentes glomerulares, aumentando a filtração glomerular e o volume urinário três a cinco vezes o valor normal.

Como muitas das ervas são tomadas como chás, atuam também como inibidoras da secreção do hormônio antidiurético. Ensaio clínico em humanos demonstrou que a folha da *Urtica dioica* (urtiga) (Fig. 11.1) pode reduzir a pressão sanguínea em pacientes com insuficiência cardíaca congestiva (ICC), efeito incompatível com a hipótese de que as ervas diuréticas agem exclusivamente como aquaréticos[6].

Muitos fitomedicamentos diuréticos foram aprovados pela Comissão E alemã nas cistites, uretrites, prostatites e outras infecções do trato urinário inferior, agregados a antibióticos, imunomoduladores e outras terapias; urolitíases; inflamações vesicais sem componente neoplásico e disúria consequente a disfunções da bexiga. A Comissão E, um comitê especializado, formado pelo governo alemão em 1978 para avaliar o uso de ervas medicinais vendidas naquele país e os trabalhos relacionados à sua aplicação, propõe que todo fitomedicamento diurético esteja contraindicado em casos de edema decorrente de ICC ou nefropatia[7].

A folha e a flor da *Solidago virgaurea (Goldenrod europeu)* e as espécies a ela relacionadas exercem efeitos diuréticos clinicamente consistentes[8]. (Fig. 11.2).

Seu mecanismo de ação ainda não foi definitivamente determinado. Estudo experimental[9] evidenciou que a utiliza-

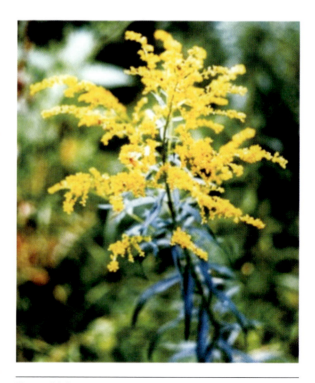

Figura 11.2 – *Goldenrod europeu (Solidago sp.)*

ção de extrato alcoólico a 60% de *Solidago gigantea* tem mínimos efeitos na excreção de eletrólitos na urina. Esse mesmo extrato demonstrou atividade anti-inflamatória similar ao diclofenaco e modesta ação antiespasmódica.

Clinicamente os extratos de *goldenrod* são utilizados como terapia assessória em infecções do trato urinário inferior[7]. São também úteis para prevenir a formação de cálculos renais assim como sua eliminação. Deve-se evitar seu uso em pacientes reconhecidamente alérgicas ou naquelas com alteração da função renal. Pode ser usado no tratamento de cistites em gestantes porque é seguro seu uso na gravidez e lactação[10]. As doses recomendadas são de 2-4 g / xícara em infusão aquosa por 15 a 20 minutos, três vezes ao dia; cápsulas contendo quantidade similar da erva em pó e seca ou um a 3 mL da tintura três vezes ao dia[7].

À são atribuídas propriedades afrodisíacas, diuréticas e expectorantes. Membro da família das apiáceas como o aipo e a salsinha. Podem ser utilizadas folhas, flores e raízes. Age clinicamente como diurético potente, similar ao *goldenrod*, mas sem apresentar as características anti-inflamatórias e tem efeito espasmolítico menos intenso. Pode ser usado nas infecções do trato urinário inferior e em cálculos urinários, com aprovação da Comissão E alemã[7]. É contraindicado na gestação, insuficiência renal e pielonefrite. A dose usual é de três xícaras diárias de chá elaborado com 2-3 g da raiz, em infusão de 15 a 20 minutos. O extrato em pó perde potência muito rapidamente e por essa razão não é recomendado. A dose usual da tintura e 0,5 mL-2 mL três vezes ao dia.

A ação diurética da *Petroselinum crispus* (salsinha) é popularmente reconhecida. Pode-se usar a raiz ou o fruto. (Fig. 11.3).

Investigações em ratos[11] sugerem que ela interfere primariamente na secreção de potássio, inibindo ATPase Na/K, agindo como diurético e não como aquarético. Além disso, ainda tem propriedades antioxidantes, anti-inflamatórias e antiespasmódicas.

Seu uso como diurético é aprovado pela Comissão E alemã. Raiz ou fruto (2 g) cozidos em vasilha com uma xícara de água, coberta à baixa temperatura durante 10 a 15 minutos três vezes ao dia[7], ou dose de 2-4 mL da tintura, três vezes ao dia[12]. Evitar o uso durante a gestação porque pode provocar contrações uterinas e na insuficiência renal ou pielonefrite[10]. Pode causar foto-sensibilidade, embora não nas doses preconizadas[13].

As folhas e as sementes da **Urtica dioica** (urtiga) são usadas como diuréticos moderados e como anti-inflamatórios tópicos e internos. A raiz é investigada como terapêutica na hiperplasia benigna da próstata. Estudos experimentais demonstram que o extrato aquoso da urtiga tem efeitos diuréticos e natriuréticos[14], entretanto seu uso em insuficiência cardíaca congestiva ainda não é recomendável.

O gênero *Equisetum arvense* L. (cavalinha) consta de 29 espécies de plantas robustas, reproduzidas por esporos, que ocorrem em lugares frescos e úmidos no mundo inteiro. As cavalinhas têm uma química inco-

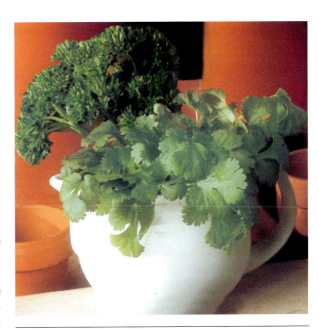

Figura 11.3 – *Salsinha (Petroselinum crispus)* <http://www.hortfort.com.br>

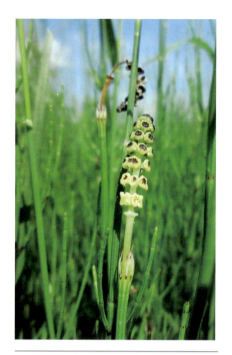

Figura 11.4 – *Cavalinha (*Equisetum arvense L.*).*

mum, contendo alcaloides (inclusive nicotina) e vários minerais. A planta funciona como um diurético suave com ação reguladora e adstringente do trato geniturinário. O caule da cavalinha constitui um dos componentes principais das tisanas diuréticas, tendo ao mesmo tempo como efeito redução da transpiração excessiva[17] (Fig. 11.4).

Efeito antimicrobiano e antiadesivo urinário

A colonização bacteriana periuretral é fator predisponente para as infecções do trato urinário (ITU), mas o desenvolvimento da infecção depende de múltiplos fatores envolvidos na relação bactéria/hospedeiro.

O trato urinário possui fatores de defesa que dificultam a aderência bacteriana. A urina é um meio de cultura variável, dependendo do pH e de seus constituintes. As concentrações elevadas de ureia, a acidez, a hiperosmolaridade e os produtos dos ácidos orgânicos dietéticos são, em geral, desfavoráveis às bactérias. Os bacilos de Doderlëin competem com os uropatógenos. A micção, a acidez vaginal e a presença do uromucoide de revestimento da parede vesical (*Tamm-Horsfall*), com propriedades antibacterianas constituem mecanismos importantes de defesa.

As espécies bacterianas mais provavelmente encontradas em pacientes com bacteriúria dependem, na maioria das vezes, dos antecedentes de infecção, da administração de antibióticos, da hospitalização e da instrumentalização das vias urinárias. As vias de infecção são: ascendente, hematogênica, linfática e extensão direta de órgãos vizinhos. A ascendente é a mais frequente[15] e as enterobacteriáceas constituem os microrganismos mais comumente identificados.

A *Escherichia coli (E.coli)* responde por mais de 80% de todas as espécies recuperadas nos casos considerados não complicados, ao passo que Proteus, Klebsiella, Enterobacter, *Pseudomonas aeruginosa,* enterococos e *Staphylococcus aureus* são mais provavelmente encontrados em pacientes que tiveram infecção prévia ou foram submetidas a instrumentalização. O *Staphylococcus saprophyticus* é o mais importante Gram-positivo envolvido nas cistites, sendo responsável por até 10% dos casos em adultos jovens com vida sexual ativa[15]. Apesar da abundante flora anaeróbica intestinal, estes germes são realmente raros nas infecções urinárias, presumivelmente devido ao seu fraco desenvolvimento na urina.

A virulência resulta de produtos bacterianos como hemolisinas e proteases e também de fatores aderenciais aos receptores do epitélio de revestimento. A *E.coli* possui fímbrias formadas por proteínas chamadas adesinas. O *Staphylococcus saprophyticus* é uma bactéria não fimbriada que adere ao urotélio por meio de oligossacarídeos[16].

Numerosos fitomedicamentos têm atividade antimicrobiana. As plantas, os fungos e as algas são continuamente agredidos por infecções microbiológicas e isso envolve medidas de defesa[17]. Esses compostos químicos envolvidos para protegê-los são também úteis na prevenção e tratamento das infecções em animais. Como muitos desses compostos têm excreção renal, tendem a ser especificamente úteis como antissépticos urinários.

Há dois mecanismos pelos quais os antimicrobianos botânicos podem agir: aqueles que agem diretamente, matando os microorganismos e aqueles que interferem na sua adesão às células epiteliais urinárias[17].

A *Arctostaphylos uva-ursi* (uva-ursi) é um arbusto nativo das áreas montanhosas americanas, que se espalhou por outros países do mundo, e membro da família das Ericaceae. Uma espécie relacionada é a *Arctostaphylos pungens* conhecida como camomila mexicana[18]. (Fig. 11.5).

As folhas são a porção terapêutica dessas plantas que contem glicosídeos arbutosídeos. Quando o arbutosídeo é consumido, é hidrolisado no intestino em glicose e hidroquinona[19]. A hidroquinona é absorvida e glucuronisada no fígado sendo carreada aos rins e excretada na urina. Se o pH da urina for alcalino (>7), então a hidroquinona glucuronídeo se decompõe espontaneamente, liberando a hidroquinona para agir diretamente como antimicrobiano[17]. Para facilitar sua ação, deve-se diminuir a ingestão de produtos animais da dieta ou administrar colher de chá de bicarbonato de sódio tomado uma ou duas vezes ao dia para alcalinizar a urina.

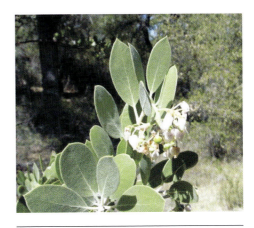

Figura 11.5 – *Arctosphylos pungens*, <www.alto-gallego.com>

O uso da uva-ursi é aprovado pela Comissão E alemã, somente para tratamento da ITU, não como preventivo, pois se sabe que a exposição em longo prazo à hidroquinona pode ser carcinogênica[20] baseado em informações de exposição industrial à hidroquinona sintética e em laboratórios de pesquisa. Por essa razão recomenda-se seu uso por não mais que duas semanas consecutivas. A dose preconizada é de 3 g do extrato da folha em 150mL de água em infusão quente ou gelada, quatro vezes ao dia. As infusões quentes podem causar indisposição digestiva, por liberação de taninos, o que não ocorre nas frias. Deve-se evitar seu uso na gestação e lactação, insuficiência renal e na dispepsia, não sendo apropriado o uso em crianças[10].

Outra planta com significante atividade antimicrobiana, o Juníparo (*Juniperus communis*) é da família das Pináceas. A folha contém terpenoides antimicrobianos que podem também ter atividade diurética. Embora de uso relativamente comum na Europa, os ensaios clínicos não têm relatado seu uso na ITU. A baga do juníparo é aprovada pela Comissão E alemã para o tratamento da dispepsia, mas somente menções indiretas são feitas sobre seu uso nas ITU[7]. Até o presente momento não há sustentação científica sobre a nefrotoxicidade ou capacidade abortiva do juníparo e por essa razão deve ser usado com cautela em casos de pielonefrite aguda. Contraindicado na gravidez até que novas informações comprovem a segurança de seu uso. (Fig. 11.6).

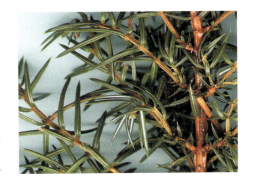

Figura 11.6 – *Juníparo (Juniperus communis)*

O cranberry americano (*Vaccinium macrocarpon*) é uma das únicas três espécies de frutas nativas na América do Norte. As outras espécies são o *blueberry* (*Vaccinium angustifólia*) e *bilberry* (*vaccinium myrtillus*). O *cranberry* e o *bllueberry* contêm taninos chamados proantocianidinas do tipo A que inibem a adesão da *E.coli* e outros microrganismos no epitélio da bexiga[21]. Proantocianidinas são compostos fenólicos estáveis que exibem potente atividade antiadesiva contra cadeias manose-sensíveis e manose-resistentes de *E. coli* P-fimbriadas[22] impedindo a colonização e infecção subsequente. O efeito antiaderente começa dentro de duas horas e persiste por até 10 horas depois da ingestão[23]. (Fig. 11.7).

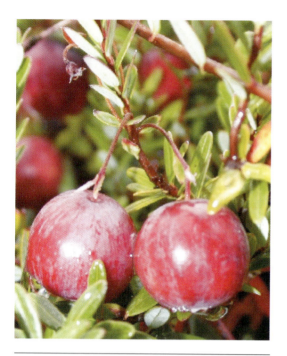

Figura 11.7 – *Cranberry americano (Vaccinium macrocarpon)*

Também inibem a adesão do *E.coli* na mucosa intestinal e do *Helicobacter pylori* na mucosa gástrica. Demonstrou-se efetivo em inibir a placa bacteriana dental sendo recomendado também como coadjuvante no tratamento das infecções por Cândida[24].

Cresce tipicamente em brejos e é membro da família das Ericaceae assim como o *blueberry* e o *bilberry* que contém constituintes similares. A fruta amadurecida era usada pelos nativos americanos no tratamento das doenças dos rins e da bexiga. Entre as aplicações terapêuticas documentadas durante o século 17 incluem-se o alívio de hemorragias, gastrites, hepatopatias, vômitos, perda de apetite, escorbuto e câncer[24]. (Fig. 11.8).

Estudo que envolveu 150 mulheres consistiu de três grupos: (1) suco de *cranberry*; (2) suplementação com probiótico de lactobacilos; (3) nenhuma intervenção por 12 meses. Os achados foram estatisticamente significantes com 20% de redução nos riscos absolutos de infecção nas mulheres recebendo *cranberry*, comparado com nenhum efeito nos outros grupos[25]. Metanalises recentes, estabeleceram que as recorrências após um ano reduziram 35% em mulheres jovens e adultas[26].

A eficácia em pediatria, geriatria, doenças crônicas de vias urinárias ainda não foi bem estabelecida. Revisão da Cochrane[27], em 2008, determinou evidências da efetividade do suco de *cranberry* diminuindo o número de infecções urinárias sintomáticas após o período de um ano (RR, 0,66; 95% IC, 0,47–0,92 [4 ensaios]), principalmente em mulheres com infecções recorrentes (RR, 0,61; 95% IC, 0,40–0,91 [2ensaios]). Em revisão sistemática e metanálise de Beerepoot et al[28] os autores concluíram que a administração de Cranberry reduziu a recorrência de infecção do trato urinário (RR 0,53, 95% IC 0,33-0,83).

A segurança do uso do *cranberry* é considerada excelente. Efeitos adversos incluem intolerância gastrointestinal, ganho de peso e interação medicamentosa (efeito inibitório dos flavonoides na citocromo P450 – metabolismo mediado por drogas)[26]. Alguns pacientes podem apresentar ligeiro efeito la-

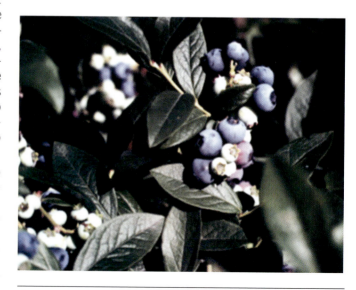

Figura 11.8 – *Blueberry (Vaccinium angustifolia)*, <http://www.extension.umn.edu>

xativo dependendo da quantidade ingerida. Terris e cols., em 2001, alertam que a ingestão prolongada e em grande quantidade de *cranberry* predispõe à calculose urinária em pacientes de risco, motivada pelo aumento da excreção urinária de oxalatos e pela acidificação da urina[29].

O grande passo das pesquisas é determinar a dose ideal de proantocianidinas para impedir a infecção *in vivo*[28]. Baseado em estudos *in vivo*, Howell et al concluíram que 72 mg diárias de proantocianidinas podem oferecer proteção contra a adesão bacteriana e virulência no trato urinário[30].

A dose convencional de suco de *cranberry* em situações agudas é de 250 mL-500 mL duas a três vezes ao dia, ou 250mL-500 mL diariamente para prevenção. O suco é administrado sem açúcar. Duas a três cápsulas do *cranberry* concentrado duas a quatro vezes ao dia nos episódios de infecção ou uma cápsula duas a três vezes ao dia para prevenção[17]. Um tablete do extrato concentrado (300-400 mg) duas vezes ao dia[31]. O uso na gravidez e lactação é seguro e não tóxico. Cada 400 mg do produto corresponde a 32 mg de proantocianidinas.

A mais recente revisão da Cochrane concluiu que o Cranberry não reduz significantemente a ocorrência de infecção do trato urinário sintomática em mulheres com recorrências[32]. Entretanto, algumas das mulheres incluídas nessas análises não tinham verdadeira recorrência de acordo com a definição padronizada[33].

Efeito antinefrotóxico

Em seu trabalho de revisão, do qual nos orientamos integralmente para elaborar este capítulo, Yarnell[17] relata que a raíz do *Rheum palmatum* L (ruibarbo chinês) tem sido utilizada por milênios na medicina tradicional chinesa, por sua significante concentração de taninos. Estes têm demonstrado efeito na redução das concentrações de ureia promovendo a filtração glomerular e o fluxo plasmático renal em trabalhos experimentais[34,35]. A redução da glomerulosclerose foi demonstrada em ratos, após o uso de extrato aquoso de ruibarbo chines[36]. Foi evidenciado que ele diminui as concentrações de colesterol total e das lipoproteínas de baixa densidade (LDL), aumentando as de alta densidade (HDL) e as concentrações de albumina em pacientes com insuficiência renal crônica (IRC) comparado aos controles[17]. (Fig. 11.9).

Também citada por Yarnell, em 2002, a *Lespedeza capitata* (lespedeza de cabeça redonda), erva da família Fabaceae, é utilizada na Europa e nos Estados Unidos no tratamento da IRC, embora muito menos pesquisada do que o Ruibarbo chinês. Ensaio clínico francês sugere que extratos injetáveis de lespedeza da cabeça redonda podem reduzir a azotemia em pacientes renais crônicas[37]. Seu mecanismo de ação ainda

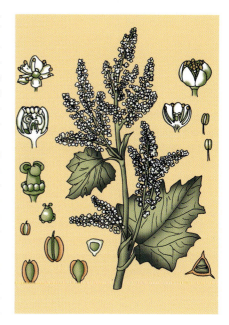

Figura 11.9 – *Rheum palmatum* L. *(ruibarbo chinês)*

não foi determinado. Estudo evidenciou que as proantocianidinas dessa planta medicinal inibem as enzimas de conversão da angiotensina[38]. Não é tóxica nas doses habituais e o método mais comum de administração é como tintura, na dose de 2-5 mL, três vezes ao dia[17]. (Fig. 11.10).

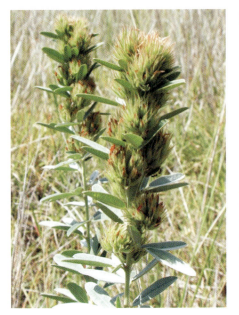

Figura 11.10 – *Lespedeza de cabeça redonda (Lespedeza capitata).*

Efeito litolítico

Ainda que as pesquisas científicas sejam recentes, e em grande número, a crença popular consagrou o uso medicinal da *Phyllanthus niruri L* na eliminação de cálculos renais e da bexiga, o "Chá de quebra-pedra". Na opinião dos estudiosos efetivamente não quebra as pedras, mas impede a formação de cálculos e a contração do ureter, facilitando sua expulsão[39]. (Fig. 11.11.).

Planta da família Euphorbiaceae, a quebra-pedra prefere local úmido atingindo 30cm-40cm de altura, onde cresce espontaneamente. Delicada, é composta por folíolos ovalados de cor verde-claro, com flores minúsculas, que aparecem entre os folíolos e produzem frutos arredondados, bem pequenos. Tradicionalmente tem sido usada como hepatoprotetor estimulando as funções biliares. Alternativamente como diurética, na eliminação de ácido úrico e como antibacteriana em infecções do trato urinário. Relata-se o uso em bronquite, diabetes e hipertensão. Pesquisas na Universidade de Campinas investigam sua ação anticancerígena, analisando a espécie *Phyllanthus amarus*, cujas propriedades antivirais também foram demonstradas.

Para fins terapêuticos toda a planta é utilizada incluindo as raízes e os frutos que se soltam quando secos. O preparo principal se dá por infusão de 15 minutos, 3-4 xícaras por dia no tratamento de cálculos renais. Como preventivo 1-3 xícaras por semana. Algumas farmácias vendem o extrato concentrado aquoso ou glicerinado. Do produto concentrado podem ser administrados 2-6 mL duas a três vezes ao dia. Em tabletes ou cápsulas 2-3 g duas vezes ao dia.

Quebra-pedra pode ser abortiva em altas doses assim como promover menstruações. È contraindicado na gestação também pelos efeitos hipotensores e hipoglicemiantes. Pode potencializar a insulina e as drogas antidiabéticas assim como as drogas anti-hipertensivas, beta-bloqueadoras e outras drogas para o coração, incluindo cronotrópicas e inotrópicas[40].

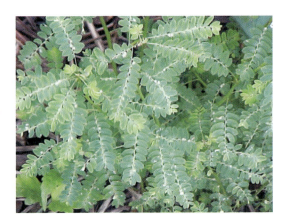

Figura 11.11 – *Phyllanthus niruri L. (Chá de quebra-pedra).*

A ampla gama de fitomedicamentos com ação no sistema urinário é fonte inesgotável e promissora de pesquisas científicas nacionais e internacionais.

Referências bibliográficas

1. Ernst E. The efficacy of herbal medicine – an overview. Blackwell Publishing Fundamental & Clinical Pharmacology 2005;19:405-9.
2. Newton P. The use of medicinal plants by primates: a missing link? Trends Ecol Evol 1991; 6:297-99.
3. Rhee SM., Garg VK., Hershey CO. Use of complementary and alternative medicines by ambulatory patients. Arch Intern Med 2004; 164: 1004-9.
4. Schöttner M, Gansser D, Spiteller G. Lignans from the rrots of Urtica dioica and their metabolites bind to human sex hormone binding globulin (SHBG). Planta Med 1997; 63: 529-32.
5. Tyler V. Herbs of choice: the therapeutic use of phytomedicinals. Pharmaceutical Products, Binghampton, N.Y., 1994.
6. Kirchhoff HW. Brennesselsaft als Diuretikum Z Phytother 1983 4: 621-6.
7. Blumethal M, Busse WR, Goldberg A, et al. The complete German Comission E monographs. American Botanical Council, Austin and Integrative Medicine Communications, Boston, 1998.
8. Weiss RF. Herbal medicine. Gothenburg, Ab Arcanum, Sweden and Beaconsfield, UK, 1988.
9. Leuschner J. Anti-inflammatory, spasmolytic and diuretic effects os a commercially available Solidago gigantean herb extract. Arzneim Forsch 1995; 45: 165-8.
10. McGuffin M, Hobbs C, Upton R, Goldberg A. American Herbal Products Association's botanical safety handbook. CRC, Boca Raton, Florida, USA, 1997.
11. Kreydiyyeh SI, Usta J. Diuretic effect and mechanism of action of parsley. J Ethnopharmacol 2002 ; 79: 353-7.
12. Hyde FF, Hyde FA, Robinson MB, et al. British herbal pharmacopoeia. British Herbal Medicine Association, West Yorks, UK, 1983.
13. Zaynoun S, Abi Ali L, Tenekjian K, Kurban AK. The bergapten content of garden parsley and its significance in causing cutaneous photosensitization. Clin Exp Dermatol 1985; 10(4):328-31.
14. Tahri A, Yamani S, Legssyer A, et al. Acute diuretic, natriuretic and hypotensive effects of a continuous perfusion of aqueous extract of Urtica dioica in the rat. J Ethnopharmacol 2000; 73: 95-100.
15. Kiehl R. Cistite bacteriana aguda. In: Wroclawski ER, Bendhack DA, Damião R, Ortiz V (eds). Guia prático de Urologia. São Paulo, Editora Segmento, 2003, pp7-8.
16. Palma PCR. Tratamento de curta duração da infecção do trato urinário não complicada. J Bras Urol 1991; 17: 13-7.
17. Yarnell E. Botanical medicines for the urinary tract. World J Urol 2002; 20(5): 285-93.
18. Moore M. Medicinal plants of the desert and canyon west. Museum of New Mexico Press, Santa Fe, N.M., USA, 1989.
19. Mills S, Bone K. Principles and practice of phytotherapy: modern herbal medicine. Churchill Livingstone, Edinburgh, UK, 2000.
20. DeCaprio AP. The toxicology of hydroquinone – relevance to occupational and environmental exposure. Clin Rev Toxicol 1999; 29: 283-330.
21. Sobota AE. Inhibition of bacterial adherence by cranberry juice: potencial use for the treatment of urinary tract infections. J Urol 1984; 131: 1013-16.
22. McMurdo MET, Bisset LY, Price RJG, et al. Does ingestion of cranberry juice reduce symptomatic urinary tract infections in older people in hospital? A double-blind, placebo-controlled trial. Age and Ageing 2005; 34: 256-61.
23. Raz R, Chazan B, Dan M. Cranberry Juice and Urinary Tract Infection. Clin Infect Dis 2004; 38: 1413-19.
24. Lynch DM. Cranberry for prevention of urinary tract infections. Am Fam Phys 2004; 70(11): 2175-7.
25. Kontiokari T, Sundqvist K, Nuutinen M, et al. Randomised trial of cranberry-lingonberry juice and Lactobacillus GG drink for the prevention of urinary tract infections in women. BMJ 2001; 322: 1571-3.
26. Guay DR. Cranberry and urinary tract infections. Drugs 2009; 69(7):775-807.
27. Jepson RG, Craig JC. Cranberries for preventing urinary tract infections. Cochrane Renal Group Cochrane Database of Systematic Rev 2008; (3):CD001321.
28. Beerepoot MAJ, Geerlings SE, van Haarst N, et al. Nonantibiotic Prophylaxis for rRecurrent Urinary Tract Infections: A Systematic Review and Meta-Analysis of Randomized Controlled Trials. J Urol 2013; 190: 1981-89.
29. Terris MK, Issa MM, Tacker JR. Dietary supplementation with cranberry concentrate tablets may increase the risk of nephrolithiasis. Urology 2001; 57: 26-9.
30. Howell AB, Botto H, Combescure C et al:Escherichia coli anti-adhesion activity in urine following consumption of cranberry powder standardized for proanthocyanidin content: a multicentric randomized double blind study BMC Infect Dis 2010; 10: 94- .
31. Stothers L. A randomized trial to evaluate effectiveness and cost effectiveness of naturopathic cranberry products as prophylaxis against urinary tract infection in women. Can J Urol 2002; 9: 1558-62.
32. Jepson RG, Williams G, Craig JC. Cranberries for preventing urinary tract infections. Cochrane Database Syst Rev 2012; 10: CD001321.
33. Barbosa-Cesnik C, Brown MB, Buxton M et al. Cranberry juice fails to prevent recurrent urinary tract infection: results from a randomized placebo-controled trial. Clin Infect Dis 2011; 52: 23, .

34. Yokosawa T, Wu XQ, Fujioka K, Oura H. Effects of crude drug extract of Ompi-to on renal function en rats with renal failure. J Med Pharm Soc Wakan-Yaku 1989; 6: 64-9.
35. Yokosawa T, Fujioka K, et al. Effects of rhubarb tannins on uremic toxins. Nephron 1991; 58: 155-60.
36. Zhang G, el Nahas AM. The effect of rhubarb extract on experimental renal fibrosis. Nephrol Dial Transplant 1996; 11: 186-90.
37. Desruelles J, Delmon A. Clinical trial of treatment of azotemic conditions with an injectable extract of Lespedeza capitata. Lille Med 1969; 14: 83-7.
38. Wagner H, Elbl G. ACE-inhibitory procyanidins from Lespedeza capitata. Planta Med 1992; 58: 297.
39. Freitas AMD. Efeito do Phyllanthus niruri sobre os inibidores endógenos da litogênese. Tese de Mestrado. Universidade Federal de São Paulo, Disciplina de Nefrologia, 2000.
40. Taylor L The healing power of rainforest herbs. Square one publishers, Inc. Garden City Park, New York, 2005.

Fitomedicamentos e Sistema Cardiovascular

- Sidney Carvalho Fernandes

Introdução

As doenças cardiovasculares são a maior causa de mortalidade, tanto quando consideramos os países desenvolvidos, como também no Brasil, sendo que no ano de 2015, conforme dados do Datasus, dentre os 1.264.175 óbitos ocorridos no Brasil, 344193 (27,23%) foram devidos a doenças do sistema circulatório[1]. A maioria destes óbitos (100520 ou 7,95%) foram atribuídos a doenças cerebrovasculares e uma proporção maior (111863 casos ou 8,84%) a doenças cardíacas isquêmicas[1].

Entretanto este número provavelmente é subestimado, devido às informações nem sempre precisas constantes nos atestados de óbito. Também o número de óbitos devido às doenças cardíacas isquêmicas está subestimado porque muitos destes casos aparecem declarados como insuficiência cardíaca, sem menção de sua etiologia isquêmica básica.

Em última análise, o fator comum de toda essa mortalidade excessiva é o processo aterosclerótico, culminando com a aterotrombose, quando, sobre uma placa instável de ateroma desenvolve-se um coágulo, ocasionando agudamente um infarto do miocárdio, um acidente vascular encefálico ou uma doença arterial periférica. Também, como citado acima, o estágio final de uma doença coronária pode ser um quadro de insuficiência cardíaca ou então a ruptura de um aneurisma de aorta.

A placa aterosclerótica desenvolve-se em um indivíduo durante um longo período de tempo, aumentando lentamente, sendo este aumento condicionado à presença, em maior ou menor número, dos assim chamados fatores de risco cardiovasculares[2], sendo os principais: componente genético, hipertensão arterial, tabagismo, dislipidemias (caracterizadas como LDL-colesterol elevado, HDL colesterol baixo, triglicérides elevados ou dislipidemia aterogênica-HDL baixo, triglicérides elevados e aumento na proporção de partículas de LDL pequenas e densas-), diabetes mellitus, obesidade, síndrome metabólica e sedentarismo.

A formação da placa de ateroma inicia-se com a infiltração na camada íntima das artérias, das partículas de LDL-colesterol, as quais, uma vez aí localizadas sofrem um processo de oxidação, formando as LDL oxidadas, que são a etiologia primária na patogênese do processo; esta infiltração é o primeiro estágio na formação da placa, formando uma lesão denominada estria gordurosa. Estas estrias caracteristicamente já estão presentes desde a infância, independentemente da classe social, econômica, cultural ou étnica, permanecendo estacionárias até a adolescência, quando, dependendo da prevalência dos fatores de risco acima citados, passam a ter seu processo de desenvolvimento mais ou menos rápido[3].

As partículas de LDL oxidadas estimulam as células endoteliais sobrepostas a produzirem moléculas de atração e de adesão de leucócitos, as quais facilitam a deposição e a posterior penetração destas células na camada subendotelial das artérias. Assim, linfócitos e monócitos aí se acumulam, dando início a um processo inflamatório crônico que vai persistir praticamente durante toda a existência da placa. Os monócitos, também sob estímulo das LDL oxidadas, acabam se transformando em macrófagos, que fagocitam as partículas de gordura, formando então as chamadas células espumosas, que ajudam a perpetuar o processo inflamatório. Células da camada muscular lisa arterial também são atraídas e ajudam a compor a placa[4].

Uma vez desenvolvidas, estas placas podem se apresentar como placas estáveis, que caracteristicamente contém um núcleo lipídico pequeno e uma capa fibrótica bastante espessa, as quais dificilmente sofrem ruptura (daí a denominação de placa estável) ou então como placas com núcleo lipídico abundante e capa fibrótica muito delgada, placas estas que se rompem facilmente, sendo denominadas placas instáveis. Uma vez aparecendo uma ruptura na capa da placa, com consequente exposição do seu conteúdo interno, altamente trombogênico ao sangue circulante, ocorre uma ativação plaquetária com rápido desenvolvimento de um trombo, levando a uma oclusão arterial aguda e à necrose isquêmica na região dependente deste ramo arterial ocluído.

Visando a diminuição da morbimortalidade da doença cardíaca, assim como em qualquer área da Medicina, deve-se destacar a importância do tratamento preventivo.

Esta prevenção deve-se iniciar pelo cálculo do risco cardiovascular do indivíduo, baseando-se no escore de risco de Framingham. Em seguida inicia-se o tratamento, visando minimizar o impacto destes fatores.

A cardiologia vascular, além de tratar da doença aterosclerótica em vários territórios arteriais, foca outras patologias independentes deste processo, tais como: valvopatias, miocardiopatias, doenças congênitas, reumáticas e insuficiência venosa; consequentemente há necessidade de utilização de um grande arsenal terapêutico, sendo que, a partir dai os efeitos colaterais e as interações medicamentosas se apresentam como um fator agravante nocivo a uma terapia adequada. Visando minimizar este fato, a medicina alternativa da fitoterapia vem oferecer um menor risco dos agravantes acima mencionados. Além disso, muitas vezes o paciente é intolerante aos medicamentos alopáticos preconizados e esta é uma das principais indicações da fitoterapia.

Relacionamos a seguir os fitoterápicos mais utilizados na medicina cardiovascular: *Crataegus oxyacantha* (crataegos), *Allium sativum* L. (Alho), *Ginkgo biloba* L. (ginco), *Panax Ginseng* (ginseng), *Aesculus hippocastanum* L. (castanha de Índia), *Cynara scalymus* L., berberine e Oriza sativa, podendo estes produtos ser utilizados em associações ou separadamente.

Crataegus oxyacantha (crataegos)

Como crataegos (espinheira) compreendemos pelo menos 2 espécies: a *Crataegus monogyna* e a *Crataegus laevigata* (também conhecida como *Crataegus oxyacantha)*. O extrato de espinheira, retirado de suas folhas e flores, tem sido utilizado para o tratamento de doenças do coração na Europa desde o século 17. Os componentes ativos deste extrato são compostos flavonoides na proporção de 2 a 3% e procianidinas oligoméricas na proporção de 18 a 19%[6]. Sua utilização está especialmente indicada para o tratamento da insuficiência cardíaca estágio I a III pela classificação da New York Heart Association (NYHA). Também se preconiza seu uso em outras formas de doenças cardiovasculares, como por exemplo na angina pectoris, hipertensão arterial, dislipidemias e doença arterial coronária, porém estas indicações ainda não possuem evidência confirmada em estudos com significância estatística, necessitando comprovação.

A maioria dos estudos mostra uma melhora tanto objetiva como também subjetiva da qualidade de vida e também da morbidade, sem, porém alterar significativamente a mortalidade geral ou por morte súbita.

Para avaliar benefícios e efeitos colaterais, realizou-se revisão sistemática de estudos de crataegos como uma terapia coadjuvante, associado ao tratamento convencional e comparado com placebo, em pacientes com insuficiência cardíaca crônica, classificados nas classes I, II ou III da NYHA. 14 estudos randomizados, duplos cegos e controlados por placebo foram selecionados, porém dados foram obtidos de 10 estudos, em um total de 855 pacientes. Tanto a carga máxima de trabalho como a tolerância ao exercício foram significativamente maior no grupo tratado. Os sintomas de dispneia e fadiga melhoraram significativamente. Entretanto não houve diferença significativa na mortalidade. Os efeitos colaterais incluíram náuseas, tonturas, palpitações e sintomas gastrointestinais, porém a incidência não foi significativamente maior que no grupo controle[7].

O SPICE foi um estudo de morbi-mortalidade para investigar a eficácia e segurança do crataegos, quando adicionado à terapia convencional, em pacientes com ICC. 2681 pacientes, com ICC classe II ou III e fração de ejeção de ventrículo esquerdo ≤ 35%, foram randomizados em estudo duplo cego para receber 900 mg de crataegos ou placebo por 24 meses. O objetivo primário foi o tempo até o primeiro evento cardíaco. 1338 pacientes foram designados para o grupo tratado e 1343 para o grupo placebo. O tempo para o primeiro evento foi de 620 dias para o grupo tratado e de 606 dias para o placebo, com RR de 0,95, p=0,476. A tendência para a redução da mortalidade por causa cardíaca no 24º mês no grupo do crataegos de 9,7%, p=0,269 não foi estatisticamente significante. Entretanto, no subgrupo com fração de ejeção ≥ 25% o crataegos diminuiu a incidência de morte súbita em 39,7%, com p=0,025. Efeitos adversos foram comparáveis em ambos os grupos. Os dados deste estudo sugerem que o crataegos pode reduzir a incidência de morte súbita em pacientes com menor comprometimento na fração de ejeção[8].

O estudo HERB CHF também avaliou a adição do crataegos à terapia convencional de pacientes com ICC. O objetivo primário deste estudo foi determinar se a adição do crataegos melhorava a capacidade submáxima do exercício. O estudo foi realizado em 120 pacientes ambulatoriais com idade ≥ 18 anos, com ICC classes II ou III da NYHA. O estudo foi randomizado e controlado por placebo. Todos os pacientes receberam a terapia convencional máxima tolerada e foram randomizados para 450 mg 2 vezes ao dia de crataegos ou placebo por um período de 6 meses. A capacidade de exercício foi medida pela alteração na distância caminhada em 6 minutos. Objetivos secundários foram medidas de qualidade de vida, consumo máximo de oxigênio e limiar anaeróbio durante teste de esforço máximo em esteira, classificação pela NYHA, fração de ejeção de ventrículo esquerdo, concentração de neurohormônios e medidas de estresse oxidativo ou inflamação. Não houve diferença significativa na alteração da distância caminhada em 6 minutos (p=0,61), nas medidas das qualidades de vida, capacidade funcional, neurohormônios, estresse oxidativo ou inflamação. Houve uma modesta diferença na fração de ejeção favorecendo o crataegos (p=0,04). A incidência de efeitos colaterais, principalmente gastro intestinais foi maior no grupo do crataegos (p=0,02). Concluiu-se que o crataegos não adiciona benefício funcional ou sintomático quando adicionado à terapia convencional em pacientes com ICC[9].

Para avaliação do crataegos na evolução da insuficiência cardíaca, realizou-se nos dados do estudo HERB CHF uma análise retrospectiva. Esta análise mostrou que a progressão foi mais intensa no grupo tratado que no placebo, indicando este estudo que não houve benefício na redução da progressão da ICC com o crataegos[10].

Embora vários estudos em animais demonstrem uma ação benéfica do crataegos, através de vários mecanismos moleculares, em lesões de isquemia e reperfusão[11,12] e em lesões de camada íntima de artérias através de cateter balão[13], são necessários grandes estudos multicêntricos, randomizados e duplo cegos para comprovar estes benefícios na prática clínica.

Um estudo duplo cego e controlado por placebo foi realizado em 79 pacientes hipertensos e com diabetes tipo 2, já recebendo as drogas convencionais e com duração de 16 semanas, para verificar um possível efeito hipotensor do crataegus. Os pacientes foram randomizados para 1200 mg ao dia de crataegus (n=39) ou placebo (n=40). Não houve diferença na pressão sistólica entre os grupos (p=0,329), porém houve uma redução significativamente mais importante na pressão diastólica no grupo do crataegus (p=0,035). Este é o primeiro estudo randomizado a demonstrar um efeito hipotensor do crataegus em pacientes diabéticos[14]. Não houve interação medicamentosa entre o crataegus e as várias drogas utilizadas para o tratamento do diabetes e da hipertensão arterial.

Os efeitos colaterais não são frequentes e se apresentam principalmente como desconforto epigástrico, pakpitações, sonolência, cefaleia e zumbidos.

O crataegus não deve ser utilizado em pacientes em uso de digoxina pois pode haver interferência na dosagem sérica do digitálico em alguns métodos de imunoensaio, podendo mascarar uma possível intoxicação digitálica[15]; também são descritos efeitos na farmacodinâmica desta droga[15].

Em resumo, a utilização do crataegus está indicada em pacientes com insuficiência cardíaca fases I,II e III da NYHA, como coadjuvante à terapia convencional, principalmente em pacientes intolerantes à digoxina ou que têm tendência à intoxicação digitálica; também está indicado em casos de hipertensão arterial, com predomínio de hipertensão diastólica.

Allium sativum L. (Alho)

A principal substância com propriedades terapêuticas presentes no bulbo do alho é a aliina, a qual no entanto, é uma pró droga, necessitando ser hidrolisada para formar a alicina que possui efeitos terapêuticos. A alicina é um potente agente antibacteriano e antifúngico. Ela decompõe-se rapidamente na presença de ar e água, originando o dissulfito, o trissulfito e os polissulfitos de dialila, que são os produtos responsáveis pelo forte odor do alho.

O alho também contém diversas proteínas, ácidos graxos, carboidratos, flavonoides, vitaminas A, B1, B2 e C, adenosina e saponinas esteroidais, sendo estas as responsáveis por efeitos anticoagulantes descritos.

As atividades biológicas do alho ocorre por inibição de grupos sulfidrilas de várias enzimas, entre elas a acetil Co-enzima A-SH, sendo esta inibição exercida pela alicina e alguns de seus produtos de degradação[16]. A alicina possui uma alta permeabilidade através das membranas fosfolipídicas e também tem uma rápida difusão e permeação através das membranas eritrocitárias. Após sua penetração, a alicina reage com a glutationa reduzida, já tendo o produto desta reação sido isolado e identificado, sendo o responsável pela inativação de enzimas no organismo[16].

Apesar do alho possuir atividades antibacteriana, antifúngica, antiviral, antiparasitária, antitumoral, antiflogística, imunomoduladora, antioxidante e fibrinolítica, neste capítulo iremos discutir apenas as suas propriedades referentes ao sistema cardiovascular.

A atividade antihipertensiva do alho tem sido discutida há muitos anos[17] sendo relacionada à ativação da sintase do óxido nítrico, levando a um aumento nos níveis séricos de óxido nítrico, que é um potente vasodilatador. Observa-se também in vitro, que a alicina abre canais de potássio, reduzindo o influxo celular de cálcio o que pode causar vasodilatação. A alicina também possui, in vitro, efeito inibidor na enzima da conversão da angiotensina[18].

Um composto sintético, derivado da conjugação da alicina com o captopril, composto este denominado alilmercaptocaptopril demonstrou possuir, em um modelo de síndrome metabólica, além do efeito antihipertensivo, múltiplas ações metabólicas benéficas, tais como diminuição da resistência à insulina, diminuição da hipertrofia cardíaca, diminuição de triglicérides e proteção renal[19].

A alicina apresenta também efeito benéfico na evolução da doença aterosclerótica e na modulação da coagulação[20], sendo o efeito antiaterosclerótico exercido por vária ações, entre elas uma atividade antioxidante, modificação de lipoproteínas e inibição da fagocitose e degradação das partículas de LDL oxidadas pelos macrófagos[20].

Em relação à coagulação, é bem aceito a atividade anticoagulante de altas doses de alicina, embora alguns estudos mostrem que esta atividade tem pouca repercussão na prática clínica[17,21].

O extrato de alho está indicado como terapia coadjuvante em casos de hipertensão arterial, doença arterial coronária e outras apresentações da doença aterosclerótica. Observa-se ação sinérgica com medicamentos antihipertensivoa, principalmente com betabloqueadores e também com agentes anticoagulantes e antiplaquetários. Recomenda-se controle rigoroso de pacientes em uso de varfarina recebendo extrato de alho concomitantemente.

A formulação mais eficaz de alho é a formulação em pó e recoberta por cápsula de liberação entérica, contendo 1,3% de aliina, na dose de 600 a 1200 mg por dia.

Os efeitos colaterais mais comuns são o forte odor exalado pelos pacientes e sintomas gastrointestinais.

Ginkgo biloba L. (Ginco)

A árvore da ginco é uma das mais velhas ainda presentes sobre a Terra, tendo-se encontrado fósseis com mais de 250 milhões de anos. Suas folhas são utilizadas para a preparação de um extrato que é utilizado para o tratamento de um grande número de afecções, incluindo zumbidos, demência, claudicação intermitente, disfunção erétil e degeneração macular. De todas estas condições as que têm melhor nível de evidência são a demência, a claudicação intermitente e o zumbido. Neste capítulo trataremos apenas dos efeitos cardiovasculares do extrato da ginco.

Os principais constituintes químicos do extrato são: terpenos (gincolídeos, bilobalídeo, poliprenóis), flavonoides (flavonas, biflavonoides), hidrocarbonetos de cadeia longa, derivados do ácido anacárdico (ácidos gincólicos) e compostos nitrogenados de baixo peso molecular[22].

Sob a denominação de extratos de ginco podem ser encontrados extratos simples hidroalcoólicos e extratos especiais obtidos através de uma sequência bem definida de passos tecnológicos de enriquecimento e purificação. Na Alemanha, a Comissão para Produtos Fitoterápicos do Ministério da Saúde apresentou 2 monografias negativas para preparados à base de vários extratos hidroalcoólicos. Incluiu porém o extrato seco especial como de resultados positivos, baseando-se no grande número de estudos científicos existentes[22].

De uma maneira geral, quando nos referirmos a extratos de ginco, estaremos falando do extrato especial, sendo que o EGb 761 é o mais comum entre nós.

Várias são as ações do extrato da ginco que podem beneficiar o sistema circulatório.

Em modelos animais o extrato de ginco biloba possui ação antioxidante e melhora de maneira expressiva a função endotelial[23] e também a ação anti-inflamatória[24] é descrita nestes estudos.. O efeito anticoagulante[25] é bem conhecido na prática clinica, constituindo uma das propriedades em que se baseia o uso terapêutico do extrato. Também a prevenção da doença aterosclerótica antiaterosclerótica[26] é demonstrada em pesquisa clínica.

Entretanto, se estudos experimentais demonstram os efeitos deste extrato, alguns estudos clínicos não conseguem comprovar um significante benefício[27,28], devendo-se este fato provavelmente às limitações dos estudos realizados até o momento. Grandes estudos de morbimortalidade são então necessários para a confirmação dos dados de pesquisa.

O extrato de ginco apresenta poucos efeitos colaterais, principalmente sintomas digestivos e cefaleia. O extrato não deve ser administrado concomitantemente com anticoagulantes orais e no período peri operatório pelo risco de hemorragia.

O extrato EGb761 é apresentando em comprimidos ou cápsulas com 40 mg, 80 mg e 120 mg, variando a dose de 80 mg a 240 mg por dia.

Embora a indicação principal no sistema circulatório seja o tratamento da claudicação intermitente, o extrato de ginco pode também ser indicado para tratamento da doença aterosclerótica em outros territórios, como a doença coronária e a carotídea e em afecções em que se necessite de agentes antiplaquetários.

Panax ginseng (ginseng)

O ginseng é originário da Manchúria e da Coreia do Norte, sendo utilizado na China há mais de 3000 anos como estimulante, reconstituinte, gerador de vitalidade e como elixir de longa vida. O extrato é obtido das raízes da planta, existindo o ginseng branco, quando se retira a periderme e o ginseng vermelho quando não se retira a periderme. Inúmeros produtos químicos foram isolados do extrato, constando a maioria de saponinas, que são glicosídeos de esteroides ou de terpenos policíclicos, sendo substâncias anfipáticas, ou seja , possuindo uma porção hidrofílica e uma porção lipofílica[29].

Com base em suas propriedades farmacológicas, os extratos de ginseng têm sido classificados como compostos adaptógenos ou agentes antiestresse, possuindo propriedades estimulantes.

Embora devido a essas propriedades estimulantes muitas vezes o ginseng seja contraindicado em algumas doenças cardiológicas, muitos estudos realizados com modelos animais e culturas de células têm demonstrado efeitos benéficos deste extrato no sistema cardiovascular através de diversos mecanismos[30], como por exemplo, ação antioxidante[31], alteração da função motora[32], redução da função plaquetária[33,34], alteração em canais iônicos, alteração na liberação de transmissores autonômicos, melhora do perfil lipídico[31], modulação no metabolismo de carboidrato e melhora do controle glicêmicos.

Outros estudos experimentais têm demonstrado uma proteção ao miocárdio na lesão de isquemia e reperfusão[35].

Em função destes achados de pesquisa são atribuídos ao ginseng propriedades diversas, tais como cardioproteção, efeitos antihipertensivos, atenuação da hipertrofia miocárdica e da insuficiência cardíaca[36].

Entretanto, do mesmo modo como ocorre com o extrato de ginco, estes efeitos não têm sido plenamente comprovados na prática clínica, principalmente devido ao número pouco expressivo de estudos randomizados, duplo cegos, multicêntricos e bem controlados[30,37]. Faz-se necessário um maior número de estudos com estas características para a comprovação de evidências.

Em relação a efeitos colaterais estes são poucos e relacionados pincipalmente a hemorragia quando associados com agentes anticoagulantes, sintomas digestivos e insônia.

Como existe ação do extrato sobre canais iônicos, existe a possibilidade de alongamento do intervalo QT, devendo os pacientes em uso de ginseng e que apresentem fatores de risco para arritmia cardíaca, realizar controle eletrocardiográfico frequente. Dentre estes fatores destacam-se a hipocalemia, o uso de digitálicos, diuréticos, amiodarona, sotalol, fatores estes que podem a arritmias cardíacas complexas e torsade de points.

Indica-se o uso de ginseng na prevenção da doença aterosclerótica em territórios coronário, carotídeo e circulação periférica e na insuficiência cardíaca.

A dose utilizada é de 80 a 300 mg ao dia.

Aesculus hippocastanum L. (Castanha-da-índia)

As frutas da castanheira da Índia contém sementes que podem ser desidratadas e delas retiradas, com misturas álcool-água, um extrato rico em flavonas e saponinas, cujos produtos são padronizados para conter de 16 a 21% de escina, que é uma mistura de aproximadamente 10 saponinas.

Este extrato pode ser utilizado sistemicamente no tratamento de insuficiência venosa, veias varicosas, hemorróidas e topicamente para controlar processos inflamatórios decorrentes de traumas ou cirurgias.

A insuficiência venosa crônica é acompanhada por uma perda do tônus venoso, aumento da permeabilidade capilar, estase sanguínea, edema e hipóxia. Pode acontecer também a aderência de neutrófilos ao endotélio vascular, agregação plaquetária, inflamação, estresse oxidativo, ativação de enzimas que degradam a matriz extracelular (elastase e hialoronidase) e liberação de fatores de crescimento. Estudos in vitro mostraram que a escina, de uma maneira dose-dependente, reduz a aderência de neutrófilos e a produção de radicais livres e de mediadores inflamatórios, podendo então levar ao aumento do tônus venoso, diminuição da permeabilidade capilar, da formação de edemas, da inflamação e da atividade da hialuronidase[38].

O uso crônico da escina leva a uma redução no volume das pernas, com diminuição do edema, da dor e do prurido.

A incidência de efeitos colaterais é baixa, incluindo sintomas digestivos, cefaleia, tonturas e câimbras nas panturrilhas. Com o uso da aplicação tópica pode ocorrer dermatite de contato, tendo sido também descritos casos de dispneia, aumento de enzimas hepáticas e aumento de ureia e creatinina, retornando estes parâmetros aos níveis normais com a suspensão do medicamento.

O extrato de Castanha-da-índia está indicado em casas de aumento da permeabilidade capilar, insuficiência venosa, varizes e hemorróidas.

Os efeitos colaterais são pouco frequentes e relacionados a sintomas digestivos. Foram descritos casos de lesão hepática e renal, relacionados ao uso de altas doses.

A dose recomendada é de 100 mg 3 vezes ao dia.

Cynara scalymus L. (Alcachofra)

A alcachofra é constituída principalmente de fenóis, inulina, fibras e alguns minerais, faz parte da dieta mediterrânea e tem sido utilizada como protetor contra efeitos colaterais de agentes quimioterápicos e também como hipocolesterolemiante. Rondanelli testou extrato de folhas de alcachofra na dose de 250 mg, 2 vezes ao dia contra placebo em 92 pacientes obesos com hipercolesterolemia discreta por 8 semanas, verificando que no grupo tratado não houve redução significativa dos triglicérides mas houve um aumento significativo do HDL (p<0,001), maior redução no colesterol total (p=0,033), redução de LDL (p<0,001), concluindo que este extrato pode ser útil no tratamento da dislipidemia moderada em pacientes obesos[39]. Wider em uma revisão sistemática, onde foram encontrados apenas 3 estudos, encontrou que o extrato de folha de alcachofra tem potencial no tratamento da hipercolesterolemia moderada, ressaltando que no entanto os dados disponíveis ainda não são convincentes, necessitando-se estudos complementares[40].

Berberine

Berberine é um alcaloide isolado principalmente da Hydrastis canadensis L e da *Coptis Chinensis* e também de outra plantas que é utilizado há mais de 2500 anos na medicina chinesa. Inicialmente utilizado como anti diarreico e antimicrobiano, atualmente seu uso de expandiu e tem sido utilizado no tratamento do diabetes mellitus, da hipercolesterolemia e também de doenças cardiovasculares.

O efeito do berberine no diabetes mellitus já é bem conhecido na China, onde tem sido utilizado há muitos anos no tratamento do diabetes tipo 2, tendo sido este efeito confirmado por estudos controlados e randomizados[41]. Este efeito na glicemia e na resistência à insulina é obtido por um estímulo na adenosinomonofosfato quinase (AMPK)[42]. Ao contrário do efeito das tiazolidinodionas (TZDs) o berberine reduz a expressão dos PPAR gama, não ocasionando o aumento de peso devido a estas drogas.

O berberine aumenta a expressão dos receptores de LDL no fígado (LDLR) de uma maneira diferente das estatinas, sendo independente da concentração intracelular do colesterol e da inibição da atividade da hidroximetilglutaril CoA redutase. Ele estabiliza o RNA mensageiro do LDLR através de uma ativação de quinase extracelular, levando a uma redução significativa do colesterol[43].

Sabe-se que a disfunção endotelial é um evento inicial no processo patogênico da aterosclerose. O berberine age no endotélio e na musculatura lisa arterial como anti proliferativo e induzindo o relaxamento, sendo este efeito mediado através da ativação da sintetase do óxido nítrico através de uma cascata enzimática estimulada pelo AMP cíclico (AMPK)[42]. Em cardiologia o berberine pode portanto ser utilizado no tratamento da hipertensão arterial, doença aterosclerótica e no remodelamento ventricular, com efeito inibitório na hipertrofia ventricular esquerda.

Oriza sativa

O extrato do arroz vermelho (*Oriza sativa*) fermentado pelo fungo *Monascus purpureus* é um fitoterápico que vem sendo utilizado na China desde os anos 800 DC. Este produto contém monacolin K e outros 8 monacolins, além de gorduras não saturadas e outras substâncias. Este produto foi testado em um grande estudo de prevenção secundária, randomizado e comparado com placebo em 4870 pacientes que haviam apresentado infarto agudo do miocárdio, com idade média de 60,5 anos e seguimento de 4 anos, com uma dose de 1200 mg do produto. O resultado do estudo foi favorável, com significância estatística nos seguintes parâmetros: mortalidade total, mortalidade cardiovascular, mortalidade por doença coronária, mortalidade por câncer e reincidência de infarto do miocárdio e revascularização coronária, sendo também favorável nos subgrupos de idosos e diabéticos[44]. Devido à alta eficiência das estatinas na prevenção primária e secundária da doença aterosclerótica, este medicamento tem sido utilizado principalmente nos casos de intolerância às estatinas. Visando esta indicação foi realizado um estudo em pacientes com esta característica. Foram utilizados 1800 mg do extrato comparado ao placebo. No grupo que recebeu o medicamento houve redução estatisticamente significante na redução do LDL (-21,3 vs -8,7%), do colesterol total (-19,4vs -5,3%) e dos triglicérides (-7,2vs -1,4%). O aparecimento de mialgia e alterações da creatinofosfoquinase e das enzimas hepáticas foi idêntica nos 2 grupos[45]. Revisão sistemática recente mostrou que este extrato apresentou um bom efeito regulador da lipidemia e também foi seguro e eficaz na redução de eventos cardiovasculares em pacientes com doença cardiovascular complicada com dislipidemia[46].

Quadro 12.1 – BULÁRIO

Princípio ativo	*Crataegus oxyacantha* L.
Nome comercial	Dekatin
Nome do laboratório farmacêutico	Ativus Farmacêutica Ltda
Apresentação	Comprimidos revestidos de 300 mg
Posologia	1 a 3 cp. ao dia

Princípio ativo	*Allium sativum* L.
Nome comercial	Alho Luper
Nome do laboratório	Luper Indústria Farmacêutica Ltda
Apresentações	Comprimidos revestidos de 300 mg
Posologia	1 a 3 cp. ao dia

Princípio ativo	*Allium sativum* L.
Nome comercial	Óleo de Alho Fontovit
Nome do laboratório	Fontovit Laboratórios SA
Apresentações	Cápsula gelatinosa mole de 250 mg
Posologia	2 a 4 cp. ao dia

Princípio ativo	*Ginkgo biloba* L. Extrato EGb761
Nome comercial	Tanakan
Nome do laboratório	Abbott Laboratórios do Brasil Ltda
Apresentações	Comprimidos revestidos de 40 mg, 80 mg e 120 mg
Posologia	40 a 120 mg 2 vezes ao dia.

Princípio ativo	*Ginkgo biloba* L. Extrato EGb761
Nome comercial	Tebonin
Nome do laboratório	Nycomed Pharma Ltda
Apresentações	comprimidos revestidos de 40 mg, 80 mg e 120 mg
Posologia	40 a 120 mg 2 vezes ao dia.

Princípio ativo	*Ginkgo biloba* L. Extrato EGb761
Nome comercial	Tebonin
Nome do laboratório	Nycomed Pharma Ltda
Apresentações	solução contendo 40 mg/mL
Posologia	40 a 120 mg 2 vezes ao dia.

Princípio ativo	Ginseng
Nome comercial	Ginseng
Nome do laboratório	Laboratório Catarinense SA
Apresentação	Cápsulas gelatinosas de 100 mg
Posologia	1 cápsula 2 a 3 vezes ao dia.

Princípio ativo:	*Panax ginseng*
Nome comercial	Ginseng Cápsulas Farmaervas
Nome do laboratório	Laboratório Farmaervas Ltda
Apresentação	Cápsulas gelatinosas de 150 mg
Posologia	1 cápsula 2 vezes ao dia.
Princípio ativo	***Panax ginseng***
Nome comercial	Panax Ginseng
Nome do laboratório	Wyeth Indústria Farmacêutica Ltda
Apresentação	Cápsulas gelatinosas de 100 mg
Posologia	1 cápsula 2 a 3 vezes ao dia.
Princípio ativo	**Extrato seco de *Aesculus hippocastanum* L.**
Nome comercial	Castanha-da-índia
Nome do laboratório	Herbarium Laboratório Botânico Ltda
Apresentação	Cápsulas gelatinosas de 100 mg
Posologia	1 cápsula 3 vezes ao dia.
Princípio ativo	**Extrato seco de *Aesculus hippocastanum* L.**
Nome comercial	Castanha-da-índia
Nome do laboratório	Fontovit Laboratórios SA
Apresentação	Cápsulas gelatinosas de 250 mg
Posologia	1 cápsula 2 vezes ao dia.
Princípio ativo	**Extrato de folha de alcachofra**
Nome comercial	Alcachofra Folhas 120 g Space Green.
Nome do laboratório	Beleza da Terra.
Posologia	2 g (1 colher de sobremesa rasa) diluída em 150 mL de água antes do almoço e jantar.
Princípio ativo	**Berberina HCL**
Nome comercial	Berberina
Nome do laboratório	Oficial Farma.
Apresentação	cápsulas de 500 mg.
Posologia	1.000 a 1.500 mg ao dia, em 2 ou 3 tomadas.
Princípio ativo	**Monacolin K**
Nome comercial	Monaless
Nome do laboratório	Marjan Farma
Apresentação	cápsulas de 600 mg.
Posologia	1.200 a 1.800 mg ao dia, após as refeições.

Referências

1. http://tabnet.datasus.gov.br/cgi/tabcgi.exe?sim/cnv/obt10uf.def
2. Fernandes SC, Martinez TLR em Doenças Vasculares Periféricas, Maffei FHA, Lastória S, Yoshida WB, Rollo HA, Giannini M, Moura R, 4ª Edição, Editora Guanabara Koogan, Rio de Janeiro, RJ, 707-719, 2008.
3. Fernandez-Britto JE, Wong R, Contreras D, et al. Pathomorphometrical characteristics of atherosclerosis in youth. A multinational investigation of WHO/World Heart Federation (1986-1996), using atherometric system. Nutr Metab Cardiovasc Dis. 1999 Oct;9(5):210-9.
4. http://www.lipidsonline.org/slides/slide01-29.cfm?q=atherogenesis. 10/12/2011.
5. IV Diretriz Brasileira Sobre Dislipidemias E Prevenção Da Aterosclerose. Arquivos Brasileiros de Cardiologia, Abril de 2007, Volume 88, Suplemento I.
6. Santos SC, Mello JCP em Simões CMO, Schenkel EP, Gosmann G, Mello JCP, Mentz LA, Petrovick PR, Farmacognosia, 5ª Edição, Editora da Universidade Federal do Rio Grande do Sul, Porto Alegre, RS, 642-643, 2004.
7. Pittler MH; Guo R; Ernst E. Hawthorn extract for treating chronic heart failure. Cochrane Database Syst Rev;(1):CD005312, 2008.
8. Holubarsch CJ; Colucci WS; Meinertz T; et al. Survival and Prognosis: Investigation of Crataegus Extract WS 1442 in CHF (SPICE) trial study group. The efficacy and safety of Crataegus extract WS 1442 in patients with heart failure: the SPICE trial. Eur J Heart Fail;10(12):1255-63, 2008 Dec.
9. Zick SM; Vautaw BM; Gillespie B; et al. Hawthorn Extract Randomized Blinded Chronic Heart Failure (HERB CHF) trial. Eur J Heart Fail;11(10):990-9, 2009 Oct.
10. Zick SM; Gillespie B; Aaronson KD. The effect of Crataegus oxycantha Special Extract WS 1442 on clinical progression in patients with mild to moderate symptoms of heart failure. Eur J Heart Fail;10(6):587-93, 2008 Jun.
11. Swaminathan JK; Khan M; Mohan IK; et al. Cardioprotective properties of Crataegus oxycantha extract against ischemia-reperfusion injury. Phytomedicine;17(10):744-52, 2010 Aug.
12. Jayachandran KS; Khan M; Selvendiran K; et al. Crataegus oxycantha extract attenuates apoptotic incidence in myocardial ischemia-reperfusion injury by regulating Akt and HIF-1 signaling pathways. J Cardiovasc Pharmacol;56(5):526-31, 2010 Nov.
13. Fürst R; Zirrgiebel U; Totzke F; et al. The Crataegus extract WS 1442 inhibits balloon catheter-induced intimal hyperplasia in the rat carotid artery by directly influencing PDGFR-beta. Atherosclerosis;211(2):409-17, 2010 Aug.
14. Walker AF; Marakis G; Simpson E; et al. Hypotensive effects of hawthorn for patients with diabetes taking prescription drugs: a randomised controlled trial. Br J Gen Pract;56(527):437-43, 2006 Jun.
15. Dasgupta A; Kidd L; Poindexter BJ; et al. Interference of hawthorn on serum digoxin measurements by immunoassays and pharmacodynamic interaction with digoxin. Arch Pathol Lab Med;134(8):1188-92, 2010 Aug.
16. Heinzmann BM em Simões CMO, Schenkel EP, Gosmann G, Mello JCP, Mentz LA, Petrovick PR, Farmacognosia, 5ª Edição, Editora da Universidade Federal do Rio Grande do Sul, Porto Alegre, RS, 752-763, 2004.
17. Tattelman E. Health effects of garlic. Am Fam Physician;72(1):103-106, 2005, Jul 1.
18. Mohamadi A; Jarrell ST; Shi SJ; et al. Effects of wild versus cultivated garlic on blood pressure and other parameters in hypertensive rats. Heart Dis;2(1):3-9, 2000 Jan-Feb.
19. Ernsberger P; Johnson JL; Rosenthal T; et al. Therapeutic actions of allylmercaptocaptopril and captopril in a rat model of metabolic syndrome. Am J Hypertens;20(8):866-74, 2007 Aug.
20. Gonen A; Harats D; Rabinkov A; et al. The antiatherogenic effect of allicin: possible mode of action. Pathobiology;72(6):325-34, 2005.
21. Wojcikowski K; Myers S; Brooks L. Effects of garlic oil on platelet aggregation: a double-blind placebo-controlled crossover study. Platelets;18(1):29-34, 2007 Feb.
22. Schenkel EP, Gosmann G, Petrovick PR em Simões CMO, Schenkel EP, Gosmann G, Mello JCP, Mentz LA, Petrovick PR, Farmacognosia, 5ª Edição, Editora da Universidade Federal do Rio Grande do Sul, Porto Alegre, RS, 388-390, 2004.
23. Ou HC; Lee WJ; Lee IT; et al. Ginkgo biloba extract attenuates oxLDL-induced oxidative functional damages in endothelial cells. J Appl Physiol;106(5):1674-85, 2009 May.
24. Chen JS; Huang PH; Wang C; et al. Nrf-2 mediated heme oxygenase-1 expression, an antioxidant-independent mechanism, contributes to anti-atherogenesis and vascular protective effects of Ginkgo biloba extract. Atherosclerosis;214(2):301-9, 2011 Feb.
25. Bone KM. Potential interaction of Ginkgo biloba leaf with antiplatelet or anticoagulant drugs: what is the evidence? Mol Nutr Food Res;52(7):764-71, 2008 Jul.
26. Siegel G; Schäfer P; Winkler K; et al. Ginkgo biloba (EGb 761) in arteriosclerosis prophylaxis. Wien Med Wochenschr;157(13-14):288-94, 2007.
27. Nicolaï SP; Gerardu VC; Kruidenier LM; et al. From the Cochrane library: Ginkgo biloba for intermittent claudication. Vasa;39(2):153-8, 2010 May.
28. Kuller LH; Ives DG; Fitzpatrick AL; et al. Ginkgo Evaluation of Memory Study Investigators. Does Ginkgo biloba reduce the risk of cardiovascular events? Circ Cardiovasc Qual Outcomes;3(1):41-7, 2010 Jan.

29. Schenkel EP, Gosmann G, Athayde ML, em Simões CMO, Schenkel EP, Gosmann G, Mello JCP, Mentz LA, Petrovick PR, Farmacognosia, 5ª Edição, Editora da Universidade Federal do Rio Grande do Sul, Porto Alegre, RS, 727-730, 2004.
30. Karmazyn M; Moey M; Gan XT. Therapeutic potential of ginseng in the management of cardiovascular disorders. Drugs;71(15):1989-2008, 2011 Oct 22.
31. Xia W; Sun C; Zhao Y; et al. Hypolipidemic and antioxidant activities of sanchi (radix notoginseng) in rats fed with a high fat diet. Phytomedicine;18(6):516-20, 2011 Apr 15.
32. Buettner C; Yeh GY; Phillips RS; et al.. Systematic review of the effects of ginseng on cardiovascular risk factors. Ann Pharmacother;40(1):83-95, 2006 Jan.
33. Yu JY; Jin YR; Lee JJ; et al. Antiplatelet and antithrombotic activities of Korean Red Ginseng. Arch Pharm Res;29(10):898-903, 2006 Oct.
34. Jin YR; Yu JY; Lee JJ; et al. Antithrombotic and antiplatelet activities of Korean red ginseng extract. Basic Clin Pharmacol Toxicol;100(3):170-5, 2007 Mar.
35. Wu Y; Lu X; Xiang FL.et al. North American ginseng protects the heart from ischemia and reperfusion injury via upregulation of endothelial nitric oxide synthase. Pharmacol Res;64(3):195-202, 2011 Sep.
36. Guo J; Gan XT; Haist JV. et al. Ginseng inhibits cardiomyocyte hypertrophy and heart failure via NHE-1 inhibition and attenuation of calcineurin activation. Circ Heart Fail;4(1):79-88, 2011 Jan.
37. Xiang YZ; Shang HC; Gao XM; et al. A comparison of the ancient use of ginseng in traditional Chinese medicine with modern pharmacological experiments and clinical trials. Phytother Res;22(7):851-8, 2008 Jul.
38. Kahn SR. Review: horse chestnut seed extract is effective for symptoms of chronic venous insufficiency. ACP J Club;145(1):20, 2006 Jul-Aug.
39. Rondanelli M, Giacosa A, Opizzi A. et al. Beneficial effects of artichoke leaf extract supplementation on increasing HDL-cholesterol in subjects with primary mild hypercholesterolaemia: a double-blind, randomized, placebo-controlled trial. Int J Food Sci Nutr, 2013Feb;64(1):7-15.
40. Wider B, Pittler MH, Ernst E et al. Artichoke extract for treating hypercholesterolaemia. Cochrane Database Syst Rev. 2013 Mar 28;(3).
41. Yin J, Xing H, Ye J. Efficacy of berberine in patients with type 2 diabetes mellitus. Metabolism. 2008;57:712–717.
42. Affuso F, Mercurio V, Fazio V et al. Cardiovascular and metabolic effects of Berberine. World J Cardiol April, 26 2010;2(4):71-77.
43. Kong W, Wei J, Abidi P, Lin M, et al. Berberine is a novel cholesterol-lowering drug working through a unique mechanism distinct from statins. Nat Med. 2004;10:1344–1351.
44. Zongliang L, Wenrong K, Baomin D, et al. Chinese Coronary Prevention Study Group. Effect of Xuezhikang, an Extract From Red Yeast Chinese Rice, on Coronary Events in a Chinese Population With Previous Myocardial Infarction. Am J Cardiol, June, 15 2008; 101 (12):1689-1693.
45. Becker DJ, Gordon RY, Halbert SC, et al. Red Yeast Rice for Dyslipidemia in Statin-Intolerant Patients. A Randomized Trial. Ann Intern Med, 2009;150:830=839.
46. Shang Q, Liu Z, Chen K, et al. A Systematic Review of Xuezhikang, an Extract from Red Yeast Rice, for Coronary Heart Disease, Complicated by Dyslipidemia. Evidence-Based Complementary and Alternative Medicine, Vol 2012, Article ID 636547.

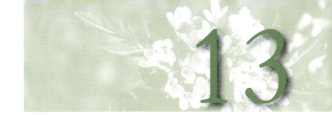

Fitomedicamentos e Obesidade

- Nilza Maria Scalissi
- Roger Oswaldo Marcondes
- João Eduardo Nunes Salles

Introdução

A prevalência da obesidade (IMC > 30 kg/m^2) vem aumentando mundialmente, sendo acompanhada por maior incidência de diabetes tipo 2 e doenças cardio e cerebrovasculares.

Muitos estudos prospectivos demonstraram que o excesso de gordura na região abdominal (obesidade central) está mais relacionada com aumento de mortalidade, intolerância à glicose, resistência insulínica, dislipidemia e hipertensão. Tal influência seria mediada pelo acúmulo de gordura no tecido visceral, sem correlação com tecido adiposo total e subcutâneo.[1] Alterações endócrinas que envolvem hormônios esteroides, hormônio de crescimento (GH) e insulina podem resultar no acúmulo de gordura abdominal.[2]

A obesidade abdominal está associada à síndrome metabólica e é um fator independente para risco cardiovascular (DCV), assim como marcador de um tecido adiposo "disfuncional". Entretanto, a presença isolada de síndrome metabólica não pode predizer risco global de DCV.[4]

Mais recentemente, estudo de Stefan et al demonstrou que é possível identificar em obesos um fenótipo de distribuição de tecido adiposo metabolicamente benigna, o qual poderia atuar com um fator protetor.[1]

Fisiologia do tecido adiposo

O tecido adiposo é composto pela gordura subcutânea e intra-abdominal, a qual se divide em visceral (formada principalmente pela gordura mesentérica e do omento) e retroperitoneal (engloba tecido adiposo da superfície ventral dos rins e ao longo do intestino).[1] Märin et al demonstraram que o tecido visceral tem uma correlação mais forte com alterações metabólicas e pressão arterial do que o tecido retroperitoneal.[3]

Em ambos os sexos, tanto o tecido adiposo subcutâneo como o visceral aumentam com a idade e elevação do peso. Mas, enquanto nas mulheres há aumento de tecido adiposo subcutâneo até idade de 60-70 anos, quando há incremento da gordura visceral, nos homens obesos há redução da gordura subcutânea após 50 anos. O predomínio da gordura abdominal pode ser explicada pelo aumento do tamanho e número (nos casos de obesidade mórbida) dos adipócitos. Em mulheres, as células do omento são menores e com menor atividade da lipoproteína lípase do que os do tecido adiposo subcutâneo.

O tecido adiposo visceral possui adipócitos metabolicamente mais ativos e sensíveis à lipólise, levando a uma maior redução na gordura abdominal com a perda de peso.[1]

O efeito genético na gordura visceral é aproximadamente 50% de variância fenotípica. Estudos recentes sugerem um grande número de genes, lócus ou regiões cromossômicas distribuídas em diferentes cromossomos, que poderiam ter um papel em determinar a distribuição do tecido adiposo em humanos.[2]

Fitoterápicos

Glucomanan

É uma fibra vegetal de alto peso molecular, quimicamente relacionada à celulose, obtida da raiz do Konjac, *Amorphophalus Konjac* (Araceae), usado como alimento no Japão e em partes da China.

Esta fibra é composta de várias unidades de glicose e manose, que absorve muitas vezes o seu peso em água, formando um gel.[5]

Indicações

- Tratamento adjuvante da obesidade por sua propriedade formadora de massa que proporciona a sensação de plenitude gástrica;[5]
- Forma também um revestimento em torno das partículas alimentares, que retarda o processo da digestão;[5]
- O glucomanan promove também uma redução nos níveis plasmáticos de colesterol e triglicerídeos;[5]
- Por sua propriedade formadora de massa é usado também na obstipação crônica.[5]
- Glucomanan pode também ser usado como excipiente em diversas formulações em cápsulas.

Dosagem/Concentração usual

- A posologia usual é de 1 a 2 cápsulas de 200 a 500 mg, 2 vezes ao dia, duas horas antes das refeições, juntamente com dois copos de água.

Extrato seco de maracujá (*Passiflora Edulis* S)

O maracujá é originário da América tropical, que necessita de temperaturas elevadas e só se aclimata bem nas regiões temperadas. Conhecida também com a "Flor da Paixão", nome dado aos sacerdotes espanhóis da América do sul de acordo com a disposição de suas flores que lembra a paixão de Cristo. Em 1867, os estudos de um investigador americano chamaram a atenção para a passiflora e demonstraram o seu grande interesse para a medicina como sedativo e antiespasmódico[7].

Seus principais constituintes são: alcaloides indólicos (harmana, harmina, harmol, harmalina), flavonoides, glicosídeos cianogênicos, álcoois, ácidos, gomas, resinas e taninos.[8]

- Nome científico: *Passiflora edulis* S.
- Família botânica: Passifloraceae
- Parte utilizada: Folhas e partes aéreas

Indicações/Ações farmacológicas

- Dores de cabeça de origem nervosa, ansiedade, perturbações nervosas da menopausa, insônia, taquicardia nervosa, doenças espasmódicas, nefralgias, asmas. Ação sedativa, tranquilizante, antiespamódico e diurético[9].

- Devido às frações alcalóidicas e flavonóidicas presentes nas folhas, o maracujá age como depressor inespecífico do sistema nervoso central, resultando em uma ação sedativa, tranquilizante e antiespasmódica da musculatura lisa. O seu uso diminui por instantes a pressão arterial e ativa a respiração, deprimindo a porção matriz da medula. Possui efeitos analgésicos o que justifica o seu emprego nas nevralgias. Administrado via oral, prolonga o tempo de sono e diminui notoriamente a motilidade, sem provocar falta de coordenação motora nem efeitos que relaxem a musculatura.[10]

Dose e usos
- Via oral. Extrato seco: 50 a 200 mg ao dia, em doses divididas.

Contra indicação
- Em pessoas portadoras de crises de hipotensão. O uso excessivo durante a gravidez/ lactação deve ser evitado, pois se sabe que os alcaloides harmânicos exercem atividade estimulante uterina em modelos animais.[5]

(*Nota da Editora*. Vide Capítulos 5 e 6).

- **Extrato seco gymnema (*Gymnema sylvestre* R)**

A *Gymnema sylvestre* R. é uma liana (planta trepadeira) tropical, nativa da região central e oeste da Índia, mas também aclimatada na África e na Austrália. Apresenta uso popular na medicina Ayurvédica no tratamento do Diabetes, na cura de micoses e de outras patologias. O nome popular indiano desta espécie é "gur-mar", que significa "destruidor de açúcar", devido a sua propriedade de suprimir o gosto de açúcar e acreditam que ele deva neutralizar o excesso de açúcar presente no corpo na diabetes melitus. Contém enzimas, resinas, saponinas, glicosídeos, ácido gimnêmico e quercitol, entre outras substâncias.[7]

Indicação/Ação farmacológica
- Tratamento da obesidade, por seu efeito redutor do "sabor doce", que dura de 1 a 2 horas. Tem ação adstringente, estomáquica, tônica e refrescante. Tem também ação estimulante sobre a produção de insulina e ação diurética. A atividade antiviral das saponinas tem sido investigada intensamente na última década, destacando-se as atividades verificadas para substâncias isoladas de *Gymnema sylvestre*.[8]
- Recentemente, considerável atenção se tem voltado para compostos naturais com atividade modificadora do paladar, os quais estão presentes no uso popular como auxiliares em dietas alimentares. Diversos produtos de origem vegetal são conhecidos por apresentarem a propriedade de modificação da sensibilidade ao sabor doce. Entre esse, a *Gymnema sylvestre* tem sido estudada há mais de 100 anos e está sendo comercializada como coadjuvante em dietas de emagrecimento. Sugeriu-se que os compostos em questão poderiam atuar na superfície dos receptores de sabor da língua e mucosa bucal, alterando-os química e fisicamente e evitando, dessa forma, que as moléculas doces provoquem menor grau de estimulação e, por conseguinte, diminui o prazer envolvido. Entretanto, são necessários estudos complementares para consolidar essas proposições de mecanismo.[11]
- Além desse efeito principal inibitório, outro estudo recente demonstrou que quando o ácido gimnêmico foi administrado a cachorros submetidos a gastrotomia, a absorção de glicose foi retardada de uma maneira dose dependente. Em vista disso, o uso de chás feitos à base das folhas desta espécie tem sido estimulado, particularmente no Japão, como um método natural de auxiliar a manutenção do peso.[11]

Doses e usos
- Via oral. Extrato seco: 50 a 100 mg 2 vezes ao dia, meia hora antes do almoço e do jantar, podendo chegar até 400 mg ao dia.

Faseolamina (*Phaseolus vulgaris*)

É uma glicoproteína obtida do feijão, *Phaseolus vulgaris* (leguminosae), com ação inibidora da amilase. É usada como auxiliar nas dietas para perda de peso, geralmente associada a outros inibidores enzimáticos como a cassialamina.[12,13]

A Faseolamina, quando ingerida, inibe a ação da enzima amilase e, consequentemente, a conversão de carboidratos em glicose (açúcar) é suprimida. A prevenção desta conversão obstrui a absorção de uma porção dos carboidratos na forma de glicose ingeridos todos os dias, eliminando açúcares e as calorias atribuídas a eles, resultando em uma diminuição das reservas de gordura. Os carboidratos que são normalmente armazenados pelo corpo na forma de gorduras serão eliminados sem causar qualquer efeito negativo. *In Vitro* 1 g de Faseolamina é capaz de inibir a conversão de 454 g de carboidratos, o que significa cerca de 1.800 Kcal.[14]

Indicações

- Promoção da perda de peso. Redução da absorção de carboidratos.

Doses e usos

- Uso oral. Doses usuais de 250 mg a 500 mg ao dia, divididas em 2 a 3 tomadas, às refeições.

Capsiate (*Capsicum annuum*)

Aumento termogênese, auxiliar redução peso, redução colesterol e antioxidante

Descrição

- Capsiate é uma capsinoide natural extraído da *Capsicum annuum* (pimenta doce) = CH-19 sweet.
- Capsinoides são compostos análogos à capsaicina, porém com propriedades não pungentes (doce).
- Capsiate é um capsinoide, seu nome é frequentemente utilizado para denominar o grupo de capsinoides, devido estar presente em maior quantidade em relação aos outros capsinoides extraídos da *Capsicum annuum*.[15]

Indicações

- Aumento de termogênese e do consumo de energia corporal;
- Estimula o metabolismo;
- Eleva a temperatura e diminui o acúmulo de gordura corporal, e é clinicamente aprovado para auxiliar no gerenciamento do peso;
- Propriedades antioxidantes;
- Antilipêmicas;
- Anti-inflamatória.

Mecanismos de Ação:

- O insumo aumenta a termogênese e o consumo de energia corporal. Eleva a temperatura do corpo e o consumo de oxigênio pelas células, diminuindo o acúmulo de gordura.
- Estimula o metabolismo e promove a queima de gordura corporal (termogênese), pode ser combinado com ingredientes naturais antioxidantes que inibem a recaptação de serotonina, efeito sacietógeno, que estimula o sistema circulatório e imunológico e modula o estresse e vontade de ingerir doce. Pode ser ingerido antes da prática de exercícios físicos.[16]

Dosagem/Posologia:
- 3-6 mg ao dia
- Deve ser tomado durante o dia, porque a noite pode causar insônia.
- Há relatos científicos que a pimenta estimula os receptores opioides do sistema nervoso simpático liberando substâncias como a endorfina, responsável pela sensação de bem-estar.[17]
- Estudos demonstraram que a *Capsicum annuum* ingerida por pelo menos duas semanas acaba principalmente com a gordura visceral, reduz o peso corporal e o colesterol LDL.[17]

Garcínia Cambogia

A Garcínia é uma fruta nativa do sul da Ásia. O extrato seco de Garcínia é obtido do pericarpo (casca) do fruto, sendo o ácido (-)-hidroxicítrico o principal constituinte químico, este ácido bloqueia a síntese de ácidos graxos, pois competem com a enzima Citrato Liase pelo substrato citrato impedindo a formação de Acetil CoA, que é a fonte de átomos de carbono na síntese de ácidos graxos.

A habilidade da Garcínia em controlar e reduzir o peso corporal deve-se à aceleração da lipólise pelo próprio corpo e pela sua capacidade de bloquear a síntese de gordura. Além dos efeitos de inibição de ácidos graxos e do aumento da taxa de queima de gordura, a Garcínia possui um efeito regulador do apetite, esse efeito ocorre no fígado, via regulação do nível hepático de glicose, o ácido (-)- hidroxicítrico atua como um barômetro nos níveis de glicose no sangue. O que torna a Garcínia uma alternativa no combate à obesidade é o fato de inibir o apetite sem causar os danos comuns aos supressores do apetite que estimulam o SNC e que podem resultar em distúrbios psicológicos, cardiovasculares entre outros.[18]

Indicação
- Auxiliar em dietas de emagrecimento.

Dose
- De 250 a 500 mg, 1 a 2 vezes ao dia .

Guaraná (*Paullinia cupana* Kunth)

Ações
- Os efeitos do guaraná (*Paullinia cupana* Kunth) são atribuídos diretamente o seu elevado teor de cafeína. As ações farmacológicas da cafeína incluem estimulação do sistema nervoso central (por aumento de liberação de catecolaminas), diurese, hiperglicemia, estimulação cardíaca, vasodilatação coronariana e periférica, vasoconstricção vascular cerebral, estimulação da musculatura esquelética, aumento da secreção de ácido gástrico e relaxamento da musculatura lisa brônquica. Embora os efeitos das saponinas e dos taninos sejam totalmente conhecidos, podem também contribuir para as ações do guaraná.
- O guaraná produz maior estimulação do SNC do que o chá ou o café, possivelmente devido à ação dos taninos sobre a cafeína ou efeitos das gorduras e das saponinas sobre a absorção da cafeína. As propriedades antidiarreicas e adstringentes do guaraná também podem ser atribuídas aos taninos. O ácido catechutânico, o catecol e outros adstringentes podem controlar a diarreia, porém causam constipação em indivíduos sadios.[19]
- Especula-se que o efeito adaptógeno do guaraná guarde relação com o papel exercido pelas saponinas, da mesma forma que ocorre no ginseng. Extratos de guaraná demonstraram diminuir fadiga em ratos condicionados ao estresse.

A administração de uma única dose alta ou doses crônicas de guaraná (0,3 mg/ml) a ratos produziu um bloqueio significativo do efeito amnésico produzido pela escopolamina.[20]

Posologia

- Equivalente a 15 a 70 mg de cafeína por dia.

Nota dos Autores: deve-se ressaltar que nenhum dos fitomedicamentos descritos possui estudos que forneçam grau de evidência satisfatório para prescrição na prática clinica. Tais substâncias carecem de novos estudos, duplo cegos e aleatorizados, para serem relacionados como agentes antiobesidade.

Nota da Editora: o tratamento da obesidade é complexo e multidisciplinar. Este Capítulo teve como objetivo o conhecimento dos fitoterápicos que podem auxiliar como coadjuvantes no controle da obesidade. O apoio psicológico, a dieta, a atividade física a identificação e tratamento de comorbidades entre outros continuam sendo mandatórios.

Referências

1. Stefan, N., Kantartzis, K., Machann, J., Schick, F., Thamer, C.,Ritting, K., Balletshofer, B., Machiacaco, F., Fritsche, A., Harung, HU. Identification and Characterization of Metabolically Benign Obesity in Humans. Arch Intern Med. 2008; 168 (15): 1609 – 1616.
2. Wajchenberg BL. Subcutaneous and visceral adipose tissue: Their relation to the metabolic syndrome. Endocr Ver. 2000; 21(6): 697 – 738.
3. Abate N, Garg A, Peshock RM, Stray-Gundersen J, Grundy SM. Relationships of generalized and regional adiposity to insulin sensitivity in men. J Clin Invest 1995; 96:88–98
4. Despre´s JP, Lemieux I. Abdominal obesity and metabolic syndrome. Nature. 2006; 444(7121):881-887
5. D' IPPOLITO, J.A.C., ROCHA, L.M., SILVA, R.F. Fitoterapia Magistral – Um guia prático para a manipulação de fitoterápicos. Anfarmag. São Paulo, 2005
6. Guia Prático da Farmácia Magistral. 2ª ed., 2002
7. TESKE, Magrid; TRENTINI, Any Margaly M. Herbarium – Compêndio de Fitoterapia. 3 ed. Curitiba, 1997.
8. BATISTUZZO, J.A.O., ITAYA, M., ETO,Y. Formulário Médico Farmacêutico. 3.ed. São Paulo: Pharmabooks. 2006
9. SIMÕES, et al. Farmacognosia da planta ao medicamento. 2.ed. Porto Alegre/ Florianópolis: Ed. Universidade/ UFRGS/ Ed. da UFSC, 2000
10. BARNES,J.,ANDERSON, L.,PHILLIPSON, J.D. Plantas Medicinales. Pharma Editores. Barcelona (Espanã), 2005.
11. R. Suttúsri, I. Lee and A. D. Kinghorn - Plant-derived triterpenoid sweetness inhibitors - J. Ethnopharmacology 47 (1995) 9-26
12. 1-Adams, M.W. 1980. Energy inputs in dry bean production, p. 123œ126, In: D. Pimentel (ed.), Handbook of energy utilization in agriculture. CRC Press, Boca Raton, Fla.
13. 2-CIAT. 1974œ1978. Bean production program. Annual Reports, 1974œ1977.
14. Jenkins, B.M. and Ebeling, J.M. 1985. Thermochemical properties of biomass fuels. Calif. Agric. 39(5/6):14œ16
15. • Kawabata F, Inoue N, Yazawa S, Kawada T et al. Effects of CH-19 Sweet, a Non-Pungent Cultivar of Red Pepper, in Decreasing the Body Weight and Suppressing Body Fat Accumulation by Sympathetic Nerve Activation in Humans. Biosci. Biotechnol. Biochem. 70 (2006): 2824-2835.
16. • Koichiro Ohnuki, Satoshi Haramizu, Kasumi Oki, Tatsuo Watanabe, Susumu Yazawa, and Tohru Fushiki. Administration of Capsiate, a Non-Pungent Capsaicin Analog, Promotes Energy Metabolism
17. and Suppresses Body Fat Accumulation in Mice. Biosci. Biotechnol. Biochem. 65 (2001): 2735-2740
18. Effects of novel capsinoid treatment on fatness and energy metabolism in humans: possible pharmacogenetic implications. Am. J. Clinical Nutrition, January 1, 2009; 89 (1): 45-50.
19. Schatz, G. E., S. Andriambololonera, Andrianarivelo, M. W. Callmander, Faranirina, P. P. Lowry, P. B. Phillipson, Rabarimanarivo, J. I. Raharilala, Rajaonary, Rakotonirina, R. H. Ramananjanahary, B. Ramandimbisoa, A. Randrianasolo, N Ravololomanana, Z. S. Rogers, C. M. Taylor & G. A. Wahlert. 2011. Catalogue of the Vascular Plants of Madagascar. Monogr. Syst. Bot. Missouri Bot. Gard. 0(0): 0–0.
20. Natural standard. Foods, Herbs and Supplements. Guarana [consulta em 01 mar 2011]. www.naturalstandard.com
21. The Natural Pharmacist (Ed). Natural Products Encyclopedia, Herbs & Supplements - Guarana, ConsumerLab. com. [consulta em 01 mar 2011]. www.consumerlab.com

14

Fitomedicamentos e Dislipidemias

- Adriana Bertolami
- Marcelo Chiara Bertolami

Introdução

As dislipidemias representam importante fator de risco para a doença aterosclerótica e suas manifestações, infarto do miocárdio e acidente vascular cerebral[1]. Estas, por sua vez são a maior causa de morte em países ocidentais desenvolvidos e em desenvolvimento como o Brasil[2].

Entre os componentes do perfil lipídico, as relações da colesterolemia total, do LDL-colesterol (LDL-c) e do HDL-colesterol (HDL-c) com as manifestações ateroscleróticas, particularmente a doença coronária, estão bem documentadas por meio de estudos epidemiológicos, clínicos e experimentais[1]. Quanto aos triglicérides, seu papel na gênese e evolução da aterosclerose é objeto de controvérsia, enquanto nos aumentos mais importantes, é agente causal da pancreatite aguda[3,4]. Com base nessas informações, diretrizes internacionais e nacionais sobre dislipidemias e seu tratamento têm evoluído significativamente, culminando com o fato de que as metas de LDL-c estipuladas nas diversas situações de risco cardiovascular têm sido cada vez mais rigorosas. Diante disso, o Departamento de Aterosclerose da Sociedade Brasileira de Cardiologia publicou recentemente a Atualização da Diretriz Brasileira sobre Dislipidemias e Prevenção da Aterosclerose[5]. Essa Diretriz propõe nova forma de estratificação de risco dos pacientes, incluindo um grupo denominado de "muito alto risco" e novas metas terapêuticas de acordo com a situação individual de risco (Tabela 14.1). Observe-se que essa Atualização prevê duas possibilidades de metas do LDL-c e do colesterol não HDL (meta secundária): a percentual para os pacientes que não usam estatina e a absoluta para aqueles que já fazem uso de alguma estatina. O aplicativo com essas informações, de uso bastante prático, pode ser encontrado para todos os tipos de celulares como: CALCULADORA ER 2017.

Tabela 14.1 – Metas terapêuticas absolutas e redução porcentual do colesterol da lipoproteína de baixa densidade e do colesterol não-HDL para pacientes com ou sem uso de estatinas

Risco	Sem estatinas	Com estatinas	
	Redução (%)	Meta de LDL-C (mg/dL)	Meta de não HDL-C (mg/dL)
Muito alto	> 50	< 50	< 80
Alto	> 50	< 70	< 100
Intermediário	30-50	< 100	< 130
Baixo	> 30	< 130	< 160

Múltiplos estudos de intervenção sobre o perfil lipídico, mais especificamente sobre o LDL-c, visando à prevenção cardiovascular forneceram evidências contundentes, particularmente com o emprego dos fármacos inibidores de síntese do colesterol, as estatinas[6]. Diante das metas mais rigorosas, principalmente em portadores de aterosclerose significativa (pacientes de muito alto risco), para os quais a meta de LDL-c é abaixo de 50 mg/dL, muitos pacientes necessitam altas doses de estatinas e frequentemente associação com outros produtos redutores do colesterol para obtê-la. Tal fato é frequente entre os pacientes que apresentam dislipidemias mais graves, como as encontradas nos portadores de hipercolesterolemia familiar, os quais muitas vezes requerem outras estratégias de tratamento além das disponíveis tradicionalmente para que taxas de LDL-c adequadas à prevenção sejam obtidas. Além disso, percentual não desprezível de pacientes não tolera as estatinas nas doses necessárias para obtenção das metas de LDL-c[7,8]. Isso traz a necessidade do emprego de outros fármacos, embora as evidências com os outros hipolipemiantes (fibratos, niacina, ezetimiba, resinas) sejam muito menos robustas. Em função desses problemas, existe incessante corrida na pesquisa de novos medicamentos capazes de reduzir de forma segura o LDL-c em adição aos produtos consagrados. Recentemente foram introduzidos no mercado os inibidores da PCSK9 (evolocumabe e alirocumabe), anticorpos monoclonais para uso injetável e que conseguem redução adicional do LDL-c em torno de 60% quando adicionados a doses máximas de estatinas com ou sem ezetimiba[9].

Nesse sentido, a possibilidade do emprego de fitoterápicos para a modificação do perfil lipídico com a finalidade última de prevenir eventos cardiovasculares torna-se interessante. No entanto, o emprego desses produtos carece de evidências quanto à real capacidade de atuar sobre o perfil lipídico e mais ainda quanto à prevenção cardiovascular[10,11]. Diante dos dados hoje disponíveis, só se justifica o uso desses medicamentos como coadjuvantes das estatinas ou em pacientes que por algum motivo (em geral por intolerância que depende de múltiplos fatores ou por interações com outros medicamentos[7,8]) não possam empregar as estatinas nas doses adequadas para obtenção das metas de tratamento.

Tem sido utilizado como argumento para defender a prescrição da fitoterapia o fato de que grande parcela da população brasileira não tem acesso aos medicamentos halopáticos, particularmente por motivos econômicos. No entanto, o entendimento de que o emprego em longo prazo de medicamentos com evidências claras de benefícios para a prevenção cardiovascular deve ser usado para rebater essa proposta, uma vez que estes últimos são capazes de gerar economia com futuros tratamentos, enquanto a fitoterapia, particularmente no que tange à prevenção cardiovascular, carece de evidências conclusivas. Sem dúvida, o fornecimento em longo prazo, por entidades públicas, de medicamentos capazes de prevenir as manifestações da aterosclerose traria economia de recursos que hoje são gastos com o tratamento das complicações e com o afastamento temporário ou definitivo do trabalho em consequência das mesmas, em populações economicamente ativas. Além disso, muitos brasileiros defendem a ideia de que o primeiro tratamento para as doenças deva ser com os fitoterápicos e somente quando não se consegue o resultado desejado o médico deve ser procurado. Tal comportamento, infelizmente, decorre da falta de nível educacional de nossa população, que carece de maiores informações sobre os problemas de saúde e do real papel de cada tipo de terapêutica. Nesse sentido, há necessidade de mais pesquisas envolvendo a rica flora brasileira, uma vez que fitoterápicos poderão se mostrar capazes de auxiliar no perfil lipídico e na prevenção cardiovascular.

Fitoterápicos para tratamento das dislipidemias

Numerosos produtos à base de plantas têm sido empregados ao longo dos anos pela população brasileira para tratamento de diversas moléstias e situações, incluindo as dislipidemias. Existe considerável variação regional dos produtos utilizados, em função da flora local. Poucos fitoterápicos para tratamento das dislipidemias são aprovados pela ANVISA para comercialização. De cerca de 80 produtos relacionados no novo Formulário de Fitoterápicos da Farmacopeia

Brasileira (1ª edição) de 2011[12], poucos são indicados como coadjuvantes no tratamento das hiperlipidemias. Abaixo são relacionados os produtos mais comumente usados com suas características principais.

- **ALCACHOFRA** – *Cynara scolymus* **L.** ou *Cynara cardunculus* **L.**
  - Registrada pela ANVISA na forma de tintura.

Indicações
- Além de indicada como antidispéptico, antiflatulento, antiemético, diurético e antiaterosclerótico, pode ser usada como coadjuvante no tratamento da hipercolesterolemia leve a moderada[13] e da síndrome do intestino irritável.

Modo de usar
- Uso interno. Acima de 12 anos: tomar 2,5 a 5,0 mL da tintura em 75 mL de água uma a três vezes ao dia.

Efeitos colaterais
- Em casos raros podem ocorrer distúrbios gastrintestinais, incluindo diarreia, náuseas e pirose.

Contraindicações
- Não usar em gestantes, lactantes, crianças menores de dois anos, alcoolistas, diabéticos e pessoas com cálculos biliares e obstrução dos ductos biliares. Não usar em caso de tratamento com anticoagulantes. Evitar o uso em pessoas com hipersensibilidade à alcachofra ou plantas da família *Asteraceae*.

- **ALHO** – *Allium sativum* **L.**, *Allium pekinense*
  - Registrado pela ANVISA na forma de tintura.

Indicações
- Coadjuvante no tratamento de hiperlipidemia[14], hipertensão arterial leve, dos sintomas de gripes e resfriados e auxilia na prevenção da aterosclerose[12]. Entretanto, metanálise de 2009 não encontrou benefícios do uso do alho sobre o perfil lipídico[15].

Modo de usar
- Uso interno. Acima de 12 anos: tomar 50 a 100 gotas (2,5 a 5 mL) da tintura diluídas em 75 mL de água, duas a três vezes ao dia.

Efeitos colaterais
- Doses acima das recomendadas podem causar desconforto gastrintestinal.

Contraindicações
- Esse produto não deve ser utilizado por gestantes, lactantes, lactentes, crianças menores de dois anos, dependentes alcoólicos e diabéticos. Evitar o uso em pessoas com hipersensibilidade aos componentes desta formulação. Não usar em casos de hemorragia e tratamento com anticoagulantes. Suspender o uso de alho duas semanas antes de intervenções cirúrgicas. Não usar em pessoas com gastrite, úlceras gastroduodenais, hipotensão arterial e hipoglicemia.

- **CASSIOLAMINA** – *Cassia nomame*
  - Trata-se do extrato seco do fruto, uma leguminosa que contém cinco compostos flavonoides, sendo o mais potente inibidor da lipase 2s-3,4,7-triidroflavano catequina. Inibe a ação da enzima lipase, responsável pela digestão da gordura, levando à perda de até 30% das gorduras ingeridas, que não são absorvidas.

  Indicações
  - Para perda de peso e como hipocolesterolemiante. O único estudo encontrado na literatura foi feito em ratos [16].

  Modo de usar
  - Nas doses de 200 a 600 mg ao dia, divididas em 2 a 3 tomadas, 30 minutos antes das refeições. Não deve ser empregada por períodos muito longos e seu uso deve ser intercalado com intervalos de suspensão.

  Efeitos colaterais
  - Pode causar diarreia ou fezes oleosas.

  Contraindicações
  - Mulheres grávidas, lactantes, pacientes sob medicação, diabéticos, pessoas com problema cardíaco, dores de cabeça, problemas de tiroide, pressão alta, depressão, próstata aumentada, glaucoma ou com condições psiquiátricas devem consultar o médico antes de tomar esse produto.

  Interações medicamentosas
  - Assim como todos os inibidores da lipase, a cassiolamina pode inibir a absorção de certas vitaminas lipossolúveis, como o betacaroteno, as vitaminas A e E e outras.

- **CHITOSAN** – Quitosana
  - O Chitosan é um produto natural derivado da quitina, um polissacarídeo encontrado no exoesqueleto de animais marinhos como camarão e caranguejo. Quimicamente é semelhante à celulose de uma fibra vegetal. Assim, não é verdadeiramente um fitoterápico. Diminui a absorção intestinal de gorduras. Produz sensação de saciedade. Não é absorvido, portanto não tem nenhum valor calórico, e não altera a absorção de proteínas.

  Indicação
  - Indicado como auxiliar nos regimes de emagrecimento, auxiliar nos processos digestivos e diminuição da absorção de gorduras e colesterol LDL[17, 18]. Recomenda-se que Chitosan seja associado à vitamina C, pois esta potencializa o seu efeito.

  Modo de usar
  - Doses orais que variam de 1,5 a 3,0 g/dia, meia hora antes de cada refeição. Deve-se ingerir de 8 a 10 copos de água por dia nos intervalos das refeições.

  Contraindicações
  - Pessoas alérgicas a crustáceos e peixes, gravidez, lactação e crianças. Não usar por mais de 6 meses pois impede a absorção de vitaminas lipossolúveis (A,D,E e K).

- **CHLORELLA – Chlorella pyrenoidosa**
  - A Chlorella é uma alga unicelular microscópica de água doce. Seu nome refere-se ao alto conteúdo de clorofila que possui. Durante seu crescimento, a Chlorella consegue acumular enorme quantidade de nutrientes essenciais ao bom desempenho das funções biológicas do organismo. Ela serviu de alimento para os soldados na segunda guerra mundial e nos dias atuais também é utilizada como alimento para astronautas.

  Indicações
  - Utilizada como suplemento alimentar, desintoxicante, normalizador da função intestinal e estimulante do sistema imunológico. Também indicada para níveis elevados de colesterol e triglicerídeos [19] e como auxiliar nos regimes de emagrecimento.

  Modo de usar
  - Cápsulas de 320 mg. Sugestão de uso: 1 a 4 cápsulas, três vezes ao dia.

  Contraindicações
  - Nada relatado.

- **CÚRCUMA – *Amomum curcuma* Jacq, *Curcuma domestica* Valeton, *Curcuma longa* L.**
  - Também conhecida como açafrão-da-terra e açafroa. É empregada como tintura.

  Indicações
  - Colerético, colagogo, hipolipemiante, antiespasmódico, anti-flatulento e anti-inflamatório.

  Modo de usar
  - Uso interno. Acima de 12 anos: tomar 50 a 100 gotas (2,5 a 5 mL) da tintura diluídas em um pouco de água, uma a três vezes ao dia.

  Contraindicações
  - Não usar em gestantes, lactantes, crianças menores de dois anos, alcoolistas, diabéticos e pessoas com cálculos biliares, obstrução dos ductos biliares e úlceras gastroduodenais.

- **GINSENG – *Panax ginseng* (ginseng coreano), *Pfaffia glomerata* (ginseng brasileiro)**
  - Utilizada como extrato seco da raiz da planta. A *Pfaffia glomerata* é conhecida comercialmente por "Ginseng Brasileiro", por sua raiz apresentar aspectos humanoides como ocorre com a raiz do ginseng asiático, exceto por esta semelhança nada mais tem a ver com o ginseng coreano, pois pertence a uma família botânica bastante distinta e quimicamente também é diferente. Amplamente utilizada pela população em geral e por índios, é conhecida como "PARATUDO" graças às propriedades medicinais a ela apontadas.

  Indicações
  - Estimulante do sistema nervoso central, revitalizante físico e psíquico, estimulante do apetite, redutor da taxa de colesterol [20], cicatrizante e estimulante da circulação sanguínea. Indicado em casos de estresse, aterosclerose, depressão e queda de cabelos.

  Modo de usar
  - 300 mg de extrato seco de raiz de *Pfaffia glomerata*. Posologia: 1 cápsula, duas vezes ao dia, durante 6 meses.

  Contraindicações
    Em casos de hipertensão aguda, gravidez e doenças agudas.

- **GLUCOMANNAN** – *Amorphophallus konjac*
  - Fibra dietética solúvel derivada da raiz do *konjac*. Ela se expande no estômago e absorve gorduras. Em contato com a água as fibras de glucomannan agem preenchendo o estômago, pois aumentam de volume. As gorduras absorvidas são eliminadas do organismo sem sofrer digestão, anulando assim o efeito calorífico.

  Indicações
  - Auxilia no tratamento da obesidade. Também é Indicado para tratamento da hipercolesterolemia e/ou hipertrigliceridemia e obstipação intestinal[21].

  Modo de usar
  - Apresentação em cápsulas de 500 mg. A dose recomendada é de duas cápsulas antes de cada refeição.

  Efeitos colaterais
  - Pode levar à asfixia, causar gases, edema, náuseas, dor abdominal ou de estômago e diarreia.

  Contraindicações
  - Pessoas que têm problemas do esôfago, uma vez que pode levar à asfixia. Em pessoas diabéticas deve ser usado sob supervisão médica, pois pode alterar os requisitos de insulina.

- **ISOFLAVONA**
  - Compostos orgânicos naturais da família dos polifenóis, presentes principalmente nas plantas da família *Fabaceae*, sendo abundantes na soja (*Glycine max* (L.) Merr.) e em seus derivados. As isoflavonas são a maioria dos compostos fenólicos da soja. Estruturalmente podem ser consideradas como derivadas da 3-fenilcromana. Estes compostos apresentam efeito estrogênico por terem semelhança estrutural com os hormônios estrogênicos, por isso são referidos como fitoestrógenos. As isoflavonas quando consumidas, são hidrolisadas no intestino delgado por beta-glicosidases intestinais, as quais liberam as agliconas biologicamente ativas. Estas são absorvidas ou fermentadas pela microflora intestinal, dando origem a seus metabólitos (daidzeína, genisteína e gliciteína). As isoflavonas absorvidas são então transportadas para o fígado, onde são removidas da circulação sanguínea, retornando ao intestino pela via biliar, podendo ser excretadas pelas fezes. Porém, uma porcentagem consegue escapar e entrar na circulação periférica, alcançando os tecidos, sendo eliminadas pelos rins, de maneira similar aos estrógenos endógenos. A atuação de fitoesteróis genisteína e daidzeína, sobre os receptores ß-estrogênicos presentes no fígado, tem como consequência a melhora do perfil lipídico, justificada pelo incremento do número de receptores hepáticos de LDL, o que favorece o catabolismo do colesterol. Esta estimulação dos receptores ß-estrogênicos dá lugar, também, à inibição da lipase hepática, implicada no metabolismo da HDL, ocasionando aumento do HDL-c[22].

  Indicações
  - Prevenção de câncer, redução da perda óssea, hipercolesterolemia, sintomas da menopausa.

  Modo de usar
  - As quantidades benéficas das isoflavonas não são, ainda, bem estabelecidas, sugerindo-se de 40 a 100 mg/dia.

  Contraindicações e efeitos colaterais
  - Não são descritos.

- **MONALESS** – *Monascus purpureus*
  - Por ser um produto obtido por fermentação, não é considerado por muitos como real fitoterápico. O extrato seco de *Oryza sativa* (arroz asiático) é fermentado pelo *Monascus purpureus*. O produto de fermentação resultante é padronizado para conter 0,4 a 0,6% de inibidores da 3-hidroxi-3-metilglutaril coenzima A (HMG-CoA) redutase, enzima chave para a síntese intracelular de colesterol, principalmente o monacolin K (entre pelo menos outras sete estatinas) também conhecido como mevinolina ou lovastatina, além dos esteróis (beta-sitosterol, campesterol, estigmasterol, sapogenina), isoflavonas, selênio, zinco e ácidos graxos mono-insaturados. Todos estes constituintes químicos, e não apenas o monacolin K, são responsáveis pelo efeito hipolipemiante do extrato.

  Indicações
  - Indicado como adjunto à dieta para o tratamento de pacientes com hipercolesterolemia na faixa de 200 a 240 mg/dL que não responderam apenas às medidas não farmacológicas [23]. Foi sugerido como opção em pacientes intolerantes às estatinas, por potencial menor possibilidade da indução de miopatia [24]. Entretanto, na experiência dos autores, como contém estatinas, em geral também não é tolerado pelos pacientes que não conseguiram se manter em uso das outras estatinas.

  Modo de usar
  - Apresentação em cápsulas de 600 mg. A posologia recomendada é de 1 a 2 cápsulas duas vezes ao dia às refeições.

  Interações medicamentosas
  - Devido à presença do monacolin K, devem ser consideradas teoricamente as mesmas interações medicamentosas das estatinas. Assim, deve-se evitar a coadministração com genfibrozil, ciclosporina, antifúngicos azóis, outros fibratos (podem ser associados com cuidado), estatinas, derivados da cumarina, ácido nicotínico, eritromicina, claritomicina, nefazodona e inibidores da protease, além do consumo de *grapefruit* e álcool. O uso concomitante com warfarina pode levar a sangramentos.

  Efeitos colaterais
  - Efeitos gastrintestinais como pirose, flatulência, desconforto abdominal ou náuseas. O efeito mais temido é a miopatia com a rara possibilidade da rabdomiólise. Devem ser monitoradas as enzimas hepáticas, particularmente a TGP, e muscular (CPK).

  Contraindicações
  - Em casos de doenças hepáticas ativas e doenças renais graves ou quando há aumento inexplicável dos testes de função hepática e em casos de hipersensibilidade aos componentes da fórmula. Não deve ser utilizado em crianças, gestantes e lactantes e em mulheres em idade fértil que não estejam em uso de medidas contraceptivas eficazes.

- **PSYLLIUM** – derivada da *Plantago ovata*
  - A *Plantago ovata* cresce em todo o mundo, mas é mais comum na Índia.

  Indicações
  - Antidiabética, anti-hipertensiva, reduz colesterol total [25] e ácido úrico, tem efeito laxante e auxilia no meteorismo aumentado.

Modo de usar
- Apresentação em cápsulas de 500 mg. Posologia: tomar duas cápsulas ao dia. As cápsulas devem ser tomadas pelo menos uma hora antes ou duas a quatro horas depois de tomar outros medicamentos.

Precauções
- Deve ser usado sob orientação médica. Como pode reduzir ou retardar a absorção de certos medicamentos, não deve ser tomado junto com outros fármacos. O medicamento não deve ser usado por pessoas com dificuldade de deglutição.

Efeitos colaterais
- Um efeito colateral potencial de qualquer produto à base de fibras é a flatulência.

Interações medicamentosas
- É possível interação com: amitriptilina, doxepina, imipramina, carbemazepina, colestiramina, medicamentos para diabetes, digoxina, lítio.

ZEDOÁRIA (*Curcuma Zedoaria* Roxb)
- É um rizoma originário da Ásia Tropical.

Indicações
- Além de múltiplas outras indicações tem suposta ação redutora da colesterolemia[26]

Efeitos colaterais
- Podem ocorrer diarreias, inchaço e dores abdominais nos primeiros dias de ingestão. Evitar utilizar mais que 15 g diárias.

Contraindicações
- Não deve ser utilizada nos três primeiros meses de gravidez e durante a lactação.

Interações
- Na literatura consultada nada consta sobre interações tanto medicamentosas como alimentares.

Outros produtos

Outros fitoterápicos têm sido empregados pela população brasileira como hipolipemiantes, embora sem comprovação de eficácia e alguns com potencial tóxico. Exemplos: guatambu ou perobinha (*Aspidosperma subincanum*), quina-do-cerrado (*Strychnos pseudoquina*), ipê-roxo (*Tabebuia impetiginosa*), umbaúba ou imbaúba (*Cecropia obtusifolia* e *Cecropia glaziovii*), calunga (*Simaba ferruginea*), mangaba (*Hancornia speciosa*), entre outros[27].

Conclusões

Muitas são as opções de fitoterápicos no Brasil, entretanto, há total carência de evidências para a real aplicabilidade da maioria deles como hipolipemiante e mais ainda para a prevenção cardiovascular. Estudos são necessários para testar essas possibilidades, o que poderá trazer importante contribuição para a medicina nacional.

Quadro 14.1 – BULÁRIO

Nomenclatura botânica	*Allium sativum* L.
Nome popular	Alho
Formas de Apresentação	Extratos/tintura/óleo
Posologia	2,7 a 4,1 mg de alicina
Restrição de uso	Venda sem prescrição médica
Nomenclatura botânica	*Cynara scolymus* L. ou *Cynara cardunculus* L.
Nome popular	Alcachofra
Forma de apresentação	Tintura
Posologia	Acima de 12 anos: tomar 2,5 a 5,0 mL da tintura em 75 mL de água uma a três vezes ao dia.
Restrição de uso	Não usar em gestantes, lactantes, crianças menores de dois anos, alcoolistas, diabéticos e pessoas com cálculos biliares e obstrução dos ductos biliares. Não usar em caso de tratamento com anticoagulantes. Evitar o uso em pessoas com hipersensibilidade à alcachofra ou plantas da família Asteraceae.
Nomenclatura botânica	*Cassia nomame*
Nome Popular	Cassiolamina
Forma da apresentação	Extrato seco do fruto
Posologia	200 a 600 mg ao dia, divididas em 2 a 3 tomadas, 30 minutos antes das refeições.
Restrição de uso	Mulheres grávidas, lactantes, pacientes sob medicação, diabéticos, pessoas com problema cardíaco, dores de cabeça, problemas de tiroide, pressão alta, depressão, próstata aumentada, glaucoma ou com condições psiquiátricas devem consultar o médico antes de tomar esse produto.
Nomenclatura	**Quitosana**
Nome popular	Chitosan
Forma de apresentação	Cápsulas de 500 mg
Posologia	1,5 a 3,0 gramas por dia
Restrição de uso	Pessoas alérgicas a crustáceos e peixes, gravidez, lactação e crianças. Não usar por mais de 6 meses pois impede a absorção de vitaminas lipossolúveis (A,D,E e K).
Nomenclatura botânica	*Chlorella pyrenoidosa*
Nome popular	Chlorella
Forma de apresentação	cápsulas de 320 mg
Posologia	1 a 4 cápsulas, três vezes ao dia
Restrição de uso	Nada relatado
Nomenclatura botânica	*Amomum curcuma* Jacq, *Curcuma domestica* Valeton, *Curcuma longa* L
Nome popular	Cúrcuma, açafrão-da-terra ou açafroa
Forma de apresentação	Tintura
Posologia	Acima de 12 anos: tomar 50 a 100 gotas (2,5 a 5 mL) da tintura diluídas em um pouco de água, uma a três vezes ao dia

Restrição de uso	Não usar em gestantes, lactantes, crianças menores de dois anos, alcoolistas, diabéticos e pessoas com cálculos biliares, obstrução dos ductos biliares e úlceras gastroduodenais.
Nomenclatura botânica	***Panax ginseng*** **(ginseng coreano),** ***Pfaffia glomerata*** **(ginseng brasileiro)**
Nome popular	Ginseng
Forma de apresentação	Cápsulas de 300 mg.
Posologia	1 cápsula 2 vezes ao dia
Restrição de uso	Em casos de hipertensão aguda, gravidez e doenças agudas.
Nomenclatura botânica	***Amorphophallus konjac***
Nome popular	Glucomannan
Forma de apresentação	Cápsulas de 500 mg
Posologia	2 cápsulas antes de cada refeição
Restrição de uso	É contraindicado para pessoas que têm problemas do esôfago, uma vez que pode levar à asfixia. Em pessoas diabéticas deve ser usado sob supervisão médica, pois pode alterar os requisitos de insulina
Nomenclatura	**Isoflavona (abundante na soja –** ***Glycine max*** **(L.) Merr.)**
Nome popular	Isoflavona
Apresentação	Variada
Posologia	40 a 100 mg/dia
Restrição de uso	Não descrita
Nomenclatura	***Monascus purpureus***
Nome popular	Monaless (Laboratório Marjan)
Apresentação	Cápsulas de 600 mg.
Posologia	1 a 2 cápsulas duas vezes ao dia às refeições.
Restrição de uso	Em casos de doenças hepáticas ativas e doenças renais graves ou quando há aumento inexplicável dos testes de função hepática e em casos de hipersensibilidade aos componentes da fórmula. Não deve ser utilizado em crianças, gestantes e lactantes e em mulheres em idade fértil que não estejam utilizando medidas contraceptivas eficazes
Nomenclatura botânica	**Derivado da** ***Plantago ovata***
Nome popular	Psyllium
Apresentação	Cápulas de 500 mg
Posologia	2 cápsulas ao dia. As cápsulas devem ser tomadas pelo menos uma hora antes ou duas a quatro horas depois de tomar outros medicamentos.
Restrição de uso	Deve ser usado sob orientação médica. Como pode reduzir ou retardar a absorção de certos medicamentos, não deve ser tomado junto com outros fármacos. O medicamento não deve ser usado por pessoas com dificuldade de deglutição.
Nomenclatura botânica	***Curcuma Zedoaria Roxb***
Nome popular	Zedoária
Apresentação	Tintura, pó, cápsulas
Posologia	Evitar utilizar mais que 15 g diárias
Restrição ao uso	Não deve ser utilizada nos três primeiros meses de gravidez e durante a lactação

Referências

1. Di AE, Sarwar N, Perry P et al. Major lipids, apolipoproteins, and risk of vascular disease. JAMA. 2009;302:1993-2000.
2. Gaziano TA, Bitton A, Anand S et al. Growing epidemic of coronary heart disease in low- and middle-income countries. Curr Probl Cardiol. 2010;35:72-115.
3. Miller M, Stone NJ, Ballantyne C et al. Triglycerides and cardiovascular disease: a scientific statement from the American Heart Association. Circulation. 2011;123:2292-2333.
4. Boullart AC, de GJ and Stalenhoef AF. Serum triglycerides and risk of cardiovascular disease. Biochim Biophys Acta. 2011.
5. Faludi AA, Izar MCO, Saraiva JFK, Chacra APM, Bianco HT, Afiune AN, Bertolami A, Pereira AC, Lottenberg AM, Sposito AC, Chagas ACP, Casella AF, Simao AF, Alencar ACF, Caramelli B, Magalhaes CC, Negrao CE, Ferreira C, Scherr C, Feio CMA, Kovacs C, Araujo DB, Magnoni D, Calderaro D, Gualandro DM, Mello EPJ, Alexandre ERG, Sato EI, Moriguchi EH, Rached FH, Santos FCD, Cesena FHY, Fonseca FAH, Fonseca H, Xavier HT, Mota ICP, Giuliano ICB, Issa JS, Diament J, Pesquero JB, Santos JED, Faria JRN, Melo JXF, Kato JT, Torres KP, Bertolami MC, Assad MHV, Miname MH, Scartezini M, Forti NA, Coelho OR, Maranhao RC, Santos RDDF, Alves RJ, Cassani RL, Betti RTB, Carvalho T, Martinez T, Giraldez VZR and Salgado WF. Arq Bras Cardiol. 2017;109:1-76.
6. Baigent C, Blackwell L, Emberson J, Holland LE, Reith C, Bhala N, Peto R, Barnes EH, Keech A, Simes J and Collins R. Efficacy and safety of more intensive lowering of LDL cholesterol: a meta-analysis of data from 170,000 participants in 26 randomised trials. Lancet. 2010;376:1670-1681.
7. Oh J, Ban MR, Miskie BA, Pollex RL and Hegele RA. Genetic determinants of statin intolerance. Lipids Health Dis. 2007;6:7.
8. Vandenberg BF and Robinson J. Management of the patient with statin intolerance. Curr Atheroscler Rep. 2010;12:48-57.
9. Seidah NG. The PCSK9 revolution and the potential of PCSK9-based therapies to reduce LDL-cholesterol. Glob Cardiol Sci Pract. 2017;2017:e201702.
10. Hasani-Ranjbar S, Nayebi N, Moradi L, Mehri A, Larijani B and Abdollahi M. The efficacy and safety of herbal medicines used in the treatment of hyperlipidemia; a systematic review. Curr Pharm Des. 2010;16:2935-2947.
11. Liu ZL, Liu JP, Zhang AL, Wu Q, Ruan Y, Lewith G and Visconte D. Chinese herbal medicines for hypercholesterolemia. Cochrane Database Syst Rev. 2011:CD008305.
12. SANITÁRIA) AANDV. Formulário de Fitoterápicos da Farmacopeia Brasileira. 2011.
13. Bundy R, Walker AF, Middleton RW, Wallis C and Simpson HC. Artichoke leaf extract (Cynara scolymus) reduces plasma cholesterol in otherwise healthy hypercholesterolemic adults: a randomized, double blind placebo controlled trial. Phytomedicine. 2008;15:668-675.
14. GD, SJ and P-MD. Effects of short-term garlic supplementation on lipid metabolism and antioxidant status in hypertensive adults. Pharmacol Rep. 2008;60:163-170.
15. YS K, AZ. Garlic supplementation and serum cholesterol: a meta-analysis. J Clin Pharm Ther. 2009;34:133-145.
16. Yamamoto M, Shimura S, Itoh Y, Ohsaka T, Egawa M and Inoue S. Anti-obesity effects of lipase inhibitor CT-II, an extract from edible herbs, Nomame Herba, on rats fed a high-fat diet. Int J Obes Relat Metab Disord. 2000;24:758-764.
17. Muzzarelli RA. Clinical and biochemical evaluation of chitosan for hypercholesterolemia and overweight control. EXS. 1999;87:293-304.
18. Kumar MN, Muzzarelli RA, Muzzarelli C, Sashiwa H and Domb AJ. Chitosan chemistry and pharmaceutical perspectives. Chem Rev. 2004;104:6017-6084.
19. Fitoterapia. www.fitoterapia.com.br, 2011.
20. Kim SH, Park KS. Effects of Panax ginseng extract on lipid metabolism in humans. Pharmacol Res. 2003;48:511-513.
21. Sood N, Baker WL and Coleman CI. Effect of glucomannan on plasma lipid and glucose concentrations, body weight, and blood pressure: systematic review and meta-analysis. Am J Clin Nutr. 2008;88:1167-1175.
22. Cederroth CR, Nef S. Soy, phytoestrogens and metabolism: A review. Mol Cell Endocrinol. 2009;304:30-42.
23. Shi YC, Pan TM. Beneficial effects of Monascus purpureus NTU 568-fermented products: a review. Appl Microbiol Biotechnol. 2011;90:1207-1217.
24. WB B. Red yeast rice for dyslipidemia in statin-intolerant patients. Curr Atheroscler Rep. 2010;12:11-13.
25. BU, MO, RS. Cholesterol reduction using psyllium husks - Do gastrointestinal adverse effects limit compliance? Results of a specific observational study. Phytomedicine. 2008;15:153-159.
26. Zedoaria. www.farmaciasaojose.com.br, 2011.
27. MAB S, LVLM M, RV R, JPM S, JCS L, DT M, RS. Levantamento etnobotânico de plantas utilizadas como anti-hiperlipidêmicas e anorexígenas pela população de Nova Xavantina-MT, Brasil. Revista Brasileira de Farmacognosia. 2009;20:549-562.

Fitomedicamentos e Gastroenterologia

- Vinícius Fontanese Blum

Introdução

O sistema digestivo é representado por órgãos embriologicamente bastante diversos, exercendo funções que vão desde o processamento de alimentos em todas as suas fases visando a nutrição, como funções relacionadas a atividades endócrinas, imunológicas, de síntese e de degradação de diferentes componentes de nosso metabolismo.

Dessa forma, há uma gama de mecanismos complexos envolvidos em suas atividades, gerando um grande número de potenciais problemas das mais diversas origens.

Não seria o escopo desse capítulo discorrer sobre as doenças digestivas como um todo, para o qual indicamos referências de leitura complementar ao final. Apresentaremos alguns dos diagnósticos mais frequentes na prática médica e em quais deles existem evidências aceitáveis sobre o tratamento com medicamentos de origem vegetal.

Existem atualmente no mercado internacional inúmeros produtos a base de ativos vegetais, muitos dos quais sem qualquer comprovação científica e como partes de misturas irracionais. O forte apelo comercial dessa categoria de produtos, atingindo cifras de vendas acima de 5 bilhões de dólares ao ano nos Estados Unidos, com mais de 30% da população consumindo ao menos um medicamento à base de extrato de origem vegetal para alguma indicação, e até 51% consumindo algum produto vegetal para alívio de problemas gastrointesinais, tem sido um dos principais fatores para o surgimento de tal situação[1,2].

Outros produtos resgatam conhecimentos tradicionais de diferentes culturas, e, mesmo contando com tal respaldo, permanecem também sem a devida comprovação de eficácia e segurança. Como sabemos, o conhecimento tradicional de plantas medicinais para doenças digestivas remonta às origens da medicina, constando dos principais textos tanto da medicina oriental chinesa, árabe, grega e romana. Mas a simples presença de tais descrições, não é suficiente para que a medicina atual considere como viáveis as propostas terapêuticas de determinadas plantas e combinações.

Embora diversos produtos comercializados fora do Brasil tenham sido alvo de pesquisas bem conduzidas eles ainda representam uma minoria no total do que é oferecido ao consumidor ou ao médico. A legislação brasileira, por entender que os produtos de fontes vegetais devam ser encarados como os sintéticos para fins de registro, ou seja, apresentarem resultados convincentes de eficácia e segurança, favorece aqueles que, de fato, se mostraram capazes de exibir tais resultados[3].

Alguns dos produtos descritos no presente capítulo ainda não se encontram disponíveis no mercado brasileiro, mas dada a dinâmica de lançamentos de nossa indústria, entemos por bem disponibilizar as informações para eventuais futuros empregos por nossos médicos.

- **Diagnósticos mais frequentes na Gastroenterologia**

Abaixo listamos os diagnósticos mais frequentes na prática da Gastroenterologia, não estando as doenças ou sídromes classificadas por ordem de frequência.
- Gastrites agudas e crônicas.
- Doença ulcerosa peptica (com ou sem infecção pelo *Helycobacter pilori*).
- Dispespsia funcional.
- Doença do refluxo gastroesofgeano e distúrbios da motilidade.
- Obstipação intestinal funcional.
- Síndrome do intestino irritável.
- Doenças inflamatórias intestinais.
- Hepatites virais, auto-imunes, tóxicas.
- Cirrose hepática.
- Esteatose e esteato-hepatite.
- Diarreias agudas e crônicas.
- Pancreatopatias agudas e crônicas.
- Neoplasias digestivas.

- **Alguns sintomas frequentemente causadores de procura ao atendimento em gastroenterologia que não representam um diagnóstico específico, ou que acompanham diversos diagnósticos diferentes**
- Dor abdominal.
- Pirose.
- Náuseas e vômitos.
- Flatulência.
- Intolerâncias alimentares.
- Distensão abdominal.

Adiante, iremos descrever alguns tratamentos existentes com evidências aceitáveis para os principais diagnósticos acima listados.

Dispepsia

Dispepsia, do grego "má digestão", é uma síndrome composta por sintomas com etiologia determinável ou não. Sua prevalência atinge anual de 25% da população norte-americana ao ano, representando 2 a 5% do total das consultas médicas.

A Dispepsia funcional ou não ulcerosa é representada por conjuntos diversos de sintomas sem substrato orgânico plenamente determinável, ou seja sem confirmação de patologias determinadas como úlceras, esofagites ou colelitíases, através dos meios disponíveis no presente. Há várias teorias para explicar sua patofisiologia, muitas envolvendo hipersecreção ácida gástrica, anormalidades na motilidade, alterações na sensibilidade gástrica, infecção por *H. pylori* e fatores psicossomáticos[4].

O diagnóstico e classificação atuais se baseiam em consensos internacionais, sendo o principal aquele desenvolvido por um grupo de especialistas no congresso mundial realizado em Roma, sendo estabelecidos como Critérios de Roma, incluindo:

Dor abdominal crônica ou recorrente ou desconforto no abdome superior, com duração de menos de 1 mês, e durante pelo menos 25% do tempo total;

Ausência de achados clínicos, bioquímicos, endoscópicos ou ultrassonográficos que possam indicar uma condição conhecida que justifique os sintomas;

Há critérios específicos para definir subtipos, como dispepsia tipo úlcera, tipo refluxo ou tipo dismotilidade, de acordo com o predomínio dos sintomas[5].

Como o tratamento é empírico, em geral é norteado pelos sintomas predominantes (subgrupos), com Bloqueadores H_2, Inibidores de Bomba de Prótons, pró-cinéticos, antifiséticos, etc.

O tratamento de longo prazo representa uma série de dilemas, pela natureza recorrente e grande variabilidade dos sintomas. Alguns estudos mostram respostas a placebos, outros indicam alto índice de insucesso com sucessivos e prolongados esquemas de drogas. Dentre os vários estudos, houve resposta com os fitomedicamentos em relação ao placebo ou droga de comparação, com melhoras de 60 a 95% em escores de sintomas, em períodos variáveis, geralmente acima de 4 semanas. Como é de conhecimento geral nessa síndrome, as respostas a placebos foram também elevadas, entre 30 a 55% dos pacientes, assim como vêm sendo nos estudos realizados com tratamentos convencionais (13 a 73%).

Em revisão sistemática da literatura, Coon e Ernst citam que, dentre vários estudos, os melhores 17 estudos do ponto de vista metodológico demonstram os benefícios sintomáticos da Menta piperita (na maioria dos estudos com 180 mg/dia) isolada ou em associações com Alcarávia, por períodos de 4 semanas. Também há referências a alguns estudos realizados com a Curcuma longa (curcumin), conhecida em tratamentos de úlceras gástricas e duodenais, apresentando boa resposta sintomática em pacientes dispépticos funcionais[6].

Também apresentou bom desempenho em diversos estudos (com recente meta-análise publicada) uma associação de diversos ativos vegetais, presente no mercado europeu com o nomecomercial de Iberogast (contendo Menta piperita, Alcarávia, Camomila, Angélica, Cardo mariano, Celandine, Iberis amara, Licorice e Melissa).[7]

A Menta piperita também se mostrou ativa na aceleração do esvaziamento gástrico, através de testes com Carbono 13. Tal ação oderia reduzir certos tipos de quadros sintomáticos de

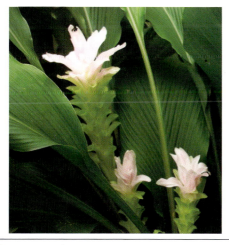
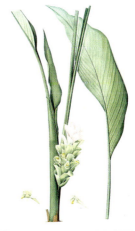

Figura 15.1 – *Curcuma longa.*

empaxamento e desconforto pós-alimentar, muito observados nesses pacientes. Ressalte-se o cuidado com essa abordagem, uma vez que há possibilidade de relaxamento do esfíncter inferior do esôfago com o óleo, podendo desencadear casos de refluxo gastroesofágico.[8,9] A Menta piperita possui ação anti-espasmódica já estabelecida por interação com canais de cálcio do mentol e da mentona. A ação anti-espasmódica da Alcarávia ainda não possui uma molécula correlacionada definida.

Recente publicação demonstrou boa resposta sintomática com o emprego de extrato de Alcachofra, efeito até então não comprovado com boa metodologia, apesar do emprego frequente por diferentes culturas, em mais de 200 pacientes contra placebo.[10] Os efeitos da Alcachofra parecem se dar por um grupo de substâncias amrgas, responsáveis por aumento do fluxo biliar e efeito anti-espasmódico, principalmente a cinaropicrina.

Um recente estudo randomizado com extratos de Glycyrrhiza glabra (GutGard) em dispesia functional avaliando a severidade dos sintomas e a resposta global de bem estar, e a qualidade de vida como critério secundário mostrou marcante impacto do produto (75 mg duas vezes ao dia) em comparação com o placebo, através de uma versão reduzida do *Nepean Dyspepsia Index.*[11]

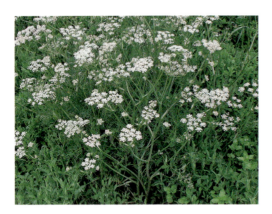 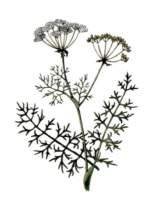

Figura 15.2 – *Alcarávia.*

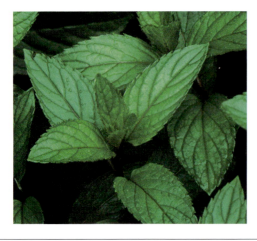 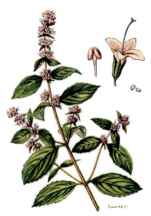

Figura 15.3 – *Mentha piperita* L.

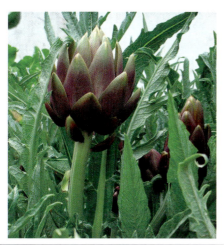 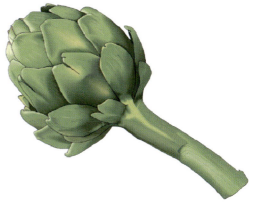

Figura 15.4 – *Alcachofra*.

Úlceras pépticas

As doenças pépticas do trato digestivo alto são patologias bastante comuns com alta prevalência e incidência em nosso meio. Seu diagnóstico diferencial envolve doenças benígnas e malígnas. O *Helicobacter pylori* é um agente muito prevalente em nosso meio, particularmente nos países menos desenvolvidos, e representa peça bastante importante na fisiopatologia de afecções pépticas e do câncer gástrico, sendo responsável por cerca de 80 a 90% das úlceras duodenais e 60 a 70% das úlceras gástricas, além de estar bastante relacionado a gastrites e duodenites crônicas. Sabemos também que os anti-inflamatórios não hormonais são responsáveis por cerca de 5 a 15% das úlceras pépticas.[12]

Em recente revisão, as possibilidades de tratamentos de erradicação do H. pylori com extratos vegetais citou pesquisas com vários extratos com potencialidade para a erradicação do H. pylori, mas ainda com evidências pouco consistentes do ponto de vista prático. As tabelas abaixo listam a maioria dos estudos publicados e os tipos de emprego de extratos vegetais.[13]

Tabela 15.1 – **Principais plantas, origem, parte empregada e tipo de extração utilizados no tratamento de *Helicobacter pylori***

Nome botânico	Origem	Parte utilizada	Extrato
South Asian Herbs			
Mallotus phillipinesis	Paquistão	Fruto	
Curcuma amada Roxb.	Paquistão	Rizoma	
Myristica fragrans Houtt.	Paquistão	Semente	
Psoralea corylifolia	Paquistão	Semente	Etanol 70%
Glycyrrhiza glabra L	Índia, Sri Lanka	Raiz	
Terminalia chebula	Srilanka	Semente	
Curcuma longa L	Índia	Rizoma	
Cuminum cyminum	Sri Lankda	Semente	
Coccinia grandis	Índia	Folhas	Etanol
Terminalia arjuna	Índia	Cascas	Metanol

Nome botânico	Origem	Parte utilizada	Extrato
Ervas do Leste Asiático			
Rhizoma coptidis	China	Rizoma	
Radix scutellariae	China	Raiz	Aquoso
Radix isatidis	China	Raiz	
Asasarum sieboldi	Coreia	Raiz	
Lindera strychifolia	Coreia	Raiz	Metanol
Angelica tenuissima	Coreia	Raiz	
Alpinia oxyphylla	Coreia	Fruto	
Ervas Americanas			
Zingiber officinale Roscoe	EUA	Rizoma	
Rosmarinus officinalis	EUA	Folhas	Mehanol
Foeniculum vulgare	EUA	Semente	
Nigella sativa	EUA	Semente	
Ervas Africanas			
Terminalia spinosa	África Oriental	Brotos	
Harrisonia abyssinica	África Oriental	Raiz	Aquoso
Ximenia caffra	África Oriental	Raiz	
Azadirachia indica	África Oriental	Folhas, casca	
Combretum molle	África do Sul	Casca	Acetona
Sclerocarya birrea	África do Sul	Casca	
Carica papaya	Nigéria	Folhas	
Morinda lucida	Nigéria	Folhas	Aquoso e etanol
Octimum gratissimum	Nigéria	Folhas	
Phyllanthus amarus	Nigéria	Folhas	
Ervas Brasileiras			
Bixa orellana L	Brasil	Semente	
Chamonilla recutita L	Brasil	Flores	Aquoso e etanol
Ilex paraguariensis A	Brasil	Folhas	
Malva sylvestris L	Brasil	Folhas e flores	

Fonte: Kiranmai M, Syed Asad B, Kumar, M.C.B, Ibrahim, M. - Exploring Medicinal Plants for Anti-Helicobacter Pylori Activity. Global Journal of Medical research 2012, 12 (4).

A falta de solubilidade de extratos não polares para testes de sensibilidade do H. pylori vem dificultando as investigações.

A Curcumina, forma biologicamente ativa da Curcuma longa, demonstrou em estudos recentes atividade contra o crescimento in vitro de 65 isolados clínicos de Helicobacter pylori. Concentrações inibitórias mínimas de 5-50 µg/ml já demonstraram eficácia.[14]

Do ponto de vista comparativo, até o momento a Curcuma longa se mostrou o extrato mais eficaz contra o agente, seguido por chili e gengibre em curtos intervalos de tempo. A atividade antibacteriana do alho (*Allium sativum* L.) contra o H.pylori também foi reportada, inclusive do ponto de vista sinérgico com o omeprazol, e sem resistência bacteriana documentada[13,14].

Cabe ressaltar a presença de pesquisas nacionais com a Maytenus ilicifolia (Espinheeira Santa), com vasto conhecimento tradicional e pesquisas na medicina brasileira a partir de 1922, pelo professor Aluízio Franca, no tratamento de úlceras.[15,16]

Tabela 15.2 – **Principais agentes vegetais e possíveis mecanismos de ação utilizados no tratamento de *Helicobacter pylori***

Compostos	Exemplos	Mecanismos de ação
Quinonas	Quinonas, idebenona, duroquinona, menadiona, juglona, coenzima Q_1	Inibição da respiração e nível de ATP celular
Flavonas, flavonoides e flavonols	Quercetina, catequinas, rutina	Ligação a proteínas celulares e extracelulares
Fenólicos e polifenóis	Catecol, pirogalol, curcumina	Inibição enzimática
Taninos	Fenóis poliméricos, taninos hidrolisáveis	Inibição enzimática e de adesinas bacterianas
Cumarinas	7-hidroxi-4-metil-cumarina, 6,7-hidroxi-4-metil-cumarina, 6-hidroxi-7-metoxi-4-metil-cumarina e 5, 7-di-hidroxi-ciclopentano-cumarina	Desconhecido
	Di, tri, tetra e hemi terpenos	Redução do risco de patologias associadas.
Terpenos e óleos essenciais	Alcaloides de quinolona, alquilmetil quinolona	Ação bactericida seletiva
Alcaloides	Não explorado	Sem ação na flora intestinal
Lectinas e polipetídeos	Não explorado	Ação em canais iônicos de membrana bacteriana

Fonte: Kiranmai M, Syed Asad B, Kumar, M.C.B, Ibrahim, M. - Exploring Medicinal Plants for Anti-Helicobacter Pylori Activity. Global Journal of Medical research 2012, 12 (4).

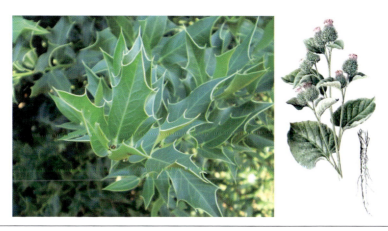

Figura 15.5 – *Maytenus ilicifolia*

Mais recentemente foram retomados os estudos e vêm se acumulando evidências de possíveis efeitos positivos no tratamento de úlceras pépticas e gastrites, tanto em modelos animais (Macaubas, Carlini, Braz, Tabach, Oliveira e cols.), quanto em ensaios clínicos (Geocze, Vilela, Chaves e Ferrari). A proteção conferida pela planta foi, em alguns relatos, da mesma magnitude da cimetidina, sendo o efeito antiúlcera dose-dependente.[15,16]

Embora um estudo em mucosas isoladas de rãs tenha sugerido que o extrato pode inibir a secreção gástrica de H+, atuando como antagonista de receptores H_2 presentes na célula pariental, estudos mais aprofundados se fazem necessários para o entendimento do seu mecanismo de ação de forma mais detalhada e de sua real aplicabilidade no tratamento das úlceras e gastrites e sua interação com o Helicobacter pylori. Estudos publicados pelo grupo do professor Luiz de Paula Castro, não demonstraram atividade sobre a infecção pelo *H.pylori*[15,16].

Recente publicação descreve o emprego da Maytenus robusta com êxito no tratamento de lesões pépticas em modelos animais, reforçando as propriedades protetoras relacionadas com a barreira de muco gástrico, mantendo acesa a pesquisa nesse sentido.[17]

Síndrome do intestino irritável

A Síndrome do Intestino Irritável (SII) é uma das condições mais encontradas na prática diária. Possui potencialmente múltiplas apresentações, mas frequentemente se apresenta com odor abdominal acompanhada de flatulência e distúrbios da defecação. Sua prevalência varia de 14 a 24% em mulheres e 5 a 19% em homens. Embora se apresente com frequência elevada, apenas um quarto dos acometidos acaba procurando atendimento médico. Mesmo assim, ela é responsável por 2.4 a 3.5 milhões de consultas médicas por ano, representando 12% das consultas de atenção primária e 28% dos encaminhamentos ao gastroenterologista nos EUA.[18,19,20]

Seu impacto na qualidade de vida é equivalente ao da depressão. Além disso, é sabido que os pacientes portadores de SII têm quatro vezes mais propensão a outras doenças, dentro ou fora da gastroenterologia.

A SII representa a expressão clínica final de múltiplos potenciais mecanismos fisiopatológicos. Dentre os principais citamos a predisposição genetica, distúrbios no processamento dad or ao nível central, hipersensibilidade visceral, inflamação inespecífica na mucosa, alterações da motilidade do cólon e estresse emocional. Dada a variabilidade dos sintomas, podemos supor que as manifetações clínicas ocorram por diferentes combinações dos fatores acima descritos e, certamente, de outros ainda por serem descritos.[18,19,20]

Os critérios diagnósticos baseados em sintomas, vêm dos itens listados no consenso de Roma II, revistos pelo recente Roma IV, que incluem sintomas de dor ou desconforto abdominal por pelo menos 12 semanas, não necessariamente consecutivas, por pelo menos um ano, associados com pelo menos 2 das três manifestações: melhora com defecação, alterações na frequência evacuatória e com a forma das fezes. O predomínio dos sintomas (dor, obstipação, diarreia) podem definir subgrupos de abordagens terapêuticas.[21]

Vários estudos foram realizados com preparações de plantas ou com extratos isolados no tratamento da SII. Dentre os mais promissores se encontram aqueles realizados com óleo de Menta piperita, principalmente as formas de liberação entérica devido ao fato de poderem provocar refluxo gastroesofágico quando liberados no estômago, isolada ou em associação com outro anti-espasmódico, a Alcarávia.[2,22,23]

Recente revisão ressaltou estudos realizados com o óleo de Menta piperita em SII e em dor abdominal persistente em crianças. Vários dos estudos apontados foram comparativos contra Hioscina, Mebeverina e Alverina, anti-espasmódicos clássicos, e outros tantos contra placebo. A conclusão dos autores (Grigoleit e Grigoleit) foi favorável ao ativo vegetal em pacientes sem graves manifestações diarreicas ou de obstipação.[2,24]

A eficácia do óleo de Menta piperita também se observou durante procedimentos radiológicos e endoscópicos do cólon e da via biliar, confirmando seu potencial terapêutico nos quadros sintomáticos que requeiram efeito espasmolítico.[24]

O emprego de fibras de origem vegetal, tanto as solúveis como Psyllium (Plantago ovata) quanto as gomas (Goma guar), quanto as insolúveis (fibras de cereais, como farelos de aveia ou trigo), possuem indicação nas formas onde o componente de obstipação for predominante, associadas ou não a anti-espasmódicos. Adiante trataremos mais detalhadamente sobre o emprego das fibras vegetais.

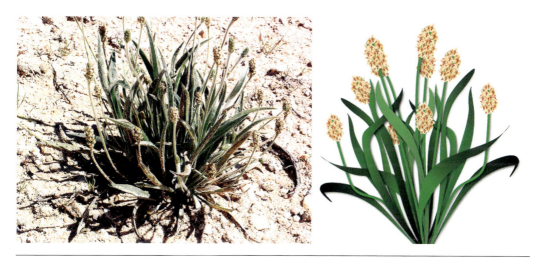

Figura 15.6 – *Plantago ovata.*

Náuseas

Sintoma de fisiopatologia complexa, podendo advir de patologias do trato digestivo alto, predominantemente do estômago, como de estimulação de centro do vômito por doenças labirínticas, por quimioterapias antineoplásicas e até mesmo pela emese gravídica; as náudeas vêm sendo tratadas de diversas maneiras pela medicina convencional.

O ativo vegetal mais estudado nesa indicação é o Gengibre (Zingiber oficinalis), abrangendo as diferentes fisiopatologias do sintoma, desde a cinetose, hiperemese gravídica, e até mesmo as náuseas por quimioterapia.[25,26,27]

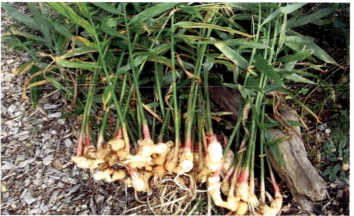 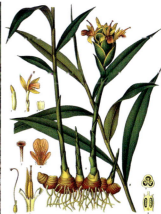

Figura 15.7 – *Gengibre.*

O gengibre é usado mundialmente como tempero, ingrediente culinário e medicamento. Seu uso na China remonta a mais de 2.500 anos, como medicamento digestivo e anti-emético, além de várias outras indicações. Os gregos e romanos trouxeram seu emprego ao ocidente, onde foi consumido por várias culturas após as refeições, como digestivo. Os espanhóis o trouxeram para a América no século XVII.[27]

Atualmente é cultivado e empregado no mundo todo como anti-emético e anti-espasmódico, sendo aprovado pela Comissão E alemã, referência europeia para monografias de plantas medicinais, para dispepsias e náuseas.

O efeito anti-emético é atribuído aos constituintes do rizoma, principalmente o gingerol e os óleos voláteis. Estima-se que estimule a salivação, secreções biliar e gástrica. Outras ações seriam supressão de contrações gástricas, melhora do tônus intestinal e da peristalse. Ligações em receptores 5HT-3 podem ser parcialmente responsáveis pelo efeito anti-emético.[25-28]

Estudos em animais mostraram efeitos na motilidade digestiva similares aos da metoclopramida, assim como redução de vômitos induzidos por quimioterápicos.

Em voluntários humanos melhorou a motilidade gastroduodenal tanto em jejum quanto após refeições. Há grande quantidade de estudos controlados mostrando sua efetividade contra náuseas em diferentes condições desde quadros vertiginosos, pós-quimioterapia, pós-operatório, emese gravídica. Particularmente na última, há estudos comparativos com medicamentos sintéticos como dimenidramina, favoráveis ao uso do gengibre.[29-32]

Diversas publicações ressaltam a eficácia e segurança do gengibre no tratamento das náuseas e vômitos da gestação, sem qualquer questão relacionada com segurança materna ou fetal.[29-32]

Cabe ressaltar que 35% das gestantes com náuseas requerem algum tempo de afastamento do trabalho, e 1% requer internação.

De igual importância vêm sendo as publicações do emprego positivo do gengibre na prevenção e tratamento das náuseas pós-operatórias, particularmente em ginecologia, restando algumas questões relacionadas com a melhor dose a ser empregada.[33,34]

Diarreia

Definida como um aumento do número de evacuações e/ou diminuição da consistência das fezes; pode ser classificada como aguda, durando até 14 dias, persistente, que se prolonga por mais de 14 dias e que leva à instabilidade hidroeletrolítica e ao comprometimento do estado geral, principalmente em lactentes e crônica, com duração superior a 30 dias ou a ocorrência de 3 episódios de diarreia no período de 60 dias

Uma das doenças mais prevalentes no mundo, chega a mais de 1 bilhão de episódios ao ano em crianças com menos de 5 anos, com mais de 5 milhões de óbitos anuais nessa população, particularmente nos países mais pobres e sem condições sanitárias mínimas.

As principais causas são de origem infecciosa, tanto bacteriana, virótica ou por protozoários.

O tratamento de suporte com hidratação e reposição eletrolítica permanece como a principal medida a ser adotada. Casos específicos de intolerâncias alimentares devem ser abordados individualmente.

Do ponto de vista de plantas medicinais, alguns estudos asiáticos demonstram eficácia de extratos de banana verde como positivos em diarreias agudas. Rica em pectinas que atingem o

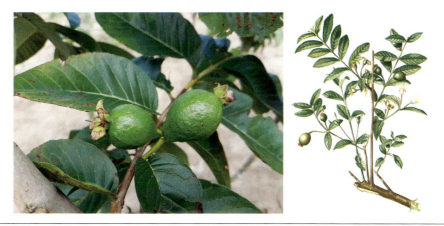

Figura 15.8 – *Psidium guajava* L.

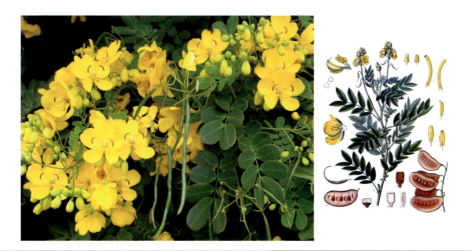

Figura 15.9 – *Cassia angustifolia.*

cólon e são fermentadas em ácidos graxos de cadeia curta, podem estimular a absorção de sal e água, além de ser fonte de energia para as células da mucosa.[1,2]

Algumas publicações recentes apontam extratos de folhas de goiabeira (*Psidium guajava* L.) como ativos em diarreias agudas por rotavírus, assim como da jaqueira (*Artocarpus integrifolia*), noz-moscada (*Myristica fragrans*) e cajazeiro (*Spondias lutea*).[1,2,35]

Um estudo brasileiro demonstrou a atividade de alguns extratos vegetais contra espécies de rotavirus, destacando *Artocarpus integrifólia* (jaqueira) *Myristica fragrans (noz moscada)* e *Spongias lutea* (cajuzeiro) como as potencias melhores fontes de extratos para maiores estudos.[36]

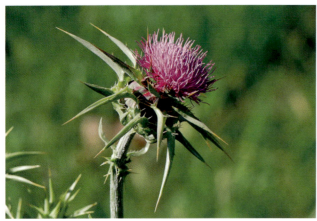
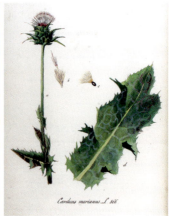

Figura 15.10 – *Cardus marianus.*

Constipação

A obstipação ou constipação intestinal pode ser classificada como sendo de origem orgânica quando é secundária a alguma doença, como câncer de cólon e hipotireoidismo, ou por qualquer patologia capaz de impedir o movimento do conteúdo intestinal. Porém, quando não existe nenhuma doença patológica que cause a constipação secundária no paciente, é classificada como funcional. Esta é fruto de hábitos alimentares impróprios, hábitos sedentários, inibição do reflexo de evacuação e outros costumes comportamentais e alimentares inadequados.[37]

De acordo com os "Critérios de Roma", para se diagnosticar a obstipação intestinal funcional, é necessário que o indivíduo apresente por pelo menos três meses, em pelo menos 1/4 do tempo, dois ou mais dos seguintes sintomas: esforço para evacuar, fezes endurecidas ou fragmentadas, sensação de evacuação incompleta e/ou duas ou menos evacuações por semana.[21,37]

A obstipação é uma das mais frequentes queixas da especialidade, levando a 2.5 milhões de consultas médicas ao ano nos EUA, ao custo de centenas de milhões de dólares.

A prevalência media na população americana é de 12 a 19%, estimando-se mais de 63 milhões de acometidos, com a proporção de duas mulheres para cada homem acometido, piorando com a idade, com aumentos dramáticos após os 65 anos de idade. Os casos de maior gravidade quase acometem apenas o sexo feminino.

Diversos medicamntos podem levar a quadros de obstipação, estando entre os principais os analgésicos opioides, antidepressivos, diuréticos, antagonistas de canais de cálcio, betabloqueadores, antipsicóticos, sais de cálcio, dentre outros.

As medidas gerais de abordagem nos quadros funcionais incluem aumento de fibras na dieta, exercícios físicos, medidas de educação do reflexo evacuatório. Em geral as respostas a tais procedimentos surtem pouo efeito, pelo menos por dificuldades de mudanças de arraigados hábitos de vida, levando à necessidade de adicionar-se alguma medida farmacológica.

Dentre as diferentes opções de laxantes, a primeira linha de tratamento são os formadores de bolo, onde situam-se as fibras de origem vegetal. Inúmeros estudos confirmam a eficácia de fibras formadoras de bolo no tratamento, ao menos adjuvante, dos quadros de obstipação (veja a seguir). As principais formulações apresentam o Psyllium (Plantago ovata) e a metilcelulose como componentes solúveis mais encontrados. Dentre os componentes insolúveis encontramos farelos de aveia e trigo como os mais frequentemente estudados.[37]

Os laxantes a base de Senne apresentam rápido início de ação, podendo ser associados a fibras como o *Psyllium* ou usados isoladamente. Não há contraindicações para o seu emprego em idosos, gestante ou crianças. Houve, no passado, discussão na literatura quanto a aspectos de segurança de seu emprego por tempo prolongado, com dúvidas sobre possíveis lesões do plexo neural entérico ou até mesmo da indução de carcinogênese. Estudos recentes vêm afastando tais questionamentos, mantendo o Senne como uma boa opção de laxantes de média potência, isoladamente ou em combinações com diferentes fibras.[38-43]

Importância das fibras vegetais

- Microbioma e manifestações intestinais.
- Constipação intestinal.
- Diarreia.
- Outras manifestações.

Flora intestinal

A estrutura e a composição da flora intestinal refletem a seleção natural tanto do ponto de vista das bactérias quanto do hospedeiro, e promove uma mútua colaboração entre ambos na complexa estabilidade desse ecossistema.[44]

Os ácidos, a bile e o suco pancreático tornam o ambiente desfavorável ao crescimento bacteriano nas porções mais altas do trato digestivo. A densidade bacteriana aumenta muito no intestino grosso com cerca de 10^{11} a 10^{12} bactérias por grama de conteúdo intestinal, representando cerca de 60% da massa fecal.[44-46]

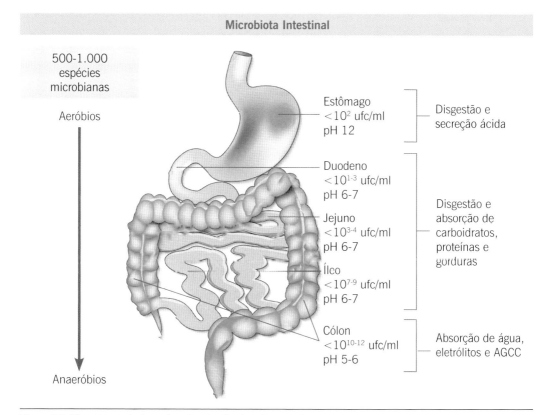

Figura 15.11 – *Quantidades e distribuição das bactérias ao longo do trato intestinal.*

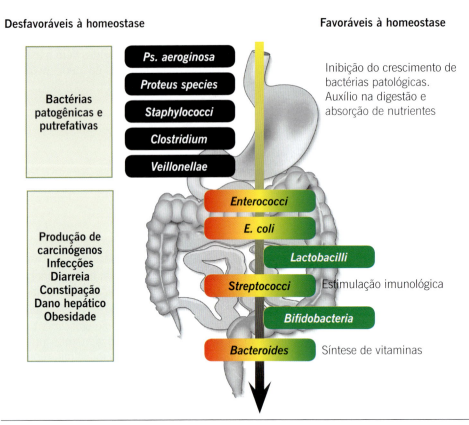

Figura 15.12 – *Distribuição quantitativa e qualitativa das principais bactérias componentes do microbioma intestinal humano e seus papéis favoráveis e desfavor´veis à homeostase.*

Uma recente publicação cita o corpo humano como sendo um "superorganismo", um conglomerado de células de mamífero e de micróbios, com preponderância numérica dos segundos da ordem de 100 vezes mais. Uma parte considerável de nossa resposta contra infecções e agressões diversas se deve à grande densidade de bactérias presentes em estado de sinergia em nosso organismo. Isso se dá particularmente em nosso trato intestinal, o qual abriga ao redor de 1.000 diferentes espécies de bactérias, atingindo um total da ordem de 10^{14} microrganismos. Um crescente número de evidências suporta o importante papel da flora intestinal na saúde e na doença, e seu manejo em busca do tratamento e prevenção de diferentes estados patológicos.[45,47]

O intestino humano é estéril ao nascimento, e rapidamente colonizado por bactérias de origem materna no momento do parto (fecais, vaginais e cutâneas). Nas semanas, meses e anos seguintes uma complexa estrutura de microbiota se desenvolverá, tendo um grande papel na fisiologia como um todo. O pH ácido do estômago impedirá a quase totalidade de crescimento bacteriano nesse ambiente, e a rápida passagem do conteúdo alimentar pelo intestino delgado também será um fator contrário a uma grande colonização, mas o número de bactérias começa a se elevar significativamente a partir do íleo terminal, e se desenvolverá enormemente no intestino grosso.[47]

A composição da flora intestina humana normal é normalmente dominada pelos gêneros *Bacteroides*, *Eubacterium* e *Bifidobacterium* além de outros como: *Clostridium*, *Peptostreptococcus*, *Enterococcus*, *Lactobacillus* e membros da família *Enterobacteriaceae*. O verdadeiro número de espécies que compõe a flora normal não é totalmente definido, podendo chegar a mais de 1.000 espécies, muitas das quais não são cultiváveis.[47]

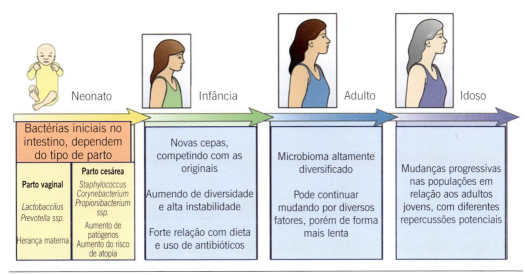

Figura 15.13 – *Evolução temporal do microbioma, considerando genética, dieta e meio ambiente. Fonte: Domingez-Bello e cols. Gastroenterology 2011, 140:1713.*

O intestino grosso possui um complexo ecossistema, contendo grande variedade de micro organismos, na maioria bactérias de centenas de espécies diferentes. O crescimento e o metabolismo das comunidades microbianas são determinados por diferentes fatores, como dieta, estrutura anatômica do trato digestivo hospedeiro, imunidade, genética do hospedeiro, envelhecimento e uso de medicamentos. Alterações relacionadas com o envelhecimento como mudanças na dieta e na imunidade afetam de forma marcante a microbiota intestinal, com redução nas bifidobactérias e aumento nas enterobactérias e clostrídios. O uso de antibióticos ou até mesmo uma simples permanência num hospital também podem alterar a flora intestinal, principalmente no indivíduo idoso.[46-48]

As bactérias intestinais formam uma barreira natural de defesa, exercendo vários efeitos protetores, estruturais e metabólicos no epitélio. Sua influência na fisiologia intestinal vêm sendo mostrada em diferentes estudos animais e humanos. Animais livres de bactérias intestinais são mais suscetíveis a infecções, tem menos vascularização intestinal, menor atividade enzimática, paredes intestinais mais finas, menor produção de citocinas, menores níveis de imunoglobulinas séricas, placas de Peyer reduzidas, menos linfócitos intraepiteliais e aumento de células enterocromafins.[45-48]

O microbioma intestinal possui uma atividade metabólica fundamental, adaptável e renovável. Através da produção de ácidos graxos de cadeia curta as bactérias Influenciam positivamente a proliferação e diferenciação das células epiteliais, além de mediar outros efeitos metabólicos relacionados. Essa atividade metabólica complexa tanto repõe energia e facilita a absorção de substratos ao hospedeiro quanto fornece energia para o metabolismo bacteriano.

- **Comunicação entre a flora e o hospedeiro na superfície mucosa**

A defesa do hospedeiro requer uma acurada interpretação do microambiente, a fim de distinguir entre os micro-organismos comensais dos patógenos eventuais e proceder uma correta resposta aos estímulos envolvidos. O epitélio fornece a primeira informação na linha de defesa, e a diferenciação entre bactérias residentes, patógenos eventuais e outros antígenos será mediada por três tipos principais de células imunossecretoras (Fig. 15.14). Primeiro, as superfícies dos enterócitos servirão como sensores aferentes de perigo dentro do microambiente intestinal, secretando quemocinas e citocinas que alertarão e direcionarão as respostas imunes inatas e

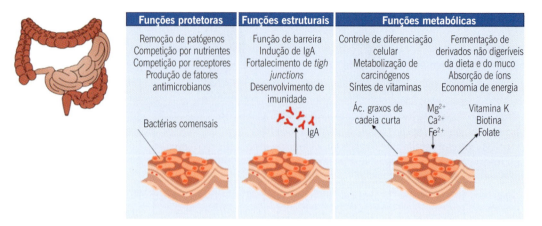

Figura 15.14 – *Funções da mucosa intestinal relacionadas à flora bacteriana.*

adaptativas ao local da infecção. Depois, células M dos folículos linfoides farão diferenciação e transporte de antígenos luminais para células dendríticas subjacentes e outras células apresentadoras de antígenos. A seguir, as células dendríticas intestinais terão um papel importante imunossensorial separando o conteúdo intestinal pela superfície dos enterócitos sem alterar as *tight junctions* celulares[45-48] (Fig. 15.15).

A habilidade das células imunossensoras em discriminar patógenos de bactérias comensais é mediada em parte por dois sistemas de receptores de reconhecimento (PRR) do hospedeiro, a família dos receptores Toll-like (TLRs) e as isoformas de oligomerização de domínio de ligação de nucleotídeo / recrutamento de caspase (NOD/CARD). Essas estruturas têm um papel fundamental na resposta a componentes vindos de bactérias.[48,49]

Vários receptores são ativados por diferentes componentes bacterianos. Por exemplo, o TLR2 é ativado por peptideoglicanos e ácidos lipotecoicos, TLR4 por lipopolissacarídeos, TLR5

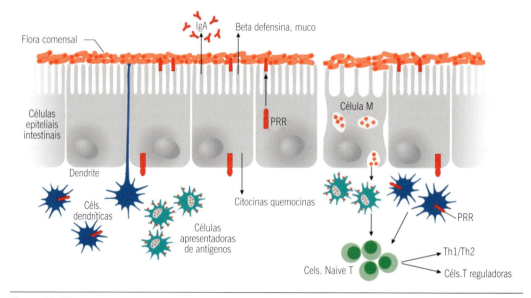

Figura 15.15 – *Interação da flora intestinal e componentes da resposta imune.*

por flagelina e NOD1/ CARD4 e NOD2/CARD15 funcionam como receptores intracelulares de peptideoglicanos.

Proteínas TLRs e NOD estão expressas na superfície de enterócitos e células dendríticas e parecem cruciais para as comunicações entre bactérias e hospedeiro. Os sinais mediados por TLR e bactérias comensais ou seus ligantes são essenciais para o funcionamento da função de barreira intestinal e reparação intestinal.[48,49]

Muitos ligantes PRR são expressos por bactérias comensais, ainda que o intestino saudável não desencadeie respostas inflamatórias a essas bactérias. Ao contrário, algumas bactérias comensais exercem efeitos protetores atenuando respostas pró inflamatórias induzidas por patógenos intestinais, por mecanismos ainda não totalmente elucidados.

No intestino saudável o perfil de expressão TRL contribui para a homeostase. Enterócitos normais expressam baixos níveis de TLR2, TLR4 e co-receptor MD-2, além de baixos níveis de CD14, um co-receptor para lipopolissacarídeo. Além disso, a distribuição da expressão de TLRs (principalmente TLR5) pode variar de acordo com estados de saúde ou doença, podendo ser apical ou basolateral, da mesma forma como ocorre nas células gástricas em vigência de infecção pelo *H. pylori*.

Tanto de forma constitucional ou induzida, os enterócitos expressam altos níveis de proteínas Toll-interativas inibidoras de TLR (Tollip). A expressão de Tollip se correlaciona diretamente com o conteúdo bacteriano da luz intestinal, sendo mais elevada na mucosa saudável.[48,49]

Os enterócitos de superfície também expressam altos níveis de uma molécula inibidora de receptor Toll/interleucina-1 conhecida pela sigla SIGIRR - *single immunoglobulin IL-1R-related* (SIGIRR). Animais deficientes em SIGIRR são mais suscetíveis a colites experimentais, sugerindo um papel da SIGIRR na geração de tolerância da mucosa aos comensais da flora.

Evidências recentes sugerem que, assim como pra as Tollip, as NOD2 podem suprimir cascatas inflamatórias; e mutações das mesmas estariam associadas com doenças de Crohn. As NOD2 podem modular sinais transmitidos através de TLR3, TLR4 e TLR9. Embora a NOD2 "selvagem" ative sinais pró inflamatórios, a estimulação de NOD2 com peptideoglicanos tem levado a inibição de respostas de citocinas via TLR2; e, na ausência de NOD2 os estímulos de peptideoglicanos levam a produção desbalanceada de citocinas.

Reciprocamente, os peptideoglicanos induzem um fenótipo pró inflamatório em camundongos mutantes com expressão disfuncional de NOD2, sugerindo que em algumas situações tais mutações podem levar a uma exacerbação de função e elevação da resposta pro inflamatória e produção de citocinas. No intestino saudável uma resposta excessiva do tipo Th1 em resposta à flora residente será também inibida pela influência reguladora das células T e células dendríticas indutoras de tolerância.[48-50]

- **Mecanismos protetores da flora comensal**

As respostas inflamatórias do hospedeiro a bactérias patogênicas e outros fatores de estresse são principalmente controladas pela transcrição do fator nuclear (NF) κB. Foram elucidados diferentes mecanismos pelos quais as bactérias comensais limitam a sinalização do NF-κB, incluindo inibição da função da proteossoma epitelial, degradação do fator IκBα de contagem-regulação NF-κB, ou exportação nuclear da subunidade p65 do NF-κB pela via dependente de (PPAR)γ.

Algumas bactérias comensais inibem a sinalização especificamente pela via TLR4 elevando a expressão de PPARγ e desconectando os alvos dos gene NF-κB-dependentes num feedback negativo.

A indução de fator de crescimento e transformação beta e fator de crescimento neural, e das vias de proteína cinase ativada por mitógeno e proteína cinase B também vêm sendo implicadas como participantes dos efeitos anti inflamatórios das bactérias comensais do intestino grosso.

Certos metabólitos derivados de bactérias comensais e a estrutura de superfície de bactérias também podem exercer importante papel na resposta imune intestinal, como os recentemente indicados sistemas secretores tipo III e IV em bactérias comensais, até então típicos de patógenos. Como as bactérias comensais empregam esses sistemas na manutenção da resposta imune do hospedeiro ainda é tema de estudos.[48-50]

- **Flora intestinal e envelhecimento**

A microbiota intestinal é sabidamente importante para a manutenção da saúde do hospedeiro, fornecendo energia, nutrientes e proteção contra organismos patogênicos, dentre outras ações.

Embora a flora intestinal seja relativamente estável durante a vida adulta, alterações no trato digestivo relacionadas ao envelhecimento, assim como alterações na alimentação e da resposta imune de indivíduos idosos, produzem um cenário favorável à instalação de mudanças na flora nessa população. Estudos recentes mostram que mudanças na microbiota intestinal de idosos levam a efeitos danosos ao hospedeiro. O crescimento de certas bactérias anaeróbicas facultativas, em conjunto com a redução na população de microrganismos benéficos como bífidobactérias e lactobacilos vem sendo reportado nesses grupos, assim como uma redução geral na densidade bacteriana intestinal.

Alterações na dieta e na fisiologia intestinal, como aumento do tempo de trânsito no cólon, em conjunto com as modificações na flora descritas, levam a um aumento na suscetibilidade a certas doenças.

Estratégias terapêuticas visando combater tais alterações vêm sendo sugeridas, incluindo o emprego de suplementos dietéticos contendo probióticos, prebióticos e simbióticos, com evidências positivas que vêm se somando na literatura.[47,51]

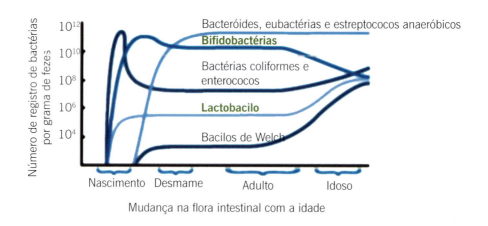

Figura 15.16 – *Mudanças nas populações bacterianas do cólon conforme o envelhecimento em humanos.*

Fibra alimentar e saúde

São consideradas fibras alimentares os polímeros de carboidratos que não são digeridos (hidrolisados por enzimas do intestino delgado humano), nem absorvidos, possuindo efeitos fisiológicos para a saúde como:

1. Redução dos níveis de colesterol total e/ou LDL
2. Atenuação da hiperglicemia/hiperinsulinemia pós prandial

3. Redução da pressão arterial
4. Aumento do bolo fecal / efeito laxativo
5. Redução do tempo de trânsito intestinal
6. Aumento da fermentação no colón com formação de ácidos graxos curtos
7. Modulação positiva da microflora bacteriana do cólon
8. Redução de peso e da adiposidade
9. Aumento da saciedade

- **Classificação**

A classificação de fibras mais adotada é baseada na origem das mesmas. Foram também desenvolvidas classificações estruturais, baseadas na solubilidade em água ou suscetibilidade à degradação por bactérias intestinais, ou potencial de fermentação. Embora os carboidratos em geral sejam fontes importantes de energia para a microflora intestinal, as fibras exibem diferentes potenciais de fermentação.[52-55]

A Tabela 15.3 exemplifica algumas características das fibras que podem determinar diferentes critérios de classificação e alguns dos benefícios à saúde humana relatados em estudos

As fibras podem, então, ser classificadas de acordo com a sua estrutura, sua solubilidade em água e em relação ao grau de fermentação.[52-55]

Tabela 15.3 – **Tipos de fibras e possíveis benefícios associados ao consumo**

Propriedades fisiológicas	Efeito proposto	Benefícios
Fibra solúveis (viscosidade)	Retardo no esvaziamento gástrico e aumento na fase intestinal	Aumento da saciedade
	Retarda a absorção no delgado	Reduz glicemia, insulina e lipídeos pós prandiais
	Reduz reabsorção de sais biliares	Redução de colesterol
	Reduz reabsorção de estrógenos	Proteção contra câncer de mama
	Reduz atividade enzimática	Reduz glicemia, insulina e lipídeos pós-prandiais
Interação/ligação	Ligação com sais biliares (vitro)	Redução de colesterol
	Interação com enzimas digestiva (vitro)	Reduz glicemia, insulina e lipídeos pós-prandiais
Fermentação	Promoçaodo crescimento bacteriano	Proteção contra Inflamação e câncer de cólon
	Produção de ác. graxos de cadeia curta	Redução de colesterol e proteção contra câncer de cólon
Fibras insolúveis (partículas intactas)	Aumento do peso fecal	Redução do câncer de cólon e doenças intestinais
	Acelera o trânsito intestinal	Reduz tempo para absorção de nutrientes, reduz glicemia e lipídeos pós-prandiais
Capacidade de reter água	Redução na absorção de certos nutrientes	Reduz glicemia, insulina e lipídeos pós-prandiais

Pela estrutura

Grande parte das fibras pertence ao grupo de polissacarídeos, os quais são muito variáveis física e quimicamente, sendo definidas de acordo com a estrutura dos alimentos.

Normalmente, o que difere as fibras é:

- quantidade de monossacarídeos;
- tipo de monossacarídeos na cadeia polimérica;
- sequência dos monossacarídeos na cadeia;
- cadeias secundárias;
- tipo de ligação, alfa ou beta, entre os monossacarídeos.

Assim, a classificação de acordo com a estrutura seria: polissacarídeo amídico ou amiláceo e polissacarídeo não amídico ou não amiláceo.

Pela solubilidade em água

Tomando-se por base suas propriedades de solubilidade em água(embora a mesma seja bastante diferenciada entre as ditas solúveis), as fibras classificam-se em solúveis e insolúveis.

Fibras solúveis

- Pectinas, mucilagens, gomas (goma arábica e goma guar), inulina, FOS (frutooligossacarídeos), beta-glucana, psyllium, e hemiceluloses tipo A.

Estas fibras têm a capacidade de se ligar à água e formar géis. No trato gastrintestinal, retardam o esvaziamento gástrico, o tempo de transito intestinal, diminuem o ritmo de absorção de glicose e colesterol, são substratos para fermentação bacteriana que resultam em gases (hidrogênio, metano e dióxido de carbono) e ácidos graxos de cadeia curta (AGCC), importantes para o metabolismo intestinal.

São encontradas principalmente em frutas e verduras, mas também em cereais (aveia e cevada) e leguminosas (feijão, grão de bico, lentilha e ervilha).

Os principais efeitos metabólicos das fibras solúveis são descritos a seguir:

- retardam esvaziamento gástrico e o transito intestinal;
- alteram o metabolismo colônico através da produção dos AGCC;
- modulam a mobilidade gastrintestinal
- reduzem a diarreia (aumento na absorção de água);
- promovem o desenvolvimento da mucosa intestinal (íleo e cólon);
- proporcionam energia (devido à fermentação) para mucosa intestinal;
- diminuem o pH do cólon;
- melhoram a proteção contra infecção (função de barreira, imunidade);
- aumentam tolerância a glicose;
- diminuem os níveis de colesterol total e de LDL.

Fibras insolúveis

- Celulose, hemicelulose tipo B, amido resistente e lignina. Fazem parte da estrutura das células vegetais.

Apresentam efeito mecânico no trato gastrintestinal, são pouco fermentáveis, aceleram o tempo de transito intestinal devido à absorção de água.

São encontradas principalmente em verduras, farelo de trigo e grãos integrais.

Os principais efeitos metabólicos são:
- aumentam o peso e a maciez das fezes;
- aumentam a frequência da evacuação e diminuem o tempo de trânsito no cólon;
- reduzem a constipação;
- retém água;
- são pouco fermentáveis;
- não são viscosas;
- intensificam a proteção contra infecção bacteriana.

Pela fermentação bacteriana

A fermentação das fibras ocorre no cólon pela ação das bactérias anaeróbicas. O grau de fermentação colônica sofre interferência da composição da flora intestinal e das características químicas e físicas, ou seja, o tipo de fibra, a solubilidade, a fonte, a forma e o tamanho das partículas.

De forma geral, a celulose (uma beta-glucana) mostra pouca fermentabilidade, enquanto o amido resistente, com uma estrutura semelhante baseada em glicose, é rapidamente fermentado. Fibras de frutose com diferentes estruturas de polímeros são fermentadas em taxas diferentes. Os galacto oligossacarídeos (GOS) do leite humano são importantes substratos para a flora comensal. O leite humano possui diferentes fibras, interagindo com seus diversos potenciais de fermentação.

Os fruto- oligossacarídeos (FOS), inulina, amidos resistentes, outros substratos (açúcares arabinose, xilose, manose e ramnose) e muco intestinal também são fermentados no intestino.

Os produtos da fermentação bacteriana das fibras são:
- Ácidos graxos de cadeia curta (AGCC): os mais importantes da fermentação das hemiceluloses e pectinas são o ácido acético, butírico e propiônico. São removidos do lúmen intestinal por difusão iônica e facilitam a absorção do sódio e potássio.
- Gases: hidrogênio, metano e dióxido de carbono, que são excretados via retal.
- Energia: utilizada para crescimento e manutenção das bactérias.
- A fermentação das fibras varia de 0% a 90%, e, só é considerada fermentável, se for no mínimo 60% fermentada. Quanto mais solúveis a fibra, maior o seu grau de fermentação, a saber: lignina, 0%; celulose, 15% a 60%; hemicelulose, 56% a 85% e pectinas, 90% a 95%.
- O trato gastrintestinal possui, mais de 500 espécies diferentes de bactérias. No cólon, a flora bacteriana consiste quase totalmente de bactérias anaeróbias estritas, como *Bacteroides, Bifidobacterium, Clostridium* e *Lactobacillus*.

Efeitos da fermentação bacteriana

A formação de ácidos graxos de cadeia curta (AGCC) é o resultado do metabolismo bacteriano. Os AGCCs são formados a partir da degradação bacteriana de carboidratos e proteínas da dieta e os mais abundantes são o acetato, propianato e butirato. Os principais substratos para fermentação são as fibras da dieta, frutooligossacarídeos e o amido. Uma vez formados são rapidamente absorvidos na luz intestinal.

O AGCC tem importante papel na fisiologia do intestino: é reconhecido como principal fonte de energia para o enterócito; estimula a proliferação celular do epitélio; melhora o fluxo sanguíneo; aumentam a absorção de água e sódio, importantes nos casos de diarreia; diminui o pH intraluminal (diminui a absorção da amônia), importantes para pacientes com encefalopatia hepática e insuficiência renal.

Uma dieta com quantidade adequada de fibras fermentáveis, diminui a necessidade de insulina em diabéticos, devido aos mecanismos relacionados à metabólitos do AGCC. Os AGCC favorecem a absorção de vitamina K e magnésio devido à acidificação do lúmen intestinal. O acetato e o propianato favorecem a absorção de cálcio no cólon.

O propianato tem efeitos diretos no metabolismo de carboidratos, ou seja, é substrato para a gliconeogênese. O acetato influencia indiretamente o uso de glicose ao reduzir as concentrações de ácidos graxos livres séricos. O efeito dos AGCC no metabolismo lipídico é de grande interesse, em especial sobre o mecanismo redutor de lipídios da fibra solúvel. A Figura 15.17 ilustra os diferentes graus de fermentabilidade das principais fibras

O propianato inibe a síntese de colesterol em tecido hepático in vitro, entretanto, a

quantidade de propianato necessária para isso é muito grande e não é alcançada na veia porta. Em estudos com alimentação humana o propianato não tem efeito sobre o colesterol sérico. O acetato é substrato preferencial para a lipogênese, sendo o único ácido graxo que atinge os tecidos periféricos. O efeito do acetato no aumento do colesterol sérico foi mais sugerido após estudo em que se administrou lactulose em indivíduos sadios por duas semanas e o resultado mostrou aumento nas concentrações séricas de colesterol total, LDL, apolipoproteína B e triacilgliceróis.

Há grande interesse nos substratos que produzem AGCC, pois se acredita que o butirato pode melhorar a saúde do cólon. Há evidências que a fermentação colônica de amidos resistentes (AR) aumenta a concentração de butirato e propianato no cólon, dependendo da fonte de amido. Esses achados levantam a possibilidade do uso de AR no tratamento da colite ulcerativa e prevenção do pólipo e câncer de cólon.[52-55]

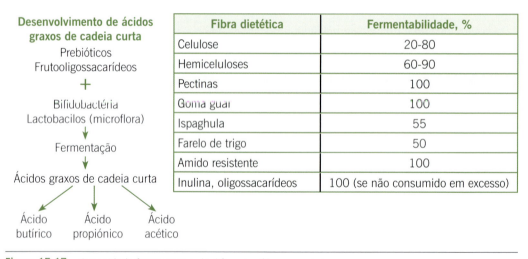

Figura 15.17 – *Capacidade fermentativa de diferentes fibras vegetais.*

■ Quantidades necessárias de fibras vegetais na dieta

A importância nutricional das fibras é reconhecida de longa data. Elas foram incluídas na rotulação de alimentos nos EUA após determinação legal em 1990 pelo *Nutrition Labeling and Education Act*, o qual definiu seu consumo diário em 12 g/1.000 kcal. A revisão de 1997, The 1997 das referências diárias de consume ou *Dietary Reference Intakes* (DRI) estabeleceu o patamar para 14 g/1.000 kcal da dieta.

Considerando o conhecimento do número de benefícios para a saúde, diferentes agências governamentais no mundo todo vêm recomendando aumentos na quantidade de fibras na dieta, além da diversificação do consumo das mesmas.

A maioria das recomendações atuais de consumo de fibras fica ao redor de 25 a 30 g ao dia, podendo variar de acordo com o consumo calórico e atividade física. A tabela abaixo exibe os valores da Sociedade Americana de Dietética de 2005, com recomendações de consumo de 25 g para a maioria das mulheres e de 38 g para a maioria dos homens.[52-55]

Infelizmente a presença das recomendações de ingestão nem sempre significa melhor conhecimento do papel das fibras na nutrição. Os estudos iniciais feitos em roedores para se estabelecer as corretas quantidades de fibras para a dieta levaram em consideração apenas a celulose como fonte primaria, uma fibra que, embora possua efeito formador de bolo fecal, sabidamente possui pouco potencial de fermentação e benefícios para a flora intestinal normal.

Tabela 15.4 – **Necessidades diárias de fibras de acordo com idade, gênero e atividade física**

Idade	Mulheres		Homens	
	Sedentária	Ativa	Sedentário	Ativo
2-3	14 g	20 g	14 g	20 g
4-8	17 g	25 g	20 g	28 g
9-13	22 g	31 g	25 g	36 g
14-18	25 g	34 g	31 g	45 g
19-30	28 g	34 g	34 g	42 g
31-50	25 g	31 g	31 g	42 g
51+	22 g	31 g	28 g	39 g

- **Efeitos fisiológicos das fibras alimentares**

muitas pesquisas vêm ocorrendo desde as primeiras hipóteses sobre os benefícios das fibras na dieta elaboradas por Burkkit e Trowell na década de 1960, cada vez confirmando diversos benefícios ao organismo. Uma dificuldade para o melhor entendimento de tais benefícios reside no fato de as fibras alimentares representarem um grupo complexo e diverso de componentes, cada um com diferentes estruturas e propriedades.

- **Efeitos das fibras na função intestinal**

Várias fibras podem formar matrizes com características específicas, agregando água e certos nutrientes. As características físicas do conteúdo gástrico e intestinal delgado podem ser alteradas por certas fontes de fibras alimentares. As fibras não digeríveis aumentam o volume do conteúdo gástrico e intestinal e sua viscosidade pode retardar o trânsito dos alimentos através dos mesmos. Dessa forma, pode ocorrer retardo no esvaziamento gástrico, além da interferência direta com o substrato na luz intestinal causando redução na ação de certas enzimas digestivas (com diminuição na taxa de hidrólise do amido). A ligação com fibras pode também comprometer a absorção de certos componentes como gorduras e distribuir certos nutrientes como açúcares por uma área absortiva maior, reduzindo a velocidade de sua absorção. Esse comportamento teria como consequência uma menor taxa de absorção de glicose e melhor controle glicêmico (podendo melhorar o índice glicêmico entre 9 e 17%), e uma redução na absorção de gorduras, com melhora no controle nos níveis de colesterol e suas frações, efeitos observados tanto com fibras solúveis quanto insolúveis, dependendo do estudo realizado.[52-55]

Os principais efeitos das fibras alimentares ocorrem no intestino grosso. Aqui, cada tipo de fibra terá sua interação com bactérias da microflora intestinal e com a mucosa colônica, gerando diferentes resultados. As ações das fibras dependem de fatores como sua capacidade de fermentação, o que nem sempre é fácil de ser medido, muitas vezes sendo divididas entre aquelas mais rapidamente (como oligossacarídeos) e menos rapidamente fermentadas como cascas de cereais.

As fibras menos fermentadas são aquelas que têm a maior capacidade de formar bolo fecal, principalmente por agregarem água ou simplesmente por serem componentes importantes da massa fecal, enquanto as mais fermentáveis afetam mais a flora intestinal e fornecem ais substrato energético para a mucosa intestinal, possuindo maior interação com a fisiologia sistêmica. Algumas fibras podem agregar muita água e se manterem resistentes à fermentação.[52-56]

O efeito das fibras no bolo fecal também é importante na consistência e na plasticidade das fezes, além do efeito sobre o número de evacuações.

As bactérias intestinais também possuem papel importante na formação do bolo fecal (biomassa), pois agregam água de forma eficiente.

As interações entre os diferentes efeitos das fibras na motilidade colônica estão esquematizadas abaixo, onde podemos verificar que os efeitos serão dependentes das propriedades físico-químicas das fibras e da sua capacidade de fermentação.[52-56]

O aumento do volume fecal distende as paredes do intestino e estimula a progressão do conteúdo de maneira reflexa pela ativação de mecanorreceptores intramusculares.

O gráfico da Figura 15.18 ilustra os mecanismos de ação das fibras na fisiologia intestinal

Além dos efeitos de formação de bolo fecal, as fibras alimentares podem reduzir o tempo de trânsito no cólon modulando a atividade contrátil e o fluxo de água, atuando em diferentes pontos. Primeiro, a superfície das partículas sólidas pode estimular diretamente os mecanorreceptores da submucosa e modificar o comportamento das contrações a favor da propulsão do bolo fecal. As fibras podem, também, liberar certos compostos recolhidos no intestino delgado na luz do cólon, como sais biliares e ácidos graxos, capazes de estimular a secreção e a motilidade do sigmoide.

Finalmente, uma grande parte das fibras sofre fermentação pela microflora intestinal, gerando diversos metabólitos que podem influenciar na motilidade do cólon, como os ácidos graxos

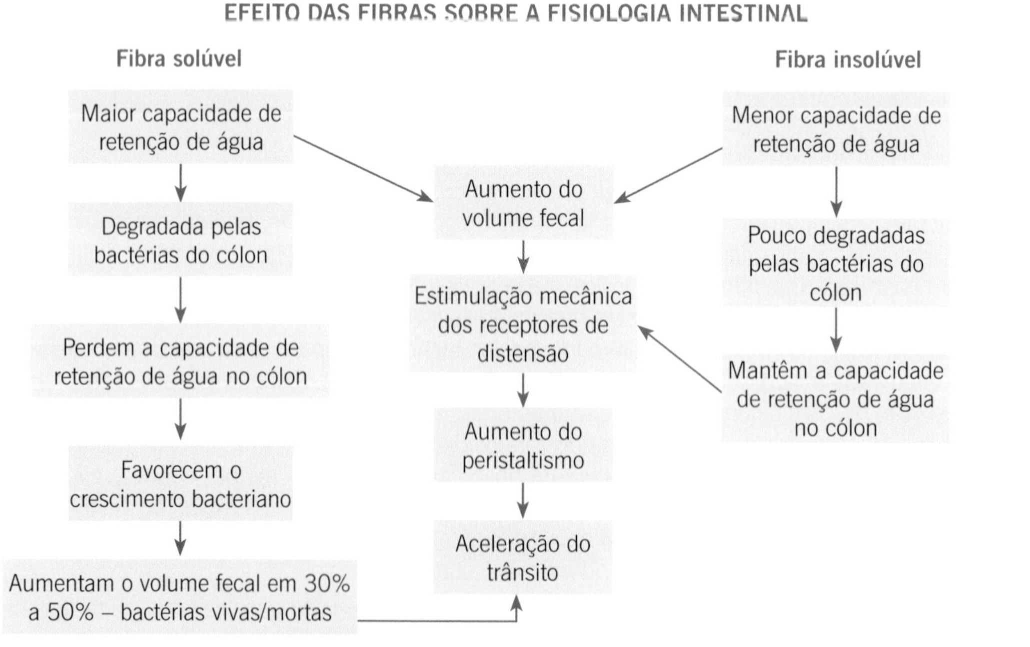

EFEITO DAS FIBRAS SOBRE A FISIOLOGIA INTESTINAL

Fibra solúvel
- Maior capacidade de retenção de água
- Degradada pelas bactérias do cólon
- Perdem a capacidade de retenção de água no cólon
- Favorecem o crescimento bacteriano
- Aumentam o volume fecal em 30% a 50% – bactérias vivas/mortas

Fibra insolúvel
- Menor capacidade de retenção de água
- Pouco degradadas pelas bactérias do cólon
- Mantêm a capacidade de retenção de água no cólon

- Aumento do volume fecal
- Estimulação mecânica dos receptores de distensão
- Aumento do peristaltismo
- Aceleração do trânsito

Figura 15.18 – *Comparação entre atividades intestinais das fibras alimentares*

de cadeia curta (AGCC), que sabidamente estimulam as contrações no íleo terminal e no intestino grosso de animais e humanos.[52-56]

- **Efeitos das fibras na microflora intestinal – "efeito prebiótico"**

O microbioma intestinal vem sendo alvo de diversas publicações de peso nos últimos anos. Como o potencial de fermentação de cada tipo de fibra é dependente da espécie e cepa bacteriana envolvida, composições diferentes de fibras nas dietas irão diferenciar e modular a evolução do microbioma.

Conforme já citado, as fibras atingem o intestino grosso onde são fermentadas pela microflora local através de sua atividade enzimática, gerando ácidos graxos de cadeia curta (AGCC), hidrogênio, butirato, dióxido de carbono, metano e biomassa. Os AGCC e o butirato são uma importante fonte de energia para as células da mucosa colônica, garantindo sua integridade e funcionamento.[57-68]

A fermentação colônica é um processo eficiente, com mais da metade das fibras consumidas sendo metabolizadas e o restante eliminado nas fezes. Alguns fatores determinam a utilização dos carboidratos no cólon, como sua solubilidade. Quanto mais solúvel for a molécula, mais acessível estará para as enzimas hidrolíticas, sendo degradada mais rapidamente. A motilidade intestinal e a microflora presente na luz também podem modular a fermentação.

A fermentabilidade da fibra não necessariamente implica em sua atividade prebiótica. A definição de prebiótico (vide adiante) como "um ingrediente seletivamente fermentado que gera mudanças específicas, tanto na composição quanto na atividade da microflora intestinal, conferindo benefícios à saúde e bem estar do hospedeiro" não especifica que a fermentabilidade deva ser maior ou menor para que se exerça o efeito desejado. Um efeito anti inflamatório das fibras é de especial interesse, uma vez que a ingestão de fibras em quantidade parece cada vez mais relacionada com redução de mortalidade geral em idosos, incluindo aquelas devidas a infecções, doenças inflamatórias e respiratórias.[57-68]

A composição da flora intestinal pode ser influenciada pela dieta e por condições geográficas diversas. Estudos recentes mostram que o consumo de certas fibras como oligossacarídeos, pode modificar a composição da microflora dominante, aumentando a população de bifidobactérias, sabidamente benéficas para a saúde intestinal

O microbioma intestinal é considerado um parceiro simbiótico na manutenção da saúde. A homeostase da flora é dependente de muitos fatores relacionados ao hospedeiro, como idade, gênero, genética, etc; e condições ambientais como estresse, medicamentos, cirurgias intestinais, infecções, agentes tóxicos, dentre outros. Também é muito intensamente dependente da dieta diária e suas modificações.

Podemos afirmar que a interação exercida ente flora e hospedeiro em condições de saúde representa o que a literatura chama de normobiose, enquanto as condições desfavoráveis a essa interação representam o conceito de disbiose, situação propícia ao desenvolvimento de diferentes doenças.[57-68]

Uma microbiota "saudável" ou "balanceada" tem sido considerada como aquela predominantemente sacarolítica, contendo quantidades significativas de bifidobactérias e lactobacilos. Os gêneros Bifidobacterium e Lactobacillus não contém qualquer patógeno conhecido, sendo primariamente bactérias fermentadoras de carboidratos, ao contrário de grupos como Bacteroides e Clostridia, que são proteolíticos e fermentadores de aminoácidos. Os produtos da fermentação de carboidratos, principalmente os ácidos graxos de cadeia curta (AGCC) são benéficos para a saúde do hospedeiro, enquanto os produtos da fermentação de aminoácidos como amônia, fenóis, indóis, tióis, aminas e sulfidos são prejudiciais em diversos aspectos. Além disso, as bactérias produtoras de ácido lático (lactobacilos e bifidobactérias) exercem um importante papel na manutenção da resistência a colonização através de diferentes mecanismos.[57-68]

Bebês amamentados exclusivamente por leite materno desenvolvem uma microbiota com elevada concentração de bifidobactérias, vista como parte importante dos mecanismos de defesa contra microrganismos patogênicos e para o desenvolvimento de uma resposta imune adequada. Essa flora é basicamente nutrida por oligossacarídeos do leite materno, considerados os primeiros prebióticos.

Entende-se um "prebiótico" como um componente não digerível da dieta que afeta de forma benéfica o organismo, selecionando e estimulando o crescimento e/ou a atividade de um grupo limitado de bactérias no colón, as quais promovem a saúde do hospedeiro. Além de resistente à digestão, um prebiótico deve ser fermentável pela flora intestinal.

Substâncias como Inulina, FOS e GOS, quando ingeridas em determinadas quantidades, (5 a 20 g/dia) claramente demonstram estimular o crescimento de espécies bacterianas benéficas para a saúde, como Bifidobactérias e Lactobacilos, grupos não muito numerosos no intestino, com exceção dos bebês em aleitamento materno.

Quase todos os carboidratos que atingem o intestino grosso podem servir de substrato ao crescimento bacteriano, afetando o número e atividade da flora em geral. Isso foi observado com substâncias como polissacarídeos não derivados do amido, álcoois de açúcar, amido resistente e lactose. Entretanto trata-se de efeito inespecífico, envolvendo muitos grupos bacterianos capazes de fermentar açúcares, o que nem sempre gera benefícios à saúde do hospedeiro. As propriedades seletivas dos prebióticos estão relacionadas a Lactobacilos e Bifidobactérias, em detrimento de espécies como Bacteroides, Clostridia, Eubacteria, Enterococos, etc

Devemos considerar, entretanto, que pessoas diferentes possuem microbiomas diferentes e que os mesmos podem ser afetados por uma série de fatores adicionais, como dieta, doenças locais ou sistêmicas, medicamentos (principalmente antibióticos), idade, etc

A maioria dos estudos sobre microbiota colônica foi desenvolvida até os dias de hoje com material fecal. Entretanto, evidências crescentes sugerem que a superfície epitelial do cólon é fortemente colonizada por diversas comunidades bacterianas, estruturalmente diferentes daquelas encontradas no lúmen intestinal. Tais bactérias se encontram em biofilmes ou adjacentes à mucosa interagem intensamente com o hospedeiro, sendo particularmente importantes na modulação da resposta imunológica, conforme já citado.[57-68]

De fato, estudos demonstraram que comunidades mucosas podem ser alteradas marcadamente em certas condições inflamatórias, como retocolite ulcerativa e doença de Crohn. A composição de tais comunidades em humanos pode ser alterada pelo emprego de prebióticos em 15 dias, fato principalmente demonstrado em relação a FOS e inulina.

Entendemos por "efeito prebiótico" a capacidade de certas substâncias de exercer estimulação seletiva do crescimento e/ou atividades de um limitado número de espécies / gêneros de microrganismos da flora intestinal os quais conferem benefícios conhecidos para a saúde do hospedeiro.

Graças a uma grande série de estudos microbiológicos, imensos progressos vêm sendo feitos no conhecimento da microbiota intestinal, e um bom número de evidências geradas por estudos intervencionais mostra que o consumo de certos produtos na dieta resulta em modificações estatisticamente definidas na flora intestinal, alinhadas com o conceito de efeito prebiótico.[57-68]

Os dados de literatura se acumulam em favor de certos compostos no aumento de determinados componentes da flora, em particular das bifidobactérias, conhecidos marcadores da saúde intestinal.

Diferenças consideráveis no microbioma intestinal foram observadas em animais consumindo dietas ricas em gorduras e livres de carboidratos e em outros com a mesma dieta e suplementação glicose. A dieta mais rica em carboidratos se mostrou mais capaz de promover o crescimento de bifidobactérias no intestino (bifidogênica), enquanto a dieta gordurosa se mostrou desfavorável ao mesmo.

A atividade bifidogênica de certas fibras foi confirmada em vários estudos. Os fruto oligossacarídeos vegetais (FOS) e a inulina representam dois dos bifidogênicos mais estudados.

Análises de amostras fecais de humanos demonstraram atividade bifidogênica em indivíduos recebendo FOS (20 g/dia) ou inulina de cadeia longa (10 g/d). De forma similar, biópsias de intestine grosso revelaram aumento nas bifidobactérias após suplementação com FOS (15 g/dia), conforme ilustrado na Figura 15.19.

A Tabela 15.5 ilustra estudos com diferentes fibras e suas capacidades de aumentar a flora bifidogênica

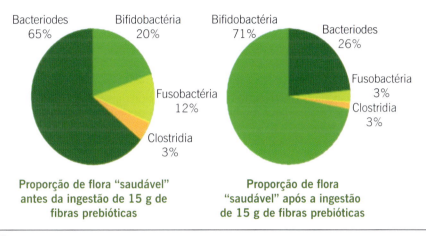

Figura 15.19 – *Mudanças na flora intestinal de acordo com a dieta rica em fibras.*

Tabela 15.5 – **Potencial prebiótico de algumas fibras disponíveis na dieta ou no mercado**

Intervenção	Efeito prebiótico
Dextrina de trigo	Aumento de bacteroides, redução de Clostrideos
Inulina	Bifidogênico
GOS	Bifidogênico
Goma Acadia	Bifidogênico
Psyllium	Potencial prebiótico
Polidextrose	Bifidogênico
Banana	Potencial prebiótico

O aumento na quantidade de bifidobactérias com o emprego de pró ou prebióticos surge como a mais importante estratégia na direção de um balanço microbiano saudável no cólon. Publicações recentes afirmam que o melhor método para tal engloba as estratégias alimentares incluindo os probióticos, prebióticos e suas associações.

Os altos níveis de tais bactérias vêm se mostrando benéficos em todas as faixas etárias, como demonstrado em diferentes estudos controlados com placebo. Reduções gerais em doenças de crianças, redução de infecções intestinais em adultos, melhora da imunidade em idosos são alguns dos efeitos já confirmados na literatura.

O efeito prebiótico vem sendo correlacionado com a modulação de certos biomarcadores da atividade do sistema imunológico, como o que classicamente ocorre com a colonização intestinal de bebês alimentados com leite materno, rico em certas substâncias classicamente prebióticas, e que vem sendo demonstrado mais recentemente em adultos com o uso de substâncias com as mesmas propriedades, determinando um marcante aumento na concentração fecal de bifidobactérias, o que leva a uma melhora na "qualidade fecal", com aumento de ácidos graxos de cadeia curta, melhora no pH, na frequência e na consistência das evacuações. Dessa forma, notamos redução na incidência de infecções intestinais, redução de manifestações alérgicas (atopia e eczema), melhora na constipação e no bem-estar geral.[59-68]

Assim, a microbiota intestinal pode ser considerada um "órgão" rapidamente regenerável e adaptável. Entretanto, desbalanços nessa comunidade e em suas atividades, estão implicados na gênese de certas doenças e em sua progressão, como nas doenças inflamatórias intestinais e tumores de cólon. A restauração desse balanço, pelo aumento das bifidobactérias, tem demonstrado reduzir a severidade dos quadros, assim como promover o bem-estar em voluntários saudáveis.

Adicionalmente, como o conhecimento sobre a bio-conversão microbiana de compostos polifenólicos em metabólitos bioativos no cólon e a possibilidade de estratégias baseadas em alimentos poderem alterar seu ritmo para compostos antioxidantes e antinflamatórios mais potentes, novas áreas de pesquisas estão por se abrir.

Aplicações clínicas das fibras

Constipação

A obstipação pode ser definida objetivamente como um distúrbio ou diminuição da frequência de evacuações em intervalos maiores que 48 a 72 horas, o que permite maior absorção de água pela mucosa intestinal, resultando e fezes duras e de difícil passagem pelo reto. A obstipação é uma queixa gastrointestinal frequente e está relacionada a hábitos alimentares inadequados, (baixa ingestão de fibras e líquidos), doença vascular do intestino, anormalidade metabólica, uso frequente de laxantes, falta de exercícios, fatores emocionais, entre outros.

Indivíduos com constipação crônica, onde não foi encontrada causa orgânica, apresentavam baixa ingestão de fibras na maioria dos casos. A indicação de fibras solúveis e insolúveis em quantidade adequada aumenta o bolo fecal. O farelo de trigo tem sido usado para aliviar os sintomas, pois, pela retenção de água, forma fezes macias e pesadas.

A forma mais frequente de obstipação crônica está associada ao trânsito intestinal lento, em que a alimentação inadequada, o baixo consumo de fibras, a diminuição ou perda do reflexo evacuatório e a vida sedentária exercem papel fundamental. Estudos recentes avaliaram a função intestinal de indivíduos com consumo de fibras solúveis, demonstrando que eles apresentaram fezes mais macias, além de facilidade na evacuação, sensação de alívio e aumento do volume fecal. Além de macias, a maioria das fezes coletadas era visivelmente mais gelatinosa.

Embora poucos estudos tenham avaliado o emprego da fibra alimentar no tratamento da constipação crônica na infância, trabalhos com adultos e animais demonstram que, em geral, suplementos contendo muita fibra insolúvel geram maior volume fecal que os contendo muita fibra solúvel e/ou diminuem o tempo de transito colônico.

No caso de crianças, um alto teor de fibra insolúvel (lignina, celulose e polissacarídeos não celulósicos) parece ser importante no tratamento e prevenção da obstipação, o que já foi comprovado em estudos com adultos constipados.[69-73]

FOS e idosos – constipação

Os idosos apresentam alta incidência de doenças crônicas, inclusive intestinais e da cavidade oral. As disfunções orais podem levar a certas restrições alimentares, incluindo importantes fontes de fibras, como vegetais e cereais, o que pode levar a ou agravar certas condições intestinais desfavoráveis. Uma suplementação de fibras solúveis na dieta pode ser de fácil implementação e levar a grandes ganhos para a função intestinal e saúde geral.

Alguns estudos demonstraram que a suplementação de 10 a 15 g de FOS ao dia para indivíduos saudáveis aumentou significativamente a frequência evacuatória e a sensação de evacuação satisfatória, além de elevar a massa bacteriana fecal.

A inulina, por apresentar alto peso molecular e baixa solubilidade, provoca efeito laxativo moderado (baixa capacidade de mudar hábitos intestinais sozinha) e lenta fermentação intestinal. Seu potencial bifidogênico isolado é relativamente baixo, devendo estar associada a outras moléculas para se obter um prebiótico realmente eficaz.[71,72]

- **Síndrome do intestino irritável**

Alterações na microbiota intestinal são classicamente consideradas como um dos fatores envolvidos na gênese tanto das doenças inflamatórias intestinais quanto na síndrome do intestino irritável. O uso de produtos com efeito prebiótico confirmado vem sendo testado em diferentes estudos clínicos e efeitos promissores têm sido relatados, tanto na redução objetiva dos quadros quanto na promoção do bem estar geral dos pacientes, particularmente naqueles envolvendo o aumento das bifidobactérias intestinais.

É comumente aceito que a síndrome do intestino irritável (SII) engloba diferentes patofisiologias, gerando uma gama muito variável de manifestações e de diversas intensidades entre elas. Uma parte considerável dos pacientes apresenta aumento na produção intestinal de gás, ou pelo menos uma intolerância à produção intestinal normal, além de marcantes diferenças entre suas floras intestinais. Grandes variações na composição bacteriana fecal de pacientes com SII foram observadas através de biologia molecular, como redução do número de lactobacilos e bifidobactérias nos pacientes com quadros de diarreia predominante. A conhecida capacidade de alguns prebióticos em elevar tais componentes da microbiota poderia, em princípio, corrigir tais desbalanços e suas consequências.[71,74]

As bifidobactérias e os lactobacilos não produzem gazes no seu metabolismo final, embora seja do conhecimento geral que o consumo de certos prebióticos possa levar a aumentos

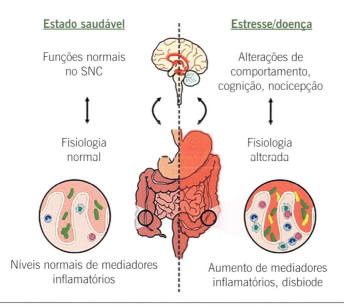

Figura 15.20 – *Alterações propostas na síndrome do intestino irritável correlacionadas com a flora intestinal.*

mesmo que discretos na produção intestinal de gás, pela sua capacidade de gerar fermentação por outros grupos bacterianos. De forma geral, tal produção não desencadeia qualquer tipo de manifestação negativa, sendo visto como favorável o uso de prebióticos em pacientes com SII, principalmente na forma diarreica.

Sabidamente a correlação entre distúrbios de ordem emocional e SII se faz presente. As alterações citadas poderiam estar correlacionadas também com impactos na flora intestinal, segundo alguns autores.[74,75]

- **Doença diverticular**

Estudos epidemiológicos que se seguiram às observações de Burkitt a respeito de neoplasias intestinais e consumo de fibras mostraram que a diverticulose se constitui numa doença de países industrializados, principalmente do ocidente. Estudos de necropsias demonstraram uma prevalência de até 50% em indivíduos acima de 70 anos nessas populações, altamente correlacionados com baixo consumo de fibras.

Fisiologicamente, tal fato pode ser explicado pela Lei de Laplace. As fibras da dieta levariam a aumentos no bolo fecal, aumento no diâmetro do cólon e redução na pressão intraluminal.

Estudos experimentais demonstraram que uma dieta pobre em fibras foi capaz de produzir o surgimento de divertículos em ratos, onde foram avaliados animais em diversos grupos, considerando parâmetros como fibras na dieta, débito fecal, tempo de trânsito intestinal e desenvolvimento de divertículos. Houve uma clara correlação entre as dites pobres em fibras e aumento no tempo de trânsito, débito fecal e surgimento de doença diverticular.

Nos casos de doença estabelecida, estudos demonstraram que o uso de dietas ricas em fibras são recomendáveis nesses casos, pois podem reduzir os sintomas de flatulência e cólicas frequentes nesses grupos, além da obstipação propriamente dieta; embora não sejam capazes de provocar a redução de divertículos já instalados, ou ser de utilidade durante crises de diverticulite.[68,71,76]

- **Câncer de cólon**

Dados do Ministério da Saúde apontam que o câncer de cólon é a terceira neoplasia mais letal em homens e a quarta em mulheres no Brasil, podendo ocupar o quarto ou quinto lugar no mundo.

Em 1969, Burkitt relatou, após grande estudo populacional, que doenças intestinais como diverticulose e câncer colorretal eram praticamente ausentes em populações africanas que consumiam grandes quantidades de fibras. Essa alegação desencadeou uma grande série de estudos avaliando a correlação entre dieta e doenças intestinais, gerando uma boa dose de polêmica devido a resultados conflitantes, embora avaliações da década de 1990 tenham indicado um possível efeito benéfico.

Frequentemente associado a situações de risco multifatorial, o câncer intestinal surge como outra condição onde o efeito prebiótico foi suposto como benéfico por vários autores. Vários estudos experimentais relataram redução na incidência de tumores intestinais em animais alimentados com certos prebióticos. Tanto nesses casos como em estudos observacionais em humanos, a grande alteração observada na flora foi a elevação nas quantidades de bifidobactérias da microbiota.

Estudos epidemiológicos e clínicos sugerem que uma dieta pobre em gorduras e rica em fibras exerça papel protetor contra o desenvolvimento de câncer colorretal. Esses

mecanismos de proteção pelas fibras se dão na fisiologia do intestino (aumento do trânsito intestinal e do bolo fecal, diluição dos constituintes fecais) e sobre o ambiente intestinal (modificação da microflora, alteração do metabolismo dos sais biliares, da adsorção de carcinógenos, diminuição do pH colônico e aumento da concentração fecal de AGCC). Além disso, o butirato exerce in vitro ação supressora na proliferação celular, inibe síntese de DNA, regula a diferenciação de células neoplásicas cultivadas e tem efeito modulador na estrutura primária da cromatina.

Devemos considerar que a introdução de fibras tardiamente na dieta poderia não ter efeitos positivos, uma vez que estaríamos expostos a diversos outros fatores negativos por longos períodos anteriores a tal intervenção, o que também dificulta uma plena interpretação dos resultados dos estudos atuais.[77-80]

- **Doenças hepáticas e fitoterápicos**

cerca de 31% dos pacientes com doenças crônicas do fígado nos EUA (25.000 mortes ano) referem o uso de algum fitoterápico. A Silimarina (derivado do Cardo mariano) é o fitoterápico mais usado nesses casos, e suas vendas cresceram 50% nos EUA de 1998 para 1999, estando entre os 10 suplementos mais vendidos em 2000. A Silibina chega a 50% da silimarina, sendo seu composto mais ativo e seu principal marcador.[81,82]

Muitas publicações surgiram nas últimas décadas a respeito de seu potencial em diferentes doenças hepáticas. Como um antioxidante, pode reduzir a produção de radicais livres e peroxidação lipídica no fígado, o que, ao menos em tese, seria benéfico em casos de esteatose e esteato-hepatite não alcólica (NASH) problema que vem se tornando cada vez mais prevalente em nosso meio, principalmente pela sua correlação com obsidade, dislipedia e diabetes. Recente revisão sistemática apontou a silimarina como potencialmente útil e segura em diversas doenças hepáticas

Como um agente antifibrótico, reduz a acumulação de colágeno medida pelo pró-colágeno III, podendo vir a ser ao menos adjuvante na prevenção da progressão de fibroses hepáticas

Como hepatoprotetor, pode ligar-se a receptores de membrana do hepatócito, impedindo a ligação de certas toxinas.[82]

A silimarina aumenta a atividade de RNA-polimerase I em hepatócitos, provoca complexação de ferro livre tóxico, protege a membrana celular do ataque de radicais livres e bloqueia a ação de certas toxinas como a Amanita phalloides. Ela normaliza o perfil lipídico das membranas do hepatócito, mostrando-se útil em modelos animais de lesão por paracetamol e tetracloreto de carbono. Outros estudos demonstraram a regulação de leucotrieno pró-inflamtório B4 nas células de Kupffer. Vários estudos demonstraram melhora no perfil enzimático de hepatites virais agudas e hepatites alcólicas.[82,83]

Outras plantas foram alvo de pesquisas na área da hepatologia, ainda sem dados uniformes que justifquem plenamente seu emprego. Podemos citar os estudos com Alcaçuz (Glycirrhiza) em hepatites, Phylantus amarus, também em hepatites virais; e a Picrorhiza krurroa como antioxidante.[81-83]

As doenças do fígado ainda permanecem uma fronteira da investigação das plantas medicinais. Diversos estudos vêm resgatando dados de diferentes culturas sobre algum benefício de plantas mais ou menos estudadas.

Tais dados servem de norte para pesquisas presentes e futuras, podendo representar novas terapias em prazos ainda indefinidos.[83]

Fronteiras na investigação e novos estudos/novos conhecimentos

As fontes tradicionais de conhecimento sempre foram decisivas para a descoberta e uso de ativos vegetais na medicina em geral. As publicações agrupam conhecimentos de diferentes culturas, com melhores ou piores evidências, ao menos fornecendo conhecimentos para embasar novas pesquisas.

Cabe acompanhar a evolução desses conhecimentos, em busca de novas opções na terapia com base em fontes naturais.

Referências

1. Kevin M. Comar, MD and Donald F. Kirby Herbal Remedies in Gastroenterology. J Clin Gastroenterol 2005; 39:457-468
2. Langmead, L.; Rampton,D.S. Review article: herbal treatment in gastrointestinal and liver disease - benefits and dangers. Aliment. Pharmacol. Ther. 2001; 15: 1239-1252
3. Ministério da Saúde Agência Nacional de Vigilância Sanitária RESOLUÇÃO DA DIRETORIA COLEGIADA - RDC N° 26, DE 13 DE MAIO DE 2014 http://bvsms.saude.gov.br/bvs/saudelegis/anvisa/2014/rdc0026_13_05_2014.pdf
4. Matsuda, N.M>; Maia, C.C.; Troncon, L.E. Dispepsia funcional: revisão de diagnóstico e fisiopatologia - Diagn Tratamento. 2010;15(3):114-6.
5. J.J. Sebastián Domingo / Med Clin (Barc). 2017;148(10):464–468 The new Rome criteria (IV) of functional digestive disorders in clinical practice
6. COON, J.T.; ERNST,E. - Systematic Review: herbal medicinal products for non-ulcer dyspepsia. Aliment. Pharmacol. Ther. 2002; 16: 1689-1699
7. J. MELZER, W. ROSCH_, J. REICHLING_, R. BRIGNOLI & R. SALLER Meta-analysis: phytotherapy of functional dyspepsia with the herbal drug preparation STW 5 (Iberogast). Aliment Pharmacol Ther 2004; 20: 1279–1287
8. Masahiko Inamori, Tomoyuki Akiyama, Keiko Akimoto, Koji Fujita et al. Early effects of peppermint oil on gastric emptying: a crossover study using a continuous real-time 13C breath test (BreathID system). J Gastroenterol 2007; 42: 539–542
9. Natsuyo Yamamoto, Yousuke Nakai, Naoki Sasahira, Kenji Hirano and cols. Efficacy of peppermint oil as an antispasmodic during endoscopic retrograde cholangiopancreatography. Journal of Gastroenterology and Hepatology 2006; 21: 1394–1398
10. G. HOLTMANN, B. ADAM, S. HAAG, W. COLLET_, E. GRU NEWALD_ & T. WINDECK Efficacy of artichoke leaf extract in the treatment of patients with functional dyspepsia: a six-week placebo-controlled, double-blind, multicentre trial. Aliment Pharmacol Ther 2003; 18: 1099–1105
11. An Extract of Glycyrrhiza glabra (GutGard) Alleviates Symptoms of Functional Dyspepsia: A Randomized, Double-Blind, Placebo-Controlled Study Evidence-Based Complementary and Alternative Medicine Volume 2012, Article ID 216970, 9 pages
12. Anand, B.S. ; Katz, J. - Peptic Ulcer Disease. ttps://emedicine.medscape.com/article/181753- verview?src=ppc_google_rsla_ref_ous#showall. Updated: Jan 29, 2017
13. Kiranmai M , Syed Asad B , Kumar , M.C.B, Ibrahim, M. - Exploring Medicinal Plants for Anti-Helicobacter Pylori Activity. Global Journal of Medical research 2012, 12 (4)
14. Sarkar A, De R, Mukhopadhyay AK Curcumin as a potential therapeutic candidate for Helicobacter pylori associated diseases. World J Gastroenterol. 2016 7;22(9):2736-48
15. Coelho, L.G.V.; Andrade, A.M.; Chausson, Y.; Fernandes, M.L.M.; Passos, M.C.F.; Maciel, C.D.M.. Castro,L.P. Maytenus ilicifolia (Espinheura santa), úlcera péptica e Helicobacter pylori. GED 1994, 13 (3),109-112
16. Geocze, S; Vilela, M.P. - Tratamento de pacientes portadores de dispepsia alta ou úlcera péptica com preperaçãoes de Espinheira-Santa (Matenus ilicifolia). Central de Medicamentos, Brasil 1988; pgs 75-87
17. da Silva LM, Boeing T, Somensi LB, e cols. Evidence of gastric ulcer healing activity of Maytenus robusta Reissek: In vitro and in vivo studies. J Ethnopharmacol. 2015 4;175:75-85
18. Ford, A.C.; Lacy, B.E.; Talley, N.J. – Irritable Bowel Syndrome. N Engl J Med 2017; 376:2566-2578
19. Occhipinti, K.; Smith, J,W. - Irritable Bowel Syndrome: A Review and Update. Clin Colon Rectal Surg 2012; 25:46–52
20. CheyW.D.; Kurlander, J.; Eswaran, S. - Irritable Bowel SyndromeA Clinical Review. JAMA. 2015 3;313(9):949-58
21. Schmulson, M.J.; Drossman, D.A. - What Is New in Rome IV. J Neurogastroenterol Motil, 2017, 23 (2) : 2093-0879
22. Harris,L.A.; Chang , L. Irritable Bowel Syndrome: New and Emerging Therapies Curr Opin Gastroenterol. 2006;22(2):128-135
23. Grigoleit,H.G; Grigoleit,P. Peppermint oil in irritable bowel syndrome. Phytomedicine 2005; 12: 601-606
24. Khanna R, MacDonald JK, Levesque BG - Peppermint oil for the treatment of irritable bowel syndrome: a systematic review and meta-analysis. J Clin Gastroenterol. 2014 ; 48(6):505-12.
25. White, B. Ginger: an overview. Am Fam Physician 2007;75(11):1689-91
26. Betz, O; Kranke ,P; Geldner, G; Wulf ,H; Eberhart , LH . Is ginger a clinically relevant antiemetic? A systematic review of randomized controlled trials. Forsch Komplementarmed Klass Naturheilkd 2005; 12(1):14-23
27. Lete, I.; Allué, J. - The Effectiveness of Ginger in the Prevention of Nausea and Vomiting during Pregnancy and Chemotherapy. Integrative Medicine Insights 2016:11 11–17
28. LIEN,H.C.; SUN,W.M.; et al - Effects of ginger on motion sickness and gastric slow wave dysrhythmias induced by circular vection. Am J Physiol Gastrointest Liver Physiol 2003, 284: G481–G489
29. Power ML; Milligan LA; Schulkin J. Managing nausea and vomiting of pregnancy: a survey of obstetrician-gynecologists. J Reprod Med 2007 ;52(10):922-8

30. Pongrojpaw , D; Somprasit, C; Chanthasenanont , A . A randomized comparison of ginger and dimenhydrinate in the treatment of nausea and vomiting in pregnancy. J Med. Assoc. Thai.; 2007 90(9):1703-9
31. Chittumma, P; Kaewkiattikun, K; Wiriyasiriwach, B. Comparison of the effectiveness of ginger and vitamin B6 for treatment of nausea and vomiting in early pregnancy: a randomized double-blind controlled trial. J Med Assoc Thai; 2007 90(1):15-20
32. Boone, S.A; Shields, K.M. Treating pregnancy-related nausea and vomiting with ginger. Ann Pharmacother 2005; 39(10):1710-3
33. Apariman, S.; Ratchanon , S. - Effectiveness of Ginger for Prevention of Nausea and Vomiting after Gynecological Laparoscopy, J Med Assoc Thai 2006; 89 (12): 2003-9
34. Chaiyakunapruk,N. ; Kitikannakorn, N. - The efficacy of ginger for the prevention of postoperative nausea and vomiting: A meta-analysis. American Journal of Obstetrics and Gynecology (2006) 194, 95–9
35. Palombo, E.. - Phytochemicals from traditional medicinal plants used in the treatment of diarrhoea: modes of action and effects on intestinal function. Phytother Res. 2006 ;20(9):717-24.
36. JLS Gonçalves, RC Lopes, DB Oliveira- In vitro anti-rotavirus activity of some medicinal plants used in Brazil against diarrhea. Journal of Ethnopharmacology 99 (2005) 403–407
37. Basson, M.D. - Constipation Treatment & Management. https://emedicine.medscape.com/article/184704-treatment#showall. Updated: Mar 28, 2017
38. Gooding, E.W. Laxatives and the special role of Senna. Pharmacology 1988; 36 supp1: 230-236
39. Agra,Y.; Sacristán,A.; Gonzalez,M. e cols. Efficacy of Senna versus Lactulone in terminal cancer patients treated with opioids. J. Pain Symp. Manag. 1998; 15: 1-7
40. Shelton, M.G. Standardized senna in the management of constipation in the puerperium: a clinical trial. S.Afr. Med.J. 1980; 57:78-80
41. Risk assesment for senna during pregnancy. Pharmacology 1992; 44 suppl 1: 20-22
42. Wilson-Davies,K.; Stocker,C.; Scott,M.E. Chronic constipation in long stay elderly patients: a comparison of lactulose and a senne-fibre combination. BMJ 1993; 307: 769-771
43. Marlett,J.A.; Li,B.U.; Patrow,C.J.; Bass,P. Comaprative laxation of psyllium with and without senna in a ambulatory constipated population. Am J. Gastroenterol. 1987; 82: 333-337
44. Guarner, F. e cols – Gut flora in health and disease. Lancet 2003, 361: 512-19
45. O'Hara, A.M e cols - The gut flora as a forgotten organ. EMBO reports 2006 (7):689-93
46. Cho, I.; Blaser, M. - The human microbiome: at the interface of health and disease. Nature Reviews Genetics 13, 260–270 (2012)
47. Dominguez-Bello, M. et al - Development of the Human Gastrointestinal Microbiota and Insights From High-Throughput Sequencing. Gastroenterology 2011, 140, (6), : 1713-1719
48. Mueller, N.T. et al - The infant microbiome development: mom matters. Trends in Mol. Med.2015, 21: 109-117
49. Maynard, C.L.; et al - Reciprocal Interactions of the Intestinal Microbiota and Immune System Nature. 2012 ; 489(7415): 231–241
50. Brown EM, Sadarangani M, Finlay BB - The role of the immune system in governing host-microbe interactions in the intestine. Nat Immunol. 2013 ;14(7):660-7
51. Ottman, N.; Smidt, H., et al - The function of our microbiota: who is out there and what do they do? Cell. Infect. Microbiol., 09 August 2012 https://doi.org/10.3389/fcimb.2012.00104
52. Gray, J. DIETARY FIBRE: DEFINITION, ANALYSIS, PHYSIOLOGY & HEALTH - 2006 ILSI Europe - ILSI Europe a.i.s.b.l. Avenue E. Mounier 83, Box 6 B-1200 Brussels. Belgium ISBN 90-78637-03-X
53. Howlett, J.R. e cols - The definition of dietary fiber: discussions at the Ninth Vahouny Fiber Symposium: building scientific agreement. Food & Nutrition Research 2010: 1 – 5
54. Slavin, J. - Position of the American Dietetic Association: Health Implications of Dietary Fiber. J Am Diet Assoc. 2008 (108): 1716-1731.
55. Jones, J.M. - Dietary Fiber Future Directions: Integrating New Definitions and Findings to Inform Nutrition Research and Communication. Adv. Nutr. 2013, 4: 8–15.
56. FAO – Corporate Document Repository. Agriculture and Consumer Protection - Physiological Effects of Dietary Fibre - http://www.fao.org/docrep/w8079e/w8079e0l.htm
57. Bosscher, D. e cols - FOOD-BASED STRATEGIES TO MODULATE THE COMPOSITION OF THE INTESTINAL MICROBIOTA AND THEIR ASSOCIATED HEALTH EFFECTS. JOURNAL OF PHYSIOLOGY AND PHARMACOLOGY 2009, 60, Suppl 6, 5-11
58. Romeo,J. e cols - Immunomodulatory effect of fibres, probiotics and synbiotics in different life-stages. Nutr Hosp. 2010;25(3):341-349
59. Roberfroid, M. e cols - Prebiotic concept and health. British Journal of Nutrition Supplement: Prebiotic effects: metabolic and health benefits 2010: S1 – S63
60. Roberfroid, M. - Prebiotics: The Concept Revisited. The Journal of Nutrition, Downloaded from jn.nutrition.org by guest on November 4, 2014
61. Slavin, J. - Fiber and Prebiotics: Mechanisms and Health Benefits. Nutrients 2013 (5): 1417-1435
62. Anderson, H. e cols - Health effects of probiotics and prebiotics A literature review on human studies. Scandinavian Journal of Nutrition 2001, (45):58-75
63. Venter, S. - Prebiotics: an update. Journal of Family Ecology and Consumer Sciences, 2007, (35):16-27

64. Brownawell, A. e cols - Prebiotics and the Health Benefits of Fiber: Current Regulatory Status, Future Research, and Goals. The Journal of Nutrition, 2012 Supplement: 962- 974
65. Bins, N. - ILSI EUROPE CONCISE MONOGRAPH SERIES - PROBIOTICS, PREBIOTICS AND THE GUT MICROBIOTA. ILSI Europe 2013. a.i.s.b.l. Avenue E. Mounier 83, Box 6 B-1200 Brussels Belgium ISBN: 9789078637394
66. Schley, P.D. - The immune-enhancing effects of dietary fibres and prebiotics. British Journal of Nutrition 2002 (87), Suppl. 2, S221–S230
67. Kuo, S.M - The Interplay Between Fiber and the Intestinal Microbiome in the Inflammatory Response. Adv. Nutr.2013, 4: 16–28
68. Park, J. e cols - Prebiotics, Probiotics, and Dietary Fiber in Gastrointestinal Disease. Gastroenterol Clin N Am 2007, 36: 47–63
69. Ramanamma, M.V. - Prebiotics and their benefits on human health. Journal of Dr. NTR University of Health Sciences 2012;1:3-6
70. Yen, C.H. e cols - Beneficial effects of fructo-oligosaccharides supplementation on fecal bifidobacteria and index of peroxidation status in constipated nursing-home residents. Nutrition 2011, 27 :323–328
71. Fedorak, R. e cols - Probiotics and prebiotics in gastrointestinal disorders. Curr Opin Gastroenterol 2004, 20:146–155.
72. Hamilton-Miller, M.T. - Probiotics and prebiotics in the elderly. Postgrad. Med. J. 2004;80;447-451
73. Maffei, H.V. - Constipação crônica funcional. Com que fibra suplementar? Jornal de Pediatria 2004, 80 (3): 167-68
74. Harris ; L.A.; Baffy, N. - Modulation of the gut microbiota: a focus on treatments for irritable bowel syndrome. POSTGRADUATE MEDICINE, 2017 ; 129 (8) 872–888
75. Quigley, M.M.E. - The Gut-Brain Axis and the Microbiome: Clues to Pathophysiology and Opportunities for Novel Management Strategies in Irritable Bowel Syndrome (IBS). J. Clin. Med. 2018, 7, 6; doi:10.3390
76. Lahner E, Annibale B. - Probiotics and Diverticular Disease: Evidence-based? J Clin Gastroenterol. 2016 Suppl 2, S159-S160.
77. McNabney S, Henagan TM - Short Chain Fatty Acids in the Colon and Peripheral Tissues: A Focus on Butyrate, Colon Cancer, Obesity and Insulin Resistance. Nutrients. 2017 12;9(12). pii: E1348.
78. Wong JM, de Souza R, Kendall CW, Emam A, Jenkins DJ. - Colonic health: fermentation and short chain fatty acids. J Clin Gastroenterol. 2006;40(3):235-43.
79. Geier MS, Butler RN, Howarth GS. - Probiotics, prebiotics and synbiotics: a role in chemoprevention for colorectal cancer?. Cancer Biol Ther. 2006 Oct;5(10):1265-9
80. Aune, D. e cols - Dietary fibre, whole grains, and risk of colorectal cancer: systematic review and dose-response meta-analysis of prospective studies. BMJ 2011;343:d6617 doi: 10.1136/bmj.d6617 (Published 10 November 2011)
81. Schuppan, D.; Jia,J.D.; Brinkhaus,B.; Hahn,E.G. Herbal products for liver diseases: A therapeutic challenge for the new millenium. Hepatology 1999; 30:1099-1104
82. Jacobs B ; Dennehy G ; Ramirez G ; Sapp I ; Lawrence V.A. Milk Thistle for the treatment of liver disease: A systematic review and meta-analysis. Am. J. Med. 2002; 113: 506-515
83. Ray, A.; Medicinal Plants Used in Liver Protection - A Review - Journal of Pharmaceutical and Biosciences 2014, 2(1), 23-33
84. Suzuki, H., Inadomi, J.M. and Hibi, T. Japanese Herbal Medicine in Functional Gastrointestinal Disorders; Neurogastroenterology and Motility. Neurogastroenterology and Motility, DOI: 10.1111/j.1365-2982.2009.
85. Tangjitman, K.; Chalobol Wongsawad. C.; Kamwong, K. Ethnomedicinal plants used for digestive system disorders by the Karen of northern Thailand Tangjitman et al. Journal of Ethnobiology and Ethnomedicine (2015) 11:27
86. Rokaya, M; Uprety, Y.; Poudel, R Traditional uses of medicinal plants in gastrointestinal disorders in Nepal Journal of Ethnopharmacology 158 -221–229. 2014.
87. De la Cruz-Jiménez; L; , Guzmán-Lucio, M; and Viveros-Valdez, E. Traditional Medicinal Plants Used for the Treatment of Gastrointestinal Diseases in Chiapas, México. World Applied Sciences Journal 31 (4): 508-515, 2014
88. Saxena, N; Yadav, V.K ; Verma, R.K Traditional knowledge of medicinal plants used to cure gastro intestinal problems in Jalaun district of Uttar Pradesh, India.
89. Babaeian, M; Naseri , Kamalinejad , M. - M; Herbal Remedies for Functional Dyspepsia and Traditional Iranian Medicine Perspective Iran Red Crescent Med J. 2015 November; 17(11): e20741. doi: 10.5812/ircmj.20741

Fitomedicamentos e Doenças Reumáticas

- Henrique Josef

Introdução

As doenças reumáticas representam, no Brasil e no mundo, um grave problema de saúde pública; abrangem, a grosso modo, mais de 150 diferentes doenças, constituindo-se numa das causas mais comuns de absenteísmo ao trabalho e, além disso, representam um grave problema sócio-econômico: é a quarta causa de aposentadoria no Brasil. Nestas condições, o tratamento das principais afecções reumáticas é de fundamental importância dentro dos objetivos do arsenal terapêutico das patologias humanas.

A terapêutica convencional das principais doenças reumáticas, apesar dos inúmeros avanços obtidos, ainda não é totalmente satisfatória e eficaz, determinando, além disso, com relativa frequência, a ocorrência de efeitos colaterais ou de toxicidade; desta forma, torna-se premente a necessidade de outras modalidades de tratamento, ditas *alternativas ou complementares*, dentre as quais, em particular, sobressai-se a *fitoterapia,* com inúmeras evidências de bons resultados e baixos (ou nenhum) efeitos colaterais[1].

É importante ressaltar que muitos pacientes reumáticos ingerem, além dos medicamentos convencionais receitados por seus médicos, substâncias herbais não receitadas por esses profissionais; com esse procedimento, ficam eles expostos ao risco de efeitos colaterais desconhecidos e a interações medicamentosas de difícil entendimento. Tal situação exige, portanto, que o reumatologista procure estabelecer, com seu paciente, um clima de confiança mútua e que o doente se sinta à vontade para relatar ao médico, todos os procedimentos de que ele lança mão para atenuar ou se ver livre de seus problemas reumáticos. Além disso, muitos fitoterápicos são preparações obtidas a partir da planta inteira, o que pode dificultar a identificação de todos os ingredientes ativos contidos naquela medicação[2].

A inflamação ocupa um papel central nos mecanismos fisiopatológicos envolvidos nas doenças reumáticas: após a modificação da homeostase pelo dano tecidual inflamatório, células migratórias do sistema imune são ativadas; macrófagos e monócitos passam a liberar citocinas pró-inflamatórias (IL-1, IL-2, IL-6, TNF alfa, etc.), geradoras de radicais livres, entre eles o NO (óxido nítrico), que irão ativar as membranas celulares, oxidando o ácido araquidônico aí existente. Diferentes enzimas, em particular, as ciclooxigenases 1 e 2 (cox 1 e 2) e as lipooxigenases darão prosseguimento às reações de oxidação e o resultado será a formação de prostaglandina E2 (pró-inflamatória), tromboxano A2 (trombogênico) e leucotrieno B4, que aumentam a permeabilidade vascular próxima à injúria e atraem células como os macrófagos (especializados na função de fagocitose); no local, surgem edema, rubor, calor e dor, caracterizando-se, nestas condições, o processo inflamatório [3,4,5].

Inúmeras substâncias herbais, utilizadas isoladamente ou em combinação com a terapêutica anti-reumática ou anti-inflamatória convencional, têm sido propostas; dentre elas, na prática reumatológica, destacam-se a *Harpagophytum procumbens* ("garra do diabo"), a *Uncaria tomentosa* e *Uncaria guianensis* ("unha de gato"), os extratos saponificados de soja e de abacate e a capsaicina tópica.

Principais fitoterápicos utilizados na reumatologia

- ***Harpagophytum procumbens* DC. e *Harpagophytum zeyheri* Ihlenf. & H. Hartmann (garra do diabo)**

Planta medicinal originária do Deserto Kalaari e Namíbia (sudeste da África), da família das Pedaliáceas; os nativos dessas regiões sempre fizeram uso desse vegetal para tratar as dores e inflamações articulares. O nome popular, *garra do diabo*, se deve ao formato dos seus frutos se assemelhar a uma garra.

O princípio ativo foi isolado da raiz secundária da planta; trata-se de um glicosídeo iridoide denominado *harpagosídeo*. O extrato seco da raiz a 5% corresponde a 20 mg do princípio ativo, o harpagosídeo.

Mecanismo de ação

O princípio ativo da *H. procumbens* demonstrou atividade anti-inflamatória, através da inibição de enzimas ativadoras da "cascata" do processo inflamatório ("cascata" do ácido araquidônico): enzimas ciclooxigenase 1 e 2 e a lipooxigenase[1,6,7].

O extrato seco padronizado deste princípio ativo é considerado um modificador dos sintomas álgicos, sem apresentar efeito sobre as mudanças estruturais que surgem nas doenças músculoesqueléticas. Seu uso, a longo prazo, demonstrou uma atividade analgésica e anti-inflamatória em animais e nos estudos clínicos, atuando sobre músculos, ossos e articulações[8]. No entanto, alguns efeitos adversos podem ocorrer: discreta atividade hipoglicemiante, cardiotônica e ocitócica, o que contraindica o seu uso em diabéticos, grávidas, cardiopatas e mulheres em fase de amamentação. Pacientes portadores de gastrite, úlcera gastroduodenal, cólon irritável devem utilizar a medicação com acompanhamento médico cauteloso, uma vez que podem surgir transtornos gastrointestinais. Pacientes que fazem uso de drogas antiplaquetárias e trombolíticas devem ser monitorados devido à possível interação e potencialização do efeito anticoagulante[9]. Estudos têm demonstrado uma ação condroprotetora da *garra do diabo*, inibindo as metaloproteinases e também um efeito anti-oxidante, diminuindo o excesso de radicais livres e, desta forma, reduzindo o dano celular[10,11].

- ***Uncaria tomentosa* e *Uncaria guianensis* (*Uncaria tomentosa* (Willd. DC.)**

"Unha de gato" é o nome comum de, pelo menos, vinte diferentes plantas, provenientes de doze famílias, providas de espinhos curvados e agudos; daí, a razão do seu nome popular. São representadas por cipós espinhosos, nativos da América do Sul tropical; várias dessas plantas são recolhidas na Amazônia e comercializadas especialmente nos mercados americanos e europeus. Desses vegetais podem ser extraídos alcaloides oxindólicos, tetra ou pentacíclicos, contidos principalmente em suas cascas, dotados de prováveis propriedades imunoestimulantes. Os alcaloides tetracíclicos antagonizam os efeitos terapêuticos dos pentacíclicos e, por esse motivo, a maioria das preparações comerciais da *unha de gato*, feitas indiscriminadamente, podem não apresentar ações terapêuticas; desta forma, somente os produtos contendo não mais que 0,02% de alcaloides oxindólicos tetracíclicos é que deveriam ser utilizados na terapêutica humana[10].

Foi demonstrado *in vitro* e em experimentos em animais que a *U. guianense* reduz a excessiva produção de citocinas e mediadores inflamatórios, em nível genético; a *U. tomentosa* é descrita como um agente moderador contra a Cox-1 e Cox-2. Estas propriedades químicas constituem a base teórica e experimental para o uso desses vegetais em diferentes afecções reumáticas, em especial, a artrite reumatoide e a osteoartrose [12].

- **Extratos não-saponificados de soja e de abacate**

Compostos contendo 1/3 de óleo de abacate e 2/3 de óleo de soja, frações não-saponificadas. Seus efeitos anti-reumáticos se dariam pela inibição da interleucina-1 e pela estimulação da síntese de colágeno [13]. Estudos randomizados e controlados evidenciam melhora dos sintomas em pacientes com OA de joelhos e/ou de quadris, embora outros autores não tenham encontrado os mesmos resultados satisfatórios. Por outro lado, outros trabalhos mostram menor progressão radiográfica nos pacientes com artrose avançada, quando submetidos à terapia com extrato de soja e de abacate[14].

- **Capsaicina é um alcaloide derivado do *Capsicum* sp (Solanaceae)**

Aplicada topicamente, sobre uma junta dolorosa, na concentração de 0,025 a 0,075%, atua sobre a substância P (neuropeptídeo liberado pelos terminais sensoriais centrais e periféricos, implicado no mecanismo inflamatório), diminuindo a sensação dolorosa, sintoma muito frequente em diversas afecções reumáticas e não reumáticas: diabetes, nevralgia pós-herpética, etc.[15, 16].

Principais doenças reumáticas/uso dos fitoterápicos

- **Osteoartrite/osteoartrose**

Osteoartrite (OA), osteoartrose ou simplesmente artrose, a mais comum das doenças articulares, é caracterizada pela erosão da cartilagem articular. Afeta principalmente os joelhos, quadris, coluna vertebral e mãos, embora outras juntas (ombros, tornozelos,) menos frequentemente, também possam ser acometidas [17].

A classificação convencional divide a OA em dois tipos: *primária ou idiopática*, quando uma causa não pode ser identificada e *secundária*, quando é o resultado de um fator conhecido: congênito ou defeito do desenvolvimento, trauma, uso repetitivo e inadequado da articulação, defeitos metabólicos ou endócrinos, etc.

As manifestações clínicas mais usualmente encontradas incluem: dor, rigidez articular, diminuição da amplitude dos movimentos articulares e crepitação palpável. Em casos mais avançados, significativa incapacidade de locomoção pode estar presente. Nos USA, estima-se que cerca de 100.000 pessoas estejam impossibilitadas de caminhar em virtude de severa OA dos quadris ou dos joelhos. Algumas localizações são preferencialmente femininas (mãos, joelhos) e outras, geralmente masculinas coxo femorais[17].

Embora esteja ligada ao envelhecimento, a OA não pode ser considerada como uma simples doença degenerativa, uma vez que novos conhecimentos quanto à patogenia da OA vêm modificando os conceitos da sua história natural: sabe-se hoje que a cartilagem articular de um indivíduo com OA é dotada de um metabolismo bastante ativo, envolvendo, pelo menos nas fases iniciais da doença, um complexo processo de remodelação e de reparação do tecido lesado; embora um mecanismo de parada ou de reversão desse processo seja considerado improvável, relatos existem da ocorrência espontânea desse fenômeno em alguns pacientes artrósicos.

Nestas condições, a OA não pode ser encarada como decorrência natural do envelhecimento e passa a ser considerada como uma artropatia passível de ser tratada [18].

O tratamento da OA envolve, inicialmente, a necessidade da identificação dos fatores desencadeantes e agravantes como, por exemplo: num caso secundário de sobrecarga mecânica (obesidade), o resultado de um tratamento medicamentoso pode ser muito precário e pouco eficaz.

Em linhas gerais, o tratamento da OA envolve medidas não-farmacológicas e as farmacológicas [17,18]. O tratamento não-farmacológico consiste, resumidamente, em: educação e apoio psicológico do paciente: mostrar ao doente que sua doença, apesar de não ter cura, pode ser adequadamente controlada; programa equilibrado de repouso temporário, nas fases agudas da enfermidade, alternado com períodos de atividade e exercícios musculares; correção de atividades diárias que possam determinar ou agravar sintomas da artrose (por exemplo: o ato de agachar-se ou ajoelhar-se, com frequência, pode desencadear ou agravar a osteoartrite dos joelhos); correção de obesidade, particularmente quando os quadris e joelhos são afetados; uso de órteses, como calçados com solado anti-impacto, bengalas e palmilhas; utilização de medicina física: cinesioterapia, crioterapia nas fases agudas da doença, calor, quando existir contratura muscular, etc.

O tratamento medicamentoso convencional da OA engloba substâncias sintomáticas de curta duração: analgésicos (acetaminofeno, tramadol, codeína, etc.) e anti-inflamatórios não-hormonais (AINHs): diclofenaco, nimesulida, celecoxibe, etc. Estas substâncias, embora possam aliviar os sintomas da OA, estão longe de serem agentes terapêuticos ideais; os AINHs, em particular, podem causar sérios efeitos colaterais: gastrite ou úlcera péptica, hipertensão arterial, hepatite, etc. Por outro lado, nenhum desses fármacos previne ou retarda a progressão da doença, podendo mesmo, em alguns casos, acelerar a destruição articular. Desta forma, surgiram os medicamentos de ação lenta, também conhecidos como "condroprotetores", que teriam uma discutível ação como substâncias capazes de promover a restauração da cartilagem articular deteriorada; dentre elas, destacam-se a diacereína, o sulfato de glicosamina, o sulfato de condroitina, o hialuronato intra-articular e a cloroquina [17,18].

Como citado anteriormente, não sendo a terapêutica convencional da OA totalmente satisfatória e eficaz, diferentes fitoterápicos, em especial os já citados anteriormente, têm sido utilizados, isoladamente ou em combinação com AINHs, no tratamento dessa enfermidade: *Harpagophytum procumbens, Uncaria tomentosa e Uncaria guianensis*, os extratos saponificados de soja e de abacate e a capsaicina tópica[19,20,21].

- **Artrite reumatoide (AR)**

É uma doença inflamatória crônica, cujas alterações predominantes ocorrem nas estruturas articulares, periarticulares e tendinosas, afetando basicamente a membrana sinovial das articulações diartrodiais; além das juntas, diferentes outros órgãos e sistemas podem ser acometidos, especialmente naqueles pacientes com doença articular mais grave. Sua causa é desconhecida, porém fatores genéticos, hormonais e ambientais devem estar envolvidos, desencadeando uma resposta auto-imune anômala do organismo, mediada por linfócitos T que, perpetuando o processo inflamatório, desencadeariam ou promoveriam a eclosão da doença. Também os linfócitos B, ativados, estão implicados no surgimento da patologia reumática [22,23].

A AR é uma das doenças mais frequentes dentre as patologias reumáticas. Sua incidência e prevalência variam entre os diferentes países, porém estima-se que ocorra em 1% da população europeia e norte americana[23].

As manifestações iniciais podem ser articulares ou sistêmicos. Febre baixa, astenia, fadiga, mal-estar e dores musculoesqueléticas vagas podem surgir antes do início das queixas articulares. Classicamente, os sintomas iniciais consistem em uma poliartrite aditiva, simétrica, acompanhada de edema e rigidez articular; a dor articular costuma ser pior pela manhã e após períodos de repouso prolongado. As manifestações extra-articulares, representadas por diferentes acometimentos viscerais (pele, nódulos subcutâneos, vasculites, neuropatia periférica, alterações oculares, etc.), constituem apanágio das formas mais graves e antigas da AR [22,23].

O tratamento abrange diferentes tipos de abordagem: amparo psicológico do paciente (o doente deve ser esclarecido sobre sua enfermidade e saber que é perfeitamente possível o controle da doença); medidas físicas (repouso nas fases ativas, alternado com períodos de exercícios, uso de órteses, etc.). A terapêutica medicamentosa convencional compreende o uso de drogas analgésicas e anti-inflamatórias (AINHs) e, em casos mais graves, corticosteroides, por curto período. A redução dos surtos de exacerbação e prolongamento dos períodos de remissão da doença podem ser obtidos através da administração das chamadas *drogas modificadoras do curso da doença(DMCDs)*; dentre elas, as mais comumente utlizadas são: antimaláricos, metotrexato, sulfassalazina, leflunomida, ciclosporina, sais de ouro e, mais recentemente, os agentes biológicos (infliximabe, etanercepte, adalimumabe, golimumabe, rituximabe, abatacepte, tocilizumabe e certolizumabe[22,22,23,24,25,26,27].

Também no tratamento da AR, não existindo, até agora, uma tratamento ideal, as medidas terapêuticas complementares podem ter um papel relevante no arsenal a ser utilizado; de forma semelhante, os mesmos medicamentos fitoterápicos, mencionados anteriormente, podem ser usados, especialmente a *garra do diabo*, a *unha de gato* e a capsaicina. Inúmeros trabalhos relatando bons resultados com a utilização dessas substâncias, têm sido publicados, enfatizando a relativa eficácia desse procedimento [11,28].

- **Lombalgia**

A dor lombar representa uma das causas mais frequentes de incapacidade física em todo o mundo. Nos casos crônicos, pode trazer repercussões inclusive na esfera emocional, com os pacientes apresentando depressão, ansiedade e baixa autoestima. Em média, 65 a 80% da população mundial desenvolve um quadro de dor lombar, em algum momento de sua vida [29].

A maioria dos episódios de dor lombar não incapacita o paciente. Mais da metade desses doentes melhoram depois de uma semana, com ou sem tratamento, enquanto mais de 90% melhoram em 8 semanas; os restantes 10% continuam a apresentar sintomas por mais de 6 meses e são esses pacientes, exatamente, os que mais elevados custos trazem ao tratamento da dor lombar crônica [30,31].

Diferentes fatores estão envolvidos no aparecimento e desenvolvimento das dores na coluna lombar: fatores mecânicos (uso excessivo de uma estrutura anatômica normal, traumas), ocupacionais (posições de trabalho inadequadas, atividades que exijam levantamento de peso, etc.), condições psicológicas (neurose, doenças conversivas, ganhos pecuniários, etc.[32]

O tratamento das lombalgias é um capítulo extremamente abrangente, envolvendo diferentes tipos de abordagens medicamentosas e não medicamentosas. Além dos diferentes medicamentos convencionais utilizados habitualmente (analgésicos, anti-inflamatórios, antidepressivos, etc.), também aqui, diferentes fitoterápicos podem ser utilizados: *garra do diabo*, *unha de gato*, capsaicina, etc.[33,34,35].

Conclusões

O papel definitivo da fitoterapia no tratamento das diferentes doenças reumáticas ainda requer mais estudos para a confirmação do seu real potencial terapêutico e de seus eventuais efeitos colaterais. Existe um crescente interesse tanto da comunidade científica, como do paciente, quanto ao verdadeiro papel que os fitomedicamentos, dadas suas propriedades anti-inflamatórias, possam ocupar no tratamento das diferentes afecções reumáticas[36]. Apesar de os medicamentos herbais serem amplamente utilizados no mundo todo, são, no entanto, menos empregados que seus propalados e mais usados similares sintéticos; desta forma, seus efeitos adversos, embora menos prováveis de ocorrer, são também menos conhecidos pela comunidade científica mundial. O grau de segurança de uma droga só pode ser estabelecido depois que um grande número de pacientes a utiliza, por longos períodos; embora tais estudos, em relação aos medicamentos fitoterápicos, ainda sejam pouco conhecidos, existe uma razoável convicção internacional quanto à eficácia e segurança de tais substâncias, particularmente no tratamento de diferentes afecções reumáticas.

Quadro 16.1 – **BULÁRIO**

	**Garra-do-diabo** (*Harpagophytum procumbens* DC. e *Harpagophytum zeyheri* Ihlenf. & H. Hartmann)
	Extrato seco
Arpadol® (Apsen)	Comprimidos revestidos, 400 mg (20 mg de harpagosídeo), posologia: 1 comprimido 3 vezes ao dia, após refeição, com líquidos.
Garra EC® As Ervas Curam)	Cápsulas gelatinosas duras, 500 mg (8 mg de harpagosídeo), posologia:1 a 2 cásulas 3 vezes ao dia, não ultrapassando 9 cápsulas ao dia. Em idosos, metade da dose.
	Unha de gato (*Uncaria tomentosa* (Willd. DC.)
	Extrato seco
Imunomax® (Herbarium)	Comprimidos 100 mg(4,5 mg a 5,5 mg de alcalídes), posologia 1 comprimido 3 vezes ao dia.
Imunomax® (Herbarium)	Gel contendo 50 mg do extrato para cada grama do produto, posologia aplicar sobre lesões de herpes simples, 3 vezes ao dia.
Em farmácia de manipulação	Cápsulas 250 mg. Dose recomendada: 250 a 500 mg/dia.
	Extrato insaponificável de abacate e soja
Piascledine 300 (Solvay)	Cápsulas de 300 mg. Dose recomendada: 300 mg/dia (por 3 a 6 meses de duração).
	Capsaicina
Moment (Apsen)	Creme e loção a 0,025% e creme a 0,075%. Dose recomendada: aplicação, com leve massagem sobre a pele, 3 a 4 vezes ao dia (nos períodos críticos da patologia reumática inflamatória, articular).
	**Nota Editora**: Vide Capítulo 2. Bulário
	**Nota da Editora:** O *Harpagophytum procumbens* DC. e *Harpagophytum zeyheri* Ihlenf. & H. Hartmann foi contemplado no Memento Fitoterápico da Farmacopeia Brasileira - 1ª edição Agência Nacional de Vigilância Sanitária. 2016[37] . Seguem as recomendações:
Formas farmacêuticas	Cápsula e comprimido gastroresistentes contendo extrato seco padronizado(30 a 100 mg de harpagosídeo ou 45 a 150 mg de iridoides totais expressos em harpagosídeo)
Vias de administração e posologia (dose e intervalo)	Oral. Administrar 1-3 g de raízes ou quantidade equivalente de extrato aquoso ou hidroalcoólico.
	Extrato mole (2,5-4,0:1; etanol 70% v/v): 10 mL;
	Extrato seco (1,5-2,5:1; água): 300 mg a 2,4 g, divididos em 2 a 3 doses diárias;
	Extrato seco (5-10:1; água): 600 a 800 mg, divididos em 2 a 3 doses diárias;
	Extrato seco (2,6-4: 1; etanol 30% v/v): 460 mg a 1,6 g, divididos em 2 a 4 doses diárias;
	Extrato seco (1,5-2,1:1; etanol 40% v/v): 600 mg a 2,7 g, divididos em 2 a 3 doses diárias;

	Extrato seco (3-5:1; etanol 60% v/v): 960 mg, dividido em 2 a 4 doses diárias;
	Extrato seco (3-6:1; etanol 80% v/v): 300 mg, dividido em 3 doses diárias;
	Extrato seco (6-12:1; de etanol 90% v/v): 90 mg, dividido em 2 doses diárias.
Tempo de utilização	Uso restrito a duas semanas.
Superdosagem	Não foram encontrados dados descritos na literatura consultada sobre efeitos decorrentes de superdosagem. Em caso de administração acima das doses recomendadas, suspender o uso e manter o paciente em observação.
Prescrição	Fitoterápico, isento de prescrição médica.
Principais classes químicas	Iridoides glicosilados, cumarinas, flavonoides, fenilpropanoides, triterpenos e diterpenos.

Referências

1. Ernst E. Harmless herbs? A review of the recent literature. Am J Med 1998; 104: 170-175.
2. Astin JA. Why patients use alternative medicine: results of a national study. JAMA. 1998; 279:1548-51.
3. Roit I, Brostoff J, Male D. Imunologia. 6ª ed. São Paulo: M2anole; 2003.
4. Sayed BA, Brown MA. Mast cells as modulators of T-cells responses. Immunol Rev. 2007; 217:53-61
5. Abeles AM, Pillinger MH, Abramson SB. Inflammation. In Hochberg MC, Silman AJ, Smolen JS, Weinblat ME, Weisman MH (eds). Rheumatology. 4ª ed. Philadelphia, Elsevier, 2009, p. 161-176.
6. Lipsky PE, Abramson SB, Crofford L. The classification os cyclooxygenase inhibitors. J Rheumatol. 1998; 25:2298-2303.
7. Crofford L. Rational use of analgesic and antiinfammatory drugs. N Engl J Med. 2001; 345:1844-1845.
8. Leblan D, Chantre P, Fourniau B. Harpagophytum procumbens in the treatment of knee and hip osteoarthritis. Four-month results of a prospective, multicenter, double-blind trial versus diacerhein. Joint Bone Spine.2000; 67(5):462-7).
9. Izzo AA, Ernst E. Interactions between herbal medicines and prescribed drugs: a systematic review. Drugs. 2001;61(15):2163-75.
10. Chrubasik JE, Lindherst E, Neumann E, Gerlach U, Torda T, Chrubasik S. Potential molecular basis of the chondroprotective effect of Harpagophytum procumbens. Phytomedicine 2006; 13(8): 598-600.
11. Setty AR, Sigal LH. Herbal medications commonly used in the practice of rheumatology: mechanism of action, efficacy, and side effects. Semin Arthritis Rheum. 2005; 34(6):773-84.
12. Abdelouahab N, Heard CM. Estimation of the relative efficacies of six commercial preparations of Harpagophytum procumbens (Devil's claw). Phytotherapy Research. 2009;376:63-68.
13. Blotman F, Maheu E, Wulwik A. Efficacy and safety of avocado/soybean unsaponifiables in the treatment of symptomatic osteoarthritis of the knee and hip. Rev Rhum Engl Ed. 1998; 64(12):825-834
14. Maheu E, Mazieres B, Valat JP. Symptomatic efficacy of avocado/soybean unsaponifiables in the treatment of osteoarthritis of the knee and hip. Arthritis Rheum. 1998; 41:81-91.
15. Sweetman, S.C. Martindale. Guia completa de consulta farmacoterapéutica. 1ª edición. Barcelona. 2003.
16. Batistuzzo, JA, Itaya O, M. Eto M. Formulário Médico Farmacêutico. 2a edição. São Paulo, Tecnopress, 2002.
17. Seda H, Fuller R. Osteoartrite. In: Carvalho MAP, Lanna CCD, Bértolo MB. Reumatologia: Diagnóstico e tratamento. 3ª ed. Rio de Janeiro, Guanabara Koogan, 2008, p.245-62.
18. Fuller R. Osteoartrite. In Lopes AC. Tratado de Clínica Médica, v.1. São Paulo, Ed. Roca, 2006, p. 1721-9.
19. Brien S, Lewith GT, McGregor G. Devil's claw (Harpagophytum procumbens) as a treatment for osteoarthritis: review of efficacy and safety. J Altern Complement Med. 2006; 12(10):981-93.
20. Wegener T, Lapke NP. Treatment of patients with arthrosis of hip or knee with an aqueous extract of Devil's claw (Harpagophytum procumbens). Phytother Res. 2003; 17(10): 1163-72
21. Gaby AR: Natural treatment for osteoarthritis. Altern Med Rew. 1999; 4:330-41.
22. Carvalho MAP, Bértolo MB, Pinto MRC. Artrite reumatoide. In Reumatologia: Diagnóstico e Tratamento. 3ª Ed. Rio de Janeiro, Guanabara Koogan, 2008, p.309-28.

23. Villeneuve E, Nam J, Emery P. 2010 ACR-Eular classification criteria for rheumatoid arthritis. Rev Bras Reumatol. 2010; 50:481-3.
24. Kaymakcalan Z, Sakorafos P, Bore S et al. Adalimumab, etanercept, and infliximab bind to soluble and transmembrane TNF with similar affinities. Ann Rheum Dis. 2006; 65:458-63.
25. Araújo DB, Finotti LT, Chahade WH. Aspectos patogênicos, clínicos e laboratoriais da artrite (doença) reumatoide. Temas Reumatol Clin. 2011; 12:85-91.
26. Mota LMH, Cruz BA, Brenol CV, Pereira IA et al. Consenso da Sociedade Brasileira de Reumatologia 2011 para o Diagnóstico e Avaliação Inicial da da Artrite Reumatoide. Rev Bras Reumatol. 2011; 51(3):199-219.
27. Mease PJ. Inflammatory musculoskeletal disease: identification and assessment. J Rheumatol. 2011; 38(3):557-61.
28. Denner SS. A review of the efficacy and safety of devil's claw for pain associated with degenerative musculoskeletal diseases, rheumatoid and osteoarthritis. Holist Nurs Pract. 2007; 21(4):203-7.
29. Borenstein DG, Burton JR. Lumbar spine disease in the eldery. J Am Ger Soc. 1993; 41:167-75.
30. Deyo RA, Rainville J, Kent DL. What can the history and physycal examination tell us about low back pain? JAMA. 1992; 268: 760-5.
31. Borenstein DG, Wiesel SW, Boden SD. Low back pain: medical diagnosis and comprehensive management. 2ª ed, Philadelphia, W.B. Saunders; 1995:181-589.
32. Cecin HA, Barros Filho TEP, Taricco MA et al. Diretrizes lombalgias e lombociatalgias – atualização 2008. Rev Bras Reumatol. 2008; 48 (supl.I) 2-25.
33. Chrubasik S, Küngel O, Thanner J, Conradt C, Black A. A 1-year follow-up after a pilot study with Doloteffin for low back pain. Phytomedicine. 2005; 12:1-9...
34. Vlachojannis J, Roufogalis BD, Chrubasik S. Systematic review of the safety of Harpagophytum preparations for osteoarthritic and low back pain. Phytother Res. 2008; 22(2):149-52.
35. Gagnier JJ, Chrubasik S, Manheimer E: Harpgophytum procumbens for osteoarthritis and low back pain: A systematic review. Biomedcentral Complementary and Alternative Medicine 2004; 4:13.
36. Rosa C, Machado CA: Plantas medicinais utilizadas no tratamento das doenças reumáticas: revisão. Rev Bras Farm 2007; 88(1):26-32.
37. Memento Fitoterápico da Farmacopeia Brasileira - 1ª edição Agência Nacional de Vigilância Sanitária. 2016. ANVISA. RESOLUÇÃO DA DIRETORIA COLEGIADA - RDC Nº. 84, DE 17 DE JUNHO DE 2016.

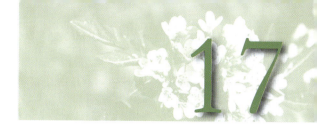

Fitomedicamentos em Oncologia Ginecológica

- Roberto Euzébio dos Santos
- Soraia de Carvalho

Introdução

Drogas derivadas de plantas têm sido utilizadas com sucesso ao longo da história no tratamento do câncer ginecológico (Tabela 17.1).

Tabela 17.1 Quimioterápicos derivados de plantas em uso corrente

Classe de drogas	Exemplo	Planta	Região de Origem
Alcaloide da vinca	Vimblastina, vincristina, vinerelbina	Catharanthus roseus	Filipinas, Jamaica
Taxanos	Paclitaxel, docetaxel	Taxus species	USA, Himalaia
Camptotecinas	Topotecan, irinotecam	Camptotheca acuminata	China

Nos últimos anos, há um interesse crescente pelas medicinas alternativas, especialmente pelo uso de fitoterápicos. Fatores contribuem para esse crescimento, tais como a insatisfação com a medicina alopática, desejo dos pacientes de serem mais ativos na sua própria saúde e outras orientações filosóficas[1]. Há estimativa de que 15 milhões de adultos combinam fitoterápicos com prescrições de medicamentos alopáticos[2] e este número vem aumentando, contribuindo com crescente risco de interação medicamentosa.

No passado, o uso de fitoterápicos pareceu ser inócuo, no entanto, estes possuem atividade farmacológica, causando resposta biológica, reações adversas que contribuem para interação entre drogas[3]. Corrobora com isso o estudo relativo à interação da ciclosporina com erva-de-São-João (*Hypericum perforatum* L.)[4], levando à rejeição de órgãos em pacientes transplantados como também à diminuição da concentração plasmática de indinavir, pois ambas são metabolizadas pelas enzimas CYP3A e glicoproteína P, que sofrem ação do *Hypericum perforatum* L. aumentando assim a necessidade de se avaliar a atividade farmacológica dos fitoterápicos (Fig. 17.1).

No Brasil estudos de Kviecinski e cols. com a Bidens pilosa *(Asteraceae)*, uma planta medicinal tradicionalmente utilizada no tratamento de condições relacionadas ao câncer avaliou-se a atividade anti-tumoral de extratos obtidos das partes aéreas desta espécie vegetal. O potencial anti-proliferativo do extrato bruto e frações foi investigado *in vivo* utilizando-se o carcinoma de

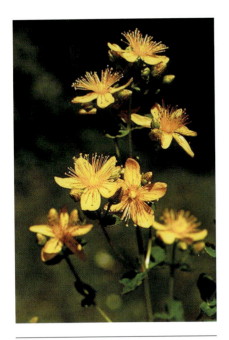

Figura 17.1 – Erva-de-São-João (*Hypericum perforatum* L.)

Ehrlich ascite (EAC) em ratos isogênicos Balb. Foram administrados por via intraperitoneal 150 e 300 mg/kg do peso corporal por dia durante nove dias, com início 24h após a inoculação do tumor. Os autores concluíram que a fração clorofórmio mostrou a melhor e a metanólica a pior atividade antitumoral, demonstrando a necessidade de aprofundamento da farmacologia dos extratos e de suas frações[5].

Além disso, existe por parte do oncologista uma crescente preocupação com o uso de fitoterápicos pelos pacientes, pois eles podem experimentar um aumento da toxidade ou ter diminuída a eficácia da terapia sistêmica convencional usada no tratamento do câncer.

Um trabalho realizado no *M.D. Anderson Cancer Center*[6], que estudou pacientes com câncer ginecológico e câncer de mama, observou que 48% das pacientes tinham história de uso de fitoterápicos concomitante ao uso de terapêutica usual, principalmente as de raça branca, com maior grau de instrução.

As motivações comumente identificadas para o uso de fitoterápicos são a sensação de desespero, confusão, prognóstico particularmente ruim, frustração, falha da medicina convencional e a possibilidade de auto-ajuda[7].

Pesquisa nacional na Alemanha, entre oncoginecologistas relacionada à medicina integrativa revelou que dos 104 entrevistados (15,4%) **usam** medicamento integrativo, sendo 93% em pacientes com câncer de mama e em segundo lugar (80%) em câncer de ovário[8].

Potenciais mecanismos de interação

O uso de fitoterápicos com drogas anticâncer pode aumentar ou diminuir a eficácia de seus componentes, podendo resultar numa importante interação clínica. Os fitoterápicos podem interagir com a terapêutica convencional do câncer em vários sítios, tanto anatômicos como fisiológicos, mudando a taxa de eliminação e/ou de absorção, embora as interações mais prováveis para o aparecimento de alterações secundárias na farmacocinética das drogas envolvidas[9], interações farmacodinâmicas[10] e toxicidade intrínseca de algumas ervas tenham sido bem documentadas[11].

Quando um derivado de uma planta é combinado com drogas anticâncer, todos os aspectos da farmacocinética podem ser afetados, incluindo a absorção, distribuição, metabolização e excreção. É sabido que a interação de drogas é decorrente de mudança de rotas metabólicas relativas à expressão e função do citocromo P450 (CYP). Essa classe de enzimas, particularmente a isoforma CYP3A4, é responsável pela oxidação da maioria das drogas prescritas correntemente para o tratamento do câncer, resultando numa maior polaridade de metabólitos inativos[12]. A elevação da atividade do CYP traduz um aumento rápido da taxa de metabolização, resultando em decréscimo da concentração plasmática e perda do efeito terapêutico. A supressão (inibição) da atividade do CYP leva a um aumento da concentração plasmática e aumento da toxicidade comparada a uma *overdose*.

Um dos principais mecanismos que podem explicar a interação com os agentes anti-câncer dados por via oral é a afinidade pela proteína transportadora do epitélio intestinal. As três classes mais importantes de proteínas transportadoras são chamadas de glicoproteína P (ABCB1);

proteína −1 associada à resistência a multidrogas (MRP1; ABCC1) e sua homóloga (MRP2); e proteína resistente ao câncer de mama (BCRP, ABCG2); podem desempenhar um papel importante no transporte através da membrana das drogas anticâncer. A metabolização dessas drogas na parede do intestino e na primeira passagem hepática é outro potencial mecanismo de interação de diversos agentes[12].

Interações conhecidas entre fitoterápicos e drogas

- Ginkgo (*Ginkgo biloba* L)

Na medicina chinesa é usado para várias doenças com múltiplas ações, incluindo antioxidante, anti-hipoxêmico, antiplaquetário, anti-radicais livres, e utilizado para melhorar microcirculação (Fig 17.2)[13]. Em alguns países da Europa foi aprovado para uso em demência, claudicação intermitente e melhora da memória.

Uma importante consideração clínica é a noção de que o principal componente do ginkgo é o ginkgolide B, que é um potente antagonista do fator de ativação plaquetária, levando a uma diminuição da viscosidade do sangue[14]. Embora pacientes com claudicação intermitente possam se beneficiar, pacientes em uso de anticoagulante não terão o mesmo benefício. Tem sido descrito atualmente que o controle dos radicais livres pode prevenir o câncer; existe a possibilidade de esses agentes interferirem na atuação dos quimioterápicos (agentes alquilantes, antraciclinas e análogos da platina) e da radioterapia, pois atuam nos radicais livres.

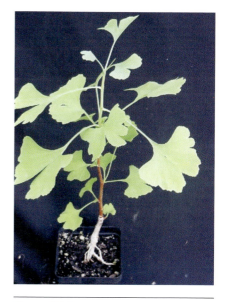

Figura 17.2 – Ginkgo (*Ginkgo biloba* L.), <www.echonews.com>

Em estudos mais antigos, ginkgo se mostrou um moderado indutor do CYP2C19, e em estudos com modelos humanos *in vitro* e *in vivo*, há indícios de que vários componentes do ginkgo podem ser potentes inibidores dos CYP2C9, CYP2C19 e CYP3A4[15].

Recentemente, mostrou-se que o ginkgo não tem efeito farmacocinético. Com o uso de digoxina oral, o substrato P-glicoproteína não sofre metabolismo oxidativo significante[16], sugerindo que o transporte não é um importante limitador na absorção da digoxina. Dados clínicos indicam que o ginkgo interfere com a farmacocinética das drogas anticâncer que são metabolizadas pelos CYP2C19 e CYP3A4.

- Equinácea (*Echinacea purpurea* (L.) Moench)

Equinácea é um dos mais comuns fitoterápicos utilizados no mundo. São nove espécies do gênero *Echinacea*, e membro da família dos girassóis, originária da América do Norte (Fig. 17.3). A maioria de seus estudos foi realizada em 1939. Geralmente usada como estimulante do sistema imune[16]. O mecanismo de ação proposto inclui aumento dos números de

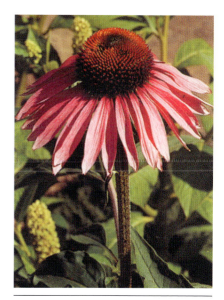

Figura 17.3 – Equinácea (*Echinacea purpurea* (L.) Moench).

granulócitos, melhora da *performance* da fagocitose, inibição da proliferação viral, ativação de citocinas, aumento da produção de linfócito T e aumento da relação T4/T8[18]. Equinácea é usada rotineiramente no inverno para prevenir quadros gripais, infecções por cândida, infecções respiratórias crônicas, prostatites e artrite reumatoide[18].

Muitos compostos da equinácea já foram identificados, mas até o momento não é possível atribuir a um deles o efeito farmacológico. O extrato de equinácea mostrou-se como um inibidor da atividade do CYP3A4 e CYP2C9[20]. Alguns flavonoides presentes no extrato de equinácea podem inibir ou ativar o CYP e o transporte de drogas dependendo da sua estrutura, concentração e das condições do material enviado[9]. Estudo recente demonstrou que o uso oral da equinácea induz a atividade do CYP3A em voluntários sadios[21].

Dados sugerem que a equinácea tem a tendência de interagir com drogas anticâncer que são substrato do CYP3A4 e que a interação depende da metabolização relativa da droga em níveis hepático e intestinal e da via de administração.

- ### Soja (*Glycine max* (L.) Merr.)

O uso da soja (*Glycine max* (L.) Merr.) e seus derivados no tratamento de mulheres na menopausa tem crescido com os relatos de possíveis efeitos adversos da tradicional terapia hormonal[22]. O principal constituinte da soja (Fig. 17.4), a isoflavona genisteína e daidzeína tem estruturas similares a 17 beta-estradiol e produz fraco efeito estrogênico. Recomenda-se prudência no uso de derivados de soja em pacientes com tumores estrogênio-dependentes, em virtude de dados experimentais indicarem que ela pode estimular o crescimento desses tumores em ratos[23]. Além disso, a genisteína pode negativar o efeito inibitório do tamoxifeno no câncer de mama[24].

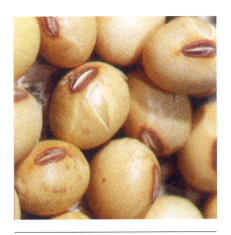

Figura 17.4 – Soja (*Glycine max* [L.] Merr.)

As isoflavonas podem também inibir o metabolismo oxidativo e de conjugação *in vitro* e *in vivo*[25]. A genisteína tem se mostrado como inibidora do CYP1A, CYP2E1, CYP2A6, CYP2C9, CYP2D6, CYP3A4 e CYP3A7, mas não do CYP3A5[26]. Em 20 voluntários saudáveis, o uso de extrato de soja por 14 dias não alterou a taxa e a concentração de 6 beta-hidroxicortisol e cortisol na urina, sugerindo que a soja não induz o CYP3A4 em humanos[27]. A genisteína interage com o transporte da glicoproteína P, MRP1 e MRP2, dado que esse transporte envolve a absorção intestinal e a secreção biliar de diversas drogas anti-câncer[28].

Nota da Editora: para mais informações sobre *Glycine max* (L.) Merr. Vide Capítulos 2, 26 e 28.

- ### Ginseng

Embora existam vários tipos de ginseng (siberiano, asiático, americano e japonês), o mais usado nas preparações é o ginseng asiático, representado na (Fig. 17.5). São consideradas propriedades do ginseng: sedação, poder afrodisíaco, antidepressivo e diurético. Conhecido por ações farmacológicas que incluem estimulante do SNC, modulador do sistema imune e por aumentar o estoque de glicogê-

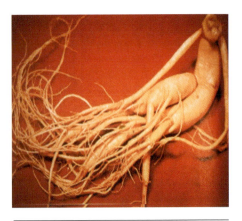

Figura 17.5 – *Ginseng asiático (Panax ginseng)*

nio. A eficácia do ginseng no tratamento da melhora dos estados físico, psicomotor e da função cognitiva, modulação do sistema imune e infecção por herpes tipo 2 estão bem revisados na literatura[29]. Evidências indicam que algumas preparações de ginseng têm efeito de fitoestrogênio, sugerindo que seu uso, com suplementos de soja, deve ser desencorajado em mulheres com câncer de mama e de endométrio.

Ginsenosídeo, o presumido constituinte ativo do extrato de ginseng, pode ser o responsável pelos efeitos adversos e da sua interação com outras drogas. Ginsenosídeos têm se mostrado inibidores da AMPc fosfodiesterase e da excitação do sistema nervoso central com o uso de ginseng pelo aumento dos níveis de cAMP[30].

O consumo de ginseng também foi relacionado com o aumento da depuração de álcool em ratos e humanos[31]. Como observado na equinácea, a variabilidade significativa de ginsenoides contidos nas diversas preparações comerciais disponíveis no mercado indicam efeitos clínicos significativos na farmacocinética das drogas anti-câncer que são metabolizadas pelo CYP3A4, podendo ser marca específica.

- **Erva-de-São-João (*Hipericum perforatum*)**

Erva-de-São-João, planta nativa da Europa, América do Norte e oeste da Ásia, é uma das ervas mais estudadas (Fig. 17.6). Algumas das suas aplicações terapêuticas incluem diurética e no tratamento de estados neurológicos, base da tradicional medicina grega, originalmente documentada por Hipócrates (460 – 377 d.C.), usada também por Paracelsus (1493-1541 d.C.) no tratamento de doenças psiquiátricas[32].

Atualmente, a erva-de-São-João é extensamente usada para o tratamento de depressão moderada e outras desordens nervosas[33]. Relatos de casos e estudos têm mostrado resultados variáveis no uso terapêutico da erva-de-São-João na depressão.

Erva-de-São-João é uma complexa mistura de vários compostos que incluem óleo essencial, taninos, resinas, pectina, glicosídeos (hipericina corante vermelho), flavonoides (hiperosídeos, quercetina, rutina, quercitrina), catequinas, flosteróis, vitamina C, carotenos e saponinas. No que se relaciona aos efeitos antidepressivos, muitas das atividades de farmacologia parecem ser atribuídas a hipericina e hiperforina, que inibem a recaptação de neurotransmissores nas sinapses[34], embora tenha sido proposta uma contribuição dos outros compostos.

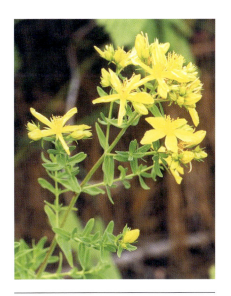

Figura 17.6 – Erva-de-São-João, hipérico (*Hypericum perforatum* L.)

Estudos *in vitro* têm mostrado que a erva-de-São-João é um potente indutor do CYP1A2, CYP2C9, CYP2C19 e CYP3A4, mas, não do CYP2D6, CYP3A5, CYP3A7 e CYP3A43[9].

Usando o modelo de expressão do DNA, ao extrato da erva-de-São-João tem também sido atribuída a inibição da atividade de várias enzimas, inclusive CYP1A2, CYP2C19, CYP2D6 e CYP3A4, com ambas as ações competitivas e não-competitivas[26,35].

Os estudos também indicaram que a erva-de-São-João contém componentes inibidores e ativadores do sistema de CYP, causando temporariamente inibição e indução distinguível dependendo da dose, duração de administração, formulação e da fonte da erva[36].

A administração da erva-de-São-João aumenta significativamente a expressão intestinal da glicoproteína P em ratos e humanos[36], como também os linfócitos no sangue periférico. Dada a especificidade dos substratos desta proteína, estes foram usados para sustentar a importância de glicoproteína P, além de CYP3A4, como um mecanismo para reduzir a absorção oral de drogas usadas com a erva-de-São-João[36].

Embora a erva seja bem tolerada, testes clínicos têm demonstrado interações medicamentosas com drogas de várias classes terapêuticas, entre elas digoxina, teofilina, ciclosporina, contraceptivo oral, warfarin e sertralina[36]. O mecanismo dessas interações, na sua maioria, ainda permanece obscuro, embora para poucos agentes esse mecanismo possa ser entendido a partir da modulação do CYP e da glicoproteína P.

O uso concomitante com drogas utilizadas no tratamento do câncer é particularmente preocupante, em virtude da sua ação na modulação tanto do sistema CYP como na da glicoproteína P, que são responsáveis pela eliminação de muitas drogas utilizadas no tratamento do câncer; essas interações provavelmente têm implicações clínicas e toxicológicas.

- **Valeriana (*Valeriana officinalis* L.)**

Valeriana é estimulante, anti-espasmódico e anti-flatulento, com composição complexa[38], contendo isovaleriana, ácido acético e fórmico, e o álcool conhecido como borneol e pinene (Fig. 17.7). A raiz de valeriana contém dois alcaloides que ainda estão sendo investigados. Um dos componentes da valeriana é o ácido valérico, que na concentração de 200 μmol/L não apresenta efeito inibidor dos CYP1A2, CYP2D6 e CYP3A4[15].

O efeito de alcaloides da valeriana na interação com outras drogas que diz respeito à sua metabolização enzimática e farmacocinética atualmente são desconhecidos.

- **Kava (*Piper methysticum* G. Forst)**

Kava é membro da família das pimentas, encontrada em ilhas do Pacífico, é usada como ansiolítico, e suplementos contendo kava prometem promover relaxamento, melhora da insônia e dos sintomas da menopausa (Fig. 17.8). A maioria das preparações comerciais contém um mistura de kavalactonas.

O extrato de kava e algumas kavalactonas individualmente *in vitro* se mostraram potentes inibidores de CYP1A2, CYP2C9, CYP2C19, CYP2A6 e CYP3A4, mas não têm efeito na atividade de CYP2A6, CYP2C8 e CYP2E1[39].

Em março de 2002, a *Food and Drug Administration Center* notificou os profissionais de saúde e consumidores dos Estados Unidos sobre o potencial risco de grave injúria hepática associado ao consumo de kava[40].

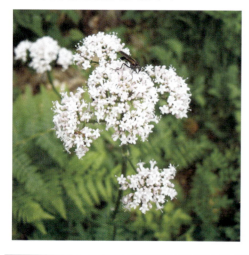

Figura 17.7 – Valeriana (*Valeriana officinalis* L.), <www.herbario.com.br>

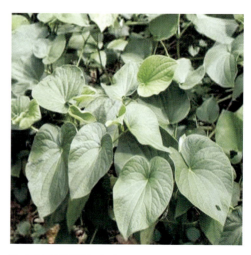

Figura 17.8 – Kava kava (*Piper methysticum* G. Forst.)

Trabalhos relevantes da ação dos fitoterápicos em câncer ginecológico

- **Harmina**

    Estudos recentes mostram que harmina, um alcaloide de pequena-molécula de β-carbolina presente em plantas medicinais, apresenta efeitos anticancerígenos evidentes em várias células de câncer. Dados revelam que harmina inibiu a proliferação e migração de células SKOV-3, que podem ser mediadas pela via ERK / CREB. Esses achados elucidam que a harmina pode atuar como uma droga terapêutica potencial para o tratamento do câncer de ovário[41].

- **Tertiofeno α-Tertiodilmetanol**

    Estudos de Preya UH e cols. estudando o tertiofeno α-tertiodilmetanol observaram por mecanismos moleculares a ação antiproliferativa em células de câncer de ovário humano. Descobriram que o a-tertiodilmetanol é um inibidor mais potente do crescimento celular do que a cisplatina em células neoplásicas do ovário humano por inibição da divisão celular em fase S através da geração do estresse em ROS, e dano celular[42].

- **Camellia sinensis**

    Camellia sinensis pertence à família de plantas de Theaceae, é amplamente utilizada como uma parte da medicação habitual, desde tempos antigos devido à sua adequação de custos e menos propriedades de reação. Os estudos demonstraram atividade anti-câncer de mama, ajustando caminhos de sinalização celular, como angiogênese, apoptose e fator de transcrição. Além disso, Camellia sinensis e seu composto químico demonstraram ser extremamente úteis no desenvolvimento de novos medicamentos anticancerígenos[43].

    Phyllanthus spp. Corilagin tem efeitos anti-inflamatórios, antioxidativos, antiaterogênicos e anti-hipertensivos em vários modelos experimentais. Attar et al observaram efeitos apoptóticos e genômicos da corilagina na linha celular de câncer de ovário SKOV3. Nesta pesquisa, buscaram investigar pela primeira vez se a corilagina apresentava efeitos apoptóticos e genômicos no tratamento do câncer de ovário. Os resultados desse estudo sugerem que a corilagina pode ter o potencial de ser usada como uma nova opção de tratamento para o câncer de ovário epitelial[44].

- **Indol-3-carbinol (i3c) e o 3,3'-diindolilmetano (dim)**

    O indol-3-carbinol (I3C) e o 3,3'-diindolilmetano (DIM) a partir de plantas de Brassica são considerados fitosmáticos anticancerígenos promissores. A enzima telomerase é um alvo muito atraente para a terapêutica contra o câncer; em células normais, como linfócitos, desempenha um papel decisivo na manutenção celular. O efeito de I3C e DIM em telomerase em células imunes humanas normais (PBMC) foi estudado em comparação com células de leucemia (HL-60). A sinalização da regulação da telomerase através do receptor de estrogênio(ER) foi abordada.

    Este estudo identificou um potencial impacto adverso de I3C e DIM sobre a ação da telomerase em células imunes humanas normais, parcialmente mediadas por um mecanismo dependente de ER. Essas novas descobertas devem ser consideradas para possíveis estratégias crônicas de quimioprevenção em altas doses usando esses compostos[45].

- **Furanodieno**

    O furanodieno é um dos principais componentes bioativos isolados do produto natural da Curcuma wenyujin. Verificou-se que o furanodieno exerce efeitos anticancerígenos em vários tipos de linhas celulares de câncer, além de exibir atividades antimetastáticas. Essas observações indicam que o furanodieno é um agente potencial que pode ser utilizado para melhorar a eficácia anticancerígena da doxorrubicina e superar o risco de quimioterapia em câncer de mama altamente metastático[46].

- **Ácido ellagico – casca de romã**

O objetivo deste estudo foi explorar o mecanismo pelo qual o câncer cervical é inibido pela promoção da expressão de IGFBP7 usando ácido ellagico a partir de extrato de casca de romã. A inibição pode ocorrerpela via de sinalização AKT / mTOR, aumentando o nível de expressão de IGFBP7, que pode inibir as células HeLa no câncer cervical[47].

- **Antocianina**

Doxorrubicina é amplamente utilizada para quimioterapia em diferentes tipos de câncer, mas seu uso é limitado por sua cardiotoxicidade. Estudos descobriram que o receptor de factor II de crescimento induzido por doxorrubicina induzido por insulina (IGF-IIR) causa a apoptose dos cardiomiócitos por meio de down-regulation da via HSF1.

Huang et al demonstraram que a antocianina atua como um medicamento cardioprotetor contra a insuficiência cardíaca induzida por doxorrubicina, atenuando a apoptose cardíaca através de receptores de estrogênio para estabilizar a expressão de HSF1 e a apoptose de cardiomiócitos induzida por IGF-IIR downregulation[48].

- ***Siegesbeckia orientalis***

Extrato de Siegesbeckia orientalis (SOE) inibe a migração induzida por TGFβ1 e a invasão de células de câncer de endométrio. Os resultados desta investigação sugerem que SOE é um potencial agente anti-metastático contra tumores endometriais humanos[49].

- **Cohosh preto**

Investigou-se o efeito do extrato de cohosh preto (BC) na proliferação e apoptose das células de Ishikawa. BC induz a apoptose em células de Ishikawa e suprime a proliferação celular induzida por E2 em células de Ishikawa. BC poderia ser considerado um candidato agente de co-tratamento de tumores dependentes de estrogênio, especialmente aqueles envolvendo células endometriais[50].

- **Apigenina e luteolina**

As flavonas encontradas em plantas apresentam várias atividades biológicas, incluindo antialérgicas, antivirais, anti-inflamatórias, antioxidantes e antitumorais. Neste estudo, investigamos os efeitos antitumorais da flavona, apigenina e luteolina em células de câncer de mama humano. Em conjunto, os dados demonstraram que a apoltose e a apoptose do ciclo celular induzida por flavona, apigenina e luteolina em células de câncer de mama se dá através da inibição da ativação de PI3K / Akt e aumento da ativação de FOXO3a, o que sugere que a flavona, a apigenina e a luteolina serão potenciais elementos para prevenção e tratamento de câncer de mama[51].

- ***Viscum album***

O *Viscum album* L *(VAE)* hoje é considerado a planta medicinal mais estudada do mundo[52-54]. Diferentes preparações do viscum estão disponíveis para o tratamento do câncer (atualmente Abnobaviscum®, Helixor®, Iscador®, Iscucin® e Lektinol®). As propriedades mais importantes do VAE são citotóxicas e de efeitos inibidores do crescimento, *in vitro*, numa variedade de linhas de células de tumores humanos, linfócitos e fibroblastos[55-57]. Os efeitos citotóxicos do VAE são devidos, principalmente, à indução de apoptose pelas viscolecitinas[58-60], enquanto os viscotoxinas induzem a morte celular por necrose[61]. VAE também são reconhecidos quanto à sua atividade de imunomodulação: *in vitro* e estudos *in vivo* demonstraram a ativação de monócitos/macrófagos, granulócitos, *natural killers* (NK), as células T (especialmente células T-*helper*) e a indução de diversas citocinas[55,56]. VAE também possuem propriedades de estabilização do DNA, reduzem danos cromossômicos e melhoram a reparação do ADN[62,63]. Sabe-se de mais de 3.600 artigos a respeito do *Viscum album*, uma vasta literatura é em língua alemã. Existem só no Pubmed, 1471 artigos sobre o *Viscum album*. Esses artigos são divididos em Uso do Viscum, Estudos laboratoriais, e Estudos clínicos envolvendo eficácia, efetividade e segurança. As últimas revisões citam 28 estudos prospectivos, envolvendo mais de 2600 pacientes[64]. A maioria dos estudos apresenta resultados clínicos positivos em pelo menos um parâmetro clínico relevante[57]. Em 2008, uma revisão da Cochrane coloca o tratamento do *Viscum album* como nível de evidência IA e B para qualidade de vida em pacientes em tratamento convencional para o câncer de mama.[54] O *Viscum album* faz parte do Guideline da Associação de Oncologia Ginecológica Alemã, sendo o tratamento mais prescrito como terapia complementar nos pacientes oncológicos da Alemanha, Áustria e Suíça[53].

Conclusão

Nos últimos anos, uma série crescente de evidências tem sido publicada através de estudos *in vitro* e *in vivo* com muitas preparações herbárias, que interagem na metabolização enzimática e no transporte de drogas. Vários estudos têm mostrado interações farmacocinéticas, afetando principalmente as isoformas da família CYP, por inibição ou por ativação. Essas enzimas têm um papel importante na metabolização de várias drogas usadas no tratamento de câncer.

O uso de fitoterápicos concomitantemente com a quimioterapia pode resultar em sérias implicações toxicológicas. Novos estudos sobre interação entre fitoterápicos e quimioterapia se fazem necessários para responder dúvidas crescentes nesta área.

Nota do Editor: Aconselhamos também a leitura do Capítulo18.

Referências bibliográficas

1. Astin JA. Why patientes use altenative medicine:Results of a national study. JAMA 279:1548-1553, 1998.
2. Eisenberg D, Davis R, Ettner S et al. Trends in alternative medicine use in the United States, 1990-1997. Results of a follow-up national survey. JAMA 280:1569-1575, 1998.
3. Ernst E. Herb-drug interactions:Potentially important but woefully under-researched. Eur J Clin Pharmacol 56:523-524, 2000.
4. Barone GW, Ketal BL et al. Herbal supplements:A potencial for drug interations in transplante recipients.Transplantation 71:239-241, 2001.
5. Kviecinski MR, et al. Study of the antitumor potential of Bidens pilosa (Asteraceae) used in Brazilian folk medicine. J Ethnopharmacol. 2008 Apr 17;117 (1):69-75. Epub 2008 Feb 2.
6. Navo MA, Phan J, Vaughan C et al. Na assessment of the utilization of complementary and alternative medication in women with gynecologic or breast malignancies. J Clin Oncology 22:671-677, 2004.
7. Bernstein BJ, Grasso T. Prevalence of complementary and alternative medicine use in câncer patients. Oncology (Huntingt) 15:1267-1272, 2001.
8. Evelyn Klein et al. Gynecologic oncologists' attitudes and practices relating to integrative medicine: results of a nationwide AGO survey. Arch Gynecol Obstet 296:295–301, 2017.
9. Zhou S, Gao Y, Jiang W et al. Interactions of herbs with cytochrome P450. Drug Metab Rev 35:35-98, 2003.
10. Izzo AA, Ernst E. Interactions between herbal medicines and prescribed drugs. A systematic reviw. Drugs 61:2163-2175, 2001.
11. Markman M. Safety issues in using complementary and alternative medicine. J Clin Oncol 20: 39s-41s, 2002 (suppl 18).
12. Kivisto KT, Kroemer HK, Eichelbaum M. The role of human cytochrome P450 enzymes in the metabolism of anticancer agents: Implications for drug interactions. Br J Clin Pharmacol 40:523-530, 1995.
13. Ernst E. The risk-benefit profile of commonly used herbal therapies: Ginkgo, St. John's wort, ginseng, Echinacea, saw palmetto and kava. Ann Intern Med 136:42-53, 2002.
14. Akiba S, Kawauchi T, Oka T et al. Inhibitory effect of the leaf extract of Ginkgo biloba L on oxidative stress-induced platelet aggregation. Biochem Mol Int 46:1243-1248, 1998.
15. Zou L, Harkey MR, Henderson GL. Effects of herbal components on DNA-expressed cytochrome P450 enzyme catalytic activity. Life Sci 71:1579-1589, 2002.
16. Mauro VF, Mauro LS, Kleshinski JF et al. Impacto of ginkgo biloba on the pharmacokinetics of digoxin. AM J Ther 10:247-251, 2003.
17. Barret R. Medicinal properties of Echinacea: A critical review. Phytomedicine 10:66-86, 2003.
18. Hobbs C. Echinacea: A literayure reviw. HerbalGram 30, 1993.

19. Barrett BP, Brown RL, Locken K et al. Treatment of the common cold with unrefined Echinacea. A randomized, double-blind, placebo-controlled trial. Ann Intern Med 137:939-946, 2002.
20. Budzinski JW, Foster BC, Vandenhoek S et al. Na in vitro evaluation of human cytochrome P4503A4 inihibition by selected commercial herbal extracts and tinctures. Phytomedicine 7:273-282, 2000.
21. Gorski JG, Huang SM, Pinto A et al. The effecr of echinácea (Echinacea purpurea root) on cytochrome P450 activity in vivo. Clin Pharmcol Ther 75:89-100, 2004.
22. Umland EM, Cauffield JS, Kirk JK et al. Phytoestrogens as therapeutic alternatives to traditional hormone replacement in postmenopausal women. Pharmacotherapy 20:981-990, 2000.
23. Allred CD, Allred KF, Ju YH et al. Soy diets containing varying amounts of genistein stimulate growth of estrogen-dependent (MCF-7) tumors in dose-dependent manner. Cancer Res 761:5045-5050, 2001.
24. Ju YH, Doer DR, Allred KF et al. Dietary genistein negates the inhibitory effects of tamoxifen on growth on estrogen-dependent human breast cancer (MCF-7) cells in athymic mice. Cancer Res 62:2474-2477, 2002.
25. Laurenzana EM, Weis CC, Bryant CW et al. Effect of dietary administration of genistein, nonylphenol or ethinyl estradiol on hepatic testosterone metabolism cytochrome p-450 enzymes, and estrogen receptor alpha expression. Food Chem Toxicol 40:53-63, 2002.
26. Foster BC, Vandenhoek S, Hana J et al. In vitro inhibition od fuman cytocrome P540-mediated metabolism of marker substrate by natural products, Phytomedicine 10:334-342, 2003.
27. Anderson GD, Rosito G, Mohustsy MA et al. Drug interaction potencial of soy extract and Panax ginseng.J Clin Pharmacol 43:643-648, 2003.
28. Sparreboom A, Danesi R, Ando Y et al. Pharmacogenomics of ABC transporters and its role in cancer chemotherapy. Drug Resist Updat 6:71-84, 2003.
29. Vogler BK, Pittler MH, Renst E. The efficacy of ginseng. A systematic review of randomised clinical trials. Eur J Clin Pharmacol 55:567-575, 1999.
30. Chung E, Lee KY, Lee YJ et al. Ginsenoside Rg1 down-regulates glucocorticoid receptor and displays synergistic effects with cAMP. Steroids 63:421-424, 1998.
31. Lee FC, Ko JH, Park JK et al. effects of Panax ginseng on blood alcohol clearence in man. Clin Exp pharmacol Physiol 14:543-546, 1987.
32. Bomberdelli E, Morazzoni P. Hypericum perforatum. Fitoterapia 66:43-68, 1995.
33. Hammerness P, Basch E, Ulbricht C et al. St John's wort: A systematic review of adverse effects and drug interactions for the consultation psychiatrist. Psychosomatics 44:271-282, 2003.
34. Butterweck V. Mechanism of action of St John's wort in depression: what is known? CNS Drugs 17:539-562, 2003.
35. Budzinski JW, Foster BC, Vandenhoek S et al. An in vitro evaluation of human cytochrome 4503A4 inhibition by selected commercial herbal extracts and tinctures. Phytomedicine 7: 273-282, 2000.
36. Sparreboom A, Cox MC, Acharya MR et al. Herbal remedies in the United State: potential adverse interactions with anticancer agents. J Clin Oncol 22:2489-2503, 2004.
37. Durr D, Stieger B, Kullak-Ublick GA et al. St John's Wort induces intestinal P-glycoprotein? MDR1 and intestinal and hepatic CYP3A4. Clin Pharmacol Ther 68:598-604, 2000.
38. Stevinson C, Ernst E. Valerian for insomnia: A systematic review of randomized clinical trials. Sleep Med 1:91-99, 2000.
39. Mathews JM, Etheridge AS, Black SR. Inhibition of human cytochrome P450 activities by Kava extract and Kava-lactones. Drug Metab Dispos 30:1153-1157, 2002.
40. Wooltorton E. Herbal Kava: Reports of liver toxicity. CMAJ 166:777, 2002.
41. Gao J et al. Harmine Suppresses the Proliferation and Migration of Human Ovarian Cancer Cells Through Inhibiting ERK/CREB Pathway: Oncol Rep 38 (5), 2927-2934. 2017.
42. Preya UH et al. The natural terthiophene α-terthienylmethanol induces S phase cell cycle arrest of human ovarian cancer cells via the generation of ROS stress: Chem Biol Interact. 25; 272: 72-79, 2017.
43. Rafieian-Kopaei & Movahedi M: Electron Physician. Breast cancer chemopreventive and chemotherapeutic effects of Camellia Sinensis (green tea): an updated review 25; 9(2), 2017.
44. Attar R, Cincin ZB, Bireller ES, Cakmakoglu. Apoptotic and genomic effects of corilagin on SKOV3 ovarian cancer cell line: Onco Targets Ther. 31; 10: 1941-1946, 2017.
45. Herz C, Tran HTT, Landerer S, Gaus J, Schlotz N, Lehr L, Schäfer WR, Treeck O, Odongo GA, Skatchkov I, Lamy E. Normal human immune cells are sensitive to telomerase inhibition by Brassica-derived 3,3-diindolylmethane,partly mediated via ERα/β-AP1 signaling: Mol Nutr Food Res.;61(9), 2017.
46. Zhong ZF, Tan W, Tian K, Yu H, Qiang WA, Wang YT. Combined effects of furanodiene and doxorubicin on the migration and invasion of MDA-MB-231 breast cancer cells in vitro: Oncol Rep.;37(4):2016-2024, 2017.
47. Guo H, Zhang D, Fu Q. Inhibition of Cervical Cancer by Promoting IGFBP7 Expression Using Ellagic Acid from Pomegranate Peel: Med Sci Monit. 12; 22: 4881-4886, 2016.
48. Huang PC, Kuo WW, Shen CY, Chen YF, Lin YM, Ho TJ, Padma VV, Lo JF, Huang CY, Huang CY. Anthocyanin Attenuates Doxorubicin-Induced Cardiomyotoxicity via Estrogen Receptor-α/β and Stabilizes HSF1 to Inhibit the IGF-IIR Apoptotic Pathway: Int J Mol Sci. 21;17(9), 2016.
49. Chang CC, Ling XH, Hsu HF, Wu JM, Wang CP, Yang JF, Fang LW, Houng JY. Siegesbeckia orientalis Extract Inhibits TGFβ1-Induced Migration and Invasion of Endometrial Cancer Cells: Molecules. 5; 21(8), 2016.

50. Park SY, Kim HJ, Lee SR, Choi YH, Jeong K, Chung H. Black cohosh inhibits 17β-estradiol-induced cell proliferation of endometrial adenocarcinoma cells: Gynecol Endocrinol.;32(10):840-843, 2016.
51. Lin CH, Chang CY, Lee KR, Lin HJ, Chen TH, Wan L. Flavones inhibit breast cancer proliferation through the Akt/FOXO3a signaling pathway: BMC Cancer. 16; 15:958, 2015.
52. Kienle GS & Kiene H (2010). Influence of Viscum album L (European Mistletoe) Extracts on Quality of Life in Cancer Patients: A Systematic Review of Controlled Clinical Studies. Integrative Cancer Therapies, 9:142-157.
53. Malassiotis A, Fernandez-Ortega P, Pud D, et al. Use of complementary and alternative medicine in cancer patients: a European survey. Annals of Oncology, 2005; 16(4): 655-63.
54. Malassiotis A, Scott JA, Kearney N, et al. Complementary and alternative medicine use in breast cancer patients in Europe. Support Care Cancer. 2006; 14(3): 260-7.
55. Kienle GS, Kiene H: Die Mistel in der Onkologie - Fakten und konzeptionelle Grundlagen. Stuttgart, New York: Schattauer Verlag 2003
56. Büssing A, (ed.): Mistletoe. The Genus Viscum. Amsterdam: Hardwood Academic Publishers 2000
57. Piao BK et al (2004). Impact of complementary mistletoe extract treatment on quality of life in breast, ovarian and non-small cell lung cancer patients. A prospective randomized controlled clinical trial. Anticancer Research, 24:303-9.
58. Büssing A: Induction of apoptosis by the mistletoe lectins: a review on the mechanisms of cytotoxicity mediated by Viscum album L. Apoptosis 1996, 25-32.
59. Büssing A, Vervecken W, Wagner M, Wagner B, Pfüller U, Schietzel M: Expression of mitochondrial Apo2.7 molecules and Caspase-3 activation in human lymphocytes treated with the ribosome-inhibiting mistletoe lectins and the cell membrane permeabilizing viscotoxins. Cytometry 1999, 37:133-139
60. Janssen O, Scheffler A, Kabelitz D: In vitro effects of mistletoe extracts and mistletoe lectins. Cytotoxicity towards tumor cells due to the induction of programmed cell death (apoptosis). ArzneimForsch/DrugRes 1993, 43(II):1221-7.
61. Büssing A, Schaller G, Pfüller U. Generation of reactive oxygen intermediates (ROI) by the thionins from Viscum album L. Anticancer Res 1998, 18:4291-6.
62. Büssing A, Azhari T, Ostendorp K, Lehnert A, Schweizer K: Viscum album L. extracts reduce sister chromatid exchanges in cultured peripheral blood mononuclear cells. Eur J Cancer 1994, 30A:1836-41.
63. Kovacs E, Hajto T, Hostanska K: Improvement of DNA repair in lymphocytes of breast cancer patients treated with Viscum album extract (Iscador). Eur J Cancer 1991, 27:1672-1676.
64. Huang Z et al. Serum miR-16 as a potential biomarker for human cancer diagnosis: results from a large-scale population. J Cancer Res Clin Oncol. 2019 Jan 31.

Fitomedicamentos como Coadjuvante no Tratamento Quimioterápico e em Cuidados Paliativos na Prática Oncológica

- Silvia Regina Graziani

Introdução

O câncer é uma das doenças mais complexas dos seres vivos e os mecanismos de carcinogênese envolvem múltiplos fatores que vão desde a exposição ambiental à fatores de predisposição individual, cujo comportamento biológico é único e intransferivel, mesmo que nas mesmas condições à alterações genéticas próprias a cada espécie. Genericamente é utilizado para representar mais de 100 doenças, incluindo as diferentes localizações dos tumores. Também é uma importante causa de mortalidade, sendo hoje considerado um problema de saúde pública.

Os tumores malignos representam a segunda causa de morte por doença no Brasil desde 2003, sendo que representa 19% das causas de morte conhecida, notificada em 2016. Segundo dados do InCa (Instituto do Câncer Rio de Janeiro) as estimativas de incidência de câncer para 2017 apontam para a ocorrência de 523.280 casos novos. Os tipos mais incidentes, exceto o câncer de pele não melanoma para ambos os sexos serão o câncer na próstata e pulmão para o sexo masculino e câncer de mama, colonico e do colo uterino para o sexo feminino, incidência do mesmo perfil para a América Latina.

Há muitas estratégias de tratamento do câncer, porem a prevenção e promoção parece ser as mais eficazes com impacto real na incidência da doença.

O tratamento oncológico e o suporte ao tratamento oncológico são realizados pelo Sistema Único de Saúde – SUS e em 03 de setembro de 2009 foi lançada a Política Nacional de Atenção Oncológica, incorporada na portaria nª 2.048, que inclui o fornecimento de fármacos para o tratamento oncológico e suporte clinico, incluindo a dispensa de medicamentos Fitoterápicos [1].

O tratamento oncológico envolve o tratamento por equipe multidisciplinar e multimodal com múltiplas etapas como a cirurgia, radioterapia e a quimioterapia e suporte clinico nas diferentes fases do tratamento.

A quimioterapia consiste na etapa mais longa do tratamento oncológico e esta baseada no tratamento com drogas, cujo 60-80% do arsenal quimioterápico e´derivado de plantas [2].

A Tabela 18.1 referenda os principais quimioterápicos na pratica medica oncológica que são derivados sintéticos ou semissintéticos de plantas.

Tabela 18.1 – **Quimioterápicos derivados de plantas na pratica clinica usual**

Classe	Fármaco	Derivado semissintético	Planta
Alcaloides da Vinca	Vincristina Vimblastina Vinorelbina	Vindesina	*CantharanthusRoseus*
Taxanos	Paclitaxel	Docetaxel	*TaxusBrevifollia*
Derivados da Camptocinas	Irinotecano Topotecano		*Campitoteca Acuminada*
Derivados do PodophilinPentatun		Etoposide Teniposide Vinflumina	*PodophilunPeltatun*

Cada grupo de quimioterápico tem um impacto significativo na qualidade de vida dos pacientes oncológicos, considerando-se os efeitos adversos que em muitas situações são mais intensos do que a própria doença oncológica.

Dentre os efeitos adversos mais comuns temos as náuseas, vômitos, mialgia, fadiga, alopecia, e os efeitos sistêmicos como os efeitos hematológicos de leucopenia, anemia e plaquetopênia, efeitos no sistema renal como a nefrotoxícidade induzida por quimioterápicos do tipo derivados da Platina, que são amplamente utilizados no tratamento de tumores de pulmão, colo uterino e cabeça e pescoço e a toxicidade hepática, sendo que a hepatite medicamentosa leva a limitação da utilização do quimioterápico, levando a prejuízo na progressão da doença.[03]

Estima-se que 80% dos pacientes em tratamento oncológico em quimioterapia sentem efeitos adversos de moderado a intenso, o que pode levar a co-morbidades que alteram a qualidade de vida e podem levar a menor adesão ao tratamento [3].

Também temos que considerar os efeitos adversos do tratamento de bloqueio hormonal relacionado ao câncer de mama e próstata, uma vez que ambas as neoplasias são as neoplasias mais frequentes na população acima de 50 anos, com grande impacto populacional [2,3].

O mais representativo efeito adverso do uso de bloqueio hormonal no tratamento oncológico é a exacerbação dos sintomas da Síndrome do Climatério, com queixas de fogachos, irritabilidade e insônia, que também acomete a população masculina. Associado a este efeito adverso ocorre a perda da massa óssea, levando a quadros de osteopenia e osteoporose[3].

Nesta população há contraindicação absoluta da suplementação de estrógeno e progesterona, então uma das opções alternativas seguras é o uso de fitoterápicos para o controle desses sintomas, e nesta linha de pesquisa há muitas referencias deste arsenal terapêutico [1,3].

Para dar ações relacionadas ao uso de plantas medicinais para dar suporte a terapias complementares, o governo brasileiro publicou legislações relacionadas como o "Programa Nacional de Plantas Medicinais e Fitoterápicos da Farmacopeia Brasileira", Resolução nª 10/2010. Um dos objetivos deste programa é de monitorar e avaliar os produtos utilizados pela população visando o uso seguro e racional dessas terapias, amparadas por pesquisas clinicas e dar suporte a profissionais de saúde.

Essa estratégia dará subsídios a estudos publicados na literatura médica que constatam o fato de pacientes portadores de neoplasia maligna em tratamento oncológico tem habito comum de associar fitoterápicos para dar suporte ao tratamento oncológico.[40]

Os fitoterápicos mais utilizados são: *Annoma muricata*(graviola), *Aloe vera* (L.) Burm.f.. (babosa), em forma de garrafadas e *Euphorbia tirucalli*(avalós), sendo esses fitoterápicos difundidos em informações na mídia.[40]

Principais grupos de fitoterápicos e atividades

Fitoterápico	Atividade
Flavanoides	Antioxidante
	Antiangiogênica
	Hepatoprotetora
Saponinas	Antiangiogênica
Polissacarídeos	Anticarcinogênica
	Reparadora do DNA
	Imunoestimulante
Polifenóis e Antocianidinas	Antioxidante
	Antiangiogênica
Fitoesteróis	Antiproliferativa
Terpenos	Antioxidativa

Fitoterápicos com potencial terapêutico no tratamento de suporte clinico em oncologia

- **Cannabis Sativa L.**

    Parte da planta utilizada: folha (Fig. 18.1)

    Localização: ocorre em regiões dos trópicos e temperadas.

    Ação: compostos psicoativos com ação alucinógena e terapêutica.

    Histórico: em 1990 foram descritos os receptores Canabinoides, que constituem 2 moléculas que estão presentes no Hipotálamo (centro de controle do apetite e comportamento sexual), Gânglios da Base (controle motor da capacidade de planejamento, iniciação e finalização da ação) e Amídalas (relacionado com emoções, ansiedade e medo), Tronco encefálico (reflexo de vomito e sensação de dor), Neocórtex (informação cognitiva e sensorial), Hipocampo (memoria e aprendizado de fatos e sequencia de lugares) e Cerebelo(centro de controle e coordenação de movimentos) [4].

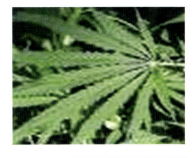

Figura 18.1 – *Cannabis sativa* L.

Esses receptores são mais numerosos que os receptores noradrenérgicos, dopaminérgicos e de opioides [5].

O receptor CB2 esta presente em células do sistema imunológico.

Secretamos na membrana pos-sináptica substancias que produzem o mesmo efeito do THC (tetra hidrocarabinoide, principal principio ativo do Canabis), denominadas de Endocarabinópides, que atravessam a fenda sináptica e se ligam a receptores CB1 da membrana pré-sináptica e levam a mensagem inibitória.

Em 1999 o Instituto de Medicina Norte Americano realizou uma revisão das indicações terapêuticas do Canabis, e estabeleceu que há ação terapêutica em:
- náuseas e vômitos induzidos por quimioterapia refratário a tratamento convencional;
- caquexia por neoplasia maligna e síndrome da imunodeficiência adquirida;
- tratamento da espasticidade muscular em esclerose múltipla;
- Síndrome de *Tourette,* glaucoma e prurido por colestase.

Indicações clinicas:
- náusea e vomito por quimioterapia;
- síndromes de esclerose múltipla.

Vias de administração:
- via oral;
- via sublingual.

Comercialização:
- **Mevatyl®** – TetraHidroCarabinol (THC) e canadibiol
  - Apresentação em aerossol
  - Indicação:
    - dor neuropática e espasticidade
    - síndromes relacionadas a esclerose múltipla
- Medicamento semelhante ao Sativex e o primeiro medicamento derivado de Canabis comercializado no Brasil a partir de 16/01/2017 pela Ipsen Farmacêutica Ltda.
- Os canabinoides tem ação farmacológica no Sistema Nervoso central e periférico e o uso crônico leva a dependência psicológica e física.
- A tolerância se dá por três mecanismos:
  - aumento gradativo do metabolismo dos Canabinoides
  - redução dos receptores canabinoides do cérebro
  - diminuição da efetividade do ligante no receptor canabionoide que estimula a proteína G
- O uso crônico na adolescência leva a desenvolvimento de depressão em adultos.

- *Ginkgo Biloba* **L.**

    Parte da planta utilizada: folha

    Localização: ocorre em regiões do tropico e temperadas.

    Ação: na Medicina Chinesa é muito utilizada em varias doenças com ação antioxidante, antiplaquetário e anti-radicais livres [6].

    Dentre as substancias extraída da *Ginkgo biloba* L. (Fig. 18.2) temos o ginkgolide B, um potente agonista do fator de ativação plaquetária, cuja ação é antiagregante-plaquetária, sendo indicado em casos de demência senil e claudicação intermitente.

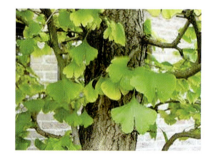

Figura 18.2 – *Ginkgo biloba* L.

Recentemente foi descrito uma possível indicação de antioxidantes na prevenção da nefrotoxicidade do quimioterápico Cisplatina [7].

A Cisplatina é um quimioterápico amplamente utilizado no tratamento de tumores extremamente frequentes como os tumores do colo uterino, de cabeça e pescoço, testículo e outros. A dose limitante da Cisplatina é a toxicidade renal.

O mecanismo de ação da citotoxicidade da Cisplatina se da por ligação direta no DNA, que causa uma torção na fita de DNA dificultando a ação de enzimas de reparo e remodelamento da cromatina, levando a célula a apoptose.

A ligação da Cisplatina ao DNA mitocondrial leva a diminuição do ATP e a redução da ATPase com consequente alteração no conteúdo do cálcio intracelular e redução da respiração celular produz espécies reativas de oxigênio, levando a peroxidação lipídica [5]. Esse mecanismo parece estar relacionado com a nefrotoxicidade que pode ser por apoptose ou por necrose, que se caracteriza pela perda progressiva estrutural e funcional da célula, após sofrer lesão irreversível [9].

O dano celular da Cisplatina se da por dano oxidativo e geração de radicais livres, logo a administração de antioxidantes poderia prever este dano.

Como o mecanismo de nefrotoxícidade e´ semelhante ao mecanismo da otoxícidade e em estudo experimentais demonstrou-se que a lesão se da nas células ciliadas externas da cóclea, através do bloqueio dos canais de cálcio que leva a perda auditiva progressiva e irreversível.

Estudos experimentais com cobaias albinas expostas a Cisplatina demonstrou que o uso de *Ginkgo biloba* teve um efeito protetor nas células da cóclea demonstrado na avalição de audiometria e microscopia de varredura.[09]

O mecanismo antioxidante atua em:
- prevenção da formação de oxigênio reativo
- neutralização de produtos tóxicos
- bloqueio das substancias que causam dano a membrana celular, bloqueando os mecanismos de apoptose.

Sendo assim há indícios de atividade antioxidante da *Ginkgo biloba*, desta forma destaca-se a possibilidade de seu uso associado a Cisplatina.

A dose sugerida é de 80 mg a cada 8 horas durante o uso da Cisplatina.

Fitoterápicos prescritos como adjuvantes do tratamento oncológico e em cuidados paliativos

- **Echinacea purpúrea Moench**

A Equinácea é um dos fitoterápicos mais utilizados no mundo e contem 9 espécies do gênero *Echinácea*, originários da América do Norte (Fig. 18.3).

São usados como estimulantes do sistema imune desde a década de 1930.[18] A ação farmacológica é de estimulo da medula óssea na produção de granulócitos ativos e na atividade linfocitária [15].

A principal indicação é profilática na prevenção de infecções virais em via aérea alta, durante os meses frios, o qual a incidência dessas afecções aumenta consideravelmente na população em uso de quimioterapia [18].

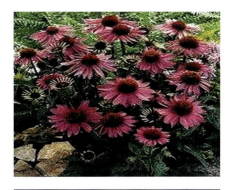

Figura 18.3 – *Echinacea purpurea* (L.) Moench

- *Glycine max* **(L.) Merr.**

  Parte da planta utilizada: semente

  Localização: ocorre em regiões da Ásia, hoje é produzida em todo mundo.

  Ação: há dois componentes de interesse na soja (Fig. 18.4) isoflavona genísteina e daidezeína, cuja estrutura bioquímica do 17 beta-estriol tem ação em receptores estrogênicos com impacto nos tecidos mamários em mulheres e no sistema cardiovascular, le-

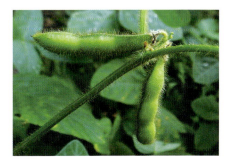

Figura 18.4 – *Glycine max* (L.) Merr.

vando a melhora no perfil de lipoproteínas (melhora a HDL)[10] e também melhora nos sintomas do climatério.

A isoflavona também pode promover incremento na síntese de ácido biliares e apolipoproteína100, levando a redução da secreção hepática de lipoproteínas como VLDL [12].

O 17-estradiol compete com os receptores hormonais com ação antiestrogênica, quando o nível estrogênico estiver elevado, porem tem ação estrogênica, quando o nível sérico de estrógeno esta baixo, logo há risco em mulheres na pós menopausa que são portadoras de neoplasia de mama com expressão de receptores hormonais [13,14].

As isoflavonas são classificados como drogas moduladoras específicas dos receptores hormonais (SERMS) [14].

A soja também tem ação na complacência vascular de modo semelhante aos estrógenos.

O derivado genisteína tem evidencia de ação negativa sobre o efeito inibitório do tamoxifeno e tem impacto na diminuição do risco cardiovascular devido a sua ação na agregação plaquetaria através da interação com a tirosinoquinase e tirosino-fosfatase na ativação plaquetaria [15].

Estudo de 22 com 18 mulheres voluntarias após a menopausa que foram submetidas a isoflavona em doses nutricionais e posteriormente avaliado a ação estrogênica na citologia vaginal e no eco endometrial, não se observando alteração, independente da dose, como uso nutricional.

Mulheres que fazem uso dietético de soja apresentam uma frequência menor número de ondas de calor no climatério [14,15].

Há no comercio muitos produtos nutricionais disponíveis também em extratos.

A soja tem potencial uso como adjuvante em oncologia em mulheres na após a menopausa com sintomas de climatério, exceto mulheres portadoras de neoplasia de mama receptor estrogênico positivo, para alivio dos sintomas vasomotores.

Os efeitos adversos encontrados são relacionados a distúrbios do trato-gastrointestinal como náuseas, dor gástrica muito raramente.

Nota de Editora: aconselhamos a leitura sobre Fitoestrogênios nos Capítulos 26, 27,28 e 29.

▪ Panax Ginseng

Parte da planta utilizada: raiz

Há vários tipos de Ginseng, porem o mais utilizado em preparações fitoterápicas é o *Fanas Ginseng,* pois essas raízes contem propriedades de sedação, estimulante afrodisíaco, antidepressivo e diurético por ação no sistema nervoso central e no sistema imune. (Fig. 185).

Na população oncológica tem indicação como estimulante cognitivo, do sistema nervoso central e na melhora do estado físico.

Segundo Gross GE *el al,* o uso de Ginseng tem eficácia na infecção por Herpes Virus tipo 2[28].

O uso de Ginseng deve ser evitado em mulheres portadoras de carcinoma de mama com expressão de receptor estrogênico pelo fato de que derivados Ginsenosídeos ter efeito fitoestrogênico.

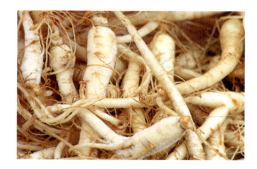

Figura 18.5 – *Panax ginseng*

Cimicifuga racemosa L. – Acteia

Parte da planta utilizada: raiz.

Estudos de Liske E e cols. demonstraram que a ação da *Cimicifuga* (Fig. 18.6) não é estrogênica e isto e´ um fator relevante na indicação de controle dos sintomas do climatério em pacientes oncológicos, principalmente na população em uso de inibidores da aromatase que tem exacerbação desses sintomas durante o uso deste esquema hormonioterápico, com importante impacto na qualidade de vida dessas pacientes, podendo ser usado em mulheres com antecedente de câncer de mama[19].

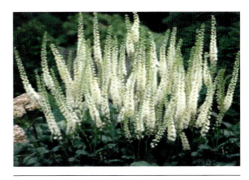

Figura 18.6 – *Cimicifuga racemosa* L.

Munhõz GH e cols. demonstrou em estudo randomizado com 136 pacientes um uso de Tamoxifeno associado a *Cimicifuga* ocorreu redução significativa dos sintomas vasomotores no braço que usou a *Cimicifuga*[20].

Estudos com a raiz desta planta sugere ação fitoestrogênica e melhora a instabilidade emocional causada pela menopausa, porem podem levar a hiperplasia do endométrio se usada sem o uso concomitante de progesterona[20,21].

A formulação química contem outros compostos como ácido salicílico, acido tânico, ácido isoterúlico, fitoestrógenos e alcaloides, desta forma seu uso deve ser com cautela devido aos efeitos adversos que inclui náuseas, contração uterina e bradicardia[21].

A *Acteia Snake root ou Black cohosh (Cimicifuga racemosa* L.) era utilizada pelos indígenas americanos para tratamento dos distúrbios das mulheres como Síndrome pré-menstrual e dos sintomas relacionados a menopausa[21].

A recomendação é do uso limitado por ate 6 meses em mulheres que apresentem sintomas relacionados a menopausa[21].

Hypericum perforatum L.

Há mais de 400 espécies do gênero *Hypericum,* porem o mais conhecido e comercializado é o *Hypericum perforatum* (Fig. 18.7).

Há varias substancias ativas denominadas hipericinas, do grupo naftodiantronas e hiperforina que tem uma ação potenteno sistema nervoso central nos casos de depressão, sendo sua indicação de uso a depressão leve a moderadamente grave e transitória. Não tem ação sobre o sono.

Seu uso deve ser com cautela em pacientes usando anticoagulantes(cumarínicos), o qual reduz sua atividade e antirretrovirais como o indinavir. Há descrição de interação medicamentosa grave com amitriptilína, teofilina e digoxina, sendo a contraindicação absoluta em pacientes diabéticos [22].

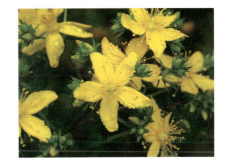

Figura 18.7 – *Hypericum perforatum* L.

A indicação na população oncológica seria em pacientes com intolerância ao uso de antidepressivos tricíclicos.

- **Piper Methysticum – Kava-Kava**

A Kava – *Piper methysticum* é conhecido no Ocidente desde o século XVIII graças a ação das cavapironas que tem ação de relaxamento muscular e anticonvulsivante. Também tem ação em sistema nervoso periférico equivalente a anestésicos tópicos[23].

São indicados nos casos de ansiedade leve, não sendo descrito a associação de dependência física e psíquica em seu uso prolongado[23].

Há indicação em pacientes oncológicos como indutor de sono e na mialgia causada pela quimioterapia.

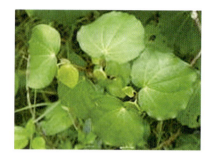

Figura 18.8 – *Piper methysticum* G. Forst (Kava-Kava).

- **Valeriana officinalis – Valeriana**

Parte da planta utilizada: raiz

Há mais de 200 espécies de Valeriana, sendo a mais utilizada a *Valeriana officinalis* (Fig. 18.9) que contem o principio ativo do Valpotriatos, cuja indicação clinica são os distúrbios do sono, o qual não afetam o desempenho de vigilância e reação comparado a benzodiazepínicos[24,25].

A Valeriana é um dos fitoterápicos mais utilizados na pratica medica usual no tratamento dos distúrbios do sono, antiespasmódicos e antiflatulento, principalmente pelos seus poucos efeitos adversos[25].

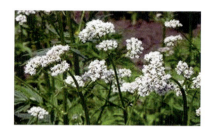

Figura 18.9 – *Valeriana officinalis* L. (Valeriana).

- **Passiflora incarnata L. – Maracujá**

Parte da planta utilizada: folha

A espécie *Passiflora Incamata* contem flavonoides, cumarína e umbeliferona, cujo efeito em humanos é de sedaçao hipnótica, porem seu uso em altas dosagens leva a hepatotoxícidade [26].

A Passiflora tem ação semelhante a morfina, sem depressão do sistema nervoso central, com ação sedativa, tranquilizante e antiespasmódica na musculatura lisa.

Potencializam o efeito do álcool, anti-histamínicos e os efeitos analgésicos da morfina [27].

Na população oncológico tem indicação de uso para ansiedade, insônia, irritabilidade, distúrbios neurovegetativos, hipertensão arterial leve e sintomas relacionados ao climatério.

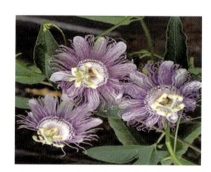

Figura 18.10 – *Passiflora incarnata* L. (Maracujá)

- **Spirulina Sp**

A *Spirulina* é uma microalga classificada como uma Cianobactéria Arthorospira Máxima e Platensis, espécie da ordem Oscila Toriales, cuja descrição botânica e de uma alga Gianofrica, que tende a formar plâncton em águas doces(Fig. 18.10). E um procarionte, unicelular e primitivo, formando-se em uma micro camada delgada na

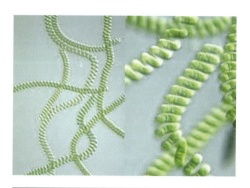

Figura 18.11 – *Spirulina sp.*

superfície da água. O habitat preferencial se da em locais com luz do sol abundante em águas claras e doces (especialmente em lagos), habitualmente encontrada no México, Japão, Tailândia e alguns lagos da África, cujo PH e alcalino(aproximadamente 11).

O gênero Spirulina compreende em 35 espécies e são cultivadas nos Estados Unidos e na Argentina.

Essa alga era utilizada pela cultura Asteca como uma fonte de proteína alimentar, pois em sua composição química encontramos 60 a 70% da composição proteína seca, composta por 22 aminoácidos, sendo 9 essenciais como o triptofano na maior parte da composição. Também e composta por vitaminas, como vitamina B12, B1, B6, D, K, E, niacina, biotina, inusitol, acido pantônico, provitamina A e traços de acido ascórbico e acido nicotínico; minerais, como cálcio, fósforo, ferro, sódio, magnésio, potássio, selênio, cromo e zinco; ácidos graxos insaturados como acido linoleico e gama linoleico e carotenoides.

A ação farmacológica da Spirulinae de suplemento dietético com valor nutricional e medicinal devido as suas características nutricionais antioxidantes, com referencia de redução dos novéis de lipídeos sanguíneos e melhora na ação imunológica, através da ação dos polissacarídeos, que são hidrossolúveis e tem ação antioxidante comprovados também na redução dos níveis de colesterol e triglicérides, por conterem em sua composição ácidos graxos tipo acido gama linoleico, ácidos fenólicos, Beta carotenos e Alpha tocoferol [29, 32, 36].

Seu uso a longo prazo poderá levar a efeitos tóxicos como a hiperuricemia, devido ao alto teor de proteína em sua composição, que também podem provocar quadro de náuseas e diarreia durante sue uso [30].

Deve ser evitada em pacientes portadores de hipertensão arterial, devido a altas concentrações de cloreto de sódio e em indivíduos diabéticos, pois pode levar ao aumento dos níveis glicêmicos.

Interação medicamentosa tem sido descrita com a associação de anticoagulantes do grupo de Varfaínas e vitamina E, portanto deve-se evitar o uso nesses pacientes [34].

O uso medicinal esta relacionado a suplementação alimentar, principalmente em indivíduos vegetarianos e no quadros de obstipação intestinal crônica. Tem também beneficio com o uso em portadores de osteoporose e em anemia perniciosa [35,36].

- **Syllibum Marianus L**

São compostos fitoterápicos cujo principio ativo mais importante é a silibina (Fig. 18.12) extraída da Syllibum Marianus L, com importante potencial de uso em doenças hepáticas. Tem ação antioxidante e reduz a produção de radicais livres diminuindo a peroxidação lipídica no fígado levando a redução da esteatose hepática não alcoólica e induzida por drogas como quimioterápicos.

A silimarina aumenta a atividade do RNA-polimerase dos hepatócitos, levando a proteção da membrana do hepatócito e a ação de radicais livres liberados pela metabolização de muitos fármacos.

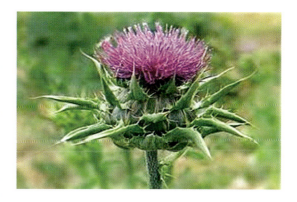

Figura 18.12 – Sylibum marianum L.

São indicados com finalidade de prevenção da hepatotoxícidade e em casos de esteatose hepática moderada a grave [38].

- **Cassia Angustifolia L.**

    Parte da planta utilizada: folhas (Fig. 18.13)

    Esse fitoterápico é muito utilizado na pratica medica oncológica, principalmente no tratamento da obstipação intestinal induzida por uso de fármacos quimioterápicos como alcaloides da vinca e em cuidados paliativos na prevenção e tratamento da obstipação por uso de opioides.

    Tem ação laxativa estimulante graças a ação de senosídeos que são metabolizados por bactérias intestinais, gerando derivados antraquinônicos capazes de liberar líquidos intraluminal e estimulam o plexo mioentérico, levando ao estimulo as evacuações.

    Tem ação rápida e não há relato de interação medicamentosa [39].

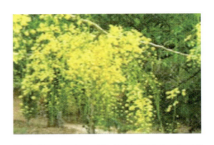

Figura 18.13 – *Cassia angustifolia* L.

Fitoterápicos com potencial no tratamento oncológico e em cuidados paliativos, não comercializados no Brasil:

- **Rhizoma Curcumae Longae**

    Parte da planta utilizada: raiz (Fig. 18.14)

    Esse fitoterápico é muito utilizado na pratica oriental, tem ação farmacológica anti-inflamatória, antiangiogênica, antioxidativa e principalmente de potencializar o tratamento radioterápico e quimioterápico, sendo também considerada hepatoprotetora e desintoxicante.

    O mecanismo de ação descrito é a inibição da cascata Inflamatória como a inibição da enzima COX – 2, prostaglandinas e leucotrienos.

    O mecanismo de antiangiogênese esta relacionado com a inibição dos fatores de crescimento epitelial VEGF e dos receptores de crescimento expressos em células tumorais.[41]

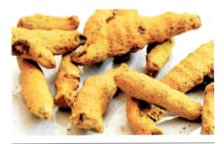

Figura 18.14 – *Rhizoma Curcumae Longae*.

- **Semem Glycine max (L.) Merr.**

    Parte da planta utilizada: semente (Fig. 18.15).

    Esse fitoterápico tambem utilizado na pratica oriental, tem como substâncias ativas as isoflavonas com ação farmacológica anti estrogênica, antioxidante, antiproliferativa e anti-inflamatória, com inibição da tirosinoquinase e indução de apoptose.[42]

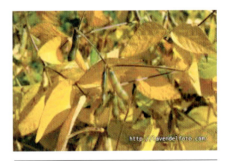

Figura 18.15 – Semem *Glycine max* (L.) Merr.

- **Radix Pfaffiae**

    Parte da planta utilizada: raiz (Fig. 18.16)

    Esse fitoterápico é utilizado na pratica andina, principalmente em regiões do Peru e tem como substâncias ativas os Ginecosideos (Saponinas) com ação

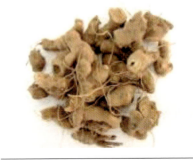

Figura 18.16 – *Radix Pfaffiae*.

antiangiogênica e imunoestimulante. O uso popular demosnstra melhora importante no desempenho físico e mental, reduzindo a fadiga relacionada ao tratamento oncológico.

Tambem há evidencias de que esse fitoterápico estimula a imunidade celular e tem atividade citotóxica.[43]

- **Agaricus Brasiliensis**

Parte da planta utilizada: cogumelo do sol (Fig. 18.17).

Esse fitoterápico é utilizado na pratica brasileira popular, porem sem estudos consistentes de evidencia do real benefício, tem como substâncias ativas os Polissacarídeos (Alpha e Beta glucanas) com ação antitumoral, anti-inflamatória e hepatoprotetora.

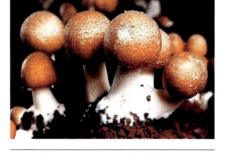

Figura 18.17 – *Agaricus Brasiliensis*.

Ativa a resposta de linfócitos T, macrófagos e neutrófilos e tem possível ação hepatoprotetora.[44]

Tabela 18.2 – **Quimioterápicos comercializados no Brasil com as respectivas posologias recomendadas**

Fitoterápicos **Ginkgo biloba** com registro na ANVISA comercializados no Brasil
Dose recomendada: 80 mg a cada 8 horas, durante o uso da Cisplatina

Nome comercial	Empresa	Apresentação	Registro na ANVISA
Dinaton	Aché	Comp. 40-80 mg Sol. oral 40 mg/ml	105730296 Atualizado em 24/09/2014
Tebonin	Nycomed Pharma	Comp. 40-80 mg Sol. oral 40 mg/ml	106390135 v. 10/2020
Bioginko	Bionatus	Comp. 40-80-120 mg Cap. gel 40-80 mg	120090008 v. 30/06/2018
Equitam	Eurofarma	Comp revest 80-120 mg	100430960 v. 12/2011
Extrato seco de GinkgoBiloba	Merck	Comp revest 80-120 mg Sol. oral 40 mg/ml	100890189 v. 30/01/2020
Gincolin	Lab. Teuto Brasileiro	Cap. gel 180 mg	103700347 v. 2020
Ginkgo Catarinense	Lab. CatarInense	Comp revest 80 mg Sol. Oral 40 mg/ml	100663371 v. 04/2020
Ginkgo ES	Lab. Vitalab	Caps gel 20-40-80 mg	154000004 v. 03/2018
GinkgoHerbarium	Herbarium L. Botanico	Caps gel 40 mg	118600082 v. 12/2017
Ginkgo 80 mg	Selachi Ind.	Caps gel 80 mg	146640007 v. 11/2017
Ginkgoba	LabNikkho	Comp revest 40-80-120 mg	100149942 v. 06/2020
Ginkotab	Luper Ind.	Comp revest 80-120 mg	104041971 v. 07/2020

Fitoterápicos **Equinácea** com registro na ANVISA comercializados no Brasil
A dose de Equinácea recomendada é de 200 a 600 mg/dia

Nome comercial	Empresa	Apresentação	Registro na ANVISA
Equinacea Bionatus	Bionatus Lab. Botânico	Caps gel 400 mg	120090016 v. 03/2020
Imunax	Ativus Farmaceutica	Caps gel 200 mg	118610270 v. 09/2021
Prymox	Lab. Farmacêutico Vitamed	Comp revest 250-400 mg	116950028 v. 02/2019
Traumell S	Hell Brasil Biomedical	Comp sublingual 301,5 mg Sol. oral, pomada	161980007 v.09/2018

Fitoterápicos *Glycine max* **(L.) Merr. (soja)** com registro na ANVISA comercializados no Brasil
A dose recomendada é de 90 a 150 mg/dia

Nome comercial	Empresa	Apresentação	Registro na ANVISA
Menop	Ativus Farmaceutical	Caps gel 125-150 mg	118610226 v.24/2018
Hizofito	Infan Ind. Farmaceutica	Caps gel 150 mg	115570061 v. 04/2020
Isoflavine	Herbarirum Lab. Botanico	Caps gel 75 mg Comp revest 75-150 mg	118600028 v.11/2017
Soyfemme	Aché	Caps gel 150 mg	105730280 v. 04/2018
Soynati	Pharmascience	Caps gel 150 mg	117170062 v.01/2021

Fitoterápicos **Ginseng** com registro na ANVISA comercializados no Brasil
Dose recomendada: 80 a 160 mg/dia

Nome comercial	Empresa	Apresentação	Registro na ANVISA
GinsengBionatus	Bionatus Lab. Botânico	Caps 500 mg	120090025 v.01/2021
Motivol	MedquimicaInd Farmacêutica	Comprevest 100 mg	109170085 v.03/2020
Bioseng	Natulab Laboratorios	Caps gel 105,5 mg	138410040 v.03/2020
Enerseng	Herbarium Lab. Botânico	Comp revest 100 mg	118600086 v. 05/2018
Geriaton	Aché	Drágea, comp revest	105730072 v.10/2019
Ginseng	Bionatus	Caps gel 500 mg	1055849 v.03/2019
NatusGerin	Legrand Pharma Ind Farmacêutica	Caps gel	167730285 v.03/2019
Praseng	Lab. Quimico Farmacêutico Tiaruju	Caps gel 100 mg	108106 v.04/2020

Virilon	LuperInd Farmacêutica	Drágeas	104041614 v.03/2019
Vitergan Master	Majan ind. e comercio	Caps gel 40 mg	1001555 v.04/2019

Fitoterápicos **Cimicifuga** com registro na ANVISA comercializados no Brasil
Dose recomendada: 160 mg/dia

Nome comercial	Empresa	Apresentação	Registro na ANVISA
Aplause	Marjan Ind. Farmacêutica	Comp revest 20 mg	101550225 v.04/2022
Menovita	Laboratório Vitalab	Caps gel 80 mg	1034002 v. 09/2019
Tepemen	Airela Ind. Farmacêutica	Caps gel 80 mg	1044138 v. 01/2019

Fitoterápicos **Hipérico** com registro na ANVISA comercializados no Brasil:
Dose recomendada: 200 a 400 mg/dia

Nome comercial	Empresa	Apresentação	Registro na ANVISA
Homeoflan	Farmácia e Lab. Almeida Prado	Comp 250 mg, gel creme 10%	102660167 v.12/2018
Reavit	Airela Ind. Farmacêutica	Caps gel 100-300 mg	2020288 v.06/2019
Remotiv	Aché	Comp revest 250 mg	1005739 v.05/2020
Traumell S	Hell do Brasil Biomedica	Comp sublingual 301,5 mg Sol. oral, sol injetável, pomada	1061932 V 09/2018
Deprenonvita	Lab. Vitalab	Caps gel 300 mg	1054002 V02/2018
Hipericin	Herbarium Lab. Botanico	Caps gel 300 mg	1018606 V01/2018
Hyperinat	Pharmascience	Caps gel 300 mg	1012020 V07/2020
Triativ	Ativus Farmacêutica	Comp revest 300-450-600 mg	1037608 V04/2018

Fitoterápicos **Kava-Kava** com registro na ANVISA comercializados no Brasil
Dose recomendada: 175 a 350 mg/dia

Nome comercial	Empresa	Apresentação	Registro na ANVISA
KavaKavaHerbarium	Herbarium Lab. Botânico	Caps gel 175 mg	1018606 V01/2018
Kompaz	AirelaInd Farmacêutica	Caps gel 175 mg	1044938 V01/2019
Kavakan	Ativus Farmacêutica	Caps gel 235 mg	1028635 V04/2018

Fitoterápicos **Valeriana** com registro na ANVISA comercializados no Brasil

Dose recomendada: 100 a 200 mg/dia, iniciar com dose baixa de 50 mg e ir aumentando gradativamente

Nome comercial	Empresa	Apresentação	Registro na ANVISA
Calmazil	AirelaInd Farmaceutica	Caps gel 215 mg	1044939 v.01/2019
Ansival	Ativus Farmaceutica	Comp revest 50-100 mg	1186100004 v.04/2018
Ansiodoron	Weleda do Brasil Lab	Comp revest	1000606 v.06/2020
Sonotabs	Kley Hertz e comercio	Comp revest 100 mg	1006890 v.12/2020
Calmitane	BionatusLab Botânico	Comp revest 40-50-80-100-250 mg	1020094 v.11/2021
Homeopax	Farm e LabHomeopatico Almeida Prado	Comp revest 250 mg	1002868 v.11/2018
Recalm	HerbariumLab Botânico	Caps gel 215 mg	8014190 v.02/2019
Remilev	Aché Lab Farmacêutico	Comp revest 250 mg	1005739 v.11/2020

Fitoterápicos **Passiflora** com registro na ANVISA comercializados no Brasil

Nome comercial	Empresa	Apresentação	Registro na ANVISA
Calman	Ativus Farmaceutica	Comp resvest Sol oral	1018611 v.10/2019
Maracugina composta	Zeterina	Sol oral Comp revest	1037175 v.03/2022
Ansiodoron	Weleda do Brasil	Comp	1000620 v.06/2022
Pasalix	Kley Hertz S/A	Caps gel	1001250 v.05/2020
Calmoplantas	Aservas Curam	Tintura Caps gel	1038413 v.10/2019
Calmintheo	Theodoro F Sobral	xarope	1009636 v.05/2020
Seakalm	Natulab Laboratorios	Comp revest	1038413 v.10/2020
Passiflora Orient	Orient Mix Fitoterapicos	Caps gel	1001555 v.03/2019
Passiflora Klein	Lab. Klein	Tintura	1004733 v.06/2018
Pasalix	Marjan Ind. Comércio	Sol oral	1001555 v.05/2020

Nome comercial	Empresa	Apresentação	Registro na ANVISA
Neurexan	Hell do Brasil Biomedica	Comp sublingual	1061982 v.01/2021
Serenus	Biolab Sanus Farmaceutica	Comp revest	1009744 v.12/2017
Sintocalmy	Aché	Comp revest	1005739 v.03/2022
Spascupreel	Hell do Brasil Biomédica	Comp simples	1067982 v.02/2018
Tensart	Ativus Farmacêutica	Comp revest Sol oral	1019611 v.07/2019
Zen	Lab Quim Farmacêutico Tiaraju	Caps Sol oral	1038106 v.08/2020

Spirulina: Dose recomendada: 760 mg, 2 horas antes do almoço e jantar
Medicamento isento de registro na ANVISA sendo registrado como suplemento alimentar
http/www.anvisa.gov.br/portarias/19-95 htm
Fitoterápicos **Silimarina** com registro na ANVISA comercializados no Brasil
Dose recomendada 90 a 180 mg/dia

Nome comercial	Empresa	Apresentação	Registro na ANVISA
Legalon	Nycomed Pharma Ltda	Drágeas 90 mg Caps gel 180 mg Sol oral 64 mg/5 mL	1006398 v.06/2021
Silibom	Luper Ind Farmacêutica	Caps gel 200 mg Comp revest 100 mg Susp oral 10 mg/ml	104041979 v.10/2020
Forfig	Eurofarma	Susp oral 14,3 mg/ml Comp revest 100 mg Caps gel 200 mg	1000438 v.02/2020

Fitoterápicos **Cassia Angustifolia** com registro na ANVISA comercializados no Brasil
Dose recomendada 300 mg as refeições

Nome comercial	Empresa	Apresentação	Registro na ANVISA
Capsplan	Lapon Quim e Natural	Caps gel 300 mg	1020609 v.12/2019
Natulaxe	Natulab Laboratorio	Caps gel 34 mg	1038413 v.04/2020
Sene Herbarium	Herbarium Ancol	Caps gel 100 mg	1018606 v.07/2018
Naturetti	Sanofi-Avantis	Caps gel	1013003 v.12/2019

Referências

1. http:/www.inca.gov.br/conteúdo_view.asp
2. Fujita L. Como funciona a quimioterapia? http://mundoestranho.abril.com.br/saude
3. Fonseca AL. Quimioterapia na Clínica diária, 1ª ed. Rio de Janeiro: EPUB, 1999.

Canabis

4. Honorio KM, Arroio A, Borges A, Silva F. Therapeutical aspects of compounds of the plant Cannabissativa. Quim. Nova vol. 29 no 2 São Paulo Mas/Apr. 2006.
5. Andreoli S, Malet CP. Dissociation of oxidant-induced ATP depletion and DNA damamge from early toxicity in LLC-PK cells. Am J Physiol 1997; 272:1729-1735.

Ginkgo biloba

6. Akiha S. Kawauchi T, Oka T et al. Inibitory effect of the leaf extrat of Ginkgo Biloba on oxidative stress induced platelet aggregation. Biochen Mol Int 1998; 46: 1243-46.
7. Antunes LMG, Bianchin MLP. Antioxidantes da dieta como inibidores da nefrotoxicidade induzida pelo antitumoral Cisplatina. Ver Nutr. V. 17, n 1, 2004.
8. Hyppolito MA, Oliveira JAA, Rossato M, Holanda F. Ototoxicidade da Cisplatina e otoproteção pelo extrato da GinkgoBiloba as células ciliadas externas: estudos antomico e eletrofisiológico. Ver. Bras. Otorrinolaringol. V. 69, n 4, 2003.
9. Sugihara K et al. Effects of Cisplatino in vitro production of lipid peroxides in rat kidney cortex. Japan J Pharmacol, 1987; 47:71-76.

Soja

10. Ayoub,ME- Fitoterapia na perimenopausa. GO Atual 2001; 7: 36-8.
11. Blum A, Lang N, Vigder F et al. Effects of soy protein on endothelium-dependent vasodilatation and lipid profile in postmenopausal women with mild hypercholesterolemia. Clin Invest Med 2003; 26(1): 20-6.
12. Lock M. Encounters with ageing: mythologies of menopause in Japan and North America, Berkeley, LA, University of California Press, 1999.
13. Nachtigall LB, Lagrega L, Nachtigall LE. The effect of isoflavones derived from red clover on vasomotor symptoms and endometrial thickness. Proceedings 81st Annual meeting US Endocrine Society 1999, June 1999, San Diego, USA.
14. Setchell KDR. Absortion and metabolism of soy isoflavones – from food to dietary supplements and adults to infants. J Nutr 2000; 130: 6545-58.
15. Vincent A, Fitzpatrick LA. Soy isoflavones: are they useful in menopause? Mayo ClinProc 2000; 75: 1174-84.
16. Morito K, Hirose T, Kinjo J et al. Interaction of phytoestrogens with estrogen receptors Alpha and Beta. Biol Pharm Bull 2001; 24(4): 351-6.

Equinácea

17. Barret R. Medicinal properties of Echinacea. A critical review. Phytomedicine 2003.
18. Barret BP, Brown RL, Locken K et al. Treatmento of common cold with unrefined Echinacea. A randomized, double-bind, placebo controlled trial. Ann Intern Med 2002; 137:139-46.

Cimicifuga racemosa L.

19. Liske E, Hänggi W, Henneike-Von-Zeppelin HH et al. Physiological investigation of a unique extract of black cohosh (Cimicifugaracemosarhizoma): a 6-month clinical study demonstrates no systemic estrogenic effect. J Wom Health Gender-based Med 2002; 2: 163-74.
20. Muñoz GH, Pluchino S. Cimicifugaracemosa for the treatment of hot flushes in women surviving breast cancer. Maturitas 2003: 44(suppl1): 859-65.
21. Lopes CMC, Hayashida SAY, Hime LFCC, Loei M, Halbe HW. Tratamento da menopausa com esquemas alternativos não explicitamente de natureza hormonal. Sinopse de Ginecologia e Obstetrícia 2000; 3:61-6.

Hipérico

22. Teske M, Trentini AMM. Herbarium compêndio de fitoterapia. Herbarium, Curitiba, 3 ed, 1997; p. 317.

Kava-Kava

23. Schulz V, Hänsel R, Tyler VE. Fitoterapia Racional. Editora Manole Ltda., São Paulo, 2002, 386pg.

- **Valeriana**

24. Teske M, Trentini AMM. Herbarium compêndio de fitoterapia. Herbarium, Curitiba, 3a ed., 1997; p. 317.
25. Stevison C, Ernst E. Valerian for insônia. A systematiuc review of randomized clinical trials.Sleep Med 2005; 1:91-9.

- **Passiflora**

26. Schulz V, Hänsel R, Tyler VE. Fitoterapia Racional. Editora Manole Ltda., São Paulo, 2002; p. 386.
27. United Kingdom Study, apresentado no British Menopause Society Annual Meeting, London, junho, 2001.

- **Ginseng**

28. Gross GE, Barasso R. Principios gerais do tratamento na infecção pelo Papiloma Virus Humano – HPV. Artmed, Porto Alegre. Pg. 47-62, 1999.

- **Spirulina**

29. Roy KKR, Arunasree KM, Reddy NP et al. Alteration of mitochondrial membrane potential by Spirulinaplatensis C-phycocyanin induces apoptosis in the doxorubicinresistant human hepatocellular-carcinoma cell line HepG2. Biotechnol Appl Biochem; 47(3):159-67; 2007.
30. Subhashini J, Mahipal SV, Reddy MC et al. Molecular mechanism in C-Phycocyanin induced apoptosis in human chonic myeloid Leukemia cell line K562. Biochem Pharmacol; 68(3): 453-62, 2004 Aug 1.
31. Baños G, Pérez-Torres I, El Hafidi M. Medicinal agents in the metabolic syndrome. Cardiovasc Hematol Agents Med Chem; 6(4):237-52, 2008 Oct.
32. Karkos PD, Leong SC, Arya AK et al. Complementary ENT': a systematic review of commonly used supplements. J Laryngol Otol: 121(8):779-82, 2007 Aug.
33. Loke MF, Lui SY, Ng BL, Gong M, Ho B. Antiadhesive property of microalgal polysaccharide extract on the binding of Helicobacter pylori to gastric mucin. FEMS Immunol Med Microbiol; 50(2):231-8, 2007 Jul.
34. Baicus C, Baicus A. Spirulina did not ameliorate idiopathic chronic fatigue in four N-of-1 randomized controlled trials. Phytother Res; 21(6):570-3, 2007 Jun.
35. Rasool M, Sabina EP, Lavanya B. Anti-inflammatory effect of Spirulinafusiformis on adjuvant-induced arthritis in mice. Biol Pharm Bull;29(12):2483-7, 2006 Dec.
36. Han LK, Li DX, Xiang L et al. Isolation of pancreatic lipase activity-inhibitory component of spirulinaplatensis and it reduce postprandial triacylglycerolemia Yakugaku Zasshi;126(1):43-9, 2006 Jan.
37. Liu XM, Zhang HQ. Effect of polysaccharide from Spirulinaplatensis on hematopoietic cells proliferation, apoptosis and Bcl-2 expression in mice bearing tumor treated with chemotherapy. Yao Xue Xue Bao;37(8):616-20, 2002 Aug.

- **Silimarina**

38. Jacobs B, Dennehy C, Ramirez G, Sapp J, Laurence VA. Milk Tristle for the treatment of liver disease: A systematic review and meta-analisis.Am J Med 2002; 113: 506-15.

- **Senna**

39. Gooding EW, Laxatives and special role the Senna. Pharmacology 2008; 36(suppl:1), 230-6.
40. Araujo et al. Utilização de plantas medicinais e fitoterapicos por pacientes submetidos a quimioterapia de um Cento Oncologico no Rio Grande do Sul. O Mundo da Saúde, São Paulo – 2015; 39(3): 287-298.
41. Comparison of volatile oil chromatographic fingerprints of rhizoma curcumae longae and rhizoma wenyujin con cisum, Braz J Med Biol Res [07 Aug 2017, 50(9):e6275]
42. https://herbpathy.com/Uses-and-Benefits-of-Soybean-Cid2749
43. www.meine-teemischung.de / Pfaffiawurzelpulver
44. Francielly Mourão; Suzana Harue Umeo; Orlando Seiko Takemura; Giani Andrea Linde; Nelson Barros Colauto. Antioxidant activity of Agaricus brasiliensis basidiocarps on different maturation phases. Braz. J. Microbiol. vol.42 no.1 São Paulo Jan./Mar. 2011.

Fitomedicamentos nas Alterações Funcionais Benignas da Mama

- Rosaly Rulli Costa
- Natalia Ivet Zavattiero Tierno

Os fitomedicamentos são compostos biologicamente ativos, originados de plantas medicinais que sofreram processos extrativos, contendo o conjunto de princípios ativos (fitofármacos) do vegetal. Seu estudo tem merecido atenção em virtude da sua possível ação na melhora dos sintomas que ocorrem em pacientes com alterações funcionais benignas da mama (AFBM), nos sintomas neuroendócrinos que ocorrem com o advento da menopausa e na discutível prevenção de neoplasias malignas e cardioproteção[1-3].

Para melhor entendimento da ação no tecido mamário desses compostos, principalmente no que concernem às AFBM, faz-se necessário o conhecimento das estruturas e da fisiologia da glândula mamária.

Resumo anatômico das estruturas mamárias

A mama localiza-se na parede anterior do tórax, e na dependência de fatores como idade, paridade e amamentação, adquire forma e volume variados. Sendo órgão par, é composto por um complexo areolopapilar, corpo glandular, tecido adiposo e estruturas fasciais, além de uma importante rede vascular arterial e venosa.

Dessas estruturas, merece atenção especial o corpo glandular, ou glândula mamária propriamente dita, visto que é sede da maioria das neoplasias benignas e malignas e das alterações funcionais da mama.

O corpo glandular compreende o sistema lobular e ductal, tecido conjuntivo, tecido adiposo, vasos sanguíneos, linfáticos e nervos.

A complexidade do sistema lobular se deve ao conglomerado de pequenas dilatações saculares (alvéolos) que compõem os lóbulos mamários, que se reúnem para formar os lobos mamários. A unidade funcional da mama é representada pelos lóbulos mamários.

O sistema ductal consiste de ducto principal e ramificações que se localizam externa ou internamente nos lóbulos mamários (Fig. 19.1).

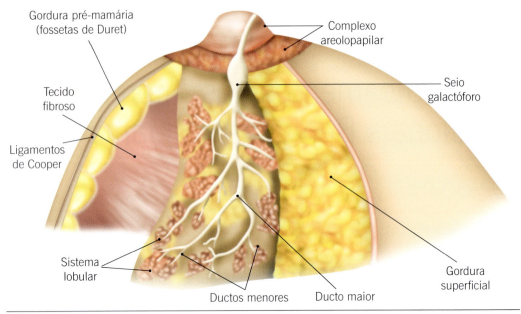

Figura 19.1 – Representação esquemática da envoltura cutânea-adiposa e do parênquima mamário. *(Fonte: Fig. 6.1, p. 56, do livro Fitomedicamentos na prática ginecológica e obstétrica.)*

Fisiologia da glândula mamária

As mamas são órgãos efetores, de estruturas complexas e controladas pelo mesmo eixo neuroendócrino que regula o sistema reprodutor. Tem origem no epitélio apócrino, de onde também se originam as glândulas sudoríparas, por esse motivo são consideradas como glândulas sudoríparas extremamente especializadas.

Na dependência dos estágios evolutivos e hormonais femininos, a mama sofre modificações estruturais, adquirindo assim sua característica básica que é a nutrição, não obstante exercer importante papel na sexualidade, autoestima e, consequentemente, apresentando repercussões importantes na vida da mulher.

Assim é que, no desenvolvimento mamário, temos de considerar as fases desde o nascimento até a senescência, englobando nesta evolução um período importante que é o climatério.

É fundamental considerar que mesmo em neonatos masculinos e femininos, em que as repercussões dos estímulos hormonais de origem placentária estão presentes no sangue fetal, pode haver alterações que vão do ingurgitamento mamário até a mastite.

Com o aparecimento da puberdade, estímulos crescentes de estrogênio promovem o crescimento, a ramificação e proliferação do epitélio do sistema ductal, aumento do tamanho e pigmentação da aréola e papila. Além disso, há liberação de prolactina estimulada pela ação estrogênica.

Como consequência final do amadurecimento do eixo hipotálamo hipófise ovariano, os ciclos ovulatórios se instalam e níveis de progesterona acionam o desenvolvimento do sistema ductal preexistentes, influenciando a formação dos componentes alveolares do lóbulo mamário. Esta ação sinérgica da prolactina-progesterona só é possível pela sensibilização prévia dos estrogênios. Ainda que a participação hormonal desta tríade torne-se fundamental, além dela é necessária a disponibilidade de outros hormônios como tiroxina, cortisol, insulina, hormônio do crescimento e de fatores de crescimento, tornando o desenvolvimento mamário extremamente complexo e ainda pouco conhecido[4].

Considera-se que o desenvolvimento completo da glândula mamária se dê no final da primeira gravidez. Com o progressivo e inexorável esgotamento folicular ovariano, a produção estroprogestativa vai desaparecendo, fazendo com que o parênquima glandular diminua, sendo progressivamente substituído por tecido adiposo ou tecido conectivo denso. Esta substituição, apesar de ser variável para cada mulher, é observada com maior intensidade nas que amamentaram. Assim, a idade promove profundas mudanças qualitativas e quantitativas nas unidades morfofuncionais.

Ainda que os fenômenos regressivos sejam idade-dependentes, o tecido remanescente mantém a capacidade responsiva ao estímulo estrogênico.

Alterações funcionais benignas da mama

As AFBM têm como característica seu aparecimento no início da menacme, acentuando-se no período pré-menstrual tendendo a desaparecer na menopausa.

A dor mamária e/ou espessamento são as condições clínicas que caracterizam as AFBM, termos estes que substituem o quadro de displasia mamária, doença fibrocística, alterações fibrocísticas, distúrbios benignos da mama, entre outros.

Várias publicações citam as AFBM como queixa comum em ambulatórios, daí sua importância na prática clínica ginecológica.

Como tudo que é simples, poderíamos definir AFBM como alterações resultantes da atuação hormonal de natureza não-neoplásica e não inflamatória que afetam a unidade morfofuncional da mama.

Apresenta incidência variável nos estudos estatísticos existentes, mas os trabalhos de Frantz e Kramer, realizados em 1951 e 1973, encontraram incidências de 52% e 80%, respectivamente.

De etiologia ainda discutida, alguns trabalhos apontam que a causa dessas alterações estaria em nível de receptores hormonais e fatores de crescimento da mama. Teoricamente foi relacionada ao desequilíbrio entre estrógeno e progesterona carecendo, porém, de confirmação científica. Discute-se ainda a gênese das AFBM:

1. a ação aldosterônica dos estrógenos, por promoverem maior retenção de sódio e água;
2. os estados hiperprolactinêmicos em mulheres portadoras dessas alterações, defendidos por Cole[5] e Dogliotti[6];
3. as alterações da síntese das prostaglandinas por baixa ingestão de ácidos graxos essenciais, acentuando os efeitos da prolactina no tecido mamário;
4. os fatores neuroendócrinos e os opioides endógenos liberados nos estados de estresse, configurando a participação de fatores hormonais, nutricionais, metabólicos e emocionais.
5. a participação de cafeína e metilxantina.

A correlação entre câncer de mama e AFBM parece não existir, visto que as bases genéticas por alterações no DNA cromossômico do câncer de mama estão estabelecidas. Os fatores hormonais seriam apenas aceleradores da multiplicação celular inadequada.

As formas clínicas das AFBM são: mastalgia, derrame papilar, nodularidade difusa, adensamento e cistos, sendo a mastalgia a mais comumente encontrada, e os cistos as formas que mais preocupam e alarmam as mulheres.

O diagnóstico é eminentemente clínico, sendo que a investigação propedêutica tem objetivo apenas de afastar neoplasias malignas.

Fitomedicamentos nas AFBM

Inúmeras condutas têm sido consideradas para tratamento das AFBM. No entanto, por ter características funcionais e por não apresentar correlação com o câncer de mama, a individualização das diferentes formas clínicas e o bom senso devem nortear o tratamento.

Muitas mulheres foram submetidas a cirurgias rotineiras e repetitivas na tentativa de alívio dos sintomas. Felizmente, esta prática foi substituída por orientação adequada e tratamento medicamentoso.

Os fitoestrogênios que são compostos com propriedades estrogênica encontrados em plantas e alimentos delas derivados, possuem atividade tanto estrogênica quanto antiestrogênica, sendo considerados SERMS (*selective estrogens receptors modulators*) naturais. São encontrados em grande quantidade na soja (*Glycine max* (L.) Merr.) e seus derivados e em plantas, entre as quais se destaca o trevo vermelho (*Trifolium pratense* L.), a diogenina, o vitex, o óleo de prímula e linhaça; têm sido utilizados como tratamento das AFBM. Os fito-hormônios são encontrados principalmente na soja, representados na sua maioria pelas isoflavonas nas formas de β-glicosídeas e de agliconas.

As β-glicosídeas estão ligadas a uma molécula de açúcar; são elas: a daidzina, glicitina, genistina, malonildaidzina, malonilglicitina, malonilglicetina, malonilgenistina, acetildaidzina, acetilglicitina, acetilgenistina; as agliconas, que não apresentam ligação com a glicose, são: daidzeína, genisteína e gliciteína (Nota Editora: Vide Capítulo 26).

Além da soja, os fito-hormônios são ainda encontrados no yam mexicano, no lugar de vitex está agnocasto, vitex, alcaçuz e na angélica. Com ação reguladora das alterações da função hormonal feminina, o trevo vermelho (*Trifolium pratense* L.), rico em isoflavonas, tem sido recomendado principalmente em mulheres com sintomatologia climatérica.

A diogenina (*Dioscorea villosa*), considerada como a progesterona dos suplementos alimentares por sua ação progestagênica, tem a vantagem de não apresentar o efeito antidiurético, prevenindo assim o aumento de peso e retenção hídrica; por isso, é recomendado seu uso na segunda fase do ciclo (Fig. 19.2).

O vitex (*Vitex agnus castus* L.) tem ação na diminuição da produção de prolactina, agindo de modo benéfico nas AFBM, principalmente naquelas mulheres que apresentam mastalgia e cistos mamários (Fig. 19.3).

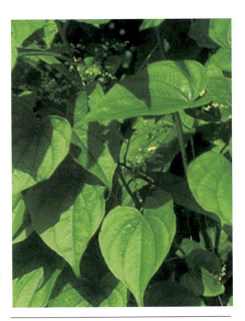

Figura 19.2 – *Yam mexicano – Wild yam (Dioscorea vilosa). Stacie E. Geller. Associate Professor Departament of Obstetric & Gynecology. Director, National Center of Excellence in Women's Health*

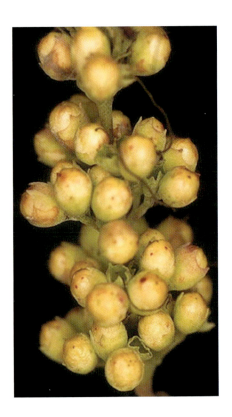

Figura 19.3 – *Chaste berry – Vitex agnus-castus L.. Stacie E. Geller. Associate Professor Department of Obstetric & Ginecology. Director, National Center of Excelence in Women's Health*

Alguns estudos têm mostrado efeito redutor na sintomatologia apresentada por mulheres portadoras de AFBM com o uso de óleo de prímula (Oenothera biennis) e óleo de linhaça (Linum usitatissimum). Sendo rico em ácidos graxos insaturados (oleico, linoleico, gamalinoleico) e fitoestrogênios. Estes apresentam uma função anti-inflamatória e protetora do tecido conjuntivo da mama. A regulação dos estados hiperestrogênicos na vigência do uso do óleo de prímula se deve à ação competitiva dos fitoesteroides existentes na molécula, ocupando os receptores celulares, promovendo um menor efeito estrogênico[8,9].

Mastalgia

Estima-se que mais de 20% das mulheres apresentam mastodinea no período pré-menstrual, quando este desconforto é intenso classifica-se como mastalgia.[10]

A mastalgia é a queixa mais comum nos ambulatórios de Mastologia e deve ser tratada com abordagem simples e esclarecedora, orientando a paciente para a benignidade do sintoma apresentado e tranquilizando-a quanto à inexistência de patologias malignas associadas. Com essa prática, Hughes e cols. propuseram que o esclarecimento verbal poderia promover alívio dos sintomas em torno de 85%[11].

O estudo randomizado em 291 pacientes com mastalgia severa mostrou que a terapia medicamentosa com danazol em dose *standard* de 200 mg/dia, bromocriptina 5 mg/dia, administrados em doses progressivas por dois a quatro meses e óleo de prímula 6 x 500 mg, cápsulas diárias por três a seis meses produz bons resultados: 77% e 44% nas mastalgias cíclicas e acíclicas, respectivamente[12].

O uso do vitex (Vitex agnus castus L.) tem sido preconizado por alguns autores[13,14]. As doses utilizadas são 40 a 80 mg por dia do extrato padronizado a 0,5% sendo que maioria dos estudos foi realizado com 40 mg ao dia.

Sua ação ainda não é completamente esclarecida e vários mecanismos devem ser considerados, entre eles o mais provável é de interação com receptores dopaminérgicos com redução subsequente de secreção de prolactina.

A maioria dos estudos controlados e randomizados que existem sobre o vitex comparado com placebo em pacientes com mastodinea, mastalgia e condição fibrocística mostram eficácia e tolerabilidade. Por outro lado, estes trabalhos são pequenos e heterogêneos sendo necessários mais estudos no futuro com a finalidade de comprovar a segurança e ausência de efeitos colaterais que possam colocar em risco a saúde feminina[15-17].

Nota da Editora: Vide Capítulo 20.

Cistos

A condição fibrocística é a patologia da mama mais comum atingindo entre 60-80% das mulheres em idade reprodutiva.[10] A etiologia não está totalmente clara, parece estar relacionada a estrógenos, progestágenos e hiperprolactinemia. Estes hormônios causam proliferação das glândulas mamárias podendo ocasionar ectasia ductal, cistos e nódulos.[18]

Atualmente, as costumeiras e repetitivas intervenções cirúrgicas foram preteridas em prol do manejo mais conservador. A punção aspirativa é terapêutica e diagnóstica, sendo realizada quando os cistos são palpáveis, volumosos e/ou dolorosos. A recidiva é frequente (em torno de 40% dos casos), e o devido esclarecimento com acompanhamento da paciente deve ser rotineiro e eficaz.

Como terapêutica fitomedicamentosa, tem sido recomendado o uso de óleo de linhaça (Fig. 19.4), 1 a 2 g ao dia, óleo de prímula (Fig. 19.5), 1 a 2 g ao dia e Vitex, 60 mg, três vezes ao dia durante três meses.

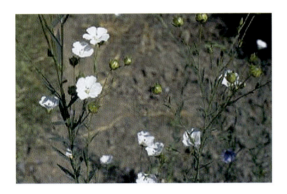
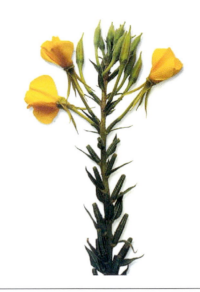

Figura 19.4 – *Linhaça (Linum usitatissimun)*, <www.v.naturewatchbaltic.org>

Figura 19.5 – *Prímula (Oenothera biennis)*, <phan1.pharmazie.uni-greifswald.de>

Espessamentos, nodularidades e derrame papilar

A única preocupação consiste em afastar o diagnóstico de neoplasia maligna, que às vezes pode vir acompanhada dessas alterações. Merecem atenção, porém, os casos que apresentam sintomatologia dolorosa.

Não obstante os fitomedicamentos possam contribuir de maneira substancial no alívio dos sintomas causados pelas AFBM, e a relação entre neoplasia maligna de mama e essas alterações não apresentar evidência científica, levando a paciente a uma indiscutível melhora nos sintomas apresentados, ainda necessitamos de maiores e conclusivos estudos sobre segurança e eficácia dos fitomedicamentos quando usados em longo prazo.

Além disso, o rastreamento adequado do câncer de mama com atitude eficaz diante da suspeita diagnóstica deve ser sempre considerado.

Quadro 19.1 – BULÁRIO

Óleo de linhaça	1 a 2 g/dia (registro como alimento na ANVISA, não existem quaisquer alegações de propriedade funcional ou de saúde aprovada pela ANVISA para esses produtos)
Óleo de prímula	2 x 500 mg 3 x dia por 3 a 4 meses (registro como alimento na ANVISA, não existem quaisquer alegações de propriedade funcional ou de saúde aprovada pela ANVISA para esses produtos) principio ativo: ácido gamalinoleico
Vitex (*Vitex agnus castus* L.)	40 a 80 mg/dia (registrado na ANVISA como medicamento fitoterápico

Referências

1. Adlercreutz H, Mazur W. Phyti-oestrogens and Western diseases. Ann Med 1997; 29:95-120.
2. Setchell KD. Phyestrogens: the biochemistry, phisiology, and implications for human health of soy isoflavones. Am J Clin Nutr 1998; Suppl:1333-46.
3. Atkinson C et al. Red clover-derived isoflavones and mammographic breast density: a doudle-blind, randomized, placebo-controlled trial. Br Câncer Res 2004; 6:170-9.
4. Machado LV. Repercussões mamárias da TRH. In: Oliveira HC, Lemgruber I, Costa OT (eds.). Tratado de Ginecologia FEBRASGO. Rio de Janeiro: Revinter, 2000; v. 1; 77:709-12.
5. Cole EM et al. Serum prolactin concentrations in benign breast diseases throughout the menstrual cycle. Eur J Cancer 1977; 13:597-603.
6. Dogliotti L et al. The endocrine basis of benign breast disease. World J Surg 1989; 13:699-705.
7. Menke CH et al. Alterações funcionais benignas da mama. In: Franco MF (ed.). Mastologia formação do especialista. Rio de Janeiro: Atheneu, 1997; 9:77-85.
8. Pie JK, Mamsel RE, Hughes LE. Clinical experience of drug treatments for mastalgia. Lancet 1985; 17:373-6.
9. Griffith CDM et al. The brest pain clinic: a rational approach to classification and treatment of breast pain. Postgrad Med J 1987; 63:547-9.
10. Seidlova-Wuttke and Wuttke. The premenstrual syndrome, premenstrual mastodynia, fibrocystic mastopathy and infertility have often common roots: effects of extracts of chasteberry (Vitex agnus castus) as a solution. Clinical Phytoscience 2017; 3:6
11. Hughes LE et al. Benign disorders and diseases of the breast concepts and clinical management. London: Bailliére-Tindal, 1989; 75-92.
12. Gateley CA et al. Drug treatments for mastalgia: 17 years experience in the Cardiff mastalgia clinic. J Roy Soc Med 1992; 85:1-15.
13. Du MC. Vitex agnus castus. Aust J Med Herbalism 1993; 5:63-5.
14. Kuruuzum-Uz A et al. Glucosides from Vitex agnus castus. Phytochemistry 2003; 63:959-64.
15. Daniele C et al. A systematic review of adverse events. Drug Safety 2005; 28(4):319-32.
16. Seeman MV. Agnus castus fruit extract was safe and effective for relieving symptoms of premenstrual syndrome. Evidence-Based Mental Health. 2001; 4(3):88.
17. Verkaik S et al.The treatment of premenstrual syndrome with preparations of Vitex agnus castus: a systematic review and meta-analysis. American Journal of Obstetrics & Gynecology 2017 150-166.
18. Sirotkovic-Skerlev M et al. TNF alpha promoter polymorphisms analysis in benign and malignant breast lesions. Exp Mol Pathol. 2007;83:54–8.

Fitomedicamentos em Mastalgia

- Adrienne Pratti Lucarelli
- Maria Marta Martins

Introdução

Mastalgia é a queixa mais frequente da mulher que consulta o mastologista, sendo relatada em até 70% das mulheres. Trata-se de condição crônica e sintoma mamário comum, responsável pela realização da mamografia antes dos 35 anos, além de indicação de biópsias para descartar doenças associadas[1].Pode ser classificada em três tipos: cíclica, acíclica e não mamária:

- *Mastalgia cíclica:* a mastalgia cíclica usualmente é bilateral. Geralmente acomete toda mama incidindo preferencialmente nas 3ª e 4ª décadas. A etiologia é incerta. Geralmente desaparece em 20% a 30% das mulheres, mas tende a recorrer em 60% dos casos. Apresenta desconforto no período pré-menstrual, além de dor severa que pode persistir por mais de sete dias, o que prejudica o cotidiano. Ao exame físico observamos dor a palpação e modularidade difusa. A dor é maior nos quadrantes superiores externos, comumente irradiada para axila e face interna do braço. A bilateralidade é frequente[1,2].
- *Mastalgia não cíclica:* a mastalgia não cíclica aparece em 27% das pacientes com dores mamárias e tem baixa resposta aos tratamentos convencionais, mas tende a se resolver espontaneamente em 50% dos casos. Pode ocorrer em decorrência de mastites, traumas, gigantomastias, tumores benignos, macrocistos, tromboflebites, cirurgia prévia, terapia hormonal e carcinoma. Não está associada ao ciclo menstrual e a paciente relata sensação contínua de queimação ou pontadas. A dor é principalmente observada na região subareolar e quadrantes internos, sendo rara a bilateralidade. Incide em pacientes pré e pós-menopáusicas[1].
- *Mastalgia extramamária:* mastalgia de causas extramamárias perfazem 10% das situações de dor mamária. Pode apresentar-se como espondilite cervical, angina, colelitíase, dor pleural, mialgias, costocondrite (síndrome de Tietze), neurite intercostal, trauma na parede torácica, fratura de costela, herpes zoster, pericardite, refluxo gastroesofágico, ulcera péptica ou doenças coronarianas[2].

Trabalho com 1.659 mulheres da população em geral revelou 51% apresentando dor mamária sendo que houve uma maior prevalência de mastalgia em participantes mais velhas, com mamas grandes e mulheres menos ativas fisicamente. Dos participantes sintomáticos, 41% relataram dor na mama afetando a qualidade de vida, sexo e sono e 10% dos participantes sintomáticos sofreram mais de metade de suas vidas com a dor[3].

Fisiopatologia

- *Alterações hormonais:* a presunção que fatores hormonais estão relacionados à mastalgia cíclica é baseada na associação da mesma com gestação, menopausa e terapia hormonal. Três teorias surgiram em relação à etiologia hormonal como aumento da secreção de estrogênio do ovário, produção deficitária de progesterona e hiperprolactinemia. Os estudos não suportam todas as teorias, já que os níveis hormonais foram semelhantes em pacientes e controles, no entanto, um nível significativamente menor de progesterona lútea, apoia a segunda teoria. Com relação a prolactina, pacientes com mastalgia apresentaram um aumento significativamente maior na prolactina em comparação com os controles [4].
- *Alterações histológicas:* em estudos onde achados de alterações fibrocísticas como proliferação intraductal, adenose, papilomatose, ectasia ductal, metaplasia apócrina, microcistos e proliferação do tecido conjuntivo periductal foram comuns, não mostraram ser diferentes em pacientes com mastalgia cíclica, acíclica ou paciente sem sintomas de dor[4].
- *Alterações do balanço eletrolítico:* alterações no balanço eletrolítico aquoso das mamas relacionadas à prolactina podem levar a dor cíclica pelo edema de microcistos mamários, pois o volume glandular pode aumentar em 100 mL durante a fase lútea do ciclo menstrual. Na Clínica de Mastalgia de Cardiff, a água corporal total foi estimada usando água radioativa em pacientes com mastalgia e mulheres normais assintomáticas. Os resultados mostraram que não houve diferenças significativas no ganho aquoso entre os 5º e 25º dias do ciclo menstrual em pacientes com mastalgia em comparação com os controles normais. Assim, concluiu-se que a retenção simples de água no corpo não estava associada à dor na mama[4].
- *Fatores alimentares:* alterações do metabolismo lipídico causam inadequada ingestão de ácidos graxos essenciais o que estimula a liberação de prostaglandinas secundárias. Adicionalmente a dieta rica em cafeína e metilxantinas aumentam o AMP cíclico, o que estimula proliferação epitelial e acarreta dor. Ensaios randomizados subsequentes não conseguiram demonstrar um benefício da restrição da cafeína no alívio da mastalgia[4].

Etiologia

O estímulo sinérgico do estradiol e da progesterona na unidade ductal lobular terminal determina proliferação do epitélio e do estroma, produzindo nodularidade e dor na fase pré-menstrual. A fibrose estromal decorre de proliferação fibroblástica e da produção de colágeno, enquanto o desenvolvimento de microcistos é resultado da dilatação dos ductos terminais. O epitélio de revestimento dos ductos terminais sofre discreta proliferação, que pode atingir até quatro camadas. No epitélio comumente ocorrem fenômenos de metaplasia. No final da fase lútea, com a redução das concentrações séricas de estradiol e de progesterona, há regressão do epitélio lobular por apoptose e também do estroma intralobular, com melhora da sintomatologia no início do fluxo menstrual[5].

Diagnóstico

Tendo em vista a dificuldade de correlação entre achados histológicos com exame clínico e radiológico, o diagnóstico é quase sempre clínico baseado na queixa de mastalgia. Exames de imagem podem fornecer indícios de doenças mamárias associadas, e excluir diagnóstico de câncer de mama[5].

Mastalgia e risco de câncer de mama

É muito difícil determinar se a dor pode aumentar o risco de câncer de mama, pela própria dificuldade na classificação das doenças benignas das mamas e falta de evidências. Trabalho com 192 mulheres na pré menopausa com câncer de mama nódulo negativo e 192 controles, mostrou algumas variáveis significantes como estado marital, história familiar, tabagismo, realização de biópsias e mudanças cíclicas na sensibilidade mamária. O *odds ratio (OR)* para câncer na mastalgia cíclica foi de 1.35 podendo chegar a 3.32 em casos de mastalgia severa[6]. Trabalho realizado na Irlanda com 5.841 mulheres com mastalgia, das quais 3.331 (57%) relataram mastalgia como o único sintoma, a incidência de câncer de mama foi de 1,2%. Todas as pacientes com diagnóstico de câncer de mama nesta coorte tinham mais de 35 anos de idade[7]. No momento, não há indicativo de mastalgia e aumento de risco para câncer de mama.

Tratamento não medicamentoso

- *Orientação verbal:* o médico deve orientar a paciente informando sobre o real risco do câncer de mama. A orientação verbal pode ser reforçada com a realização de exames de imagens que descartem indícios de malignidade. Em trabalho utilizando a orientação verbal em 121 pacientes afetadas por mastalgia, observou-se alívio do sintoma mamário em 70% das pacientes[8].
- *Orientação quanto ao tipo de sutiã:* a melhora do suporte das mamas pode aliviar a dor. Estima-se que 70% das mulheres não usem um suporte adequado das mamas. Mulheres sintomáticas podem beneficiar-se durante o sono e exercícios com uso do sutiã adequado. Trabalho com 100 mulheres com dores mamárias por mais de sete dias antes da menstruação e usando no estudo um suporte mamário adequado, revelou 75% das mulheres com melhora dos sintomas. Quatorze mulheres saudáveis e avaliadas em corrida sob esteira usando um sutiã de esportes sob cinco condições de alças (sem alças, alças verticais tradicionais, alças cruzadas e com e sem almofadas na alça de sutiã inseridas sob as tiras). As almofadas de sutiã reduziram apenas a pressão máxima da tira do ombro na orientação da alça cruzada. O deslocamento vertical da mama foi significativamente menor na orientação de cruzamento em comparação com nenhuma alça, e a dor na mama foi significativamente menor, tanto na orientação tradicional quanto na cruzada em comparação com a condição de não alça. Dor nas mamas durante o exercício pode ocorrer em 56% das mulheres e é atribuído ao movimento dos tecidos mamários. O sutiã de esportista durante os diversos tipos de exercícios diminui a amplitude dos movimentos, a força de desaceleração e o desconforto das mamas[9].
- *Orientação dietética:* estudo de caso controle com 34 pacientes com mastalgia severa e edema mamário pré-menstrual e 29 controles, mostrou ingesta excessiva de lipoproteínas de alta densidade naquelas que apresentam o quadro quando comparadas aos casos controles[10]. Quanto à restrição de metilxantinas, os estudos clínicos são inconsistentes em mostrar melhora dos sintomas de mastalgia em pacientes com redução ou eliminação de cafeína, muitas vezes atribuindo-se apenas efeito placebo[10].

Tratamento medicamentoso com fitomedicamentos

- *Ácido gamalinolênico:* os metabólitos do ácido gamalinolênico (GLA) são precursores de pequenas moléculas biologicamente ativas (eucanoides como prostaglandinas, leucotrienos e outros derivados), que regulam características da atividade celular. Níveis baixos de GLA e de seus metabólitos resultam em uma redução dos níveis de prostaglandinas E1 (PGE1) e leva a uma exagerada resposta do órgão à prolactina, o que explicaria um nível normal de hormônio ser responsável por dor intensa nas mamas. O aumento na formação de PGE1 desliga o efeito periférico da prolactina, que poderia ser efeito do GLA sobre os receptores de membrana e sobre a produção de eucasanoides e prostaglandinas[11].

A série ômega-6 inclui o ácido linolênico e o ácido gama linolênico (GLA) originando as prostaglandinas E1(PGE1) e prostaglandinas E2 (PGE2), encontradas nos óleos de origem vegetal e em algumas algas marinhas. A conversão do ácido linolêico é determinante para a síntese de prostaglandinas mediadas pela enzima Delta-6 desaturase. Quando existe uma diminuição da atividade desta enzima, a transformação do ácido linolêico em GLA e, posteriormente, para PGE1, fica prejudicada. A enzima delta-6 desaturase pode ter sua atividade diminuída pelo excesso de colesterol, ácidos graxos saturados (carnes vermelhas), álcool, deficiência de zinco, infecções virais, envelhecimento, estresse e diabetes. Quando a transformação do ácido linolêico para GLA está bloqueada ou diminuída, há um aumento na formação de ácido aracdônico e seus metabólitos pró-inflamatórios[4, 11].

Os precursores de prostaglandinas, principalmente o GLA, atuam na regulação de hormônios sexuais femininos e influenciam na liberação de neurotransmissores cerebrais.

O ácido gamalinolênico se tornou a substância de primeira escolha no tratamento das mastalgias. Deve ser usado por um período inicial de 4 a 6 meses quando se deve fazer uma reavaliação da sintomatologia da paciente para decidir pela manutenção da medicação ou pela troca por uma substância de 2ª linha de tratamento. Os efeitos colaterais são raros e quando ocorrem são em forma de diarreia e/ou indisposição gástrica e melhoram com a suspensão da medicação[11].

As mulheres com mastalgia cíclica têm níveis baixos de metabolitos de GLA no plasma. Um estudo multicêntrico randomizou pacientes em quatro grupos: (1) GLA e antioxidantes (beta caroteno, vitamina c, vitamina B6, zinco e niacina); (2) placebo de ácidos graxos e antioxidantes; (3) GLA e placebo antioxidante; e (4) placebo de ácidos graxos e placebos antioxidantes. Os investigadores concluíram que a eficácia da GLA era semelhante ao placebo, independentemente de as vitaminas antioxidantes serem adicionadas ou não[11].

Fitomedicamentos aprovados pela Anvisa

Borago officinalis

Formas de apresentação: cápsulas de óleo de Borragem.

Descrição: o *Borago officinalis* ou borragem (Fig. 20.1) também conhecida como flor estrela é um remédio doméstico e familiar desde tempos muito remotos, principalmente na Europa. Os principais componentes do óleo são os ácidos graxos da família Ômega-6, seus precursores e derivados[12].

Constituintes: cada 100 mg de óleo extraído das sementes contêm aproximadamente: Ácido Palmítico 10,5 mg, Ácido Palmitoleico 0,5 mg, Ácido Esteárico 4,5 mg, Ácido Oleico 17,5 mg, Ácido Linoleico 34,5 mg, Ácido Alfa Linolênico 1,5 mg, Ácido Gama Linolênico 21,0 mg, Ácido Eicosenoico 3,5 mg, Ácido Erúcico 3,0 mg e Outros 2,3 mg[12].

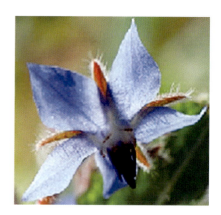

Figura 20.1 – *Borago officinalis*

Propriedades: o óleo de Borragem é uma fonte rica do GLA, que atua como auxiliar no tratamento da mastalgia em mulheres.

Modo de uso: 1 cápsula de 1000 mg/dia.

Tem apresentações na forma de creme e pomada.

- **Oenothera biennis**

    Formas de apresentação: cápsulas de óleo de Prímula.

    Descrição: a *Oenothera biennis* conhecida como Prímula (Fig. 20.2) é uma planta medicinal e comestível, originária da América do Norte. Os óleos graxos essenciais poliinsaturados extraídos de suas sementes são responsáveis por suas qualidades terapêuticas, principalmente o ácido graxo Ômega-6 ou seu precursor, o ácido linoleico[13].

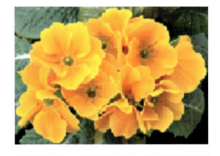

Figura 20.3 – *Oenothera biennis*

    Constituintes: os principais constituintes do óleo são: ácido oleico de 8 a 12%, ácido linoleico 65 a 75%, ácido gama linolênico 8 a 11%, ácido palmítico 5 a 8%, ácido esteárico 1,5%, outros ácidos 0,5%.

    O mecanismo proposto para a ação do óleo de prímula é baseado no fato que mulheres com síndrome pré menstrual têm um perfil de ácidos graxos de maior saturação que pode causar hipersensibilidade da mama aos hormônios circulantes. Acredita-se que o ácido gamalinoleico restabeleça o equilíbrio dos ácidos saturados em insaturados e diminua a sensibilidade aos hormônios, além de atuar na ação da prolactina pela via das prostaglandinas[13].

    Trabalho randomizado duplo cego usando óleo de prímula e óleo de peixe para pacientes com mastalgia cíclica severa e sem mastalgia foi realizado. Mulheres foram randomizadas em quatro grupos: usuárias de óleo de peixe e de óleo controle, usuárias de óleo de prímula e óleo controle, usuárias de ambos concomitantemente e o controle de dois tipos de óleo. Os óleos controles escolhidos: óleo de milho e óleo de milho com trigo. Todos os grupos relataram melhora do sintoma da dor, porém nenhum grupo se mostrou mais eficaz[13].

    Propriedades: é uma fonte rica do GLA, que atua como auxiliar no tratamento dos transtornos da tensão pré menstrual.

    Modo de uso: 2 cápsulas de 500 mg/dia.

- **Vitex Agnus castus L.**

    Descrição: *Vitex agnus-castus* L. (Verbenaceae) é originalmente nativa do Mediterrâneo, sendo popularmente conhecida como agno-casto, árvore-da-castidade, alecrim-de-angola, cordeiro-casto, flor-da-castidade. O nome Vitex é derivado do latim "vitilium", que significa trançado, entrelaçado. Possui porte arbustivo, entre 1 e 6 m de altura, com ramos quadrangulares, cinzentos. A parte utilizada são as folhas e os frutos, que se utiliza popularmente na forma de chá. A espécie conta com inúmeros relatos de literatura que sugerem sua ação normalizadora e balanceadora (estrógeno-progesterona) benéfica no tratamento da mastalgia, menstruação irregular e dolorosa, infertilidade, síndrome pré-menstrual e endometriose. Estudos *in vitro* comprovaram seu efeito dopaminérgico e outras ações farmacológicas via receptores opioides. Os princípios ativos desta planta são os óleos essenciais (monoterpenos e sesquiterpenos), flavonoides (incluindo acasticina) e glicosídeos iridoides. *Agnus castus* inibe a liberação do Hormônio Folículo Estimulante (FSH), e estimula a liberação do Hormônio Luteinizante (LH), levando a um aumento indireto de progesterona, normalizando os níveis de prolactina. Esse efeito pode ser causado por compo-

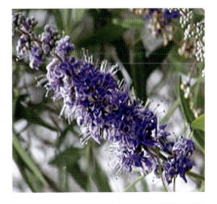

Figura 20.4 – *Vitex agnus-castus* L.

nentes diterpenos, presentes no seu extrato. Além disso, outros constituintes além dos diterpenoides parecem agir em receptores opioides e na elevação sérica da beta-endorfina. Outros efeitos endócrinos parecem estar relacionados com o aumento da produção de progesterona e com a formação do corpo lúteo. Além disso, a sua ação mais conhecida é o efeito dopaminérgico que reprime a liberação de prolactina a partir da hiper secreção da própria prolactina e consequente estímulo da glândula mamária, em pacientes com mastalgia[14].

Foi relatado que diferentes tipos de extratos da *Vitex Agnus castus* produzem efeitos antinociceptivos e anti-inflamatórios, aumentam a fertilidade feminina, e reduzem o sintoma moderado a grave da síndrome pré-menstrual como mastalgia, dor de cabeça, fadiga, ansiedade e depressão[14].

Os efeitos adversos são náusea, dor de cabeça, alterações menstruais, acne e eritema cutâneo, Em estudo randomizado duplo cego com 170 pacientes que usaram *A. castus* por três ciclos consecutivos, houve melhora na dor em 52% das pacientes que tomaram *A. castus* e 24% dos controles, os efeitos colaterais foram pequenos e nenhum deles causou descontinuação do tratamento. A dose preconizada é de 1 cápsula de 40 mg/dia[14].

Agnus castus é contra-indicado na gravidez e para mulheres que estão amamentando. Deve ser evitado em pacientes em uso de hormônios sexuais exógenos, incluindo os contraceptivos orais. Ocasionalmente, a ingestão de *Agnus castus* pode ocasionar erupções cutâneas, dor de cabeça, e distúrbios gastrointestinais, porém todos os sintomas são reversíveis e moderados[14]. Devido aos efeitos dopaminérgicos de *Agnus castus*, uma diminuição mútua do efeito pode ocorrer no caso de ingestão de antagonistas dos receptores da dopamina[14].

- *Nigella sativa* L

Descrição: o Black cumin (Nigella sativa L.) é popularmente conhecido como cominho preto e tem sido utilizado na medicina popular do Oriente Médio e do Mediterrâneo para tratamento de diversas enfermidades[15]

Estas múltiplas propriedades terapêuticas podem ser atribuídas à mistura complexa de fitoquímicos que constituem o Black Cumin que lhe conferem características antioxidantes, anti-inflamatória e imunomoduladora.

A mastalgia cíclica é comum nas mulheres e não possui terapia ótima. Os efeitos analgésicos de Nigella sativa foram relatados. Assim, comparou-se o efeito de um óleo de semente de N. sativa de 600 mg aplicado ao local da dor tópicamente por 2 meses em 52 mulheres, diclofenaco tópico em 51 pacientes e 53 tratadas com placebo. Não houve diferença significativa entre os escores de dor em 1 e 2 meses nos grupos de tratamento ativo. Os escores de dor dos grupos de tratamento ativos não diferiram significativamente em 1 e 2 meses. Os escores de dor dos grupos de tratamento ativo em 1 e 2 meses foram significativamente menores do que os do grupo placebo. Nenhum efeito adverso foi observado. Em conclusão, o óleo de semente da N. sativa tópico é seguro, mais efetivo do que o placebo e tem eficácia clínica comparável ao diclofenaco tópico no tratamento de mastalgia cíclica[15].

Encontrada na forma líquida com frascos de 250 mL para aplicação tópica e em cápsulas na dosagem de 500 mg. Dose usual diária é de 500 mg a 1000 mg/d

- *Matricaria recutita* (Camomila)

Descrição: a camomila, camomila-vulgar, camomila-alemã, camomila ou camomila-dos--alemães (*Matricaria recutita*) é uma planta da família Asteraceae. Há indícios de que sua concentração de terpenoides e flavonoides contribuam para suas propriedades medicinais. No Brasil, a camomila é uma das ervas mais popularmente utilizadas na medicina alternativa visando o tratamento ou prevenção de males como rinite alérgica, inflamações, espasmos musculares, distúrbios menstruais, insônia, úlceras, lesões, distúrbios intestinais, reumatismo e hemorróidas. O óleo essencial feito a partir das flores da camomila também possui fins cosméticos e aromaterápicos[16].

Estudo realizado para determinar a eficácia da camomila no controle da mastalgia cíclica, controlado randomizado duplo-cego foi realizado em 60 pacientes. Os pacientes foram alocados aleatoriamente em dois grupos: camomila (n = 30) e placebo (n = 30). Todos os participantes foram convidados a tomar a camomila três vezes ao dia por dois meses consecutivos. Observou-se declínio significativo em ambos os grupos (camomila e placebo) após dois meses. A camomila era uma droga bem tolerada, segura e eficaz para tratar mulheres com mastalgia leve a moderada[16].

É encontrada na forma de capsulas. A posologia é de 2 cp ao dia.

Conclusão

Mastalgia é um sinal que raramente pode associar-se ao câncer de mama; após avaliação detalhada e minuciosa mostrarem encontros benignos, muitas mulheres dispensam o uso de medicação ou optam por drogas de efeito sintomático. Dentre elas a primeira opção são os fitomedicamentos, que embora ainda haja necessidade de mais estudos, apresentam evidências na melhora dos sintomas e segurança com menos efeitos adversos.

Quadro 20.1 – **Bulário**

Nome do produto	Nome comercial	Laboratório farmacêutico	Forma de apresentação	Posologia
Óleo de borragem	Gamaline V	Herbarium	Cápsulas gelatinosas de 900 mg	1 cápsula ao dia
Óleo de borragem	Óleo de borragem	Phytomare	Cápsulas gelatinosas 500 mg	2 cápsulas ao dia
Óleo de prímula	Óleo de prímula	Phytomare	Capsulas gelatinosas de 500 mg	2 cápsulas ao dia
Óleo de prímula	Prímoris	Herbarium	Capsulas gelatinosas de 500 mg	2 cápsulas ao dia
Óleo de prímula e borragem	Gamavit	Global nutrition	Capsulas de 500 mg	2 cápsulas ao dia
Vitex agnus castus	Tenag	Marjan Farma	40 mg comprimidos	1 comprimido ao dia
Vitex agnus castus	Vitenon	Ativus farmacêutica Ltda	Comprimidos ou cápsulas de 40 mg	1 comprimido ou cápsula ao dia
Vitex agnus castus	Nalle	Nikkho	cápsulas de 40 mg	1 cápsula ao dia
Nigella sativa	Cuminmar	Marny`s	cápsulas 500 mg	2 a 8 cápsulas antes das refeições
Camomila	Camomila* 60 cápsulas	Com Kasca	Capsulas de 500 mg	Tomar 1 cp 2 vezes ao dia

*Aprovado como alimento

Referências

1. Eren T, Aslan A, Ozemir IA, Baysal H, Sagiroglu J, Ekinci O, Alimoglu O. Factors Effecting Mastalgia. Breast Care (Basel). 2016 Jun;11(3):188-93.
2. Yıldırım AC, Yıldız P, Yıldız M, Kahramanca Ş, Kargıcı H. Mastalgia-Cancer Relationship: A Prospective Study. J Breast Health. 2015 Apr 1;11(2):88-91.
3. Scurr J, Hedger W, Morris P, Brown N. The prevalence, severity, and impact of breast pain in the general population Breast J. 2014 Sep-Oct; 20(5):508-13.
4. Kataria K, Dhar A, Srivastava A, Kumar S, Goyal A. A systematic review of current understanding and management of mastalgia. Indian J Surg. 2014 Jun;76(3):217-22.
5. Balleyguier C, Arfi-Rouche J, Haddag L, Canale S, Delaloge S, Dromain C. Breast pain and imaging. Diagn Interv Imaging. 2015 Oct;96(10):1009-16.
6. Goodwin PJ, DeBoer G, Clark RM et al. Cyclical mastopathy and premenopausal breast cancer risk. Breast Cancer Res Treat 1995; 33:63-73.
7. Joyce DP, Alamiri J, Lowery AJ, Downey E, Ahmed A, McLaughlin R, Hill AD. Breast clinic referrals: can mastalgia be managed in primary care?. Ir J Med Sci. 2014 Dec;183(4):639-42
8. Ngô C, Seror J, Chabbert-Buffet N. Breast pain: Recommendations. J Gynecol Obstet Biol Reprod (Paris). 2015 Dec;44(10):938-46
9. Bowles KA1, Steele JR. Effects of strap cushions and strap orientation on comfort and sports bra performance. Med Sci Sports Exerc. 2013 Jun;45(6):1113-9.
10. Vaziri F, Zamani Lari M, Samsami Dehaghani A, Salehi M, Sadeghpour H, Akbarzadeh M, Zare N. Comparing the effects of dietary flaxseed and omega-3 Fatty acids supplement on cyclical mastalgia in Iranian women: a randomized clinical trial. Int J Family Med. 2014;2014:174532.
11. Chase C1, Wells J, Eley S. Caffeine and breast pain: revisiting the connection. Nurs Womens Health. 2011 Aug-Sep;15(4):286-94.
12. Nunes AR, Conde DM, Sousa JA. Mastalgia cíclica: abordagem clínica. Rev Bras Mastologia. 2011;21(3):135-139.
13. Pruthi S, Wahner-Roedler DL, Torkelson CJ, Cha SS, Thicke LS, Hazelton JH, Bauer BA. Vitamin E and evening primrose oil for management of cyclical mastalgia: a randomized pilot study. Altern Med Rev. 2010 Apr;15(1):59-67.
14. van Die MD, Burger HG, Teede HJ, Bone KM. Vitex agnus-castus extracts for female reproductive disorders: a systematic review of clinical trials. Planta Med. 2013 May;79(7):562-75.
15. Huseini HF, Kianbakht S, Mirshamsi MH, Zarch AB. Effectiveness of Topical Nigella sativa Seed Oil in the Treatment of Cyclic Mastalgia: A Randomized, Triple-Blind, Active, and Placebo-Controlled Clinical Trial. Planta Med. 2016 Mar;82(4):285-8.
16. Saghati N, Rhkhshandeh H, Pourmoghadam N, Pourall L, Ghazanfarpour M, Behrooznia A, Vafisani F. Effectiveness of Matricaria chamomilla (chamomile) extract on pain control of cyclic mastalgia: a double-blind randomised controlled trial. J Obstet Gynaecol. 2017 Oct 26:1-4.

Fitomedicamentos e Síndrome da Tensão Pré-Menstrual

- Lúcia de Fátima Cahino da Costa Hime
- Ceci Mendes Carvalho Lopes
- Gilbert Arantes Hime
- Rafael Costa Hime
- Priscila Costa Hime Valente

Introdução

O termo tensão pré menstrual (TPM) foi primeiro referido por Robert Frank em 1931 em um encontro de Neurologia e Psiquiatria da Academia de Nova York para descrever um estado de tensão que precedia a menstruação representado por cansaço, irritação, sensação de estar com os "nervos à flor da pele"[1].

Durante o período que antecede à menstruação, chamado pré- menstrual, mais de 12% das mulheres apresentam mudanças físicas, psíquicas ou comportamentais de pequena intensidade não interferindo na rotina diária. Entretanto, em cerca de 40% da população, essas alterações tornam-se mais intensas, provocando grandes alterações no corpo e na mente, levando-as a assumirem comportamentos variados, interferindo na qualidade de vida. Nesse contexto várias denominações têm sido usadas para essa alteração, tais como: síndrome pré-menstrual (SPM), tensão pré-menstrual (TPM), transtorno disfórico da fase lútea tardia (TDFLT) e atualmente síndrome disfórica pré-menstrual (SDPM) quando os sintomas assumem dimensões bem significativas[2,3].

Hipóteses têm sido propostas para explicar sua etiologia, mas nenhuma consegue ser patognomônica, dificultando o tratamento[4].

É controverso se existe papel hereditário influenciando essa síndrome. Sabe-se que o ciclo menstrual é regido por mudanças hormonais e que alterações na fase lútea podem provocar diminuição da liberação de serotonina interferindo no estado biológico, psicológico e/ou social. Dentre os hormônios a hiperprolactinemia apresenta papel de destaque[5]

Também alterações genéticas e ambientais podem ser responsáveis por desequilíbrios nos sistemas endócrinos e nervoso encontrados em mulheres portadoras de TPM[6].

Seu diagnóstico é essencialmente clínico, sendo realizado a partir de completa anamnese, enfatizando-se a importância do diagnóstico diferencial com desordens psiquiátricas. O pilar dessa diferença é a presença de um período sintomático de duração variável, mas sempre após o 14º dia do ciclo menstrual[3].

A Sociedade Americana de Psiquiatria (SAP) considera como SDPM a presença de cinco sintomas, do quadro de sintomas descritos no Quadro 21.1, em pelo menos dois ciclos por ano.

Quadro 21.1 – Sintomas relacionados a SDPM

• Importante labilidade afetiva (choro, tristeza, irritabilidade, raiva)
• Ansiedade, tensão
• Depressão e falta de esperança
• Diminuição do interesse e das atividades habituais
• Cansaço fácil
• Dificuldade de concentração
• Falta de energia
• Falta significativa de controle, alteração do apetite, bulimia e interesse por alimentos especiais (sal, chocolate e hidratos de carbono em geral)
• Sonolência ou insônia
• Outros sintomas físicos (mastalgia, cefaleia, dores musculares, distensão abdominal, sensação de inchaço)

Embora se estude por mais de seis décadas essa síndrome e vários tratamentos venham sendo preconizados, percebemos uma inclinação atual para mudanças de estilo de vida, suplementos dietéticos, psicoterapia, medicamentos (drogas serotoninérgicas, diuréticos, hormônios) e fitoterápicos, dentre eles a pimenta dos monges, erva de São João, valeriana e ácidos graxos poliinsaturados[7].

Neste capítulo enfatizaremos a prescrição fitoterápica e de algumas vitaminas e minerais

Pimenta dos monges (*Vitex agnus castus*, L)

A pimenta dos monges, agno casto, vitex (*Vitex agnus castus, L).* é um arbusto da família *Verbenaceae*, ordem *Lamiales*, nativo da região mediterrânea. Floresce no verão, suas flores são labiadas, violáceas, em cachos terminais. Seus frutos são pequenos (cerca de até meio centímetro, cada um), com 4 sementes, e possuem odor e sabor aromático levemente picante. O gênero *Vitex* possui aproximadamente 20 espécies[7].

A parte mais utilizada dessa planta são os frutos que contém uma mistura de irridoides e flavonoides. Alguns compostos similares, em estrutura, a hormônios sexuais são encontrados em folhas e flores. O extrato dessa planta tem apresentado como mecanismo de ação função semelhante as do corpo lúteo e modulação da hiperprolactinemia induzida pelo estresse[8].

O mecanismo de ação sobre a prolactinemia decorre da ligação dos componentes com propriedades dopaminérgicas a receptores de proteína[9].

Há evidências indicando ligação a receptores de dopamina no hipotálamo e hipófise anterior, inibindo a liberação da prolactina. Parece haver ainda outros efeitos endócrinos, como aumento da secreção de progesterona e indução da formação de corpo lúteo[10].

Estudo multicêntrico com 1634 pacientes, observadas durante 3 ciclos menstruais, utilizando extrato de *Vitex*, respondendo a questionário sobre seus sintomas psíquicos, e atribuídos a retenção hídrica, 93% das pacientes referiram melhora sintomática, sem efeitos adversos significativos[11].

Estudo comparando a eficácia de *Vitex agnus castus*, com placebo, houve superioridade do fitoterápico (P<0,001), em 170 pacientes (84 delas com o fitomedicamento), por 3 ciclos, com eventos adversos significativos[8].

Estudo observacional com pacientes em uso de fluoxetina e *Vitex agnus castus* para tratamento de TPM confirma eficácia desse fitoterápico sem apresentar efeitos colaterais[12].

Estudo com fluoxetina e *Vitex* com 24 pacientes, durante 2 ciclos, não observou diferença significativa entre os dois tratamentos, embora fluoxetina melhorasse mais os sintomas psicológicos e pimenta dos monges melhorasse mais os sintomas físicos[13].

Estudo multicêntrico prospectivo, comparativo placebo controlado, com 202 pacientes avaliadas por 3 meses (101 utilizando o extrato). O escore sintomático foi significativamente mais baixo com *Vitex*, concluindo que o tratamento foi efetivo, bem tolerado e seguro[14].

Estudo avaliando 64 pacientes com sintomas pré-menstruais moderados a graves com extrato de *Vitex*, ou placebo (distribuídas aleatoriamente), durante 3 meses conclui que houve redução significativa dos sintomas com o extrato salvo no referente a cólicas abdominais que se mantiveram inalterados[15]

Estudo duplo cego placebo controlado confirma ação do *Vitex* sobre sintomas de mastalgia provavelmente relacionado a ação desse fitoterápico sobre hiperprolactinemia[16].

Autores afirmam efeito benéfico do *Vitex* sobre a mastalgia referindo que esse tipo de sintoma é induzido por hiperprolactinemia latente induzida pelo estresse e que o esse fitoterápico bloqueia a liberação excessiva de prolactina atuando sobre receptores dopaminérgicos a nível hipofisário[17].

Estudo multicêntrico com 69 pacientes com idade entre 18-44 anos com sintomas de TPM, avaliou a eficácia do Vitex após administração de 20 mg/dia durante 3 ciclos concluindo melhora dos sintomas sem evidencia de efeitos colaterais[18].

Estudo duplo cego com 10º pacientes com TPM recebendo 2 capsulas ao dia de Vitex durante 3 ciclos comprova a ação sobre os sintomas principalmente emocionais da SPM[19].

Revisão sistemática de literatura em Pubmed e Scielo databases sobre uso de Vitex e TPM conclui que apresenta efeitos benéficos sobre sintomas de TPM e SDPM podendo ser prescrito em doses variadas[20].

Revisão de literatura em Pubmed, Medline, Web of Science e IranMedex databases confirmam a ação benéfica do Vitex sobre sintomas da TPM[21].

Como efeitos adversos encontramos relatos de erupções eritematosas cutâneas, acne, prurido, dor de cabeça, náusea, queixas gastrointestinais leves, fadiga, boca seca, distúrbios menstruais são as queixas mais citadas.

Convulsões noturnas ocorreram em paciente utilizando combinação de ervas, entre elas a pimenta dos monges, devendo ser prescrito de maneira isolada[22].

Não deve ser associado a drogas antipsicóticas. Também não deve ser utilizado em conjunto com drogas com ação dopaminérgica, como bromocriptina e metoclopramida, ou qualquer outro agonista da dopamina. Sugere-se cuidado no caso de uso de contraceptivos hormonais por possíveis interações hormonais[23].

A Comissão E Alemã recomenda a dosagem diária de 40 mg de *Vitex agnus castus*, 1 vez ao dia, em jejum. No caso de síndrome pré-menstrual, o tratamento deve ser realizado por pelo menos 3 meses, continuando-se mesmo após o alívio dos sintomas[24].

Erva de São João (*Hypericum perforatum* L.)

A Erva de São João (*Hypericum perforatum* L.) é utilizada desde o império helênico sendo atribuída sua ação a propriedades antidepressivas. Na sua composição encontramos substâncias bioativas, como hipericina, hiperforina e flavonoides. Evidências indicam que influenciam o sistema serotoninérgico melhorando sintomas depressivos leves e moderados da TPM atuando sobre receptores GABA, opioides e outros[25].

Estudo-piloto com 19 pacientes portadoras de SPM respondendo a questionário sobre sintomas, conforme escala hospitalar de ansiedade e depressão utilizando 300 mg de extrato de hipérico 3 vezes ao dia, durante dois ciclos, conclui melhora de cerca de 50% da intensidade sintomática em cerca de dois terços do grupo[26].

Estudo duplo-cego, placebo-controlado e cruzado, com 36 pacientes entre 18 e 45 anos, com diagnóstico de TPM moderada, avaliada através de escala do Inventário de Ansiedade, Inventário de Depressão Beck, Questionário de Agressão e Escala de Impulsividade Barratt. após 2 meses de tratamento com placebo, as pacientes foram distribuídas aleatoriamente em dois grupos, tratadas com placebo, ou com *Hypericum perforatum* (900 mg ao dia), por dois meses, invertendo-se o tratamento por mais dois meses, a seguir. O tratamento com hiperico foi superior ao placebo nos sintomas físicos e comportamentais[27].

Estudo randomizado duplo cego placebo controlado com 14 mulheres em perimenopausa com diagnóstico de TPM através do questionário de TPM de Abrahams que classifica a essa sindrome em PMS-A (com predomínio de ansiedade), PMS-D (depressão), PMS-H (tendência a maior consumo de carboidratos) e PMS-C (tendência a suicídio) tratadas durante 16 semanas com combinação de hipericum e vitex agnus castus e placebo conclui melhora dos sintomas com essa associação de medicamentos[28].

Revendo vários tratamentos alternativos, ou complementares, os autores declaram não haver suficientes evidências acerca de hipérico para o tratamento da síndrome pré-menstrual. Citam 3 estudos, o primeiro, controlado, com 170 pacientes, com melhora sintomática em 52% das usuárias de hipérico, e 24% nas de placebo. O segundo, aberto, com 43 pacientes, que apresentaram melhora em 42%. O terceiro, comparando com fluoxetina, em 2 grupos de 19 pacientes, encontrou efeito equivalente nos dois grupos. Os autores da revisão concluem que hipérico não foi efetivo no controle sintomático da síndrome[29].

Estudo duplo cego placebo controlado confirma a ação do Hypericum em sintomas de SDPM sem apresentar efeitos colaterais[30].

Vale salientar a possibilidade de interação com vários outros medicamentos, como contraceptivos e antivirais[31].

Valeriana (*Valeriana officinalis* L.)

Planta herbácea pertencente a família das Vallerianaceas. Etimologicamente, deriva do latim valere que significa "estar bem, ser forte". Seu uso terapêutico remonta a medicina grega e romana com indicação com diurético, analgésico, sedativo da tosse, anti infeccioso e anti parasitário. Foi introduzido na medicina há mais de 1000 anos[32].

Existem mais de 200 espécies de valeriana , entretanto poucas tem valor medicinal. A única que apresenta eficácia clínica documentada é a *Valeriana officinalis* L. , que se encontra amplamente distribuida em regiões temperadas da Europa e Ásia e norte europeu (França, Bélgica, Alemanha, Itália etc). As partes utilizadas da planta são as raízes e os rizomas colhidos preferencialmente na primavera e outono[33]. São componentes do óleo essencial das raizes os sesquiterpenos (ácido valerênico, ácido acetoxivalerênico) , iridoides, flavonoides, triterpenos e alcaloides. Apresentam como mecanismo de ação o aumento da secreção e diminuição da degradação de GABA nas fendas sinápticas (GABA transaminase)[34].

Estudo realizado na Universidade Federal de São Paulo avaliando 19 pacientes com quadro de insônia que haviam tomado benzodiazepínicos e 18 pacientes com insônia em uso de valeriana conclui que a valeriana melhora a qualidade do sono com aumento da fase alfa, porém a rapidez de ação é diferente do benzodiazepínico[35].

Estudo observacional realizado nos EUA em mulheres portadores de ansiedade e insônia conclui que os resultados benéficos só são observados no prazo superior a uma ou duas semanas[36].

Estudo de revisão em várias bases de dados confirmam a ação benéfica da valeriana sobre os sintomas de irritação e insônia da síndrome pré menstrual[37].

Estudo realizado com 128 pacientes com insônia tomando 400 mg de valeriana ao dia conclui melhora na latência e qualidade do sono[38].

Segundo Swaab e cols. (2005), a ansiedade leva a situações de estresse que são responsáveis por alterações no eixo hipotálamo hipófise suprarrenal com maior produção de corticoides, atuação sobre neurônios levando a estados de depressão e degeneração neurológica[39].

Pode ser usado em forma de extrato, tintura e comprimidos, sendo bem tolerado por via oral. Apresenta período de absorção entre 3-7horas atingindo concentrações elevadas no fígado, rim, pulmão e cérebro. Encontra-se resultados positivos em 7-10 dias do início do tratamento. A resposta pode variar de pessoa para pessoa podendo levar a sedação ou excitação. Recomenda-se começar com doses baixas, pequenas doses em várias tomadas. Pode ser indicado em problemas musculares, cefaleia tensional, dores reumáticas, tensão pré-menstrual e cólon irritável[40].

Estudo com 100mulheres islâmicas recebendo 2comps de valeriana por dia por 7 dias por 3 ciclos com redução dos sintomas emocionais e psicológicos[41]

A Comissão E indica valeriana em estados de agitação, disturbios do sono de origem nervosa na dosagem de 2-3 g da raiz seca e 500-600 mg do extrato seco. A Anvisa reconhece seu uso na dose 300-1200 mg[42].

Ácidos graxos essenciais

Há quase 60 anos Burr; Burr, 1930, introduziram o conceito de ácidos graxos essenciais (EFAs) considerando-os substâncias necessárias para o bom funcionamento orgânico e que, como não podem ser produzidos pelo organismo, devem ser fornecidos através da dieta. Eles são considerados essenciais porque são precursores das prostaglandinas (PGs), tromboxanos (TXs) e leucotrienos (LTs) São estruturas hidrocarbonadas compostas de duas ou mais duplas ligações. Existem dois grupos de ácidos graxos essenciais, o n-6 (ômega-6) e o n-3 (ômega-3), definidos pela posição da primeira dupla ligação na molécula inicial do átomo de carbono de terminação metila da cadeia[43].

Falar de EFAs na TPM precisamos falar de nutrição pois uma dieta equilibrada pode conter estes ácidos em quantidades suficientes para atuar na prevenção e tratamento dessa síndrome.

Horrobin(1992)[43], um dos pioneiros no estudo do ácido gamalinolênico (GLA) que é um n-6 presente em vários óleos de sementes dentre eles o de prímula e de borragem, observou que a dor mamária era maior nas mulheres que consumiam maior quantidade de gorduras saturadas justificando que:

- As gorduras saturadas aumentam a afinidade dos receptores mamários aos hormônios circulantes. Assim a ingestão de gorduras saturadas provoca uma maior sensibilidade mamária
- Os hormônios esteroides tornam-se esterificados com ácidos graxos em seus tecidos alvo formando junto ésteres que podem exercer atividade biológica
- As gorduras saturadas aumentam a quantidade de prolactina circulante. Sabe-se que a PGE 1 derivada do ácido di-homo-gama-linolênico (DGLA) pode bloquear as ações periféricas da prolactina. Na ausência de DGLA e PGE1 a prolactina atua sobre o tecido mamário provocando sintomas dolorosos.

Ainda detectou níveis diferentes de EFAS no plasma e nas células vermelhas de mulheres com SPM e mastalgia. Os níveis de ácido linoleico (LA) estavam normais,moderadamente aumentados ou diminuídos mas seus metabólitos GLA e ácido araquidônico (AA) estavam diminuídos indicando uma baixa de conversão talvez relacionada com deficiência d a enzima delta 6 dessaturase (D6D) tanto em quantidade como em ação. Determinados elementos como zinco, magnésio, piridoxina, vitamina C e niacina podem melhorar sua ação.

O mecanismo de ação desse ácido graxo sobre a SPM não está bem estabelecido. Podemos levar em consideração que sendo um componente fundamental das membranas celulares melhora a permeabilidade celular e através dos seus metabólitos ativos como prostaglandinas, leucotrienos e tromboxanos estabelece equilíbrio na relação estrogênio/progesterona, na retenção hídrica, na ingestão de carboidratos e na melhora do estado emocional.

Considerando a maior associação de sintomas pré-menstruais principalmente retenção hídrica, com ingesta de gorduras, foi realizado um estudo comparando 30 mulheres saudáveis divididas ao acaso em dois grupos, e nutridas inicialmente com dieta cuja relação de ácidos graxos poiinsaturados e saturados foi respectivamente 1,0 e 0,3. A seguir, após intervalo de um ciclo menstrual, ambos os grupos receberam dieta de alto teor gorduroso por 2 meses. Mais um intervalo de um ciclo, e dois meses de dieta de baixo teor gorduroso. No tempo em que foi administrada a dieta hipogordurosa houve diferença significativa mostrando redução dos sintomas dependentes de retenção hídrica, redução na excreção urinária de adenosina monofosfato (AMP), PGE2 e PGEF2-alfa, justificando a maior retenção hídrica[44].

Em revisão de literatura foi confirmada a existência de vários estudos duplos cegos randomizados demonstrando ação benéfica do óleo de prímula (*Oenotera biennis*) sobre os sintomas da SPM[45].

Pesquisadores tem afirmado que mulheres com TPM tem deficiência de GLA, e que tratamentos com 500 mg de óleo de prímula ou de borragem (*Borago officinalis*) 3x ao dia durante a fase lútea podem reduzir sintomas sem apresentar efeitos tóxicos[46].

Pretendendo fazer metanálise, autores só conseguiram encontrar 7 trabalhos. Destes só 5 preencheram os pré-requisitos e analisados não demonstraram efeito benéfico do GLA[47].

Em nova revisão, só foram citados os mesmos 7 estudos placebo-controlados, e somente 5 deles randomizados, e foram considerados todos de curta duração, não demonstrando superioridade do óleo de prímula em relação ao placebo[48].

Revisão procurando abordar vários tratamentos para distúrbios femininos, ao considerar o quadro pré-menstrual, os autores declaram, sem detalhar, que óleo de prímula não apresenta efeitos benéficos[49].

Estudo randomizado, duplo cego placebo controlado com 120 mulheres com sintomas de TPM tratadas com 1, 2 gramas de EFAs ou placebo concluindo haver melhora da sintomatologia com a maior dose de medicação[50].

Estudo duplo cego randomizado com 184 mulheres comTPM com 2 g por dia durante 45 dias com redução dos sintomas de TPM relacionados a esfera psiquiátrica (nervosismo, ansiedade, depressão, diminuição de concentração, cefaleia e dor no peito)[51] Nos estudos disponíveis, não se mencionam efeitos colaterais

Açafrão (*Crocus sativus*)

O açafrão (*Crocus sativus* L.) tem sido utilizado por suas propriedades antidepressivas. É uma planta da família *Iridaceae*. A parte utiizada são os estigmas. O uso se baseia na tradição havendo poucos trabalhos disponíveis.

Estudo duplo-cego, com 30 pacientes com depressão leve ou moderada comparando imipramina, durante 6 semanas, utilizando, por distribuição aleatória, cápsulas com 10 mg de extrato de açafrão (obtido de 120 g de estigmas) ou cápsulas de 100 mg de imipramina, uma vez ao dia, os pacientes foram avaliados semanalmente através da escala de Hamilton, demonstrando-se efeito similar do preparado herbáceo e do quimioterápico. Os efeitos adversos foram significativos com imipramina (boca seca, sedação) o que não ocorreu com o açafrão[52].

Estudo duplo-cego com 50 pacientes que utilizando açafrão (30 mg 2 vezes ao dia), ou placebo, obteve redução de 50% dos sintomas no grupo que usou o complemento herbáceo, contra apenas 2 pacientes que utilizaram placebo. Os efeitos adversos equivaleram nos dois grupos. Os autores consideram que açafrão pode ser uma boa escolha[53].

Em revisão sobre os diferentes tratamentos da síndrome pré-menstrual, os autores declaram que os estudos com açafrão são escassos não havendo embasamento científico suficiente para sua prescrição segura[54].

Revisão sistemática para avaliar a categoria das evidencias cientificas relacionadas a eficácia do açafrão em sintomas depressivos e de tensão pre menstrual conclui que 12 estudos confirmam ação desse fitoterápico[55]

Autores afirmam que estudos clínicos placebos controlados 2 estudos clínicos comprovam a ação sobre sintomas da TPM principalmente na esfera emocional[56].

Quanto as vitaminas e minerais o magnésio e a vitamina B6 tem demonstrado bastante ação sobre os sintomas da TPM. Estudo realizado no Iran, em três Grupos, durante 4 meses com 150 mulheres entre 15 e 45 anos: Grupo 1: Placebo; Grupo 2: magnésio 250 mg 1× o dia e Grupo 3: 250 mg de magnésio associados a 40 mg de B6. O Grupo 3 apresentou melhor resultado[57].

Enfim, conclui-se que como esta síndrome não apresenta etiologia definida torna-se difícil instituir-se tratamento definitivo para prevenir e amenizar os sintomas. A fitoterapia representa mais uma opção de tratamento.

Quadro 21.2 – Bulário

Pimenta dos monges (*Vitex agnus castus*)	
Extrato seco	
Lutene® (Herbarium)	Comprimidos 200 mg (1 mg de agnosídeo), posologia 1 comprimido ao dia
Nalle® (Nikkho)	Cápsulas gelatinosas duras 40 mg (0,2 mg de agnosídeo), posologia 1 cápsula ao dia
Tenag® (Marjan)	Comprimidos revestidos 40 mg (0,2 mg de aucubina), posologia 1 comprimido ao dia
Vitenon® (Ativus)	Cápsulas 40 mg (0,2 mg de agnosídeo), posologia 1 cápsula ao dia
Erva de São João (*Hypericum perforatum* L.)	
Extrato seco	
Hipericin® (Herbarium)	Cápsulas gelatinosas moles 300 mg (0,9 mg hipericina), posologia 1 cápsula 3 vezes ao dia
Hiperico EC® (As Ervas Curam)	Cápsulas gelatinosas 400 mg (0,34 mg hipericina), posologia 1 a 2 cápsula 3 vezes ao dia
Iperisan® (Marjan)	Comprimidos revestidos 300 mg (0,9 mg hipericina), posologia 1 comprimido 1 a 3 vezes ao dia
Triativ® (Aspen pharma)	Comprimidos revestidos de 300 e de 450 mg, posologia 1 a 3 comprimidos ao dia
Valeriana (*Valeriana officinalis* L.)	
Associação	
Remilev® (Aché)	Comprimidos, *Valeriana officinalis* e *Humulus lupulus*

Extrato seco	
Ansival® (Myralis pharma)	Comprimidos revestidos 100 mg (0,8 mg ácidos valerênicos), posologia 1 comprimido ao dia
Noctaval® (Sigma pharma)	Comprimidos 50 mg
Recalm® (Herbarium)	Cápsulas gelatinosas moles 215 mg (1,72 mg ácidos valerênicos), posologia 1 cápsula 2 vezes ao dia
Sonoripan® (Marjan)	Comprimidos revestidos 50 mg (0,4 mg ácidos valerênicos), posologia 1 a 3 comprimidos ao dia
Valdorm® (Farmasa)	Drágeas 140 mg, posologia 1 a 3 drágeas ao dia
Valeriana EC® (As Ervas Curam)	Cápsulas gelatinosas 500 mg (0,45 mg ácidos valerênicos), posologia 2 cápsulas ao dia
Valeriane® (Nikkho)	Drágeas 50 mg (0,4 mg ácidos valerênicos), posologia 1 a 2 drágeas ao deitar, ou 1 drágea 2 vezes ao dia
Valerix® (Ativus)	Comprimidos revestidos 50 mg. Posologia 1 a 2 comprimidos até 3 vezes ao dia
Tintura	
Valeriane EC® (As Ervas Curam)	Cada mL contendo 0,18 mg de ácidos valerênicos, posologia 5 mL ao dia
Prímula (*Oenotera biennis*)	
Associação	
Primoris® (Herbarium)	Óleo de prímula, borragem e germe de trigo
Óleo	
Livilan® (Myralis pharma)	Cápsulas gelatinosas 500 mg (gorduras poliinsaturadas 0,2 g), posologia 2 a 4 cápsulas ao dia
Borragem (*Borago officinalis*)	
Óleo	
Gamaline V® (Herbarium)	Cápsulas 900 mg
Livten 1000 mg® (Ativus)	Cápsula gelatinosas moles 1.000 mg (ácido gama-linolênico 180 mg), posologia 1 a 3 cápsulas ao dia
Tiliv 1000 mg® (Ativus)	Cápsulas 100 mg
Açafrão (*Crocus sativus*)	
Não há fitomedicamentos	

Referências

1. Frank R. The hormonal basis of premenstrual tension. Arch Neurol Psychiatry 1931; 26:1. P. 1053-57
2. Valadares, G.C.; Ferreira, L.V.; Filho, H.C.; Silva, M.A.R. Transtorno disfórico pré-menstrual revisão-conceito, história, epidemiologia e etiologia. Revista de Psiquiatria Clínica 2006, 33:3. p. 117-123
3. Hofmeister S; Bodden S Premenstrual Syndrome and Premenstrual Dysphoric Disorder. Am Fam Physician;94(3):236-40, 2016 Aug 01.
4. Womens Health (Lond). 2013 Nov;9(6):537-56. doi: 10.2217/whe.13.62 Emotional regulation difficulties and premenstrual symptoms among Israeli students. Arch Womens Ment Health;19(6):1063-1070, 2016 Dec.

5. Lopes LM, Kaptein AA, Helmerhorst FM. Oral contraceptives containing drospirenone for premenstrual syndrome. Cochrane Database Syst ver 2009, 15 (2):CD006586)
6. Camargos AF, Pereira FAN, Cruzeiro IKDC. Síndrome da tensão pré-menstrual. In: Camargos AF, Pereira FAN, Cruzeiro IKDC, Machado RB. Anticoncepção, Endocrinologia e Infertilidade. Soluções para as questões da ciclicidade feminina. Coopmed, Belo Horizonte 2011 pg.401-13
7. Schulz V, Hänsel R, Tyler VE- Indicações ginecológicas para medicamentos fitoterápicos. In Fitoterapia racional. Manole, São Paulo, 2002. pg292) (Maia ACCM, Soares FCC, Martins Junior HB, Baptista ER- Vitex agnus castus L.: Um estudo etnobotânico e etnofarmacológico. Revista Virtual de Iniciação Acadêmica da UFPA http//www.ufpa.br/revistaic vol 1, numero2, julho 2001)..
8. Schellenberg R. Treatment for the premenstrual syndrome with agnus castus fruit extract: prospective, randomised, placebo controlled study. BMJ. 2001 January 20; 322(7279): 134–137.
9. Wuttke W, Jarry H, Christoffel V, Spengler B, Seidlová-Wuttke D- Chaste tree (Vitex agnus castus) – pharmacology and clinical indications. Phytomedicine 2003; 10(4): 348-57.
10. Dugoua JJ, Seely D, Perri D, Koren G, Mills E- Safety and efficacy of chastetree (Vitex agnus castus) during pregnancy and lactation. Can J Clin Pharmacol 2008;15(1): e74-e79.
11. Loch EG, Selle H, Boblitz N- Treatment of premenstrual syndrome with a phytopharmaceutical formulation containing Vitex agnus castus. J Women Health Gend Based Med 2000; 9(3): 315-20 .
12. Ciotta L, Pagano I, Stracquadanio M, Di Leo S, Andò A, Formuso C. Psychic aspects of the premenstrual dysphoric disorders. New therapeutic strategies: our experience with Vitex agnus castus Minerva Ginecol. 2011 Jun;63(3):237-45.
13. Atmaca M, Kumru S, Tezcan E- Fluoxetine versus Vitex agnus castus extract in the treatment of premenstrual dysphoric disorder. Hum Psychopharmacol 2003; 18(3): 191-5.)
14. 14.Carmichael AR- Can Vitex agnus castus be used for the treatment of mastalgia? What is the current evidence?. Evid Based Complement Alternat Med 2008; 5(3): 247-50.
15. Ma L, Lin S, Chen R, Zhang Y, Chen F, Wang X- Evaluating therapeutic in symptoms of moderate-to-severe premenstrual syndrome with Vitex agnus castus (BNO 1095) in Chinese women. ANZJOG 2010; 50: 189-93
16. Wuttke W, Jarry H, Christoffel V, Spengler B, Seidlová-Wuttke D. Chaste tree (Vitex agnus-castus)--pharmacology and clinical indications. Phytomedicine. 2003 May;10(4):348-57.
17. Carmichael AR. Can Vitex Agnus Castus be Used for the Treatment of Mastalgia? What is the Current Evidence? Evid Based Complement Alternat Med. 2008 Sep;5(3):247-50. Meier B, Berger D, Hoberg E, Sticher O, Schaffner W. Pharmacological activities of Vitex agnus-castus extracts in vitro. Phytomedicine. 2000;7:373–81.
18. Momoeda M, Sasaki H, Tagashira E, Ogishima M, Takano Y, Ochiai K Efficacy and safety of Vitex agnus-castus extract for treatment of premenstrual syndrome in Japanese patients: a prospective, open-label study Adv Ther. 2014 Mar;31(3):362-73. doi: 10.1007/s12325-014-0106-z. Epub 2014 Mar 7.
19. Moghadam Z; Rezaei E; Shirood Gholami R; Kheirkhah M; Haghani H The effect of Valerian root extract on the severity of pre menstrual syndrome symptoms. J Tradit Complement Med;6(3):309-15, 2016 Jul.
20. Cerqueira RO1, Frey BN2,3, Leclerc E1, Brietzke E Vitex agnus castus for premenstrual Syndrome and premenstrual dysphoric disorder: a systematic review. Arch Womens Ment Health. 2017 Oct 23. doi: 10.1007/s00737-017-0791-0b=-
21. Rafieian-Kopaei M1, Movahedi M2Systematic Review of Premenstrual, Postmenstrual and Infertility Disorders of Vitex Agnus Castus. Electron Physician. 2017 Jan 25;9(1):3685-3689. doi: 10.19082/3685. eCollection 2017 Jan
22. Dugoua JJ, Seely D, Perri D, Koren G, Mills E- Safety and efficacy of chastetree (Vitex agnus castus) during pregnancy and lactation. Can J Clin Pharmacol 2008;15(1): e74-e79.
23. Dugoua JJ, Seely D, Perri D, Koren G, Mills E- Safety and efficacy of chastetree (Vitex agnus castus) during pregnancy and lactation. Can J Clin Pharmacol 2008;15(1): e74-e79.
24. Maia ACCM, Soares FCC, Martins Junior HB, Baptista ER- Vitex agnus castus L.: Um estudo etnobotânico e etnofarmacológico. Revista Virtual de Iniciação Acadêmica da UFPA http//www.ufpa.br/revistaic vol 1, numero2, julho 2001.
25. Deligiannidis KM, Freeman MP- Complementary and alternative medicine for the treatment of depressive disorders in women. Psychiatr Clin N Am 2010; 33: 441-63.
26. Stevinson C, Ernst E. A pilot study of Hypericum perforatum for the treatment of premenstrual syndrome. BJOG. 2000 Jul;107(7):870-6
27. Canning S, Waterman M, Orsi N, Ayres J, Simpson N, Dye L. The efficacy of Hypericum perforatum (St John's wort) for the treatment of premenstrual syndrome: a randomized, double-blind, placebo-controlled trial. CNS Drugs. 2010 Mar 1;24(3):207-25.
28. Van Die MD, Bone KM, Burger HG, Reece JE, Teede HJ. Effects of a combination of Hypericum perforatum and Vitex agnus-castus on PMS-like symptoms in late- perimenopausal women: findings from a subpopulation analysis. J Altern Complement Med 2009 15 (9): 1045-8
29. Labruzzo BA, Chasuk R, Kendall S- Which complementary therapies can help patients with PMS. J Fam Pract 2009; 58(10): 552-9 .
30. Rapkin AJ1, Lewis EI. Treatment of premenstrual dysphoric disorderWomens Health (Lond). 2013 Nov;9(6):537-56. doi: 10.2217/whe.13.62

31. Deligiannidis KM, Freeman MP- Complementary and alternative medicine for the treatment of depressive disorders in women. Psychiatr Clin N Am 2010; 33: 441-63.
32. Marazzone B; Bombardelli E. Valeriana officinalis. Traditional use and recent evaluation of activiyt. Fitoterapia 1995; 66:2; 99-112
33. Mennini T et al. Fitoterapia 1993; 64; 291
34. Rang HP et al. Farmacologia. São Paulo . Elsevier editora, 2003
35. Poyares DR, Guilleminault C, Ohayon MM, Tufik S Can valerian improve the sleep of insomniacs after benzodiazepine withdrawal? Prog uropsychopharmacol Biol Psychiatry. 2002 Apr;26(3):539-45.
36. Hadley S, Petry JJ. Valerian. Am Fam Physician. 2003 Apr 15;67(8):1755-8.
37. Tesch BJ . Herbs commonly used by women: an evidence-based review . Am J Obstet Gynecol 2003 May;188(5 Suppl):S44-55
38. Leathwood PD, Chauffard F, Heck E, Munoz-Box R. Aqueous extract of valerian root (Valeriana officinalis L.) improves sleep quality in man. Pharmacol Biochem Behav 1982;17:65- 71.
39. Swaab DF, Bao AM, Lucassen PJ. The stress system in the human brain in depression and neurodegeneration Ageing Res Rev. 2005 May;4(2):141-94
40. Chevallier A. Plantas Medicinales. Editorial El Atheneo, pg 238-40;2009
41. Behboodi Moghadam Z, Rezaei E, Shirood Gholami R, Kheirkhah M, Haghani H. The effect of Valerian root extract on the severity of pre menstrual syndrome symptoms. J Tradit Complement Med. 2016 Jan 19;6(3):309-15. doi: 10.1016/j.jtcme.2015.09.001. eCollection 2016 Jul.
42. Wisenauer W. Fitoterapia, Fitofármacos, Farmacologia e Aplicações Clínicas, 2006
43. Horrobin DF. Nutritional and medical importance of gamma-linolenic acid. Prog Lipid Res 1992; 31: 163-94.
44. Jones DY. Influence of dietary fats in self-reported menstrual symptoms. Physiol Behav 1987; 40:4.
45. Wang W, Chen H, Liu J. Evening Primrose Oil or other essential fatty acids for the treatment of pre-menstrual syndrome (PMS) (Protocol) The Cochrane Collaboration. Published by JohnWiley & Sons, Ltd 2008
46. Brush MG, Watson SJ, Horrobin DF, Manju MS. Abnormal fatty acid levels in plasma of women with premenstrual syndrome. Am J Obstet Gynecol 1985;150:363-366
47. Budeiri D, Li Wan Po A, Dornan JC. Is evening primrose oil of value in the treatment of premenstrual syndrome? Control Clin Trials. 1996 Feb;17(1):60-8.
48. Lloid KB, Hornsby LB- Complementary and alternative medications for women's health issues. Nutr Clin Pract 2009; 24: 589-608.
49. Zoorob RJ, Sidani M, Williams J, Grief SN- Women's health: selected topic. Prim Care Clin Office Pract 2010; 37: 367-87.
50. Rocha Filho EA, Lima JC, Pinho Neto JS, Montarroyos U. Essential fatty acids for premenstrual syndrome and their effect on prolactin and total cholesterol levels: a randomized, Double blind, placebo- controlled study. Reprod Health 2011, 8:2
51. Sohrabi N, Kashanian M, Ghafoori SS, Malakouti SK. Evaluation of the effect of omega-3 fatty acids in the treatment of premenstrual syndrome: "a pilot trial". Complement Ther Med. 2013 Jun;21(3):141-6. doi: 10.1016/j.ctim.2012.12.008. Epub 2013 Jan 16
52. Akhondzadeh S, Fallah-Pour H, Afkham K, Jamshidi A-H, Khalighi-Cigaroudi F- Comparison of Crocus sativus L. and imipramine in the treatment of mild to to moderate depression: a pilot doublé-blind randomized trial [ISRCTN45683816]. BMC Complementary and Alternative Medicine 2004; 4:12-6 .
53. Labruzzo BA, Chasuk R, Kendall S- Which complementary therapies can help patients with PMS. J Fam Pract 2009; 58(10): 552-9 .
54. Vigod SN, Ross LE, Steiner M- Understanding and treating premenstrual dysphoric disorder: an update for the Women's Health Practitioner. Obstet Gynecol Clin N Am 2009; 36: 904-24
55. Hausenblas HA, Heekin K, Mutchie HL, Anton S. A systematic review of randomized controlled trials examining the effectiveness of saffron (Crocus sativus L.) on psychological and behavioral outcomes. J Integr Med. 2015 Jul;13(4):231-40. doi: 10.1016/S2095-4964(15)60176-5.
56. Moshiri M, Vahabzadeh M, Hosseinzadeh H Clinical Applications of Saffron (Crocus sativus) and its Constituents: A Review. Drug Res (Stuttg). 2015 Jun;65(6):287-95. doi: 10.1055/s-0034-1375681. Epub 2014 May 21.
57. Fathizadeh N, Ebrahimi E, Valiani M et al. Evaluating the effect of magnesium and magnesium plus vitamin B6 supplement on the severity of pré-menstrual syndrome. Iran J Nurs Midw2ifery Rev 2010, Dec 15 (Suppl 1) : 401-405.

Fitomedicamentos e Cólicas Menstruais (Dismenorreia)

- Sônia Maria Rolim Rosa Lima
- Juliana Vieira Honorato
- Roberto Adelino de Almeida Prado

Introdução

Dismenorreia é palavra derivada do grego e significa fluxo menstrual difícil[1]. Define-se como dor em topografia dos órgãos pélvicos que ocorre há pelo menos seis meses, com intensidade suficiente para interromper as atividades normais da vida diária e necessitando de tratamento médico ou cirúrgico. Segundo a Organização Mundial de Saúde constitui a principal causa de dor pélvica crônica[1,2].

Trata-se de uma condição muito prevalente, embora bastante variável de acordo com as populações estudadas, atingindo 45 a 93% das mulheres em idade reprodutiva, com maiores taxas observadas em adolescentes[2]. Uma vez que é vista como aspecto normal inerente à menstruação, muitas mulheres toleram a dor e não relatam ou buscam tratamento, o que torna a estimativa de prevalência mais difícil.

Até 33% das mulheres têm cólicas severas e incapacitantes, afastando-as de suas atividades habituais por um a três dias[2,3].

O impacto das cólicas menstruais é maior do que qualquer outra queixa ginecológica, o que faz da dismenorreia a principal causa de morbidade em mulheres em idade reprodutiva, independentemente de idade, nacionalidade e estado econômico[2]. Diversos estudos mostraram que as acometidas apresentam desempenho acadêmico mais baixo, menor produtividade profissional, má qualidade de sono e alterações no humor, podendo gerar ansiedade e depressão[2,4,5,6]. Assim, a condição têm consequências não só individuais, mais também para a sociedade, uma vez que resulta anualmente em uma perda importante de produtividade.

A dismenorreia é classificada em primária e secundária. A primária também conhecida como intrínseca, essencial ou idiopática, caracteriza-se pela ausência de doença pélvica específica que justifique os sintomas, sendo mais comum em mulheres jovens. A secundária extrínseca ou adquirida advém de alguma patologia pélvica que pode ser responsabilizada pela dor menstrual, tendo como causas mais frequentes a endometriose e adenomiose[3], os miomas, pólipos endometriais, estenose cervical, lesões provocadas pelo uso de DIU e doença inflamatória pélvica[1,7].

- **Dismenorreia primária**

As dores costumam iniciar juntamente com o fluxo menstrual, ou até um dia antes ou após, e apresentar duração de até três dias. São mais graves durante o primeiro ou segundo dia, e podem irradiar para as costas e as coxas[3,8] ou serem acompanhadas de sintomas sistêmicos náuseas, vômitos, diarreia, fadiga e insônia[9,10,11]. A dismenorreia primária geralmente começa a ocorrer na adolescência, 6 a 24 meses após a menarca[3], e constitui síndrome cujo controle é muitas vezes difícil, por necessitar de diagnóstico diferencial preciso, bem como de tratamento efetivo e bem tolerado[2,10].

- **Dismenorreia secundária**

Apesar do quadro doloroso semelhante a primária, a dismenorreia secundária acomete mulheres a qualquer momento, geralmente dois anos após a menarca, e dependendo da doença ginecológica associada, pode ser acompanhada de outros sintomas como hemorragia, sangramentos inter menstruais, infertilidade. Além disso, a dor pode ser constante e difusa, e seu momento de início, duração e não estão necessariamente associados aos dias da menstruação [3].

Etiologia e fisiopatologia da dismenorreia primária

- **Prostaglandinas (PGs)**

São substâncias intracelulares derivadas de gorduras poliinsaturadas de cadeia longa, como o ácido araquidônico, um componente comum da membrana celular fosfolípidos[3]. A síntese de PG é limitada pela disponibilidade de precursores de ácidos graxos livres como o ácido araquidônico, que, por sua vez, é regulado pela adenosina fosfato cíclico. A produção de PGs pode ser estimulada por substâncias como adrenalina, hormônios peptídicos e hormônios esteroides, e também por trauma tecidual. O ácido araquidônico é derivado de fosfolípidos da membrana, sendo produzido pela ação lisossômica da enzima fosfolipase A2. A estabilidade da atividade lisossômica, por sua vez, é regulada por vários fatores, um dos quais são as concentrações séricas de progesterona, assim quando as concentrações de progesterona são altas, não há atividade lisossômica e liberação de ácido araquidônico. Já com a diminuição da progesterona, que acompanha a regressão do corpo lúteo no final do ciclo menstrual, aumenta a liberação de fosfolipase A2, e, por conseguinte, hidrólise de fosfolípidos da membrana celular e liberação de ácido araquidônico adicional (ver Fig. 22.1). Em seguida, a destruição intracelular e o trauma tecidual durante a menstruação, favorecem a produção de PGs a partir desse ácido araquidônico[3].

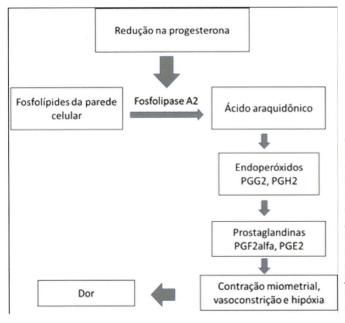

Figura 22.1 – *A cascata de ácido araquidônico que exibe a via de ciclooxigenase (COX), a biossíntese de endoperoxídeos cíclicos (PGG2 e PGH2) e, finalmente, a síntese de prostaglandinas (PGF2α e PGE2). Prostaglandinas F2α e E2 medeiam as contrações do miométrio, vasoconstrição, hipersensibilização das fibras nervosas da dor e, em última análise, a dor. As enzimas são apresentadas em negrito em itálico 3.*

A ação das prostaglandinas no útero pode gerar atividade uterina anormal (aumento da pressão intra-uterina, aumento do tônus basal, maior frequência e irregularidade de contrações) e diminuição do fluxo sanguíneo uterino[7] e acredita-se que esse possa ser o principal evento associado a dor. Evidências substanciais sugerem que a dismenorreia primária é causada pelas frequentes e prolongadas contrações uterinas causadas pela ação das prostaglandinas uterinas, diminuindo o fluxo sanguíneo para o miométrio e resultando em isquemia ("angina" uterina)[3]. Estudos de Dopplerfluxometria têm apoiado esta hipótese, mostrando maior resistência das artérias uterinas e arqueadas no primeiro dia da menstruação em mulheres com dismenorreia primária do que nos controles[1].

A hipótese de que as prostaglandinas liberadas no endométrio na época da menstruação contribuem para a dismenorreia tem suporte na observação de que as concentrações de PGE2 endometrial e PGF2 se correlacionam com a severidade da dismenorreia, que os inibidores da ciclooxigenase ao diminuir os níveis de fluido menstrual de prostaglandina diminuem a dor, e que manifestações clínicas da dismenorreia são semelhantes aos de trabalho com prostaglandina induzida ou aborto [1,7].

Durante a menstruação normal ocorrem contrações uterinas porém as contrações em mulheres com dismenorreia primária geralmente começam a partir de um basal elevado (mais de 10 mmHg), podendo atingir mais de 150 a 180 mmHg, com pressões, por vezes, superior a 400 mmHg) , ocorrem em maior frequência (mais de 4 ou 5 por 10 minutos), e não ritmicas e coordenadas[14]. Quando a pressão do útero excede a pressão arterial por um período prolongado de tempo ocorre acúmulo de metabólitos que pode estimular os neurônios tipo C de dor. Esta hipótese é apoiada pela observação de que mulheres com dismenorreia primária tratadas com AINEs obtiveram melhora nos sintomas ao longo do tempo, em paralelo com a diminuição da pressão intra-uterina[15]. Além de estimular as contrações uterinas, PGF2 e PGE2 podem causar contração do intestino, brônquios e músculo liso vascular, resultando em broncoconstrição, náuseas, vômitos, hipertensão, diarreia. Diarreia e náuseas são comumente associadas à dismenorreia primária[10].

- **Vasopressina ou hormônio anti diurético (HAD)**

Associada a ação das PGs, a vasopressina (hormônio antidiurético), também foi sugerida como envolvida na etiologia da dismenorreia primária, mas seu papel permanece ainda controverso[3,13]. Alguns estudos observaram concentrações séricas elevadas de vasopressina em mulheres com dismenorreia primária durante a menstruação[11,14,16]. Níveis mais altos de arginina vasopressina resultariam em contracções arritmicas do útero e isso poderia contribuir para a dor, por vasoconstrição e isquemia uterina adicionais. Entretanto, outros estudos não confirmaram esse aumento dos níveis de vasopressina plasmática nas mulheres com cólicas[17,18]. Além disso, a administração de antagonistas da vasopressina não teve efeito na dor menstrual[18].

- **Ocitocina**

Alguns estudos sugerem sua participação na fisiopatologia da dismenorreia[14,16,19]. O estrógeno parece estimular a secreção de ocitocina e aumentar de forma importante a sua afinidade por receptores miometriais[19]. Além disso, foi verificado que a infusão de solução salina hipertônica, um conhecido estimulante da secreção de vasopressina, também provoca elevação dos níveis plasmáticos de ocitocina e piora da manifestação dolorosa[16]. Outra evidência que sugere a participação da ocitocina na etiologia da dismenorreia é a recente descoberta de receptores para ocitocina no útero não gravídico[17].

- **Alteração da sensibilidade à dor**

Muitos estudos recentes analisando a resposta a diversos tipos de estímulos dolorosos mostraram que, durante o ciclo menstrual, as mulheres dismenorreicas são hipersensíveis à dor experimental em comparação com as assintomáticas nessa fase. Foi observada uma maior sensibilidade das mulheres à dor experimental na vigência ou não de dor menstrual, e essa sensibilidade mostrou estar presente nos músculos dentro e fora da área da dor menstrual referida, sugerindo que as dismenorreicas podem ser sensibilizadas para a dor, principalmente dor muscular profunda[3].

Dores repetidas mensais podem culminar com o aparecimento de sensibilidade central à dor[21,22], uma condição definida como um aumento anormal da sensação dolorosa por mecanismos intrínsecos do sistema nervoso central (SNC), como um aumento da resposta de neurônios de projeção nociceptiva a sinais aferentes de áreas danificadas ou inflamadas, bem como a outros tipos de estímulos mesmo na ausência de lesão tecidual ou inflamação[21,23].

O aumento da sensibilidade dolorosa também pode ser consequencia de alterações do metabolismo em várias áreas do cérebro envolvidas no processamento da dor. Na vigência de cólica menstrual, as mulheres com dismenorreia apresentaram aumento do metabolismo da glicose nas regiões talâmica, orbitofrontal e pré-frontal, e diminuição do metabolismo regional em areas somáticas laterais. Sugere-se isso pode contribuir para a geração de dor e aumento da sensibilidade através da manutenção da sensibilização espinhal e talâmica (associada a dor visceral crônica) e aumentando o estímulo nas regiões de reforço negativo[24].

Há também evidências de que possam ocorrer mudanças estruturais no SNC. Observou-se que mulheres com dismenorreia primária têm menor volume de massa cinzenta nas regiões cerebrais envolvidas na transmissão da dor e processamento sensorial de nível superior e maior volume de massa cinzenta em regiões envolvidas na modulação da dor e regulação da função endócrina comparado com controles, sustentando a possibilidade de uma combinação de menor inibição e maior promoção da dor[25].

Alterações morfológicas semelhantes Foram encontradas em outras condições de dor recorrente ou crônica, Incuindo endometriose[26] e síndrome do intestino irritável[27,28]. Em conjunto, esses estudos corroboram a teoria de que a entrada nociceptiva prolongada no SNC gera modificações funcionais e estruturais e pode alterar o processamento da dor no SNC[3].

Fitoterápicos no tratamento da dor e dismenorreia

Os fitoterápicos podem ser úteis no controle da dor, especialmente quando associada a doenças reumáticas, a condições inflamatórias, cefaleias idiopáticas e a dismenorreia. Normalmente exercem sua atividade quadros de dor leve a moderada, sendo que o efeito analgésico destas drogas normalmente ocorre após alguns dias de tratamento. No entanto, eles geralmente têm eficácia reduzida no controle da dor aguda[30, 31].

Os fitomedicamentos com efeitos analgésicos e anti-inflamatórios aprovados pela ANVISA[32,33,34] para uso em casos de dor e dismenorreia são os compostos feitos a partir da Garra do Diabo (*Harpagophytum procumbens* DC. e *Harpagophytum zeyheri* Ihlenf. & H. Hartmann), do Tanaceto (*Tanecetum parthenium*), da Chastetree (*Vitex agnus castus*)[35] e da Unha-de-gato (*Uncaria tomentosa* (Willd. DC.)[36]. Mais recentemente, outras plantas têm mostrado evidências positivas no tratamento de dismenorreia, incluindo o endro (*Anethum graveolens*)[37], a erva cidreira (*Melissa Oficinallis*)[38], Rosa Marroquina (*Rosa Damascena*)[39] e o gengibre (*Zingiber officinale* Roscoe)[40]. Nos respectivos estudos, seu uso mostrou efeito similar ao ácido mefenâmico no controle das cólicas menstruais. Entretanto, estas opções ainda não possuem regulamentação da ANVISA para uso com esta finalidade[35].

Os fitomedicamentos feitos a partir de Garra do Diabo e Unha de Gato integram o Memento Fitoterápico Brasileiro 2016[41] e são oferecidos pelo SUS desde 2010. Fitoterápicos à base de gengibre são mencionados no Memento Fitoterápico, porém indicado por seus efeitos antieméticos e antidispépticos[35].

Nota Editora: no Capítulo 2 estão listadas as espécies vegetais oficializadas na assistência farmacêutica financiada pelo Ministério da Saúde)

Tanacetum parthenium

Tanaceto, também conhecido como camomila gigante, atanásia e erva-de-São-Marcos é planta nativa da Europa e Ásia (Fig. 22.2.)

Taxonomia botânica:

Família: *Asteráceas*

Gênero: *Tanacetum*

Espécie: *T. parthenium*

É utilizada na medicina tradicional desde a Antiguidade para tratar condições anti-inflamatórias e para prevenir a ocorrência de dores de cabeça ocasionadas pela enxaqueca. Tradicionalmente, é consumido em forma de extrato padronizado ou como chá de suas folhas secas, o principal componente é o partenolídeo que representa 85% desse total e também é considerado o constituinte ativo primário[36].

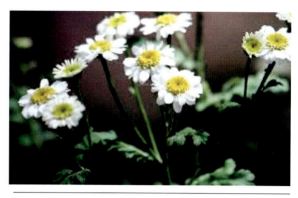

Figura 22.2 – *Tanacetum parthenium (Tanaceto)*

Extrato de tanaceto ou partenolídeo puro inibe a produção de prostaglandinas[42], que são os principais mediadores inflamatórios relacionados à dismenorreia.

O tanaceto é indicado principalmente para a prevenção de enxaqueca e cefaleias crônicas, mas também possui efeito no tratamento das desordens menstruais, pois possui atividade anti-inflamatória, podendo ajudar em casos de dismenorreia[42].

Vitex agnus castus L.

Planta popularmente chamada de *Chaste Treeberry* é um arbusto nativo do Mediterrâneo e do sul da Europa (Fig. 22.3).

Taxonomia botânica:

Família: *Lamiaceae*

Gênero: *Vitex*

Espécie: *V. agnus-castus*

Os frutos de *Vitex agnus castus* contém uma mistura de iridoides e flavonoides, e foram isolados das folhas e flores alguns compostos semelhantes em estrutura aos hormônios sexuais[43]. Tradicionalmente, o extrato da fruta tem sido utilizado no tratamento de muitas doenças femininas, incluindo distúrbios

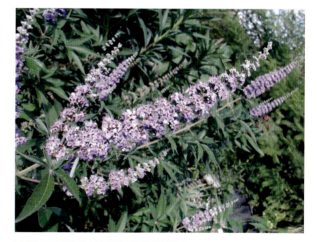

Figura 22.3 – *Vitex agnus-castus (Chaste Tree berry)*

menstruais (amenorreia, dismenorreia), síndrome pré-menstrual, a insuficiência do corpo lúteo, hiperprolactinemia, a infertilidade, acne, menopausa e para a interrupção do aleitamento[44].

Em estudo experimental recente, o uso do extrato da planta inibiu as contrações uterinas induzidas por ocitocina em ratos com dismenorreia induzida *in vivo*. Da mesma forma, inibiu contrações induzidas quimicamente em tecido uterino humano *in vitro*. Além disso, o extrato evidenciou efeito anti-inflamatório promissor inibindo potentemente a atividade da 5-lipoxigenase e a produção de leucotrienos e reduzindo a produção de espécies reativas de oxigênio e citocinas inflamatórias *in vitro*[45].

- **Harpagophytum procumbens DC.**

Planta popularmente conhecida como Garra-do-Diabo é nativa da parte sul do continente Africano e pode ser encontrada no Kalahari, nos estepes da Namíbia, em Botswana, África do Sul, Angola, Zâmbia e Zimbabwe (Fig. 22.4).

Taxonomia botânica:

Família: *Pedaliaceae*

Gênero: *Harpagophytum*

Espécie: *H procumbens*

Os constituintes químicos principais são osiridoidesglicosilados, principalmente o harpagoside, os demais constituintes do *Harpagophytum procumbens* DC. são os açúcares,

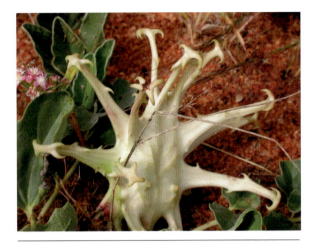

Figura 22.4 – *Harpagophytum procumbens* DC. (Garra-do--Diabo)

ostriterpenoides, osfitoesteróis (principalmente o beta-sitosterol), os ácidos aromáticose os flavonoides[46]. Os constituintes terapêuticos mais importantes parecem ser os iridoides, encontrado nos tubérculos da planta[47].

Estudos recentes sugerem que o harpagoside pode inibir ambas as vias de metabolismo do ácido araquidônico e, consequentemente a síntese de prostaglandinas, promovendo melhora da dismenorreia pelo efeito anti-inflmatório[48].

Em revisão de ensaios clínicos utilizando preparações *Harpagophytum procumbens* DC. para o tratamento da dor em articulações e nas costas, os estudos utilizando extratos contendo 50-60 mg ao dia de harpagoside, foram mais eficazes em aliviar a dor e melhorar a mobilidade do que aqueles ensaios clínicos com extratos com menor dosagem[49].

- **Uncaria tomentosa (Willd. DC.)**

Planta conhecida como unha-de-gato, a *Uncaria tormentosa (*Willd.DC.) é um tipo de cipó nativa da Amazônia Peruana (Fig. 22.5)

Taxonomia botânica:

Família: *Rubiaceae*

Gênero: *Uncaria*

Espécie: *U.tormentosa*

A *Uncaria. tomentosa* é amplamente utilizada na medicina tradicional peruana. Uma revisãorecente mostrou que as plantas do gênero Uncaria apresentaram ações antioxidantes, antidiabéticas, imunomoduladoras e anti-inflamatórias[50]. Sandoval e cols., em estudo com extrato aquoso da casca de unha de gato, mostraram que a

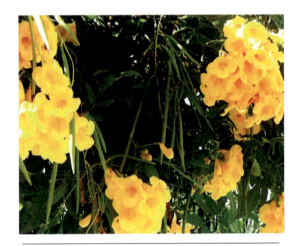

Figura 22.5 – *Uncaria tormentosa (Willd. DC.) (Unha--de-Gato)*

planta possui efeito significativamente inibitório sobre as produções de TNF-α em células de roedores[51].

A medicação é utilizada principalmente para para tratamento de gastrite, artrites e em pacientes com dismenorreia, apresentando boa resposta por esse efeito anti-inflamatório[50].

Quadro 22.1 – **Bulário com os medicamentos aprovados pela ANVISA**

Composto	Nome do produto	Laboratório	Apresentação	Posologia
Tanacetum parthenium	Tamion	Ativus farmacêutica ltda.	Comprimidos revestidos	1 Comprimido ao dia
	Tenliv			
	Tanaceto luper	Luper indústria farmacêutica Ltda		
	Tanafew	Laboratório catarinense SA		
	Tanaceto brasmed	Brasmed botânica e farmacêutica Ltda		
	Tp a	Colbrás indústria e comércio Ltda		
	Enxazin	Mdcpharma produtos farmacêuticos Ltda		
	Tanacetum orient	Orient mix fitoterápicos do brasil Ltda		
Vitex agnus castus L.	Lutene	Herbarium laboratório botânico Ltda	Comprimidos revestidos (40 mg)	1 comprimido ao dia Em jejum
	Vitex orient	Orient mix fitoterápicos do brasil Ltda		
	Normaciclo	Mdcpharma produtos farmacêuticos Ltda		
	Tenag	Marjan indústria e comércio Ltda		
	Vitenon	Ativus farmacêutica Ltda		
	Vitex brasmed	Brasmed botânica e farmacêutica Ltda		
	Sensifemi	Aché laboratórios farmacêuticos SA		
Harpagophytum procumbens	Garra do diabo	Herbarium laboratório botânico Ltda	Comprimidos revestidos (200 mg)	1 comprimido 2 a 3 vezes ao dia
Uncaria tomentosa	Unha de gato herbarium	Herbarium laboratório botânico Ltda	Comprimidos revestidos (100 mg)	1 comprimido 3 vezes ao dia

Referências

1. Smith RP, Kaunitz AM, Barbieri RL.Primary dysmenorrhea in adult women: Clinical features and diagnosis Literature review current through:Oct 2017.|This topic last updated:Mar 09, 2017.
2. Bernardi, Mariagiulia et al. "Dysmenorrhea and related disorders."F1000Research6 (2017).
3. Iacovides S, Avidon I, Baker FC. "What we know about primary dysmenorrhea today: a critical review."Human reproduction update21.6 (2015): 762-778.

4. Hailemeskel, Solomon, Asrate Demissie, and Nigussie Assefa. "Primary dysmenorrhea magnitude, associated risk factors, and its effect on academic performance: evidence from female university students in Ethiopia."International journal of women's health8 (2016): 489.
5. Unsal A, Ayranci U, Tozun M, Arslan G, Calik E. Prevalence of dysmenorrhea and its effect on quality of life among a group of female university students. Ups J Med Sci 2010; 115:138–145
6. Dorn LD, Negriff S, Huang B, Pabst S, Hillman J, Braverman P, Susman EJ. Menstrual symptoms in adolescent girls: association with smoking, depressive symptoms, and anxiety. J Adolesc Health 2009; 44:237–243.
7. Dawood MY. Primary dysmenorrhea: advances in pathogenesis and management.Obstet Gynecol. 2006;108(2):428.
8. Banerjee, R.; Laufer, M. R. Reproductive disorders associated with pelvic pain. Semin. Pediatr. Surg. 7 (2): 52-61, 1998.
9. Smith RP; Kaunitz AM. Pathogenesis, clinical manifestations, and diagnosis of primary dysmenorrhea in adult women Up to date .Last literature review version 19.3: Setembro 2011
10. Ludwig, H. Dysmenorrhea. Ther.Umsch. 53(6): 431-41, 1996.
11. Altunyurt S, Göl M, Altunyurt S, et al. Primary dysmenorrhea and uterine blood flow: a color Doppler study. J Reprod Med 2005; 50:251.
12. Smith RP. The dynamics of nonsteroidal anti-inflammatory therapy for primary dysmenorrhea. Obstet Gynecol 1987; 70:785.
13. Dawood MY. Primary dysmenor rhea: advances in pathogenesisand management. Obstet Gynecol. 2006; 108:428–441.
14. Akerlund, M.; Melin, P.; Maggi, M. Potential use of oxitocin and vasopressin V1a antagonists in the treatment of preterm labour and primary dysmenorrhoea. Adv. Exp. Med. Biol. 393: 595-600, 1995.
15. Altunyurt S, Gol M, Altunyurt S, Sezer O, Demir N. Primary dysmenorrheaand uterine blood flow: a color Doppler study. J Reprod Med.2005;50(4):251–255.
16. Ekström, P.; Akerlund, M.; Forsling, M.; Kindahl, H.; Laudanski, T.; Mrugacz, G. Stimulation of vasopressin release in women with primary dysmenorrhoea and after oral contraceptive treatment - effect on uterine contractility. Br. J. Obstet. Gynaecol., 99: 680-4, 1992.
17. Baker FC, Driver HS, Rogers GG, Paiker J, Mitchell D. High nocturnal body temperatures and disturbed sleep in women with primary dysmenorrhea. Am J Physiol 1999; 277:E1013–E1021
18. Maggi, M. Human myometrium during pregnancy contains and responds to V1 vasopressin receptors as well as oxytocin receptors. J. Clin. Endocrinol.Metab., 70: 1142-54, 1990.
19. Valentin L, Sladkevicius P, Kindahl H, Broeders A, Marsal K, Melin P. Effects of a vasopressin antagonist in women with dysmenorrhea. Gynecol Obstet Invest 2000; 50:170–177
20. Andreoli, T. E. The posterior pituitary. In: Wyngaarden, J. B.; Smith, L. H.; Bennet, J. C., editors. Cecil Textbook of medicine. 19ª ed., Philadelphia, W. B. SaundersCompany, 1992, p.1239-46.
21. Yunus MB. Fibromyalgia and overlapping disorders: the unifying concept of central sensitivity syndromes. Semin Arthritis Rheum 2007; 36:339–356.
22. Yunus MB. Central sensitivity syndromes: a new paradigm and group nosology for fibromyalgia and overlapping conditions, and the related issue of disease versus Ilness. Semin Arthritis Rheum 2008; 37:339–352.
23. Woolf CJ. Central sensitization: uncovering the relation between pain and plasticity. Anesthesiol 2007; 106:864–867.
24. Tu CH, Niddam DM, Chao HT, Liu RS, Hwang RJ, Yeh TC, Hsieh JC. Abnormal cerebral metabolism during menstrual pain in primary dysmenorrhea. Neuroimage 2009
25. Tu CH, Niddam DM, Chao HT, Chen LF, Chen YS, Wu YT, Yeh TC, Lirng JF, Hsieh JC. Brain morphological changes associated with cyclic menstrual pain. Pain 2010; 150:462–468.
26. As-Sanie, Sawsan, et al. "Changes in regional gray matter volume in women with chronic pelvic pain: a voxel-based morphometry study."PAIN®153.5 (2012): 1006-1014.
27. Davis KD, Pope G, Chen J, Kwan CL, Crawley AP, Dia mant NE. Cortical thinning in IBS: implications for homeostatic, attention, and pain processing. Neurology 2008; 70:153–154;
28. Blankstein U, Chen J, Diamant NE, DavisKD. Altered brainstructure in irritable bowel syndrome: potential contributions of pre-existing and disease-driven factors. Gastroenterol 2010; 138:1783–1789
29. Rezende HA, Cocco MIM. A utilização de fitoterapia no cotidiano de uma população rural. Revista Escola de Enfermagem, USP. 2002; 36(3): 282-8
30. Lima, Sônia Maria Rolim Rosa. Fitomedicamentos na prática ginecológica e obstétrica. 2. ed. São Paulo: Atheneu, 2009. 345 p.
31. Bernardo, Bianca Franco Augusto; PRADO, Roberto Adelino de Almeida ; LIMA, Sônia Maria Rolim Rosa. Fitomedicamentos e cólicas menstruais (dismenorreia). In: Lima SMRR. (Org.). Lima SMRR - Fitomedicamentos na prática médica. 1ed.São Paulo: Atheneu, 2012, v. 1, p. 285-292.
32. Lorenzi H; Matos FJA. Plantas Medicinais no Brasil: nativas e exóticas. 2.ed. Nova Odessa, São Paulo: Instituto Plantarum, 2008.
33. Teixeira, João Batista Picinini, et al. "A Fitoterapia no Brasil: da Medicina Popular à regulamentação pelo Ministério da Saúde." Soler O. Biodiversidade, bioeconomia & fitoterapia 2000.3 2 p. Tese (Doutorado em Ciências Sócio-Ambientais no Programa de Desenvolvimento do Trópico Úmido - PDTU. Núcleo de Altos Estudos da Amazônia – NAEA) – Faculdade de Economia,Universidade Federal do Pará, Belém.

34. Schulz V, Hansel R, Tyler VE. Fitoterapia racional. 1ª ed. São Paulo: Manole, 2002, p.330-331
35. Brasil. Ministério da Saúde. Agência de Vigilância Sanitária (ANVISA). Memento fitoterápico. Farmacopeia brasileira. Brasília: ANVISA; 2016. 115p.
36. Heidarifar, Reza, et al. "Effect of Dill (Anethum graveolens) on the severity of primary dysmenorrhea in compared with mefenamic acid: A randomized, double-blind trial."Journal of research in medical sciences: the official journal of Isfahan University of Medical Sciences19.4 (2014): 326.
37. Mojab, Faraz. "The effect of Melissa officinalis extract on the severity of primary dysmenorrhea."Iranian Journal of Pharmaceutical Research16 (2017): 171-177.
38. Bani, Soheila, et al. "The effect of rosa damascena extract on primary dysmenorrhea: a double-blind cross-over clinical trial."Iranian Red Crescent Medical Journal16.1 (2014).
39. Chen, Chen X., Bruce Barrett, and Kristine L. Kwekkeboom. "Efficacy of oral ginger (Zingiber officinale) for dysmenorrhea: A systematic review and meta-analysis."Evidence-Based Complementary and Alternative Medicine, 2016 (2016).
40. Rech, N. "comissão da farmacopeia brasileira."Memento Fitoterápico(2016):
41. Groenewergen WA, Knight DW, Heptinstall S. Progress in the medicinal chemistry of the herb feverfew. In: Ellis GP, Luscomb DK (edts). Progress in Medicinal Chemistry, v. 29. Amsterdam: Elsevier, 1992; p. 217-38.
42. R Schellenberg. Treatment for the premenstrual syndrome with agnuscastus fruit extract: prospective, randomised, placebocontrolled study.BMJ 2001; 322:134-7
43. Daniele C, Coon JT, Pittler MH, Ernst E. Vitexagnuscastus: a systematic review of adverse events. Drug Safety 2005; 28(4) 319-32.
44. Röhrl, Johann, et al. "Vitex agnus-castus dry extract BNO 1095 (Agnucaston®) inhibits uterine hyper-contractions and inflammation in experimental models for primary dysmenorrhea.»Clinical Phytoscience2.1 (2016): 20.
45. Bradley PR, ed. British Herbal Compendium Vol. 1.Dorset, UK: British Herbal Medicine Association;1992.
46. Devil'sclawtuber. http://www.altcancer.com/phyto/devils_claw.htm [Acesso em 15 de dezembro de 2011]
47. Brendler, Thomas, et al. "Devil's Claw (Harpagophytum procumbens DC) An Evidence-Based Systematic Review by the Natural Standard Research Collaboration."Journal of herbal pharmacotherapy6.1 (2006): 89-126.
48. Chrubasik S, Conradt C 8., Roufogalis BD.Effectiveness of Harpagophytum extracts and clinicalefficacy. Phytother Res 2004; 18:187-189.
49. Zhang, Qian, et al. "Medicinal uses, phytochemistry and pharmacology of the genus Uncaria."Journal of ethnopharmacology173 (2015): 48-80.
50. Sandoval, M., Okuhama, N.N., Zhang, X.J., Condezo, L.A., Lao, J., Angeles, F.M., Musah, R.A., Bobrowski, P., Miller, M.J.S., 2002. Antiinflammatory and antioxidante activities of cat's claw (Uncaria tomentosa and Uncaria guianensis) are independent of their alkaloid content. Phytomedicine 9, 325–337.

Tratamento Fitoterápico dos Miomas Uterinos

- Ceci Mendes Carvalho Lopes

Introdução

Cerca de um quinto das mulheres são portadoras de miomas uterinos. Numerosos casos não exigem tratamento, uma vez que são assintomáticos, ou oligossintomáticos. No entanto, grande número deles exige algum tipo de terapêutica, quer clínica, quer cirúrgica. Muitas pacientes, tentando protelar o tratamento agressivo, querem opções clínicas e, muitas vezes perguntam sobre a possibilidade de serem tratadas com fitoterápicos. Com o amplo acesso à informação, hoje existente, muitas vezes já leram a respeito nos meios eletrônicos, souberam de plantas utilizadas na medicina chinesa ou aiurvédica, ou outros esquemas populares em vários países. Embora a literatura médica a respeito seja muito escassa, há algumas referências que podem surtir algum interesse, e são as que mencionamos a seguir. Obviamente, não esgotamos o tema, nem tínhamos essa pretenção.

Fitoterápicos atuantes sobre a dismenorreia

Um dos principais aspectos no quadro das portadoras de mioma é a dor menstrual. Algumas pacientes somente se queixam desse desconforto, sem referirem outros sintomas. O fato de minorá-la já é considerado um imenso ponto a favor de qualquer tratamento. Os recursos fitoterápicos podem ajudar. Embora nem sempre sejam tão eficazes quanto outros medicamentos, costumam apresentar menos efeitos adversos.

A cólica menstrual tem sido associada à liberação de prostaglandina e vasopressina, causando contratura miometrial, isquemia uterina, com consequente sensibilização das fibras sensitivas, desencadeando a sensação dolorosa. É possível a associação a outros sintomas, como diarreia, vômito, cefaleia e tontura. O tratamento tem sido realizado com vários tipos de medicamentos, principalmente anti-inflamatórios não-esteroidais e contraceptivos hormonais[1].

Há vários fitoterápicos úteis na sua terapêutica, com resultados variados.

▪ Ácidos graxos essenciais

A ingestão de ácidos graxos omega-6 desencadeia a cascata de produção das prostaglandinas, causando potente vasoconstrição e contração uterina, promovendo tanto as cólicas, como náusea, vômito e cefaleia. A dieta nos países ocidentais é rica em omega-6[2]. Assim, este poderia ser um fator causador da dismenorreia.

Porque a atividade dos omega-6 durante a fase lútea leva à produção de prostaglandinas, a partir da cascata do ácido araquidônico, recomenda-se aumento da ingestão de omega-3, a fim de que a relação omega-3/omega-6 seja mais favorável. Além disso, a ingestão de vitamina B12 (7μg ao dia) potencializa o efeito dos omega-3. Essa complementação dietética pode resultar na diminuição do uso de analgésicos e anti-inflamatórios usados para tratar a cólica, diminuindo, assim, os efeitos adversos dessas drogas[3].

Revisão abordando vários tratamentos sobre vários problemas femininos, ao mencionar a cólica menstrual, comenta que o aumento da ingestão de ômega-3 (presente em peixes e em algumas sementes e nozes) favorece a diminuição sintomática menstrual. Ressalta a necessidade de uma proporção adequada de omega-3 e omega-6. Citam estudo com 42 participantes entre 15 e 18 anos, às quais foi administrado óleo de peixe por 2 meses, depois invertendo a intervenção entre os grupos, por mais 2 meses. Embora 7 participantes, com dismenorreia acentuada, não tenham obtido melhora, as demais declararam que tiveram menos sintomas durante o uso de óleo de peixe, suficiente para declararem estar dispostas a mudar sua dieta, ou a manter a ingestão do complemento nutricional. As autoras consideram que a dosagem usual de omega-3, de 3 a 4 g por dia é bem tolerada e segura. Aconselham seu uso, embora reconheçam a necessidade de mais estudos[4]. No contexto da revisão, fala-se em óleo de peixe, porém, como há outras fontes, como, por exemplo, sementes, presumivelmente o mesmo pode ser obtido delas.

Comentando sobre a cascata de secreção das prostaglandinas a partir dos omega-6, revisão de vários estudos controlados por placebo atesta a eficácia dos omega-3 no tratamento da cólica menstrual, porque o ácido eicosapentanoico (EPA) e o docosaexanoico (DHA) competem com o ácido araquidônico, interferindo na cascata, o que vai resultar em menor produção de prostaglandinas e leucotrienos, resultando, em consequência, sintomas de menor intensidade. Embora haja dados insuficientes para que se possa concluir sobre a recomendação de ácidos graxos omega-3, os dados epidemiológicos demonstram que a baixa ingestão de alimentos ricos em omega-3 eleva a possibilidade de cólica menstrual. Não mencionando fitoterápicos, os autores recomendam a ingestão de peixe, em vez de óleo de peixe, porque a estabilidade do óleo varia muito no correr dos dias[5]. No mercado existem cápsulas de óleo de peixe, que não são fitomedicamentos, por não terem origem vegetal. Não há produtos padronizados de origem vegetal, no entanto. Essa administração é possível com a adequada providência alimentar.

- **Rosa**

O chá de rosa, feito com botões da flor, ou com folhas dela (*Rosa gallica*), é conhecido como redutor da cólica menstrual, e utilizado popularmente em países asiáticos. Em revisão sobre os vários tratamentos disponíveis para problemas femininos, os autores relatam terem encontrado um único estudo controlado, realizado em Taiwan, com 130 pacientes adolescentes às quais foi administrado o chá (2 xícaras ao dia, por 12 dias), com eficácia[5]. Temos preocupação em prescrever esse tratamento, pois a disponibilidade da flor é usualmente em floriculturas, e seu cultivo, para fins decorativos, pode incluir aditivos agrícolas que, ingeridos, poderiam trazer problemas de saúde. Além disso, há inúmeros tipos de rosa. Foi testada esta, citada no estudo. Seriam as demais equivalentes? E não há fitomedicamento disponível. Apesar disso, valeria a pena estudá-la melhor.

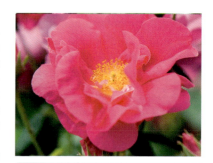

Figura 23.1 – *Rosa*.

- ***Harpagophyton procumbens* (garra do diabo)**

Por ter atividade anti-inflamatória e por ser uma das plantas regulamentadas para uso no SUS, desperta-se o interesse pelo uso de *Harpagophyton* no tratamento de miomas. Não há, no entanto, referência a esse tipo de indicação, na literatura médica disponível.

Demonstrou-se *in vitro* que o extrato de *Harpagophyton* reduzia a inibição da síntese de leucotrienos e de tromboxano, dose-dependente, atribuindo-se essa ação ao harpagosíde[6]. Em monografia, cita-se seu uso como ocitócico, sem, no entanto entrar em detalhes. Ressalta-se sua atividade anti-inflamatória e analgésica. O mecanismo de ação pelo qual age é descrito pela inibição do óxido nítrico e também pela inibição da expressão de enzima COX-2, através da supressão do fator nuclear kappa-B[7]. É o mesmo mecanismo descrito para os anti-inflamatórios não-hormonais, agindo sobre a cólica menstrual. Portanto, por esse mecanismo poderíamos entender que agisse melhorando a mesma. No entanto, o que se menciona é ação estimulante da musculatura miometrial, o que é paradoxal e que motiva, inclusive, a recomendação de não se utilizar durante a gestação. Justamente por desejo de por à prova a tradição de uso dessa planta na condução do trabalho de parto, na medicina tradicional africana, foi realizado estudo *in vitro*, em tecido uterino de ratas, não só prenhes, como não gestantes, comprovando-se que o extrato tinha propriedade uterotônica, espasmogênica, justificando, assim, o uso folclórico no trabalho de parto e na retenção placentária[8]. Assim, a dúvida sobre sua utilidade no tratamento da dor causada por esses tumores miometriais benignos permanece, e, até, parece inconveniente. Não encontramos estudos especificamente sobre a cólica menstrual. (Quem sabe, por ser ocitócico, possa ser útil no tratamento do sangramento profuso, em casos de miomas. Mas também não há referências, no caso).

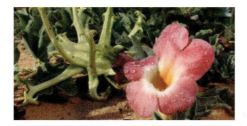 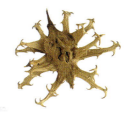

Figura 23.2 – *Harpagophyton procumbens (garra do diabo).*

- **Lotus-da-neve**

Entre os uigures, tibetanos, habitantes da cadeia do Himalaia, é difundido o uso do lótus-da-neve (*snow lotus*), que, na realidade corresponde a qualquer uma de 3 plantas semelhantes (*Saussurea involucrata, Saussurea laniceps, Saussurea medusa*). Seu uso é indicado para problemas reumáticos, gastrites e dismenorreia. Para avaliar seu efeito, foi realizado estudo em camundongos, demonstrando efetividade nas 3 plantas, porém nitidamente melhor com *S. laniceps*[9]. Na medida que seu uso é indicado para dismenorreia, talvez seja útil no controle doloroso menstrual em portadoras de miomas. De qualquer modo, não é um produto correntemente utilizado entre os ocidentais, e as referências são muito escassas.

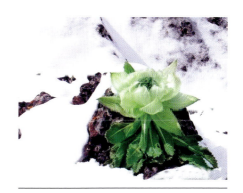

Figura 23.3 – *Lotus-da-neve*

Há produto comercial disponível em sites da internet, mas sem referência farmacológica.

Combinações herbáceas

Muito disseminadas entre os que usam produtos naturais como método terapêutico, medicações que incluem várias plantas existem, inclusive, como produtos farmacêuticos em alguns países, especialmente os asiáticos.

Um grupo de autores coreanos propôs revisão sobre o uso de fórmula amplamente utilizada para tratamento de dismenorreia primária na medicina coreana e chinesa, denominada *Gyejibongneyong-hwan*, ou *Ghizhi Fulling formula*, tratamento descrito desde a dinastia Han (206AC a 220DC) em que cinco componentes, em proporções iguais (*Cynnamomi ramulus, Poria, Moutan cortex, Persicae semen, Peoniae radix*) e encontrável, na Asia, sob várias apresentações, como pílulas, comprimidos, cápsulas, decoctos. Aguarda-se o resultado dessa revisão[10]. O mesmo grupo propõe estudo-piloto com essa fórmula para tratamento da dismenorreia associada aos miomas. Será um estudo duplo-cego, controlado com placebo, com 30 pacientes, a ser desenvolvido no Wooseok Korean Medicine Hospital, administrando 2 cápsulas ao dia, nos períodos menstruais, por 8 semanas, e controlados eventos adversos até 6 meses depois. Aguardemos os resultados[11].

Observação: No Brasil, pela regulamentação da ANVISA, fórmulas contendo múltiplos componentes (no caso, mais de uma planta) devem ser estudadas de maneira muito criteriosa, em que se estuda cada um desses componentes, depois a associação com dois, depois três, e assim por diante. Isso propicia que se estime a qual planta (no caso de associação de fitoterápicos) se deve o efeito terapêutico, e se a associação, e com quais das plantas, há efeito diferente, quer melhor, quer pior.

Plantas com atividades sobre outros aspectos do quadro

Em alguns estudos, não só a dor menstrual parece ser minorada sob o tratamento, como outros aspectos do quadro clínico, tais como anemia, sangramento profuso e mesmo redução volumétrica tumoral. Embora as evidências nem sempre sejam muito claras, vale a pena mencioná-los.

Toki-shakuyaku-san

Entre japonesas, há menção de tratamento com produto herbáceo, cujo nome é toki-sakuyaku-san, porém, como se trata de produto não-padronizado, as diferentes apresentações podem ter formulação variável em ingredientes, e, consequentemente, efetividade diferente[2]. Trata-se de preparado com 6 plantas (*Angelica sinensis*, raízes, *Paeonia lactiflora*, raízes, *Lingusticum*, rizoma, *Atractiloides*, rizoma, *Alismatis*, rizoma, *Sclerotia poria*) que é utilizado na Medicina Kampo, tradicional no Japão, para tratamento de vários problemas femininos, incluindo cólica menstrual e sintomas climatéricos, com boa efetividade. As pessoas que exercem a medicina Kampo não são médicos, usualmente. Há disponibilidade de estudo duplo-cego randomizado que demonstrou sua superioridade em relação ao placebo[2]. Em um grupo de mulheres portadoras de mioma e anêmicas, 10 foram tratadas com esse produto vegetal, e 13 foram tratadas com citrato de ferro. Embora a anemia tenha sido corrigida melhor com o ferro, o quadro sintomático foi significativamente melhor com o produto herbáceo, ao final de 8 semanas de tratamento. Entre esses sintomas, houve principalmente melhora de dismenorreia, hipermenorreia, tonturas, sensação de frio, cefaleia[12].

Beterraba e melaço

Estudo sobre vários preparados à base de plantas utilizados por imigrantes dominicanas nos Estados Unidos mostrou que o uso, por parte de curandeiros, de preparado de beterraba (*Beta vulgaris L, Chenopodiaceae*) e melaço (produzido a partir de *Saccarum officinarum*, a cana de açúcar) é considerado um tratamento bom não só para os miomas, como também para endometriose, menorragia e calores da menopausa. Os autores explicam as prováveis formas de ação. Dizem que a quantidade de fibras vegetais contidas na beterraba pode afetar, ao menos teoricamente, os níveis estrogênicos, pois altos níveis de fibras reduzem a recirculação enteroepática de estrogênios, aumentando a excreção urinária e fecal. Como os estrogênios influem sobre o crescimento dos miomas, a sua redução seria um fator inibidor. Além disso, as folhas de beterraba contêm fitoestrogênios que, durante a menacma, atuam como antiestrogênios, e já foi demonstrado que em gado alimentado com essas folhas apresentaram infertilidade (por ser antiestrogênica), mas também se demonstrou crescimento do volume uterino em camundongas (atuação estrogênica). Por outro lado, a beterraba é rica em carotenoides, que também se sabe podem reduzir o crescimento de miomas, uma vez que se

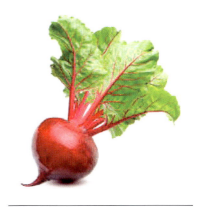

Figura 23.4 – *Beterraba*

demonstrou em culturas de tecidos que as células do músculo liso contêm receptores do ácido retinoico, e que há redução dose-dependente de seu crescimento com ácido trans-retinoico. Além disso, a anemia tem uma relação interessante com a beterraba. A coloração da urina após ingestão dessa raiz é mais comum em pacientes anêmicos, e já se demonstrou que a coloração diminui com a suplementação de ferro, sugerindo que possa ser usado esse dado, inclusive, como indicador da redução da deficiência em ferro de pacientes tratados. Como os miomas podem causar anemia ferropriva, em função do sangramento genital, essa seria mais uma aplicação do tubérculo, especialmente se associada ao melaço, rico em ferro. Os autores comentam que, apesar de inexistirem estudos clínicos que confirmem o benefício desse tratamento popular, ele merece ser considerado e, como tal, estudado[13]. Em nosso meio, também não é incomum encontrarmos referências populares quanto a esse uso da beterraba.

Plantas citadas especificamente para tratamento dos miomas

- **Unha de gato (*Uncaria tomentosa*)**

Essa planta é conhecida popularmente no tratamento de miomas, especialmente na região amazônica (não confundir com a popular 'unha de gato', trepadeira muito utilizada nos nossos muros de jardim). Não há referências científicas a respeito. No entanto, é fácil encontrar menção ao seu uso em textos populares na mídia eletrônica[14]. Por outro lado, seu efeito anti-inflamatório é conhecido e reportado, e se trata de uma das doze espécies liberadas para uso no SUS; além disso, existem fitomedicamentos que a contêm. Assim, eventualmente a sua fama como útil no tratamento de miomas poderia ser focada nesse aspecto, apenas minorando o quadro doloroso, e talvez valesse a pena utilizá-la como recurso terapêutico, pela sua disponibilidade. Pela sua atividade anti-inflamatória, talvez tenha boa aplicação para diminuir a cólica menstrual, mas também não há menção em literatura.

Procurando dados na literatura, embora não houvesse referências quanto ao tratamento de miomas, encontramos estudo realizado no Brasil, por pesquisadores da UNIFESP, em ratos, visando endometriose. Essa doença tem em comum com os miomas o fato de se desenvolver na dependência da atividade hormonal. No estudo, os autores mencionam outro trabalho, em cultura de tecido de câncer mamário humano, em que *Uncaria*, comparada a metotrexate, atuou reduzindo receptores estrogênicos, e levando à conclusão sobre efeito contraceptivo da erva. Baseados nessa premissa, os autores se propuseram a estudar sua repercussão na endometriose, ainda focalizando na contracepção. Administraram extrato da planta, ou acetato de leuprolide (antagonista do GnRH), ou placebo, a ratas. Observaram que o extrato levou a anovulação

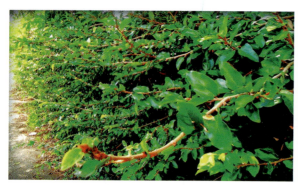 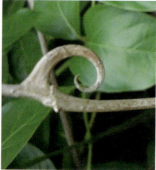

Figura 23.5 – *Unha de gato (Uncaria tomentosa)*

equivalente (quiçá superior) ao leuprolide, demonstrando a supressão da atividade ovariana[15]. Nesse estudo há descrição de anovulação, atribuída a inibição do receptor estrogênico já desde 1998. E também há menções de inibição de células neoplásicas de tumores responsivos aos hormônios femininos, como o de mama e o de ovário. Esse estudo nos aguça a curiosidade sobre a possível eficácia na redução volumétrica dos miomas, que também se obtém com antagonistas do GnRH, que é um tratamento que, se não faz os tumores desaparecerem, ao menos propicia, por causarem sua diminuição, maior facilidade num posterior tratamento cirúrgico.

Na referência popular, é comum a recomendação de associar a unha de gato ao uxi amarelo, outra planta amazônica.

■ Uxi amarelo (*Endopleura uchi Cuatrec*)

A referência ao uso dessa planta amazônica é basicamente popular, e existem chás disponíveis à venda. É uma planta característica da Amazônia brasileira, e é conhecida por vários nomes, como uxi, uxi amarelo, cumatê, axuá, pururu, uxi-ordinário ou uxi-pucu. É disseminado seu uso para tratar artrite, colesterol, diabete, diarreia, e como anti-inflamatório e inclusive como anticancerígeno[16].

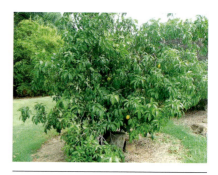

Figura 23.6 – *uxi amarelo (*Endopleura uchi Cuatrec*).*

Quanto aos miomas, o tratamento é de utilizar o chá, diariamente, geralmente no período da manhã, alternando com chá de unha de gato à tarde, ou vice-versa. Na literatura, embora extremamente escassa, encontramos dados descrevendo os constituintes de sua casca, potencialmente terapêuticos. Autores ligados à UNESP em Araraquara, São Paulo, e à Universidade Estadual de Maringá, Paraná, descreveram os constituintes químicos da casca dessa planta (predominantemente taninos, cumarínicos e saponinas), e analisaram os efeitos dos taninos. Demonstraram atividade antioxidante, ausência de citotoxicicidade, baixo efeito antimicrobiano. Concluiram que seu uso, do modo que é corrente, é bastante seguro. Acreditam que haja boa perspectiva, em se fazendo novos estudos, especialmente merecendo sua abordagem como possível antineoplasico [16].

De fato, outros autores, da Universidade Federal do Paraná, avaliaram sua capacidade de inibir as células HeLa, demonstrando que o arabinogalactano encontrado no seu chá, na concentração de 25 a 500 mg/ml, inibiu aproximadamente 20% das células, em 48 a 72 horas, porém sem efeito dose-dependente. E também, na dose de 100 mg/ml reduziu em 25% a proliferação celular. Pelo seu estudo, não parece haver influência do arabinogalactano sobre o ciclo celular, devendo estar envolvidos outros mecanismos, na inibição celular[17].

Os estudos demonstram a boa potencialidade medicamentosa do uxi, mas em nenhum deles há menção à possível atuação sobre os miomas, embora todos mencionem esse uso de cunho tradicional.

Miscelânea

Reunimos neste tópico informações não tão precisas, ou seja, que demandam mais estudos, porém que indicam possibilidades na terapêutica.

- **Medicina chinesa**

Foi realizada revisão de múltiplos estudos duplo-cegos, abrangendo um total de 3475 mulheres. Os autores avaliaram em especial o controle da dismenorreia, comparando com os tratamentos convencionais, como anti-inflamatórios não-hormonais, ou contraceptivos, e concluíram que os diferentes produtos herbáceos abrangidos na medicina chinesa são efetivos, inclusive às vezes melhores até que a acupuntura, porém a qualidade da maioria dos estudos deixa a desejar. Não foram mencionados efeitos adversos significativos[1].

Grupo de pesquisadores chineses pesquisou, em ratos, o efeito de fórmula tradicionalmente utilizada em medicina chinesa (já a mencionamos no item dismenorreia), denominada *Guizhi Fuling*, demonstrando redução acentuada do útero, diminuição da proliferação celular miometral, decréscimo de estradiol e de progesterona séricos. O efeito foi dose-dependente[18].

Autores de Taiwan pesquisaram em um milhão de prontuários aqueles que se referiam a mulheres portadoras de mioma, chegando a cerca de 46mil casos, dos quais selecionaram aqueles atendidos entre 2002 e 2010 (37.786 casos). Entre esses, 31.161 mulheres utilizavam a medicina chinesa tradicional, e as demais eram tratadas pela medicina ocidental. As técnicas chinesas abrangiam acupuntura, moxabustão e outras. Cerca de dois quintos delas foram tratadas com medicamentos herbáceos. Foram identificadas 5 fórmulas que tinham várias ervas, e 5 ervas utilizadas exclusivamente. As fórmulas foram Ghi-zhi-fu-ling-wan (*Cinnamomi ramulus, Poria, Peoniae radix, Moutan cortex, Persicae semen*), Jia-wei-xiao-yao-san (*Angelicae sinensis radix, Peoniae radix, Atractylodis macrocephalae rhizoma, Bupleuri radix, Moutan córtex, Gardeniae fructus, Glycirrhizae radix preparata, Menthae haplocalycis herba, Zingiberis rhizoma*), Danggui-shao-yao-san (*Angelicae sinensis radix, Peoniae radix, Poria, Atractylodis macrocephalae rhizoma, Alismatis rhizoma, Chuanxiong rhizoma*), San-zhong-kui-jian-tang (*Eckloniae thalus, Phellodendri cortex, Anemarrhenae rhizoma, Trichosanthis radix, Platycodiradix, Sparganii rhizoma, Curcumae rhizoma, Gentianae radix, Coptidis rhizoma, Scutellariae radix, Puerariae radix Peoniae, radix Alba*). Os autores atribuem ação metabólica redutora de estrogênio, ou inibidora de prostaglandinas, antiproliferativa, e outras, que explicariam a redução dos miomas, e também a ação que muitas dessas fórmulas têm sobre a endometriose[19]. No entanto, como se associam muitas plantas, é muito difícil definir qual delas produz o efeito, nem qual das associações delas, nem se alguma delas tem até efeito antagônico. No mesmo estudo, foram identificadas 5 plantas utilizadas isoladamente: San-leng (*rhizoma Sparganii*), com a qual se descreveu supressão da proliferação celular e aumento da apoptose, E-zhu (*rhizoma Curcumae*), inibindo a proliferação celular, Xiang-fu (*rhizoma Cyperi*), com atividade antioxidante e inibição de radicais livres, Yi-mu-cao (*herba Leonuri*), da qual se descreve atividade antioxidante, analgésica, vasodilatadora e sedativa, Yan-hu-suo (*rhizoma Corydalis*), analgésica. Com todos esses produtos, ervas únicas ou combinadas, descreveu-se algum efeito, sendo a mais utilizada a fórmula citada acima em primeiro lugar[19].

O uso dos medicamentos da medicina tradicional chinesa, de forma indireta, demonstram sua eficácia, pois as pacientes que os utilizam precisam de muito menos apoio de agentes terapêuticos utilizados na medicina ocidental, conforme estudo realizado em Taiwan. Isso inclui antianêmicos, hemostáticos e drogas de influência sobre os hormônios. Os autores do estudo concluem pelo benefício, abrangendo, como vantagem, mais baixo custo[20].

Plantas utilizadas por imigrantes dominicanos nos Estados Unidos

Foi feito um levantamento procurando verificar sobre que plantas havia estudos e quais eram mencionadas entre curandeiros usualmente consultados por imigrantes dominicanas radicadas em New York, Estados Unidos, para alívio de várias condições relacionadas, tais como miomas, menorragia, endometriose e calores da menopausa. Foram anotadas ainda outras aplicações, descritas nos estudos, como emenagogos (reguladores menstruais) e abortifacientes (e, muitas vezes estas duas aplicações significavam o mesmo). Como muitas plantas não são fáceis de obter nos centros urbanos, e mesmo em alguns lugares na própria República Dominicana, esses curandeiros muitas vezes acabam adaptando suas prescrições às disponibilidades, incluindo, até, em algumas circunstâncias, plantas não-nativas da região caribenha, europeias e africanas. Foram relacionadas 87 plantas, dentre as quais algumas se destacaram. Espécies de *Agave* foram mencionadas no tratamento de miomas uterinos, cólica menstrual e regulação menstrual. *Aloe vera* (L.) Burm.f.. também foi referida como adequada para remover miomas e limpar o corpo, com sugestão de que regule a quantidade menstrual, e também como abortivo. Já mencionamos acima a beterraba. Dezenove plantas eram de uso corrente em New York, e foram citadas especificamente no tratamento de miomas, 6 delas sendo consideradas adequadas para tratar menorragia também. Os autores consideram que, embora todas tenham algum tipo de estudo, ao menos na literatura local, há necessidade de mais investigação[21].

Considerações finais

A fitoterapia é um campo em que a necessidade de mais investigação é enorme. Como pudemos ler no texto acima, há muitos recursos com possíveis aplicações no tratamento de miomas. Não esgotamos o tema, pois há muitas menções, às vezes, até, 'escondidas' no texto que se refere a outro assunto. No entanto, mesmo os que parecem mais eficazes carecem de embasamento. Assim, parece ser um campo muito promissor, porque inclusive pode permitir, em alguns casos, até mesmo economia, pois muitas das opções são acessíveis facilmente. Só depende do empenho em investir na pesquisa. As nossas pacientes merecem!

Quadro 23.1 – BULÁRIO

Rosa gallica	Encontram-se chás e menção a remédios caseiros
Harpagophyton procumbens	
Arpadol® (Apsen)	Comprimidos 400 mg
Garra do diabo® (Herbarium)	Comprimidos 200 mg
Arpynflan® (Naturelab)	Comprimidos 450 mg
Saussurea	
Encontram-se formulações	
Uncaria tomentosa	
Unha de gato® (Herbarium)	Comprimidos 100 mg
Imunomax gel® (Herbarium)	Não se aplicaria, hipoteticamente, ao tratamento de miomas
Existem chás disponíveis	
Endopleura uchi	
Encontram-se chás e formulações não padronizadas pela ANVISA	

Referências

1. Zhu X, Proctor M, Bensoussan A, Wu E, Smith CA. Chinese herbal medicine for primary dysmenorrhoea. Cochrane Database of Systematic Reviews 2008 Issue 2. Art No.:CD005288 DOI: 10.1002/14651858.pub3.
2. Proctor M, Farquar C- Dysmenorrhoea. Clin Evid 2002; 7:1639-53.
3. Saldeen P, Saldeen T. Women and omega-3 fatty acids. Obstetrical and Gynecological Survey 2004; 59(10): 722-30.
4. Lloid KB, Hornsby LB. Complementary and alternative medications for women's health issues. Nutr Clin Pract 2009; 24: 589-608.
5. Zoorob RJ, Sidani M, Williams J, Grief SN. Women's health: selected topic. Prim Care Clin Office Pract 2010; 37:367-87.
6. Loew D, Möllerfeld J, Schrödter A, Puttkammer S, Kaszkin M. Investigations on the pharmacokinetic properties of Harpagophytum extracts and their effects on eicosanoid biosynthesis in vitro and ex vivo. Clin Pharmacol Ther. 2001 May;69(5):356-64.
7. Sem autor mencionado. Harpagophyton procumbens (Devil's claw). Monograph. Alt Med Rev 2008; 13(3): 248-52.
8. Mahomed IM, Ojewole JAO. Uterotonic effect of Harpagophyton procumbens DC (Pedaliaceae) secondary root aqueous extract on rat isolated uterine horns. J Smooth Muscle Res 2009; 45(5): 231-9.
9. Yi T, Zhao ZZ, Yu ZL, Chen HB. Comparison of the anti-inflamatory and anti-nociceptive effects of three medicinal plants known as "Snow lotus" tradicional Uigur and Tibetan medicines. 2010; 128(2): 405-11.
10. Jung J, Lee JA, Ko MM, You S, Lee E, Choi J, Kang BK, Lee MS. Gyejibongneyoung-hwan, a herbal medicine for the teratment of dysmenorrhoea with uterine fibroids: a protocol for a randomised controlled Trial. BMJ Open. 2016; 6(11): e013440.
11. Jung J, Lee JA, Ko MM, You S, Lee E, Choi J, Kang BK, Lee MS. Gyejibongneyoung-hwan, a herbal medicine for the teratment of dysmenorrhoea with uterine fibroids: a protocol for a randomised controlled Trial. BMJ Open. 2016; 6(11): e013440.
12. Akase T, Akase T, Onodera S, Jobo T, Matsushita R, Kaneko M, Tashiro S. A comparative study of the usefulness of Toki-shakuyaku-san and an oral iron preparation in the treatment of hypochromic anemia in cases of uterine myoma. Yakugaku Zasshi 2003; 123(9): 817-24.
13. Fugh-Berman A, Balick MJ, Kronenberg F, Osoki AL, O´Connor B, Reiff M, Roble M, Lohr P, Brosi BJ, Lee R. Letter to the editor. J Ethnopharmacol 2004; 92: 337-9.
14. www.beneficiosnaturais.com.br Chás para tratar miomas.
15. Nogueira Neto J, Cavalcante FLLP, Carvalho RAF, Rodrigues TGPM, Xavier MS, Furtado PGR, Schor E. Contraceptive effect of Uncaria tomentosa (cat's claw) in rats with experimental endometriosis. Acta Cir Bras 2011; 26(suppl 2): 15-9.
16. Politi FAZ, Melo JCP, Migliato KF, Nepomuceno ALA, Moreira RRD, Pietro RCLR. Antimicrobial, cytotoxic and antioxidant activitoes and determination of the total tannin contento f bark extracts Endopleura uchi. Int J Mol Sci 2011; 12(4): 2757-68.
17. Bento JF, Noleto GR, Petkowicz CLO. Isolation of na arabinogalactan from Endopleura uchi bark decoction and its effect on HeLa cell.Carbohydrate Polymers 2014;101:871-7.
18. Heng QQ, Cao L, Ding G, Wang ZZ, Xiao W. Effect of Guizhi Fuling capsule and combination of active ingredients with uterine myoma. Zhongguo Zhong Yao Za Zhi 2015; 40(11): 220609.
19. Yen HR, Chen YY, Huang TP, Chang TT, Tsao JY, Chen BC, Sun MF. Prescription patterns of Chinese herbal products for patients with uterine fibroid im Taiwan: a Nationwide population-based study. J Ethnopharmacol 2015; 171: 223-30.
20. Su SY, Muo CH, Morisky DE. Use of Chinese medicine correlates negatively with the consumption of conventional medicine and medical cost in patients with uterine fibroids: a population-based retrospective cohort study in Taiwan. BMC Complement Altern Med 2015; 15:129.
21. Ososki A, Lohr P, Reiff M, Balick M, Kronenberg F, Fugh-Berman A, O'Connor B. Ethnobotanical literature survey of medicinal plants in the Dominican Republic used for women's health conditions. 2002; 79: 285-98.

Fitomedicamentos e Endometriose

- Helizabet Salomão Abdalla Ayroza Ribeiro
- Paulo Ayroza Galvão Ribeiro

Introdução

A endometriose é talvez a afecção ginecológica mais estudada, mais enigmática, de etiologia ainda não totalmente esclarecida, cuja história se inicia, ao que tudo indica, com Daniel Shroen, em 1690, na Alemanha, como descrito em seu livro *Disputatio Inauguralis Medica de Ulceribus Ulceri*[1]; mas foi descrita pela primeira vez como é atualmente conhecida por Von Rokitansky (1860) em material de autópsia[2].

É também clássico o trabalho de Sampson (1927), que introduziu o termo *endometriose*[3], atribuindo essa afecção à menstruação retrógrada e que suscita dúvidas até os nossos dias, gerando especulações sobre sua etiopatogenia.

Conceito

Endometriose é a presença de tecido endometrial (glândula e/ou estroma) fora de seu hábitat normal, que é a cavidade endometrial uterina, e, que tem função semelhante ao endométrio normalmente situado.

É chamada de interna ou adenomiose quando localizada no interior do miométrio, e de externa ou endometriose propriamente dita quando localizada fora do útero. Pode ser, quanto à localização, pélvica ou extrapélvica.

A endometriose pélvica pode se manifestar, segundo Nisolle e Donnez (1997), de três formas distintas, e assim devem ser diagnosticadas e tratadas[4]. Acredita-se então, que endometriose peritoneal, endometriose ovariana e endometriose do septo retovaginal seriam mais que formas distintas, e sim entidades com mecanismos fisiopatológicos diversos. Esta última tem talvez como melhor denominação endometriose pélvica infiltrativa[5]. A endometriose que nos interessa para este estudo é a endometriose pélvica.

Epidemiologia – prevalência

Mesmo considerando ser uma afecção comum, existem dados científicos conflitantes e inconclusivos, pois dependem da população estudada; deve-se levar em conta que existem pacientes que não apresentam sintomatologia dolorosa e outras que não procuram o médico.

Estima-se que mulheres assintomáticas em idade reprodutiva apresentam diagnóstico de endometriose de 2% a 22%[6-8].

A endometriose não ocorre antes da menarca, mas nota-se um aumento nos relatos em adolescentes, sendo muitos desses casos envolvendo anormalidades anatômicas, causando obstrução do fluxo menstrual[10].

Em mulheres investigando infertilidade, ocorre em 21% a 50%; nas que se submeteram a ligadura tubária de 20% a 40%, segundo Vercellini e Crosignani[8-10].

Há prevalência entre as que investigam algia pélvica, em 15% a 60%, e em pacientes submetidas a histerectomia, entre 8,3% a 25%[9,11,12].

Tendo em vista estes dados, a ideia é que esta afecção seja muito mais comum do que se imagina, principalmente nos estágios iniciais; por isso, se quisermos fazer o correto diagnóstico da endometriose, é necessário estarmos muito atentos à queixa clínica da paciente.

Diversos estudos clínicos e experimentais demonstraram que os estrogênios são necessários para o desenvolvimento da endometriose, e por isso ela está associada ao período reprodutivo da mulher, exceto quando a moléstia ocorre em pacientes mais jovens ou na perimenopausa[13-16].

Pacientes jovens, portadoras de malformações müllerianas, que bloqueiem o livre escoamento do fluxo menstrual, podem apresentar endometriose pélvica, segundo Rodrigues de Lima e cols[17].

A doença não respeita raça ou estado socioeconômico, embora Chatman tenha afirmado predominância na raça negra, e Miyazawa destacado como predominante a raça amarela[18-22].

Estudos têm revelado risco familiar em adquirir a enfermidade de 5.2 para irmãs e 1.56 para primas[23] e risco de 7.2 entre mães e irmãs[24]. Segundo Cramer e Missmer, alguns dos fatores de risco para o desenvolvimento da endometriose são: história familiar, menarca precoce, dismenorreia, ciclos curtos, fluxo aumentado, infertilidade, mulheres altas e magras, estresse, uso de cafeína e álcool e etnia oriental[25].

Portanto, a endometriose é uma doença que acomete as mulheres na menacma, desaparecendo pelo geral após a menopausa, podendo surgir ou recidivar no climatério.

Etiopatogenia

Após quase um século da descrição de Sampson[3], a etiopatogenia da endometriose ainda não está totalmente esclarecida, apesar de inúmeras teorias terem sido propostas, e talvez as mesmas poderem até interagir[30].

Inúmeros estudos clínicos e laboratoriais suportam a ideia de que a endometriose seja uma afecção estrógeno-dependente. A seguir serão abordadas algumas das teorias que tentam explicar o seu desenvolvimento na mulher.

▪ Teoria da menstruação retrógrada

Proposta por Sampson em 1927[3], a teoria da menstruação retrógrada, também conhecida como teoria da implantação, propõe o desenvolvimento de implantes ectópicos a partir de pequenos fragmentos provenientes da cavidade endometrial que, por refluxo menstrual, ou seja, através das tubas uterinas, extravasam para a cavidade peritoneal que ali se fixam e desenvolvem-se sob ação estrogênica e de progesterona.

A menstruação retrógrada pode ser observada por laparoscopia ou laparotomia em até 90% das vezes, quando realizada no período menstrual[26,27], e evidente com as tubas uterinas pérvias, não indicando no entanto, que todas estas mulheres desenvolvam a doença[26].

Acredita-se hoje ser este um dos meios de disseminação responsável pela formação da endometriose peritoneal pélvica, porque sendo o peritônio constituído por uma camada unicelular, bem vascularizada e bastante sensível a ações hormonais da mulher que ali chegam, tanto pela circulação sanguínea como pelo líquido peritoneal, torna-se um ótimo local de implantação celular.

- **Teoria metastática (linfática e/ou hematogênica)**

A teoria metastática descrita Halban, em 1925, postula que, por via linfática ou hematogênica, as células endometriais poderiam alcançar locais à distância, como por exemplo, pulmões, linfonodos, músculos esqueléticos, espaços subaracnoides, rins e toda a cavidade peritoneal, desenvolvendo assim a endometriose[28].

- **Teoria iatrogênica**

O implante endometrial pode ser provocado iatrogenicamente em qualquer ato cirúrgico envolvendo a manipulação dos órgãos genitais da mulher, principalmente o útero.

Pacientes submetidas a cirurgias como a miomectomia, parto cesárea, local da episiotomia, podem apresentar focos de endometriose na parede abdominal, na cicatriz cirúrgica, no local da episiorrafia e à distância, mas esta teoria é muitas vezes questionada[29].

- **Teoria composta**

Javert propôs, em 1949, que a presença de endometriose deve ser explicada pelo conjunto das teorias citadas anteriormente, pois, isoladamente, as teorias poderiam não explicar a presença da doença[30].

- **Teoria hormonal**

Fatos demonstram que implantes endometriais ectópicos dependem da ação estrogênica e da progesterona, como fica bem demonstrado com a primeira gestação tardia, levando a maior número de ciclos menstruais[31], a baixa frequência da endometriose fora da menacma, a melhora na gestação e a variação cíclica dos sintomas de acordo com a fase menstrual, além da descrição de endometriose em homens submetidos a tratamentos com estrogênios[32].

É consenso atual que os focos de endometriose são reativos às variações hormonais e vários estudos e modelos experimentais demonstram a necessidade de estrogênio para a formação e manutenção desses focos, motivo pelo qual o tratamento clínico da afecção se baseia em criar um ambiente hormonal desfavorável ao desenvolvimento da endometriose[33,34].

- **Teoria imunológica**

Dmowski e cols. demonstraram que macacas com endometriose apresentavam queda da imunidade celular para tecido endometrial, sugerindo que específicos defeitos imunológicos poderiam induzir o desenvolvimento desta doença. Na prática, o que se observa é que as células endometriais, ao entrarem em contato com o peritônio, geralmente são removidas por um complexo mecanismo efetuado pelos leucócitos *killers*, *natural killers*, monócitos etc. Havendo, portanto, qualquer defeito nos leucócitos, deixam de fagocitar as células xenotópicas, formando, deste modo, a doença[35,36].

Procura-se desta forma explicar por que a endometriose não acomete todas as pacientes com menstruação retrógrada, isto é, somente aquelas com problemas imunológicos.

Weed e Arguembourg cogitaram a hipótese da participação auto-imune na doença[37]; sugeriram que o endométrio ectópico apresenta resposta imunológica após constatarem depósito de complemento C3 e imunoglobulina IgG no endométrio tópico de pacientes com endometriose.

Acredita-se atualmente que as células endometriais transplantadas só conseguem se multiplicar em mulheres com defeitos intrínsecos na imunidade celular. Alterações funcionais em monócitos, macrófagos, células NK *(natural killer)*, linfócitos T citotóxicos e linfócitos B facilitam a implantação de endométrio ectópico, assim como sua deficiente rejeição.

- **Fatores familiares – Hereditariedade**

Apesar de os estudos sugerirem fortemente uma relação familiar de hereditariedade, encontram-se grandes dificuldades na elaboração de trabalhos de pesquisa populacional para o diagnóstico da endometriose, em razão das variáveis que podem afetar o resultado final como, por exemplo, fatores ambientais, idade, desejo reprodutivo, intervalo entre gestações, uso de contraceptivos, escolaridade, idade na tentativa da primeira gestação, alimentação, hábitos alimentares, prática esportiva, entre outras[24,38].

- **Outros fatores**

A angiogênese é um processo através do qual, mediante estímulo, novos vasos são formados a partir de vasos preexistentes. Várias moléculas foram identificadas como indutoras da angiogênese, entre elas o VEGF. O fator de crescimento vásculo-endotelial (VEGF) fomenta a vascularização local e, então, a proliferação de células endometriais[39]. As pacientes portadoras de endometriose apresentam maior quantidade de macrófagos ativados e de número total de macrófagos no líquido peritoneal, portanto, maior concentração de VEGF. Como os estrogênios estimulam a produção de VEGF, sua concentração fica aumentada no líquido peritoneal, tendo possível correlação com a maior gravidade da doença[40-42].

Dentre outros fatores que podem estar presentes para a implantação da endometriose estão as metaloproteases, que são enzimas zinco-dependentes capazes de degradar todos os componentes da matriz extracelular. As alterações na integridade da matriz extracelular podem influenciar o desenvolvimento da endometriose, facilitando a aderência e a invasão de fragmentos de endométrio que atingem a cavidade abdominal por menstruação retrógrada[43,44].

Estudos demonstram maior concentração de interleucina-13 no líquido peritoneal de pacientes portadoras de endometriose. A IL-13 tem a capacidade de inibir a síntese de citocinas em monócitos e/ou macrófagos ativados. A menor concentração do fator de inibição de ativação de macrófagos deve ter importante papel na presença de grande quantidade de macrófagos ativados no líquido peritoneal de pacientes com endometriose, participando desta forma na sua etiopatogenia[45,46].

A catepsina D é uma protease ácida lisossomal que promove a digestão da membrana basal, da matriz extracelular, do tecido conectivo e das proteoglicanas, facilita a invasão de tecidos e tem ação mitogênica. Observam-se maiores concentrações no tecido endometrial ectópico, principalmente nos endometriomas ovarianos quando comparados aos implantes peritoneais[46,47].

A fração C3 do complemento presente no epitélio glandular endometrial em pacientes com endometriose[36] explica os fenômenos inflamatórios locais, cujo aumento pode estar relacionado com o aumento de macrófagos no líquido peritoneal das pacientes, devido à ação quimiotática do fator C3 sobre eles[48].

Em resumo, qualquer que seja o mecanismo pelo qual as células endometriais aparecem no peritônio e começam a se proliferar, tem como primeira resposta local o aparecimento aumentado dos macrófagos, que secretam várias substâncias, como as prostaglandinas, a fibronectina, a interleucina 1, proteases, o fator de necrose tumoral, que são encontrados, portanto, no líquido peritoneal que se apresenta aumentado em seu volume em pacientes com endometriose.

Adicionado à atividade estrogênica local, estimula a proliferação do epitélio ectópico formando um processo inflamatório reacional, com predomínio de proliferação fibroblástica e linfoplasmocitária. Em resposta à interleucina e a outras substâncias, as células B são ativadas e produzem anticorpos contra as células endometriais.

Desta forma as células proliferam, porque possuem receptores estrogênicos (RE), progesterônicos (RP) e aromatases. A endometriose é, portanto, esteroide-dependente, e os receptores estão em maior ou menor número, a depender da fase do ciclo menstrual em que se encontra, como ocorre no endométrio tópico. A endometriose pode ser considerada doença imunológica.

Diagnóstico

A endometriose pode ser sintomática ou assintomática; ser suspeitada quando apresenta infertilidade e tornar-se altamente suspeita quando apresenta dismenorreia progressiva e dispareunia.

O diagnóstico deve considerar todos os aspectos propedêuticos, em especial a anamnese, o exame físico ginecológico detalhado e, posteriormente, complementação com exames laboratoriais e radiológicos apropriados para a identificação da enfermidade em cada localização.

Pacientes assintomáticas podem apresentar endometriose em 6% a 40%, cujo diagnóstico pode ser feito no momento de laparoscopia, como por exemplo, para ligadura tubária[8,9]. No entanto, mulheres portadoras de endometriose têm como principais sintomas a dismenorreia, a dor e a dispareunia.

O principal sintoma doloroso é a dismenorreia, que pode ser primária ou secundária. A dismenorreia secundária e a intensidade progressiva da dor são características próprias desta afecção. Outro sintoma doloroso é a dispareunia, que é profunda e, em geral progressiva, muito comum nos estágios mais graves, como em endometriose pélvica profunda e de septo retovaginal[4].

A dor pode também ter origens de outros órgãos afetados pela endometriose, como por exemplo: disúria, polaciúria, menúria, disquesia retal, enterorragia cíclica no período menstrual, dor à eliminação de *flatus* e dispareunia em consequência de endometriose de septo retovaginal e pélvica profunda.

O exame ginecológico, realizado de preferência perto da menstruação, inicia-se com a inspeção da vulva, onde se pode observar focos neste local e em cicatrizes. No exame especular pode-se visualizar desde pequenos focos até endometriomas no colo uterino; não se esquecer de observar os fórnices vaginais, principalmente o posterior.

O toque vaginal unidigital é usado para situar com precisão o local da dor referida em queixas sugestivas de endometriose pélvica profunda e de septo retovaginal[49]; o toque vaginal pode ser muito doloroso na região dos ligamentos útero-sacrais, à mobilização uterina látero-lateral e à tentativa de exame de anexos, que quando espessados se tornam muito dolorosos.

O anticorpo CA-125 é um marcador muito usado para seguimento de pacientes com diagnóstico e tratamento cirúrgico para endometriose, em que se observa o decréscimo no acompanhamento pós-operatório[50]; em mulheres com quadro clínico sugestivo da doença, é bom coadjuvante para sugerir a presença da endometriose, principalmente em estágios III e IV.

A ultrassonografia, tanto pélvica quanto transvaginal, é útil para o diagnóstico e acompanhamento dos endometriomas ovarianos com cistos achocolatados, de lesões de septo retovaginal e pélvica infiltrativa. Esses dois últimos são diagnosticados com maior segurança pelo exame ultrassonográfico transretal[51]. A associação dos exames de ultra-sonografia linear transretal e colonoscopia veio em muito facilitar o diagnóstico de lesões pélvicas profundas e de septo retovaginal, dando melhor orientação cirúrgica[52,53].

Embora seja mais dispendiosa e complexa, a RNM tem papel importante em endometriose severa, principalmente em localização pélvica profunda, de septo retovaginal e diagnóstico diferencial de endometrioma ovariano[9,54].

Apesar do grande valor de todos os exames citados anteriormente, sem dúvida alguma é a videolaparoscopia o padrão-ouro, que, além do diagnóstico das mais variadas lesões, aderências, teste de permeabilidade tubária, através da injeção ascendente do corante, geralmente solução de azul de metileno, permite-nos estagiar a doença, biopsiar as lesões para o exame anatomopatológico[53] e tratá-las cirurgicamente.

A necessidade de uniformização de dados que serviriam para orientação cirúrgica e prognóstico da doença fez com que inúmeras classificações aparecessem na literatura médica.

Dentre todas, a mais utilizada é a da Sociedade Americana de Fertilidade[54], revisada em 1985 e em 1997, já sob o nome de *American Society for Reproductive Medicine,* que persiste até a presente data[55].

Tratamento

O tratamento de endometriose depende de vários fatores: idade, sintomatologia dolorosa, extensão do processo, de sua localização, de tratamentos anteriores e do desejo de engravidar.

O objetivo do tratamento é aliviar os sintomas e promover ou preservar a fertilidade. Mais ainda, deve-se objetivar a melhora na qualidade de vida das pacientes. Para algumas pacientes, aliviar a dor pode ser suficiente, mas em outras situações deve-se empregar enfoque mais holístico e associar tratamentos que promovam efetivamente a qualidade de vida.

Assim, o alívio da dor e a promoção da fertilidade podem ser obtidos por meio de diversos tratamentos. Em geral optamos pela associação da terapia cirúrgica por meio da videolaparoscopia, complementada por terapia hormonal. Em algumas situações a terapia hormonal pode ser utilizada isoladamente antes da investigação cirúrgica. Já nas pacientes desejosas de gestação e com quadro avançado de endometriose, a fertilização *in vitro* é uma opção a ser considerada.

Seguindo a visão holística, observa-se menor incidência de endometriose em mulheres não-tabagistas, que promovem atividades para redução do estresse e que praticam exercícios físicos aeróbicos.

Neste capítulo enfocaremos especificamente a terapia e a prevenção da endometriose por meio dos fitoterápicos.

Em estudo , o emprego das terapias chamadas alternativas foi enfatizado. Os autores ressaltaram que a utilização de dieta especial, rica em componentes naturais e ervas medicinais, pode reduzir a incidência de endometriose e prevenir sua recidiva[56].

Excelente contribuição acerca dos efeitos dos fitoterápicos na endometriose veio da comunidade científica chinesa. Em estudo experimental que avaliou a extensão da doença e a presença do anticorpo antiendométrio, os autores demonstraram que o emprego de mistura de *Radix salviae miltiorrhizae* (Fig. 24.1) com *Rhizoma zedoariae* no tratamento da endometriose (DEM) teve eficácia similar ao grupo-controle que empregou o tratamento medicamentoso com Danazol. Concluíram que o uso de DEM é seguro e eficaz para tratar endometriose em animais e sugeriram estudos complementares para avaliar os efeitos da medicação em humanos[57].

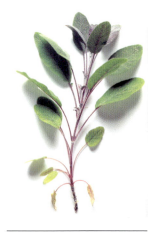

Figura 24.1– *Radix salviae miltiorrhizae,* <www.kinka-do.co.jp>

A elevada taxa de câncer estrogênio-dependente observada no mundo ocidental, em comparação com os menores níveis relatados nos países orientais, abre porta para a reflexão dos possíveis efeitos dos hábitos alimentares na gênese destas enfermidades. A ingestão frequente de algas marinhas como *Fucus vesiculosus* (Fig. 24.2) nas populações asiáticas reduz os níveis sanguíneos de colesterol. Considerando que o colesterol é precursor dos hormônios sexuais, a ingestão dessas algas pode alterar a concentração plasmática de hor-

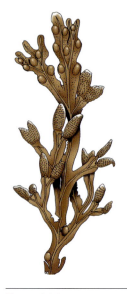

Figura 24.2 – *Fucus vesiculosos,* <www.bioextratus.com.br>

mônios sexuais e o padrão menstrual. O estudo piloto sugere que o *fucus vesiculosus* pode ser um importante componente nutricional, além da soja, no sentido de reduzir o risco de enfermidades estrogênio-dependentes (*skibola*).

Estudos experimentais têm demonstrado os benefícios da fitoterapia na redução de doenças estrogênio-dependentes. Assim, demonstrou-se que o emprego de TCTS inibiu o crescimento dos implantes endometrióticos e reduziu a concentração sérica de estradiol, FSH e LH[58].

O tratamento crônico de animais de experimentação com extrato de *Momordica charantia L.* e também com *Ginger rhizome* (Fig. 24.3) reduziu a formação de tumores mamários e de adenomiose nos espécimes estudados. Se por um lado os efeitos desses produtos naturais ainda precisam ser elucidados, por outro os autores ressaltaram que não foram observados efeitos colaterais no que se refere à massa corpórea, ingestão de água e alimentos e diversos componentes plasmáticos[59].

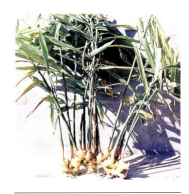

Figura 24.3 – *Ginger rhizome*, <www.dominionherbal.com>

O efeito terapêutico da *Tripterygium Wilfordii polyglycoside* (TWP) no tratamento da endometriose experimental em animais foi demonstrado por Xiao e cols., em 2002. Neste estudo randomizado, os animais foram divididos em dois grupos: um que recebeu a complementação nutricional e outro não. Após o tratamento com TWP o volume médio dos implantes endometrióticos se reduziu significativamente, assim como os níveis do anticorpo antiendometrial (EmAb) se reduziram a valores próximos da normalidade. Os níveis séricos de FSH e LH também se reduziram significativamente. Os autores concluíram que o emprego da TWP tem tanto a ação hormonal, como imune sobre a endometriose experimental, modulando a função endócrina reprodutiva e a imunossupressão que, associadas, permitem a remissão da doença[60].

Considerando o uso rotineiro dos análogos de GnRH no tratamento da endometriose e os sintomas de hipoestrogenismo desencadeados por estas medicações, estudiosos japoneses relataram que a terapia de adição (*add back*), habitualmente realizada com esteroides sexuais em baixas doses para reduzir os sintomas indesejáveis, também pode ser realizada com ervas japonesas tradicionais. Os autores demonstraram que as ervas *toki-shakuiaku-san*, *shakuyaku-kanzo-to*, *keishi-bukuryo-gan*, *kami-shoyo-san*, *tokaku-joki-to* ou *keishi-to* são úteis e eficazes no controle dos sintomas de menopausa e não alteram os níveis sanguíneos de estradiol[61].

Um interessante estudo está sendo desenvolvido na cidade de Nova York para avaliar os feitos da mudança de hábitos alimentares das imigrantes dominicanas no desenvolvimento de doenças ginecológicas. Os autores identificaram 87 plantas utilizadas rotineiramente na República Dominicana no tratamento de diversas enfermidades, e desejam avaliar o efeito da redução da ingestão na gênese e no desenvolvimento de miomas uterinos, endometriose e disfunções menstruais. Até o presente os resultados não foram publicados, mas o estudo oferece um modelo clínico que serve para investigar os efeitos de diversas outras ervas e plantas medicinais no desenvolvimento de condições clínicas variadas[62].

Dentre os diversos fitoterápicos existentes atualmente, o yam mexicano (*Discorea villosa*) talvez seja aquele com maior aplicação prática na endometriose (Fig. 24.4). Sua ação antiespasmódica e anti-inflamatória é de grande auxílio no controle dos sintomas associados a endometriose. Além destes efeitos, atribui-se a ele ação estimuladora do humor e da disposição, controle da TPM, aumento da libido e redução do colesterol. O *dong quai* (*Angelica sinensis*), também conhecido como ginseng feminino, possui efeito similar, podendo ser utilizado como antiespasmódico e anti-inflamatório e, segundo alguns autores, empregado no controle dos sintomas de hipoestrogenisno e das disfunções menstruais (Fig. 24.5). Seguindo a mesma linha de raciocínio, poder-se-ia recomendar o uso da *Vitex agnus castus* L. (vitex) na correção das disfun-

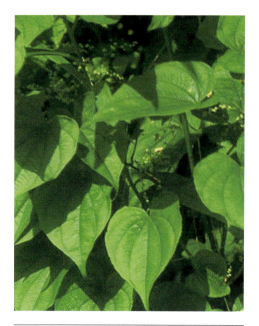

Figura 24.4 – *Yam mexicano (Discorea villosa). Stacie E. Geller. Associate Professor Department of Obstetric & Gynecology. Director, National Center of Excellence in Women's Health*

ções hormonais e da libido associadas a endometriose (Fig. 24.6) Estudos demonstraram que a "Caulis Sargentodoxae" apresenta efeito atrófico sobre o endométrio. Os autores referiram também que a "Caulis Sargentodoxae" é mais eficaz que o Danazol em diminuir o volume do tecido endometriótico [63]

Vale recordar que todos os fitoterápicos citados têm efeito regulador do colesterol, reduzindo assim a oferta deste lípide essencial à fabricação dos esteroides sexuais.

Seguindo um raciocínio holístico, devemos considerar a paciente e a doença de forma global, em que o ser biopsicossocial tem um papel central e preponderante. Nesse sentido, não há que se negar as terapias conhecidas e já estabelecidas. Assim, as terapias cirúrgica e hormonal permanecem como primeira opção, mas podem ser associadas a métodos alternativos. O objetivo da associação de métodos terapêuticos é promover o incremento da capacidade de regeneração e de compensação do organismo.

Como descrito anteriormente, diversos fatores podem interferir na gênese e no desenvolvimento da endometriose. Dentre eles, ressaltam-se as alterações do sistema de desintoxicação, do sistema imunológico, da produção hormonal, da atividade intestinal e da digestão. Deve-se considerar também o papel fundamental do componente psicológico.

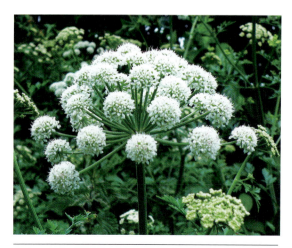

Figura 24.5   *Dong quai (Angelica sinensis)*

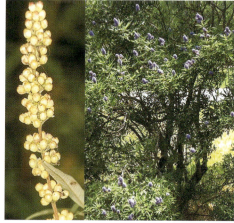

Figura 24.6   *Vitex agnus-castus L. (vitex)*

O emprego das terapias alternativas no tratamento da endometriose consiste em integrar ao tratamento primário os vários fatores individuais concomitantes, favorecendo assim o efeito da terapia primária.

Algumas das opções terapêuticas alternativas são:

- apoio psicológico;
- atividade física;
- acupuntura;
- orientação nutricional;
- recuperação da função intestinal;
- fitoterapia;
- medicina tradicional chinesa;
- Ayurveda;
- homeopatia.

Todos os métodos descritos podem ser aplicados isoladamente ou associados ao tratamento primário. É essencial a escolha do momento ideal para a introdução de cada método visando ao bem-estar da paciente e adesão ao método.

Nota da Editora: Vide Capítulo 22

Referências

1. Shroen D. Disputatio inauguralis medica de ulceribus uteri. Jena: Krebs, 6-17, 1690.
2. Benagiano G, Brosens I. The history of endometriosis: identifying the disease. Hum Reprod 6:963-8, 1991.
3. Sampson JA. Peritoneal endometriosis due to the menstrual dissemination of endometrial tissue into the peritoneal cavity. Am J Obstet Gynecol 14:422, 1927.
4. Nisolle M, Donnez J. Peritoneal endometriosis, ovarian endometriosis and adenomyotic nodules of the rectovaginal septum are three different entities. Fert Steril 68:585-595, 1997.
5. Koninckx PR, Oosterlynck D, D´Hooghe T et al. Deeply infiltrating endometriosis is a disease whereas mild endometriosis could be considered a non disease. Ann NY Acad Sci 734:333-341, 1994.
6. Murphy AA. Clinical aspects of endometriosis. Ann NY Acad Sci 955:1-10, 2002.
7. West CP. Endometriosis. Br Med J 301:189, 1990.
8. Candiani GB, Vercellini P, Ledele L et al. Mild endometriosis and fertility: a critical review of epidemiologic data, diagnostic pitfalls, classification limits. Obstet Gynecol Surv 46:347, 1991.
9. Royal College of Obstetricians and Gynaecologists. Good Medical Pratice. Clinical Green Top Guideline. The investigation and management of endometriosis, 2002.
10. Sanfillippo JS. Endometriosis in adolescents. In Wilson EA, ed. Endometriosis, Alan R. New York, Liss, Inc., 1987, p161.
11. Ranney B. Endometriosis: pathogenesis, symptoms and findings. Clin Obstet Gynecol 23:865, 1980.
12. Wheeler JM. Epidemiology of endometriosis-associated Infertility. J Reprod Med 34:41, 1989.
13. Vercellini P, Crosignani PG et al. Endometriosis and pelvic pain: relation to disease stage and localization. Fertil Steril 65(2):299-304, 1996.
14. Eskenazi B, Warner ML. Epidemiology of endometriosis. Obstet Gynecol Clin North Am 24(2):235-58, 1997.
15. Reese KA, Reddy S, Rock JA. Endometriosis in a adolescent population: the Emory experience. J Pediatr Adolesc Gynecol 9(3):125-8, 1996.
16. Moen MH, Schei B. Epidemiology endometriosis in a Norwegian county. Acta Obstet Gynecol Scand 76(6):559-62, 1997.
17. Rodrigues de Lima G et al. Endometriose na adolescência. J Bras Ginecol 84:247, 1977.
18. Kirshon B et al. Endometriosis in multiparous women. J Reprod Med 34:215-17, 1989.
19. Houston DE, Noller KL et al. The epidemiology of pelvic endometriosis in Rochester, Minnesota, 1970-1979. Am J Epidemiol 125:959, 1987.
20. Chatman DL. Endometriosis in the black women. J Reprod Med 16:303-6, 1976.
21. Miyazawa K. Incidence of endometriosis among Japanese women. Obstet Gynecol 48:407-9, 1976.
22. Candiani GB, Vercellini P, Fedele L, Colombo A, Candiani M. Mild endometriosis and infertility: a critical review of epidemiologic data, diagnostic pitfals and classification limits. Obstet and Surg Survey 46(6):374-82, 1991.

23. Stefansson H, Geirsson RT et al. Genetic factors contribute to the risk of developing endometriosis. Human Reprod 17:555-559, 2002.
24. Moen MH, Magnus P. The familial risk of endometriosis. Acta Obstet Gynecol Scand 72:560-564, 1993.
25. Cramer DW, Missmer SA. The epidemiology of endometriosis. An N Y Acad Sci 955:11-22, 2002.
26. Halme J, Hammond MG, Hulka JF et al. Incidence of retrograde menstruation in healthy women and in patients with endometriosis. Obstet Gynecol 64:151, 1984.
27. Liu DTY, Hitchcock A. Endometriosis; Its association with retrograde menstruation, dysmenorrhea and tubal pathology. Br J Obstet Gynaecol 93:859, 1968.
28. Halban J. Histeroadenosis metastatica. Die limphogene Genese der sog. Adenofibromatosis heterotopica. 124:457-482, 1925.
29. Greenhill JP. The yearbook of obstetrics and gynecology. New York, The Yearbook Publisher, p 431, 1942.
30. Javert CT. Pathogenesis of endometriosis based on homeoplasia, direct extension, exfoliation and implantation, lymphatic and hematogenous metastasis. Cancer 2:399-404, 1949.
31. Meigs JV. Endometriosis: etiologic role of marriage, age and parity: conservative treatment. Obstet Gynecol 2:46-50, 1953.
32. Metzger DA, Haney AF. Etiology of endometriosis. Obstet Gynecol Clin North Am 16:1-14, 1989.
33. Oliker AJ, Harris AE. Endometriosisof the bladder in a male patient. J Urol 106:858, 1971.
34. Schrodt GR, Ibanez J. Endometriosis of the male urinary system: a case report. J Urol 124:722, 1980.
35. Dmowski WP, Steele RW, Baker GF. Deficient cellular immunity in endometriosis. I. Genetic studies. Am J Obstet Gynecol 141:377, 1981.
36. Weed JC, Arguembourg PC. Endometriosis: can it produce an autoimmune response resulting in infertility? Clin Obstet Gynecol 23:885-895, 1980.
37. Cramer DW. Epidemiology of endometriosis. In Wilson EA, ed. Endometriosis, Alan R. New York, Liss, Inc., 1987, p5.
38. Olive DL, Schwartz LB. Endometriosis, New Engl J Med 328:1759, 1993.
39. Gruppos Italiano per lo Studio Dell'Endometriosi Prevalence and anatomical distribution of endometriosis in women with selected gynaecological conditions: results from a multicentric Italian study. Hum Reprod 9:1158, 1994.
40. Klagsbrun M, D'Amore PA. Regulators of angiogenesis. Annu Rev Physiol 53:217-239, 1991.
41. McLaren J, Prentice A, Charnock-Jones DS et al. Vascular endotelial growth factor is produced by peritoneal fluid macrophages in endometriosis and is regulated by ovarian steroids. J Clin Invest 98:482-489, jul 1996(b).
42. Shifren JL, Tseng JF et al. Ovarian steroid regulation of vascular endothelial growth factor in the human endometrium: implications for angiogenesis during the menstrual cycle and in the pathogenesis of endometriosis. J Clin Endocrinol Metab 81:3112-3118, ago 1996.
43. Sillem M, Prifti S, Neher M, Runnebaum B. Extracellular matrix remodeling in the endometrium and its possible relevance in the pathogenesis of endometriosis. Hum Reprod Update 4:730-735, 1998.
44. Morgan JG, Dolganov GM, Robbins SE et al. The selective isolation of novel cDNAs encoded by the regions surrounding the human interleukin 4 and 5 enes. Nucleic Acids 20:5173-5179, 1992.
45. McLaren J, Prentice A, Charnock-Jones DS, Sharkey AM, Smith SK. Immunolocalization of the apoptosis regulating proteins Bcl-2 and Bax in human endometrium and isolated peritoneal fluid macrophages in endometriosis. Hum Reprod 12:146-152, jan 1997.
46. Trinder J, Cahill DJ. Endometriosis and infertility: the debates continues. Human Fertil 5(1 Suppl):21-27, 2002.
47. Witz CA, Burns WN. Endometriosis and infertility: is there a cause and effect relationship? Gynecol Obstet Invest 53:2-11, 2002.
48. Ribeiro PAAG. Valor do diagnóstico clínico e por imagem em mulheres portadoras de endometriose pélvica profunda. Tese de Doutorado apresentada na Faculdade de Ciências Médicas da Santa Casa de São Paulo em 2003.
49. Pittaway DE, Fayez JA, Douglas JW. Serum CA-125 in the evaluation of benign adnexal cysts. Am J Obstet Gynecol 157:1426, 1987.
50. Alcázar JL, Laparte C, Jurado M, López-Garcia G. The reole of transvaginal ultrasonography combined with color velocity imaging and pulsed Doppler in the diagnosis of endometrioma Fert Steril 67:487, 1997.
51. Ribeiro PAAG, Rossini L, Almeida-Prado RA, Aoki T, Donadio N et al. The echologic for deep pelvic endometriosis. J Am Assoc Gynecol Laparosc 9(3):S74, 2002.
52. Jansen RPS, Russell P. Nonpigmented endometriosis: clinical, laparoscopic and pathologic definition. Am J Obstet Gynecol 155:1154, 1986.
53. The American Fertility Society. Revised American Fertility Society classification of endometriosis. Fertil Steril 43:351, 1985.
54. The American Society for Reproductive Medicine, Revised American Society for Reproductive Medicine classification of endometriosis. Fertil Steril 67:819, 1997.
55. Wienhard J, Tinneberg HR. Alternative treatment possibilities of complaints due to endometriosis. Zentralbl Gynakol; 125(7-8):286-9, 2003.
56. Cai L, Shu Y, Xie HC. Clinical and experimental study on the treatment of endometriosis with dan'e mixture. Zhongguo Zhong Xi Yi He Za Zhi; 19(3):159-61, 1999.
57. Hong M, Hua YQ, Yu L, Sun XY, Li XD, Zhu Q. Effect of TCTS on experimental endometriosis of rats. Zhongguo Zhong Xi Yi He Za Zhi; 28(1):69-72, 2003.

58. Effects of bitter melon (Momordica charantia l.) or ginger rhizome (Zingiber offifinale rocs) on spontaneous mammary tumorigenesis in SHN mice. Am J Chin Med; 30(2-3):195-205, 2002.
59. Xiao YH, Chen DP, Yan JH, Yokoyama Y. Mechnism of action of tripterygium Wilfordii polyglicoside on experimental endometriosis. Eur J Gynaecol Oncol; 23(1):63-7, 2003.
60. Tanaka T. Effects of herbal medicines on menopausal symptoms induced by gonadotropin-releasing hormone agonist therapy. Clin Exp Obstet Gynecol; 28(1):20-3, 2001.
61. Osoki AL, Lohr P, Reiff M, Balick MJ, Kronenberg F, Fugh-Berman A, O'Connor B. Ethnobotanical literature survey of medicinal plants in the Dominican Republic used for women's health conditions. J Ethnopharmacol; 79(3):285-98, 2002.
62. Silveira P. Fitoterápicos em Ginecologia. Disponível em http://portaldeginecologia.com.br/XXIIIcongresso/sexta-manha/fitomedicina.pdf
63. 63. Zhang TT; Chen Q; ZHU KM; CAO L; HE GL; LIU GM; SHU L; DAI D. Effects of "Caulis Sargentodoxae" Formula in Experimental Endometriosis in Rat. J Reprod Contracep, 16(4):213-218, 2005.

Fitomedicamentos e o Trato Genital Inferior

- Adriana Bittencourt Campaner
- Sônia Maria Rolim Rosa Lima

Introdução

O trato genital inferior é formado por três compartimentos: o externo, o intermediário e o interno. O externo é composto pela vulva, períneo, região perianal e sulcos inguinocrurais; o intermediário é constituído pela face interna dos pequenos e grandes lábios, fosseta navicular, clitóris e face ventral da uretra. O limite superior do compartimento intermediário é a membrana himenal[1].

A vulva é recoberta por epitélio pavimentoso estratificado do tipo queratinizado, vários estratos celulares com camada basal, parabasal, intermediária e superficial, caracterizado pela presença, acima do epitélio de células queratinizadas e anucleadas (com exceção ao vestíbulo onde o epitélio não se encontra queratinizado e não possui pêlos ou qualquer anexo cutâneo). As diversas regiões da vulva albergam diferentes apêndices cutâneos: os lábios maiores possuem folículos pilosos, glândulas sebáceas e sudoríparas apócrinas e écrinas; já os lábios menores não contêm folículos pilosos nem glândulas sudoríparas apócrinas, mas sim glândulas sebáceas e sudoríparas écrinas. Nessa localização é habitual perceber-se um material branco, pastoso e aderente (semelhante ao esmegma encontrado entre a glande e o prepúcio do pênis) que se não for removido, regularmente, pode causar irritação local[1,2].

As glândulas sudoríparas apócrinas ("glândulas do perfume") desenvolvem sua função secretória na adrenarca. As glândulas apócrinas da vulva são idênticas àquelas das axilas, do peito e da região perianal. O lúmen das glândulas é grande quando comparado ao lúmen das glândulas écrinas. As glândulas sudoríparas écrinas (glândulas de suor) são envolvidas, primeiramente, na regulação térmica. Funcionam antes da puberdade. São constituídas por uma camada de células epiteliais que contêm um citoplasma eosinofílico. As glândulas sebáceas são holócrinas: a célula secretora morre e torna-se o próprio produto de secreção da glândula. O citoplasma inteiro é convertido em secreção[1].

O trato genital feminino possui vários mecanismos de defesa contra agentes infecciosos que atuam de forma sinérgica e complementar. Os mecanismos iniciais de defesa compreendem: barreira epitelial, síntese de muco protetor, pH vulvar e vaginal, microflora vulvar e vaginal e componentes inespecíficos inerentes à imunidade inata (células fagocitárias e reação inflamatória) e à imunidade adquirida[1,3].

A vulva apresenta mecanismos próprios de defesa além daqueles oferecidos pelo sistema imunológico. Dentre eles cabe-nos ressaltar: a configuração anatômica dos genitais externos, lábios maiores e menores, que a mantém fechada, protegendo a área vestibular; pêlos grossos que guarnecem a pele; integridade do epitélio o qual constitui barreira mecânica; manto ácido de Marchionini, que é capa vulvar complexa constituída por lipídios e sais orgânicos secretados pelas glândulas sudoríparas e sebáceas, com função antibacteriana e anti-micótica. O pH cutâneo normal ao nascimento é habitualmente neutro, tornando-se ácido, geralmente entre a 2ª e a 4ª semanas de vida. O pH ácido da pele mantém-se pela presença de ácido lático do suor e em menor quantidade, pelos ácidos glutâmico e aspártico da epiderme. Assim, a pele da vulva, por características próprias, é mais propensa à quebra da barreira, favorecendo o aparecimento de infecções fúngicas e bacterianas, dermatite alérgica de contato, dermatites irritativas e outras doenças[1].

Já o compartimento genital interno é formado pela vagina e colo uterino - porção intravaginal. Com relação à vagina, esta é uma estrutura de localização mediana na pelve, estendendo-se do colo uterino até a vulva. Trata-se de tubo oco com luz virtual, que se encontra revestido por epitélio pavimentoso estratificado não queratinizado, com diversas pregas transversais. Em mulheres no menacme, o epitélio vaginal é constituído por várias camadas de células escamosas, distribuídas em quatro tipos celulares: basais, parabasais, intermediárias e superficiais. Estas constituem uma barreira física responsável pela manutenção da integridade do epitélio, exercendo papel de proteção, inicialmente, contra a ação de micro-organismos patogênicos. Constituem um verdadeiro tapete apto a sofrer distensão, retração e adaptação a diversas circunstâncias, inclusive a agressão de micro-organismos. Quando estas linhas de defesas iniciais falham, é acionada a resposta imune específica que pode ser do tipo celular ou humoral, dependendo do tipo de antígeno que precisa ser eliminado [1,3].

Não existem glândulas verdadeiras no ambiente vaginal. É, contudo, um canal formado por mucosa permeável que sofre influência da variação hormonal e também da variação do afluxo sanguíneo que ocorre na rede vascular que envolve todo o seu comprimento. Existem aí canais intercelulares que comunicam a luz vaginal com o estroma de sustentação. Este fato propicia a absorção de medicamentos colocados na luz vaginal e também permite que haja um transudado, proveniente dos tecidos profundos que passam para o interior da vagina [1,3].

O conteúdo vaginal fisiológico é a combinação entre o transudado vaginal (água, sais minerais e proteínas) que varia de acordo com a circulação sanguínea local, secreções provenientes da mucosa endocervical, das glândulas de Bartholin e Skene, de células provenientes do sangue ou dos tecidos profundos e de células esfoliadas do epitélio. No ambiente vaginal podem ser encontrados mucinas, proteínas (globulinas e albuminas), enzimas (lisozima e lactoferrina), carboidratos, lipídios e ácidos graxos, os quais fazem parte dos mecanismos de defesa vaginais. Durante a idade fértil esta secreção vaginal normalmente oscila entre 1-3 g/d e aumenta sob a ação de estrogênios e pelo estímulo sexual [4].

A flora vaginal normal é constituída por diferentes espécies de lactobacilos formando um biofilme natural, revestindo toda a mucosa. As espécies mais frequentemente detectadas através de amplificação gênica são *Lactobacillus acidophilus, L crispatus* e *L. inners* ou *L.crispatus* e *L. gasseri*. Outras espécies como *L. jensinii , L. gallinarum* e *L. vaginalis* também têm sido identificadas em algumas mulheres. Estes bacilos inibem a adesão, crescimento e proliferação de outros microorganismos estranhos ao meio vaginal, mediante diferentes mecanismos, incluindo secreção de ácidos orgânicos, produção de substâncias antimicrobianas (peróxido de hidrogênio, bacteriocinas e biossurfactantes), competição por nutrientes (arginina) e receptores, por ocasião da adesão no epitélio. Essas substâncias são responsáveis pela manutenção do pH vaginal ácido, que inibe o crescimento de estreptococos e de anaeróbios (incluindo Gardnerella vaginalis) [1,3]. A presença de estrogênios circulantes, bem como a terapia de reposição hormonal influenciam diretamente a predominância dos *Lactobacillus* na microbiota vaginal, podendo resolver os sintomas vaginais. Alterações no microbioma vaginal na pós-menopausa estão associadas a sintomas vaginais específicos da menopausa [5].

No córion superior da mucosa vaginal, existem macrófagos, células de Langerhans, linfócitos, plasmócitos, eosinófilos e mastócitos. A resposta celular é mediada principalmente pelas células de Langerhans e linfócitos T, enquanto a humoral, por linfócitos B e anticorpos. Embora a mucosa do trato genital seja considerada um componente do sistema imune específico das mucosas (MALT), esta possui diversas características não compartilhadas por outras mucosas (respiratória e intestinal) [1,3].

Os anticorpos produzidos nas mucosas apresentam a peculiaridade de atuarem de forma independente da resposta imune humoral sistêmica. Linfócitos B produtores de anticorpos estão presentes na endocérvice e também na vagina, produzindo localmente ambas as classes de anticorpos, IgG e IgA. A elaboração local de anticorpos representa um rápido mecanismo para o combate aos microorganismos patogênicos, sem a necessidade de aguardar pelo início da resposta imune sistêmica. Os anticorpos formados localmente e presentes na vagina provavelmente diferem dos sistêmicos; além disso, é possível identificar anticorpos na secreção cérvico-vaginal, que não são detectáveis no sangue periférico [3,6,7].

Este ecossistema vaginal é dinâmico, podendo sofrer alterações em quantidade e composição, em resposta a fatores exógenos e endógenos, tais como idade, fase do ciclo menstrual, gravidez, tipo de método contraceptivo, atividade sexual, hábitos de higiene, estado emocional, uso de drogas e antibióticos, entre outros. As alterações que ocorrem no meio vaginal podem aumentar ou diminuir as vantagens seletivas para micro-organismos específicos [3,7].

O colo uterino por sua vez, é composto por cilindro de tecido fibromuscular o qual é separado do corpo uterino pelo orifício cervical interno. É recoberto em sua porção externa ectocervical (porção que se estende do óstio externo até os fórnices vaginais) por epitélio pavimentoso estratificado não queratinizado. O canal endocervical, que se estende do orifício cervical externo ao interno, apresenta relevo papilar e está constituído por numerosas criptas transversais e canais laterais os quais são chamados erroneamente de glândulas endocervicais; o revestimento do canal, bem como de suas criptas é constituído por epitélio simples colunar o qual secreta muco cervical [4].

Durante as diferentes fases da vida da mulher, o trato genital inferior apresenta importantes variações influenciadas por hormônios, amadurecimento celular, alterações locais e do ciclo grávido-puerperal. Na infância o epitélio vulvar é hipodesenvolvido, com poucas glândulas sudoríparas e sebáceas, além do que não apresentam ou são raros os pêlos. A partir do primeiro mês e durante toda a infância, devido à queda dos hormônios sexuais após o parto, há uma atrofia na mucosa vaginal a qual se apresenta fina, seca e levemente hiperemiada, com o achatamento das rugosidades vaginais; a mucosa torna-se tensa e pode ser traumatizada com facilidade. Citologicamente são observadas células parabasais e intermediárias e os *Lactobacilus* desaparecem. Não há colonização por lactobacilos, o pH aumenta para 6,5-7,5 (neutro a alcalino) e a flora mista não patogênica aparece. Assim, esse ambiente morno, úmido e alcalino é um perfeito meio de cultura para o desenvolvimento de microorganismos. Vários outros fatores podem ser listados como colaboradores de infecção genital na criança tais como: a localização do intróito vaginal em relação aos grandes lábios, manutenção de resíduos orgânicos e oclusão pelo uso de fraldas por períodos mais prolongados e higiene precária efetuada pela própria criança. Assim, as vulvovaginites são consideradas neste grupo etário um problema ginecológico comum [8,9].

Durante a menacme, em decorrência da ação dos estrogênios circulantes, ocorrem crescimento e estratificação do epitélio com acúmulo intracelular de glicogênio nas células vaginais e cervicais, ocasionando a migração e fixação dos lactobacilos sobre esse epitélio. Isso inicia uma cascata de mudanças fisiológicas que incluem a acidificação do pH vaginal e estabelecimento da flora normal (tipo 1-predomínio de lactobacilos que constituem cerca de 80% a 95% dos microorganismos presentes na vagina) . A flora vaginal normal das mulheres, nessa fase, tem seu equilíbrio mantido à custa dos lactobacilos produtores de ácido lático, peróxido de hidrogênio, entre uma série de outras substâncias, reduzindo o pH vaginal, exercendo assim efeito protetor que limita o crescimento de microorganismos. A flora vaginal normal apresenta concentrações equilibradas de organismos facultativos e anaeróbios[1,7,9].

No climatério a mulher volta a ter pH e flora vaginal semelhantes ao da infância, visto que existe um declínio da produção hormonal com achatamento das camadas celulares da mucosa vaginal com dificuldade para manutenção dos pH e floras ideais. Devido à origem embriológica comum, tanto a uretra como os órgãos genitais possuem respostas semelhantes às mudanças hormonais, especialmente ao estrógeno. O processo atrófico que acompanha o hipoestrogenismo no período após a menopausa pode ser verificado no epitélio e tecidos pélvicos de sustentação, tornando as mucosas mais delgadas, propiciando também prolapsos genitais e sintomas vaginais e urinários frequentes e intensos, influenciando a vida da mulher de maneira global[1,7,9].

O ecossistema vaginal também exibe marcadas e progressivas alterações. O epitélio não fornece mais células ricas em glicogênio e a população de lactobacilos perde seu predomínio, ocasionando redução do metabolismo do ácido lático, propiciando aumento do pH vaginal. Espécies bacterianas mistas provenientes da pele e do reto colonizam a vagina, debilmente combatida pelo fluxo de secreção e de mucina reduzidas. Cocos gram-positivos, difteroides e enterobactérias convivem com anaeróbios como Bacteroides e levedos. O pH de quatro a cinco passa para algo em torno de seis a sete. Em decorrência destes mecanismos mencionados e a diminuição da barreira mucosa, pode ocorrer o aparecimento de repetidas infecções genitais e urinárias, bem como sintomas comuns para esta época de vida da mulher [9,10].

Diversos tipos de doenças podem acometer o trato genital inferior, variando desde os processos inflamatórios, os infecciosos de origens diversas (virais, bacterianos, micóticos, dentre outros), os pré-neoplásicos e os neoplásicos. Devemos também nos lembrar dos desequilíbrios da flora bacteriana local decorrentes principalmente da mudança de hábitos, uso de medicamentos, mudanças hormonais, bem como as modificações no trofismo local ocasionadas pelo hipoestrogenismo após a menopausa. Nao foi objetivo desta revisão estudar estas doenças nem os medicamentos alopáticos já consagrados pela literatura empregados para o tratamento das mesmas. Dessa maneira destacamos a seguir os principais fitomedicamentos que poderiam ser utlizados no tratamento de doenças ou anormalidades locais no trato genital inferior.

Isoflavonas

- *Glycine max* (L.) Merr., *Actea racemosa* (L.) Nutt. ou *Cimicifuga racemosa* L., *Trifolium pratense* L.

Os fitoestrogênios são substâncias encontradas em diversos vegetais e apresentam estrutura química e atividades biológicas semelhantes aos estrogênios. Todos os compostos deste grupo têm similaridades estruturais e funcionais com os estrogênios naturais e sintéticos, com capacidade de ligação ao receptor hormonal, agindo como agonistas ou antagonistas do estrogênio, dependendo do local de atuação. Os fitoestrogênios são classificados em diferentes grupos, sendo que o das isoflavonas é considerado o de maior importância pelo maior conteúdo destas substâncias[11].

As isoflavonas possuem a capacidade de se ligar aos receptores de estrogênio alfa e beta, com uma afinidade seis vezes maior pelo último. Estas substâncias competem por estes receptores, agindo como antiestrogênios caso as concentrações séricas de estrogênios estiverem elevadas (inibição competitiva), mas agem como estrogênios se estas concentrações séricas estiverem baixas. As isoflavonas não ativam os receptores androgênicos. Comparados ao estradiol os fitoestogênios são pouco potentes, têm meia vida mais longa e tendem a se acumular na gordura e tecidos por suas características lipofílicas[12].

Com relação ao trato genital inferior alguns estudos têm sido realizados mediante a utilização destas substâncias na tentativa da melhora do trofismo do epitélio vaginal e aumento da lubrificação, podendo assim ser utilizada em casos de sintomas geniturinários relacionados ao hipoestrogenismo, tais como secura vaginal, dispareunia e disúria. No entanto os trabalhos encontrados são discordantes, sendo que alguns destes reconhecem este efeito benéfico enquanto outros não o encontraram. Dentre os fitoestrogênios destacamos os derivados do *Glycine max* (L.) Merr.; *Actea racemosa* (L.) Nutt. ou *Cimicifuga racemosa* L., *Trifolium pratense* L.

Em 2001 Willhite e O'Connell[13], em extenso artigo de revisão relacionado à prevenção e tratamento da atrofia urogenital, não encontraram evidências em relação ao efeito benéfico dos fitoestrogênios na melhora destes sintomas urogenitais causados pelo hipoestrogenismo.

Chiechi e cols.[14] avaliaram os efeitos de dieta rica em soja por um período de seis meses, sobre o epitélio vaginal de mulheres após a menopausa e assintomáticas. Os autores verificaram aumento significativo do índice de cariopicnose no grupo submetido à dieta, em comparação com os controles; o índice de maturação celular apresentou a mesma tendência. Dessa maneira recomendam este tipo de dieta na prevenção da atrofia urogenital. Baird e cols.[15] também encontraram melhora do padrão citológico vaginal, com aumento significativo das células vaginais superficiais (indicativo de estrogenicidade) em pacientes submetidas a dieta rica em soja por um período de 4 semanas em comparação com o grupo placebo.

Já Manonai e cols.[16] também realizaram o mesmo tipo de avaliação em pacientes na peri e após a menopausa, com o uso de dieta rica em soja por um período de 12 semanas. Neste estudo não houve modificações significativas em relação ao pH vaginal, índice de cariopicnose, índice de maturação celular e índice de "saúde" vaginal. Dessa maneira, para estes autores, este tipo de dieta não melhoraria os sintomas urogenitais relacionados ao hipoestrogenismo. Nakai e cols.[17] também não encontraram alteração na histologia do trato genital inferior em ratas alimentadas com dieta rica em soja ou isoflavonas. Bahr e cols.[18] também não encontraram alterações histológicas vaginais quando da utilização de dieta rica em soja em ratas ooforectomizadas em comparação com o grupo controle.

D'Anna e cols.[19] ao empregarem a ginesteína em mulheres após a menopausa e não encontraram diferença significativa em comparação com o grupo placebo em relação à melhora do epitélio vaginal verificado através de citologia hormonal. O mesmo grupo publicou posteriormente novo estudo com dois anos de seguimento, e ainda não encontraram este efeito benéfico da droga no epitélio vaginal[20]. Ao contrário dos autores anteriores, Rimoldi e cols.[21] encontraram aumento da espessura do epitélio vaginal (com aumento do número de camadas celulares) em ratas ooforectomizadas também tratadas com ginesteina, quando comparadas aos controles.

Nikander e cols.[22] também não encontraram melhora dos sintomas vaginais quando do emprego de isoflavonas isoladas pelo período de 3 meses em mulheres após a menopausa; o índice de maturação celular não se modificou no grupo sob regime de isoflavonas e piorou no grupo controle.

Wuttke e cols.[23] utilizando a *Actea racemosa* (L.) Nutt. ou *Cimicifuga racemosa* L. por via oral em comparação com uso de estrogênios conjugados e placebo, observaram um leve aumento, porém significativo, no número de células superficiais vaginais naquelas mulheres com tratamento com *Cimicifuga* em comparação com o grupo placebo, em relação à avaliação inicial, analisado através de citologia hormonal. Em 2008, Reed e cols.[24] também utilizando a *Cimicifuga* pura por via oral e em associação com outros produtos derivados da soja, não encontraram modificações no índice de maturação celular do epitélio vaginal através de coleta de citologia hormonal.

Através da utilização do *Trifolium pratense* L., Hidalgo e cols.[25] verificaram efeito positivo sobre a citologia vaginal de seres humanos, que foi expresso por melhora dos índices de cariopicnose, cornificação e maturação celular vaginais. Burdette e cols.[26] também verificaram aumento dose-dependente na diferenciação celular vaginal com a utilização desta ultima substância em ratas castradas.

Em ensaio clínico duplo-cego, randomizado, controlado por placebo, Lima e cols.[27] compararam mulheres tratadas por 12 semanas com gel vaginal de isoflavonas 4% (1 g / dia) com aquelas que utilizaram gel placebo e creme de estrogênios conjugados (0,3 mg / dia). Nesse estudo o gel vaginal de Isoflavonas foi efetivo no alívio da secura vaginal e sintomas dispareunia e observou-se um aumento nas células intermediárias e superficiais. Estes resultados foram semelhantes aos efeitos com o uso de estrogênios conjugados e superiores ao gel placebo. Não houve alteração na espessura do endométrio, nas concetrações séricas de FSH e de estradiol. O mesmo grupo, em estudo semelhante, comparando o uso de gel vaginal de isoflavonas 4% com placebo, observaram nas mulheres tratadas melhorias nos sintomas de atrofia vaginal, valores de maturação celular, pH vaginal, morfologia e expressão de receptores de estrogênio no epitélio vaginal[28].

Uma revisão sistemática realizada por Ghazanfarpour e cols.[29] avaliou a eficácia das isoflavonas tópicas para aliviar os sintomas vaginais em mulheres após a menopausa. Das 115 publicações potencialmente relevantes encontradas, quatro estudos preencheram os critérios de inclusão. Os autores observaram que as isoflavonas tópicas apresentaram efeitos benéficos na dispareunia, secura vaginal e valor de maturação celular. No entanto, enfatizam que foi difícil de se obter conclusões definitivas devido ao número limitado de estudos e pequenos tamanhos de amostra.

Apesar dos estudos descritos anteriormente, ainda não dispomos comercialmente de medicamentos tópicos contendo isoflavonas.

■ *Matricaria chamomilla* L. (Camomila)

A *Matricaria chamomilla* L. conhecida como camomila é uma erva da família das Compostas e adapta-se praticamente a qualquer tipo de terreno. É uma planta herbácea anual que alcança, em média, de 30 a 50 cm de altura. Suas flores miúdas, semelhantes a margaridinhas brancas com o miolo amarelo, exalam um perfume delicado e enfeitam canteiros e vasos. O caule é ramificado e suas folhas bem recortadas. Originária da Europa, a camomila prefere clima ameno, mas é capaz de adaptar-se bem, desde que o clima não seja muito quente. A droga camomila está incluída na farmacopeia de mais de 26 países [30,31].

A camomila apresenta vários tipos distintos de plantas, sendo que a camomila verdadeira se refere à versão alemã ou húngara. Ambas as flores secas e os óleos essenciais extraídos da camomila apresentam importância econômica [32]. Gozam de notada importância pelo seu valor medicinal, primariamente pelo seu conteúdo de óleos essenciais, com efeitos antiespasmódicos, antibacterianos, anti-inflamatórios, antissépticos, sedativos e antipiréticos. Esta planta foi descrita como também tendo efeitos desodorante e adstringente, promove granulação e reepitelização de tecidos, alivia dor e irritação, uso em limpeza de feridas e úlceras, melhora debridamento de escaras e auxilia na profilaxia e terapia das lesões causadas por radioterapia. A camomila pode surpreender por suas outras utilidades tais como ornamental, produz chá calmante e digestivo, suaviza a pele e embeleza os cabelos [30-33].

Mais de 120 componentes químicos foram identificados na flor da camomila, incluindo 28 terpenoides, 36 flavonoides e 52 compostos adicionais com atividade farmacológica potencial. A distribuição das substancias ativas numa planta pode ser bastante irregular, estando mais concentradas nas flores; os pedúnculos florais e os caules contêm baixos teores de óleo essencial, não apresentando valor medicinal [30,31,33].

Seus efeitos medicamentosos são decorrentes principalmente de alguns princípios ativos que compõem o óleo essencial encontrado notadamente nos capítulos florais: o azuleno, o camazuleno, o óxido de bisabolol B, alfa-bisabolol, óxido de bisaboleno e óxido de bisabolol A, alfa-farneseno, óxido de cariofileno, dentre outros. Destacam-se o bisabolol e o camazuleno como as substâncias com propriedades mais bioativas. Componentes tais como α-bisabolol e éteres cíclicos são antimicrobianos, umbeliferona é fungistático, enquanto camazuleno e α-bisabolol são anti-sépticos. Sugere-se que o azuleno e o camazuleno, além dos efeitos já mencionados, têm a capacidade de diminuir a liberação de histamina pelos tecidos, com atividade antialérgica.

O conteúdo de camazuleno das camomilas depende da origem e idade do material. Ela diminui durante o armazenamento das flores [30,31,33].

Cinco e cols.[34] investigaram in vitro o efeito antibacteriano e trichomonicida do extrato hidro alcoólico de camomila em relação a micro-organismos habituais e agressivos isolados de material de conteúdo vaginal e oral. Os autores observaram que o extrato inibiu completamente o crescimento de Staphylococcus aureus, Streptococcus mutans, Streptococcus do grupo B e Streptococcus salivarius; exerceu efeito bactericida sobre Bacillus megatherium e Leptospira icterohaemorrhagiae, enquanto o crescimento de Staphyloccus epidermidis e Streptococcus faecalis foi significativamente reduzido. O extrato também exerceu atividade trichomonicida.

Kock e cols.[35] demonstraram que o óleo essencial da camomila apresentou efeito inibitório in vitro contra herpes simplex vírus tipo 2, sendo que a capacidade viricida foi dose dependente. Srivastava e cols.[36] demonstraram in vitro inibição seletiva da enzima COX 2, com atividade anti-inflamatória. Chandrashekhar e cols.[37] mostraram in vitro potente atividade antialérgica da camomila alemã pela inibição da liberação de histamina pelos mastócitos.

Kazemian e cols.[38] indicaram que o extrato de Camomila tópico apresentou atividade antibacteriana efetiva e acelerou a progressão da cicatrização de feridas. Já Aradmehr e cols.[39] observaram que o creme de camomila pode ser usado com o intuito de se reduzir a dor na episiotomia em mulheres primíparas.

Com relação ao trato genital inferior, essa substância pode ser utilizada na forma de infusões (banhos de assento com água morna ou gelada), compressas e na forma de pomadas. Existe em nosso meio alguns tipos de pomadas comercialmente disponíveis: Kamillosan ® (contém extrato de flor de camomila padronizado 4 mg, correspondendo a 0,2 mg de óleo de camomila, contendo 0,004 mg de camazuleno e 0,07 mg de levomenol), Dermil camomila ® (óxido de zinco, óleo de amêndoas, extrato de camomila e vitamina E), Camomila Creme – Herbarium ®.

Como mencionado previamente, em decorrência de seus diversos efeitos benéficos, suas principais indicações seriam: condições irritativas da pele, abrasões, arranhões, lacerações, fissuras, irritações consecutivas à radioterapia e aos raios ultravioleta, eczemas, manifestações inflamatórias da vulva e vagina, prurido, abscessos, furúnculos e dermatite das fraldas. Pode também ser utilizada no pós-operatório de cirurgias do trato genital inferior [30, 40].

- ### *Podophyllum*

O gênero Podophyllum conta com cerca de 10 espécies perenes, distribuídas ao longo da América do Norte e Himalaia. Podophyllum vem do grego pous, "pé", e phyllon, "folha", descrevendo a forma de suas folhas. Podophyllum Peltatum, encontrada na América do Norte oriental, é uma planta das regiões de bosque, com um rizoma vermelho-marrom, talos longos de até 2m, folhas entrecortadas como as da anêmona. Os frutos têm sabor de limão e são comestíveis, mas todas as outras partes são extremamente venenosas. Era utilizado por nativos norte-americanos em doses mínimas como um purgativo, emético, vermífugo e tônico do fígado, externamente para remover verrugas e também usada como inseticida nas colheitas de batata [41].

A podofilina é uma mistura de resinas obtida a partir do rizoma seco e das raízes das plantas Podophyllum peltatum (Mandrágora americana - Limão bravo) e Podophyllum emodi, as quais são encontradas na América do Norte e no Himalaia, respectivamente. É uma mistura complexa de vários componentes que são antimitóticos, sendo que o principal componente bioativo é a podofilotoxina. A podofilina inibe a mitose celular e produz vasoespasmo da região [41].

Tem efeitos antineoplásico, antiviral e purgativo drástico. É uma medicação antiviral, com propriedades antimitóticas. Inibe a metáfase da divisão celular, ligando-se, reversivelmente, a pelo menos um sítio da tubulina impedindo a polimerização da mesma em microtúbulos. Diversas outras atividades biológicas são reportadas ao Podophyllum: inibe o transporte de nucleosídeos, inibe a resposta linfocítica aos mitógenos, induz as interleucinas 1 e 2, aumenta proliferação dos macrófagos, suprime a resposta imune e inibe o metabolismo mitocondrial. Os efeitos antitumorais são bem documentados, sendo que componentes dessa planta foram incorporados a diversos agentes antineoplásicos sintéticos para o tratamento de neoplasias conhecidas principalmente como etoposídeo e teniposídeo [32,42].

Com relação ao trato genital inferior, esta substância tem sido utilizada no tratamento de verrugas vulvares (condilomas) as quais são desencadeadas pelo papilomavírus humano (HPV). O uso é tópico, em forma de creme/ pomada. A aplicação da substância resulta em destruição aguda dos tecidos tratados em poucos dias, com preservação da pele normal, com posterior cicatrização [42]. (COOK 2008). Causa irritação local e, se absorvida em quantidades significativas, pode ser tóxica para o coração, rins e sistema nervoso. Por isso, não deve ser usada em locais que possibilitem grande absorção como colo e vagina [32,42,43].

Na vulva, para tratamento dos condilomas, podemos utilizar a podofilina ou a podofilotoxina. A podofilina deve ser aplicada em pequena quantidade sobre cada verruga, após formulação em farmácia de manipulação (podofilina a 25% em vaselina sólida); a área tratada deve ser lavada com água morna e sabão neutro quatro a seis horas após a aplicação da solução. Deve ser aplicada pelo médico no consultório, uma vez por semana. Não utilizar em lesões abertas ou feridas. Para evitar a possibilidade de complicações associadas com sua absorção sistêmica e toxicidade, recomenda-se o uso de até 0,5 mL (total) em cada aplicação ou que se limite a área tratada em até 10 cm^2 por sessão. As desvantagens de seu uso incluem a preparação não padronizada, os efeitos colaterais, menor efetividade, a não indução de remissão duradoura e teratogenicidade. Trata-se de droga teratogênica, estando seu uso contraindicado durante a gestação e também em crianças [43].

A podofilotoxina é a principal substância ativa da resina de podofilina, sendo muito mais estável do que esta e desprovida dos efeitos tóxicos amplamente relatados na literatura médica, com mecanismo de ação semelhante. Trata-se de medicamento tópico de auto aplicação. Anteriormente existia preparado comercial pronto (Wartec ® - creme a 0,15%), no entanto foi descontinuado; assim, atualmente pode-se solicitar preparação na mesma formulação. O efeito máximo é alcançado entre 3 e 5 dias após a aplicação. Aplica-se duas vezes ao dia por três dias consecutivos ao deitar, lavando-se pela manhã, seguidos de quatro dias de pausa. Este ciclo pode ser repetido, se necessário, por até quatro vezes. O volume do medicamento não deve ultrapassar 0,5 mL por dia. Áreas superiores a 10 cm^2 devem ter o tratamento realizado pelo médico assistente. Medicação apenas para uso em vulva. Embora os dados sugiram que é a mesma é mais segura do que a podofilina, é contra-indicada durante a gravidez. Irritação no local da aplicação poderá ocorrer, porém é de leve intensidade na maioria dos casos, tendendo a minimizar em intensidade com a repetição do uso [43].

- **Aroeira**

Aroeira ou arrueira é o nome popular de várias espécies de árvores da família Anacardiaceae. Destacam-se entre elas as espécies: a) *Schinus terebinthifolius Raddi* – (nomes populares - Aroeira brasileira, Aroeira vermelha, Aroeira mansa, Cabuy, Cambuy, Fruto-de-sabiá, Aguaraíba, Aroeira da praia, Aroeira do brejo, Aroeira-pimenteira, Bálsamo, Corneíba, Aroeira do Paraná, Aroeira do sertão. Muito apreciada na culinária francesa, onde é conhecida como poivre-rose, a pimenta rosa; b) *Schinus molle L.* – (nomes populares - Aroeira, Aroeira vermelha, Aguará-Ybá-Guassú (dos Guaranis), Aroeira do Amazonas, Aroeira folha de salso, Aroeira Salso, Corneíba (dos Tupis), Pimenteira do Peru, Anacauíta, Araguaraíba, Aroeira mansa, Fruto-de-sabiá, Pimenteiro, Terebinto, Aroeira-periquita, Aroeira mole) [44].

São árvores de pequeno a médio porte, capazes de alcançar de 5 a 9 metros de altura. Seu caule é um pouco tortuoso e a casca escura e fissurada. As folhas são imparipinadas, com 8 a 12 centímetros de comprimento e 7 a 13 folíolos verdes, elípticos a obovados, com nervuras claras; em geral são dioicas, isto é, há árvores fêmeas e árvores machos. As flores são pequenas, branco-esverdeadas, dispostas em inflorescências axilares e terminais do tipo rácemo. Os frutos são pequenas drupas, esféricas, rosadas a avermelhadas, que servem como condimento e alimentam as aves silvestres. O florescimento ocorre na primavera e no outono e o pólen abundante pode provocar reações alérgicas e irritações em pessoas sensíveis. É considerada árvore típica da caatinga nordestina, ocorrendo ao longo da mata atlântica desde o Rio Grande do Norte até o Rio Grande do Sul. É encontrada naturalmente também no Paraguai e Argentina. Ocorre em outros países, como nos Estados Unidos onde é uma planta invasora bem adaptada [45].

As partes que podem ser empregadas são os óleos essenciais, extratos de folhas e frutos, cascas e folhas secas em chás. Com relação aos princípios ativos do óleo essencial, o mesmo é rico em mono e sesquiterpenos, bem como taninos, resinas, alcaloides, flavonoides, saponinas esteroidais, esteroides, triterpenos, cis-sabinol, p-cimeno, limoneno, simiarinol, alfa e beta pineno, delta-caroteno, alfa e beta felandeno, terechutona. Para as sementes é citado um teor de óleo fixo da ordem de 14% [44].

Apresenta propriedades anti-inflamatória, fungicida, bactericida, cicatrizante, anticâncer, antioxidante, antialérgica, depurativa, hipotensiva, adstringente, tônica, dentre outras [45-48]. É uma planta medicinal de uso amplamente difundido no Nordeste para tratamento de diversas infecções. A literatura etnobotânica cita o uso das cascas, com base na tradição popular, na forma de cozimento (decocto), especialmente pelas mulheres, durante vários dias, em banhos de assento após o parto como anti-inflamatório e cicatrizante, ou como medicação caseira para o tratamento de doenças do sistema urinário e do aparelho respiratório, bem como nos casos de hemoptise e hemorragia uterina. As folhas e os frutos são adicionados a água de lavagem de feridas e úlceras [45].

Pesquisa científica realizada em 1974 por Carneiro Wanick e Alves [49], já demonstrou a atividade anti-inflamatória e cicatrizante do extrato desta planta em 100 mulheres com cervicites e cérvico-vaginites crônicas. Amorim e Santos [50] testaram a eficácia de gel vaginal contendo extrato de aroeira 300 mg contra placebo no tratamento de vaginose bacteriana. A taxa de cura foi de 84% no grupo da aroeira e 47,8% no grupo placebo (p = 0,008). Observou-se frequência significativamente maior de lactobacilos na colpocitologia entre as pacientes tratadas com a medicação (43,5%) em relação ao placebo (4,3%) (p = 0,002). Efeitos adversos relacionados ao tratamento não foram frequentes em ambos os grupos.

Em 2011, Leite e cols.[51] compararam um gel vaginal contendo extrato de 7,4% de *Schinus terebinthifolius Raddi* com gel de 0,75% de metronidazol no tratamento da vaginose bacteriana. De acordo os critérios de Amsel separadamente, 29 pacientes (21,2%) tratadas com o extrato e 87 (62,1%) tratadas com metronidazol foram consideradas curadas (p < 0,001). De acordo com a pontuação de Nugent separadamente, 19 mulheres (13,9%) tratadas com o extrato e 79 (56,4%) tratados com metronidazol foram consideradas curadas (p < 0,001). Usando os dois critérios em conjunto, a chamada cura total foi observada em 17 mulheres (12,4%) tratadas com o extrato e em 79 mulheres (56,4%) tratadas com metronidazol (p < 0,001). Em conclusão, a taxa de cura para vaginose bacteriana usando um gel vaginal a partir de um extrato de aroeira foi inferior à taxa obtida com metronidazol gel, enquanto os efeitos colaterais foram pouco frequentes e não graves em ambos os grupos.

Estudo realizado in vitro por Nocchi e cols.[52] observaram que o extrato hidroetanólico bruto de *Schinus terebinthifolius Raddi* interferiu com estruturas de envelope do vírus herpes simples, mascarando os receptores virais que são necessários para sua adsorção ou entrada nas células hospedeiras. Os autores sugerem que a substância poderá futuramente ser utilizada na prevenção desse vírus.

Múltiplos mecanismos de ação têm sido descritos para o *Schinus*, demonstrando-se atividade anti-inflamatória não esteroide pela inibição competitiva específica da fosfolipase A2 por dois de seus componentes, o schinol e o ácido masticadienoico. Por outro lado, os biflavonoides, que são dímeros precursores dos taninos, componentes da planta, também apresentam ação anti-inflamatória; diversas substâncias presentes no extrato do Schinus apresentam atividade antimicrobiana, como a terebinthona, o ácido hidroximasticadienoico, o ácido terebinthifólico e o ácido ursólico. Já se demonstrou, *in vitro*, atividade contra *Klebsiella pneumoniae, Alcaligenes faecalis, Pseudomas aeruginosa, Leuconostoc cremoris, Enterobacter aerogenes, Proteus vulgaris, Clostridium sporogenes, Acinetobacter calcoacetica, Escherichia coli, Beneckea natriegens, Citrobacter freudii, Serratia marcescens, Bacillus subtilis, Staphylococcus aureus* e várias espécies de fungos (*Aspergillus*), *Candida albicans, Tricophyton rubrum* e *Cryptococcus neoformans* [45,53,54].

Com relação ao trato genital inferior, como produto comercial podemos encontrar gel para uso vaginal (Kronel®) cuja formulação consta de: extrato de *Schinus therebinthifolius* 300 mg, glicerina 10 g, benzoato de sódio 0,125 g, trietanolamina qsp (pH 4,0-5,0). Uso por via vaginal. Fazer a aplicação de 6 g (conteúdo do aplicador cheio) à noite, ao deitar, durante 10 dias ou a critério médico. Relatos esporádicos de ardor e queimação de baixa intensidade foram relatados em mulheres que fizeram uso do gel logo após uma relação sexual. Tem ação antimicrobiana, cicatrizante e anti-inflamatória, sendo utilizada no tratamento das cervicites, vaginites e cervico-vaginites. Essas ações devem-se ao efeito estabilizante da membrana e às propriedades anticolinérgicas e anti-histamínicas. Sua ação cicatrizante se deve à presença dos taninos na planta. A atividade anti-inflamatória foi verificada ser do tipo não esteroidal.

Também se pode encontrar sabonete íntimo adulto e infantil para a higiene feminina a base de Aroeira. Equilibra o Ph vaginal, contém leite de aveia e ácido lático (Kronel®).

- **Echinacea**

Planta perene, arbustiva, normalmente de porte baixo, chegando a 60 cm de comprimento, muito parecida a uma touceira de margarida. Conhecida popularmente por purpúrea, flor-de-cone, rudbéquia, "echinacea", "coneflower purple". Existem nove espécies de Echinacea, mas destas, três – *Echinacea angustifolia, Echinacea purpurea* (L.) Moench e *Echinacea pallida* – são geralmente as mais utilizadas. Estas três plantas são nativas dos Estados Unidos da América e são membros da família das Asteraceae. Existem diferenças na atividade das três espécies de Echinacea que são normalmente usadas medicinalmente[55,56].

O nome genérico Echinacea vem do grego echinos, "ouriço" e se refere à sequência espinhosa no cone central da flor. As folhas da *Echinacea purpurea* (L.) Moench são ovais-lanceoladas e suas flores são como margaridas com centros cônicos de cor laranja-marrom, elas ocorrem no verão e início do outono. O interesse do estudo da equinácia não é qualquer novidade, pois se trata do fitomedicamento mais frequente na Europa e nos Estados Unidos, como preventivo para gripes e resfriados e outros tipos de infecção [56].

As partes usadas são as raízes e os rizomas. É uma erva amarga, ligeiramente aromática, que estimula o sistema imune, promove a cura em geral e têm propriedades antiviral, antibacteriana, antimicótica, anti-séptica, anti-inflamatória, imunoestimulante, depurativa, antioxidante, regeneradora de tecidos e fortificante [55]. A análise das espécies de Echinacea demonstra existir uma variedade de constituintes químicos com atividade farmacológica. Os princípios ativos seriam: ácido cichorico, alquilamidas, derivados do ácido cafeico, polissacarídeos de alto peso molecular, flavonoides, óleos essenciais, poliacetilenos, glicoproteínas, entre outros [32,55].

A química, a farmacologia e aplicações químicas da Echinacea tem sido o tema de inúmeros estudos científicos dando origem a uma vasta reserva de informações farmacológicas sobre a Echinacea. Apresenta amplo espectro no seu mecanismo devido à diversidade de compostos ativos. Uma das principais atividades é a anti-inflamatória, mediante a inibição sobre a hialuronidase: essa enzima favorece a expansão dos processos infecciosos. Essa ação inibitória, deletéria para a cápsula da bactéria impedindo sua propagação, sendo semelhante à de outras substâncias como rutina, estrógeno e glicocorticoides. Permite a manutenção da integridade do tecido conjuntivo, além de sua ação regeneradora da matriz celular pelo estímulo dos fibroblastos. Age também como substância corticoide "símile". As alcamidas (componentes da Echinaceas) têm demonstrado atividade inibitória (in vitro) sobre a 5 lipoxigenase e cicloxigenase (enzimas que participam do processo inflamatório)[56].

A ação imunomoduladora é obtida por diversas maneiras: melhora no reconhecimento da célula T aos antígenos hostis, com aumento na produção de intérferon e outras citocinas; Estimula a fagocitose e o número de granulócitos (in vitro e in vivo), realçando o processo de fagocitose; aumento das interleucinas 1 e 6 por parte dos macrófagos assim como a produção do fator de necrose tumoral (fundamental na destruição das células neoplásicas); aumento do nível de Interferon pode ser observado logo após a administração; inibição da via clássica do complemento; estimula a via alternativa do complemento, fundamental na identificação de antígenos bacterianos, resultando em incremento da imunidade humoral, além do processo de lise bacteriana [55,56].

Possui também atividade anti-infecciosa: o equinosídeo (derivado do ácido cafeico) tem propriedade bacteriostática e os poliacetilenos têm propriedades bacteriostáticas e fungostáticas. In vitro, a Echinácea tem atividade inibitória sobre o *Trichomonas vaginalis*. Estudos em animais mostraram atividade antibacteriana da Echinacea frente a *E. coli, Pseudomonas aeroginosa, Proteus mirábilis, Stafilococus aureos*. Ação antifúngica sobre *Candida albicans, Listeria monocitogena* [55,56]. BRAZ 2012 Assim, o extrato de Echinacea pode reduzir o crescimento de *Trichomonas vaginalis* e diminui a recidiva por infecções por *Candida albicans* [57]. O composto lipossolúvel 1,8-pentadecadieno apresenta atividade antitumoral direta [32].

Dessa maneira esta planta pode ser utilizada para tratamentos no trato genital inferior como: anti-inflamatório e agente de cicatrização para abscessos, queimaduras, úlceras, eczemas ou outras afecções cutâneas vulvares e vaginais; imuno-estimulante inespecífico para tratamento de suporte das infecções locais e neoplasias; prevenção de recidiva de infecções por *Candida albicans* e herpes simples. Alguns estudos têm sugerido o uso dessa planta como imunomodulador em casos de verrugas genitais, principalmente naqueles casos recidivantes [58-60].

Pode ser utilizada por via oral (cápsulas, tintura e chás). Existe disponível em farmácias os produtos Enax ® e Imunax ® em cápsulas gelatinosas ou comprimidos contendo extrato seco de *Equinacea purpurea* (L.) Moench à 3% de ácido chicórico 200 mg (equivalente à 6,0 mg de ácido chicórico) e também em xarope. Não é recomendado o uso por um período superior a 8 semanas. Os efeitos colaterais não são frequentes e incluem paladar desagradável, diarreia, elevação da temperatura corporal, acentuação de reações alérgicas, erupções cutâneas, aumentos dos leucócitos [32, 55,56].

Devido à possível ativação de agressões autoimunes e outras respostas imunes hiper-reativas, não usar em desordens autoimunes, tuberculose, infecção por HIV ou outras doenças sistêmicas graves. Precaução com doentes que apresentam asma ou alergia à plantas da família da margarida (Asteraceae). Não existem dados disponíveis a respeito da gravidez, lactação e jovens menores de 12 anos, devendo ser avaliado o risco-benefício do uso nestas situações [32].

- *Uncaria tomentosa* (Willd. DC.) (unha de gato)

A *Uncaria tomentosa* é planta popularmente conhecida como Unha de gato ou Aranha gato possui espinhos que apresentam uma semelhança com unha de gato. Originado no Peru, os incas foram os pioneiros em sua utilização e passaram seus conhecimentos da planta para os índios que a usavam no tratamento de doenças como artrite, gastrite, inflamações em geral. Descrita pela primeira vez em 1830, nativa em toda Amazônia Ocidental. Seus estudos científicos tiveram início em 1950. No entanto, somente nos anos 70 esta planta ganhou destaque na comunidade científica em decorrência de suas possíveis atividades anticancerígenas [61]. Cerca de 50 componentes foram identificados como constituintes desta planta. Estes incluem cerca de 17 diferentes alcaloides, glicosídeos do ácido quinóvico (principais Mitraphylline, Pteropodine, Speciophylline, Uncarine, Isomitraphylline), taninos, flavonoides, frações do esterol, incluindo sitosterol, capesterol e triterpenos, entre outros [32, 62].

Apresenta efeitos bactericida e antiviral (herpes simples, herpes zoster e HIV), antioxidante/ antimutagênico, anti-inflamatório, analgésico, antiedematoso, imunomodulador/ imunoestimulante (incremento dos granulócitos e macrófagos, incremento da fagocitose dos macrófagos, potencialização da função das células T auxiliares) e antiproliferativo (inibidor das mitoses celulares, supressão da implantação de células tumorais, inibição da proliferação celular). Entre outras propriedades sugeridas estariam também as atividades antifertilidade e afrodisíacas [32,61].

Com relação ao efeito antiproliferativo, diversos estudos vêm sendo publicados, porém ainda não há emprego rotineiro com tal finalidade. Pilarski e cols.[62] demonstram in vitro efeito anti proliferativo de alguns constituintes da *Uncaria tonomentosa* sobre células de leucemia promielocítica. Garcia Prado e cols.[63] também verificaram efeito anti proliferativo in vitro de componente desta planta sobre linhagens celulares de gliomas e neuroblastomas. Cheng e cols.[64] relataram in vitro a indução de apoptose em células de leucemia humana com o emprego de substâncias obtidas deste fitoterápico. Já Ccahuana-Vasquez e cols.[65] relataram atividade antimicrobiana sobre alguns tipos de patógenos orais, tais como *Enterobacteriaceae, S. mutans* e *Staphylococcus spp*.

Embora seja considerada útil no tratamento de diversos tipos de afecções, tais como doenças reumáticas, distúrbios do trato gastrintestinal, melhora da imunidade e de processos inflamatórios sistêmicos e locais, não há dados clínicos que confirmem estes usos. É necessária a realização de maior número de pesquisas clínicas para se estabelecer sua eficácia e segurança a longo prazo. Atualmente pesquisas estão sendo conduzidas para avaliar seu uso potencial na AIDS, leucemia e alguns tipos de câncer, infecções virais, entre outras [32]. Com relação à genitália externa, em nosso meio encontra-se disponível gel para aplicação tópica com uso indicado para casos de lesões de herpes simples, como anti-inflamatório e analgésico locais (Imuno-max gel®). Empregar sobre a região afetada previamente higienizada, massageando suavemente. Aplicar três vezes ao dia; a quantidade necessária depende da extensão da área afetada.

- ***Thuya occidentalis* (Árvore-da-vida)**

A Thuya é um género de conífera pertencente à família Cupressaceae, geralmente designadas como tuia, árvore-da-vida, pinheiro-de-cemitério e cipreste, e contém cinco espécies. A mais conhecida e utilizada é a *Thuya occidentalis*. Esta é uma árvore frondosa que chega a atingir 20 metros de altura. São nativas da Ásia oriental e do Norte da América, tendo se adaptado muito bem no sul de nosso país. São espécies vulgarmente utilizadas com fins ornamentais em jardins (e em cemitérios, tendo uma determinada conotação fúnebre). Sua madeira é excelente e seu emprego medicinal atinge vários segmentos [66].

Os componentes ativos são obtidos das folhas e dos brotos novos da *Thuya occidentalis*. Contém o óleo essencial cujo principal componente é a tujona, bem como outros elementos como tanino, glicosídeos flavonoides e a resina tujina. As ações da tuia parecem estar relacionadas ao seu óleo essencial [32, 66].

O potencial imunofarmacológico da Thuja foi investigado em diversos estudos *in vitro* e *in vivo*. Observou-se que a droga promove estimulação da resposta imune mediada por células; ocorre inibição do vírus HIV, aumento na proliferação das células esplênicas, indução da proliferação de células T, principalmente CD4, com aumento na produção de citocinas, interleucinas 1, 2, 6 e fator de necrose tumoral; isto indica que não só a proliferação, mas também uma diferenciação funcional de células T-helper também ocorre [66,67].

Na genitália externa, em virtude dos efeitos imunoestimulantes tem sido utilizada na prática clínica para o tratamento de proliferações cutâneas como verrugas, papilomas, condilomas, excrescências de diversos tipos, principalmente aquelas relacionadas ao acometimento pelo HPV; apresenta índices de cura consideráveis. Também pode ser utilizada como antisséptico genital pelo poder bactericida e fungicida.

Pode ser empregada na forma oral (glóbulos, tintura mãe), banhos de assento, pomada tópica externa, gel ou óvulo de uso vaginal. Todas essas formas de apresentação devem ser formuladas, visto que não existe em nosso país nenhuma formulação comercialmente disponível, bem como não existe consegue quanto a concentração e posologia. As reações colaterais que podem ocorrer são: asma, convulsões, estimulação do SNC, estimulação uterina (podendo resultar em aborto), flatulência, irritação gástrica e outras queixas gastrintestinais.

- **Glycyrrhiza glabra (ácido glicirrínico)**

A raiz de alcaçuz é uma das ervas medicinais mais utilizadas em todo o mundo e é a erva mais empregada na medicina chinesa hoje. Em uma pesquisa com médicos ocidentais herbalistas, o alcaçuz foi classificado como a 10º mais importante erva utilizada na prática clínica. Outros nomes encontrados para essa planta são: alcaçuz-da-terra, alcaçuz-do-cerrado, raiz--doce, cipó-em-pau-doce, alcaçuz-do-brasil, regoliz, alcaçuz-glabro, glicirriza, madeira-doce, raiz-doce, pau-doce,liquorice, licorice, licorice root (inglês), dentre outros. O nome Científico é Glycyrrhiza glabra. A planta é nativa do Mediterrâneo e de certas áreas da Ásia. Historicamente, o rizoma e a raiz seca desta planta eram empregados medicinalmente pelas civilizações egípcias, chinesas, gregas, indianas e romanas como um expectorante e carminativo.[68]

Diversos componentes foram isolados do alcaçuz, incluindo um complexo biologicamente ativo, solúvel em água, que representa 40-50% do peso total do material seco. Este complexo é composto de saponinas triterpênicas, flavonoides, polissacarídeos, pectinas, açúcares simples, aminoácidos, sais minerais e várias outras substâncias. A glicirrizina, um composto triterpenoide, é responsável pelo sabor doce da raiz de alcaçuz. Este composto representa uma mistura de sais de potássio-cálcio-magnésio do ácido glicirrínico, que varia dentro de um intervalo de 2-25% (uma molécula de ácido glicirrínico e duas moléculas de glucurônico formam glicirrizina)[68;69].

Diversas propriedades medicinais são descritas relacionadas a essa planta em diversos órgãos do corpo humano, as quais incluem: anti-histamínico; antiulcerativo; anti-inflamatório; antitóxico; emoliente; depurativo; antitussígeno; béquico; tônico; antimicrobiano; antioxidante; anti-séptico; antitumoral; aromático; diurético; expectorante; laxante suave; antifúngico; antibacteriano; calmante; harmonizador; demulcente; refrescante; antiespasmódico; digestivo; cicatrizante; emético (em doses elevadas); antineoplásico; cardiotônico; antibiótico [69].

Nos últimos anos, os efeitos biológicos do ácido glicirrínico têm sido amplamente estudados. Mostrou-se que a substância exibe atividade anti-inflamatória, semelhante à ação da hidrocortisona. Isso se deve, em parte, à inibição da atividade da fosfolipase A2, uma enzima envolvida em numerosos processos inflamatórios. Pesquisas in vitro também demonstrou que o ácido glicirrínico inibe a atividade da ciclooxigenase e formação de prostaglandinas (especificamente prostaglandina E2), bem como indiretamente inibe a agregação plaquetária, todos esses fatores envolvidos no processo inflamatório [69].

Os efeitos antivirais deste composto contra o citomegalovírus humano, o vírus herpes simplex, o vírus influenza e o vírus da imunodeficiência humana foram evidenciados], bem como sobre vários outros tipos virais tais como hepatite A e varicela zoster [68].

Lançado recentemente no mercado brasileiro a medicação Glizigen ®, que tem como princípio ativo o ácido glicirrínico ativado, altamente eficaz para o tratamento tópico das infecções por papilomavírus humano e herpes vírus. O ácido glicirrínico presente na composição de Glizigen ® contém a tecnologia de ativação molecular, exclusiva dos Laboratórios Catalysis S.L (Laboratório Espanhol). No Brasil é distribuído pelo Laboratório Única Pharma. Essa ativação molecular melhora consideravelmente a atividade biológica das moléculas antioxidantes e de todas as outras moléculas que contenham grupos carboxila na sua estrutura; também tornam a atividade antiviral até 10.000 vezes mais eficaz [70].

Estudos clínicos realizados em dermatovenerologia e clínicas de ginecologia confirmam sua eficácia. Não produz complicações em gestantes; é 100% eficaz nos estágios iniciais da doença e 90% nas recidivas; é muito bem tolerado, não causa irritação da pele e é bastante inócuo. Nenhuma interação com outras preparações farmacológicas foi documentada[70].

Ingredientes: Propilenoglicol, água, polissorbato 80, ácido glicirrínico ativado. Dosagem e Administração: aplica-se por pulverização sobre a área genital, mantendo o recipiente na posição vertical, 3 ou 4 aplicações por dia, embora possa se usar quantas vezes forem necessárias; no mínimo aplicar duas vezes por dia nas áreas afetadas. Apresentação: difusor com 60ml.

Quadro 24.1 – **BULÁRIO**

Fitoterápico para o trato genital inferior com *Matricaria chamomilla* L. (Camomila) com registro na ANVISA comercializado no Brasil

Nome comercial	Empresa	Apresentação	Registro na ANVISA
Kamillosan	Aché Laboratórios Farmacêuticos	Creme dermatológico	1057303610017

Fitoterápico para o trato genital inferior com *Podophyllum* com registro na ANVISA comercializado no Brasil

Nome comercial	Empresa	Apresentação	Registro na ANVISA
Wartec	Laboratórios Stiefel	Creme Solução tópica	106750068 v. 04/2016

Fitoterápico para o trato genital inferior com *Schinus terebinthifolius* Raddi (Aroeira) com registro na ANVISA comercializado no Brasil

Nome comercial	Empresa	Apresentação	Registro na ANVISA
Kronel	Infan Indústria Quimica Farmaceutica Nacional	Gel e óvulos vaginais Sabonete íntimo	115570046

Fitoterápicos para o trato genital inferior com *Echinacea purpurea* (L.) Moench (Equinácea) com registro na ANVISA comercializados no Brasil
• A dose de Equinácea recomendada é de 200 a 600 mg/dia

Nome comercial	Empresa	Apresentação	Registro na ANVISA
Enax	Ativus Farmaceutica	Caps gel 200 mg Xarope 400 mg/ml	118610116 v. 11/2012
Bioherb	Lab. Químico Farmacêutico Tiajuru	Caps gel 250 mg	138100021 v.07/2013
EquinaceaBionatus	Bionatus Lab. Botânico	Caps gel 400 mg	120090016 v. 03/2012
Imunax	Ativus Farmaceutica	Caps gel 200 mg	118610270 v. 09/2016
Prymox	Lab. Farmacêutico Vitamed	Comprevest 250-400 mg	116950028 v. 02/2014
Traumell S	Hell Brasil Biomedical	Comp sublingual 301,5 mg Sol. Oral, pomada	161980007 v.09/2013

Fitoterápico para o trato genital inferior com *Uncaria tomentosa* (Willd. DC.) com registro na ANVISA comercializado no Brasil

Nome comercial	Empresa	Apresentação	Registro na ANVISA
Imunomax gel	Herbarium laboratório botânico LTDA	gel	118600069 v.04/2015

Fitoterápicos para o trato genital inferior com *Glycyrrhiza glabra* (ácido glicirrínico) com registro na ANVISA comercializados no Brasil

Nome comercial	Empresa	Apresentação	Registro na ANVISA
Glizigen	Única Pharma	Spray	25351.595752/2017-17

Referências

1. Comissão de doenças infectocontagiosas em ginecologia e obstetrícia da Federação Brasileira das Associações de Ginecologia e Obstetrícia. "Guia prático de condutas sobre higiene genital feminina". 2009, 32p.
2. Leibowitch M, Staughton R, Neil S, Barton S, Marwood R. Anatomy of the vulva and classification of disease. In:_____. An atlas of vulval disease. London, Martin Dunitz Ltd, pg1-6, 1995.
3. Linhares IM, Giraldo PC, Baracat EC. Novos conhecimentos sobre a flora bacteriana vaginal. Rev Assoc Med Bras 2010; 56(3): 370-4.
4. Stefanon B, Montanari GR. Anatomia do trato genital inferior. De Palo G. Colposcopia e patologia do trato genital inferior. Rio de Janeiro, Medsi, pg 7-18, 1993.
5. Muhleisen AL, Herbst-Kralovetz MM. Menopause and the vaginal microbiome. Maturitas. 2016 Sep;91:42-50.
6. Johansson M, Lycke NY. Immunology of the human genital tract. Curr Opin Infect Dis 2003; 16: 43-9.
7. Gonçalves AKS, Giraldo PC, Cornetta MCM, Linhares IM, Amaral RLG. Mecanismos de defesa vaginal. In: Martins NV, Ribalta JCL. Patologia do trato genital inferior. São Paulo, Roca: pg 106- 111, 2005.
8. Garden AS. Vulvovaginitis and other common childhood gynaecological conditions. Arch Dis Child Educ Pract Ed. 2011 Apr;96(2):73-8.
9. Farage MA, Maibach HI. Morphology and physiological changes of genital skin and mucosa. Curr Probl Dermatol. 2011;40:9-19.
10. Pabich WL, Fihn SD, Stamm WE, et al. Prevalence and determinants of vaginal flora alterations in postmenopausal women. J Infect Dis. 2003 1;188:1054-8.
11. Fonseca AM, Bagnoli VR, Cardoso EB, Prado LCB. Fitoestrogênios: classificação e metabolismo. In: Lima SMRR. Fitomedicamentos na prática ginecológica e obstétrica. Editora Atheneu, São Paulo: pg 121-5, 2006.
12. Albano O. Mecanismo de ação dos fitoestrogênios. In: Lima SMRR. Fitomedicamentos na prática ginecológica e obstétrica. Editora Atheneu, São Paulo: pg 127-142, 2006.
13. Willhite LA, O'Connell MB. Urogenital atrophy: prevention and treatment. Pharmacotherapy. 2001;21(4):464-80.
14. Chiechi LM, Putignano G, Guerra V, Schiavelli MP, Cisternino AM, Carriero C. The effect of a soy rich diet on the vaginal epithelium in postmenopause: a randomized double blind trial. Maturitas. 2003;45(4):241-6.
15. Baird D. D., Umbach D. M., Lansdell L., Hughes C. L., Setchell K.D.R., Weinberg C. R., Haney A. F., Wilcox A. J., McLachlan J. A. Dietary intervention study to assess estrogenicity of dietary soy among postmenopausal women. J. Clin. Endocrinol. Metab. 1995;80:1685-1690.
16. Manonai J, Songchitsomboon S, Chanda K, Hong JH, Komindr S. The effect of a soy-rich diet on urogenital atrophy: a randomized, cross-over trial. Maturitas. 2006;54(2):135-40.
17. Nakai M, Black M, Jeffery EH, Bahr JM. Dietary soy protein and isoflavones: no effect on the reproductive tract and minimal positive effect on bone resorption in the intact female Fischer 344 rat. Food Chem Toxicol. 2005;43(6):945-9.
18. Bahr JM, Nakai M, Rivera A, Walsh J, Evans GL, Lotinun S, Turner RT, Black M, Jeffery EH. Dietary soy protein and isoflavones: minimal beneficial effects on bone and no effect on the reproductive tract of sexually mature ovariectomized Sprague-Dawley rats. Menopause. 2005;12(2):165-73.
19. D'Anna R, Cannata ML, Atteritano M, Cancellieri F, Corrado F, Baviera G, Triolo O, Antico F, Gaudio A, Frisina N, Bitto A, Polito F, Minutoli L, Altavilla D, Marini H, Squadrito F. Effects of the phytoestrogen genistein on hot flushes, endometrium, and vaginal epithelium in postmenopausal women: a 1-year randomized, double-blind, placebo-controlled study. Menopause. 2007;14(4):648-55.
20. D'Anna R, Cannata ML, Marini H, Atteritano M, Cancellieri F, Corrado F, Triolo O, Rizzo P, Russo S, Gaudio A, Frisina N, Bitto A, Polito F, Minutoli L, Altavilla D, Adamo EB, Squadrito F. Effects of the phytoestrogen genistein on

hot flushes, endometrium, and vaginal epithelium in postmenopausal women: a 2-year randomized, double-blind, placebo-controlled study. Menopause. 2009 Mar-Apr;16(2):301-6.
21. Rimoldi G, Christoffel J, Seidlova-Wuttke D, Jarry H, Wuttke W. Effects of chronic genistein treatment in mammary gland, uterus, and vagina. Environ Health Perspect. 2007;115 Suppl 1:62-8.
22. Nikander E, Rutanen EM, Nieminen P, Wahlström T, Ylikorkala O, Tiitinen A. Lack of effect of isoflavonoids on the vagina and endometrium in postmenopausal women. Fertil Steril. 2005;83(1):137-42.
23. Wuttke W, Gorkow C, Seidlová-Wuttke D. Effects of black cohosh (Cimicifuga racemosa) on bone turnover, vaginal mucosa, and various blood parameters in postmenopausal women: a double-blind, placebo-controlled, and conjugated estrogens-controlled study. Menopause. 2006;13(2):185-96.
24. Reed SD, Newton KM, LaCroix AZ, Grothaus LC, Grieco VS, Ehrlich K. Vaginal, endometrial, and reproductive hormone findings: randomized, placebo-controlled trial of black cohosh, multibotanical herbs, and dietary soy for vasomotor symptoms: the Herbal Alternatives for Menopause (HALT) Study. Menopause. 2008;15(1):51-8.
25. Hidalgo LA, Chedraui PA, Morocho N, Ross S, San Miguel G. The effect of red clover isoflavones on menopausal symptoms, lipids and vaginal cytology in menopausal women: a randomized, double-blind, placebo-controlled study. Gynecol Endocrinol. 2005;21(5):257-64.
26. Burdette JE, Liu J, Lantvit D, Lim E, Booth N, Bhat KP, Hedayat S, Van Breemen RB, Constantinou AI, Pezzuto JM, Farnsworth NR, Bolton JL. Trifolium pratense (red clover) exhibits estrogenic effects in vivo in ovariectomized Sprague-Dawley rats. J Nutr. 2002;132(1):27-30.
27. Lima SM, Yamada SS, Reis BF, Postigo S, Galvão da Silva MA, Aoki T. Effective treatment of vaginal atrophy with isoflavone vaginal gel. Maturitas. 2013 Mar;74(3):252-8.
28. Lima SM, Bernardo BF, Yamada SS, Reis BF, da Silva GM, Galvão MA. Effects of Glycine max (L.) Merr. soy isoflavone vaginal gel on epithelium morphology and estrogen receptor expression in postmenopausal women: a 12-week, randomized, double-blind, placebo-controlled trial. Maturitas. 2014 Jul;78(3):205-11.
29. Ghazanfarpour M, Latifnejad Roudsari R, Treglia G, Sadeghi R. Topical administration of isoflavones for treatment of vaginal symptoms in postmenopausal women: A systematic review of randomised controlled trials. J Obstet Gynaecol. 2015;35(8):783-7.
30. Srivastava JK, Shankar E, Gupta S. Chamomile: A herbal medicine of the past with bright future. Mol Med Report. 2010;3(6):895-901.
31. Singh O, Khanam Z, Misra N, Srivastava MK. Chamomile (Matricaria chamomilla L.): An overview. Pharmacogn Rev. 2011 Jan;5(9):82-95.
32. Fetrow CW, Avila JR. Manual de medicina alternativa para o profissional. Guanabara Koogan S.A., Rio de Janeiro: 743pg, 2000.
33. Mann C, Staba EJ. The chemistry, pharmacology and commercial formulations of chamomile. In: Craker LE, Simon JE. Herbs, Spices, and Medicinal Plants: Recent Advances in Botany, Horticulture, and Pharmacology. Haworth Press, pg 235- 280,1992.
34. Cinco M, Banfi E, Tubaro A, Della Loggia R. A Microbiological Survey on the Activity of a Hydroalcoholic Extract of Camomile. Pharmaceutical Biology 1983; 21(4):145-51.
35. Koch C, Reichling J, Schneele J, Schnitzler P. Inhibitory effect of essential oils against herpes simplex virus type 2. Phytomedicine. 2008;15(1-2):71-8.
36. Srivastava JK, Pandey M, Gupta S. Chamomile, a novel and selective COX-2 inhibitor with anti-inflammatory activity. Life Sci. 2009;85(19-20):663-9.
37. Chandrashekhar VM, Halagali KS, Nidavani RB, Shalavadi MH, Biradar BS, Biswas D, Muchchandi IS. Anti-allergic activity of German chamomile (Matricaria recutita L.) in mast cell mediated allergy model. J Ethnopharmacol. 2011 Sep 1;137(1):336-40.
38. Kazemian H, Ghafourian S, Sadeghifard N, Badakhsh B, Heidari H, Taji A, Shavalipour A, Mohebi R, Ebrahim-Saraie HS, Houri H, Houshmandfar R. In vivo antibacterial and wound healing activities of Roman chamomile (Chamaemelum nobile). Infect Disord Drug Targets. 2016 Dec 30.
39. Aradmehr M, Azhari S, Ahmadi S, Azmoude E. The Effect of Chamomile Cream on Episiotomy Pain in Primiparous Women: A Randomized Clinical Trial. J Caring Sci. 2017 Mar 1;6(1):19-28.
40. Miraj S, Alesaeidi S. A systematic review study of therapeutic effects of Matricaria recuitta chamomile (chamomile). Electron Physician. 2016 Sep 20;8(9):3024-3031.
41. Lima DP, Vizzotto L, Barbosa AMJ, Mariano VG, Beatriz A. Um método eficiente para isolamento e purificação da Podofilotoxina a partir do extrato de podofilina e algumas transformações químicas sob irradiação de microondas. Revista Eletrônica de Farmácia 2005; 3(1):15-21. Disponível na internet: http://www.farmacia.ufg.br/revista/_pdf/vol3_1/artigos/ref_v3_1-2006_p15- 21.pdf
42. Cook K, Brownell I. Treatments for genital warts. J Drugs Dermatol. 2008;7(8):801-7.
43. Scheinfeld N, Lehman DS. An evidence-based review of medical and surgical treatments of genital warts. Dermatology Online Journal 2006; 12 (3):5. Disponível em: http://dermatology.cdlib.org/123/reviews/warts/ scheinfeld.html.
44. Lorenzi, H; Matos, F JA plantas Medicinais no Brasil: nativas e exóticas. Instituto Plantarum de estudos da flora Ltda. Nova Odessa, São Paulo, 2002, pg 56-7.
45. Giorgio Frapiccini. Schinus therebinthifolius Raddi. Monografia - Curso de Fitomedicina UNIFESP – SOBRAFITO. 2008. Disponível em: http://sobrafito.com.br/arquivos/monografias/Schinus%20therebinthifolius%20RRadd%20monografia.pdf.

46. Cavalher-Machado SC, Rosas EC, Brito Fde A, Heringe AP, de Oliveira RR, Kaplan MA, Figueiredo MR, Henriques MG. The anti-allergic activity of the acetate fraction of Schinus terebinthifolius leaves in IgE induced mice paw edema and pleurisy. Int Immunopharmacol. 2008 Nov;8(11):1552-60.
47. El-Massry KF, El-Ghorab AH, Shaaban HA, Shibamoto T. Chemical compositions and antioxidant/antimicrobial activities of various samples prepared from Schinus terebinthifolius leaves cultivated in Egypt. J Agric Food Chem. 2009 Jun 24;57(12):5265-70.
48. Bendaoud H, Romdhane M, Souchard JP, Cazaux S, Bouajila J. Chemical composition and anticancer and antioxidant activities of Schinus molle L. and Schinus terebinthifolius Raddi berries essential oils. J Food Sci. 2010 Aug 1;75(6):C466-72.
49. Carneiro Wanick M, Ejacyrema Alves W. Antiinflammatory and wound healing action of Schinus aroeira Vell in patients with cervicitis and cervico-vaginitis. Rev Inst Antibiot (Recife). 1974;14(1-2):105-6.
50. Amorim MMR, Santos LC. Tratamento da vaginose bacteriana com gel vaginal de Aroeira (Schinus therebinthifolius Raddi): ensaio clinico randomizado. RBGO 2003; 25(2): 95-102.
51. Leite SR, Amorim MM, Sereno PF, Leite TN, Ferreira JA, Ximenes RA. Randomized clinical trial comparing the efficacy of the vaginal use of metronidazole with a Brazilian pepper tree (Schinus) extract for the treatment of bacterial vaginosis. Braz J Med Biol Res. 2011;44(3):245-52.
52. Nocchi SR, de Moura-Costa GF, Novello CR, Rodrigues J, Longhini R, de Mello JC, Filho BP, Nakamura CV, Ueda-Nakamura T. In vitro Cytotoxicity and Anti-herpes Simplex Virus Type 1 Activity of Hydroethanolic Extract, Fractions, and Isolated Compounds from Stem Bark of Schinus terebinthifolius Raddi. Pharmacogn Mag. 2016 Apr-Jun;12(46):160-4.
53. D'Sousa' Costa CO, Ribeiro PR, Loureiro MB, Simões RC, de Castro RD, Fernandez LG. Phytochemical screening, antioxidant and antibacterial activities of extracts prepared from different tissues of Schinus terebinthifolius Raddi that occurs in the coast of Bahia, Brazil. Pharmacogn Mag. 2015 Jul-Sep;11(43):607-14.
54. Figueredo FG, Lucena BF, Tintino SR, Matias EF, Leite NF, Andrade JC, Nogueira LF, Morais EC, Costa JG, Coutinho HD, Rodrigues FF. Chemical composition and evaluation of modulatory of the antibiotic activity from extract and essential oil of Myracrodruon urundeuva. Pharm Biol. 2014 May;52(5):560-5.
55. Lacordia PL. Lugar da medicina alternativa em patologia do trato genital inferior. In: Martins NV, Ribalta JCL. Patologia do trato genital inferior. São Paulo, Roca: pg 740-51, 2005.
56. Braz FA. Echinacea purpureae moench - Monografia de conclusão do curso de Fitoterapia Sobrafito. Disponível em: http://sobrafito.com.br/arquivos/monografias/Monografia%20Echinacea%20purpureae.pdf. Acesso em 02/01/2012.
57. Combest WL, Nemecz G. "Echinacea", U.S. Pharmacist October: 126-32, 1997.
58. Thappa DM, Chiramel MJ. Evolving role of immunotherapy in the treatment of refractory warts. Indian Dermatol Online J. 2016 Sep-Oct;7(5):364-370.
59. Gaspari V, D'Antuono A, Patrizi A. Efficacy and tolerability of supplementation with Polinacea® and AM3® in the clearance of ano-genital warts: a single-center observational study in adults. G Ital Dermatol Venereol. 2016 Aug;151(4):460-2.
60. Sinha S, Relhan V, Garg VK. Immunomodulators in warts: Unexplored or ineffective? Indian J Dermatol. 2015 Mar-Apr;60(2):118-29
61. Bieski IGC. Utilização de medicamentos fitoterápicos com ênfase na uncaria tomentosa will d.c., dispensados em farmácias de manipulação na grande Cuiabá – MT. Monografia apresentada ao Departamento de Medicina Veterinária da Universidade Federal de Lavras. 2006. Disponível na internet: <http://www.esalq.usp.br/siesalq/pm/uncaria_tomentosa.pdf>.
62. Pilarski R, Poczekaj-Kostrzewska M, Ciesiołka D, Szyfter K, Gulewicz K. Antiproliferative activity of various Uncaria tomentosa preparations on HL-60 promyelocytic leukemia cells. Pharmacol Rep. 2007;59(5):565-72.
63. García Prado E, García Gimenez MD, De la Puerta Vázquez R, Espartero Sánchez JL, Sáenz Rodríguez MT. Antiproliferative effects of mitraphylline, a pentacyclic oxindole alkaloid of Uncaria tomentosa on human glioma and neuroblastoma cell lines. Phytomedicine. 2007;14(4):280-4.
64. Cheng AC, Jian CB, Huang YT, Lai CS, Hsu PC, Pan MH. Induction of apoptosis by Uncaria tomentosa through reactive oxygen species production, cytochrome c release, and caspases activation in human leukemia cells. Food Chem Toxicol. 2007;45(11):2206-18.
65. Ccahuana-Vasquez RA, Santos SS, Koga-Ito CY, Jorge AO. Antimicrobial activity of Uncaria tomentosa against oral human pathogens. Braz Oral Res. 2007;21(1):46-50.
66. Naser B, Bodinet C, Tegtmeier M, Lindequist U. Thuja occidentalis (Arbor vitae): A Review of its Pharmaceutical, Pharmacological and Clinical Properties. eCAM 2005;2(1)69–78. Disponível em: http://europa.eu.int/comm/food/fs/sc/scf/out162_en.pdf.
67. Sunila ES, Hamsa TP, Kuttan G. Effect of and its polysaccharide on cell-mediated immune responses and cytokine levels of metastatic tumor-bearing animals. Pharm Biol. 2011;49(10):1065-73.
68. Glycyrrhiza glabra – Monograph. Alternative Medicine Review 2005; 10(3):230.
69. Hana Z, Alena N, Eva S, Milan U, Danka Š, Jirina C. Preparations containing glycyrrhizic acid employed in dermatovenereologic practice. Conclusions of an international multicentre study. Dermatologia Kliniczna 2005, 7 (3):1.
70. Domínguez Gómez J, Simón RD, Abreu Daniel A, Zelenkova H. Effectiveness of glycyrrhizinic Acid (glizigen) and an immunostimulant (viusid) to treat anogenital warts. ISRN Dermatol. 2012;2012:863692.

Fitomedicamentos: Fitoestrogênios Considerações Gerais e Mecanismos de Ação

- Juliana Vieira Honorato
- Sônia Maria Rolim Rosa Lima

Fitoestrogênios

Numerosas moléculas naturais presentes em vegetais e plantas possuem atividade estrogênica ou antiestrogênica ao interagir com os receptores de estrogênio no organismo. Em resposta a agressões do meio ambiente (radiação ultravioleta, agressão por agentes patogênicos ou respostas relacionadas ao estresse, como a seca), as plantas produzem metabólitos secundários que quimicamente pertencem à família dos polifenóis[1]. Esses compostos apresentam um ou mais anéis aromáticos com pelo menos um grupo hidroxil (anéis difenólicos)[2].

Dentre estes compostos, o fitoestrogênios são os principais, apresentando estrutura química semelhante ao 17-beta-estradiol[3]. Podem interagir com os dois tipos de receptores de estrogênio, desempenhando atividade ora agonista ora antagonista, dependendo do tipo e concentração de receptores no tecido-alvo[1]. Constituem uma grande variedade de compostos, divididos em várias classes (Fig. 26.1)[1,2]. Centenas de moléculas polifenóis/fitoestrogênios são encontradas em plantas comestíveis, incluindo sementes, raízes, caule, folhas e frutas de plantas. Eles são micronutrientes comuns na dieta humana e foram estudados por seu papel na ligação com receptores estrogênicos, suas potentes propriedades de eliminação de radicais livres, atividades antioxidante e, por conseguinte, seus possíveis efeitos na prevenção de câncer e doenças cardiovasculares[2].

Lignanos

Menos estudados, são compostos encontrados principalmente na linhaça e na semente de gergelim, além de outros cereais. Seus metabólitos, enterolactona e enterodiol, são produzidos pela microbiota intestinal e apresentam uma ação estrogênica fraca[1].

Ácidos Fenólicos

Os ácidos fenólicos são divididos em dois grupos. O primeiro é composto pelos ácidos benzoicos, que possuem sete átomos de carbono (C_6-C_1) e são os ácidos fenólicos mais simples encontrados na natureza. O segundo é formado pelos ácidos cinâmicos, que possuem nove átomos de carbono (C_6-C_3), sendo sete os mais comumente encontrados no reino vegetal[4].

Flavonoides

Representam o maior grupo de fitoestrogênios. São formados por dois anéis aromáticos (A e B) tendo pelo menos um grupo hidroxil. Podem ser subdivididos de acordo com a posição do

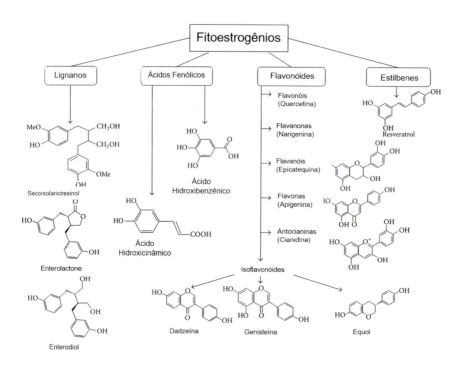

Figura 26.1 – *Classificação e estrutura das classes de Fitoestrogênios[2].*

anel B: por exemplo: flavonas e derivados apresentam o anel B na posição 2 do anel A e isoflavonas e derivados o apresentam na posição[1].

As flavonas incluem a apigenina, encontrada na camomila e na salsinha, e apresentam efeitos benéficos no organismo humano, apesar da ingestão do composto ser tão pequena (em média 0,3 a 1,6 mg/dia)[1].

Já as isoflavonas têm como principais representantes a genisteína e a dadzeína, encontradas em grandes concentrações na soja. A ingestão de isoflavonas é maior nos países orientais (maior que 47 mg/dia contra 0,1 a 1,2 mg/dia no ocidente). Aproximadamente 30% da população ocidental e 60% da população oriental apresenta microbiota intestinal capaz de metabolizar a dadzeína em equol, que tem maior afinidade por receptores estrogênicos. A magnitude da resposta estrogênica às isoflavonas depende da capacidade intestinal de metabolizar tais compostos[1].

- **Estilbenos**

Assim como as gliceolinas, os estilbenos são compostos produzidos nas plantas como defesa contra agressões ou infecções. O resveratrol é maior representante dessa família, abundante nas uvas. Esse composto mostrou interagir com receptores estrogênicos, embora sua resposta ainda seja, até o momento, controversa[1].

- *Obs.:* Micoestrogênios.

Uma família mais recente a ser citada trata-se dos micoestrogênios, compostos quimicamente semelhantes ao estradiol produzidos por alguns tipos de fungos. O principal representante é a zearelenona, cuja estrutura apresenta grande afinidade e atividade agonista estrogênica no receptor do tipo α3[1].

Fitomedicamentos com fitoestrogênios

Apesar do conhecimento, desde a década de 1920, da existência de substâncias com ação hormonal, em diversas plantas, em especial na soja; e do isolamento das duas principais isoflavonas, a genisteina e daidzeina em 1931, por Waltz, do equol, metabólito da daidzeina, em 1932, por Marrian, e a gliciteina por Elridge e Kwolek, em 1973; poucas pesquisas foram realizadas para avaliar e ampliar estes conhecimentos e os benefícios que produziam à saúde humana[3].

Só em 1975, é que centenas de plantas forma identificadas e catalogadas por apresentarem atividade hormonal estrogênica. Em 1979, estes fitoestrogênios, foram isolados na urina de primatas e em 1982 na urina humana. O grande impulso nas pesquisas foi dado pelo interesse científico sobre o papel da soja (Glycine max (L.) Merr.) na diminuição das concentrações séricas de colesterol, com os trabalhos de Hamilton & Carroll, em 1976, e Sirtori e cols., em 1977. Na década de 80 causou também impacto no esclarecimento dos mecanismos de ação das isoflavonas da soja: a identificação em laboratório, da ação da genisteína como inibidora da fosforilização da proteína tirosinoquinase, e do crescimento de tumores de mama em ratas, induzidos quimicamente por substância carcinogênica (N-methyl-N-nitrosoureia) ou irradiação[3]. Embora tenha sido sugerido por alguns trabalhos, que mais de um componente da soja poderia participar dessa ação protetora, demonstrou-se, posteriormente, que somente a genisteína era responsável, sendo administrada em níveis farmacológicos ou dietéticos [1].

Existem diferenças na ação biológica entre os estrogênios endógenos como o estradiol, os fitoestrogênios e os outros estrogênios sintéticos. O estradiol é mais potente, facilmente metabolizado no fígado, têm meia-vida curta e não se acumula nos tecidos. Os fitoestrogênios são pouco potentes, têm meia-vida mais longa e devido às suas características lipofílicas, tendem a se acumular na gordura e nos tecidos[1,3,5]. Dentre os fitomedicamentos contendo algum tipo de fitoestrogênios temos que destacar os extratos de Glycine max (L.) Merr. (soja) e o Trifolium pratense L. (Red Clover), com isoflavonas e os extratos de Actea racemosa (L.) Nutt. ou Cimicifuga racemosa L. com compostos de ação estrogênio simile , que será abordado ao final deste Capítulo[6,7].

- **Glycine max (L.) Merr. (Soja)**

O Glycine max (L.) Merr. representa a espécie de soja mais utilizada, é uma leguminosa de alto poder nutritivo. Supera o trigo e a carne em substâncias proteicas e graxas, sendo fonte rica em vitaminas e minerais. Teve seu cultivo iniciado na China há mais 5.000 anos e hoje está presente em boa parte do mundo. O Brasil é o segundo maior produtor mundial, sendo que 72% dos grãos produzidos são transformados em farelo para ração animal[3]. Possui na sua composição as isoflavonas nas formas:
- glicosídicas:
  - genistina, daidzina, glicitina;
  - malonil de genistina, daidzina e glicitina;
  - acetato de genistina, daidzina e glicitina
- aglicosídicas: genisteína, daidzeína, gliciteína (Fig 26.1)

Durante a metabolização, surgem outras substâncias biologicamente ativas como, o equol da daidzeína e o p-etilfenol da genisteína. A forma glicosídica torna-se mais rapidamente hidrolisada no intestino, com a perda da molécula de glicose, transformando-se em aglicosídica. Estas são facilmente transportadas através dos enterócitos, para a circulação enteropática.

Os melhores resultados farmacológicos são obtidos com produtos de soja que contenham as duas formas. As formas aglisosídicas são absorvidas no jejuno; e as glicosídicas no íleo onde ocorre a perda da molécula de glicose apresenta ação prolongada do produto. Quando as aglicosídicas atingem o fígado ocorre a demetilação e produção dos metabólitos ativos[7,8].

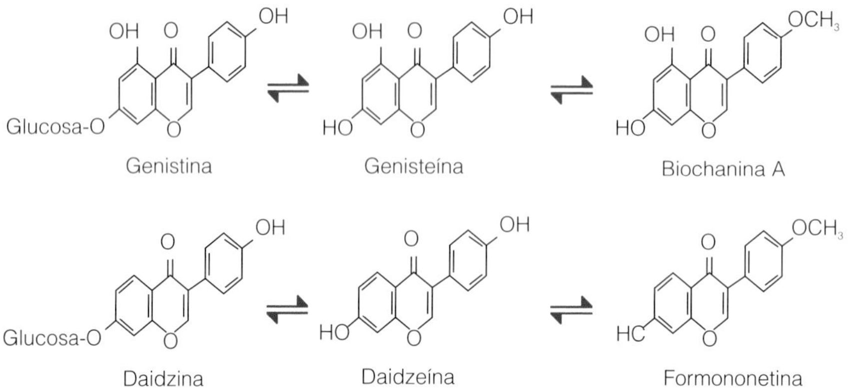

Figura 26.2 – *Estrutura química das Isoflavonas*[3].

O primeiro passo do metabolismo é a conjugação glicurônica hepática e, em menor proporção, a conjugação sulfurônica destes compostos. As isoflavonas ligam-se a proteínas plasmáticas, como a albumina e a proteína de ligação com hormônio sexual (SHBG), embora com afinidade menor.

Diversas situações podem interferir na biodisponibilidade das isoflavonas, tais como: microflora intestinal alterada, mucosa intestinal deficiente pelo uso de medicamentos e deficiências vitamínica-minerais[9,10,11,12].

- **Trifolium pratense L.**

O *Trifolium pratense* L. é uma das 2.250 espécies do gênero *Trifolium sp*, e pertence à família *Leguminosae*. Conhecido como "*red clover*" ou trevo vermelho, é uma leguminosa utilizada na agricultura para aumentar os níveis de nitrogênio no solo. Nativo da Ásia Central e Norte e Nordeste da África, atualmente é cultivado em todo mundo. Conhecido de longa data pela medicina tradicional chinesa, hoje está incorporado a diversas farmacopeias pela ampliação dos conhecimentos de suas propriedades medicinais. A sua atividade esteroidal foi primeiramente observada em ovelhas, que alimentadas com grandes quantidades da planta, desenvolviam infertilidade conhecida como "Doença do Trevo". Entretanto este fato nunca foi observado em humanos, mesmo com altas doses.

Composição do *Trifolium pratense* L.
- Isoflavonas – são os flavonoides mais bem estudados, presentes nas formas:
  - glicosídica: ononina, daidzina, genisteina;
  - aglicosídicas: biochanina, formononetina, genisteina e daidzeína.
- Óleos voláteis:
  - Coumestanos: baixa concentração;
  - Derivados cumarínicos;
  - Glicosídeos cianogênicos: lotaustralina, linamarina;
  - Vitamina E, Vitamina C e Niacina.
- Minerais: magnésio, potássio, fósforo, cálcio, cromo, ferro, cobre

Apesar das diferenças na composição de isoflavonas, o *Trifolium pratense* L. têm uma metabolização similar ao do *Glycine max* (L.) Merr.. Dependendo do equilíbrio da flora intestinal, 30-70% são convertidos em metabólitos ativos. O fígado é responsável pela demetilação de 60% da biochanina A e formonometina em genisteína e daidzeina, respectivamente. Os metabólitos destas conversões são identificados na urina, 24 horas após a ingestão. Atualmente, os extratos de *Trifolium pratense* L., são padronizados e purificados, com a retirada de derivados cumarínicos e de glicosídeos cianogênicos que podem ser tóxicos.

Pode ser utilizado em dose única diária, tendo em vista os estudos de farmacocinética que mostram a presença de concentrações terapêuticas das isoflavonas por 24 horas[13,14].

Mecanismo de ação das isoflavonas

Entre os mecanismos identificados, em especial da genisteína, temos[1,14]:

- Ação hormonal
- Ação enzimática
- Ação epigenética
- Inibição da aromatase
- Ação antioxidante
- Inibição da angiogênese

Fisiologia dos receptores estrogênicos

Desde o início do século já se tinha o conhecimento de que os hormônios agiam através de estruturas receptoras existentes nas células. Os trabalhos de Jensen e Jacobson (1962) estabeleceram definitivamente este conceito, que permitiu a descoberta de drogas antiestrogênicas e dos SERMs - moduladores seletivos do receptor estrogênico[15].

Os receptores estrogênicos se apresentam em 2 tipos: ER alfa e ER beta. Estão presentes no núcleo e no citoplasma das células e fazem parte da superfamília de receptores nucleares, que inclui receptores para androgênios, progesterona, glicocorticoides, retinoides, vitamina D e outros esteroides. Por muitos anos conhecia-se somente o ER alfa, composto por 595 aminoácidos. Dez anos depois, ER beta foi definido, composto de 485 aminoácidos e com localização e características de ação diferentes. Tanto ER alfa quanto ER beta são estruturas proteicas compostas por um conjunto de domínios com estruturas e funções distintas[3]. O domínio N terminal (Fig. 26.3) contém a Área de Fosforilação e Ativação da Transcrição – TAF 1; o domínio central contém a área de ligação com o DNA ("dedos de zinco") e o domínio C terminal contem a área de ativação da transcrição dependente de ligante – TAF 2, como se vê na Tabela 26.1 e na Figura 26.3[1,15].

Tabela 26.1 – **Funções dos domínios dos receptores por regiões**[16]

Região	Domínio
A/B	• Região Aminoterminal • Área de Fosforilação e Ativação da Transcrição TAF 1
C	• Ligação com o DNA – Área essencial para ativação da transcrição
D	• Dobradiça que pode ser alterada sem interferir na função do receptor
E	• Região Carboxiterminal • Área para Ligação dos Cofatores • Dimerização e Ativação da Transcrição TAF 2
F	• Moduladora da transcrição dos estrogênios e antiestrogênios • Efeito sobre a atividade da TAF 1 e TAF 2

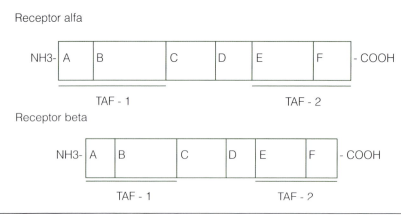

Figura 26.3 – *Modelo de receptor estrogênico alfa e beta, com regiões e domínios*[16].

Os receptores estrogênicos estão distribuídos por diversos órgãos em frequências diferentes, com predomínio de um tipo sobre o outro; e no mesmo órgão podem estar presentes em diversos tipos celulares e em concentrações diferentes. Recentes estudos de biologia molecular permitiram conhecer melhor os mecanismos envolvidos na ação hormonal nos receptores estrogênios[15]. O estradiol exerce seus efeitos através de mudanças fenotípicas nas células, interagindo com seus receptores. O hormônio entra na célula através da membrana lipídica e liga-se aos receptores RE no citoplasma ou no núcleo, mediando ações por diversos mecanismos diferentes, a seguir[14,15]:

- Via genômica clássica: ocorre nos RE presentes no núcleo da célula. O RE ativado forma um dímero para ser capaz de ligar-se diretamente à cromatina através dos "dedos de zinco" no elemento responsivo ao estrogênio (ERE ou SRE), localizado no domínio central dos genes-alvo. Isso induz mobilização dos agentes de transcrição (cofatores e RNA polimerase II – POLL 2 - nos domínios TAF 1 e 2) necessários para modificar a estrutura dessa cromatina e gerar tradução para o efeito final.
- Via genômica alternativa: Muitos genes alvo da ação do estradiol não apresentam o ERE para ligação direta. Nesses casos, o estímulo para transcrição nos RE nucleares ocorre através das proteínas SP1 (*stimulating protein* 1) e AP1 (*activator protein* 1), também presentes no domínio central.
- Via citoplásmica (ou não genômica): O mecanismo não genômico de ação estrogênica ocorre nos receptores RE citoplasmáticos, e geralmente são mais rápidos. A ativação desses receptores inicia vias de sinalização como MAPK (*mitogen activated protein-kinase*) ou PI3K (phosphadylinositide 3-kinase) (Fig. 26.4).

A atividade biológica do esteroide, portanto, se mantém principalmente pela ocupação do complexo hormônio-receptor no núcleo da célula. A grande variação na potência de ação dos diversos estrogênios está relacionada não só a suas concentrações plasmáticos, mas ao tempo de retenção do complexo no núcleo, que diferencia os estrogênios mais fracos como o estriol, com tempo de três horas, de outros como o estradiol que tem 12-24 horas de ligação nuclear[1,15].

Em suma, os fatores que determinam a atividade biológica dos diversos tipos de estrogênio são[3,15]:

- Afinidade do hormônio na ligação hormonal no domínio do receptor.
- Diferenças na expressão dos receptores alfa e beta nos tecidos alvos.
- Alterações de conformação do complexo hormônio-receptor, com efeitos em duas importantes atividades: a dimerização e a modulação das proteínas adaptadoras.
- Diferenças de expressão no tecido alvo das proteínas adaptadoras e fosforilação.

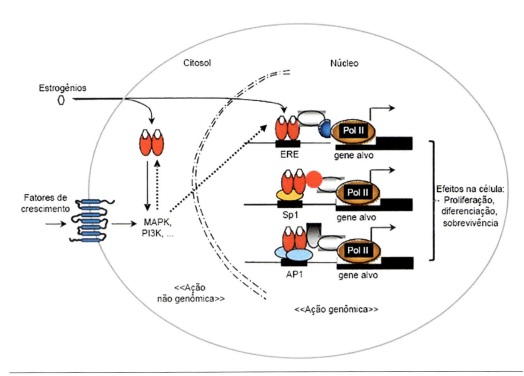

Fig. 26.4 – *Estrutura e mecanismos de ação do receptor de estrogênio (ER). Os estrogênios geram seus efeitos através de uma série de mudanças fenotípicas nas células por ligação ao seu receptor. Na figura, o os estrogênios entram na célula e ligam-se aos RE no núcleo ou no citoplasma. No núcleo (vias genômicas), o RE ativado, em dímero, liga-se diretamente ao DNA nos ERE ou indiretamente através das proteínas Sp1 ou Ap1. Esta ligação gera o recrutamento de cofatores e da RNA polimerase II (pol II), que permite a transcrição de genes alvo. Ademais, ds REs podem usar ação rápida (via citoplasmica) através da ativação de quinases do citoplasma, com ajuda ou não de fator de crescimento*[1].

- **Mecanismo de ação hormonal: o efeito estrogênico das isoflavonas**

As isoflavonas agem no organismo humano como Moduladores Seletivos de Receptores de Estrogênio – SERMs. Os SERMs compõem um grupo de compostos não esteroides que podem agir como agonista ou antagonista dos estrogênios, dependendo do tipo de célula e do tecido que atuam[17].

A ação das isoflavonas se dá por sua capacidade de fixação aos receptores estrogênicos (RE), uma vez que sua estrutura química contém anéis fenólicos heterocíclicos similares aos dos estrogênios naturais e sintéticos. Como consequência dessa união, ocorre à formação de um complexo ligante-receptor funcionalmente equivalente ao formado pelo estradiol, propiciando aumento na atividade transcripcional. Da mesma forma que os estrogênios endógenos, uma vez ligada aos receptores, as isoflavonas são transportadas para o núcleo, onde após um processo de dimerização e mudança de conformação do receptor, ligam-se ao elemento de resposta estrogênica (ERE) nuclear e induzem a ativação subsequente do DNA[1,6,14].

- **Mecanismo de ação hormonal: o efeito antiestrogênico das isoflavonas**

As isoflavonas possuem a capacidade de se ligar aos receptores estrogênios alfa e beta, tendo uma afinidade seis vezes maior pelos segundos. Apesar de apresentarem efeito mais lento e menos potente que os estrogênios endógenos, isto parece ser compensado por seus metabólitos possuírem maior biodisponibilidade no organismo, podendo ser encontrados em concentrações séricas até 10.000 vezes maiores que os estrogênios endógenos[7].

Jiang et. al. (2013) demonstrou que a maioria dos fitoestrogênios, como a genisteína, dadzeína e equol são muito mais eficazes para recrutar o cofator de transcrição SRC3 no RE beta do que no RE alfa[18]. Isto reforça a seletividade dos fitoestrogênios aos receptores do tipo beta, já sugerida por outros autores[17,19]. Os receptores estrogênicos do tipo beta predominam principalmente no SNC, nos ossos, e parede vascular, e apresentam menor atividade nos tecidos onde predominam os receptores alfa-estrogênicos: ovário, endométrio e mama[20]. Assim, a ação das isoflavonas pode produzir uma maior proteção aos últimos, conferindo menor ação estrogênica nestes tecidos[1,20,21].

Ainda, a ação de SERM das isoflavonas ocorre pelo fato de competirem pelos receptores hormonais nos diversos tecidos. Assim, se as concentrações séricas de estrogênios endógenos forem altas, acabam por agir como antiestrogênios, inibindo sua ligação e efeito mais potente. Por outro lado, se as concentrações de estrogênios forem baixas, mesmo com ação mais lenta, as isoflavonas vão promover efeito estrogênico, sobretudo em tecidos com predomínio de receptores beta-adrenérgicos, agindo, assim, como estrogênios[1,22].

Assim, apesar do caráter agonista, é possível que as isoflavonas, possam se comportar como agonistas parciais e até como antagonistas, conferindo proteção a determinados tecidos. Adicionalmente, os diferentes tipos de receptores possuem efeitos específicos: receptores estrogênicos do tipo alfa, quando ativados, têm ação predominantemente promotora da proliferação celular, enquanto receptores beta são principalmente mediadores de apoptose celular. Uma vez que as isoflavonas tem preferência pela ativação de RE beta, isso pode gerar efeito protetor adicional em alguns tecidos[7, 23, 24] (Fig. 26.5).

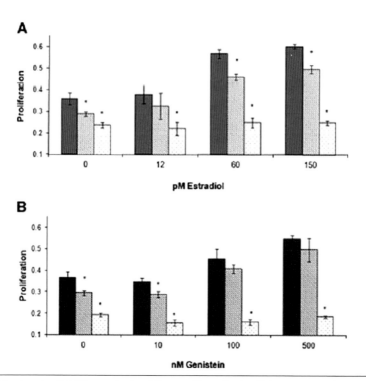

Figura 26.5: *Efeito do estradiol (A) e genisteína (B) na proliferação de células T47D – REbeta. Colunas em cinza escuro representam a proliferação sob ação do estradiol (A) e da genisteína (B) com inibição total dos receptores beta; Colunas em cinz claro representam a proliferação com inibição parcial dos receptores beta; Colunas pontilhadas representam a proliferação sem inibição dos receptores beta, mostrando que a presença de RE beta tem papel redutor da proliferação quanto ativado pelo estradiol e mais ainda pela genisteína[3].*

As isoflavonas, ainda, podem exercer efeito antiestrogênico em situações de estrogênios endógenos baixos, através da estimulação da síntese da SHBG[25]. O aumento do SHBG e a maior afinidade do estradiol pela globulina, fazem com que a sua fração livre circulante seja de apenas 3%, versus 50% da isoflavona[26].

- **Mecanismo de ação enzimática**

Além da ação hormonal, a genisteína também exibe efeitos, relacionadas à atividade enzimática. Estudos "in vitro" mostram inibição do crescimento e da regulação de células, mesmo na ausência de receptor estrogênico[6, 14, 21].

Inibição da tirosinoquinase

Tirosinoquinases e seus receptores são componentes importantes no controle biológico do ciclo celular, e no sinal de transcrição, que controla o crescimento e a diferenciação de celular. Testes *"in vitro"* demonstraram que a genisteina é capaz de inibir a atividade da tirosinoquinase. Como consequência desta inibição, podemos observar[21]:

- Inibição da expressão de oncogenes.
- Diminuição dos receptores para fatores de crescimento celular:
  - epidérmico (EGF);
  - plaquetário (PDGF);
  - similar à insulina (ILGF);
  - crescimento tumoral (TGF).
- Redução da fosforilização da tirosina – alterando o processo de agregação plaquetária, que pode ser um elemento de relevância na proteção cardiovascular.

Ação epigenética: alteração da metilação do DNA

Um importante mecanismo de regulação da expressão gênica é a metilação e desmetilação do DNA. Trata-se de um processo que ocorre em regiões dos genes denominadas *cytosine-guanine-dinucleotides* (CpD). No genoma humano, a maior parte das bases citosina dos genes são metiladas, o que impede o acesso dos fatores de transcrição a estes genes, inibindo sua transcrição.

A metilação e desmetilação dos genes são processos dinâmicos que podem acontecer em diversos momentos, permitindo a alguns genes que se "liguem" ou "desliguem" por um determinado período. Este mecanismo é importante para fases de embriogênese, desenvolvimento humano, divisão e renovação celular, sendo também importantemente envolvido no processo de carcinogênese. Por exemplo, a perda funcional de genes supressores de tumor por sua metilação é frequentemente observada em células cancerígenas. Diversos estudos mostraram uma ação direta das isoflavonas, sobretudo da genisteína, na modulação deste processo[14,23].

Um estudo recente mostrou que a genisteína pode inibir a metiltransferase e assim reduzir a metilação do DNA em regiões dos genes Wnt, causando maior expressão de proteínas Wnt, proteínas importantes na supressão da carcinogênese do colon[27].

Em outro estudo analisando a ação da genisteína no genoma, Marhmoud et.al (2015) mostrou que, em algumas linhagens de câncer de próstata, a genisteína foi capaz de aumentar a expressão de RE beta por reduzir a metilação do gene promotor deste receptor a níveis fisiológicos[28]. Da mesma forma, Li et. al. (2013) mostrou que a genisteína gerou, pelo mesmo mecanismo, reativação de receptores RE alfa em tumores de mama RE negativo, tanto *in vitro* como *in vivo*. Em ambos os casos, o tratamento com genisteína poderia aumentar a resposta dos tumores a terapias endócrinas como tamoxifeno[29].

Inibição da aromatase

A aromatase é uma enzima implicada na formação do 17 beta estradiol a partir de seus precursores[3,14].

Inibição da alfa-redutase

Importante na evolução do câncer de próstata[1,15,22,23].

- **Ação antioxidante**

A genisteina pode aumentar a produção da superoxidesmutase (SOD). Além da redução da formação de óxido nítrico por citocinas e radicais livres[23].

- **Inibição da angiogênese**

Decorrente da inibição dos fatores de crescimento, podendo alterar a evolução, reduzindo o crescimento tumoral e o aparecimento de metástases[7].

Ação das isoflavonas no sistema cardiovascular

A observação de que dietas alimentares ricas em isoflavonas trariam melhora do perfil lipídico e redução na frequência de doenças cardiovasculares, que se confirmaram pelos estudos epidemiológicos e por pesquisas realizadas em animais, provocaram o início das investigações sobre os mecanismos de ação.

O conteúdo de proteínas no grão de soja é expressivo, podendo alcançar 50% do total dos princípios ativos. As primeiras evidências eram de que as ações sobre o perfil lipídico eram exclusivas desta fração proteica da planta. Entretanto, uma metanálise de oito estudos clínicos, concluiu que a proteína de soja enriquecida com isoflavonas foi mais efetiva, do que sem isoflavonas, demonstrando os benefícios da associação da isoflavona com os peptídeos da fração proteica da soja[30].

- **Isoflavonas da soja**

Diversos estudos científicos mostram benefícios que podem auxiliar na prevenção da aterosclerose. Os efeitos protetores são como agonista estrogênico, atribuído, sobretudo à genisteína. Podem se manifestar através de mudanças no perfil lipídico, uma vez que reduz níveis de LDL colesterol[6,31], reduz a evolução da placa ateromatosa, apresenta efeitos antioxidativos e na complacência vascular[32]. São descritos os seguintes mecanismos[23,31]:

- Efeito benéfico sobre as concentrações de lipídeos séricos.
- Efeito antioxidante.
- Inibição angiogênese e inflamação.
- Inibição da migração de células musculares lisas (importante na aterogênese).
- Efeito redutor sobre a adesão plaquetária e a formação trombos.
- Aumento na promoção de apoptose.

Apesar de diversos estudos experimentais mostrarem tais benefícios vasculares das isoflavonas, existe uma certa controvérsia quando comparados aos resultados de ensaios clínicos, muitos dos quais não mostram benefício significativo na redução de eventos cardiovasculares. A falta de padronização na composição dos produtos e das doses pode contribuir para esta discrepância, uma vez que facilita vieses e dificulta uma avaliação mais criteriosa[32].

Ação das isoflavonas no tecido mamário

Investigando-se a morfologia e a diferenciação celular da glândula mamária de ratas imaturas, concluiu-se que a exposição precoce a doses farmacológicas de genisteina melhorava a diferenciação glandular, resultando em uma redução da ação proliferativa e um aumento da proteção contra câncer. Isso permite concluir que a ação da isoflavona sobre o tecido mamário está na dependência da dose e do tempo de exposição.

Dados de pesquisa *in vitro* e em animais relataram que a genisteina em baixas concentrações produz estimulação, mediada pelo receptor estrogênico, e em altas doses, ocorre inibição, por outros mecanismos, independentemente do tipo de receptor[33].

Dados atuais permitem supor que a ação protetora da isoflavona sobre o tecido mamário, com a redução da frequência e da gravidade dos casos de câncer, envolve diversos mecanismos que produzem alterações na esteroidogênese, no metabolismo dos estrogênios, e ativação de seus receptores, na diferenciação celular, na angiogênese e nos efeitos antioxidantes[7,15].

Ação das isoflavonas no tecido ósseo

É bem estabelecido que a redução dos níveis de estrogênio circulante na pós-menopausa induz perda óssea e causa osteoporose, e isso é confirmado pelo fato da terapia hormonal (TH) ser capaz de melhorar a redução da densidade mineral óssea e previnir osteoporose[34]. Diversos estudos observacionais, entretanto, verificaram aumento da densidade óssea e redução de fraturas em mulheres pós-menopáusicas asiáticas, que consumiam grande quantidade de alimentos à base de soja, sugerindo que estes poderiam ter efeito benéfico. Diversos estudos posteriores demonstraram correlação entre a redução dos marcadores da remodelação óssea e a ingestão de isoflavonas. O uso de genisteína mostrou inibir a reabsorção óssea por atividade osteoclástica in vitro e reduzir a incidência de perda óssea trabecular em roedoras fêmeas ooforectomizadas[22].

Diversos mecanismos de ação são sugeridos para os efeitos benéficos das isoflavonas no tecido ósseo. Os genômicos, nos quais, segundo estudos em cultura de osteoblastos, a genisteína se liga aos receptores estrogênicos para mediar suas funções, e os não genômicos, que ocorreriam por outros mecanismos celulares independentes[34].

A ligação da isoflavona ao receptor pode resultar em uma ativação total ou parcial do receptor (efeito agonista) ou substituição da molécula de estrogênio, reduzindo assim a ativação do receptor (efeito antagonista). Considera-se que manutenção óssea resulta de uma ação direta nos osteoblastos e suas células precursoras e também através da ação indireta, atuando através de citocinas inibitórias; porém, ainda não está claro se há uma ação direta nos osteoclastos, por intermédio de receptores estrogênicos ou por outros mecanismos[7,22].

Durante a diferenciação de osteoblastos, a expressão de RE beta é em maior escala em comparação com RE alfa, sugerindo mecanismo benéfico pela ação preferencial das isoflavonas aos receptores beta. Chang e cols.(2003) demonstraram que a genisteína estimula a formação de novos nódulos ósseos e aumenta a secreção de osteocalcina (OCN) em osteoblastos de ratos. Esses efeitos, assim como os efeitos induzidos pelo E2 endógeno ou artificial, são mediados pela via dependente de receptores. Curiosamente, a genisteína não mostrou benefício nas ratas ovariectomizadas que não se exercitaram na roda voluntária, indicando o forte impacto que a atividade física na proteção do osso pela genisteína[35].

Dentre mecanismos independentes de receptores, devemos destacar a ação direta da genisteína aumentando a diferenciação osteogênica por inibir a diferenciação adipogênica das células da medula óssea. Como os adipócitos e osteócitos têm a mesma origem mesenquimal, pode acontecer adipogênese através da diferenciação de células da medula óssea. O receptor G de glicerídeo de peroxisoma (PPARg) é uma estrutura papel fundamental na determinação da diferenciação mesenquimatosa dentro da medula óssea, estimulando a adipogênese e inibindo a osteogênese. A genisteína a baixas concentrações (1mM) atua como um inibidor de PPARg, estimulando a osteogênese e inibindo a adipogênese. Em altas doses, porém, pode causar uma up-regulation, aumentando níveis de receptores[34].

Outra ação protetora da genisteína aos ossos se dá através de seu mecanismo enzimático. A função dos osteoclastos é regulada pela fosforilação dos constituintes da membrana celular, processo que envolve tirosinoquinases. Como visto anteriormente, a genisteína é um inibidor natural de tirosinoquinase. Os mecanismos subjacentes para a ação da genisteína como inibidor da tirosinouinase incluem a ativação da proteína tirosina fosfatase, o aumento do cálcio no citosol, a inibição da organização da actina e dos canais K (þ) demonstrada nos osteoclastos de ratos[23,34].

O Consenso da *North American Menopause Society* (NAMS), no que diz respeito ao uso de isoflavonas, reportou em 2011 que diversos estudos demonstraram que os suplementos que proporcionam proporções mais altas de genisteína ou aumentaram em S (-) - equol podem proporcionar mais benefícios nos sintomas pós menopausa e que o consumo de alimentos de soja está associado a menor risco de câncer de mama e endométrio em estudos observacionais. Porém, o NAMS considera que a eficácia das isoflavonas no osso não está ainda bem estabelecida in vivo e estudos maiores e melhor padronizados são necessários[36].

Actea racemosa (L.) Nutt. *ou Cimicifuga racemosa* L.

A *Cimicifuga racemosa* L. Nutt também conhecida como *Actea racemosa* (L.) Nutt. ou *Black cohosh*, é uma planta herbácea, perene, nativa das zonas temperadas do hemisfério norte, como o leste da América do Norte e Europa, e sua infusão já era utilizada por nativos da América do Norte e posteriormente na Europa para o tratamento de afecções ginecológicas, como queixas menstruais e da menopausa, inclusive antes da descoberta da América[3, 37].

A primeira descrição sobre as propriedades terapêuticas foi publicada em 1696 por Plukenet. Esteve presente como fitoterápico no *National Formulary* de 1936 a 1950 e na *Farmacopeia Americana* em 1844, onde era indicada para ooforite, endometriose, amenorreia, dismenorreia, menorragia, infertilidade, abortamento iminente, involução uterina incompleta e aumento da produção de leite materno. O primeiro estudo do uso de *Cimicifuga racemosa* L. no alivio dos sintomas em mulheres em pós-menopausa, foi publicado em 1960 por Brucker no *German Medical Journal*. A partir do final da década de 1980, o desenvolvimento e a chegada ao mercado de produtos padronizados a partir da cimicifuga estimulou a realização de trabalhos científicos em vários centros de pesquisa.[3, 37, 38]. O grande diferencial desses produtos é a característica de apresentarem uma substância marcadora que pode ser dosada e repetida nas várias amostras. No caso da cimicifuga, os marcadores são os triterpenos glicosídicos, principalmente a 27-deoxiacteína[3, 37].

As partes utilizadas para extração dos componentes ativos são as raízes e rizomas da planta, onde são encontrados principalmente os cimicifugosideos, derivados do ácido cinâmico (ferúlico, isoferúlico, piscidico) e cicloartenol-terpenoides. Embora a isoflavona formononetina também esteja presente no vegetal, sua concentração não seria relevante para a produção de todos os efeitos relacionados.

Os componentes mais importantes são os glicosídeos triterpênicos (acteína, cimicifugosídeos, 27-desociacteína). Outros de interesse: resinas, cimicifugin, óleos voláteis, taninos, alcaloides terpenoides, derivados do ácido cianamídico (ferúlico, isoferúlico e piscidico), ácido salicílico, fitoesteroides, amido e açúcar. Alguns estudos mencionam a presença de pequenas quantidades de formometina (isoflavona) que se ligaria aos receptores estrogênicos, mas podem ser eliminados no processo de produção do extrato por meio alcoólico[3, 37].

Em 2010, o *Herbal Medicinal Products Cometee* (HMPC) atestou o uso bem estabelecido de medicamentos contendo extrato de *Cimicifuga* com base em estudos previamente publicados sobre sintomas da menopausa. Uma condição essencial da aprovação pelas autoridades reguladoras dos produtos com base nessas monografias é a prova e a aprovação da qualidade farmacêutica específica do produto. Os dados clínicos sobre a segurança dos extratos de *Cimicifuga racemosa* L. no câncer de endométrio, fígado, mama e mama foram ainda mais evidentes por numerosos estudos pré-clínicos de suporte em animais e culturas celulares [38].

- ## Mecanismos ação

    ### Ação estrogênica

    Antigos estudos feitos com extrato de *Cimicifuga* sugeriram ação "estrogênio símile", competindo com o estrogênio pelos sítios de ligação. Dados mais recentes sugerem que na sua composição existam substâncias com atividade moduladora do receptor estrogênico (SERMs), fato este que explicaria melhora dos sintomas do climatério e a ausência de estimulação mamária ou endometrial [38, 39, 40, 41].

    ### Ação antiestrogênica

    Os trabalhos realizados em pacientes com câncer de mama em uso combinado com o tamoxifeno para o alívio dos sintomas de menopausa, indicam que ocorre potencialização da ação antiestrogênica e não estimulação da proliferação de células com receptor estrogênico positivo[41, 42].

- ## Efeitos da Cimicífuga sobre o SNC

    Em revisão sistemática de publicações que investigaram a ação da *Cimicífuga racemosa*, os autores concluíram que ela age no cérebro, produzindo diminuição na concentração sérica da gonadotrofina (LH) e da frequência e intensidade das ondas de calor, sem alterar a liberação de FSH e prolactina. Algumas ações podem ocorrer diretamente no hipotálamo (agonista dopaminérgica). *In vitro*, observou-se que a cimicifuga apresentou ação agonista do receptor mu-opiáceo humano (hMOR), o que pode explicar o seu papel benéfico no alívio dos sintomas da menopausa[43].

    Há também evidências da ligação dos compostos não esteroides da *Cimicífuga racemosa* aos receptores de serotonina, em estudo com ratas, sem efeitos sobre o útero, mamas e epitélio vaginal. Mas, ainda são necessárias investigações biológicas e químicas para serem definidos os diversos mecanismos de ação e a identificação dos compostos responsáveis[44].

- ## Efeitos da Cimicífuga sobre o tecido mamário

    As diversas revisões sistemáticas de trabalhos sobre a ação dos extratos da *Cimicífuga* no tecido mamário mostraram aspectos positivos, principalmente em células tumorais. Esta ação anti-tumoral, por mecanismos enzimáticos, vem sendo atribuída a diversos componentes da planta. Entre eles, já foram demonstrados efeitos antiproliferativos com a acteína e aceleração da apoptose tumoral com glicosídeos triterpênicos e o ácido cianamídico, tanto em células RE positivas como negativas[37, 45].

    Hernandez e cols., (2003) demonstraram segurança do uso da *Cimicífuga racemosa*, inclusive pela seletividade da ação fito-hormonal, em mulheres tratadas de câncer de mama, com queixas de sintomas vasomotores em após a menopausa[45]. Em revisão sistemática recente realizada por Fritz et. al. (2014), foi observado que não há associação entre uso de cimicifuga e risco aumentado de câncer de mama. Apesar dos resultados favoráveis, são necessárias mais pesquisas[46].

- ## Efeitos da Cimicífuga sobre o tecido ósseo

    Alguns trabalhos mais recentes com extratos padronizados demonstraram efeitos positivos da Cimicífuga racemosa na manutenção e estímulo à produção de matriz óssea. Seidlova-Wuttke e cols., 2003 em estudo comparativo com estradiol, realizado em ratas ooforectomizadas, já observava redução dos marcadores de perda óssea e manutenção da matriz em comparação ao placebo[47].

Wuttke e cols., 2003 em estudo comparativo com estrogênios conjugados, em mulheres após a menopausa, observou uma menor reabsorção óssea nos dois grupos estudados e um aumento da atividade da fosfatase alcalina, marcador da presença de atividade osteoblástica, apenas no grupo que utilizou *Cimicífuga*[48]. Em estudo posterior com mulheres pós-menopáusicas[49], após tres meses de terapia com *Cimicifuga racemosa* L. observou-se aumento da fosfatase alcalina e diminuição da concentração de N-tetrapétidos (marcadores de perda óssea) na urina das mulheres tratadas.

O mecanismo exato para redução de perda óssea induzido pela cimicifuga ainda é desconhecido, e ainda são necessários estudos melhor desenhados, com extratos de *Cimicífuga* padronizados para comprovação dos benefícios a matriz óssea e a sua indicação terapêutica [50].

Referências

1. Lecomte S et al. "Phytochemicals Targeting Estrogen Receptors: Beneficial Rather Than Adverse Effects?." International journal of molecular sciences 18.7 (2017): 1381.
2. Lephart ED. Modulation of aromatase by phytoestrogens. Enzyme research, 2015.
3. Albano O, Lima SMRR. Fitomedicamentos: fitoestrogênios considerações gerais e mecanismos de ação. In: Lima SMRR. (Org.). Lima SMRR - Fitomedicamentos na prática médica. 1ed.São Paulo: Atheneu, 2012, v. 1, p. 327-340.
4. Soares SE. "Ácidos fenólicos como antioxidantes." Revista de nutrição, 2002.
5. Brune K, Hinz B. "The Discovery and development of anti-inflammatory drugs" Arthritis & Rheumatismo 50, 2391-99, 2004.
6. Barentsen R. Red clover isoflavones and menopausal health J Br Menopause Soc, Mar; 10 Suppl 1:4-7, 2004
7. Lima SMR –Fitomedicamentos na Prática Ginecológica e Obstétrica 2ª Edição Editora Atheneu, pg. 211-231, 2009.
8. Mosquette R, Simões MJ, Junior JMS, Simões RS, Silva IDCG, Carvalho NA, Baracat EC. Mecanismos Moleculares e Efeitos das Isoflavonas em Mulheres Arq Bras Fitom Cient vol 2 (1) 24-32, 2005.
9. Clapauch R, Meirelles RMR, Julião MASG, Loureiro CKC, Oiarodoli PB, Pinheiro AS, Harrigan AR, Spritzer PM, Pardini DP, Weiss RV, Athayde A, Russo LA, Povoa LC. Fitoestrogênios: Posicionamento do Departamento de Endocrinologia Feminina da Sociedade Brasileira de Endocrinologia e Metabologia (SBEM). Arquivos Brasileiros de Endocrinologia e Metabologia 46(6):679-695, 2002.
10. Clavel T, Fallani M, Lepage P, Levenez F , Mathey J, Rochet V, Sérézat M, Sutren M, Henderson G, Bennetau-Pelissero C, Tondu F, Blaut M, Doré J and Coxam V. Isoflavones and Functional Foods Alter the Dominant Intestinal Microbiota in Postmenopausal Women. Journal of Nutrition 135:2786-2792, December 2005.
11. Cassidy A, Brown JE, Hawdon A, Faughnan MS, King LJ, Millward J, Zimmer- Nechemias L, Wolfe B and Setchell KD. Factors Affecting the Bioavailability of Soy Isoflavones in Humans after Ingestion of Physiologically Relevant Levels from Different Soy Foods. J. Nutr. 136:45-51, january 2006.
12. Kano M, Takayanagi T, Harada K, Sawada S and Ishikawa F. Bioavailability of Isoflavones after Ingestion of Soy Beverages in Healthy Adults. J. Nutr. 136:2291- 2296, September 2006.
13. Setchell KD, Cole SJ. Method of defining equol-producer status and its frequency among vegetarians. J Nutr. Aug;136(8):2188-93,2006.
14. Beck V, Rohr U, Jungbauer A. Phytoestrogens derived from red clover: An alternative to estrogen replacement therapy? J Steroid Biochem Mol Biol Apr;94(5):499-518, 2005.
15. Rietjens, Ivonne MCM, et al. "Mechanisms underlying the dualistic mode of action of major soy isoflavones in relation to cell proliferation and cancer risks." Molecular nutrition & food research57.1 (2013): 100-113.
16. Speroff L, Fritz MA Clinical. Gynecologic Endocrinology and Infertility – Seventh Edition, Philadelphia, Lippincott Williams & Wilkins: 44-91, 2005.
17. Mitlak, Bruce H., and Fredric J. Cohen. "In search of optimal long-term female hormone replacement: the potential of selective estrogen receptor modulators." Hormone Research in Paediatrics48.4 (1997): 155-163.
18. (antigo 15)Jiang, Yan, et al. "Mechanisms enforcing the estrogen receptor β selectivity of botanical estrogens." The FASEB Journal 27.11 (2013): 4406-4418.
19. Zhao, Liqin, Zisu Mao, and Roberta Diaz Brinton. "A select combination of clinically relevant phytoestrogens enhances estrogen receptor β-binding selectivity and neuroprotective activities in vitro and in vivo." Endocrinology 150.2 (2009): 770-783.

20. Shanle, Erin K., John R. Hawse, and Wei Xu. "Generation of stable reporter breast cancer cell lines for the identification of ER subtype selective ligands." Biochemical pharmacology 82.12 (2011): 1940-1949.
21. Nachtigall LE. Isoflavones in the management of menopause. J Brit Menop Soc 7(1): 8-12, 2001.
22. Turner, Joseph V., Snezana Agatonovic-Kustrin, Beverley D. Glass. "Molecular aspects of phytoestrogen selective binding at estrogen receptors." Journal of pharmaceutical sciences 96.8 (2007): 1879-1885.
23. Sirotkin, Alexander V., and Abdel Halim Harrath. "Phytoestrogens and their effects." European journal of pharmacology 741 (2014): 230-236.
24. An, J et al. "Estrogen receptor beta-selective transcriptional activity and recruitment of coregulators and phytoestrogens" J Biol Chem 276:17808-17814, 2001.
25. Bentrem D, Fox JE, Pearce ST, Liu H, Pappas S, Kupfer D, et al. Distinct molecular conformations of the estrogen receptor complex exploited by environmental estrogens. Cancer Res 63(21):7490-7496, 2003.
26. Lecerf, J M. Hormonal Effects of Isoflavones Womens. Soy & Health, Condon UK, 10 jun; pg 81-91,2002
27. Zhang, Yukun, and Hong Chen. "Genistein attenuates WNT signaling by up-regulating sFRP2 in a human colon cancer cell line." Experimental Biology and Medicine 236.6 (2011): 714-722.
28. Mahmoud, Abeer M., et al. "Genistein increases estrogen receptor beta expression in prostate cancer via reducing its promoter methylation." The Journal of steroid biochemistry and molecular biology 152 (2015): 62-75.
29. Li, Yuanyuan, et al. "Epigenetic reactivation of estrogen receptor-α (ERα) by genistein enhances hormonal therapy sensitivity in ERα-negative breast cancer." Molecular cancer 12.1 (2013): 9.
30. Zhuo XG., Melby MK, Watanabe S. Soy isoflavone intake lowers serum LDL cholesterol: a meta-analysis of 8 randomized controlled trials in humans. J Nutr 134:2395, 2004.
31. Silva CR, Lima SMR, Alves DL, Aoki T. Análise Crítica dos efeitos da glycine Max nas doenças cardiovasculares e seus fatores de risco. Femina,vol 37 n° 2, 107-113, 2009.
32. Simoncini T, Fornari L, Manella P, Caruso A,Garibaldi S, Baldacci C,Genazzani A. Activation of nitric oxide synthesis in human endothelial cels by red clover extracts. Menopause12(1): 69-77,2005
33. Lamartiniere, CA. Protection against breast cancer with genistein: a componente of soy. Am J Clin Nutr 71:1705S-1709S,2000
34. Ming, Lei-Guo, Ke-Ming Chen, and Cory J. Xian. "Functions and action mechanisms of flavonoids genistein and icariin in regulating bone remodeling." Journal of cellular physiology 228.3 (2013): 513-521.
35. Chang, Hao, et al. "Modulation of isoflavones on bone-nodule formation in rat calvaria osteoblasts in vitro." Biomedical and environmental sciences: BES 16.1 (2003): 83-89.
36. Clarkson, Thomas B, et al. "The role of soy isoflavones in menopausal health: report of The North American Menopause Society/Wulf H. Utian Translational Science Symposium in Chicago, IL (October 2010)." Menopause 18.7 (2011): 732-753.
37. Blumenthal, M Herbal Medicine Expanded Comisión E Monographs, 2000:22-26.
38. Henneicke-von Zepelin, Hans-Heinrich. "60 years of Cimicifuga racemosa medicinal products: clinical research milestones, current study findings and current development." Wiener Medizinische Wochenschrift (1946) 167.7 (2017): 147.
39. Liske E, Hanggi W, Henneike-Von Zeppelin HH, Boblitz N, Wustenberg P, Rahlfs VW. Physiological investigation of a unique extract of black cohosh (Cimicífuga racemosa rhizome): a 6-month clinical study demonstrates no systemic estrogenic effect. J Wom Health Gender – based Med 2002; 2:163-74.
40. Carroll DG. Nonhormoinal therapies for hot flashes in menopause. Am Farm Physician; 73(3)457-64,2006Alves DL, Lima SMRR, Silva CR, Galvão MAL, Shanaider A, Prado RAA, Aoki T. Effects of Trifolium pratense and Cimicifuga racemosa on the endometrium of wistar rats. Maturitas. Volume 61, Issue 4 , Pages 364-370, 20 December 2008.
41. Hostanska K, Nisslein T, Freudenstein J, Reichling J, Saller R. Cimicifuga racemosa extract inhibits proliferation of estrogen receptor positive and negative human breast carcinoma celll lines by induction of apoptosis Breast Cancer Res Treat Mar 84(2):151-60, 2004.
42. Ulbricht, Catherine, and Regina C. Windsor. "An evidence-based systematic review of black cohosh (Cimicifuga racemosa, Actea racemosa) by the Natural Standard Research Collaboration." Journal of dietary supplements 12.3 (2015): 265-358
43. Burdette JE, Liu J, ChenSN et al. Black cohosh acts as a mixed competitive ligand and partial agonist of the serotonin receptor. J Agric.FoodChem. 51:5.661-70, 2003.
44. Einbond LS, Simizu M, Xiao D et al. Growth inhibitory activy of extracts and purified components of black cohosh on human breast cancer cells. Breast Cancer Res Treat 83:221-31, 2004.
45. Hernández Muñoz G, Pluchino S Cimicifuga racemosa for the treatment of hot flushes in women surviving breast cancer. Maturitas 44(1):S59-S65, 2003.
46. Fritz, Heidi et al. "Black cohosh and breast cancer: a systematic review." Integrative cancer therapies 13.1 (2014): 12-29.
47. Seidlova-Wuttke D, Hesse O, Jarry H et al. Evidence for selective estrogen receptor modulator activity in a Black cohosh(Cimicífuga racemosa) extract: comparison wiyh estradiol-17- beta. Eur JEndocrinol 2003; 149:351-62.
48. Wuttke W,Seidlova-Wuttke D,Gorkow C. The Cimicífuga preparation BNO 1055 vs conjugated estrogens in a double-blind placebo-controlled study: effects on menopause symptoms and bone markers. Maturitas 2003; 44(Suppl 1): S 67-77.

49. García-Pérez, Miguel Angel, et al. "Isopropanolic Cimicifuga racemosa is favorable on bone markers but neutral on an osteoblastic cell line." Fertility and sterility 91.4 (2009): 1347-1350.
50. Alves DL, Lima SMRR, Silva CR, Prado RAA. Avaliação Crítica das Ações da Cimicifuga racemosa no Climatério. Femina, vol.34 nº 4, 269-274 Abr 2006.

Fitoestrogênios na Prevenção do Câncer de Mama

- Sônia Maria Rolim Rosa Lima
- Sheldon Rodrigo Botogoski

Introdução

Mundialmente o câncer de mama é o mais diagnosticado e a maior causa de morte entre as mulheres[1]. Apesar da incidência aumentada, a mortalidade diminuiu entre os anos de 1989 a 2006 na Irlanda do Norte, República da Irlanda, Países Baixos, Bélgica, Suécia e Noruega, nestes países os serviços de saúde bem como a prevalência dos fatores de risco foram similares, apesar da implementação da mamografia como método de rastreio variar de 10 a 15 anos em alguns deles mas concluíram que o rastreamento mamográfico não teve participação direta nas reduções da mortalidade por câncer de mama[2].

Somente nos Estados Unidos, uma projeção estatística para 2018 é de ocorrerem 266.120 novos casos de câncer de mama e destes 40.920 mortes em decorrência da doença[3]. Apesar dos avanços na detecção precoce, a maioria dos tumores ainda são diagnosticados em estágios avançados, ocasionando custos terapêuticos elevados tanto para o serviço público quanto aos pacientes[4].

No Brasil, o câncer de mama é o que mais causa mortes entre as mulheres, muito provavelmente ainda pelo diagnóstico ser tardio. De acordo com a estimativa da incidência de câncer no Brasil em 2018, o câncer de mama foi o mais incidente, com 59.700 casos, respondendo por 29% dos casos novos a cada ano[5].

A obtenção de diagnóstico precoce do câncer de mama em quantidade cada vez maior de pacientes, com o consequente tratamento da neoplasia em estágio inicial de desenvolvimento, tem proporcionado certo impacto nas taxas de sobrevida e na população mundial gira em torno de 61%. Contudo, os índices de mortalidade, mesmo em países desenvolvidos, ainda se mantêm significativamente elevados. Assim, a taxa de óbitos ocorrida por câncer de mama estimada pelo Ministério da Saúde através do Sistema de Informação Sobre Mortalidade (SIM), no ano de 2015, foi de 15.403 mulheres[6].

Tendo em vista esses fatos, pesquisadores têm dispensado grandes esforços na busca de procedimentos capazes de proporcionar prevenção primária do câncer de mama[7]. Entende-se por prevenção primária o conjunto de ações médico-preventivas, com o objetivo de evitar a formação e o desenvolvimento do tumor, impedindo que o mesmo atinja a fase de identificação mamográfica ou clínica[8].

Ao se cogitar o emprego de estratégia destinada a impedir a carcinogênese, deve-se levar em consideração os conhecimentos acerca da comprovada atividade proliferativa dos estrogênios sobre o epitélio da glândula mamária e a expressão do receptor estrogênico alfa nas células tumorais mamárias. Assim, os efeitos no ciclo celular devem ser levados em consideração ao analisar o impacto de tratamentos hormonais na transcrição genética[9].

Ligados a seus receptores, os estrogênios promovem crescimento, multiplicação celular e sua diferenciação, por induzir a modificação da expressão gênica nas células do câncer de mama. Admite-se que um dos mecanismos da proliferação celular em resposta à estimulação hormonal direta consiste na interação entre o estradiol, o receptor e o DNA [10].

O papel regulatório crítico no controle esteroidal da progressão durante a fase G1 é induzido pela expressão gênica da ciclina D1 [11], e estudos *in vitro*, quando são tratadas células MCF-7 com antiestrogênios como tamoxifeno, revelaram uma progressão mais lenta do ciclo celular através das fases S e G2/M comparado ao fulvestrano, provavelmente devido ao efeito desestabilizador na proteína REα[12].

Acredita-se que em prazo não muito longo os avanços obtidos nas pesquisas de medicina biomolecular venham a possibilitar o emprego de recursos de engenharia genética capazes de proporcionar a prevenção da doença, atuando na sua fase de iniciação. Enquanto se aguarda a conquista dessa meta, numerosas investigações encontram-se em andamento no sentido de se estabelecer estratégias capazes de atuar sobre os fatores de iniciação e de promoção do câncer mamário, especialmente em relação à ação dos estrógenos.

Na prática corrente, o uso de medicamentos que bloqueiam a ligação dos estrogênios aos seus receptores no epitélio mamário (SERMs) ou o emprego de fármacos que inibem a conversão periférica de androgênios a estrogênios (inibidores da aromatase), constituem-se em estratégias amplamente utilizadas na prevenção primária do câncer de mama. Nos últimos anos, com base principalmente em ensaios epidemiológicos, o interesse dos pesquisadores tem-se voltado para o estudo de outras opções preventivas, cumprindo destacar as investigações sobre os fitoestrogênios.

Muitos compostos provenientes de alimentos são considerados como agentes quimiopreventivos para a prevenção primária ou secundária de diferentes tipos de câncer. Dentre estes se destacam os fitoestrogênios, que são estrogênios derivados de plantas, encontrados em abundância na soja e produtos derivados, assim como em outros vegetais.

Pelo menos 12.200 substâncias naturais têm sido identificadas nas plantas graças às suas propriedades estruturais, hormonais e químicas. Incluem-se entre elas as vitaminas C, E, folatos, as fibras, os carotenoides, os glucosinolatos e os fitoestrogênios.

Estes fitoquímicos apresentam grande interesse, pois podem explicar o fato das dietas contendo grande quantidade de plantas alimentares estarem associadas à baixa mortalidade e morbidade em populações que possuem o hábito de ingestão regular destes alimentos. Os vegetarianos, em estudos há mais de 25 anos, apresentam um risco reduzido de doenças cardiovasculares, bem como câncer de mama e próstata quando comparado aos onívoros [13].

Em 1980, Adlercreutz foi um dos primeiros a aventar a possibilidade da prevenção do câncer de mamíferos pelo uso das isoflavonas, graças às suas semelhanças estruturais com os estrogênios naturais [14]. Desde então o Governo dos Estados Unidos e o Ministério dos Alimentos dos países Europeus e Inglaterra têm se interessado nas propriedades alimentares da soja. Além dos cânceres hormônio dependentes, os fitohormônios têm sido estudados como protetores de outras condições tais como os sintomas vasomotores, a osteoporose e as doenças cardíacas coronarianas[15].

Com relação ao câncer de mama populações asiáticas, em especial a japonesa, que tradicionalmente consomem dietas ricas em plantas especialmente produtos derivados da soja, apresentam alta excreção urinária e concentrações plasmáticas elevadas de fitoestrogênios, com menor incidência, recorrência e mortalidade de câncer de mama hormônio dependente e de próstata quando comparadas a populações ocidentais[16].

Existem evidências que sugerem que os cânceres de próstata e de mama observados entre os chineses que migram para os Estados Unidos sejam devidos a alterações nos padrões tradicionais de dieta. Interessante observar que a média diária de ingestão de produtos derivados da soja em chineses é de 36 g/dia quando comparadas a 4 g/dia observados na população de chineses que vivem nos EUA[17].

Muitas classes de fitoestrogênios são descritas, mas quando levamos em consideração os efeitos benéficos à saúde, os mais importantes são as isoflavonas e os lignanos.

A incidência dos cânceres de mama, colon, endométrio e ovário[18] são menores nos países orientais quando comparados aos ocidentais, sugerindo possível relação entre dieta e estilo de vida mais saudável dos primeiros. Pessoas portadoras de câncer são encorajadas a aumentar sua ingestão de fitoestrogênios com a crença que as mudanças dietéticas poderão melhorar sua qualidade de vida, minimizar os efeitos secundários decorrentes do tratamento e complementar a terapia convencional contra o câncer ou reduzir a sua recorrência[19].

O papel benéfico dos produtos da soja ricos em fitoestrogênios em modificar o aparecimento do câncer de mama foi demonstrado em meta–análise de estudos prospectivos, indicando que pode não estar somente relacionado com suas propriedades estrogênicas, mas exercendo também ação como mediador de numerosos estudos bioquímicos a elas não relacionados[20].

Para interpretar a literatura é importante entendermos os vários estudos: epidemiológicos, *in vitro*, *in vivo* e outros. Estudos experimentais são mais efetivos para provar a relação inversa da associação entre fitoestrogênios e câncer de mama, uma vez que os ensaios epidemiológicos observacionais são limitados e dependem de diversos fatores que podem ter influência nos resultados.

Estudos epidemiológicos

Estudos epidemiológicos têm demonstrado uma relação inversa entre o consumo da soja e o risco de câncer de mama, entretanto muitos estudos foram conduzidos em populações asiáticas devido às diferenças nos produtos consumidos[21].

Mulheres chinesas de Singapura foram estudadas na avaliação prospectiva do efeito protetor da soja contra o câncer de mama. Das 34.028 mulheres acompanhadas foram diagnosticados 629 casos de câncer e se observou uma relação direta entre o baixo consumo de soja e alta incidência da doença, principalmente após a menopausa. Concluíram que uma dieta caracterizada por legumes, frutas e soja tem um efeito inicial de proteção sobre a carcinogênese mamária[22].

A quantidade de produtos de soja consumidos, a presença de receptores estrogênicos nos tumores e o tempo de exposição a dieta poderiam influenciar no câncer de mama[23].

Um estudo recente encontrou uma associação inversa entre a ingestão de soja e o risco de câncer de mama da população com base no Estudo de Saúde de Mulheres de Xangai, com predominância observada em mulheres pré-menopáusicas (HR= 0,46; IC 95%: 0,29-0,74). Outras análises estratificadas descobriram que a ingesta de soja durante a idade adulta foi significativamente associada à diminuição do risco de câncer de mama receptor estrogênio negativo (RE-) / receptor de progesterona negativo (RP-) em mulheres pré-menopáusicas (HR= 0,46; IC 95%: 0,22-0,97) e menor risco de câncer de mama RE + / RP + em mulheres após a menopausa (HR= 0,72; IC 95%: 0,53-0,96). O status de HER2 não mostrou significante na associação[24].

Do mesmo modo, os dados extraídos do estudo Takayama no Japão apontaram que o risco relativo de câncer de mama após a menopausa foi menor nas mulheres com maior consumo de soja (p = 0,023) e isoflavonas (p = 0,046), embora a ingesta de soja e isoflavonas não afetou os riscos relativos do câncer de mama pré-menopausa[25]. Além disso, verificou-se que a alta ingesta de proteína de soja foi associada à diminuição da morte por câncer de mama (HR= 0,71, IC 95%: 0,52-0,98).

Análises estratificadas apontaram que a alta ingesta de isoflavonas de soja foi associada a um melhor prognóstico de câncer de mama RE positivo (HR = 0,59, IC 95%: 0,40-0,93)[26]. Além disso, dados do estudo coreano de câncer de mama hereditário relataram que a ingesta de produtos de soja mostraram risco reduzido de câncer de mama em portadoras de mutação BRCA2 (HR= 0,39; IC 95%: 0,19-0,79 para o quartil mais alto) do que as não portadoras[27].

Outro estudo, investigou a associação entre a ingesta de soja e o RNA mensageiro do tecido tumoral e a expressão gênica de pacientes com câncer de mama triplo negativo e descobriu que a ingesta de soja antes do diagnóstico mostrou que a longo prazo estão associadas à expressão elevada de supressores de tumores e a expressão diminuída de oncogenes[28].

A diversidade étnica também pode afetar a associação de câncer de mama com soja, por isso alguns trabalhos incluíram participantes de diferentes grupos étnicos ou dados combinados de diferentes estudos de coorte. Um relato científico combinou 9.514 sobreviventes de câncer de mama de duas coortes americanas e uma coorte chinesa. Sugeriu-se que o consumo de alimentos de soja, pós-diagnóstico, acima de 10 mg de isoflavonas/dia estava relacionado a um menor risco de recorrência (HR= 0,75; 95% de IC: 0,61-0,92) e risco menor porém não significativo de mortalidade específica de câncer de mama[29].

No entanto, ainda existe controvérsia neste tópico se a ingesta de soja está associada a um risco reduzido de câncer de mama. Um estudo de coorte multiétnico recrutou mulheres afro-americanos, latinas, japonesas americanas, caucasianas e nativas havaianas e descobriu que a ingesta de soja no pré-diagnóstico do câncer de mama não estava associada a mortalidade específica[30]. Além disso, não foram observadas relação estatisticamente significante entre a ingesta dietética de isoflavonas e os riscos gerais de câncer de mama em grupos raciais / étnicos na mesma coorte[28].

Outro trabalho mostrou que a ingesta total de alimentos de soja não estava associada a um risco aumentado de recorrência de câncer, mas uma alta ingesta de isoflavonas de soja aumentou o risco de recorrência de câncer em pacientes com câncer de mama HER2-positivos[31].

Além disso, de acordo com um estudo randomizado de fase II, uma intervenção de 6 meses de isoflavonas de soja em mulheres ocidentais adultas de alto risco ou saudáveis não induziram redução da proliferação epitelial da mama, sugerindo a fraca eficácia das isoflavonas de soja para prevenção do câncer de mama e um possível efeito adverso em mulheres pré-menopáusicas[32].

O que se observa em diversos estudos epidemiológicos na literatura é a inconsistência nos resultados, podendo ser atribuído a diversos fatores, entre os quais a diferença dos questionários aplicados sobre o consumo alimentar de soja e a quantidade de soja intacta ingerida por estas mulheres[33,34,35].

Para interpretar os resultados dos estudos epidemiológicos deve-se observar a dieta, avaliar a quantidade soja ingerida, a associação com outros alimentos, a ingesta de legumes e verduras, pois são elementos que possuem substâncias fitoestrogênicas e por fim, as características genéticas das mulheres e o *status* menopausal.

Dados epidemiológicos são geralmente coerentes com os dados clínicos, demonstrando qualquer indício de maior risco. Embora sejam necessárias mais investigações para afastar definitivamente preocupações tanto quanto a proteção quanto ao risco, os resultados atuais indicam que a exposição às isoflavonas em níveis habitualmente prescritos não resultam em efeitos adversos estimulatórios no tecido mamário[36], mas estudos epidemiológicos ainda carecem de provas definitivas da real quimioprevenção entre o aumento do consumo de isoflavonas da soja ou trevo-vermelho e câncer de mama.

Estudos *in vitro*

O primeiro passo quando se pretende estudar a ação estrogênica de determinada substância sob ponto de vista molecular é avaliar sua habilidade de se ligar ao receptor alfa e beta em ensaios bioquímicos. Essas proteínas são membros da família de receptores nucleares, caracterizados por distintos domínios estruturais e funcionais, participando de diferentes processos biológicos, incluindo crescimento celular, diferenciação e sobrevivência.

Nos casos de câncer de mama do tipo luminal A, a ativação do RE alfa (REα) é o responsável pela proliferação celular e atividade anti apoptótica, enquanto a presença do RE beta(REβ), exerce um efeito antiproliferativo e pró-apoptótico[37].

Na teoria podemos pensar que mulheres com câncer de mama estrogênio dependente deveriam responder positivamente ao tratamento com antagonistas do REα e/ou agonistas do REβ . No entanto, a situação é um pouco mais complicada porque as respostas dependerão do nível de expressão desses dois receptores no tecido canceroso e também do estágio da doença.

Em estudo científico foi demonstrado que o câncer de mama ductal proliferativo de alto grau mostra uma alta expressão de RE alfa e uma baixa expressão de RE beta quando está em fase inicial, mas perde, em seguida, a expressão de ambos os receptores. Por outro lado, o câncer de mama lobular em estágio inicial mostra níveis abundantes de REα e REβ[38].

Estes ensaios podem ser realizados em células intactas ou em preparações isoladas de receptores tanto em tubos de ensaio quanto em espectrometria com ultra filtrados[39].

Em células intactas os fitoestrogênios são rotineiramente testados visando seus efeitos proliferativos em células de linhagem de câncer MCF-7 (RE-α+ > RE-β +, RP-); T- 47D (RE - α+, RE – β -, RP +); MDA-MB-231 (RE – α-, RE- β -, RP -) e S30 (células MBA-MB-231 estáveis transferidas com RE – α, RE- α+, RE – β -, RP-).

Muitos estudos ilustram o efeito bifásico dos fitoestrogênios em células em cultura; quando em baixas concentrações os fitoestrogênios estimulam a proliferação enquanto que em concentrações suprafisiológicas, ocorre inibição do crescimento celular. Assim, se um fitoestrogênio forte (por ex: genisteína) e um estrogênio natural estiverem ambos presentes em concentrações fisiológicas, os fitoestrogênios irão antagonizar a ação do estrogênio, reduzindo a proliferação celular.

A genisteína é um inibidor natural da proteína tirosina quinase que exerce efeito anticancerígeno através da parada do ciclo celular em G2/M e apoptose, mas as vias de sinalização mediada por fosfotirosina são em grande parte desconhecidas. Neste estudo foi combinado o enriquecimento da fosfoproteína tirosina para identificar globalmente como a genisteína atua inibindo na cascata a fosfotirosina. Na análise funcional a genisteína regulou a fosforilação da proteína tirosina principalmente inibindo a atividade da tirosina quinase EGFR, PDGFR, receptor de insulina, Abl, FGR, ITK, Fyn e Src [40].

Em bioensaios selecionados de RE, como exemplo a proliferação de linhas celulares de câncer de mama, foi verificado que a maioria dos fitoestrógenos interagem preferencialmente com REβ e apresenta alta especificidade para a transactivação REβ[41,42]. Jiang e cols. mostraram que alguns fitoestrógenos, como genisteína, daidzeína, equol e liquiritigenína, recrutam o coactivator SRC3 muito mais eficientemente para REβ do que para REα[40]. Esses dados fortalecem a seletividade REβ de muitos fitoestrógenos. Por conseguinte, existe uma relação entre a razão REα/REβ e os efeitos dos fitoestrógenos[43]. Sugere-se que a presença de REβ esteja associada ao efeito "bom" do fitoestrógeno, enquanto uma alta concentração de fitoestrógeno nas células que expressam REα foi associada ao efeito "ruim"[44].

A genisteína, a isoflavona mais abundante na soja, tem efeitos antiproliferativos em várias células cancerosas, incluindo câncer de próstata, ovário e mama[45]. Embora os efeitos da genisteína possam ser mediados pelo menos em parte por REβ, outros mecanismos moleculares como ativação da caspase-3, foram relatados para explicar a inibição do crescimento ou os efeitos pró-apoptóticos da genisteína.

Além disso, por inibição direta das atividades de tirosina quinase, diminuindo sua fosforilação na serina 473, a genisteína também é capaz de prevenir o crescimento de células cancerígenas. A inibição da atividade do fator nuclear kappa B (NF-kB) pela genisteína também foi relatada em células de câncer de próstata, pâncreas, pulmão e mama[46]. Além destes mecanismos, as ações bifásicas da genisteína podem ser observadas com estimulação do crescimento em baixas concentrações e inibição em altas concentrações. Esses diferentes modos, indicam a complexidade das ações da genisteína e fitoestrógenos como anticâncer.

A metilação e a desmetilação do DNA é um processo dinâmico que permite que certos genes se liguem e desliguem em diferentes períodos de tempo, sendo este processo crucial durante o desenvolvimento tumoral e diferenciação celular. Por outro lado, a perda de expressão de genes supressores de tumores por metilação do DNA é frequentemente observada em células cancerosas[47].

Em estudo de Li e cols. foi demonstrado que a genisteína é capaz de reativar epigeneticamente o REα nos modelos de câncer de mama REα-negativos, tanto *in vitro* como in vivo[44]. Assim, a genisteína poderia aumentar a sensibilidade desses cânceres às terapias endócrinas, como o anti-estrógeno tamoxifeno. Nas diferentes conclusões dos estudos é sugerido que, além da metilação do DNA, a genisteína também pode modificar as marcas de histonas dos genes críticos para prevenir o desenvolvimento e progressão do câncer.

Essas ações epigenéticas da genisteína mediam a ativação de genes supressores de tumor em linhas celulares de câncer, mas também em modelos animais, não de uma maneira aguda, mas sim, um tratamento crônico leva a mudanças epigenéticas nas células[48, 49].

Lecomte e cols. em estudo de revisão sobre os fitoquímicos que são sintetizados a partir de plantas e vegetais, chamados de fitoestrógenos e que apresentam baixa atividade estrogênica ou atividade antiestrogênica com efeitos antiproliferativos; concluíram que estes compostos podem ser utilizados como substitutos hormonais ou como complementos em tratamentos de câncer de mama[50].

O pinoresinol, que é um fitoestrógeno encontrado no azeite de oliva virgem, foi estudado em células de câncer de mama com diferentes concentrações. Estas foram adicionadas em células tumorais de mama humanas MDA-MB-231 – RE negativo, MCF7 – RE+ e células epiteliais mamárias humanas MCF10A – RE negativo e observadas a atividade citotóxica, proliferação celular, perfil do ciclo celular, indução de apoptose, produção de espécies reativas de oxigênio e danos ao DNA. Concluíram que o pinoresinol mostrou atividade citotóxica, anti-proliferativa e pró-oxidante em células tumorais de mama humana, independente do *status* do receptor de estrógenio e impediu o dano do DNA associado ao estresse oxidativo em células epiteliais humanas[51].

Estudos *in vivo*

Os efeitos dos fitoestrogênios foram pioneiramente relatados em animais domésticos herbívoros, que apresentaram quadro de infertilidade quando de sua ingestão[52]. Atualmente o animal mais utilizado quando se pretende avaliar a ação estrogênica é a rata, onde seus efeitos são estudados no útero (miométrio e endométrio) e através da histologia vaginal. Pode-se realizar estudos em modelos de tumores sensíveis ao estrógeno.

Quando utilizamos ratas há necessidade de verificarmos se estas são imaturas, hipofisectomizados, ooforectomizadas, sadias ou portadoras de câncer. Os melhores estudos são aqueles que analisam os parâmetros das ações estrogênicas em mais de um tecido. A dieta é outra variável a ser considerada: a dieta de roedores pode conter isoflavonas ou outro fitoestrogênio que potencializará a resposta aos agentes testados[53].

Os estudos em animais representam um passo para o estudo celular ou ensaios baseados em tecidos, porém sua aplicabilidade em humanos ainda não está clara. Deve-se levar em conta a via administração, as características da barreira cerebral, e o metabolismo das diferentes espécies. Como exemplos clássicos temos a dieta rica em fitoestrogênios associada à infertilidade em ovelhas, fato este não descrito em mulheres. Alguns estudos realizados com soja e câncer de mama em ratas adultas mostraram resultados conflitantes, alguns mostrando efeito protetor sobre a gênese tumoral mamária e outros negando, diferindo da quimioproteção sugerida em estudos epidemiológicos[54,55].

Os efeitos em longo prazo dos fitoestrogênios usualmente são monitorados pelos seguintes itens: dosagem sérica de SHBG; proliferação do endométrio aferida pela ultrassonografia via transvaginal ou biópsia; proliferação do epitélio vaginal através do estudo citológico; alterações na densidade mamária aferida pela mamografia, densidade mineral óssea avaliada pela densitometria óssea ou dosagens bioquímicas. Os marcadores clínicos diretamente relacionados com o câncer de mama incluem o exame do tecido mamário através da biópsia realizada por agulha fina, *core-biopsy* ou mamotomia, estudo da densidade do tecido mamário, dosagem sérica de *insulina-like growth factor* 1 (IGF-1) e dosagem sérica de estrogênios em mulheres após a menopausa sem terapia hormonal[56].

Maskarinec e cols. observaram onze mulheres que consumiram dois copos de leite de soja por dia durante 30 dias e as isoflavonas excretadas na urina, plasma e aspirado de fluido mamilar. Concluíram que as concentrações de isoflavonas no aspirado de fluido mamilar é dez vezes mais baixas do que no plasma e estão intimamente relacionados com as concentrações de isoflavonas na urina e plasma. Estes resultados mostram que isoflavonas estão presentes na mama e no fluido podendo atuar diretamente sobre tecido mamário[57].

Estudos em mulheres apresentam fatores que podem levar a interpretação errônea de resultados tais como: biodisponibilidade, composição da flora intestinal, tempo de trânsito intestinal, diferenças genéticas do metabolismo e toxicidade com outras drogas[58]. A composição das bactérias intestinais é de capital importância visto ser somente 30 a 40% dos indivíduos que podem metabolizar daidzeína a equol. Quando analisamos o risco do câncer de mama, ratas ooforectomizadas e mulheres produtoras de equol estão associadas com menor risco de seu desenvolvimento[59,60].

Zhao & Mu, em estudo de revisão para elucidar sobre as diferentes vias de sinalização de como os fitoestrógenos atuam inibindo o crescimento dos cânceres de mama e ovário concluíram que estes compostos modulam as moléculas de sinalização através do bloqueio dos receptores de estrógeno e membrana nuclear, interferem com o receptor do fator de crescimento, inibem a proteína G acoplada em células RE deficientes e ativam a apoptose e anulam sinais anti-apoptóticos[61].

Walji e cols. realizaram revisão sistemática da literatura sobre a eficácia e segurança do uso do *Black cohosh* em pacientes com câncer de mama. Concluiram que o *Black cohosh* para melhora dos sintomas de fogachos em mulheres com câncer de mama são inconclusivos. Há evidências laboratoriais das propriedades anti-proliferativas (conforme inúmeros trabalhos citados no item anterior), mas não há confirmação em estudos clínicos desta prevenção. Concluíram que o uso aparentemente é seguro em mulheres com câncer de mama sem outras doenças, mas outros estudos precisam ser realizados[62].

Kang e cols., em estudo prospectivo com 524 mulheres tratadas de câncer de mama e recebendo terapia endócrina adjuvante foram acompanhadas por 5,1 anos e examinadas quanto a associação do uso de isoflavonas de soja e recorrência tumoral e morte. Foi utilizado um questionário de frequência alimentar. Obtiveram como resultados que as mulheres na pré menopausa a taxa de mortalidade foi 30,6% e não tinha relação com a ingesta de isoflavonas da soja (HR=1,05; 95% IC: 0,78-1,71) e nas mulheres após a menopausa a taxa de recorrência foi significativamente menor (HR=0,67; 95% IC:0,54-0,85). Finalizaram o estudo concluindo que a ingesta elevada de isoflavonas de soja foi associado a menor risco de recorrência entre as pacientes após a menopausa com câncer de mama positivo para receptor estrogênico e progesterona e aquelas que estavam recebendo o anastrozol como terapia endócrina [63].

Em estudos humanos, a implementação de isoflavonas na dieta para pacientes com câncer de mama tem sido muito controversos, em função da duplicidade de ação das mesmas, tanto estrogênicas quanto antiestrogênicas[64]. Mas, Chi e cols. realizaram grande estudo de meta-análise e descobriram que a ingesta de soja esteve correlacionada com a redução da incidência e mortalidade do câncer de mama[65].

Zhang e cols. em estudo em ratas mostrou que a ingesta de genisteína que imitava a quantidade de padrões de consumo dos asiáticos melhorou a resposta dos tumores mamários à terapia com tamoxifeno e este efeito esteve relacionado à atividade reduzida da resposta proteica, aos genes autófagos e aumento da imunidade antitumoral[66].

Steele e Monteiro tiveram como objetivo neste estudo examinar a relação entre a contribuição de alimentos ultra-processados e as concentrações urinárias de fitoestrógenos em 2.692 participantes americanos com idade acima de 6 anos. Os ingredientes desses alimentos são fontes industriais de energia e nutrientes de menor custo, com aditivos utilizados para imitar qualidade sensorial de alimentos minimamente processados ou de preparações culinárias. Neste estudo os fitoestrógenos incluídos foram: lignanos (enterolactona e enterodiol) e isoflavonas (genisteína, daidzeína, O-desmetilangolensina e equol) e concluíram que há evidência de impacto negativo do consumo de alimentos ultra-processados na qualidade geral da dieta e estende para incluir não nutrientes como os lignanos[67].

Henneicke-von Zepelin e cols. em estudo retrospectivo observacional em mulheres com câncer de mama tratadas na Alemanha, analisaram o impacto do tratamento com *Cimicifuga racemosa* L. Das 18.861 mulheres, 1102 haviam recebido como terapêutica o extrato de *Cimicifuga racemosa* L. A média de observação global foi de 3,6 anos. Os resultados mostraram que após dois anos do tratamento inicial para o câncer, 14% do grupo controle apresentaram recidiva enquanto o grupo usuária do extrato chegou a 6,5 anos sem recidivas. Concluíram que a *Cimicifuga racemosa* L. não foi associada a um aumento do risco de recorrência, mas sim à sobrevida livre de doença[68].

Hirschberg e cols. estudaram 65 mulheres após a menopausa usando extrato de *Black cohosh* na dose de 40 mg/dia por seis meses. Após este período foi realizada mamografia e biópsia aspirativa de tecido mamário. Concluíram que o extrato não causou aumento da densidade mamográfica e também não aumentou a proliferação do tecido celular mamário[69].

Terapia fitoestrógenos em sobreviventes câncer de mama

Extratos da raiz de *Black cohosh* foram avaliados quanto ao mecanismo de ação no alívio das ondas de calor na menopausa. Por meio de estudo randomizado, duplo-cego, placebo-controlado, selecionou-se mulheres sobreviventes de câncer de mama usuárias de tamoxifeno, que apresentavam sintomatologia vasomotoras, para receber extrato de CR BNO 1055 da *Cimicifuga racemosa* L. (Remifemin®) ou placebo, com a finalidade de avaliar a eficácia do Remifemin®. Após um período de dois meses, houve redução no número e intensidade das ondas de calor e não foram encontradas alterações nas concentrações séricas de FSH e LH[70].

Mulheres na transição menopausal usuárias de tamoxifeno como terapia adjuvante do câncer de mama receptor estrogênico positivo, comumente apresentam sintomatologia vasomotora como ondas de calor e secura vaginal. Através da administração de extrato CR BNO 1055 à mulheres sobreviventes de câncer de mama, comparadas com grupo controle, na dose 40 mg/dia em associação ao tamoxifeno por período 12 meses, houve redução satisfatória no número e intensidade das ondas de calor [71].

Henneicke-von Zepelin neste artigo de revisão de 60 anos de história dos produtos de *Cimicifuga racemosa* L., citou artigo publicado por ele e demais colaboradores onde estudaram 18.861 mulheres com diagnóstico prévio de câncer de mama, o risco de reincidência do mesmo em que o desfecho primário foi a sobrevida livre de doença. Dentre estas, 1.102 mulheres receberam extrato isopropanólico de *Cimicifuga racemosa* L. por um período médio de observação de 3,6 anos. Controlando idade, uso de tamoxifeno e outros fatores confundidores, utilizando modelo de regressão Cox demonstraram um efeito protetor estatisticamente significativo do extrato na taxa de recorrência (HR: 0,83, IC 95%: 0,69-0,99)[72].

Os estudos clínicos tem ajudado a dissipar as preocupações teóricas que a ingestão de soja pode piorar o câncer de mama ou interagir com o tratamento com tamoxifeno devido ao fato da genisteína ser um fitoestrógeno. Porém demonstrou-se, em estudos de larga escala, que mulheres com câncer de mama e consumo de alimentos de soja apresentam diminuição do risco de morte e recorrência, independentemente do *status* do receptor de estrogênio ou o uso de tamoxifeno[73].

Mas, quando Buck e cols. estudaram o efeito de uma dieta rica em fitoestrógenos em 1.140 mulheres sobreviventes de câncer de mama por um período de 6,1 anos; realizando a dosagem de enterolactona. Previamente sabendo, que os níveis de enterolactona correlacionam-se positivamente com a sobrevida dessas mulheres, concluiu que o quartil mais elevado das enterolactonas séricas foi associado a um risco significativamente reduzido de morte, mas apenas em pacientes que apresentavam tumores negativos ao receptor de estrogênio (HR: 0,27 IC 95%: 0,08-0,87)[74].

Vale lembrar, que a genisteína, a isoflavona mais prevalente na soja, pode estimular o crescimento do câncer de mama e pode interferir na atividade antitumoral do tamoxifeno[75]. Da mesma forma, outra isoflavona, a Biochanina-A, pode atenuar os efeitos do tamoxifeno e do inibidor da aromatase conhecido por letrozol[76].

A angiogênese e câncer de mama

A formação de novos vasos sanguíneos ocorre como resultado de vários processos, incluindo a ativação de células endoteliais, destruição da matriz por enzimas proteolíticas, migração e proliferação de células endoteliais, bem como a formação de estruturas tubulares.

O fator de crescimento de endotélio vascular é um agente mitogênico célula-específico que ocorre a partir de mutação de *ras* e que promove a angiogênese nos tumores sólidos propiciando crescimento tumoral, formação e desenvolvimento de metástases (Fig. 27.1).

Durante a gênese tumoral, a maioria destes começa a crescer como nódulos avasculares até um certo tamanho, normalmente não superior a alguns milímetros. Esta primeira fase na expansão do tumor é seguida pela mudança de avascular à vascular, devido a hipóxia e a má nutrição do tecido maligno, se este se mantiver com pouca ou nenhuma formação vascular. O início do processo angiogênico é um passo discreto no desenvolvimento de tumores malignos que é inevitável para o crescimento e metástase[77].

Embora tenha sido reconhecido por muitos anos que o tecido neoplásico é mais vascular do que o tecido normal, é somente desde a hipótese de Folkman sobre a anti-angiogênese que há pesquisa extensa na regulação da angiogênese[78].

O fator de crescimento de endotélio vascular (VEGF) é chave na promoção da angiogênese no câncer de mama, sendo bioativo no espaço extracelular onde se torna disponível para as células endoteliais[79]. O mais intensamente estudado da família VEGF é VEGF-A. É considerado o regulador mais importante na angiogênese fisiológica e patológica humana e níveis elevados de VEGF circulante são um indicador bem estabelecido de mau prognóstico em vários tipos de câncer, incluindo câncer de mama[80]. Um anticorpo monoclonal projetado contra o VEGF-A cha-

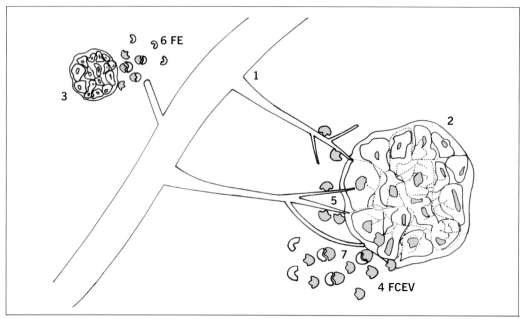

Fig. 21.2 – *Representação esquemática da angiogênese; os fatores envolvidos na angiogênese são: 1. vaso arterial e suas ramificações; 2 e 3. massas tumorais em crescimento; 4. fator de crescimento de endotélio vascular (FCEV) produzido pelas massas tumorais; 5. FCEV ligando-se as ramificações vasculares, estimulando crescimento e formação de novos vasos; 6. fitoestrogênios (FE); 7. ligação dos FE com os FCEV, inibindo a ação estimulatória à neoangiogênese.*

mado bevacizumabe foi o primeiro medicamento antiangiogênico aprovado pela Administração de Alimentos e Medicamentos dos Estados Unidos (FDA)[81].

A formação de novos vasos sanguíneos pode ser inibida bloqueando algumas etapas e as isoflavonas da soja também exibem atividades anti-angiogênicas, sendo que estes compostos exercem efeito anti-angiogênico diretamente nas células endoteliais ou indiretamente modulando o microambiente tumoral[82].

A genisteína (4',5,7-trhydroxyisoflavone) apresenta atividade anti angiogênica pelos seguintes mecanismos: inibição do VEGF e bFGF que direcionam a proliferação das células endoteliais, migração e formação do tubo, inibição da degradação da matriz extracelular pela supressão da bFGF induzindo a produção endotelial de ativador de plasminogênio e inibidor do ativador de plasminogênio e supressão da atividade do receptor de tirosina quinase para VEGF, EGF e PDGF[83].

Como já relatado, o VEGF é um importante regulador da angiogênese e a inibição da secreção de VEGF ou bloqueio de seus receptores está associada à supressão da formação de vasos sanguíneos[84]. A genisteína em doses de 5 a 50 μM impediu o crescimento das células endoteliais da veia umbilical humana (HUVECs) após a estimulação com VEGF. Os autores sugeriram que a genisteína pode inibir a angiogênese tumoral através da supressão de vias de sinalização mediadas por VEGF entre células tumorais e células endoteliais vasculares[85].

Yu e cols. estudaram o efeito da genisteína sobre a secreção de VEGF e a expressão de RNA mensageiro de VEGF em células de câncer mamário e verificaram que o nível da proteína VEGF em células tratadas com genisteína diminuiu em comparação com as células não tratadas. Além disso, a expressão de RNA mensageiro de VEGF foi consistente com a alteração da expressão da proteína[86].

Por meio do rastreio genômico foi revelado que a genisteína ou a daidzeína regularam o conjunto de genes necessários para a via da angiogênese no crescimento de células endoteliais humanas da veia umbilical ou células cancerígenas. Rabiau e cols., demonstraram uma baixa regulação do fator de crescimento epidérmico (EGF) e do fator de crescimento semelhante à insulina 1 (IGF-1) após o tratamento com genisteína (40 μmol / L) ou daidzeína (110 μmol / L)[87].

As células cancerosas têm alterações em múltiplas vias de sinalização celular e a genisteína apresenta efeitos quimiopreventivos devido a regulação de diferentes sinalizações celulares como o fator nuclear kappa beta (NF-kB) que controla o crescimento celular, apoptose, inflamação, invasão, transformação e angiogênese. No trabalho de Wang e cols. descobriram que a genisteína suprimiu a transcrição de MMP-9 inibindo a atividade de NF-κB[88].

Outra ação possível da genisteína é atuar na inflamação, que está relacionada ao câncer e que é aceita, como habilidade característica deste[89]. A inflamação ajuda no crescimento e sobrevivência de células malignas, estimula a angiogênese e suprime as respostas imunes adaptativas[90]. As prostaglandinas produzidas pela COX-2 desempenham um papel importante na inflamação, assim, a inibição desta isoforma COX é sugerida como alvo potencial para a quimioprevenção e tratamento do câncer[91]. A genisteína isolada ou em combinação com capsaicina reduziu eficientemente a expressão de COX-2 em células MCF-7 e este efeito foi associado à ativação da proteína quinase ativada por AMP[92].

Outro importante componente inflamatório do estroma de muitos tumores são macrófagos associados a tumores (TAM) por desempenharem um papel fundamental na formação de novos vasos tumorais através da secreção de inúmeras substâncias que promovem a angiogênese incluindo VEGF, PDGF, TGF-p, FGF, MMP-2, MMP-7, MMP-9, MMP-12, COX-2, bem como várias quimiocinas[93,94].

Na revisão de Varinska e cols. a genisteína apresenta efeitos diretos em células cancerosas modulando etapas da angiogênese como crescimento das células endoteliais, formação de tubos microcapilares e/ou inibindo várias vias de sinalização celular, mas também conclui que são necessários mais estudos para elucidar completamente o mecanismo de ação anti-angiogênico das isoflavonas da soja e ensaios clínicos para validar sua utilidade, já que foi demonstrada em estudos experimentais promissora como quimiopreventiva, na prática clínica[95].

No estudo de Yue e cols. o objetivo foi investigar os efeitos da acteína in vitro e in vivo, que é um glicosídeo triterpênico isolado da raiz de Cimicifuga foetida, sobre a angiogênese de células endoteliais microvasculares humanas (HMEC-1) e modelos de ratos portadores de tumores. Os resultados mostraram que a acteína inibiu de maneira significativa a proliferação, reduziu a migração e motilidade das células endoteliais e poderia suprimir a expressão proteica do fator de crescimento do endotélio vascular (VEGFR1), pJNK e pERK, sinalizando que estas proteínas estariam envolvidas. Os resultados in vivo, com tratamento oral de 10-15 mg/kg por 28 dias demonstrou inibição da formação de vasos sanguíneos e com isto houve diminuição do tamanho do tumor de mama 4T1 do rato e metástases para pulmões e fígado. Concluíram que houve redução da expressão das proteínas angiogênicas CD34 e Fator VIII bem como do VEGFR1 e redução da expressão gênica do CXCR4 observados nos tumores mamários[96].

Metabolização isoflavona a equol

Quando os produtos da soja são consumidos, as bactérias da microflora intestinal metabolizam as isoflavonas para metabólitos com biodisponibilidade aumentada e grande afinidade aos receptores hormonais principalmente ao RE beta. As variações no efeito dos produtos de soja foram correlacionados com os metabolitos de isoflavonas encontrados em amostras do plasma e urina dos indivíduos que consomem estes produtos[97].

Os efeitos benéficos da isoflavona da soja (a daidzina), que é o glicosídeo da daidzeína, foram relatados em indivíduos que produzem (S)-equol e O- desmetilangolensina (O-DMA), dois metabólitos secundários da redução da daidzeína produzidos por bactérias colônicas específicas em indivíduos produtores de equol[98].

A presença de 60% de produtores de equol em populações asiáticas versus 30% em populações ocidentais está associado a menor incidência de doenças hormônio dependentes entre essas populações que também possuem uma dieta de isoflavonas baseada no consumo de soja[99].

O aumento na excreção urinário de equol, metabólito da daidzeína, está associado a uma redução no risco do câncer de mama, sendo considerado marcador de efeitos benéficos na regulação dos hormônios endógenos. Nas mulheres que apresentam este metabólito a concentração plasmática de estrona, sulfato de estrona, testosterona, androstenediona, deidroepiandrosterona (DHEA), S-DHEA e cortisol são menores e SHBG e progesterona maiores[100].

Estudos *in vitro* mostraram que o equol apresentava atividade mais estrogênica em células de adenocarcinoma humano em comparação com a daidzeína, bem como em células de câncer de mama MCF-7[101].

Em outros estudos foi verificado que o equol apresenta maior atividade antioxidante, capacidade de inibir a proliferação de linhas de células benignas e malignas da próstata e é 100 vezes mais potente ao estimular a expressão do RNA mensageiro de uma proteína responsiva ao estrogênio chamada pS2 em células MCF-7 de câncer de mama[102,103].

O equol produzido pela microbiota de forma endógena ou administrado diretamente a camundongos mostrou reduzir a expressão do receptor de progesterona no epitélio vaginal das ratas indicando que o equol reduz a resposta dependente de estrogênio neste tecido[91].

Mulheres com tumores de mama hormônio dependente podem se beneficiar do uso de fitoestrogênios devido à interação que os mesmos fazem nos RE e também inibir enzimas que são envolvidas na esteroidogênese e metabolismo hormonal. A inibição da sulfotransferase é um efeito importante, pois as maiores fontes de estradiol nas mulheres após a menopausa são dos sulfatos esteroides circulantes. Foram avaliados flavonoides e sulfoconjugados flavonoides na inibição das enzimas sulfotransferase e sulfatase na transformação de estrógenos ativos em inativos no tecido humano e demonstrado que o 4,7-bissufato daidzeína foi capaz de inibir a sulfatase esteroidal [104,105].

Mecanismo epigenético dos fitoestrógenos

Os fitoestrógenos podem apresentar outro modo de ação na saúde das mulheres, através do efeito epigenético; que é um termo usado na biologia para se referir a características de organismos multicelulares que apresentam estabilidade ao longo das diversas divisões celulares, mas que não envolvem mudanças na sequência de DNA do organismo[106]. A epigenética desempenha um importante papel no processo de diferenciação celular, com isto as células mantém características estáveis diferentes apesar de conterem o mesmo material genômico[107].

Diferentes compostos bioativos têm sido estudados; entre eles a genisteína para redução do risco de câncer desempenhando um papel para mudanças epigenéticas que resultam em alterações na expressão de genes que regulam a proliferação, diferenciação celular[108], metilação do DNA, modificação das histonas[109], regulação de micro RNA; bem como a daidzeína e seu equol (metabólito microbiano).

Diversos artigos relatam a redução da incidência de câncer de mama em usuárias de fitoestrogênios e tal fato poderia ser explicado devido aos efeitos benéficos resultantes de modificações epigenéticas que ocorrem ao longo da vida, em especial na infância e na adolescência – período sensível aos fitoestrógenos - talvez pela ingestão de soja pela mãe. Esses efeitos benéficos podem não ser observados quando tal fato ocorrer tardiamente como quando se usa a terapia hormonal[110].

Estudos *in vitro*, demonstraram que a genisteína diminuiu a metilação de genes supressores de tumores, que podem ser mediados pela inibição da atividade da DNA metil transferase (DNAMT), indicando potencial efeito benéfico da genisteína[111], entretanto inibindo a DNAMT também pode levar a metilação reduzida de proto-oncogenes como já demonstrado com daidzeína, coumestrana e equol[112].

Neste estudo duplo-cego, randomizado com 34 mulheres no período da pré-menopausa que receberam 40 ou 140 mg de isoflavonas (genisteína, daidzeína e gliciteína) por dia por um ciclo menstrual. Foi caracterizado o estado de metilação de 5 genes relacionados ao câncer de mama e avaliados em amostras de tecido mamário. Obtiveram de resultado, com o uso dessas isoflavonas, uma hipermetilação dos genes supressores de tumores RARβ2 e CCND2 indicando uma possível alteração epigenética[113]

Conclusões

Os estudos epidemiológicos sugerem uma relação inversa entre o consumo de produtos da soja e risco de câncer de mama, mas apresentam problemas devido a grande diversidade na ingesta da soja, de outros fitoestrógenos e a associação com outros alimentos como vegetais, legumes e frutas. São necessários mais investigações com o objetivo de afastar definitivamente preocupações tanto quanto a real proteção quanto ao risco de que a exposição às isoflavonas resultem em efeitos adversos no tecido mamário.

Há necessidade de analisar as diferentes espécies de plantas provedoras de fitoestrogênios, assim como o conhecimento de sua classificação e propriedades para análise adequada dos trabalhos. Não se pode confundir os alimentos derivados da soja com o medicamento onde se extraiu o princípio ativo da planta, que são os fitoestrogênios. Quanto aos derivados da *Actea racemosa* (L.) Nutt. ou *Cimicifuga racemosa* L. os trabalhos publicados até o momento demonstraram ações reconhecidamente benéficas na melhora dos problemas relacionados à sintomatologia climatérica sem efeito no tecido mamário.

Estudos *in vitro* demonstraram que os fitoestrógenos apresentam uma forte ligação aos receptores de estrogênio beta e estes apresentam a característica de apresentarem efeitos antiproliferativos e pró-apoptóticos, assim as isoflavonas poderiam atuar como quimiopreventivos nos tumores de mama receptor de estrogênio alfa, mas a situação é complexa devido as respostas desses dois receptores no tecido canceroso, do estágio da doença e a concentração dos fitoestrógenos para o crescimento e diferenciação celular.

Estudos *in vivo* apresentam divergências quanto a implementação de isoflavonas na dieta ou fitoestrógenos para pacientes com câncer de mama tendo em vista a função da duplicidade de ações, tanto estrogênicas quanto antiestrogênicas, além do metabolismo intestinal dos alimentos da soja a equol, mas há demonstração em ensaios clínicos que mulheres com câncer de mama e consumidoras de alimentos de soja apresentam diminuição do risco de morte e recorrência. Vale lembrar da formação de novos vasos para o crescimento tumoral e de como os fitoestrógenos podem inibir este processo, bem como a metabolização das isoflavonas pelas bactérias intestinais a equol e atualmente o efeito epigenético desempenhando um importante papel na diferenciação celular.

Nota da Editora: *(Vide Capítulo 26.)*

Referências

1. Bray F, Ferlay J, Soerjomataram I et al. Global cancer statistics 2018: GLOBOCAN estimates of incidence and mortality worldwide for 36 cancers in 185 countries. CA Cancer J Clin 2018; 68(6): 394-424.
2. Autier P, Boniol M, Gavin A, Vatten LJ. Breast cancer mortality in neighbouring European countries with different levels of screening but similar access to treatment: trend analysis of WHO mortality database. BMJ 2011; 343:d4411.
3. Siegel RL, Miller KD, Ahmedin Jemal DVM. Cancer statistics, 2018. CA Cancer J Clin 2018; 68(1):7-30.
4. Dieguez G, Ferro C, Pyenson BS. A multi-year look ot the cost burden of cancer care. Milliman Research Report April 11, 2017; 1-22.
5. INCA. Instituto Nacional do Câncer. Estimativa para ano de 2018 de número de casos novos por câncer em mulheres, segundo localização primária. Acessado em 15/01/2019. Disponível em www.inca.gov.br.
6. INCA. Instituto Nacional do Câncer. Programa estatística de incidência e mortalidade do câncer de mama. Acessado em 15/01/2019. Disponível em www.inca.gov.br.
7. Li Y, Li, Sha, Meng X, Gan RY, Zhang JJ, Li HB. Dietary natural products for prevention and treatment of breast cancer. Nutrients 2017; 9: 728.
8. Barros ACSD, Giribela AHG. Prevenção primária do cancer de mama. In Piato S (ed). Tratado de Ginecologia. São Paulo, Artes Médicas, 2002.
9. Dalvai M, Bystricky K. Cell cycle and anti-estrogen effects synergize to regulate cell proliferation and ER target gene expression.PLoS One 2010; 5(6): e11011.
10. Paterni I, Granchi C, Katzenellenbogen JA, Minutolo F. Estrogen receptors alpha (ER alpha) and beta (ER beta): Subtype-selective ligands and clinical potential. Steroids 2014; 90: 13-29.
11. Doisneau-Sixou SF, Sergio CM, Carroll JS et al. Estrogen and anti-estrogen regulation of cell cycle progression in breast cancer cells. Endocr Relat Cancer 2003; 10: 179-186.
12. Moghadam SJ, Weihua Z, Hunt KK, Keyomarsi K. Estrogen receptor alpha is cell cycle-regulated and regulates the cell cycle in a ligand-dependent fashion. Cell Cycle 2016; 15(12): 1579-1590.
13. Messina M. Soy and health update: Evaluation of the clinical and epidemiological literature. Nutrient 2016; 8(12): 754.
14. Adlercreutz H. Western diet and Western diseases: Some hormonal and biochemical mechanisms and associations. Scandinavian Journal of Clinical & Laboratory Investigation 1990; No. s201 (50): Pages 3-23.
15. Dietz BM, Hajirahimkhan A, Dunlap TL, Bolton JL. Botanicals and their bioactive phytochemicals for women's helath. Pharmacol Rev. 2016; 68(4): 1026-1073.
16. Fritz H, Seely D, Flower G, Skidmore B, Fernandes R, Vadeboncoeur S et al. Soy, Red Clover and isoflavones and breast cancer: a systematic review. PLoS One 2013; 8(11) e81968.
17. Hilakivi-Clarke L, Andrade JE, Helferich W. Is soy consumption good or bad for the breast? J Nutr 2010; 140(12): 2326S-2334S.
18. Bandera EV, King M, Chandran U, Paddock LE, Rodriguez-Rodriguez L et al. Phytoestrogens consumption from foods and supplements and epithelial ovarian cancer risk: a population-based case crontol study. BMC Womens Health 2011; 11:40.
19. Dong JY, Qin LQ. Soy isoflavones consumption and risk of breast cancer incidence or recurrence: a meta-analysis of prospective studies. Breast Cancer Res. Treat. 2011; 125: 315-323.
20. Grosso G, Godos J, Lamuela-Raventos R, Ray S, Micek A, Pajak A et al. A comprehensive meta-analysis on dietary flavonoid and lignan intake and cancer risk: Level of incidence and limitations. Mol. Nutr. Food Res. 2017:61.
21. Zhu YY, Zhou L, Jiao SC, Xu LZ. Relationship between soy food intake and breast cancer in China. Asian pac. J. Cancer Prev. 2011; 12: 2837-2840.
22. Butler LM, Wu AH, Wang R et al. A vegetable-fruit-soy dietary pattern protects against breast cancer among postmenopausal Singapure Chineses women. Am J Clin Nutr 2010; 91(4): 1013-1019.
23. Nagata C. Factors to consider in the association between soy isoflavone intake and breast cancer risk. J. Epidemiol 2010; 20: 83-89.
24. Baglia ML, Zheng W, Li HL, Yang G, Gao J, Gao YT, Shu XO. The association of soy food consumption with the risk of subtype of breast cancers defined by hormone receptor and HER2 status. Int. J. Cancer 2016; 139: 742-748.
25. Wada K, Nakamura K, Tamai Y, Tsuji M, Kawachi T, Hori A et al. Soy isoflavone intake and breast cancer risk in Jaspan: from the Takayama study. Int. J. cancer 2013; 133:952-960.
26. Zhang YF, Kang HB, Li BL, Zhang RM. Positive effects of soy isoflavone food on survival of breast cancer patients in China Asian Pac. J. Cancer Prev. 2012; 13:479-482.
27. Ko KP, Kim SW, Ma SH, Park B, Ahn Y, Lee JW et al. Dietary intake and breast cancer among carriers and noncarriers of BRCA mutations in the Korean hereditary breast cancer study. Am. J. Clin. Nutr. 2013; 98: 1493-1501.
28. Guo XY, Cai QY, Bao PP, Wu J, Wen WQ,Ye F et al. Long-term soy consumption and tumor tissue micro RNA and gene expression in triple-negative breast cancer. Cancer Am. Cancer Soc. 2016; 122: 2544-2551.

29. Nechuta SJ, Caan BJ, Chen WY, Lu W, Chen Z, Kwan ML,Flatt SW et al. Soy food intake after diagnosis of breast cancer and survival: An in-depth analysis of combined evidence from cohort studies of US and Chinese women. Am. J. Clin. Nutr. 2012; 96: 123-132.
30. Morimoto Y, Maskarinec G, Park SY, Ettienne R, Matsuno RK, Long C et al. Dietary isoflavone intakes is not statistically significantly associated with breast cancer risk in the multiethnic cohort. Br. J. Nutr. 2014; 112: 976-983.
31. Woo HD, Park KS, Ro J, Kim J. Differential influence of dietary soy intake on the risk of breast cancer recurrence related to HER2 status. Nutr. Cancer 2012; 64: 198-205.
32. Khan SA, Chatterton RT, Michel N, Bryk M, Lee O,Ivancic D et al. Soy isoflavone supplementation fro breast cancer risk reduction: A randomized phase II trial. Cancer Prev. Res. 2012; 5: 309-319.
33. Takata Y, Maskarinec G, Rinaldi S, Kaaks R, Nagata C. Serum insulin-like growth factor-I levels among women in Hawaii and Japan with different levels of tofu intake. Nutr Cancer 2006; 56(2): 136-42.
34. Travis RC, Allen NE, Appleby PN, Spencer EA, Roddam AW, Key TJ. A prospective study of vegetarian and isoflavone intake in relation to breast cancer risk in British women. Int J Cancer 2008; 122(3): 705-10.
35. Tomar RS, Shiao R. Early life and adult exposure to isoflavones and breast câncer. J Environ Sci Health C Environ Carcinog Ecotoxicol Rev 2008 ; 26(2): 113-73.
36. Messina MJ, Wood CE. Soy isoflavones, estrogen therapy and breast cancdr risk: Analysis and commentary. Nutr J 2008; 7(1): 17.
37. Hewitt SC, Winuthayanon W, Korach KS. What's new in estrogen receptor action in the female reproductive tract. J Mol Endocrinol 2016; 56(2): R55-R71.
38. Huang B, Omoto Y, Iwase H, Yamashita H, Toyama T, Coombs RC et al. Differential expression of estrogen receptor alfa, B1 and B2 in lobular and ductal breast cancer. Proc. Natl Acad Sci USA 2014; 111: 1933-8.
39. Paterni I, Granchi C, Katzenellenbogen JA, Minutolo F. Estrogen receptors alpha (ER alpha) and beta (ER beta):subtype-selective ligands and clinical potential. Steroids 2014; 90: 13-29.
40. Yan GR, Xiao CL, He GW et al. Global phosphoproteomic effects of natural tyrosine kinase inhibitor, genistein on signaling pathways. Proteomics 2010; 10(5): 976-86.
41. Shanle EK, Hawse JR, Xu W. generation of stable reporter breast cancer cell lines for the identification of ER subtype selective ligands. Biochem. Pharmacol 2011; 82: 1940-1949.
42. Jiang Y, Gong P, Madak-Erdogan Z, Martin T, Jeyakumar M, Carlson K et al. Mechanisms enforcing the estrogen receptor B selectivity of botanical estrogens. FASEB J 2013; 27: 4406-4418.
43. Pons DG, Nadal-Serrano M, Blanquer-Rossello MM, Sastre-Serra J, Oliver J, Roca P. Genistein modulates proliferation and mitochondrial functionality in breast cancer cells depending on ER alpha/ER beta ratio. J. Cell. Biochem 2014; 115: 949-958.
44. Russo M, Russo GL, Daglia M, Kasi PD, Ravi S, Nabavi SF, Nabavi SM. Understanding genistein in cancer: the good and the bad effects. A review. Food Chem 2016; 196: 589-600.
45. Prietsch RF, Monte LG, da Silva FA, Beira FT, del Pino FAB, Campos VF et al. genistein induces apoptosis and autophagy in human breast MCF-7 cells by modulating the expression of proapoptotic factors and oxidative stress enzymes. Mol Cells. Biochem 2014; 390: 235-242.
46. Li Y, Meeram SM, Patel SN, Chen H, Hardy TM, Tollefsbol TO. Epigenetic reactivation of estrogen receptor-alpha (ER a) by genistein enhances hormonal therapy sensitivity in ER a-negative breast cancer. Mol. Cancer 2013; 12:9.
47. Wong CJ, Casper RF, Rogers IM. Epigenetic changes to human umbilical cord blood cells cultured with three proteins indicate partial reprogramming to a pluripotent state. Exp. Cell res 2010; 316: 927-939.
48. Jawaid K, Crane SR, Nowers JL, Lacey M, Whitehead SA. Long-term genisteína treatment of MCF-7 cells decreases acetylated histone 3 expression and alters growth responses to mitogens and histone deacetylase inhibitors. J. Steroid Biochem Mol. Biol 2010; 120: 164-171.
49. Mahmoud AM, Al-Alem U, Ali MM, Bosland MC. Genistein increases estrogen receptor B expression in prostate cancer via reducing its promoter methylation. J. Steroid Biochem. Mol. Biol 2015; 152: 62-75.
50. Lecomte S, Demay F, Ferrière F, Pakdel F. Phytochemicals targeting estrogen receptors: beneficial rather than adverse effects? Int. J. Mol. Sci 2017; 18(1381): 1-19.
51. López-Biedma A, Sanchez-Quesada C, Beltrán G, Delgado-Rodriguez M. Phytoestrogen (+) – pinoresinol exerts antitumor activity in breast cancer cells with different oestrogen receptor statuses. BMC Complementary and Alternative Medicine 2016; 16(1): 350.
52. Moule GR, Braden AWH, Lamond DR. The significance of oestrogens in pasture plants in relation to animal production. Anim Breed Abstr 1963; 32:139-157.
53. Raufer CE, Maul R, Donauer E, Fabian EJ, Kulling SE. In vitro and in vivo metabolismo f the soy isoflavone glycitein. Mol Nutr Food Res 2007; 51(7): 813-23.
54. Qin LQ, Xu JY, Tezuka H, Wang PY, Hoshi K. Commwercial soy milk enhances the development of 7,12-dimethylbenz(a) anthracene-induced mammary tumors in rats. In vivo 2007; 21(4): 667-71.
55. Hooshmand S, Khalil DA, Murillo G, Singletary K, Kamath SK, Arjmandi BH. The combination of genisteína and ipriflavone prevents mammary tumorigenesis and modulates lipid profile. Clin Nutr 2008;19 Jun.
56. Morcel K,Rouquette S,Dugast C,Bendavid C,Audrain O et al. Breast cancer prevention: From chemoprevention to prophylactic surgery. J Gynecol Obstet Biol Reprod.PubMed 2008; ID: 18653291.
57. Maskarinec G, Hebshi S, Custer L, Franke AA. The relation of soy intake and isoflavone levels in nipple aspirate fluid. Eur J Cancer Prev 2008; 17(1): 67-70.

58. Amawi H, Ashby Jr CR, Tiwari AK. Cancer chemoprevention through dietary flavonoids: what's limiting? Chin J Cancer 2017; 36: 1-13.
59. Legette LL, Prasain J, King J, Arabbshashi A, Barnes S, Weaver CM. Pharmacokinetics of equol, a soy isoflavone metabolite, changes with the form of equol (dietary versus intestinal production) in ovariectomized rats. J. Agric Food Chem 2014; 62(6): 1294-1300.
60. Atkinson C, Ray RM, Li W, Lin MG, Gao DL, Shannon J et al. Plasma equol concentration is not associated with breast cancer and fibrocystic breast conditions among women in Shangai, China. Nutr Res 2016; 36(8): 863-871.
61. Zhao E, Mu Q. Phytoestrogen biological actions on mammalian reproductive sustem and cancer growth. Sci Pharm 2011; 79(1): 1-20.
62. Walji R, Boon H, Guns E, Oneschuk D, Younus J. Black cohosh (Cimicifuga racemosa [L.] Nutt.): safety and efficacy for cancer patients. Support Care Cancer 2007; 15(8): 913-21.
63. Kang X, Zhang Q, Wang S et al. Effect of soy isoflavones on breast câncer recurrence and death for patients receiving adjuvante endocrine therapy. CMAJ 2010; 182(17): 1857-1862.
64. Ziaei S, Halaby R. Dietary isoflavones and breast cancer risk. Medicine 2017; 4: 1-18.
65. Chi F, Wu R, Zeng YC, Xing R, Liu Y, Xu ZG. Post-diagnosis soy food intake and breast cancer survival: A meta-analysis of cohort studies. Asian Pac. J. Cancer Prev 2013; 14: 2407-2412.
66. Zhang X, Cook KL, Warri A, Cruz IM, Rosim M, Riskin J et al. Lifetime genisteína intake increases the response of mammary tumors to tamoxifeno in rats. Clin. Cancer Res 2017; 23:814-824.
67. Steele EM, Monteiro CA. Association between dietary share of ultra-processed foods and urinary concentrations of phytoestrogens in the US. Nutrients 2017; 9: 1-15.
68. Henneicke-von Zepelin HH, Meden H, Kostev K, Schroder-Bernhard D, Stammwitz U, Becher H. Isopropanolic black cohosh extract and recurrence-free survival after breast cancer. Int J. Clin Pharmacol Ther 2007; 45(3): 143-154.
69. Hirschberg AL, Edlund M, Svane G, Azavedo E, Skoog L, von Schoultz B. An isopropanolic extract of black cohosh does not increase mammographic breast density or breast cell proliferation in postmenopausal women. Menopause 2007; 14(1): 89-96.
70. Jacobson JS, Troxel AB, Evans J et al. Randomized trial of black cohosh for the treatment of hot flashes among women with a history of breast cancer. J Clin Oncol 2001; 19: 2739-45.
71. Mahady GB. Black Cohosh(Actea/Cimicífuga racemosa): Review of the Clinical Data for Safety and Efficacy in Menopausal Symptoms. Treat Endocrinol 2005; 4(3): 177-184.
72. Henneicke-von Zepelin HH. 60 years of Cimicifuga racemosa medicinal products. Wien Med Wochenschr 2017; 167(7): 147-159.
73. Shu XO, Zheng Y, Cai H et al. Soy food intake and breast cancer survival. JAMA 2009; 302(22): 2437-2443.
74. Buck K, Vrieling A, Zaineddin AK, Becker S, Husing A, Kaaks R et al. Serum enterolactona and prognosis fo postmenopausal breast cancer. J. Clin. Oncol 2011; 29(28): 3730-3738.
75. Drewe J, Bucher KA, Zahner C. A systematic review of non-hormonal treatments of vasomotor symptoms in climacteric and cancer patients. Springerplus 2015; 4: 65.
76. Singh SP, Wahajuddin, Raju KS, Ali MM, Kohlil K, Jain GK. Reduced bioavailability of tamoxifeno and its metabolite 4-hydroxytamoxifen after oral administration with biochanin A (an isoflavone) in rats. Phytother Res 2012; 26(2): 303-307.
77. Hanahan D, Folkman J. Patterns and emerging mechanisms of the angiogênica switch during tomorigenisis. Cell 1996; 86: 353-364.
78. Folkman J. Tumor angiogenesis. Therapeutic implications. N Engl. J. Med. 1971; 285: 1182-1186.
79. Wehland M, Bauer J, Infanger M, Grimm D. Primary tumor cells, stromal cells and cancer stem cells strongly influence vessel growth in tumors. Curr Pharm Des 2012; 18: 4244-4257.
80. Claesson-Wejsh L, Welsh M. VEGFA and tumour angiogenesis. J. Intern. Med 2013; 273: 114-127.
81. Vasudev NS, Reynolds AR. Anti-angiogenic therapy for cancer: Current progress, unresolved questions and future directions. Angiogenesis 2014; 17: 471-494.
82. Nagaraju GP, Zafar SF, el-Rayes BF. Pleiotropic effects of genisteína in metabolic, inflammatory and malignant diseases. Nutr Rev 2013; 71: 562-572.
83. Li WW, Li VW, Hutnik M, Chiou AS. Tumor angiogenesis as a target for dietary cancer prevention. J Oncol 2012: 879623, 2012.
84. Gacche RN, Meshram RJ. Angiogenic factors as potential drug target: Efficacy and limitations of anti-angiogenic therapy. Biochim Biophys Acta 2014; 1846: 161-179.
85. Guo Y, Wang S, Hoot DR, Clinton SK. Suppression of VEGF-mediated autocrine and paracrine interactions betwenn prostate cancer cells and vascular endothelial cells by soy isoflavones. J. Nutr. Biochem 2007; 18: 408-417.
86. Yu X, Mi M, Zhu J. Genistein inhibits the expression of vascular endothelial growth factor in MDA-MB-453 breast cancer cells. U.S. Chin. J. Lymphol. Oncol 2008; 7: 8-13.
87. Rabiau N, Kossai M, Braud M, Chalabi N, Satith S, Bignon YJ et al. Genistein and daidzein act on a panel of genes implicated in cell cycle and angiogenesis by polymerase chain reaction arrays in human prostate cancer cells lines. Cancer Epidemiol 2010; 34: 200-206.

88. Wang SD, Chen BC, Kao ST, Liu CJ, Yeh CC. Genistein inhibits tumor invasion by suppressing multiple signal transduction pathways in human hepatocellular carcinoma cells. BMC Complement Altern Med 2014; 14: 10.1186/1472-6882-14-26.
89. Balkwill FR, Mantovani A. Cancer-related inflammation: Common themes and therapeutic opportunities. Semin. Cancer Biol 2012; 22: 33-40.
90. Candido J, Hagemann T. Cancer-related inflammation. J. Clin. Immunol 2013; 33: 79-84.
91. Khan AQ, Khan R, Rehman MU, Lateef A, Tahir M, Ali F et al. Soy isoflavones (daidzein & genisteína) inhibit 12-O-tetradecanoyphorbol-13-acetate (TPA)-induced cutaneous inflammation via modulation of COX-2 and NF-kB in Swiss albino mice. Toxicology 2012; 302: 266-274.
92. Chung MH, Kim DH, Na HK, Kim JH, Kim HN, Haegeman G et al. Genistein inhibits phorbol ester-induced NF-kB transcriptional activity and COX-2 expression by blocking the phosphorylation of p65/Rel in human mammary epithelial cells. Mutat. Res. Fundam. Mol. Mech. Mutagen 2014; 768: 74-83.
93. Chanmee T, Ontong P, Konno K, Itano N. Tumor-associated macrophages as major players in the tumor microenviroment. Cancers 2014; 6: 1670-1690.
94. Chen X, Zhang L, Zhang IY, Liang J, Wang H, Ouyang M et al. RAGE expression in tumor-associated macrophages promotes angiogenesis in glioma. Cancer Res 2014; 74: 7285-7297.
95. Varinska L, Gal P, Mojzisova G, Mirossay L, Mojzis J. Soy and breast cancer; focus on angiogenesis. Int. J. Mol. Sci 2015; 16: 11728-11749.
96. Yue GGL, Xie S, Lee JKM, Kwok HF, Nian Y, Wu XX et al. New potential beneficial effects of actein, a triterpene glycoside isolated from Cimicifuga species, in breast cancer treatment. Sci Rep 2016; 6: 35263.
97. Virk-Baker MK, Barnes S, krontiras H, Nagy TR. S-(-)equol producing status nor associated with breast cancer risk among low isoflavone sonsuming US postmenopausal women undergoing a physician recommended breast biopsy. Nutr res 2014; 34(2):116-125.
98. Rafii F. The role of colonic bacteria in the metabolism of the natural isoflavone daidzin to equol. Metabolites 2015; 5: 56-73.
99. Setchell KD, Clerice C. Equol: Pharmacokinetics and biological actions. J. Nutr 2010; 140: 1363S-1368S.
100. Lampe JW. Is equol the key tot he efficacy of soy foods? Am J Clin Nutr 2009; 89: 1664S-1667S.
101. Atkinson C, Frankenfeld CL, Lampe JW. Gut bacterial metabolis of the soy isoflavone daidzein:Exploring the relevance to human health. Exp. Biol. Med 2005; 230: 155-170.
102. Froyen EB, Steinberg FM. Soy isoflavones increase quinone reductase in heap-1c1c7 cells via estrogen receptor beta and nuclear factor erythroid 2-related factor 2 binding to the antioxidant response element. J. Nutr. Biochem 2011; 22: 843-848.
103. Dewi FN, Wood CE, Lampe JW, Hullar MA, Franke AA, Golden DL et al. Endogenous and exogenous equol are antestrogenic in reproductive tissues of apolipoprotein E-null mice. J. Nutr 2012; 142: 1829-1835.
104. Nisslein T, Freudenstein J. Coadministration of the aromatase inhibitor formestane and an isopropanolic extract of black cohosh in a rat model chemically induced mammary carcinoma. Planta Med 2007; 73(4): 313-22.
105. Harris RM, Wood DM, Bottomley L, Blagg S, Owen K, Hughes PJ et al. Phytoestrogens are potents inhibitors of estrogen sulfation: implications for breast cancer risk and treatment. J Clin Endocrinol Metab 2004; 89(4): 1779-87.
106. Schulte PA, Whittaker C, Curran CP. Considerations for using genetic and epigenetic information in occupational health risk assessment and standard setting. J. Occup Environ Hyg 2015; 12(sup1):S69-S81.
107. Shin MH, He Y, Marrogi E, Piperdi S, Ren L, Khanna C et al. A runx2-mediated epigenetic regulation of the survival of p53 defective cancer cells. PLoS Genet 2016; 12(2):e 1005884.
108. Remely M, Lovrecic L, de la Garza AL, Migliore L, Peterlin B, Milagro FI et al. Therapeutic perspectives of epigenetically active nutrients. Br J. Pharmacol 2015; 172: 2756-2768.
109. Rietjens IM, Sotoca AM, Vervoort J, Louisse J. Mechanisms underlying the dualistic mode of action of major soy isoflavones in relation to cell proliferation and cancer risks. Mol Nutr Food Res 2013; 57: 100-113.
110. Molzberger AF, Soukup ST, Kulling SE, Diel P. Proliferative and estrogenic sensitivity of the mammary glan are modulated by isoflavones during distinct periods of adolescence. Arch Toxicol 2013; 87: 1129-1140.
111. Pudenz M, Roth K, Gerhauser C. Impact of soy isoflavones on the epigenome in cancer prevention. Nutrients 2014; 6: 4218-4272.
112. Koo J, Cabarcas-Petroski S, Petrie JL, Dielte N, White RJ, Schramm L. Induction of proto-oncogene BRF2 in breast cancer cells by the dietary soybean isoflavona daidzein. BMC Cancer 2015; 15: 905.
113. Qin W, Zhu W, Shi H, Hewett JE, Ruhlen RL, MacDonald RS et al. Soy isoflavones have an antiestogenic effect and alter mammary promoter hypermethylation in healthy premenopausal women. Nutr Cancer 2009; 61: 238-244.

Fitomedicamentos: Fitoestrogênios e Ondas de Calor

- Benedito Fabiano dos Reis
- Sônia Maria Rolim Rosa Lima

Introdução

Os fogachos são os sintomas mais comuns relacionados ao período do climatério e a principal razão de procura por tratamento médico. A instabilidade vasomotora é caracterizada pelo aumento da temperatura e impedância da pele, vasodilatação periférica e aumento transitório dos batimentos cardíacos. Sua prevalência em mulheres ocidentais com menopausa natural varia de 68 a 82% Naquelas submetidas a ooforectomia bilateral esta queixa alcança a cifra de 90%[1]. O fato que as concentrações plasmáticas baixas de estrogênios ocorram tanto naquelas que apresentam a queixa de ondas de calor como naquelas sem queixa, faz pensar que, além do hipoestrogenismo, outro fator ou fatores podem estar envolvidos no seu aparecimento [2]. Fatores culturais e raciais podem exercer influência direta em seus relatos, de fato, mulheres chinesas referem taxas de incidência entre 10-25%. Os motivos para estas diferenças não são conhecidos [3].

As ondas de calor são descritas como sensações de intenso calor interno, acima do esterno no pescoço, face e cabeça acompanhada de sudorese que acomete em maior intensidade a metade superior do corpo seguida por calafrios. Podem durar aproximadamente dois a quatro minutos, mas podem persistir por mais tempo, acometendo as mulheres por período de um a cinco anos, com mediana de quatro anos[4].

A vasodilatação periférica, evidenciada pela temperatura e pelo fluxo sanguíneo cutâneo aumentado, ocorre em quase toda superfície corporal. As ondas de calor são deflagradas por pequenas elevações na temperatura corporal central que agem dentro de uma zona termoneutra reduzida. Contudo, as mensurações das temperaturas esofágica, retal e timpânica não mostram estar elevadas antes das ondas de calor[5].

Como os fogachos acompanham o declínio do estrogênio na grande maioria das mulheres com menopausa natural ou cirúrgica, não há dúvida de que este desempenha importante papel em sua gênese. Porém, os estrogênios não parecem ser os únicos responsáveis, já que não existe nenhuma correlação entre a presença de ondas de calor e as concentrações plasmáticas, urinárias ou vaginais de estrogênio[6].

Como as gonadotrofinas se tornam elevadas no climatério, foi pesquisado o seu papel no início das ondas de calor, sem relevância clínica. Porém existe considerável evidência de que a noraepinefrina desempenha um papel importante na termorregulação, mediada em parte pelos receptores α-adrenérgicos. Adicionalmente, os esteroides gonadais modulam a atividade noradrenérgica central. A clonidina, um agonista α_2-adrenérgico, reduz a ativação adrenérgica central e a frequência das ondas de calor. De modo contrário, a iombina, um antagonista α_2-adrenérgico, aumenta a ativação adrenérgica central e deflagra as ondas de calor [4].

A maior termossensibilidade na menopausa se reflete em relatos da frequência e duração aumentadas dos fogachos durante o clima quente. Assim, a dissipação de calor das ondas de calor (sudorese e vasodilatação periféricas) seria deflagrada quando a temperatura corporal fosse elevada acima do limiar de sudorese reduzido [1].

O estrogênio melhora os fogachos ao elevar o limiar de sudorese nas mulheres sintomáticas. Desta forma, propõe-se que a noraepinefrina cerebral elevada estreita a zona termoneutra em mulheres sintomáticas após a menopausa, e que pequenas elevações na temperatura corporal central deflagram as ondas de calor quando o limiar da sudorese e ultrapassado [4].

A Terapia Hormonal (TH) é considerada o tratamento de escolha para as ondas de calor na menopausa. Porém, os dados apresentados pelo estudo *Women's Health Initiative* (WHI) em 2002, demonstraram risco aumentado para desenvolver câncer de mama, cardiopatia coronariana, acidente vascular cerebral e tromboembolismo, embora as mulheres de sua casuística tivessem idade mais avançada. Desde então, novas alternativas para tratamento vêm sendo pesquisadas até o presente momento, dentre elas destacam-se os fitoestrogênios[7].

Os Fitoestrogênios são definidos como um conjunto de substâncias presentes em diversos vegetais, que possuem estrutura química e ação biológica semelhante a dos estrogênios. Estes princípios ativos são produzidos em pequenas concentrações pelo metabolismo secundário das plantas[8]. Dentre os fitomedicamentos com fitoestrogênios, destacam-se os mecanismos de ação propostos para os extratos com isoflavonas, derivadas da *Glycine max* (L.) Merr. e do *Trifolium pratense* L. e também para os extratos de *Cimicifuga racemosa* L.[9].

Isoflavonas de soja

Glycine max (L.) Merr.

Apresentam-se na forma de gliconas e agliconas. As gliconas, quando ingeridas são convertidas no intestino a agliconas, que são as formas ativas das isoflavonas com potência relativa variada. Os fitoestrogênios ativam preferencialmente os receptores estrogênios β (RE β), com pouca atuação nos receptores estrogênios α (RE α)[8].

Os receptores de estrogênio estão distribuídos nos diversos órgãos em frequências diferentes, com predomínio de um tipo sobre o outro. As fases de ação hormonal no receptor de estrogênio seriam:

- Acoplamento do hormônio ao domínio de ação hormonal, que se encontra inativo pelas *heat shock proteins*
- Ativação do complexo hormônio-receptor pela alteração conformacional (transformação halostérica) associada à separação das *heat shock proteins*
- Dimerização do complexo receptor-esteroide
- Acoplamento do dímero ao SER (*steroid response element*) do DNA através dos dedos de zinco de domínio de ligação hormonal
- Estimulação da transcrição, mediada pelas TAF I e TAF II (função de ativação de transcrição) e influenciada pelas proteínas do contexto celular[10].

Portanto, os fatores que determinam a atividade biológica são:
- Afinidade do hormônio na ligação hormonal no domínio do receptor
- Diferenças na expressão dos receptores α e β nos tecidos-alvo
- Alterações de conformação do complexo hormônio-receptor, com efeitos em duas importantes atividades: a dimerização e a modulação das proteínas adaptadoras
- Diferenças de expressão no tecido-alvo das proteínas adaptadoras e fosforilação [9]

A atividade biológica do esteroide se mantém pela ocupação do complexo hormônio-receptor no núcleo da célula. A grande variação na potência de ação dos diversos estrogênios esta relacionada não unicamente as suas concentrações plasmáticas, mas também pelo tempo de retenção do complexo no núcleo, o que diferencia os estrogênios mais fracos dos mais potentes[8].

A *Glycine max* (L.) Merr., espécie de soja mais utilizada, é uma leguminosa de alto teor nutritivo. O Brasil é o segundo maior produtor mundial, sendo que 72% dos grãos produzidos são transformados em farelo para ração animal. Possuem em sua composição as isoflavonas nas formas: *gliconas* (genisteína, daidzeína e glicitina) e *agliconas* (genisteína, daidzeína e glicitina).[11]

Trifolium pratense L., também conhecido com *red clover* (trevo vermelho), possui em sua composição as isoflavonas: biochanina, formononetina, genisteína e daidzeína.[12]

Mecanismo de ação das isoflavonas (Vide Capítulo 26)

Cimicifuga racemosa L.

A *Cimicifuga racemosa* L., também conhecida com *Black cohosh*, é uma planta nativa das zonas temperadas do hemisfério norte, utilizada no tratamento dos sintomas climatéricos desde 1936.[13]

A raiz é a parte da planta utilizada para a produção do extrato de cimicífuga, que é padronizado em glicosídeos triterpênicos (27-deoxiacteína). Possui em sua composição: cimicifugosídeos, ácido salicílico, ácido tânico, derivados do ácido cianamídico, fitoesteroides e alcaloides terpenoides.

Mecanismo de ação

A ação da *Cimicífuga racemosa* nos sintomas de menopausa ainda não está totalmente conhecida. Acredita-se que na sua composição existam substâncias com atividade moduladora do receptor estrogênico (SERMs), com ação principalmente no hipotálamo e ossos, sem ação na mama e útero, produzindo supressão da secreção do hormônio luteinizante (LH) sem alterar a liberação do hormônio folículo estimulante (FSH) e prolactina.[14]

Ao realizarmos uma revisão da literatura, através da biblioteca *Medline*, nos últimos dez anos correlacionando os fitoestrogênios derivados das isoflavonas e as ondas de calor, foram encontrados:

Estudo duplo-cego, randomizado, placebo-controlado investigou a eficácia das isoflavonas de soja sobre os sintomas climatéricos após a menopausa. A casuística alocou um total de 80 mulheres (idade média 55,1 anos), que relataram cinco ou mais episódios de ondas de calor por dia, foram randomizados para receber 250 mg de extrato de soja padronizado (*Glycine max* (L.) Merr.) com um total de 100 mg/dia de isoflavonas (n = 40) ou placebo (n = 40). Critérios de exclusão: contraindicação para a terapia hormonal (TH), doenças crônicas gastrintestinais, e usuários de TH nos últimos seis meses. Os sintomas climatéricos foram avaliados usando um *Índice Menopausal de Kupperman*. O número médio de fogachos foi de 9,6 ± 3,9 por dia no grupo de isoflavona e 10,1 ± 4,9 no grupo placebo (p > 0,05). Após 10 meses, houve uma redução significativa na frequência de ondas de calor entre as usuárias de isoflavona, quando comparadas as que receberam placebo (3,1 ± 2,3 e 5,9 ± 4,3, respectivamente) (p < 0,001). Valores médios do *Índice de Kupperman* mostraram uma redução significativa nos dois grupos. No entanto, o grupo isoflavonas de soja foi significativamente superior ao placebo, na redução da gravidade dos fogachos (69,9% e 33,7%, respectivamente) (p < 0,001).[15]

Revisão da Biblioteca *Cochrane Database* incluiu estudos aleatoriamente, com mulheres na peri ou após a menopausa com sintomas vasomotores, uma duração de pelo menos 12 semanas e onde a intervenção foi um alimento ou suplemento com altos níveis de fitoestrogênios (e não combinados com outros tratamentos ou ervas). Excluíram-se mulheres que tiveram câncer de mama ou história de câncer de mama. A maioria dos ensaios era muito diferente para combinarem em meta-análise. Estudos foram agrupados em categorias amplas: soja na dieta, os extratos de soja, extratos de trevo vermelho e outros tipos de fitoestrogênios. Cinco ensaios usando extrato do trevo vermelho foram combinados em uma meta-análise e as medidas de efeito sumário foram calculadas. Comparando fitoestrogênios com controle, trinta estudos preencheram os critérios de inclusão. Alguns dos estudos descobriram que os tratamentos aliviaram a frequência e gravidade das ondas de calor e suores noturnos, quando comparado ao placebo, mas muitos dos estudos eram de baixa qualidade e foram de fraca potência. Houve um forte efeito placebo na maioria dos testes com uma redução na frequência que varia de 1% a 59%. Não houve evidência de que os tratamentos causaram estimulação estrogênica do endométrio (um efeito adverso), quando utilizada por até dois anos. Concluíram não haver evidência da eficácia no alívio dos sintomas vasomotores da menopausa com o uso de tratamentos com fitoestrogênios[16].

Uma alternativa à terapia hormonal clássica para tratar distúrbios da menopausa constitui o uso do extrato de trevo vermelho, porém foram demonstrados novos efeitos do trevo vermelho, tais como: hipolipemiante, hipoglicemiantes e anti-aterosclerótico. Determinou-se a ativação do receptor ativado por proliferadores de peroxissoma (PPAR) gama pelo trevo vermelho. O extrato do trevo vermelho e compostos como a genisteína e biochanina A constituem potentes ligantes e ativadores do PPAR gamma, pois atuam como agonistas. A dose diária de menoflavona, um extrato derivado do trevo vermelho, que é amplamente utilizada para o tratamento dos distúrbios da menopausa, teoricamente fornece 15% a 30% da dose diária recomendada de rosiglitazona. Concluiu-se que o extrato de trevo vermelho (*Trifolium pratense* L.) e seus metabólitos, utilizado para tratar as ondas de calor, exercem forte ligação ao PPARgamma e atividade trans-ativacional, assim poderia ser utilizado simultaneamente para amenizar os efeitos da síndrome metabólica[17].

Revisão sistemática da eficácia das isoflavonas no alívio dos sintomas vasomotores analisou todos os ensaios clínicos randomizados publicados que investigaram o tratamento com suplementos de isoflavonas derivados da soja sobre os sintomas climatéricos em mulheres na peri ou após a menopausa durante 12 semanas ou mais. Como os estudos de isoflavonas de soja são muito heterogêneos, a meta-análise não pôde ser executada, e os ensaios foram avaliados de modo sistemático. Portanto, não há evidências conclusivas, mas apenas indicação de um benefício do uso das isoflavonas de soja sobre a frequência e gravidade dos sintomas das ondas de calor[18].

Revisão sistemática e meta-análise de 19 estudos utilizando as isoflavonas de soja *versus* placebo no tratamento dos sintomas vasomotores climatéricos e demonstraram uma redução de -0,51 (IC 95%, -0,79 para -0,22) das ondas de calor em favor da soja[19].

Estudo duplo cego, randomizado e placebo-controlado, onde sessenta mulheres após a menopausa com idade entre 40-60 anos, foram alocadas em três grupos com vinte mulheres cada: soja (90 mg/dia), TH (estradiol 1 mg + acetato de noretisterona 0,5 mg) e placebo. The *Menopause Rating Scale (MRS)* foi utilizado para estimar os sintomas menopausais no início e após 16 semanas de estudo. As ondas de calor obtiveram uma melhora significante no grupo soja (-49,8%) e nas usuárias de TH (-45,6%) comparados ao placebo.[20]

Estudo prospectivo, randomizado, duplo-cego placebo-controlado, com 120 mulheres, idade entre 45-65 anos, amenorreia maior que doze meses e nenhum tratamento nos últimos seis meses. Avaliou os efeitos do tratamento com *Trifolium pratense* L. sobre os sintomas do climatério e da satisfação sexual em mulheres após a menopausa. As participantes foram divididas em dois grupos: Trifolium, recebendo 40 mg/dia de *Trifolium pratense* L., e o grupo placebo (uma cápsula/dia contendo lactose). A duração do tratamento foi de 12 meses. As pacientes foram submetidas à avaliação clínica e laboratorial antes do tratamento e em quatro, oito e 12 meses. O Índice de *Kupperman* apresentou melhora significativa nos sintomas da menopausa após quatro meses de tratamento, especialmente em relação a ondas de calor, quando comparado aos dados basais em ambos os grupos[21].

Os efeitos de 100 mg/dia de isoflavonas derivadas do *Glycine max* (L.) Merr. sobre as ondas de calor em 45 mulheres sintomáticas após a menopausa com idade entre 40–59 anos por três meses, observaram uma redução na frequência e intensidade das ondas de calor de 100% para 31,1% (p < 0,01).[22]

Ao realizarmos uma revisão da literatura, através da biblioteca *Medline,* nos últimos cinco anos correlacionando os fitoestrogênios derivados da *Cimicifuga racemosa* L. (cohosh preto) e as ondas de calor, foram citados:

Revisão sistemática para avaliar a evidência clínica a favor ou contra a eficácia do *Black cohosh* para aliviar os sintomas da menopausa. Cinco bancos de dados informatizados (Medline, Embase, Amed, Phytobase e Biblioteca Cochrane) foram pesquisados para identificar todos os dados clínicos que forneceram evidências sobre a eficácia de *Cimicifuga racemosa* L. Somente estudos duplo-cegos, randomizados e ensaios clínicos (ECRs) foram incluídos na avaliação de eficácia. Seis estudos com um total de 1.112 mulheres na peri e após a menopausa preencheram os critérios de inclusão. A evidência destes ECRs não demonstrou consistentemente um efeito de *Black cohosh* sobre os sintomas da menopausa; um efeito benéfico do *Black cohosh* na perimenopausa não pode ser excluído. A eficácia do *Black cohosh* como um tratamento para os sintomas da menopausa foi incerta e novos ensaios rigorosos parecem necessários.[23]

Estudo randomizado, duplo-cego de ensaios clínicos padronizados de *Black cohosh*, trevo vermelho, placebo e estrogênios conjugados equinos 0,625 mg + acetato de medroxiprogesterona 2,5 mg (ECE/AMP) avaliou a segurança e a eficácia para o alívio dos sintomas vasomotores da menopausa. Os resultados obtidos foram: redução dos sintomas vasomotores (ondas de calor e suores noturnos) após 12 meses, respectivamente: *Black cohosh* (34%), trevo vermelho (57%), placebo (63%) e ECE/AMP (94%), este último apresentou diferença significante comparado ao placebo. *Black cohosh* e o trevo vermelho não reduziram significativamente a frequência dos sintomas vasomotores em comparação com placebo[24].

Artigo de revisão tenta resumir a evidência atual sobre a eficácia e segurança dos fitomedicamentos para o alívio dos fogachos em mulheres com antecedentes de câncer de mama. A *Cimicifuga racemosa* L. (*Black cohosh*) parece segura em mulheres com câncer de mama anterior. A maioria dos estudos com fitomedicamentos não tem sido realizado em mulheres após câncer de mama, e os que existem, são de curta duração[25].

Revisão sistemática teve como objetivo analisar as evidências sobre a eficácia de preparações à base de plantas contendo o *Black cohosh* para o tratamento dos sintomas da menopausa. Uma busca sistemática de três bancos de dados (PubMed, Embase e biblioteca Cochrane) foi conduzida para identificar resultados relevantes descritos na literatura. Das 288 citações no idioma Inglês, nove eram randomizados e controlados por placebo e foram incluídos. Entre esses ensaios, seis demonstraram uma melhora significativa no grupo *Black cohosh* comparado ao placebo. Usando dados de sete ensaios, calculou-se uma estimativa combinada para a melhora dos sintomas vasomotores da menopausa em 26% (95% IC, de 11% - 40%), não havendo, no entanto, a heterogeneidade significativa entre estes ensaios. Dado que o *Black cohosh* é um dos fitomedicamentos mais utilizados para sintomas vasomotores da menopausa na América do Norte, mais dados são necessários sobre a sua eficácia e segurança[26].

Estudo observacional prospectivo foi realizado em 50 pacientes com câncer de mama em uso de tamoxifeno. Todas as pacientes haviam sido previamente operadas, a maioria delas tinha sido submetida à radioterapia (87%) e aproximadamente 50% tinham recebido quimioterapia. Cada paciente foi tratada com um extrato de isopropanol *Black cohosh* (1-4 comprimidos, 2,5 mg) por 6 meses. Pacientes registraram suas queixas antes da terapia e após 1, 3 e 6 meses de tratamento utilizando a escala de classificação da menopausa (MRS II). A redução da pontuação total MRS II em tratamento com *Black cohosh* foi de 17,6 para 13,6 (estatisticamente significativo). Ondas de calor, sudorese, problemas do sono, ansiedade apresentaram melhora, enquanto queixas urogenitais e músculo-esqueléticas não se alteraram[27].

Quadro 28.1 – BULÁRIO

Fitoterápicos derivados das *isoflavonas de soja* com registro na ANVISA comercializados no Brasil
• A dose recomendada é de 90 a 150 mg/dia

Medicamento	Apresentação	Laboratório	Substância ativa
Buona	60 mg (caps)	Eurofarma	*Glycine max*
Hizofito	150 mg (caps)	Infan	*Glycine max*
Isoclin	150 mg (caps)	Bionatus	*Glycine max*
Isoflavine	75 mg, 150 mg (caps)	Herbarium	*Glycine max*
Isovit	150 mg (caps)	Vitamed	*Glycine max*
Menop	125 mg, 150 mg (caps)	Ativus	*Glycine max*
Soyfemme	150 mg (caps)	Ache	*Glycine max*
Soyfit	150 mg (caps)	Janssen-cilag	*Glycine max*
Soynat	150 mg (caps)	Pharmasciense	*Glycine max*
Zofar	150 mg (caps)	Hebron	*Glycine max*

Fitoterápicos derivados da *Cimicifuga racemosa* L. com registro na ANVISA comercializados no Brasil
• Dose recomendada: 40 a 160 mg/dia

Medicamento	Apresentação	Laboratório	Substância ativa
Aplause	20 mg (caps)	Marjan	*Cimifuga racemosa*
Clifemin	160 mg (caps)	Herbarium	*Cimifuga racemosa*
Menovita	80 mg (caps)	Vitalab	*Cimifuga racemosa*
Mencirax	30 mg (caps)	Ativus	*Cimifuga racemosa*
Tepemen	80 mg (caps)	Airela	*Cimifuga racemosa*

Fitoterápicos derivados do *Trifolium pratense* L. com registro na ANVISA comercializados no Brasil
• Dose recomendada: 100 a 200 mg/dia

Medicamento	Apresentação	Laboratório	Substância ativa
Climadil	100 mg (caps)	Marjan	*Trifolium pratense* L.
Climatrix	100 mg (caps)	Myralis	*Trifolium pratense* L.
Promensil	100 mg (caps)	Farmoquímica	*Trifolium pratense* L.

Referências

1. Liu JH, Gass MLS. Management of perimenopause, 1st ed. New YorkMcGraw-Hill: 1-432, 2007.
2. Cela V, Naftolin F. Clinical effects of sex steroids on the brain. In Lobo RA, editor. Treatment of the postmenopausal woman: basic an clinical aspects. 2nd ed. Philadelphia : Lippincott Williams & Wilkins; 1999. p.247-62.
3. Sassarini J, Lumsden MA. Hot flushes: are there effective alternatives to estrogen? Menopause Int 16(2):81-8, 2010.
4. Thacker HL. Assessing risks and benefits of nonhormonal treatments for vasomotor symptoms in perimenopausal and postmenopausal women. J Womens Health (Larchmt) 20(7):1007-16, 2011.
5. Freedman RR. Biochemical, metabolic and vascular mechanisms in menopausal hot flushes. Fertil Steril 70:332-7, 1998.

6. Lima SMRR, Botogoski SR. Conceitos. In: Lima SMRR, Botogoski SR. Menopausa: o que você precisa saber. São Paulo. Atheneu: 3-7, 2009.
7. The Women's Heath Initiative Group. Risks and benefits of estrogen plus progestin in heath postmenopausal women. JAMA;288(3):321-33,2002.
8. Mosquette R, Simões MJ, Junior JMS, Simões RS, Silva IDCG, Carvalho NA, Baracat EC. Mecanismos moleculares e efeitos das isoflavonas em mulheres. Arq Bras Fitom Cient 2(1):24-32, 2005.
9. Albano O. Mecanismos de ação dos fitoestrogênios. In: Lima SMRR. Fitomedicamentos na prática ginecológica e obstétrica. 2 nd edition. São Paulo. Atheneu: 211-22, 2009.
10. Speroff L, Fritz MA. Gynecologic, endocrinology and infertility. 17th Edition. Philadelphia. Lippincott Willians & Wilkins: 44-91, 2005.
11. Memento Fitoterápico - Farmacopeia Brasileira. Glycine max (l.) Merr. 1ª. Edicao. Agência Nacional de Vigilância Sanitária – Anvisa; 18-20, 2016.
12. Memento Fitoterápico - Farmacopeia Brasileira. Trifolium pratense l. 1ª. Edicao. Agência Nacional de Vigilância Sanitária – Anvisa; 100-4, 2016.
13. Memento Fitoterápico - Farmacopeia Brasileira. Actea racemosa L. 1ª. Edicao. Agência Nacional de Vigilância Sanitária – Anvisa; 47-9, 2016.
14. Seidlova-Wuttke D, et al. Evidence for selective estrogen receptor modulator activity in a black cohosh (Cimicifuga racemosa) extract: comparision with 17b-estradiol. Eur J Endocrinology 149(4):351-62, 2003.
15. Nahas EA, Nahas-Neto J, Orsatti FL, Carvalho EP, Oliveira ML, Dias R. Efficacy and safety of a soy isoflavone extract in postmenopausal women: a randomized, double-blind, and placebo-controlled study. Maturitas 58(3):249-58, 2007.
16. Lethaby AE, Brown J; Marjoribanks J, Kronenberg F, Roberts H, Eden J. Phytoestrogens for vasomotor menopausal symptoms. Cochrane Database Syst Rev (4):CD001395, 2007.
17. Mueller M, Jungbauer A. Red clover extract: a putative source for simultaneous treatment of menopausal disorders and the metabolic syndrome. Menopause 15(6):1120-31, 2008.
18. Jacobs A, Wegewitz U, Sommerfeld C, Grossklaus R, Lampen A. Efficacy of isoflavones in relieving vasomotor menopausal symptoms - A systematic review. Mol Nutr Food Res 53(9):1084-97, 2009.
19. Bolaños R, Del Castillo V, Francia J. Soy isoflavones versus placebo in the treatment of climacteric vasomotor symptoms: systematic review and meta-analysis. Menopause 17(3):660-6, 2010.
20. Carmignani LO, Pedro AO, Costa-Paiva LH, Pinto-Neto AM. The effect of dietary soy supplementation compared to estrogen and placebo on menopausal symptoms: a randomized controlled trial. Maturitas 67(3):262-9, 2010.
21. del Giorno C, Fonseca AM, Bagnoli VR, Assis JS, Soares JM, Baracat EC. Effects of Trifolium pratense on the climacteric and sexual symptoms in postmenopause women. Rev Assoc Med Bras 56(5):558-62, 2010.
22. Chedraui P, San Miguel G, Schwager G. The effect of soy-derived isoflavones over hot flushes, menopausal symptoms and mood in climacteric women with increased body mass index. Gynecol Endocrinol 27(5):307-13, 2011.
23. Borrelli F, Ernst E. Black cohosh (Cimicifuga racemosa) for menopausal symptoms: a systematic review of its efficacy. Pharmacol Res 58(1):8-14, 2008.
24. Geller SE, Shulman LP, van Breemen RB, Banuvar S, Zhou Y, Epstein G, Hedayat S, Nikolic D, Krause EC, Piersen CE, Bolton JL, Pauli GF, Farnsworth NR. Safety and efficacy of black cohosh and red clover for the management of vasomotor symptoms: a randomized controlled trial. Menopause 16(6):1156-66, 2009.
25. Roberts H. Safety of herbal medicinal products in women with breast cancer. Maturitas 66(4):363-9, 2010.
26. Shams T, Setia MS, Hemmings R, McCusker J, Sewitch M, Ciampi A. Efficacy of black cohosh-containing preparations on menopausal symptoms: a meta-analysis. Altern Ther Health Med 16(1):36-44, 2010.
27. Rostock M, Fischer J, Mumm A, Stammwitz U, Saller R, Bartsch HH. Black cohosh (Cimicifuga racemosa) in tamoxifen-treated breast cancer patients with climacteric complaints - a prospective observational study. Gynecol Endocrinol 27(10):844-8, 2011.

Fitoestrogênios na Síndrome Genitourinária

- Sônia Maria Rolim Rosa Lima
- Sílvia Saito Yamada
- Carolina Furtado Macruz
- Sílvia da Silva Carramão

Considerações gerais

Durante o período do climatério, ocorrem mudanças causadas tanto pela diminuição dos estrogênios e outros hormônios quanto pelos efeitos do próprio do envelhecimento[1]. São comuns as queixas de sintomas vasomotores, distúrbios do sono, alterações do humor, e sintomas genitourinários. Atualmente utilizamos a terminologia Síndrome Genitourinária (SGU) para os sintomas decorrentes da atrofia vulvo vaginal[2].

Os SGU afetam até 50% das mulheres nesse período, e podem ser crônicos e progressivos sendo pouco provável sua melhora ao longo da vida. Podem variar de leves a severos e não são exclusivos somente das mulheres sexualmente ativas. Apesar disso, muitas desconhecem que tais sintomas resultam diretamente do declínio dos estrogênios associado à menopausa e que há tratamentos disponíveis[3].

Devido à origem embriológica comum, tanto a bexiga quanto a uretra e os órgãos genitais possuem respostas semelhantes às mudanças hormonais, especialmente aos estrogênios. O processo atrófico que acompanha o hipoestrogenismo pode ser verificado no epitélio e tecidos pélvicos de sustentação, tornando as mucosas mais delgadas, propiciando também os prolapsos genitais, os sintomas vaginais e urinários frequentes e intensos, a alteração de microbiota vaginal e à alcalinização de pH vaginal influenciando a vida da mulher de modo global[4].

Apesar das várias opções seguras e efetivas para o tratamento das alterações decorrentes da SGU, apenas uma minoria (cerca de 25% no mundo ocidental e provavelmente muito menos em outras áreas) procuram ajuda médica[5].

Um dos possíveis motivos desse comportamento é devido à publicidade adversa, e não justificada, divulgada nos últimos anos para o uso da terapia hormonal da menopausa (THM). Dentre os motivos aventados para a não procura por tratamento destacam-se os culturais e uma relutância compreensível para discutir tais questões. Por outro lado os médicos também deixam de informar sobre as possibilidades de tratamento para os sintomas atróficos vaginais[2,4]. Vale destacar que o tratamento local da SGU não está associado aos possíveis riscos da THM sistêmica[6]

Epitélio vaginal e o envelhecimento

Os sintomas da SGU causada pela deficiência de estrogênio podem ser observados entre dois e três anos após a menopausa quando ocorre a redução da rugosidade e da elasticidade, bem como da espessura da mucosa; podemos verificar também eritema e petéquias locais. Muitas vezes a queixa já pode ocorrer no período da perimenopausa[7]. Os sinais e sintomas mais comuns de atrofia da vulva e da vagina estão relacionados no Quadro 29.1.

Quadro 29.1 – Sintomas genitais e alterações anatômicas e fisiológicas decorrentes da deficiência estrogênica

Hipoestrogenismo na vulva
• diminuição da gordura e perda da diferenciação dos lábios
• aumento da exposição do clitóris
• aumento da susceptibilidade a agentes químicos e físicos que podem causar irritabilidade
• diminuição dos pêlos pubianos.
Hipoestrogenismo na vagina
• sintomas de secura ou diminuição da umidade
• diminuição da irrigação sanguínea
• dispareunia
• prurido
• queimação
• perda da elasticidade
• diminuição da espessura da mucosa vaginal
• alterações na queratinização
• petéquias, microfissuras, ulcerações e inflamações na mucosa
• encurtamento da vagina
• estreitamento do intróito vaginal
• diminuição da rugosidade da mucosa
• alterações no processo de reepitelização de lesões
• alterações no índice de maturação celular com diminuição das células superficiais e aumento das parabasais
• diminuição do glicogênio
• aumento do pH acima de 5
• aumento de secreções

O diagnóstico pode ser realizado através da avaliação clínica dos sintomas e da inspeção do epitélio vaginal e pode ser quantificada pela avaliação citológica hormonal do esfregaço vaginal onde são identificadas as principais camadas do epitélio vaginal: células profundas (basais e parabasais), células intermediárias e células superficiais (Fig. 29.1A-C).

O esfregaço vaginal pode apresentar os seguintes padrões:
- *Estrogênico:* > 15% de células superficiais ;
- *Hipotrófico:* células intermediárias e < 5% de células superficiais;
- *Atrófico:* Ausência de células superficiais (ou <5%) e por porcentagem variável de células intermediárias e profundas.

O grau de atrofia é tanto maior quanto maior a quantidade de células profundas encontradas no esfregaço[8].

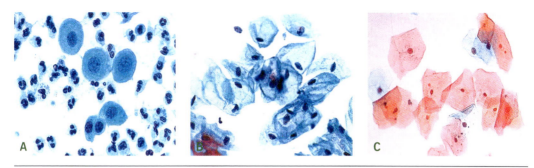

Figura 29.1 – *Fotomicrografia de esfregaço de células do epitélio vaginal coradas pela técnica de Papanicolaou, com padrão citológico atrófico (A), predomínio de células parabasais (A) células intermediárias (B) e células superficiais (C) (100×). Departamento de Patologia da Faculdade de Ciências Médicas da Santa Casa de Misericórdia de São Paulo – 2010.*

A microbiota vaginal também exibe marcadas e progressivas alterações. O epitélio não fornece mais células ricas em glicogênio, e a população de lactobacilos perde seu predomínio, ocasionando a redução do metabolismo do ácido lático, propiciando o aumento do pH vaginal. No menacme, a vagina sob ação de estrogênios em concentrações séricas normais para a idade mantém o pH moderadamente ácido (pH 3,5 a 5,0). Após a menopausa, o pH aumenta devido à diminuição de estrogênio variando de 6,0 a 8,0. Com o pH elevado, espécies bacterianas mistas provenientes da pele e do reto colonizam a vagina. Cocos gram-positivos, difteroides e enterobactérias *(Escherichia e Proteus)* convivem com anaeróbios como Bacteroides e levedos. Em decorrência desses mecanismos e da diminuição da barreira mucosa, ocorre o aparecimento de repetidas infecções genitais e urinárias, tornando a superfície vaginal friável, com petéquias, ulcerações, lesões e sangramentos que podem ocorrer durante as relações sexuais e ao exame ginecológico de rotina[9].

Síndrome genitourinária: tratamento hormonal

Os sintomas da SGU como dispareunia, secura vaginal, prurido, dor/ardor, queimação e secreção vaginal estão presentes em aproximadamente 50% a 60% das mulheres no período após a menopausa, geralmente são progressivos e não se resolvem espontaneamente. Podem resultar em anos de desconforto, causando um impacto negativo na qualidade de vida[3].

Os benefícios da terapia hormonal já são bem conhecidos, e os esquemas terapêuticos empregados na peri e após a menopausa são variáveis. As vias de administração podem ser oral e parenteral como a via transdérmica, a percutânea, os injetáveis, os implantes subdérmicos, e a via vaginal[6].

A via oral diminui a biodisponibilidade do hormônio, uma vez que ocorre a primeira passagem hepática, necessitando de doses maiores na ingestão, podendo ocorrer diminuição da lipase hepática e, com isso, aumento do HDL colesterol. Apresenta como desvantagens o aumento dos triglicérides, a diminuição do IgF1 (fator de crescimento insulina - símile) e por mecanismo de retrocontrole negativo leva a aumento do hormônio de crescimento que é hiperglicemiante, os fatores de coagulação e a renina também sofrem alterações[6].

A via parenteral (adesivo, gel, injetável, implante subcutâneo, creme e anel vaginal, *spray* nasal ou dispositivo intra-uterino) apresenta peculiaridades importantes como à ausência da primeira passagem hepática, necessitando assim de doses menores. Apresenta as características de não influenciar os quadros hipertensivos, o diabetes, reduzir os triglicérides, não interferir de forma significante nas células hepáticas e no processo da coagulação. Assim, essa via deve ser indicada para mulheres diabéticas, hipertensas, fumantes, portadoras de hipertriglicéridemia, mulheres com antecedentes de doença tromboembólica, de hepatopatias e intolerância gástrica[6].

Aproximadamente 70% das mulheres descontinuam o tratamento por via oral para os sintomas do hipoestrogenismo após o primeiro ano por ocasionar efeitos adversos como mastalgia, sangramentos uterinos irregulares e aumento do risco relativo para neoplasias da mama e do endométrio[10].

A via vaginal apresenta a propriedade de absorver os estrogênios e outros medicamentos administrados na forma de óvulo, creme, gel, comprimidos ou anel com intensa ação local, aumentando o fluxo sanguíneo, melhorando a espessura epitelial, reduzindo o pH e melhorando assim o seu trofismo[6].

No Brasil, são disponibilizados os seguintes produtos hormonais para uso vaginal: estrogênios conjugados (creme vaginal), estriol (creme vaginal) e promestriene (creme e cápsulas vaginais)[11].

Na revisão sistemática da Cochrane, publicada por Suckling e cols. em 2006, dezenove estudos com 4.162 mulheres foram incluídos. Quando comparados à eficácia de diferentes preparados estrogênicos incluindo cremes, pessários, comprimidos ou anéis vaginais em relação aos sintomas da SGU, os resultados mostram que os cremes, anéis e comprimidos são melhores quando comparados com o placebo e o gel não-hormonal. Quanto à segurança ao uso por via vaginal de diferentes apresentações, pôde-se observar o aparecimento de hiperplasia, espessamento endometrial e outros efeitos adversos[12].

A despeito dos efeitos clínicos atribuídos ao uso da terapia hormonal, a taxa de adesão ao tratamento, principalmente após o estudo *Women's Health Initiative* (WHI), ficou abaixo de 30%, e a grande maioria das mulheres após a menopausa (80% ou mais) não o faz por tempo suficiente para obter impacto na prevenção de doenças crônicas. Um dos possíveis motivos desse comportamento é devido à publicidade adversa (não justificada atualmente) divulgada nos últimos anos para o uso da terapia hormonal da menopausa (THM)[13]. Assim, o estudo de terapias alternativas torna-se interessante para as mulheres que se recusam, não aderem ao tratamento ou apresentam contraindicações a terapia hormonal.

Vale destacar novamente que o tratamento local da SGU não está associado aos possíveis riscos da THM sistêmica. Dentre os motivos aventados para a não procura por tratamento para as queixas da SGU, destacam-se os culturais e uma relutância compreensível para discutir tais questões, particularmente com médico do sexo masculino. Por outro lado os médicos também deixam de informar sobre as possibilidades de tratamento para os sintomas da SGU .

Isoflavonas derivadas do *Glycine max* (L.) Merr. no tratamento da atrofia vaginal

Os metabólitos ativos das isoflavonas atuam preferencialmente nos receptores estrogênicos tipo beta por terem afinidade seis vezes maior, daí a ação específica desses FITOSERMS (moduladores seletivos de receptores estrogênicos fitoterápicos) em vasos sanguíneos, pulmões, ossos, trato urogenital, ovários e sistema nervoso central[14,15].

Estudos demonstram que as isoflavonas competem pelos receptores hormonais agindo como antiestrogênicos caso as concentrações séricas estrogênicas forem altas por competição com o estradiol, inibição das enzimas que participam da esteroidogênese e por estimulação da síntese de SHBG (globulina carreadora dos hormônios sexuais). O aumento da SHBG e a maior afinidade do estradiol pela globulina fazem com que a sua fração livre circulante seja 3% com estradiol e 50% com isoflavonas[15,16].

Os estudos tanto em animais como em mulheres utilizando genisteína por via oral e avaliando o epitélio vaginal são ainda controversos.

- **Estudos em animais**

Cline e cols. (1996), calcularam o índice de maturação em estudo com 40 macacas, onde 13 receberam em suas dietas: caseína (placebo), 12 receberam 26,6 mg de genisteína/dia (equivalente a 99,7 mg/dia em mulheres) e 15 estrogênios conjugados equinos na dose de 166 μg/dia (equivalente a 0,625 mg/dia em mulheres). Concluíram que a genisteína da soja não exerceu efeitos estrogênicos na vagina de macacas e os estrogênios conjugados equinos são potentes indutores da queratinização do epitélio vaginal[17].

Rimoldi e cols. (2007), avaliaram cinco grupos com 11-12 ratas/grupos utilizando rações com adição de estradiol na concentração de 0,17 mg/kg (baixa concentração) e 0,7 mg/kg (alta concentração) e genisteína 5,4 mg/kg (baixa concentração) e 54 mg/kg (alta concentração) e grupo controle com ração suplementada com proteína de batata. Após três meses, as células da vagina permaneceram atróficas nas ratas do grupo controle. Nas ratas com estradiol em baixa dosagem, mostraram um epitélio escamoso com várias camadas típicas. Cerca de 10 camadas de células com cornificação foram observadas em todas as 11 amostras. Quase as mesmas alterações foram vistas com o grupo estradiol em alta dosagem. Não foram encontradas diferenças entre as ratas do grupo controle e as dos grupos genisteína em baixa dosagem. Nessas ratas, a espessura do epitélio parecia ligeiramente aumentada em algumas áreas, o número de camadas de células não diferiu do controle (2-3, em média), e não foi encontrado cornificação. O tratamento com alta concentração de genisteína aumentou a espessura epitelial e também o número de camadas.

Os resultados sugerem que a genisteína aumenta a espessura do epitélio vaginal, o número de camadas e cornificação em todas as amostras de ambos os grupos com estradiol, com um efeito mais intenso no grupo com estradiol mais elevado. O grupo com baixa concentração de genisteína apresentou aumento apenas na espessura do epitélio; o grupo genisteína de alta concentração, no entanto, teve aumento no número de camadas, semelhante ao grupo estradiol de alta concentração[18].

Silva em tese realizada na Faculdade de Ciências Médicas da Santa Casa de São Paulo (2008), realizou um estudo citológico do esfregaço vaginal de ratas *wistar* ooforectomizadas tratadas com *Glycine max* (L.) Merr., via oral, na dose equivalente a 80 mg de isoflavona/dia em mulheres e valerato de estradiol correspondente a 1 mg/dia, e concluiu que houve predomínio de células superficiais somente no grupo de ratas tratadas com valerato de estradiol, sendo que o esfregaço vaginal permaneceu atrófico nos Grupos Placebo e *Glycine max* (L.) Merr.[19].

- **Estudos em humanos (via oral)**

Baird e cols. (1995), estudaram os efeitos de uma dieta contendo aproximadamente 165 mg/dia de isoflavonas. As mulheres foram distribuídas em dois grupos: 66 no grupo tratado e 25 no grupo controle, com dieta normal, por quatro semanas. Não foram encontradas variações significantes nas concentrações de FSH, LH, SHBG e estradiol, antes e após a dieta rica em soja ou dieta comum. Naquelas que ingeriram isoflavonas, foi observado que em 68% delas não houve alteração na citologia, em 19% houve um aumento e em 13% foi constatada uma diminuição na porcentagem de células superficiais do esfregaço vaginal. No grupo controle, em 71% das mulheres não houve alteração, em 21% ocorreu uma diminuição e em 8% foi gerado um aumento das células superficiais. O valor de maturação observado no grupo isoflavona aumentou de 14,6 ± 18,7 antes do tratamento para 17,4 ± 22,2 após o tratamento. Para o grupo controle, houve a variação de 16,1 ± 18,8 antes do tratamento para 14,2 ± 18,4[20].

Duncan e cols. (1999), estudaram os efeitos de três diferentes doses por via oral de isoflavonas de soja, em estudo randomizado e cruzado, administradas em 18 mulheres no período após a menopausa. Os suplementos foram oferecidos durante 93 dias e as isoflavonas foram consumidas 7.1 ± 1.1 mg, 65 ± 11 mg, e 132 ± 22 mg de isoflavonas por dia, respectivamente. De modo geral, em comparação com a dieta controle, os efeitos das isoflavonas de baixa concentração e dietas com isoflavonas com alta concentração foram modestos. A dieta com alta concentração de isoflavonas resultou em uma diminuição pequena, mas significante de sulfato de estrona (E1-S), de estradiol (E2) e estrona (E1), e um pequeno, porém significante aumento da SHBG. Para os outros hormônios, as mudanças não foram expressivas. Não houve efeitos significantes das isoflavonas de baixa concentração ou das dietas com alta concentração na citologia vaginal ou nos resultados da biópsia endometrial. Esses dados mostram que não houve efeitos clinicamente importantes no epitélio vaginal e no endométrio[21].

Nahás e cols. (2003) em estudo prospectivo com 50 mulheres após a menopausa, com 60 mg/dia de isoflavonas por via oral e controle com placebo, avaliaram o valor de maturação vaginal e o endométrio. O valor de maturação das células vaginais manteve-se inalterado nas pacientes com isoflavonas quando comparado ao valor basal, ao passo que, no grupo placebo, houve redução significante (de 54 para 48%) ($p<0,05$)[22].

Kaari e cols. (2006) em um estudo randomizado, duplo-cego, controlado por estrogênio, com 120 mg de isoflavonas/dia em comparação com 0,625 mg de estrogênios conjugados equinos por via oral durante seis meses, mostraram que nas pacientes que tomaram estrogênios conjugados equinos houve diminuição do pH vaginal, aumento das células vaginais superficiais e proliferação endometrial com três e seis meses de tratamento; enquanto que naquelas que tomaram isoflavonas não houve alteração do pH vaginal, do índice de maturação vaginal e do endométrio. Não houve efeito sobre o endométrio e a mucosa vaginal durante o tratamento[23].

- **Estudos em humanos (via vaginal)**

Nos últimos anos, adeptos e estudiosos preocupados com os efeitos adversos dos medicamentos sintéticos, bem como por necessidade de oferta de outras medidas terapêuticas, iniciaram inúmeras pesquisas com plantas medicinais acarretando novo impulso e interesse para a fitoterapia.

Le Donne e cols. (2010) avaliaram 62 mulheres no período após a menopausa com o uso de 97 μg de genisteína e 5 mg de ácido hialurônico/dia por 15 dias /mês por três meses, por via vaginal. Foram avaliados o esfregaço vaginal e cervical, colposcopia e biópsia da vagina. Após o tratamento, uma melhora significante foi observada nos sintomas genitais, na colposcopia e no índice de maturação em ambos os grupos[24].

Em um estudo no Departamento de Obstetrícia e Ginecologia da Santa Casa de São Paulo (2011), foram comparados os efeitos das isoflavonas derivadas do extrato seco de *Glycine max* (L.) Merr. e dos Estrogênios Conjugados, por via vaginal por 90 dias, em mulheres após a menopausa com queixas de atrofia vaginal visto que muitas não aceitam ou têm contraindicação à terapia hormonal e demonstram preferência pelos fitomedicamentos. Optamos pelo uso da via vaginal, pois, além das contraindicações à terapia convencional (terapia com estrogênios isolados ou associados aos progestógenos), muitas mulheres não aceitam a via oral[25].

Dentre as principais queixas genitais após a menopausa, os sintomas mais prevalentes nas 75 mulheres estudadas foram secura vaginal e dispareunia em 100%, prurido em 82%, presença de secreção em 72%, dor/ ardor em 38% e 21% apresentavam queimação vulvar e/ou vaginal[25].

A Figura 29.2 mostra a melhora da atrofia vaginal através do aumento dos índices de Meisels nas mulheres em uso de gel vaginal de Isoflavona semelhante ao Estrogênios Conjugados Equinos e superiores ao Placebo[25].

FITOESTROGÊNIOS NA SÍNDROME GENITOURINÁRIA

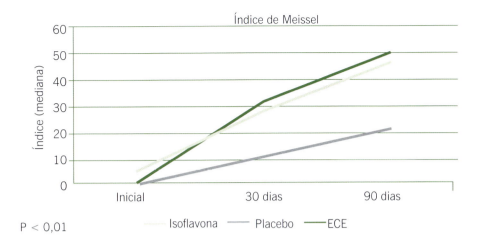

Figura 29.2 – *Comparação das medianas dos índices de Meisels em mulheres após a menopausa em uso de gel de isoflavona, placebo e estrogênios conjugados equinos nos tempos T0 (início), T1 (após 30 dias) e T2 (após 90 dias) – FCMSCSP, 2010.*

Os dados demonstraram que após 90 dias de tratamento com as Isoflavonas derivadas do *Glycine max* (L.) Merr., na concentração de 4% ao dia, por via vaginal em mulheres após a menopausa, houve melhora dos sintomas de atrofia vaginal e apresentou aumento significante dos valores de maturação celular, semelhante os Estrogênios Conjugados Equinos. Quando comparados ao placebo, houve diferença significante. Após o tratamento, nenhum dos Grupos apresentou aumento da espessura endometrial, alterações no pH vaginal, e das concentrações séricas de FSH e estradiol[25].

Lima e cols. (2014) realizaram um estudo randomizado, duplo-cego, placebo controlado com mulheres na pós-menopausa que usaram gel vaginal de isoflavona 4% derivado do *Glycine max* (L.) Merr. por 12 semanas. No grupo isoflavonas houve melhora da secura vaginal, dispareunia, não foram encontradas variações nas concentrações de FSH e estradiol, não houve alteração da espessura endometrial, ocorreu redução do pH vaginal e aumento do Índice de Meisels quando comparado ao grupo placebo[26].

Ghazanfarpour e cols. (2015), em revisão sistemática analisaram a administração tópica das isoflavonas no tratamento de sintomas vaginais nas mulheres após a menopausa. Como resultado observaram que com seu uso houve melhora das queixas de dispareunia, secura vaginal e o melhora do índice de maturação das células vaginais. Com base em apenas um trabalho, o resultado do cremo do estrogênio equino conjugado (0,3 mg / dia) foi semelhante ao uso vaginal das isoflavonas e superior ao placebo. No entanto, o número limitado de estudos, amostras pequenas, metodologias pouco consistentes e heterogeneidade dos estudos incluídos, dificulta uma conclusão definitiva da administração tópica da isoflavonas[27].

Ghazanfarpour e cols. (2015), realizaram outra revisão em que analisaram a aplicação das isoflavonas nos sintomas da atrofia vaginal no climatério[28]. As mulheres do grupo das isoflavonas relataram alívio da secura vaginal, diminuição das células parabasais, superficiais e elevação das células intermediárias e houve aumentos significantes do índice e do valor de maturação comparados ao grupo controle[27,28,29,30].

Honorato, Lima & Silva (2019), analisaram os efeitos das isoflavonas derivadas do *Glycine max* (L.) Merr. por via vaginal na promoção de neovascularização do epitélio vaginal, para uso como alternativa de tratamento da síndrome genitourinária de mulheres após a menopausa em ensaio clínico duplo-cego, randomizado, controlado por placebo em mulheres com queixa de pelo menos um dos sintomas de atrofia vaginal. As mulheres foram alocadas aleatoriamente para uso de gel a base de Isoflavonas derivadas do *Glycine max* (L.) Merr., ou gel placebo, diariamente, durante 12 semanas. Microbiópsias de fundo de saco vaginal foram realizadas antes e após tratamento, e avaliadas com histologia e imunoistoquímica para avaliação quantitativa de vasos sanguíneos por campo no epitélio previamente e posteriormente à intervenção. Na análise pós intervenção, o grupo Isoflavonas apresentou aumento significante de vasos sanguíneos por campo em relação a contagem basal. Já no grupo placebo, não houve diferença na contagem de vasos comparando à condição basal. A comparação dos resultados do aumento de vasos com Isoflavonas e placebo mostrou diferença estatisticamente significante. Concluíram que a administração local de gel a base de Isoflavonas derivadas do *Glycine max* (L.) Merr. promoveu melhora significante na quantidade de vasos sanguíneos na parede vaginal de mulheres após a menopausa. Vale salientar que esse trabalho recebeu Prêmio *New Investigatior Travel Awards* no *North American Menopause Society Meeting* (2018)[31].

Conclusão

Concluímos que as isoflavonas por via vaginal constituem, assim, uma opção terapêutica para o alívio dos sintomas vulvo vaginais, sobretudo para as mulheres que não desejam utilizar a terapia hormonal ou têm contraindicação ao seu uso assim como em diversas situações como: após o parto e/ou durante a amamentação, após aborto, histerectomia seguida de ooforectomia, radio e quimioterapia e uso de medicações como análogos de GnRH, ocasiões estas em que ocorrem diminuição importante dos estrogênios gonadais com repercussões vulvo vaginais.

Referências

1. The North American Menopause Society. Monopause Practice. A Clinician's Guide. 4th ed. Mayfield Heights, OH: NAMS; 2010.
2. Portman DJ, Gass ML; Vulvovaginal Atrophy Terminology Consensus Conference Panel. Genitourinary syndrome of menopause: new terminology for vulvovaginal atrophy from the International Society for the Study of Women's Sexual Health and the North American Menopause Society. Menopause. 2014 Oct;21(10):1063-8.
3. Parish SJ, Nappi RE, Krychman ML, et al. Impact of vulvovaginal health on postmenopausal women: a review of surveys on symptoms of vulvovaginal atrophy. Int J Womens Health 2013;5:437-447.
4. Archer DF. Efficacy and tolerability of local estrogen therapy for urogenital atrophy. Menopause 2010;17:194–203.
5. Sturdee DW, Panay N; International Menopause Society Writing Group. Recommendations for the management of postmenopausal vaginal atrophy. Climacteric. 2010 Dec;13(6):509-22).
6. The NAMS 2017 Hormone Therapy Position Statement Advisory Panel. The 2017 hormone therapy position statement of The North American Menopause Society. Menopause. 2017;24(7):728-53.
7. Lima SMRR ; Botogoski SR; Reis BF.. Conceitos. In: Lima SMRR; Botogoski SR; Reis BF. (Org.). Lima SMRR; Botogoski SR; Reis BF - Menopausa o que você precisa saber: abordagem prática e atual do período do climatério. 2ed.São Paulo: Atheneu, 2014, v. 1, p. 3-10.
8. Lustosa AB, Girão MJBC, Sartori MGF, Baracat EC, Lima GR. Citologia hormonal do trato urinário baixo e da vagina de mulheres na pós-menopausa, antes e durante estrogenioterapia oral e transdérmica. Rev Bras Ginecol Obstet. 2002; 24:573-7.
9. Nilsson K, Risberg B, Heimer G. The vaginal epithelium in the postmenopause – cytology, histology and pH as methods of assessment. Maturitas. 1995; 21:51-6.
10. Chedraui P, San Miguel G, Schwager G . The effect of soy-derived isoflavones over hot flushes, menopausal symptoms and mood in climacteric women with increased body mass index . Gynecological Endocrinology. 2011; 27: 307 – 13.
11. Lima SMRR ; Botogoski SR; Reis BF.. Vias de administração e esquemas terapêuticos. In: Lima SMRR; Botogoski SR; Reis BF. (Org.). Lima SMRR; Botogoski SR; Reis BF - Menopausa o que você precisa saber: abordagem prática e atual do período do climatério. 2ed.São Paulo: Atheneu, 2014, v. 1, p. 591-600.

12. Suckling JA, Kennedy R, Lethaby A, Roberts H. Local oestrogen therapy for vaginal atrophy in post menopausal women. Cochrane Database Syst Rev. 2006; (4):art, No.:CD001500.
13. Gompel A, Santen RJ. Hormone therapy and breast cancer risk 10 years after the WHI. Climacteric. 2012; 15: 241– 49.
14. Setchell KDR. Phytoestrogens: The biochemistry, physiology and implications for human helth of soy isoflavones. Am J Clin Nutr 1998; 68(Suppl 6):1333S-1346S.
15. An J, Tzagarakis F, Scharschmidt TC, Lomri N, Leitman DC. Estrogen receptor β-selective transcriptional activity and recruitment of coregulators by phytoestrogens. J Biol Chem. 2001; 276:17808-14.
16. Lamartiniere CA. Protection against breast cancer with genistein: a component of soy. Am J Clin Nutr. 2000;71(suppl.6):1705S-9S.
17. Cline JM, Paschold JC, Anthony MS, Obasanjo IO, Adams MR.Effects of hormonal therapies and dietary soy phytoestrogens on vaginal cytology in surgically postmenopausal macaques. Fertil Steril.1996; 65:1031-5.
18. Rimoldi G, Christoffel J, Seidlova-Wuttke D, Jarry H, Wuttke W. Effects of chronic genistein treatment in mammary gland, uterus, and vagina. Environ Health Perspect. 2007 Dec;115 Suppl 1:62-8.
19. Silva RC. Avaliação da expressão dos receptores de estrogênio e ki67 no endométrio e da citologia vaginal de ratas Wistar ooforectomizadas tratadas com glycine max e valerato de estradiol. [Tese – Mestrado] São Paulo: Faculdade de Ciências Médicas da Santa Casa de São Paulo; 2008. Orientadora Prof Dra Sônia Maria Rolim Rosa Lima.
20. Baird DD, Umbach DM, Lansdell L, Hughes CL, Setchell KD, Weinberg CR, et al. Dietary intervention study to assess estrogenicity of dietary soy among postmenopausal women. J Clin Endocrinol Metab. 1995; 80:1685-90.
21. Duncan AM, Underhill KE, Xu X, Lavalleur J, Phipps WR, Kurzer MS. Modest hormonal effects of soy isoflavones in postmenopausal women. J Clin Endocrinol Metab.1999;84(10):3479-84.
22. Nahás EAP, Nahás Neto J, De Luca LA, Traiman P, Pontes A, Dalben I. Efeitos da isoflavona sobre os sintomas climatéricos e o perfil lipídico na mulher em menopausa. Rev Bras Ginecol Obstet. 2003; 25:337-43.
23. Kaari C, Haidar MA, Júnior JM, Nunes MG, Quadros LG, Kemp C, Stavale JN, Baracat EC. Randomized clinical trial comparing conjugated equine estrogens and isoflavones in postmenopausal women: a pilot study. Maturitas. 2006;Jan 10;53(1):49-58. Epub 2005 Oct 27.
24. Le Donne M, Caruso C, Mancuso A, Costa G, Lemmo R, Pizzimneti G, Cavallari V. The effect of vaginally administered genisteína in comparison with hyaluronic acid on atrophic epithelium in postmenopause. Arch Gynecol Obstet. 2010 Jun 25. [Epub ahead of print]
25. Saito S. Estudo comparativo dos efeitos das isoflavonas do Glycine max L.) Merr. e dos Estrogênios Conjugados Equinos no epitélio vaginal e no endométrio das mulheres após a menopausa [Tese – Mestrado] São Paulo: Faculdade de Ciências Médicas da Santa Casa de São Paulo; 2011. Orientadora Prof Dra Sônia Maria Rolim Rosa Lima.
26. Lima SMRR, Bernardo BFA, Yamada SS, Reis BF, Silva GMD, Galvão MAL. Effects of Glycine max (L.) Merr. soy isoflavone vaginal gel on epithelium morphology and estrogen receptor expression in postmenopausal women: A 12-week, randomized, double-blind, placebo-controlled trial. Maturitas.2014; 78: 205-11.
27. Ghazanfarpour M, Roudsari RL, Treglia G, Sadeghi R. Topical administration of isoflavones fo treatment of vaginal symptoms in postmenopausal women: A systematic review of randomized controlled trials. Journal of Obstetrics and Gynaecology. 2015 Feb 26. Epub 2015 Feb
28. Ghazanfarpour M, Sadeghi R, Roudsari RL. The application of soy isoflavones for subjective symptoms and objective signs of vaginal atrophy in menopause: A systematic review of randomized controlled trials. Journal of Obstetrics and Gynaecology. 2015 October 14. Epub 2015 October 14.
29. Uesugi T, Toda T, Okuhira T, Chen JT. Evidence of estrogenic effect by the three-month-intervention of isoflavone on vaginal maturation and bone metabolism in early postmenopausal women. Endocrine Journal. 2003; 50: 613–19.
30. Levis S, Strickman-Stein N, Ganjei-Azar P, Xu P, Doerge DR, Krischer J. Soy isoflavones in the prevention of menopausal bone loss and menopausal symptoms: a randomized, double-blind trial . Archives of Internal Medicine.2011; 171: 1363-69.
31. Honorato JV, Lima SMRR, Silva MALG. Improvement of vaginal vascularization in postmenopausal women with genitourinary syndrome with isoflavones derived from Glycine max (L.) Merr vaginal gel. In: NAMS 2018 Annual Meeting, 2018, San Diego. Abstract Book & Disclosures, 2018. v. 1. p. 36.

Considerações sobre Adesão ao Tratamento Medicamentoso

- Edna Maria Peters Kahhale

Introdução

O objetivo deste capítulo é oferecer subsídios aos profissionais de saúde para trabalhar com as dimensões subjetivas e objetivas da adesão ao tratamento. Por isso, utilizaremos inicialmente o conceito de adesão e sua articulação com os conceitos de saúde e qualidade de vida, o que significa analisar as dimensões subjetiva e objetiva implicadas no processo saúde e doença e no processo de adesão, bem como as suas possibilidades: na promoção de saúde, nas doenças agudas e nas crônicas; sua articulação com a saúde da mulher. Esta análise está inscrita dentro dos parâmetros teóricos e práticos da Psicologia Sócio-Histórica.

Conceitos de saúde e adesão

O conceito de adesão geralmente utilizado considera se o usuário do sistema de saúde segue ou não a prescrição médica; nesta concepção não está contemplada a adesão a outras dimensões de uma assistência integral, tais como alimentação, atividades físicas e de lazer e cuidados com saúde mental. Isto se circunscreve a situações de limites à saúde e com adoecimento, e, também, a situações para manter e melhorar as condições de saúde das pessoas e grupos sociais, portanto com o processo de saúde e doença.

Discutir o processo de saúde e doença implica em entendê-lo como multideterminado, expressando fatores sociais, históricos, culturais, afetivos e ambientais. Para a Psicologia interessa a expressão subjetiva da saúde e da doença. É a subjetividade construída pelos homens que nos revela como a saúde está sendo vivida num determinado momento histórico[1]. Para discutirmos a concepção de saúde e doença, que deveria nortear as ações dos profissionais de saúde, é importante retomar a concepção de homem dentro da perspectiva da Psicologia Sócio-Histórica.

O homem se constitui socialmente, ao mesmo tempo em que constitui as condições sócio-históricas em que vive; é produto e produtor das condições objetivas de sua sobrevivência. Além disso, o homem é um ser único, que envolve uma unidade contraditória entre corpo e psiquismo. O psiquismo, uma expressão subjetiva da realidade, expressa a capacidade do corpo humano, especificamente do cérebro humano, capacidade esta que se desenvolve a partir do trabalho humano e do desenvolvimento social, intermediado pela linguagem.

A unidade contraditória entre corpo e psiquismo nem sempre foi concebida desta maneira, gerando, por exemplo, toda uma área de estudos chamada psicossomática. Ou seja, como se dá a interação psiquismo e corpo; como questões corporais geram problemas e/ou doenças mentais e vice-versa; como problemas no psiquismo podem estar expressos corporalmente. Claro que apesar desta cisão entre corpo e psiquismo, a subjetividade é construída e vivenciada no corpo. Nascemos como corpo, em torno do qual e com o qual constituir-se-á uma história pessoal, inserida na história familiar e cultural. Este corpo vai se conformando como corporeidade, por meio da atividade e da consciência. O corpo, quando reconhecido como alguém, recebe identidade atribuída[2-4].

Kolyniak[2-4], ao dizer que o corpo vai se conformando como corporeidade, enuncia que corpo é cultura, identidade, e por isso não pode ser entendido só como corpo, e sim como corporeidade. Assim, a pessoa manifesta-se por meio de e com o seu corpo, porém estas mesmas manifestações – emoções, sentimentos, pensamentos, ações – são próprios da corporeidade. O humano vivo é corporeidade, é cultura encarnada[2-4].

Ao articular esta linha de pensamento de Kolyniak[2-4] com a Psicologia Sócio-Histórica, pressupõe-se que qualquer alteração corporal sempre será significada, pois o corpo é vivido, é corporeidade, é simbólico. Não existe o corpo, a doença, ou o limite corporal, ou o psiquismo em si mesmo. Existe o movimento de unidades contraditórias, no qual um sempre refletirá no outro. Assim, entendemos que o corpo é um corpo dialético, no qual qualquer mudança terá expressão subjetiva.

Será dentro deste parâmetro que desenvolveremos nossas considerações. Comecemos por discutir o que é saúde. No senso comum, todos sabemos o que é: sentir-se bem, não ter dor, ter disposição, bem estar, força... No entanto, ao longo do desenvolvimento da humanidade e do conhecimento, o conceito de saúde passou por mudanças substantivas. No século XIX, com o desenvolvimento das ciências humanas[5] e das práticas médicas, saúde passou a significar ausência de doença[6,7]. A noção de homem predominante na época era um homem dividido em corpo e espírito/mente. As doenças eram vistas como problemas com o corpo ou com a mente e eram estudadas, também, por diferentes áreas de conhecimento: medicina, psiquiatria, psicologia, fonoaudiologia, fisioterapia, terapia ocupacional... Os estudos iniciavam-se a partir da doença, buscando-se os agentes patogênicos: no meio ambiente, na sociedade, no organismo e no psiquismo. A assistência e o trabalho de cura das doenças eram desenvolvidos pelas diferentes profissões de maneira isolada. O processo de cura, visto como eliminação da doença, era responsabilidade única e exclusiva do sujeito individual, assim como sua doença.

Esta concepção de saúde como ausência de doença é questionada a partir da II Guerra Mundial, especificamente pela Organização Mundial de Saúde[8], propondo a consideração das dimensões biológicas, psicológicas e sociais do ser humano na concepção de saúde.

Concordamos com San Martin[9], que a vida humana se desenvolve numa situação dinâmica e intermediária entre bem-estar, traumatismos, patologias agudas e/ou crônicas e mal-estar. A saúde é um reflexo das capacidades de tolerância, compensação e adaptação de cada indivíduo, dos grupos e da sociedade em geral frente às condições ambientais, sociais, políticas e culturais nas quais estão inseridos. Dentro desta perspectiva, saúde é uma condição de equilíbrio ativo entre o ser humano, seus ambientes naturais, familiares e sociais[6,9,10-12]. Portanto, saúde envolve qualidade de vida de cada pessoa e da comunidade da qual faz parte. É um processo individual e coletivo, pois as condições para manter e melhorar a saúde e a qualidade de vida dependem de cada um, mas também do grupo, da sociedade em geral, e das políticas de governo. Assim, também, as condições de adoecimento e de cura envolvem um processo individual, do próprio sujeito, e um processo coletivo, do grupo e do sistema de saúde nos quais o indivíduo está inserido. Quando a pessoa é portadora de algum limite de saúde ou alguma doença crônica que pode ser controlada, pode manter uma boa qualidade de vida por longos anos por meio de tratamento e auto cuidados que devem ser inseridos no seu cotidiano, fazendo parte da rotina, muitas vezes implicando numa mudança de estilo de vida. Para a manutenção da qualidade de vida é necessária uma boa aderência ao tratamento, que envolve todo um processo de construção desta adesão.

Há diferenças neste processo se o foco for a promoção de saúde, a prevenção de doenças e qualidade de vida, ou se for uma situação de adoecimento agudo ou de doença crônica[13]. O processo de adesão visando à qualidade de vida em geral envolve não só a adesão ao tratamento medicamentoso, mas também modificações no estilo de vida. Ela, a adesão, faz-se presente tanto na promoção à saúde e prevenção de doenças como nas situações de doenças crônicas; envolverá o indivíduo, a família, seu grupo de relações sociais e o sistema de saúde.

Como o foco deste livro é a saúde da mulher, analisemos um pouco a questão do feminino e a adesão.

Na nossa sociedade, a mulher tem como um dos seus papéis sociais "ser cuidadora"[14-17]: da família como um todo, do companheiro, dos filhos e de familiares próximos que adoecem. Ela cuida da saúde, da cura e da reabilitação. Esse papel social gera uma contradição, em algumas situações ela é a primeira a se cuidar para "poder cuidar dos outros", em outras, ela é "última a se cuidar", e quando o faz, muitas vezes está com seu estado de saúde bastante comprometido. Quase todos os ginecologistas já viveram esta situação com suas clientes, por exemplo, um câncer de mama ou de ovário em estágio avançado, pois sua cliente "ficou cuidando dos familiares e não teve tempo para fazer os exames de rotina!"

Quando falamos de prevenção primária (antes de surgir situações de adoecimento), por exemplo, no caso das mulheres sexualmente ativas, irem à consulta ginecológica de seis em seis meses, a adesão pode ser mais fácil de ser implementada, pois não exige grandes mudanças na rotina diária das mulheres. É importante lembrar que essa situação (visitas rotineiras ao ginecologista) exige que a mulher tenha como concepção cuidar-se sem sentir nenhum sintoma ou apresentar queixas. "Vou ao médico para ver se está tudo bem comigo e me manter bem". O próprio ciclo reprodutivo feminino de certa forma exigiria isto. No entanto, não é o que se observa com a maioria das mulheres da nossa sociedade. Algumas ponderações são necessárias, este tipo de adesão só se implementa se a mulher tiver um compromisso com ela mesma, ou seja, tiver acesso a informações adequadas e for capaz de refletir sobre a informação recebida e as situações que ela vive, avaliando comportamentos de risco e situações de vulnerabilidade. Outra situação é o "medo", em geral, associado à história familiar e/ou pessoal da mulher; e, por último, a "aliança" feita com o profissional de saúde, que avisa ou relembra o retorno.

A situação de adesão tem aspectos diferentes quando se fala de prevenção secundária, quando já se instalou um limite à saúde: ou pelo próprio processo do ciclo reprodutivo feminino (p. ex., climatério) ou por alguma doença crônica. Nesta situação, é necessário cuidar-se para não piorar e para manter a qualidade de vida. Há diferenças aqui dos fatores que facilitam ou dificultam a adesão, dependendo se é um processo de envelhecimento ou se é uma doença crônica e do tipo de doença.

Existem poucos estudos de adesão ao atratamento na area de ginecologia e obstetricia, encontramos no periodo de 2012 a 2017 somente cinco trabalhos[18-20,22-23]. Quanto ao uso de medicação durante o pre-natal na pesquisa de Oliveira Filho e cols.[18] apenas 19,2% das gestantes foram consideradas aderentes. As grávidas com menores taxas de adesão foram aquelas com maior escolaridade, renda própria, Início do acompanhamento pré-natal no primeiro trimestre de gravidez e aborto prévio. A busca ativa pela equipe de saúde na UBS aumenta a adesão aos exames preventivos de cancer de mama[19]. As variáveis faixa etária, ocupação, escolaridade, anos de estudo, método contraceptivo, paridade, número de consultas pré-natais e a oferta do exame colpocitológico durante a gestação, foram significativamente associadas à realização do teste de Papanicolaou[20].

Revisão de literatura sobre adesão

O objetivo desta seção foi revisar o que estava sendo produzido sobre a adesão ao tratamento utilizando a palavra-chave "adesão ao tratamento" . Foi utilizada a base de dados BVS (que inclui SCIELO,LILACS, IBECS,MEDLINE, Biblioteca COCHRANE) . Foram encontrados, de 2001 a 2011, 1.385 artigos de pesquisa empírica e teses. Como podemos visualizar na Figura 30.1, há uma evolução crescente na produção de pesquisas (com texto completo disponível) referentes a adesão ao tratamento, principalmente nos últimos cinco anos deste período.

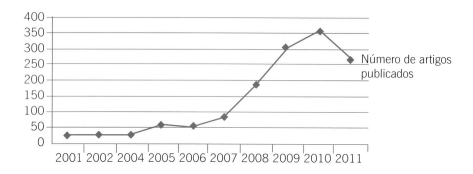

Figura 30.1 – *Número de artigos sobre adesão ao tratamento no período de 2001 a 2011 (BVS).*

No entanto, no período de 2012 a 2107 obtivemos um total 53 trabalhos completos de um total de 137, como podemos ver na Figura 30.2.

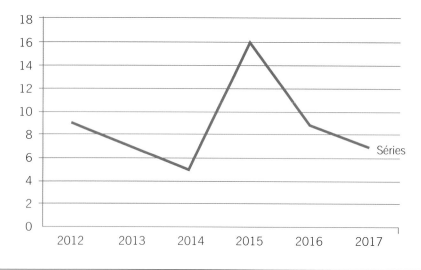

Figura 30.2 – *Número de artigos sobre adesão ao tratamento no período de 2012 a 2017 (BVS).*

Considerando que no período mais recente houve pouca contribuição ao tema, ou certa repetição dos achados de 2011, optamos para este capítulo manter a análise da produção referente a 2011, pois abrange 273 artigos e 1 tese, com texto completo, sendo 223 publicações em inglês e 51 em português. Se considerarmos todos os trabalhos indexados para o ano de 2011 teremos 844 artigos. A Tabela 30.1 dá uma visão dos focos, limites, que estes artigos abarcam.

CONSIDERAÇÕES SOBRE ADESÃO AO TRATAMENTO MEDICAMENTOSO

Tabela 30.1 – **Limites que os artigos de 2011 sobre adesão ao tratamento abarcam**

Assunto	Número de artigos – ano de 2011
Humanos	227
Feminino	160
Masculino	142
Meia-Idade	100
Adulto	99
Idoso	77
Adolescente	41
Criança	27
Pré-Escolar	16
Lactente	12
Gravidez	11
Recém-Nascido	5
Animais	5

Destes 274 [24-62] artigos 124 abordam a questão da Terapia, 97 a Etiologia, 78 o Prognóstico, 32 a Predição e 12 Diagnóstico. Quanto ao tipo de estudo 54 são Ensaios Clínicos Controlados, 23 Estudos de Prevalência, 19 Estudos de Coorte, 19 Estudos de Incidência, 4 Relatos de Casos e 3 Estudos de Caso-Controle.

A Tabela 30.2 resume os temas dos artigos encontrados nos últimos cinco anos (2012 a 2017), o material é mais restrito.

Tabela 30.2 – **Limites que os artigos de 2012 a 2017 sobre adesão ao tratamento abarcam**

Temas	Número de artigos no period de 2012 a 2017
Hipertensão	50
Diabetes	12
Idoso	6
Academia	2
HIV/ARV	23
TR	5
Adesao Medicamentos	9
Terapia Vocal	1
Terapia Psicologica	2
Cancer Feminino	3
Gestaçao E Vomito	3
Hemodialise	4
Saude Mental	7
Transplante	2
Diversos	5
Total	**137**

Para fazer a análise dos artigos escolhidos, foi seguido o seguinte procedimento: primeiro foi feito uma descrição dos que dizem respeito diretamente à adesão, para depois analisá-los e compará-los[63-71]. É importante destacar que os principais aspectos relacionados à adesão ao tratamento já apontados no final da década de 90 e início de 2001/2 permanecem como foco nos estudos mais recentes [18-62][29-60].

Lignani Jr., Greco e Carneiro[63] tiveram como objetivo avaliar a aderência aos antirretrovirais, os principais fatores preditivos e estudar os motivos para a má aderência. Para os autores, o conceito de aderência refere-se à conduta do usuário em seguir a prescrição médica, no que diz a posologia, à quantidade de medicação por horário, ao tempo de tratamento e às recomendações especiais para determinados medicamentos. O conceito também é entendido de maneira mais ampla, como uma atividade conjunta na qual o usuário não apenas obedece às orientações médicas, mas segue, entende e concorda com a prescrição estabelecida pelo médico. Deve haver um acordo entre o médico e o usuário, nesta relação são firmadas as responsabilidades de cada um e também de todas as outras pessoas envolvidas no processo. O usuário deve seguir 90% da prescrição médica para ser aderente.

Foram chamados 150 usuários do Centro de Referência da UFMG via carta, telefonema ou recado em prontuário. Os estudos mostram que esta forma de contatar os sujeitos teve como resposta uma baixa adesão à participação. Dos convidados, 30 não participaram, e não existe nenhum registro no trabalho que mostre as justificativas da não-presença ou participação. Talvez, se pesquisada mais a fundo esta questão, poderia ser usada como informação, afinal, eles não aderiram à pesquisa. Não foi feito um contato direto, o qual vincula de alguma forma o usuário selecionado ao pesquisador ou ao profissional. Os critérios para selecionar os sujeitos foram os seguintes: ter mais de 18 anos, preencher o critério para diagnóstico de AIDS do Ministério da Saúde e ser atendido no Centro de Referência, porém faltou justificar os motivos para que o sujeito preencha esses critérios. Os pesquisadores optaram trabalhar com adultos, porém, vale ressaltar que os dados epidemiológicos brasileiros atuais nos mostram um grande número de adolescentes infectados por transmissão vertical e por outras vias como relação sexual ou uso de drogas injetáveis, mostrando-nos a importância de acrescentar os jovens nas pesquisas sobre a adesão ao tratamento.

A coleta de dados durou dois meses e foi feita por meio de uma entrevista fechada, que investigou as variáveis demográficas e sociais, o modo de infecção e a relação com a medicação (utilização e motivos de falhas). Foram coletados dados na ficha de dispensação da farmácia e dos prontuários dos usuários, e foi pedido que os sujeitos fizessem um diário anotando a ingestão dos remédios. A grande maioria não aderiu a esta parte da pesquisa e apenas 20% fizeram o diário. Nenhum dos instrumentos utilizados explorou a questão da relação entre o médico e o usuário, sendo que o conceito de adesão apresentado associou-se diretamente a esta relação, porém, podemos perceber que esta questão apareceu nos resultados indiretamente, talvez este ponto deveria ter sido mais explorado no artigo. Foram escolhidos aleatoriamente alguns desses diários para verificar a adesão de acordo com a medida de 90% estipulada; porém, não foi colocado no trabalho quantos diários foram escolhidos.

Os principais resultados da pesquisa mostraram as causas da má aderência ao tratamento que foram relatadas pelos usuários: 20%, efeitos colaterais dos remédios; 19%, dificuldade de seguir a posologia; 17%, esquecimento; 10%, número de medicamentos que precisavam ser ingeridos todos os dias; 9%, desânimo; 7%, parou de tomar a medicação para ingerir álcool; 2%, falta de confiança no tratamento; 2%, orientação insatisfatória; 1%, falta de confiança no médico.

Podemos perceber nesta pesquisa que os resultados obtidos estão determinados pelo ponto explorado na coleta de dados, que consequentemente foram apenas ligados diretamente à questão medicamentosa.

Foi concluído que a escolaridade colabora para um bom seguimento da prescrição médica devido à facilidade de compreender o tratamento; aqueles que estudaram menos de quatro anos no ensino fundamental tiveram três vezes mais chances de não aderir ao tratamento. O fato de estar ou não trabalhando, o tempo de tratamento (os que se tratavam há menos de oito meses tiveram cerca de três vezes mais chances de não aderir quando comparados a usuários que se tratavam há mais de oito meses) e a idade (os mais novos tiveram uma chance quase três vezes maior que os com mais de 40 anos de não aderir adequadamente) também foram considerados variáveis importantes.

Girólamo[64] teve como objetivo identificar e analisar a relação entre algumas características sociodemográficas dos usuários na adesão ao Centro de Referência de IST/AIDS na periferia de São Paulo (Jd. Mitsutani). O conceito de adesão refere-se ao ato ou efeito de aderir, tornar-se intimamente ligado. No próprio conceito foram colocados os fatores que interferem na adesão: os fatores psicossociais, fatores sociodemográficos e a porcentagem de adesão ao tratamento. Estes fatores foram retirados da pesquisa de Nemes[65]. Foi elaborada uma escala de adesão baseada na necessidade do usuário (Tabelas 30.3 e 30.4).

Foi considerado aderente

Tabela 30.3 – Conceito Adesão ao Tratamento por Tempo Acompanhamento

Pessoa vivendo com HIV sem medicação	Faz acompanhamento semestral
Pessoa vivendo com HIV com medicação	Faz o acompanhamento mensal
Pessoa vivendo com AIDS com medicação	Faz o acompanhamento mensal

Foi considerado não-aderente

Tabela 30.4 – Conceito Adesão ao Tratamento por Tempo Acompanhamento[14]

Pessoa vivendo com HIV sem medicação	Ausência no serviço superior a nove meses
Pessoa vivendo com HIV com medicação	Ausência no serviço superior a dois meses
Pessoa vivendo com AIDS com medicação	Ausência no serviço superior a dois meses

Investigou-se amostra de 390 pessoas, número total de usuários que ingressaram durante 1996, 1997 e continuaram até o início de 1998 e tinham mais de 13 anos de idade. Apesar de não apresentar justificativa para a escolha da amostra, percebemos que se escolheu trabalhar com os adolescentes, reconhecendo a sua importância no estudo da adesão. As coletas de dados foram feitas por meio de: ficha de notificação de HIV, ficha individual de investigação de AIDS, ficha histórico do usuário e prontuários. Estes dados foram utilizados para uma análise quantitativa baseando-se na escala de adesão e nos aspectos sociodemográficos. Para obter um resultado qualitativo foi feito um grupo de discussão focal. Este instrumento foi utilizado por ser um meio de obter as informações de forma mais rápida e por possibilitar uma maior abertura para os usuários na hora de informar o pesquisador, pois neste processo, junto a uma reelaboração individual, ocorre também um enfrentamento da doença. O formulário não seria um bom instrumento em virtude da alta taxa de analfabetismo da amostra. A pesquisadora afirma que existem desvantagens na utilização deste instrumento, que puderam ser percebidas na execução de um pré-teste. As conclusões com este grupo piloto mostraram que se o moderador não for bem treinado, não conseguirá fazer o trabalho e concluí-lo de forma a obter resultados em grupo que respeitem a individualidade de todos os presentes. Por meio desses cuidados, podemos perceber que os instrumentos foram bem utilizados. Coletou-se material verbal para uma análise qualitativa que indicasse os motivos da não adesão respeitando os aspectos subjetivos do ser humano. O grupo de discussão foi conduzido com cuidado pelo moderador, isso fez com que os resultados representassem fielmente os integrantes deste. Foram convidadas oito pessoas para compor o grupo que frequentavam a instituição há mais de seis meses, porém, apenas quatro pessoas aceitaram participar. A pesquisadora não explicou o que ocorreu com as que não participaram. Para o registro das sessões foi utilizado um gravador.

Os principais resultados quantitativos foram que 37,1% dos sujeitos eram portadores de HIV e 62,9% de AIDS: 38,5% dos homens e 64,8% das mulheres HIV+ aderiram ao tratamento; já quando apresentavam AIDS, 74% dos homens e 66,3% das mulheres aderiram. Estes dados refletem uma diferença de gênero, quando as mulheres estavam sem sintomas elas aderiram mais que os homens.

De acordo com Girólamo[64], desemprego, exposição sexual, exposição a drogas, tempo de conhecimento da doença, tempo de espera entre o diagnóstico e o primeiro atendimento, tempo entre a primeira e a segunda consulta e o atendimento multiprofissional são variáveis importantes que interferem na adesão ao tratamento.

Chegou-se a um resultado qualitativo decorrente do grupo focal de discussão. Este grupo possuiu quatro participantes, sendo dois homens, uma mulher e um travesti. Os principais resultados do grupo mostram o que interfere e o que deve ser melhorado para que haja uma maior aderência ao tratamento: ter atendimento multiprofissional, melhor orientação sobre a doença e os medicamentos, situação financeira, a distância entre residência e o serviço, fatores pessoais (subjetivos), ausência de sintomatologia para os portadores de HIV, comunicação com o profissional – formação do vínculo de confiança, abordagem diferenciada para usuários de drogas e travestis.

Os resultados apresentados se mostraram mais abrangentes que na pesquisa anterior[13], constatando e reconhecendo que a subjetividade do portador influencia na adesão ao tratamento e que esta talvez seja a raiz dos motivos objetivos apresentados.

Melchior[66] teve como objetivo conhecer a história da doença do usuário do sistema público de assistência à AIDS do Estado de São Paulo, relacionando-a à aderência ao tratamento. Em primeiro lugar visou a compreender a relação do usuário com a medicação, com o serviço e a relação do usuário com o futuro. O conceito de adesão utilizado nesta pesquisa refere-se diretamente à relação médico e usuário. Aderência não significa apenas a obediência e o consentimento por parte do usuário, mas uma união e participação deste no processo médico. A taxa utilizada neste trabalho diz respeito ao cumprimento da prescrição médica, e foi de 80%. Foi construída uma escala para o cálculo do grau de aderência:

0   Pararam de tomar a medicação
1   Pulam sistematicamente as doses
2   Eventualmente perdem doses
3   Tomam exatamente como foi prescrito

Foram selecionadas 103 pessoas no total, sendo de quatro a 12 pessoas por unidade de saúde do Estado de São Paulo. Foram selecionadas para o estudo pessoas aderentes e não-aderentes ao tratamento, sexo masculino e feminino, alto e baixo nível de escolaridade e de renda e com diferentes tempos de tratamento. Portanto, percebemos que se buscou uma maior abrangência nas características dos escolhidos, enquanto Girólamo[64] optou em trabalhar com uma amostra homogênea em relação às condições sociais, Melchior[66] procurou trabalhar com todas as camadas sociais de forma equilibrada, utilizando uma amostra estratificada.

Quanto à coleta de dados, entrevistas individuais semi-estruturadas foram aplicadas na própria unidade de saúde, gravadas e transcritas. Houve um cuidado em treinar os entrevistadores e padronizar as aplicações. Para validar o resultado, não permitindo que a subjetividade do pesquisador causasse interferência, dois entrevistadores analisaram uma mesma entrevista com uma técnica de leitura flutuante. Das 103 entrevistas, 37 foram escolhidas pelos entrevistadores para serem analisadas. Esta seleção foi baseada na "qualidade" das mesmas. A pesquisadora explica como sendo qualidade o entrevistado ser um bom informante. Foi relatado no trabalho que três entrevistas foram retiradas das 37 escolhidas pela própria pesquisadora por não se adequarem ao critério de qualidade. Um entrevistado foi excluído porque apresentava distúrbios emocionais e o outro respondeu de forma pobre, não explorando adequadamente as questões e não há explicações do que ocorreu com o terceiro. Foi muito difícil obter um dado de qualidade; das 103 entrevistas, apenas 33% foram consideradas com qualidade. Este dado nos mostra uma dificuldade do portador informar o profissional, mas também apresenta uma grande dificuldade do profissional em escutá-lo. Este tipo de relação profissional-usuário mostrou-se defasada.

Das 34 entrevistas selecionadas, quatro usuários eram de camada social A, 19 de B e 11 de C. Este procedimento fez com que houvesse representantes de todas as camadas sociais no trabalho.

Os resultados mostram que o tempo de doença foi considerado importante. Cerca de 47% dos mais aderentes tinham menos de dois anos de doença e 58% dos menos aderentes tinham entre dois a cinco anos de doença.

Em relação ao tempo de tratamento, não houve diferenças significativas, mas todos mostraram que o início do tratamento é muito importante devido à adaptação em relação aos medicamentos.

A relação com a medicação antirretroviral apareceu como sendo muito importante para os usuários. Dos 34 usuários, 21 relataram dificuldade direta em razão do esquecimento e efeitos colaterais. Todos relataram a dificuldade na relação com a medicação por causa do estigma que ela possui e a obrigatoriedade de mudanças no modo de vida pelos remédios e o que eles significam.

Os três trabalhos que falavam diretamente sobre AIDS/HIV escolhidos[63,64,66] para serem analisados tiveram como objetivo pesquisar a adesão ao tratamento, ora visando a avaliar a aderência e os motivos para que ela não seja efetuada, ora para identificar e analisar características sociodemográficas na adesão do centro de referência ou conhecer a história da doença do usuário, relacionando-a à aderência ao tratamento. Apesar desses pequenos nuances nos objetivos, todos visaram a estudar a adesão ao tratamento. Todos trabalharam com o portador vinculado à instituição de saúde, mostrando que a relação com esta é muito significativa. Um breve estudo sobre a instituição e a sua dinâmica é muito importante para a efetividade da assistência, principalmente porque este vínculo está relacionado diretamente com a relação médico e usuário, que se mostrou em todos as pesquisas como fundamental para uma boa adesão.

Os conceitos de adesão utilizados nestas três pesquisas são semelhantes. Para todas, adesão se refere não somente à conduta do usuário em seguir a prescrição médica, mas também é um processo de construção, cujo fator importante neste processo é a relação que envolve o usuário e os profissionais do sistema de saúde. Ultrapassa os limites da obediência e do autoritarismo para que haja maior participação do usuário no seu tratamento. Sendo assim, esta relação firma uma responsabilidade de ambos os lados e de todas as pessoas envolvidas neste processo.

Fechio[67] teve como objetivo avaliar a eficácia de um programa de atividades físicas dirigido a indivíduos sedentários portadores de diabetes. Adesão é o grau de coincidência entre os comportamentos da pessoa e as recomendações terapêuticas do profissional de saúde. O pesquisador estabeleceu uma medida de adesão.

Foram selecionados 14 voluntários para este estudo portadores de *diabetes mellitus*, que não realizavam atividades físicas e que tinham um familiar disponível para acompanhar. Justifica-se a importância do familiar no trabalho como um reforço ao portador de diabetes. Este tipo de característica considerada essencial para o voluntário ser inserido no trabalho de pesquisa torna-se um pouco perigoso, dependendo da forma que essa regra for implementada. A presença de um familiar pode ser interpretada como um apoio, neste caso os vínculos familiares se fortalecem, mas essa característica pode também ser vista como uma cobrança. Neste caso, essa presença pode trazer uma ideia de dependência do usuário e da não possibilidade de autonomia deste.

Não foi colocado no trabalho o local em que foram coletadas as informações. Foi feita uma entrevista inicial para entender o histórico de atividades físicas dos usuários e para coletar dados sociodemográficos, seguida de medida de glicemia capilar e hemoglobina glicosada. Estas taxas foram medidas no decorrer do trabalho para avaliar se houve melhora com as atividades físicas. Foi feita uma avaliação da variável envolvimento familiar. Todos estes aspectos foram explicados de forma coerente pela pesquisadora.

A intervenção foi feita a partir dos dados coletados de cada voluntário, respeitando o limite individual de cada um. Foi construído um mural no qual todos os passos de cada um, no decorrer da pesquisa, eram colocados. Eram inseridas no mural as modalidades de exercícios e o seguimento de cada voluntário.

Foram considerados resultados importantes para uma boa adesão ao programa o tempo de realização dos exercícios, as atividades físicas fora das aulas, o envolvimento familiar, a avaliação física e os cuidados com as medidas de glicemia e hemoglobina glicosada e o efeito do programa nos participantes.

A pesquisadora conclui que o programa foi eficaz para a maioria dos participantes e que o envolvimento familiar foi uma variável importante para a adesão. Nos voluntários em que o programa foi eficaz, houve uma melhora da diabetes.

Nesta pesquisa foi importante verificar como o conceito de adesão foi utilizado. Para a pesquisadora, interessava o cumprimento da atividade solicitada, não estudando a adesão como um processo subjetivo do indivíduo que vivencia esta experiência. Adesão implica em benefício para o usuário, porém pode ser interessante pesquisar como esse processo ocorre. Um dos elementos impostos pela autora, a participação da família, está ligada diretamente a esse processo. Houve uma defasagem na reflexão sobre o elemento família, ele poderia ter sido mais explorado e mais observado. Foi considerado essencial, porém não houve uma investigação ou explicação consistente que nos mostre o motivo de sua importância.

Domingues[68] teve como objetivo avaliar a aderência ao tratamento de usuários crônicos. De acordo com a pesquisadora, o doente crônico é aquele que tem que se sujeitar às condições impostas pela doença e integrá-la em sua rotina diária, e que devido a isso acaba sendo estigmatizado. Foi utilizado um conceito de adesão retirado da literatura inglesa, como sendo a concordância ou a obediência do usuário ao seguimento médico quando não está internado, ou seja, quando tem mais liberdade para escolher se cumpre as ordens médicas e como o faz. A pesquisadora apresenta como justificativa para realizar a pesquisa o fato da importância da construção de um relacionamento entre médico e usuário e que o resultado seja baseado na necessidade mútua, e não na submissão do usuário e no mérito do médico. Essa justificativa apresenta-se como foco do trabalho, pois a autora supõe que a adesão depende da relação entre médico e usuário.

Foram sujeitos desta pesquisa 10 usuários e 10 profissionais de um hospital-escola. Os 10 usuários estavam em tratamento há mais de cinco anos, eram atendidos no serviço social e tinham dificuldades de cumprir o plano terapêutico. Os 10 profissionais selecionados trabalhavam em diferentes categorias dentro do hospital e já haviam prestado atendimento a pelo menos um desses usuários. A escolha dos sujeitos foi justificada pelo fato de se estudar a relação entre eles. A coleta foi realizada na sala de serviço social do ambulatório de especialidades. O agendamento da entrevista deu-se seguindo a disponibilidade dos sujeitos. As entrevistas foram gravadas.

O instrumento utilizado foi um roteiro estruturado, sendo que o roteiro da entrevista para os profissionais era diferente do roteiro da entrevista elaborado para os usuários. O roteiro dos profissionais visou a estudar a relação entre a informação técnica fornecida pelo profissional ao usuário e o significado para este. O roteiro do usuário visou a estudar o conceito de doente crônico e a sua visão de doença, as suas informações sobre a doença e o tratamento. Foi pedido aos usuários que avaliassem a participação dos profissionais.

Chegou-se ao resultado de que existem falhas na informação sobre a doença e o tratamento. Não existe a participação do usuário e o tratamento é seguido sob a forma de obediência.

Concluiu-se que a instituição deve incentivar a relação produtiva entre os profissionais e os usuários. O profissional deve propiciar ao usuário reflexões sobre o tratamento e a sua doença, questionando estes dois aspectos ligando-os a sua vida e a diferentes papéis sociais. O usuário deve ser ajudado a fazer um planejamento da sua vida, compreendendo e participando deste processo de forma ativa.

Fernandes, Antônio, Bahamondes e Cupertino[69] tiveram como objetivo estudar as mulheres atendidas pelo setor primário de saúde, buscando determinar seu conhecimento, atitudes e práticas com relação às IST, o que pensam a respeito dessas infecções e o que fazem em termos de prevenção. Essa pesquisa foi feita pelo alto crescimento de IST e, consequentemente, HIV entre as mulheres.

Foram selecionadas 249 mulheres de forma aleatória sem características especiais. Desta amostra, 76% eram casadas ou amasiadas, 20% solteiras e 4% viúvas. A coleta foi feita em seis unidades básicas de saúde pertencentes à rede municipal. As mulheres eram entrevistadas depois de um consentimento verbal, enquanto aguardavam atendimento ginecológico ou obstétrico. O instrumento utilizado foi uma entrevista fechada que perguntava a idade, escolaridade, renda, antecedentes gestacionais, estado marital, tempo de convívio com o parceiro, antecedentes de IST, conhecimentos, atitudes e práticas em relação à IST, número de parceiros no último ano e conhecimentos, atitudes e práticas em relação à camisinha.

Os principais resultados mostram que mais da metade não sabiam qualquer sintoma causado por IST. O desconhecimento pareceu aumentar diretamente com a faixa de idade. De acordo com os autores, 56,2% do total de mulheres sabiam que a forma de contágio ocorre por meio de relação sexual, porém deste total 19,4% eram adolescentes que citaram não usar camisinha nas relações sexuais. Foi mostrada esta taxa em relação às adolescentes, pois mais de 90% das mulheres adultas que participaram do trabalho eram casadas. Os pesquisadores não mostram e não fazem nenhum comentário sobre o uso de camisinha com mulheres casadas. Pressupõe-se neste trabalho que a relação sexual sem camisinha com mulheres casadas não seja uma situação de risco. As pesquisas atuais mostram um aumento do número de mulheres casadas que contraem o vírus do HIV com o próprio marido. Mais de 18% afirmaram não saber nada de IST, 72,7% das mulheres sabiam da prevenção via camisinha e 33,9% das adolescentes nunca usaram camisinha. Esses dados indicam as dificuldades para as mulheres aderirem à prevenção e a práticas de sexo seguro.

A partir desses resultados, conclui-se que as mulheres têm conhecimento da prevenção, mas não conhecem as doenças e seus sintomas. Esse conhecimento acontece principalmente pelas informações dadas pela mídia. O não-conhecimento ocorre porque os profissionais não explicam as IST's às suas usuárias. Uma possível solução seria a integração da mídia, família e saúde para informar a população.

Santo, Jordani e Pinheiro[70] tiveram como objetivo estudar a tendência das causas múltiplas de morte por AIDS, determinando a frequência relativa das suas causas associadas e descrevendo as causas básicas nas mortes em que a doença se apresentou como causa associada.

Os dados sobre os óbitos e estimativas de população foram coletados na Fundação Sistema Estadual de Análise de Dados (SEAD)[64]. As causas de morte foram selecionadas automaticamente segundo disposições da 10ª Revisão de Classificação Internacional de Doenças (CID10). As causas associadas de morte foram processadas pelo programa tabulador de causas múltiplas de morte.

Foi pesquisado de 1997 a 2000 e constatou-se que o número de óbitos decresceu no decorrer dos anos. De 5.568 para 4.203 óbitos/100.000 habitantes. A frequência relativa das principais causas variou pouco: 35,5%, insuficiência respiratória; 28,6%, pneumonias; 19,3%, septicemias; 8,2%, pneumocistose; 7,8%, caquexia; 6,3%, doenças infecciosas e parasitárias; 2,8%, neoplasias. O número de óbitos por AIDS diminuiu progressivamente, entretanto as mortes foram determinadas por padrão de causas associadas que não se modificou entre 1997/2000.

Este trabalho é importante como prova de que uma boa adesão garante uma melhora na qualidade de vida do portador, e consequentemente o aumento da sobrevida, visto que o HIV/AIDS é uma doença que não possui cura. Os estudos científicos médicos e farmacológicos trazem uma possibilidade de estabilizar a carga viral e fortalecer o sistema imunológico, porém a adesão a esses recursos exige que o portador entre em contato com algumas questões subjetivas e sociais que são dolorosas e que trazem muito sofrimento psíquico. No próximo artigo o autor traz para o campo de pesquisa esses aspectos psicológicos e a possibilidade de intervenção.

Remor[65] teve como objetivo apresentar o enfoque clínico (alterações emocionais), dentro de um marco teórico cognitivo comportamental, aplicado a pessoas afetadas pelo HIV e AIDS.

Este artigo foi elaborado como fruto de trabalho clínico e de reflexões feito a portadores de HIV. Não foram utilizados sujeitos para participar da pesquisa e não houve coleta de dados. Cabe-se ressaltar que o autor partiu de sua experiência profissional com usuários da rede de assistência aos portadores para escrever o seu artigo.

Para Remor[65] existem dois passos no contato clínico com o usuário. Primeiramente é necessária uma avaliação deste usuário, para depois, em um segundo momento, fazer uma intervenção a partir desta avaliação inicial. É necessário fazer uma reflexão deste procedimento utilizado pelo pesquisador a partir da Psicologia Sócio-Histórica. Acreditamos que não existam etapas separadas em uma situação clínica como estão sendo demonstradas (avaliação/intervenção). Uma está contida na outra. No momento em que está se fazendo uma avaliação com o soropositivo, ele já está se mobilizando e apropriando-se de conteúdos próprios. Podemos dizer que já está ocorrendo uma intervenção neste processo de avaliação.

O primeiro passo considerado importante por Remor[65] no contato é uma avaliação do usuário que busque informações sobre o histórico da doença. Dentro deste histórico pesquisa-se como contraiu a doença, sua relação com a prevenção e com o tratamento. Nesta etapa procura-se saber a situação clínica do usuário, as principais preocupações, estratégias de enfrentamento e avaliar a rede de apoio social.

No segundo passo era feita uma intervenção com o objetivo de fortalecer o enfrentamento, de ajudar o usuário tomar as suas próprias decisões, a afrontar o estigma e o isolamento, reduzir as alterações emocionais, dar informação e ensinar estratégias de autocontrole.

Os resultados obtidos mostram que o portador no primeiro passo do trabalho responde antecipando as consequências negativas em suas vivências, aumentando os eventos negativos e minimizando os positivos. A culpa é um sentimento forte e presente, que está ligado à forma como contraiu o vírus, fazendo-o sentir-se constantemente desamparado.

Frente a essas informações que compõem a subjetividade do portador, montaram-se as estratégias de intervenção que são chamadas por Remor[65] de estratégias de controle, que se baseiam em informar claramente o portador sobre o vírus e o tratamento, promover uma reestruturação cognitiva, demonstrar a improdutividade de determinado pensamento, detectar fontes de estresse, auto-instrução, construção de um controle e melhora da auto-estima.

Este trabalho é importante por mostrar os aspectos psicológicos do portador que são importantes e influenciam na adesão, aponta para a relação que ele teve com a doença e, consequentemente, que ele terá com o tratamento. Porém, o fato de o pesquisador fazer o artigo baseado em reflexões particulares acaba trazendo uma generalização em relação às sensações do portador. Não existem sujeitos e instrumentos de coleta. Esta é uma pesquisa que não utiliza método e baseia-se em uma reflexão do autor e de sua experiência de trabalho, perdendo um pouco a credibilidade do trabalho, principalmente por chegar a resultados tão definidos e fechados.

Até a leitura e a análise do trabalho de Remor[65], foi possível chegar a algumas conclusões sobre a revisão de literatura.

Alguns pontos encontrados foram considerados fundamentais para serem abordados quando o profissional de saúde objetiva promover adesão. Estes são: procurar estabelecer um vínculo com os usuários desde o momento do contato inicial e registrar as justificativas da não-adesão dos clientes, pois nos mostram as falhas no método de atenção aos usuários.

Conclui-se que a relação usuário-profissional apareceu como um ponto significativo nas pesquisas. Esta relação é importante no processo de adesão e deve ser firmada de modo que os dois sejam responsáveis pelo processo. Alguns fatores ficaram em aberto por existir discordâncias entre os autores revisados. Estes fatores são: a relação da escolaridade com a adesão, a relação da idade e gênero com a adesão e a relação da adesão com o tempo de tratamento.

O livro *Tá duro de engolir*, organizado por Teixeira, Paiva e Shimma[66], contém diversos artigos que abordam o tema da adesão. Os três artigos descritos e analisados a seguir foram retirados deste livro. O primeiro artigo faz uma revisão de literatura sobre o tema, fechando as questões dos fatores, que na conclusão acima citada haviam ficado em aberto, e trabalha o conceito de adesão e aderência. É importante destacar que nenhum outro artigo chegou a problematizar a utilização desses conceitos de adesão e aderência. O segundo artigo foi baseado na experiência dos profissionais que trabalham com o portador e relata os pontos que devem ser tratados com cuidado pelo profissional na relação com o usuário e que são fundamentais para uma boa adesão ao tratamento. O terceiro artigo é um estudo sobre adesão em um serviço de saúde, abordando tanto os profissionais quanto os portadores.

Esses três artigos foram considerados fundamentais, pois abordam a questão da adesão de uma forma mais complexa. Partem da subjetividade dos indivíduos envolvidos durante o processo de adesão, utilizando o olhar da Psicologia para efetuar os seus estudos. Os artigos anteriores foram produzidos a partir do olhar da saúde pública, portanto, o fenômeno foi estudado de forma mais ampla.

Jordan, Lopes, Okazaki, Komatsu e Nemes[67] procuram estudar profundamente o tema da adesão e discutem as produções feitas no meio científico, identificando os caminhos percorridos por estas. Um primeiro ponto importante discutido é o estudo da palavra adesão e seus significados. Nos outros artigos lidos o conceito de adesão utilizado era apenas dado e não discutido. Em inglês, a palavra adesão é expressa com dois termos distintos: *compliance* e *adherence*. O termo *adherence* vem se disseminando nos estudos por expressar melhor o sentido de "concordância autônoma" (*patient empowerment*) do doente ao tratamento, enquanto o tradicional termo *compliance* está mais próximo da ideia de cumprimento de regras (*physician control*).

De acordo com os autores, o termo adesão em português parece mais adequado para o sentido preferido de "concordância autônoma" ou *empowerment*. A disseminação atual do termo aderência entre os profissionais de saúde e mídia levou à opção de usá-lo também como sinônimo de adesão, embora se saiba que o termo aderência, apesar de ser também considerado sinônimo de adesão, porta tradicionalmente um sentido menos abstrato.

A discussão dos conceitos de adesão e aderência apresentada pelos autores é valida, mas vale ressaltar que, no meio médico, a palavra aderência é utilizada com o significado de algo que é colado, ou seja, que se liga a algo de forma passiva. A palavra adesão é utilizada no sentido de concordância autônoma, como relatado.

Utilizar a palavra aderência pode ter um significado de manutenção da relação de poder do profissional em relação ao usuário. Relação que está sendo modificada com o surgimento do conceito de adesão. Em nosso trabalho, vamos considerar adesão e aderência como sinônimos.

Os autores constatam que a não-adesão é universal, ocorrendo tanto em países ricos quanto em países pobres, a taxa média observada em inúmeros estudos tem-se situado em torno de 50% para todos os tipos de tratamento. Um número muito baixo, considerando que algumas doenças trazem consigo questões ligadas ao potencial de vida, como a AIDS.

Quanto às formas de se medir a aderência apresentadas nos trabalhos pesquisados pelos autores, constatou-se que esta medida varia de acordo com o método de pesquisa utilizado. Há basicamente dois modos de medi-la: perguntar diretamente ao usuário ou estimar indiretamente por contagem manual ou eletrônica das pílulas, por marcadores biológicos (carga viral) ou por dosagem de metabólitos das drogas prescritas na urina ou no sangue.

Medir apenas por contagem de pílulas, marcadores biológicos ou metabólitos das drogas não permite a criação de um vínculo com o usuário. Os estudos com antirretrovirais (ARV) mostram que os questionamentos diretos aos usuários podem prever os resultados do tratamento em curto prazo e são úteis na identificação do risco de não-aderência. A medida de aderência varia de acordo com a definição de aderência utilizada. Classicamente, considera-se uma ou mais das seguintes condições: não tomar ou interromper a medicação prescrita, tomar menos ou mais dosagem prescrita, alterar intervalos de tempos prescritos ou omitir doses, não seguir recomendações dietéticas ou outras que acompanham a medicação. A maioria dos estudos tem considerado taxa igual ou maior a 80%.

Os autores procuram discutir alguns fatores que se relacionam com a adesão ao tratamento e são de ordem sociodemográfica. Essa relação foi feita a partir da análise da literatura científica existente e utilizou não apenas os trabalhos com HIV/AIDS, mas também os trabalhos com doenças crônicas. Essa relação foi elucidativa, pois havia sido concluído que a relação entre a adesão e a escolaridade, idade, gênero e tempo de tratamento havia ficado confusa e em aberto. Este artigo teve como finalidade resolver estas questões.

Fatores relacionados à pessoa sob tratamento

- **Perfil socioeconômico**

A literatura é controversa. Algumas revisões afirmam a associação entre baixo nível econômico e não-aderência, especialmente nos extremos da pobreza, embora em outros trabalhos não tenha sido encontrada associação. A divergência pode ser em grande parte explicada pelos grupos estudados. Existe atualmente um aumento de registro de novos casos em pessoas de menor grau de escolaridade, o que torna muito mais urgente a necessidade de investigação mais aprofundada dessa questão.

- **Sexo**

Não se tem encontrado associação. No entanto, o aumento do número de casos em mulheres e uma aparente piora dos resultados do tratamento exigem urgentemente maiores investigações. A condição social de gênero é um aspecto que deve ser estudado nestes casos.

- **Idade**

    Há menor aderência entre os mais jovens, por estarem sob influência de fatores de confusão, como as características relacionadas ao estilo de vida. Um estudo recente realizado nos EUA mostra associação entre a maior aderência e idade superior. Sendo assim, a revisão explica a associação com a idade em seus extremos.

- **Uso de drogas**

    Parece estabelecido que os usuários de drogas injetáveis (UDI) apresentam significativamente maiores taxas de recusa ao tratamento. Entretanto, uma vez iniciado o tratamento, parece não haver diferenças na aderência entre aqueles com história de uso de droga injetável e os demais doentes, embora alguns trabalhos admitam "modestas diferenças" ou "algum nível de associação".

Outros fatores: casos de transtornos psiquiátricos como depressão e ansiedade

- **Fatores relacionados à doença**

    Com relação aos antirretrovirais, alguns estudos mostram associação entre ocorrência de sintomas e não-aderência. A melhora de parâmetros laboratoriais (CD4) parece associar-se com uma melhor aderência. Por outro lado, em trabalhos utilizando entrevistas abertas, sentir-se doente ou sentir-se bem são apontados como razão para a não-aderência. A questão do sintoma se mostra muito mais complexa. A melhora dos sintomas pode levar também à necessidade de não-medicação e a ocorrência dos sintomas pode ser atribuída aos efeitos da medicação.

- **Fatores relacionados ao tipo de tratamento**

    Tempo de tratamento

    Associação entre maior tempo de tratamento e menor adesão entre os ARV's. Entretanto, alguns afirmam a importância da aderência inicial e outros a colocam em dúvida.

    Tipo de tratamento

    A revisão mostra que o tipo de regime terapêutico (número de doses e drogas por dia, efeitos colaterais ou tóxicos) influencia na aderência em doenças crônicas. Com relação à AIDS, alguns autores apontam este fator, outros não. A associação é controversa. É importante ressaltar que a relação entre esquema terapêutico e aderência é provavelmente mais complexa. A adaptação ao esquema depende muito mais do grau de mudanças no estilo de vida exigidas pela medicação do que do regime terapêutico em si.

- **Fatores relacionados ao serviço de saúde**

    Na relação com os profissionais de saúde e instituição, os trabalhos têm confirmado a associação deste aspecto com a aderência.

    Analisando os fatores descritos e as suas situações diante do conhecimento produzido em relação à adesão e à AIDS, podemos perceber que nos estudos apresentados é frequentemente utilizado o método quantitativo para o estabelecimento de medidas de aderência. A multiplicidade de técnicas e a integração entre metodologias quantitativas e qualitativas têm sido apontadas como potencialmente mais produtivas para o estabelecimento de quadros realmente heurísticos, especialmente quando se trata de objetos científicos complexos e/ou ainda não totalmente construídos, como parece ser tipicamente a questão da aderência.

Um dos poucos fatores que não foram considerados controversos na literatura é a questão da relação do usuário com o serviço e os profissionais de saúde. Porém, poucos estudos se dedicam a examinar de modo mais profundo o serviço de saúde e a avaliá-lo com relação à aderência. Paiva, Leme, Nigro e Caraciolo[68] tiveram como objetivo pesquisar as alternativas encontradas pelas pessoas que estão no dia-a-dia do atendimento e apoio aos portadores, levantar e disseminar experiências diversas na cidade e os cuidados que vêm sendo bem-sucedidos com grupos diferentes de usuários.

Foram feitas entrevistas individuais das quais participaram profissionais de instituições públicas e membros de organizações não-governamentais dedicadas à assistência aos portadores de HIV/AIDS na cidade de São Paulo. As entrevistas foram realizadas entre julho e outubro de 1998. A adesão à pesquisa foi voluntária. Não foi explicado no artigo como os dados das entrevistas foram sistematizados, e os critérios utilizados para as divisões dos núcleos de discussão que foram feitos e serão apresentados a seguir. Separou-se em núcleos temáticos o conteúdo das entrevistas, sendo que cada núcleo contém uma explicação sobre ele, citações dos entrevistados e conclusões dos autores.

Apesar de este trabalho tratar especificamente de portadores de HIV/AIDS, penso que vários aspectos são semelhantes quando se trabalha com saúde da mulher, por esta razão eles estão descritos detalhadamente e podem auxiliar os profissionais de saúde a tomarem decisões durante a assistência prestada, seja em prevenção primária ou secundária. Os núcleos foram:

Os avanços científicos:

Os profissionais julgaram importante compartilhar com os portadores a história da conquista dos avanços científicos quando os mesmos estão prestes a iniciar o tratamento. É importante explicar que a proposta terapêutica da época pode ser frágil, pautada pelo tratamento das doenças oportunistas e profilaxia secundária. Foi justamente devido aos avanços científicos que se desenvolveram os medicamentos atuais e que em razão da implantação do atual regime terapêutico, surgiu a questão da adesão.

Construindo a adesão:

Um início de tratamento deve ser bem cuidado. Portanto, o usuário deve ser instruído pelos profissionais sobre os medicamentos e comunicado sobre a importância da aderência. Se o usuário tiver dúvidas quanto a começar a tomar a medicação, deve-se adiar um pouco o início, dar tempo para que ele se prepare para aceitar o tratamento e participe da decisão de quando irá começar, sabendo das dificuldades pela quais irá passar. Um esquema de tratamento bem cuidado ajuda a evitar que se queimem esquemas logo no início. Tomar o remédio significa assumir estar doente, aceitar que tem uma doença incurável ou que tem limites à saúde.

É muito importante que os profissionais saibam se colocar no lugar dos usuários, para poder lidar com a sua rigidez interna e seus preconceitos. O preconceito gera mais distância e dificulta um vínculo positivo. Muitos médicos tentam forçar o usuário mesmo que este não esteja convencido em tomar a medicação, porque não gostam de se sentirem incapazes e fracassados.

Por outro lado, alguns usuários têm maior dificuldade em cuidar de si próprios, ou porque têm uma história de autodestrutividade ou por se sentirem culpados por terem contraído o vírus.

Informação e efeitos colaterais: a importância da equipe multidisciplinar

O usuário deve compreender o que significam os exames de controle. Deve compreender que demonstram ser importantíssimos na decisão de começar o tratamento e segui-lo conscientemente. Ele poderá entender o que está acontecendo com o próprio corpo e a finalidade da medicação.

É muito importante que os outros membros da equipe sejam treinados e orientados pelos médicos sobre estas informações, pois em alguns casos o usuário se sente constrangido em dizer ao médico que não entendeu as informações e sente uma maior proximidade com outro funcionário da instituição. Este pode servir de retaguarda neste processo. Se o restante da equipe se apropriar dessas informações, pode ser uma maior garantia de entendimento por parte do usuário.

Por isso é muito importante que o médico ouça e compreenda a fala do usuário, pois ela é um instrumento preciso para avaliar o grau de adesão. As consultas deveriam durar no mínimo 30 minutos, e as salas de espera da instituição podem ser utilizadas como espaços para se fazer trabalhos psicoeducativos de promoção de adesão à medicação e ao sexo seguro.

Com relação aos efeitos colaterais, os primeiros 15 dias de medicação do usuário devem ser acompanhados de perto com consultas agendadas e espaço para conversar com o médico ou outros membros da equipe sobre o andamento e as dúvidas que surgem depois de muitas informações novas e mudanças.

Pode-se perguntar ao usuário se ele gostaria de saber sobre os efeitos colaterais, já que existem usuários que não querem saber porque acham que vão começar a senti-los.

As crenças de cada um e o nível educacional

Muitos profissionais colocam a questão dos chamados tratamentos alternativos como empecilho para a boa aderência, mas a questão não é assim tão simples. Se o usuário adere a tratamentos alternativos, então podemos concluir que ele tem um "potencial de adesão". As crenças estão ligadas a todos os níveis de escolaridade e não são restritas à população de baixa escolaridade. Portanto, os profissionais devem estar dispostos a escutar, a respeitar o mundo de crenças de seus usuários e compartilhar a responsabilidade do tratamento.

Alvarez e cols.[21] apontam que a combinação de espiritualidade, religiosidade e crenças pessoais mostrou-se um preditor independente de adesão quando ajustado às características demográficas, clínicas e a instrumentos psicossociais.

Outro aspecto relacionado às crenças, especificamente na área de saúde da mulher, estudado por Procopio e cols.[22] são as representações sociais da violência sexual e sua relação com a adesão do protocolo da quimioprofilaxia do HIV em mulheres jovens e adolescentes. Realizou-se uma pesquisa qualitativa, orientada pela teoria das representações sociais, através de entrevista gravada com 13 mulheres, com idades entre 12 e 23 anos. No grupo, observou-se que as representações sociais construídas acerca da violência sexual exerceram uma considerável influência na adesão ao tratamento quimioprofilático. As pesquisadas elaboraram imagens nas quais as preocupações geradas à família, desconfortos causados pelos efeitos dos fármacos, a mudança de rotina, o medo de adoecer, de ser estigmatizada, ansiedade e raiva, apareceram como elementos constantes, podendo acarretar o abandono do tratamento. Considerando a influência dessas representações no tratamento, verifica-se a necessidade de uma maior atenção dos serviços de saúde com relação a estas possibilidades, dispondo de recursos para planejar sua assistência com base nestas diferentes necessidades

A construção de uma tabela tem-se mostrado uma boa estratégia para conseguir inserir a medicação de uma maneira realista no cotidiano de quem deve tomá-la, respeitando as particularidades de cada um; o primeiro passo para a construção dessa tabela é que o usuário faça uma descrição de como é uma semana normal, típica (horário em que acorda, em que faz as refeições, o quanto come, quando vai dormir etc.). O usuário deve estudar as indicações de horário e dieta para cada remédio. Deve-se encaixar as tomadas mexendo o mínimo possível na tabela de rotina. Se forem necessárias mudanças na rotina, estas devem ser estudadas cuidadosamente, de forma que a adaptação às mudanças seja fácil ao portador.

Adequando a linguagem e avaliando a adesão em uma equipe multidisciplinar

A melhor consulta é aquela que cria um ambiente favorável e de confiança, em que o usuário sinta tranquilidade em se expor. O médico deve procurar falar de acordo com o vocabulário do usuário e as perguntas não podem ser feitas de forma automática, como se fosse um interrogatório. Por exemplo: Em vez de perguntar "*Você* está tomando os comprimido, não está?", pode-se perguntar "Como você acha que estão sendo as suas tomadas?" Dessa forma, o usuário pode descrever como toma a medicação, o que permite mais facilmente ao médico perceber as dificuldades do processo de adesão. A literatura recomenda que se indiquem os últimos dias, pois quando a pergunta é genérica, a tendência é lembrar os melhores períodos de aderência. Pode-se pegar um período recente e perguntar como foram as tomadas. Por exemplo: "Quantas vezes você pulou?", "Esqueceu de tomar ontem? E anteontem?" Para muitos profissionais perguntar especificamente sobre os fins de semana é importante porque alguns usuários têm padrões de rotina que diferem o fim de semana dos dias de semana.

As perguntas devem ser cuidadosas para não desqualificar o usuário. Os seus sentimentos, dificuldades, reações e cultura não devem ser desprezados. Só se pode ajudar as pessoas a mudarem hábitos a partir do que são e não do que gostaríamos que fossem.

Tratamento crônico e avaliação permanente da adesão

O que causa dificuldades para os usuários ao longo do tempo e parece não ser claro é o fato de o tratamento ser encarado como crônico. O tema da cronicidade do tratamento deve ser recorrentemente explicado não apenas para o usuário, mas para amigos e companheiros(as). Todos podem se beneficiar se houver espaços na instituição, pode-se montar grupos para discussão e orientação. O objetivo é ajudar o usuário a ter qualidade de vida.

Adesão ao serviço: pobreza, visitas domiciliares e o vínculo

A Vários fatores influenciam na adesão ao serviço, como a forma com que se é tratado, a qualidade do vínculo com o pessoal, a organização do atendimento e as condições de vida do usuário.

A situação de pobreza e exclusão interfere diretamente na adesão. Muitos profissionais confundem as "condições práticas" (o contexto socioeconômico do usuário ou a organização do serviço que pode ter um índice de "vínculo baixo") com as "condições intelectuais". As visitas domiciliares têm sido uma das maneiras de lidar também com as questões mais estruturais e indicam ao usuário uma qualidade de vínculo e atenção que ele valoriza e que tem repercussões diretas em sua adesão. Os grupos que fazem visitas domiciliares são grupos multiprofissionais compostos por médicos, enfermeiros, assistentes sociais e nutricionistas. O serviço domiciliar pode ser utilizado quando o usuário não comparece às consultas marcadas e não vai à farmácia retirar os seus medicamentos. É necessário que a medicação prescrita esteja disponível no sistema público de saúde, pois a adesão é dificultada quando o usuário precisa adquiri-la com recursos próprios ou de familiares.

Este tipo de serviço fortalece o vínculo entre o usuário e a equipe. Porém alguns cuidados dentro da instituição são necessários para que se mantenha a qualidade do vínculo médico e usuário. Deve-se evitar na instituição as trocas de médicos dos usuários, pois quando este é atendido por muitos médicos diferentes o vínculo não se constrói. O ideal é que o usuário seja atendido sempre pelo mesmo médico. No primeiro dia de atendimento, é interessante que seja informado ao usuário o funcionamento do serviço em relação a este aspecto. Se o médico tirar férias ou sair do emprego, seria bom avisar o usuário e passá-lo a outro profissional de forma cuidadosa[69,70].

Podemos pensar que para haver uma boa adesão dos usuários é necessário que haja um comprometimento do médico com o tratamento dos usuários que ele atende.

Felipe, Nascimento e Santos[71] apontam que, para os profissionais de saúde, os fatores considerados facilitadores de adesão foram: distribuição gratuita de medicação, qualidade de vida, aumento da esperança, apoio familiar, informação e entendimento sobre a doença, número menor de tomadas diárias e boa relação com o médico. Os dificultadores foram: número de doses medicamentosas, efeitos colaterais, quantidade de medicamentos, uso de drogas e álcool, baixo nível socioeconômico e educacional, não-aceitação do diagnóstico, depressão e ansiedade e falta de rotina diária constante.

Para os usuários, os fatores facilitadores foram: tomar o remédio com líquidos, controlar o horário das tomadas, seguir as orientações do médico, qualidade de vida, esperança de cura e expectativa de vida. Os dificultadores são: horários das tomadas, efeitos colaterais, quantidade e frequência dos medicamentos, sabor e tamanho do medicamento, vida social e sigilo, fatores emocionais, esquecimento e mudança de médico.

Podemos concluir que o médico tem um papel importante no processo de adesão se ele se propuser a escutar todas informações e queixas do usuário e auxiliá-lo na construção de sua adesão. Quando necessário, fazer os encaminhamentos a outros profissionais de saúde.

Finalmente, uma ponderação sobre a disponibilidade da medicação no sistema de saúde para distribuição e acesso universal. Caso a medicação não esteja disponível gratuitamente, o médico precisa verificar as condições econômicas do cliente para a aquisição da medicação ou analisar possibilidades de remédios alternativos para viabilizar a adesão. No caso específico do tema deste livro, os fitormônios, que ainda não estão disponíveis na rede pública para distribuição gratuita, o médico precisará ter um diálogo aberto e franco com suas clientes, fornecer as informações necessárias e construir junto com elas alternativas para a aquisição e para a ingestão, de maneira a garantir tanto a adesão como a qualidade de vida.

Referências

1. Kahhale EMSP. Psicologia na saúde: em busca de uma leitura crítica e de atuação compromissada. In Bock, AMB (org.). A perspectiva sócio-histórica na formação em Psicologia. Petrópolis, RJ, Vozes, 2003: 161-191.
2. Kolyniak CF. O esporte como objeto da educação física ou da ciência da motricidade humana.: São Paulo, Dicorpo, 7, 1997: 31-46.
3. Kolyniak CF. A concepção de motricidade humana em ação. São Paulo, Dicorpo, 10, 2001a: 33-48.
4. Kolyniak CF. Contribuições para uma reflexão epistemológica sobre a ciência da motricidade humana. São Paulo, Dicorpo, 11, 2001b: 11-28.
5. Kahhale EMP, Andriani AGP. A constituição histórica da Psicologia como ciência. In Kahhale EMP (org.). A diversidade na Psicologia: uma construção teórica. São Paulo, Cortez, 2002: 75-96.
6. Illich I. A expropriação da saúde: nêmesis da medicina. São Paulo, Nova Fronteira, 1981.
7. Moura D. Saúde não se dá, conquista-se. São Paulo, Hucitec, 1989.
8. WHO. Health Promotion: concepts and principles, Uma seleção de trabalhos apresentados no Working Group on Concepts and principles, Copenhagen, 3-9 de julho de 1984, WHO, Regional Office for Europe 4.
9. San Martín H. Manual de Salud Pública y Medicina preventiva. Barcelona, Masson, 1986.
10. Berlinguer G. A doença. São Paulo, Hucitec, 1988.
11. Berlinguer G. Ética da Saúde. São Paulo, Hucitec, 1996.
12. Breith J. Epidemiologia: economia, política e saúde. São Paulo, UNESP/Hucitec, 1991.
13. Marchioni Buss, P. Promoção da saúde e qualidade de vida. Ciência & Saúde Coletiva, 2000, 5 (janeiro-março) . Disponível em http://oai.redalyc.org/articulo.oa?id=63050114>ISSN 1413-8123. Acesso em 05/11/2107.
14. Scott JW. Gênero: uma categoria útil para análise histórica. Educação e Realidade, v. 16 n. 12 p. 5-22, jul/dez, Porto Alegre: UFRGS, 1990. Disponível em: http://disciplinas.stoa.usp.br/pluginfile.php/185058/mod_resource/content/2/G%C3%AAnero-Joan%20Scott.pdf Acesso em 23/04/2015.
15. Grossi MP. Masculinidades: Uma Revisão Teórica. Antropologia em Primeira Mão. UFSC, Florianópolis, p. 1-37, 2004.
16. Medrado B, Lyra J. Por uma matriz feminista de gênero para os estudos sobre homens e masculinidades. Estudos Feministas, Florianópolis, v. 16, n. 3, p. 809, jan. 2008.

17. Goldenberg M. Gênero, o Corpo e Imitação Prestigiosa na Cultura Brasileira. Saude e Sociedade, São Paulo, v. 20, n. 3, p. 543-553, Sept. 2011.Available from<http://www.scielo.br/scielo.php?script=sci_arttext&pid=S0104-12902011000300002&lng=en&nrm=iso>. access on 13 Dec. 2016. http://dx.doi.org/10.1590/S0104-12902011000300002.
18. Oliveira Filho AD et al. Aderência autorreferida a medicamentos prescritos durante a gestação.Rev. Bras. Ginecol. Obstet., Abr 2012, vol.34, no.4, p.147-152. ISSN 0100-7203
19. Barreto ASB, Mendes MFM, Thuler LCS. Avaliação de uma estratégia para ampliar a adesão ao rastreamento do câncer de mama no Nordeste brasileiro. Rev. Bras. Ginecol. Obstet., Fev 2012, vol.34, no.2, p.86-91. ISSN 0100-7203
20. Batista RPB, Mastroeni MF. Fatores associados à baixa adesão ao exame colpocitológico em mães adolescentes. Acta paul. enferm., 2012, vol.25, no.6, p.879-888. ISSN 0103-2100
21. Alvarez JS et al. Associação entre Espiritualidade e Adesão ao Tratamento em Pacientes Ambulatoriais com Insuficiência Cardíaca.Arq. Bras. Cardiol.[online]. 2016, vol.106, n.6, pp.491-501. Epub17-Maio-2016. ISSN 0066-782X. http://dx.doi.org/10.5935/abc.20160076.
22. Procópio EVP et al. Representação social da violência sexual e sua relação com a adesão ao protocolo de quimioprofilaxia do HIV em mulheres jovens e adolescentes.Ciênc. Saúde Coletiva, Jun 2014, vol.19, no.6, p.1961-1969. ISSN 1413-8123
23. Castro MC, Araújo SA, Mendes TR, Vilarinho GS, Mendonça MAO. Efetividade de antieméticos no controle da emese induzida pela quimioterapia antineoplásica, em domicílio - Acta Paul Enferm. 2014; 27(5):412-8 http://dx.doi.org/10.1590/1982-0194201400069, disponível http://www.scielo.br/scielo.php?script=sci_arttext&pid=S0103-21002014000500005&lng=en&tlng=en
24. Al-Aqeel S, Al-Sabhan J. Strategies for improving adherence to antiepileptic drug treatment in patients with epilepsy. Database Syst Rev; (1): CD008312, 2011.
25. Byrne MK, Deane FP. Enhancing patient adherence: outcomes of medication alliance training on therapeutic alliance, insight, adherence, and psychopathology with mental health patients. Int J Ment Health Nurs; 20(4): 284-95, 2011 Aug.
26. Gaillemin CB, Martos SJ, Segura MG, et al. Effect of a multidisciplinar protocol on the clinical results obtained after bariatric surgery. Nutr Hosp; 26(1): 116-21, 2011 Jan-Feb.
27. Coutinho FHP, Sousa IMC. Percepção dos indivíduos com hipertensão arterial sobre sua doença e adesão ao tratamento medicamentoso na estratégia de saúde da família. Rev. baiana saúde pública; 35(2)abr.-jun. 2011. ilus.
28. Curtis JR, Delzell E, Chen L et al. The relationship between bisphosphonate adherence and fracture: is it the behavior or the medication? Results from the placebo arm of the fracture intervention trial. J Bone Miner Res; 26(4): 683-8, 2011 Apr.
29. Fairbairn-Smith L, Cope W, Robinson B, Kamali F, Wynne H. Effect of provision of the NHS NPSA oral anticoagulant therapy patient information pack upon patients' knowledge and anticoagulant control. J Thromb Haemost; 9(1): 231-3, 2011 Jan.
30. Fischer K, Goetghebeur E, Vrijens B, White IR. A structural mean model to allow for noncompliance in a randomized trial comparing 2 active treatments. Biostatistics; 12(2): 247-57, 2011 Apr.
31. Goodyer L, Rice L, Martin A. Choice of and adherence to prophylactic antimalarials. J Travel Med; 18(4): 245-9, 2011 Jul-Aug.
32. Hermann MM, Papaconstantinou D, Muether PS, Georgopoulos G, Diestelhorst M.Adherence with brimonidine in patients with glaucoma aware and not aware of electronic monitoring. Acta Ophthalmol; 89(4): e300-5, 2011 Jun.
33. Duque H, Nury T; Henao A et al. Factores de no adherencia al tratamiento en personas con Diabetes Mellitus tipo 2 en el domicilio: la visión del cuidador familiar. Invest. educ. enferm; 29(2): 194-203, 15 jul. 2011. .
34. Jacob ST, Baeten JM, Hughes JP et al. A post-trial assessment of factors influencing study drug adherence in a randomized biomedical HIV-1 prevention trial. AIDS Behav; 15(5): 897-904, 2011 Jul.
35. Johnson MO, Dilworth SE, Taylor JM, Neilands TB. Improving coping skills for self-management of treatment side effects can reduce antiretroviral medication nonadherence among people living with HIV. Ann Behav Med; 41(1): 83-91, 2011 Feb.
36. Julsgaard M, Norgaard M, Hvas CL, Buck D, Christensen LA. Self-reported adherence to medical treatment prior to and during pregnancy among women with ulcerative colitis. Inflamm Bowel Dis; 17(7): 1573-80, 2011 Jul.
37. Lee H, Kane I, Sereika SM, Cho RY, Jolley CJ. Medication-taking behaviours in young adults with schizophrenia: a pilot study. J Psychiatr Ment Health Nurs; 18(5): 418-24, 2011 Jun.
38. Mahtani KR, Heneghan CJ, Glasziou PP, Perera R. Reminder packaging for improving adherence to self-administered long-term medications. Cochrane Database Syst Rev; 9: D005025, 2011.
39. Málaga G. Falta de adherencia, ¿enfermedades crónicas a la deriva/ Lack of adherence, drift in chronic diseases. Rev. méd. hered; 22(2): 93-94, abr.-jun. 2011. .
40. Milano P, Carden DL, Jackman KM et al. Compliance with outpatient stress testing in low-risk patients presenting to the emergency department with chest pain. Crit Pathw Cardiol; 10(1): 35-40, 2011 Mar.
41. Milder TY, Lipworth WL, Williams KM, Ritchie JE, Day RO. "It looks after me": how older patients make decisions about analgesics for osteoarthritis. Arthritis Care Res (Hoboken); 63(9): 1280-6, 2011 Sep.

42. Moberg C, Naesdal J, Svedberg LE, Duchateau D, Harte N. Impact of gastrointestinal problems on adherence to low-dose acetylsalicylic Acid: a quantitative study in patients with cardiovascular risk. Patient; 4(2): 103-13, 2011.
43. Nahon S, Lahmek P, Saas C et al. Socioeconomic and psychological factors associated with nonadherence to treatment in inflammatory bowel disease patients: results of the ISSEO survey. Inflamm Bowel Dis; 17(6): 1270-6, 2011 Jun.
44. Raes V, De Jong CA, De Bacquer D, Broekaert E, De Maeseneer J. The effect of using assessment instruments on substance-abuse outpatients' adherence to treatment: a multi-centre randomised controlled trial. BMC Health Serv Res; 11: 123, 2011.
45. Regnier Denois V, Poirson J, Nourissat A et al. Adherence with oral chemotherapy: results from a qualitative study of the behaviour and representations of patients and oncologists. Eur J Cancer Care (Engl); 20(4): 520-7, 2011 Jul.
46. Rocha GM, Machado CJ, Acurcio Fde A, Guimaraes MD. Monitoring adherence to antiretroviral treatment in Brazil: an urgent challenge. Cad Saude Publica; 27 Suppl 1: S67-78, 2011.
47. Silverman SL, Gold DT. Healthy users, healthy adherers, and healthy behaviors? J Bone Miner Res; 26(4): 681-2, 2011 Apr.
48. Simons S, Ringsdorf S, Braun M et al. Enhancing adherence to capecitabine chemotherapy by means of multidisciplinary pharmaceutical care. Support Care Cancer; 19(7): 1009-18, 2011 Jul.
49. Skovdal M, Campbell C, Madanhire C, Nyamukapa C, Gregson S. Challenges faced by elderly guardians in sustaining the adherence to antiretroviral therapy in HIV-infected children in Zimbabwe. AIDS Care; 23(8): 957-64, 2011 Aug.
50. Souza Junior PR, Szwarcwald CL, Castilho EA. Self-rated health by HIV-infected individuals undergoing antiretroviral therapy in Brazil. Cad Saude Publica; 27 Suppl 1: S56-66, 2011.
51. Starmer H, Sanguineti G, Marur S, Gourin CG. Multidisciplinary head and neck cancer clinic and adherence with speech pathology. Laryngoscope; 121(10): 2131-5, 2011 Oct.
52. Sun GC, Hsu MC, Moyle W et al. Mediating roles of adherence attitude and patient education on antidepressant use in patients with depression. Perspect Psychiatr Care; 47(1): 13-22, 2011 Jan.
53. Timmers L, Boons CC, Mangnus D et al. The use of erlotinib in daily practice: a study on adherence and patients' experiences. BMC Cancer; 11: 284, 2011.
54. Toverud EL, Roise AK, Hogstad G, Wabo I. Norwegian patients on generic antihypertensive drugs: a qualitative study of their own experiences. Eur J Clin Pharmacol; 67(1): 33-8, 2011 Jan.
55. Trafton JA, Cucciare MA, Lewis E, Oser M. Somatization is associated with non-adherence to opioid prescriptions. J Pain; 12(5): 573-80, 2011 May.
56. Lignani JR Luiz, Greco DB, Carneiro M. Avaliação da Aderência aos anti-retrovirais em usuários com infecção pelo HIV/AIDS. Revista de Saúde Pública. S.P., v.35, n.6, p.495-501, Dez. 2001.
57. Girólamo MM. Influência do serviço de saúde na adesão dos usuários portadores de HIV/AIDS no Centro de Referência de DST/AIDS Jd. Mitsutani no município de São Paulo. São Paulo, 2000. Dissertação (Mestrado em Saúde Pública)-Departamento de Epidemiologia. Universidade de São Paulo.
58. Nemes MIB. Aderência ao tratamento por anti-retrovirais em serviços públicos de saúde no Estado de São Paulo. 1ª ed. Brasília: Ministério da Saúde, Secretaria de Políticas de Saúde, Coordenação Nacional de DST e AIDS, 2000.
59. Melchior R. Avaliação da Aderência de usuários do sistema público de assistência ao tratamento de AIDS: uma análise qualitativa. São Paulo, 2000. Dissertação (Mestrado em Saúde Pública)-Departamento de Epidemiologia. Universidade de São Paulo.
60. Fechio JJ. Adesão a um programa de atividade física em portadores de diabetes. São Paulo, 2002. Dissertação (Mestrado em Educação Física)-Departamento de Psicologia Experimental. Pontifícia Universidade de São Paulo.
61. Domingues RZL. A participação do portador de doença crônica em seu plano de tratamento: Um estudo de aderência em hospital escola. São Paulo, 1992. Dissertação (Mestrado em Serviço Social)-Departamento de Serviço Social. Pontifícia Universidade de São Paulo.
62. Fernandes MAS, Antônio DG, Bahamondes LG, Cupertino CV. Conhecimento, atitudes e práticas de mulheres brasileiras atendidas pela rede básica de saúde com relação às doenças de transmissão sexual. Caderno de Saúde Pública. R.J., v.16, suppl.1, p.131-139. 2000.
63. Santo AH, Jordani MS, Pinheiro CE. Tendência das causas múltiplas de morte por AIDS. Faculdade de Saúde Pública/USP, Fundação Sistema Estadual de Análise de Dados, Departamento de Informática do SUS/DATASUS. São Paulo. 1997 a 2000.
64. Coordenação Nacional de DST/AIDS. Boletim Epidemiológico – AIDS. Ano XV, n.2, 48ª/2001 à 13ª/2002 semanas epidemiológicas.
65. Remor EA. Abordagem psicológica da AIDS por meio do enfoque cognitivo-comportamental. Psicol. Reflex. Crit.. v.12, n.1, p.89-106. 1999.
66. Teixeira PR, Paiva V, Shimma E. Tá difícil de engolir? Experiências de adesão ao tratamento anti-retroviral em São Paulo. São Paulo, NEPAIDS, 2000.
67. Jordan M, Lopes JF, Okazaki E, Komatsu CL, Nemes MIB. Aderência ao tratamento Anti– Retroviral em AIDS: Revisão da literatura médica. In Teixeira PR, Paiva V, Shimma E. Tá difícil de engolir? Experiências de adesão ao tratamento anti-retroviral em São Paulo. São Paulo, NEPAIDS, 2000.

68. Paiva V, Leme B, Nigro R, Caraciolo J. Lidando com a adesão: A experiência de profissionais e ativistas na cidade de São Paulo. In Teixeira PR, Paiva V, Shimma E. (orgs.). Tá difícil de engolir? Experiências de adesão ao tratamento anti-retroviral em São Paulo. São Paulo, NEPAIDS, 2000.
69. Campos CJR, Campos MFR. Aspectos Gerais do Tratamento das Epilepsias: Aderência ao tratamento. São Paulo, Lemos Editorial, 2000.
70. De Lucia MC, Quayle J. Comportamento Auto Referido de Adesão ao Tratamento, Estratégias de Enfrentamento e Percepção da Doença: Um Estudo Exploratório entre Usuários em Tratamento Ambulatorial. ICHC-FMUSP, São Paulo, 2001.
71. Felipe YX, Nascimento VLV, Santos CPS. Aderência ao tratamento anti-retroviral: resultados preliminares e reflexões da experiência em um serviço universitário: Casa Aids. In Teixeira PR, Paiva V, Shimma E. (orgs.). Tá difícil de engolir? Experiências de adesão ao tratamento anti-retroviral em São Paulo. São Paulo, NEPAIDS, 2000.

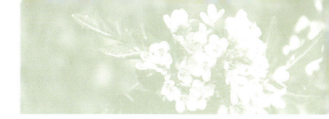

Índice remissivo

Obs.: números em **negrito** indicam quadros e tabelas; números em *itálico* indicam figuras.

A

Abrilar, **5**
Açafrão, 332
Acheflan, **51**
Ácido
    anacárdico, deivados do, 203
    araquidônico, 155
    ellagico, 284
    fítico, 156
    gamalinoléico, 155
    gamalinolênico, 321
    graxo(s)
        essenciais, 331, 345
            ômega 3, **8**
            ômega 6, 154
    kójico, 156
    salicínico, 26
Acne
    fórmula para, *159*
    tratamento da, 155
Acupuntura, 15
Adaptação, capacidade de, 127
Adaptógenos
    definição, 128
    e estimulantes, diferenças entre, 129, 130
    estudos dos, *130*
    histórico, 128
    mecanismo de ação, 131
    pesquisas clínicas, 133
    plantas, 132
    resposta ao estresse e efeito dos, *130*
    versus estimulantes, 129
Adesão
    ao serviço, 442
    ao tratamento
        limites que os artigos de 2011 abarcam, **430**
        número de artigos sobre, 429
        por tempo de acompanhamento, 432
            considerado aderente, 432
            considerado não aderente, 432

    conceito, 427
    revisão da literatura sobre, 429
    tratamento crônico e avaliação permanente da, 442
Aesculum hippocastanum, *182*, 183, 205
Afecção(ões)
    dermatológica, fitomedicamentos e, 153
    respiratórias
        fitoterápicos e plantas da farmacopeia brasileira para, 165
            Ananas comosus, 168
            guaco, 166
            Luffa operculata, 165
            Mikania, 166
    vasculares, mecanismo de ação dos fitomedicamentos nas, 185
    venosas, 179
        fitomedicamentos utilizados no tratamento das, classificação quanto ao grupo, substância e origem, **180**
        medicamentos utilizados no tratamento das, classificação, 180
        tratamento por fitomedicametnos vasoativos, recomendações, 185
Afrodisíacos, 69
Agliconas, 23
Agnus castus, contraindicação, 324
Agorafobia, 105
Akarkara, 71
Alcachofra, **4**, 16, **10**, 205
    contraindicações, 219
    efeitos colaterais, 219
    indicações, 219
    modo de usar, 219
Alcaçuz, **4**, *154*
    em hepatites, estudos, 259
Alcamidas, 372
Alcarávia, *231*
α benzopirona, **4**, **180**, 181, 189, 202
Alho, 189, 202
    atividade hipertensiva do, 202
    atividades biológicas do, 202
    contraindicações, 219
    efeitos colaterais, 219
    indicações, 219

modo de usar, 219
Alicina, 202
Alimentos funcionais e suas alegações aprovados no Brasil, **8**
Allium pekinense, 219
Allium sativum, 154, *155,* 189, 202, 219
    bulário, **207, 225**
Alma Ata, conferência, 15
Aloe vera, 27
Alopecia
    fórmula para, 161
    tratamento das, 155
Alteração(ões)
    dos pelos, 157
    endócrina da gestação, 157
    funcionais benignas da mama, 313
        fitomedicamentos na, 311
Amomum curcuma, bulário, **225**
Amorphophallus konjac, bulário, 222, **226**
Anacyclus pyrethrum, 71
Ananas comosus, 168
Andrógeno, 67
Anemia, beterraba e, 347
Angelica sinensis, 151, *358*
Angiogênese, representação esquemática da, *404*
Anis, **4**
Ansiedade, 53, 105
    fitomedicamentos no tratamento da, 107
    tratamento da, 106
    vias de neurotransmissão e, 106
Ansiolíticos, 90
Antidepressivos, 107
Antocianidinas, atividade, 295
Antocianina, 284
Antraquinonas, 28
Anvisa (Agência Nacional de Vigilância Sanitária), 2
Arctostaphylos uva-ursi, 193
Arnica, **4**, *155*
Arnica montana, 154
Aroeira, **10**, 23, 370
    cascas do caule, *11*
    espécies, 370
    extrato de folhas de, 24
    galho frutificado de, *11*
    gel de, 24
    sabonete íntimo à base de, 371
    vermelha, 23
Aromatase, inibição da, 386
Arroz vermelho, extrato do, 206
Artrite reumatoide, uso de fitoterápicos, 272
Árvore da ginco, 203
Árvore-da-vida, 374
Aspargos racemosus, 70
Astenia
    eficácia do *Schizandra* em, 135
    Panax ginseng, uso nos casos de, 58
Atanásia, 96
Atrofia
    genital, 54
    vaginal, 419
    vulvo-vaginal, fitoestrogênios na, 419

B

Babosa, **10**, 27

Bactérias intestinais, 241
Bálsamo do Peru, 157, *157*
Berberina(e), 205
    bulário, **208**
    efeito no *diabetes mellitus*, 206
Beta vulgaris, 347
    bulário, **349**
β-glicosídeas, 314
Beterraba, 347
    bulário, **349**
Bidens pilosa, 278
Bifidobactéria, 256
    após suplementação com FOS, 253
Biorreguladores, 165
Black Cumin, 324
Bllueberry, 194, *194*
Boldo do Chile, **4**
Borago officinalis, 322
    constituintes, 322
    descrição, 322
    formas de apresentação, 322
    modo de uso, 322
    propriedades, 322
Borragem, bulário, **333**
Bromelina, 168
Bromidrose, tratamento, 154
Buchinha-do-norte, 165

C

Cabacinha, 165
Cálculo(s)
    da bexiga, 196
    renais, 196
Calêndula, **4,** *153*
Calendula officinalis, 153
Calman, **5**
Calunga, 224
Camellia sinensis, 152, *152*, 283
Camomila, **4**, 110, 324, 368
    bulário, **325**
    gigante, 96
Câncer, 293
    de cólon, 257
    de mama, fitoestrogênios e, 393
    ginecológico
        ação dos fitoterápicos em, trabalhos relevantes
            ácido *ellagico*, 284
            antocianina, 284
            apigenina e luteolina, 284
            Camellia sinensis, 283
            Cohosh preto, 284
            furanodieno, 283
            Harmina, 283
            indol-3-carbinol (i3c) e o 3,3'-diindolilmetano (dim), 283
            Siegesbeckia orientalis, 284
            Tertiofeno a-Tertiodilmetanol, 283
            Viscum album, 284
Cannabis sativa
    ação, 295
    comercialização, 296
    histórico, 295
    indicações clínicas, 296
    parte da planta utilizada, 295

ÍNDICE REMISSIVO

vias de administração, 296
Capim cidrão, 108
Capim-cidreira, 109
Capim-cidró, 109
Capim-limão, 109
Capim-santo, 109
Capsaicina, 271
    bulário, **274**
Capsiate, 214
    descrição, 214
    dosagem, 215
    indicações, 214
    mecanismos de ação, 214
    posologia, 215
Capsicum annuum, 214
Cardiologia vascular, 200
Cardo mariano, **4**
Carica papaya, 154, *155*
Casca de romã, 284
Cáscara sagrada, **4**, **10**, 16
    caules secos de, *11*
Cascata de secreção das prostaglandinas, 346
Cassia angustifolia, 302
    ação, 302
    parte da planta utilizada, 302
Cassia angustifolia senne, 302
Cassia nomame, 220
    bulário, **225**
Cassiolamina
    contraindicações, 220
    efeitos colaterais, 220
    indicações, 220
    interações medicamentosas, 220
    modo de usar, 220
Castanha da índia, **4**, *182*, 205
Catepsina D, 354
Cavalinha, 191, 192
Cefaleia, 347
Célula
    de Langerhans, 148
    de Merkel, 148
Centella, **4**
Chá(s)
    alimentícios, normas para, 6
    de guaco, 19
    de rosa, 346
    medicinais, 5
    verde, *152*
Chaste berry, *314*, *315*
Chitosan, 220
    contraindicações, 220
    Indicação, 220
    modo de usar, 220
Chlorella, 221
    contraindicações, 221
    indicações, 221
    modo de usar, 221
Chorella pyrenoidosa, 221
    bulário, **225**
Cicatriz(es)
    redução de, 159
    tratamento de, 154
Cidreira, 109
Cimicifuga racemosa, 150, *299*, *357*, 389
    ação antiestrogênica, 390
    ação estrogênica, 389

    efeitos sobre o
        sistema nervoso central, 390
        tecido mamário, 390
        tecido ósseo, 390
    mecanismo de ação, 389
    parte da planta utilizada, 299
Cimicífuga, **4**
Cinchona officinalis, 157
Cipreste, 374
Cisplatina, 296
    dano celular da, 297
Cistite, fitomedicamento diurético para, 190
Cisto, 315
Citral, 108
Citrus aurantium, 183
Claustrofobia, 105
Climatério
    fitomedicamentos e alterações cutâneas no, 150
    reposição estrogênica no, 150
Cloasma gravídico, 156
Colesterol, metas terapêuticas absolutas e redução porcentual do, **217**
Cólicas menstruais, fitomedicamentos e, 337
Cólon, populações bacterianas do, mudanças conforme o envelhecimento em humanos, *244*
Comunicação entre a flora e o hospedeiro na superfície mucosa, 241
Condilomas vulvares, *Podophyllum* no tratamento de, 369
"Coneflower purple", 372
Confrei, **4**
    extrato de, 156
Constipação, 238, 254
Corpo glandular, 311
Corynanthe yohimbe
    nome comercial, 77
    princípio ativo, **77**
Cosmético de *Mentha piperita*, 39
Cranberry americano, 193, *194*
Crataegos, 200
Crataegus oxyacantha, 200
    bulário, **207**
Creme
    de limpeza para pele seca, 158
    para a área dos olhos, 160
Crenoterapia, 15
Crocus sativus, 332
Cuidados paliativos na prática oncológica, fitomedicamentos como coadjuvantes em, 293
Cumarina, 181
Curcuma domestica Valeton, bulário, **225**
Curcuma longa, 231
    bulário, **225**
    em pacientes dispépticos funcionais, 231
Curcuma Zedoaria Roxb, 224
    bulário, **226**
Cúrcuma, 221
    contraindicações, 221
    indicações, 221
    modo de usar, 221
Cymbopogon citratus, 108
Cynara cardunculus, 219
    bulário, **225**
Cynara scolymus, 16, 205, 219
    bulário, **225**

D

Deficiência estrogênica, 54
    sintomas genitais e alterações anatômicas e fisiológicas decorrentes da, **420**
Déficits cognitivos, gingko como tratamento sintomático, 95
Depressão, 53, 105
    uso de extrato de Ginkgo biloba L, 58
Derme, 148
Derrame papilar, 316
Despigmentante, fórmula, 160
Diarreia(s), 237
    infecciosas, 257
    pelo uso de antibióticos, 257
Diogenina, 314
Diosmina, 180, 183
Discorea villosa, *150, 357*
Disfunção
    endotelial, 206
    sexual, 50
        uso de extrato de Ginkgo biloba L, 58
        uso de fitomedicamentos nas, 55
Dislipidemias
    fitomedicamentos e, 217
    fitoterápicos para tratamento das, 218
Dismenorreia, 355
    fitomedicamentos e, 337
    fitoterápicos atuantes sobre, 345
    primária, etiologia e fisiopatologia, 338
Dispaurenia, 55
Dispepsia, 230
Distúrbio(s)
    afetivos, 53
    fóbicos, 105
Diuréticos, 189
Divisão celular, processo de, *403*
DNA topoisomerase, 386
Doença(s)
    diverticular, 257
    do trato genital inferior
        fitomedicamentos que podem ser utilizados no tratamento de
            aroeira, 370
            camomila, 368
            Equinácea, 372
            isoflavonas, 366
            Podophyllum, 369
            Thuya Occidentalis, 374
            Uncaria tomentosa, 373
    estrogênio-dependentes, fitoterapia na redução das, 356
    hepática, fitoterápicos e, *258*
    respiratórias, fitomedicamentos para, 170
    reumáticas
        fitomedicamentos e, 269
            bulário, **274- 275**
        uso de fitoterápicos
            artrite reumatoide, 272
            lombalgia, 273
            osteoartrite, 271
            osteoartrose, 271
    venosa, medicamentos derivados
        da FFPM utilizados na, **187**
        da *Ruta Graveolens* utilizado na, 8
        do *Aesculum Hippocastanum* grupo das escinas utilizados na, **188**
        do *Aesculum Hippocastanum* grupo das Troxerrutinas utilizados na, **187**
        do *Melilotus Officinalis* utilizados na, **186**
Dong quai, *151, 358*
Dor
    fitoterápicos no tratamento da, 339
    pélvica crônica, 337
Drogas vegetais de notificação, norma, 5

E

Echinacea, **4**
Echinacea angustifolia sp, 170, *372*
Echinacea pallida, *372*
Echinacea purpurea, 170, *297, 372*
Eczema de contato, 155
Edema, resumo Guideline 4.4.0 American Venous Forum do tratamento Medicamentoso para, **185**
Effluvium gravidarum, 157
Eflúvio telógeno, 157
Ejaculação
    prematura, 65
    retardada, 65
Eleuherococcus senticosus, 133
    bula, 144
    ensaios clínicos randomizados e não randomizados com, 134
Endometriose
    conceito, 351
    epidemiologia, 351
    etiopatogenia, 352
    fatores familiares, 353
    fitomedicamentos e, 351
    hereditariedade, 353
    pélvica, 351
    prevalência, 351
    prevenção por meio de fitoterápicos, 356
    teoria
        com fitoterápicos, 356
        composta, 353
        da menstruação retrógrada, 352
        hormonal, 353
        iatrogênica, 353
        imunológica, 353
        metastática, 353
    tratamento, 355
Envelhecimento
    alterações cutâneas decorrentes do, 149
    da pele, 149
    epitélio vaginal e, 419
Envoltura cutânea-adiposa, *312*
Eparema, **5**
Epiderme, 148
Equinácea, 279
    aplicações químicas, 372
    atividade anti-infecciosa, 373
    farmacologia, 372
    no trato genital inferior, 373
    partes usadas, 372
    química, 372
Equipe multidisciplinar
    adequando a linguagem e avaliando a aderência em uma, 441
    importância da, 441

Equisetum arvense, 192
Equol da daidzeína, 381
Ereção, mecanismo da, 68
Ervas diuréticas, 190
Erva-cidreira, 154
Erva-de-são-joão, *278, 281,* 329
    bulário, **332**
Erva-de-são-marcos, 96
Erythrina mulungu, 94
Escherichia coli, 192
Escina, 180, 183
Esfregaço de células do epitélio vaginal coradas pela técnica de Papanicolaou, fotomicrografia de, *421*
Espécies vegetais oficializadas na assistência farmacêutica financiada pelo Ministério da Sáude
    alcachofra, 16
    aroeira, 23
    babosa, 27
    bulário, **39-41**
    cáscara sagrada, 16
    espinheira santa, 18
    garra do diabo, 16
    guaco, 19
    hortelã, 34
    psílio, 30
    salgueiro, 26
    soja, 22
    unha de gato, 20
Espessamentos, 316
Espinheira, 200
Espinheira-santa, **4, 10,** 18
    folha de, *11*
Estresse, 105, 127
    induzido, 132
    oxidativo, 151
    sistemas envolvidos na resposta ao, *131*
Estrias, 156
Estruturas mamárias, resumo anatômico das, 311
Eucalipto, **4**
Extrato
    aquoso de *Mentha,* 35
    bruto de *Garcinia kola,* 69
    butanólico, 21
    da casca do *S terebinthifolius,* 25
    da ginco, 203
    de alcachofra, 16
    de alho, 203
    de castanha da Índia, 205
    de Cimicífuga, 389
    de confrei, 156
    de folha de alcachofra, 205
        bulário, **208**
    de folhas de aroeira, 24
    de folhas de *Cynara scolymus,* 16
    de folhas de goiabeira, 238
    de gingko, 59, 185
        toxicidade de, 96
    de ginseng, 85
    de *Glycyrrhiza glabra,* 233
    de *goldenrod,* 191
    de guaraná, 82
    de *Hedera helix,* mecanismo de ação do, **174**
    de hipérico, 89
    de jaborandi, 157
    de maracujá, 212
        ações farmacológicas, 212

        contraindicação, 213
        doses e usos, 213
        indicações, 212
    de *Momordica charantia,* 356
    de raiz de *Ashwagandha* de alta concentração, 61
    de ruscus, 180, 183
    de salgueiro, 26
    de *Trifolium pratense,* 382
    de *Uncaria,* 21
    do arroz vermelho, 206
    do *Myristica fragrans,* 71
    EGb761, 204
    Hidroalcoólico, 19
    hidroalcoólico de camomila, 368
    insaponificável de abacate e soja
        bulário, **274**
    metabólico de *Black cohosh,* 400
    não saponificados de soja e de abacate, 271
    seco de *Aesculus Hippocastanumm* bulário, **208**
    seco de *Tribulus terrestris,* 57
    seco *gymnema,* 213
        ação farmacológica, 213
        doses, 213
        indicação, 213
        uso, 213

F

Fadiga
    mental, eficácia do *Schizandra* em, 135
    Panax ginseng, uso nos casos de, 58
Farelo de trigo, 254
"Farmácias vivas", 7
    funcionamento do programa, 9
Farmacopeia brasileira, plantas com ação expectorante, **168**
Faseolamina, 214
    doses, 214
    indicações, 214
    usos, 214
Fermentação
    colônica, 251
    produtos relacionados com componentes da microbiota intestinal, 248
Fertilidade, *L. meyenii* e, 72
FFPM (fração favonoide purificada micronizada), 183
Fibra(s)
    alimentar(es), **8**
        benefícios à saúde, 245
        característias que podem determinar diferentes critérios de classificação, 245
        classificação, 245
            insolúveis, 246
            pela estrutura, 246
            pela fermentação bacteriana, 247
            pela solubilidade em água, 246
            solúveis, 246
        efeito na função intestinal, 249
        efeitos fisiológicos das, 249
        saúde e, 244
    aplicações clínicas das
        câncer de cólon, 257
        constipação, 254
        diarreias infecciosas, 257
        diarreias pelo uso de antibióticos, 257

doença diverticular, 257
  FOS e idosos, 255
  síndrome do intestino irritável, 256
colágenas, 148
consumo na dieta, 258
efeito(s)
  na microflora intestinal, 251
  prebiótico, 251
  sobre a fisiologia intestinal, 250
efeito sobre a fisiologia intestinal, 250
elásticas, 148
fermentabilidade da, 251
insolúveis, 254
prebióticas, capacidade em aumentar o peso fecal, 255
vegetal(is)
  importância das, 239
  quantidades necessárias na dieta, 249
Fissuras mamilares, 157
  fórmula para, 161
Fitoesteróis, atividade, 295
Fitoestrogênio(s), 366
  câncer de mama e, 393
    angiogênese, 402
    ciclo celular, 402
    esteroidogênese, 404
    estudos epidemiológicos, 395
    estudos *in vitro*, 397
    estudos *in vivo*, 400
    mecanismo que podem afetar o risco de câncer, 404
    terapia *add-back*, 402
  esteroides, 380
  fenólicos, 380
  metabólitos dos, 23
  não fenólicos, 380
  saponinas, 380
  terpenoides, 380
Fito-hormônios, 314, 380
Fitomedicamento(s)
  adaptógenos, 127
  afecções
    dermatológicas e, 153
    venosas e, 179
  alterações cutâneas no climatério e, 149
  ansiolíticos, 105
  aspectos legais dos, 1
  ativos
    no sistema nervoso central, 81
      bulário, **97-99**
      plantas com ação psicoanaléptica, 81
      plantas com ação psicoléptica, 90
  diuréticos, 190
    para cistite, 190
    para prostatites, 190
    para uretrites, 190
  doenças reumáticas e, 269
  em doenças respiratórias comercializados no Brasil, **175-177**
  em ginecologia ginecológica, 277
    ação dos fitoterápicos em câncer ginecológico, trabalhos relevantes da ação dos, 283
    interações conhecidas entre fitoterápicos e drogas, 279
    mecanismos de interação, 278
  em mastologia, 319

aprovados pela Anvisa
  Borago officinalis, 322
  Matricaria recutita, 324
  Nigella sativa, 324
  Oenothera biennis, 323
  Vitex Agnus castus, 323
endometriose e, 351
mioma uterino e, 345
nas afecções vasculares, mecanismos de ação dos, 185
nas disfunções sexuais, uso de, 55
  Ginkgo Biloba L., 58
  Maca peruana, 60
  Pannax Ginseng, 58
  Tributus terrestris, 56
  Withania somnifera, 61
no ciclo gravídico-puerperal, 156
  alterações do tecido conjuntivo, 156
  cloasma gravídico, 156
  eflúvio telógeno, 157
  estrias, 156
  fissuras mamilares, 157
  fórmulas, sugestões de, 158
no tratamento da ansiedade
  Humulus lupulus, 120
  Lippia alba, 109
  Matricaria recutita, 110
  Passiflora incarnata, 116
  Piper methysticum, 117
  Tintura de *Passiflora edulis Sims*, 116
  Valeriana officinalis, 119
no tratamento da ansiedade, 107
  Cymbopogon citratus, 108
  Humulus lupulus, 120
  Lippia alba, 109
  Matricaria recutita, 110
  Melissa officinalis, 112
  Passiflora sp, 113
  Piper methysticum, 117
  Valeriana officinalis, 119
para doenças respiratórias, 170
  Hedera helix, 173
  Pelargonium sidoides, 170
  Petasites hybridus, 172
para tratamento de afecções venosas comercializados no Brasil, 186
pele e, 147
pesquisa com, 164
segurança dos, 169
sexualidade
  feminina e, 49
  masculina e, 65
    bulário, **77**
sistema cardiovascular e, 199
  bulário, **207**
sistema digestivo e, 229
  aplicações clínicas das fibras, 254
  diagnósticos mais frequentes na gastroenterologia, 230
  fibra alimentar e saúde, 244
  fibras vegetais, importância das, 239
  fronteiras na investigação e novos estudos, **264**
sistema urinário e, 189
  antiadesivo urinário, 192
  efeito
    antimicrobiano, 192

ÍNDICE REMISSIVO

antinefrotóxico, 195
diurético, 189
litolítico, 196
trato genital inferior e , 363
uso nas disfunções sexuais, 55
   Ginkgo biloba L, 58
   Lepidium meyenii Walp., 60
   Panax Ginseng, 58
   Tribulus terrestris L., 56
   Withania somnifera, 61
utilizados no tratamento de afecções venosas, classificação quanto ao grupo, substância e origem, **180**
Fitosteróis, **8**
Fitoterapia, 15
  normas de áreas afins à, 6
  pública, normas de, 7
Fitoterápico(s)
  atuantes sobre a dismenorreia
    ácidos graxos essenciais, 345
    garra-do-diabo, 346
    lotus-da-neve, 347
    rosa, 346
  Cassia angustifolia, **307**
  Cimicifuga, **305**
  com potencial no tratamento oncológico e em cuidados paliativos, não comercializados no Brasil
    Agaricus Brasiliensis, 303
    Radix Pfaffiae, 303
    Rhizoma Curcumae Longae, 302
    Semem Glycine Max, 302
  com potencial terapêutico no tratamento de suporte clinico em oncologia, 295
    Cannabis sativa, 295
    Gingko biloba, 296
  constantes na Instrução Normativa 2 de 2014, **4**
  controle de qualidade, normatização, 4
  derivados da *Cimicifuga racemosa*, bulário, **416**
  derivados do *Trifolium pratense*, bulário, **416**
  derivados das isoflavonas derivadas do *Glycine max*, bulário, *416*
  doenças hepáticas e, 258
  drogas vegetais de notificação, norma das, 5
  equinácea, **304**
  ginkgo biloba, **303**
  ginseng, **304**
  hipérico, **305**
  interações com drogas
    equinácea, 279
    erva-de-são-joão, 281
    ginkgo, 279
    ginseng, 280
    kava, 282
    soja, 280
    valeriana, 282
  kava-kava, **305**
  legislação, 1
  mercado nacional e internacional, 1
  na medicina cardiovascular
    Aesculus hippocastanum, 205
    Allium sativum, 202
    Berberine, 205
    Crataegus oxyacantha, 200
    Cynara scalymus, 205
    Gingko biloba, 203
    Oriza sativa, 206

    Panax ginseng, 204
  nacionais, pesquisa e desenvolvimento, 5
  no tratamento da dor
    Harpagophytum procumbens, 340
    Tanacetum Parthenium, 339
    Uncaria tomentosa, 341
    Vitex agnus-castus, 340
  normas recentes brasileiras, breve histórico das, 2
  para o trato genital inferior com
    aroeira, bulário, **375**
    camomila, bulário, **375**
    equinácea, bulário, **375**
    Podophyllum, bulário, **375**
    Uncaria tomentosa, bulário, **375**
  para o trato genital inferior com com camomila, bulário, **375**
  para tratamento das dislipidemias
    alcachofra, 219
    alho, 219
    bulário, **225-226**
    cassiolamina, 220
    *chitosa*n, 220
    Chlorella pyrenoidosa, 221
    cúrcuma, 221
    ginseng, 221
    glucomannan, 222
    guatambu, 224
    ipê-roxo, 224
    isoflavona, 222
    monaless, 223
    Psyllium, 223
    quina-do-cerrado, 224
    zedoária, 224
  Passiflora, **306**
  prescritos como adjuvantes do tratamento oncológico e em cuidados paliativos, 297
    Cassia angustifolia, 302
    Cimicifuga racemosa, 299
    Echinacea purpurea Moench, 297
    Glycine max, 297
    Hypericum perforatum, 299
    Panax ginseng, 298
    Passiflora incarnata, 300
    Piper methysticum, 300
    Spirulina sp., 301
    Sylibum marianum, 301
    Valeriana officinalis, 300
  segurança dos, 169
  segurança e eficácia, normatização, 3
  Silimarina, 307
  uso com drogas anticâncer, 278
  utilizados na reumatologia
    capsaicina, 271
    extratos não saponificados de soja e de abacate, 271
    Harpagophytum procumbens, 270
    Harpagophytum zeyheri, 270
  valeriana, **305**
Flavanoide, atividade, 295
Flavonas, 114
Flavonídeo, 181
Flavonoides, 203
Flebites, 179
  superficiais, *Arnica montana* nos casos de, 154
Flora
  comensal

envelhecimento, 243
    mecanismos protetores, 243
  intestinal, 239
Flor-de-cone, 372
Fobia social, 105
Fogachos, 411
Folha
  de espinheira-santa, *11*
  de guaco, *11*
Forfig, **5**
Formometina, 389
Fórmula(s)
  creme de limpeza para pele seca, 158
  creme para a área dos olhos, 160
  despigmentante, 160
  gel firmador e antioxidante, 160
  genisteína 4%, 160
  hidratação, 158
  limpeza de pele, 158
  loção de limpeza para pele oleosa, 159
  loção repelente de insetos, 159
  para acne, 159
  para alopecias, 161
  para caspa, 159
  para caspa e seborreia do couro cabeludo, 159
  para fissuras mamilares, 161
  para renovação celular, 158
  para rosácea, 159
  para seborreia do couro cabeludo, 159
  redução de cicatrizes, 159
  sabonete líquido, 159
  serum gel para olheiras e manchas, 160
  serum nutritivo firmador, 160
  xampu antiqueda, 161
FOS (fruto-olissacarídeos vegetais), 253
Fucus vesiculosos, 356
Furanodieno, 283
Furunculose, *Arnica montana* nos casos de, 154

G

γ benzopirona, **180**, 181
Garcinia cambogia, 215
Garcinia kola, extrato bruto, efeitos na função sexual masculina, 69
Garra-de-gato, bulário, **274**
Garra-do-diabo, **4**, **10**, 16, 270, *340*, 346
  rizomas secos de, *11*
Gastroenterologia, diagnósticos mais frequentes na
  constipação, 238
  diarreia, 237
  dispepsia, 230
  náuseas, 237
  síndrome do intestino irritável, 236
  úlceras pépticas, 233
Gel
  de aloés, 29
  de aroeira, 24
  firmador e antioxidante, fórmula, 160
Gengibre, **4,** 2327
Genisteína, 152, 384
  nas células ósseas, mecanismo de ação da, *388*
Genisteína 4%, 160
Genitália feminina, 52
Gilbardeira, *184*

Ginco, árvore da, 203
Ginger rhizome, 357
Gingko, **4**, *279*
Gingko biloba, *58*, 74, *184*, *296*
  ação, 296
  bulário, **207**
  doença vascular periférica e, 75
  flavanoides contidos na, 59
  insuficiência cerebral e, 75
  localização, 296
  no tratamento de
    claudicação intermitente, 203
    degeneração macular, 203
    demência, 203
    disfunção erétil, 203
    zumbido, 203
  nome comercial, **77**
  parte da planta utilizada, 296
  princípio ativo, **77**
Ginkolab, **5**
Ginseng, 204
  americano, 83
  asiático, 280
  brasileiro, 221
  bula, 144
  bulário, **207**
  coreano, **4**
  contraindicações, 221
  coreano, 221
  indiano, 72
  indicações, 221
  modo de usar, 221
  raiz do, 58
    efeitos benéficos, 58
  siberiano, 133
  vermelho coreano, 58
Glândula mamária, fisiologia da, 312
Glucomanan
  concentração usual, 212
  contraindicações, 222
  dosagem, 212
  efeitos colaterais, 222
  indicações, 212, 222
  modo de usar, 222
Glycine max, 22, 189, *279*, 280, *367*
  ação, 297
  localização, 297
  parte da planta utilizada, 297
Glycirrhiza glabra, 154
Goldenrod europeu, *191*
Goma guar, 237
Gordura visceral, efeito genético, 212
Gripe, uso de *Pelargonium sidoides* no, 170
Guaco, **4,** 19, **10**, 165, 166
  folha de, *11*
Guaraná, **4**, 81, 215
  ações, 215
  posologia, 216
Guatambu, 224
Gymnema sylvestre, 213

H

Hamamelis virginiana, 154
Hamamélis, **4**

ÍNDICE REMISSIVO

Harmina, 283
Harpagófito, 17
Harpagophytum procumbens, 16, 270, *340*, 346
    bulário, **341**, **349**
    constituintes químicos, 340
    efeito anti-inflamatório em analgésico, 340
Harpagophytum zeyheri, 270
Hedera helix, **173**
    mecanismo de ação do extrato de, **174**
    no tratamento da tosse, 174
Hesperidina, 180, 183
Hibisco, 155
Hibiscus sabdariffa, *155*
Hidratação, fórmula, 158
Hidrocarboneto de cadeia longa, 203
Hipérico, 87
Hiperidrose, tratamento, 154
Hipermenorreia, 347
Hipoestrogenismo
    na vagina, **420**
    na vulva, **420**
Homeopatia, 15
Hortelã pimenta, **4**
Hortelã, **10,** 34
Humulus lupulus, 120
Hypericum, **4**
Hypericum perforatum, 87, *299*, 329
    em pacientes com intolerância ao uso de antidepressivos tricíclicos, 299

I

Idoso, incidência de doenças crônicas em, 255
Imbaúba, 224
Indol-3-carbinol (i3c) e o 3,3'-diindolilmetano (dim), 283
Indutor do sono, 90
Inervação dos genitais, 66
Infecções das vias aéreas superiores, uso de *Pelargonium sidoides* no, 171
Insuficiência venosa crônica, 179, 205
Intestino
    grosso, 240
    humano, 240
Inulina, 256
    incidência de doenças crônicas em, 255
Ipê-roxo, 224
Isoflavona, 22, 150, 222, *298, 366*
    ação
        antioxidante, 386
        enzimática, 386
        estrogênica, mecanismo de, 384
        hormonal, 382
        no sistema cardiovascular, 386
    benefícios, 387
    bulário, **226**
    contraindicações, 222
    de soja, **10,** 412
    derivadas do *Glycine max*, 422
    efeitos colaterais, 222
    estrutura química, *381*
    indicações, 222
    inibição da angiogênese, 386
    mecanismo de ação das, 382
    modo de usar, 222
    modulador seletivo de receptores de estrogênio, 384
    no sistema cardiovascular, ação das, 386
    no tecido
        mamário, ação das, 387
        ósseo, ação das, 387
    prevenção da aterosclerose, 387
    segurança no uso das, 388
Isoforma de oligomerização de domínio de ligação de nucleotídeo, 241
Isovitexina, 114

J

Junção dermoepidérmica, 149
Juníperо, 193
Juniperus communis, *193*

K

Kava, 282
Kava kava, **4**, 91, 117, *282*

L

Lactobacilos, 256
Laranjeira, 183
Lariciresinol, 404
Laxante à base de Senne, 239
Lepidium meyenii, 72
Lepidium meyenii Walpers, 60
Lespedeza capitata, *96*
Lespedeza de cabeça redonda, *196*
Libido, 51
Limpeza de pele, fórmula, 158
Linhaça, *151, 316*
    semente de, 151
Linum usitatissimum, *151, 316*
Lippia alba, *109*
Loção
    de limpeza para pele oleosa, 159
    repelente de insetos, 159
Lombalgia, uso de fitoterápicos, 273
Lótus da neve, 347
    bulário, **349**
Luffa operculata, *165*
    frutos secos da, *166*
Lúpulo, 120

M

Má digestão, 230
Maca peruana, 60
Mama, fitomedicamentos nas alterações funcionais benignas da, 311
Mangaba, 224
Mania, 53
Maracujá, **4**, 93, 113
Mastalgia, 315
    cíclica, 319
    diagnóstico, 320
    etiologia, 320
    extramamária, 319

fisiopatologia, 320
fitomedicamentos em, 319
não cíclica, 319
risco de câncer de mama e, 320
tratamento medicamentoso, 321
    com fitomedicamentos, 321
uso do *Vitex* na, 315
Matricaria recutita, 110, 324, *368*
    descrição, 324
    efeitos medicamentosos, 368
    indicações, 369
Maytenus ilicifolia, 233
Maytenus ilicifolia Mart.ex Reissek, 18
Medicamento(s)
    derivados da FFPM
        comercializados no Brasil, 187
        utilizados na doença venosa, **187**
    derivados da rutina
        comercializada no Brasil, 186
        utilizado na doença venosa, **186**
    derivados da rutina comercializada no Brasil, 186
    derivados do *Aesculum Hippocastanum* grupo das escinas, utilizados na doença venosa, **188**
    derivados do *Aesculum Hippocastanum* grupo das Troxerrutinas, utilizados na doença venosa, **187**
    derivados do *Melilotus Officinalis*, utilizados na doença venosa, **186**
    fitoterápico, mercado nacional e internacional de, 1
Medicina
    alternativa, 163
    baseada em evidências, 169
    chinesa, 348
    complementar, 163
Melanina, 148
Melilotus officinalis, 181
Melissa, **4,** 92, *154*
Melissa officinalis, 92, *112,* 154
Menadiona, 400
Menstruação retrógrada, 352
Menta piperita, 34, 231, *232*
    cosmético de, 39
    uso externo, 38
Mevatyl®, 296
Microbioma
    evolução temporal do, *241*
    intestinal, 241, 251
        humano, distribuição quantitativa e qualitativa das principais bactérias componentes, *240*
Microbiota
    intestinal, 243
    saudável, 252
Mikanea glomerata, 165
    flores, *167*
    folhas, *167*
"Milieu interieur", 127
Mioma uterino, fitomedicamentos e, 345
Mirtilo, **4**
Mistura de *Radix salviae miltiorrhizae* com *Radix salviae miltiorrhizae*, no tratamento da endometriose, 356
Mixed Fruit Acid®, 152
Modelo de Basson, 50
Moléstias proteicas, 67
Monacolin K, bulário, **208**
Monaless, 223
    contraindicações, 223

efeitos colaterais, 223
    indicações, 223
    interações medicamentosas, 223
    modo de usar, 223
Monascus purpureus, 223
    bulário, **226**
Monografia da lista da RDC 10 de 2010, modelo de, **6**
Morinda citrifolia,170
Mucosa intestinal, funções relacionadas à flora bacteriana, *242*
Myristica fragrans, 70
Myroxylon balsamum, 157

N

Naturetti, **5**
Náuseas, 237
Neurodermatite, 154
    tratamento, 154
Neurotransmissores que atuam na resposta sexual, 67
Nigella sativa
    bulário, **325**
    descrição, 324
Nodularidades, 316
Noni, 170
Norma
    das drogas vegetais de notificação, 5
    de áreas afins à fitoterapia, 6
Normatização
    da segurança e eficácia dos fitoterápicos, 3
    do controle de qualidade dos fitoterápicos, 4
Noz-moscada, 71

O

Obesidade
    fitomedicamentos e, 211
    fitoterápicos
        extrato seco de maracujá, 212
        extrato seco *Gymnema*, 213
        Faseolamina, 214
        Garcinia cambogia, 215
        Glucomanan, 212
        guaraná, 215
    prevalência da, 211
Obstipação intestinal funcional, 238
Oenothera biennis, 315, *316, 323*
    constituintes, 323
    descrição, 323
    formas de apresentação, 323
    modo de uso, 323
    propriedades, 323
Óleo(s)
    de borragem, bulário, **325**
    de linhaça, 315
        bulário, **316**
    de primrose, 155
    de prímula, 315
        bulário, **316, 325**
    de prímula e borragem
        bulário, **325**
    essenciais de *Mentha arvensis,* 36
Oncologia

ÍNDICE REMISSIVO

fitoterápicos com potencial terapêutico no tratamento de suporte clínico em, 295
ginecológica, fitomedicamentos em, 277
Ondas de calor, 411
Oriza sativa, 206
    vermelho, extrato do, 206
Osteoartrite, uso de fitoterápicos, 271
Ouriço, 372

P

Panax ginseng, 58, 83, 133, 135, 204, 221, *298*
    bulário, **208, 226**
    ensaios clínicos randomizados e não randomizados com, **136**
    parte da planta utilizada, 298
    uso nos casos de fadiga e astenia, 58
Papaia, *155*
    extrato, 154
Parênquima mamário, *312*
Pasalix, **5**
Passiflora alata, 115
Passiflora edulis, 114, 212
    tintura de, 116
Passiflora incarnata, 93, *300*
    parte da planta utilizada, 300
Passiflora sp, *113*
Paullinia cupana, 81, 215
Paullinia sorbilis, 81
Pelargonium sidoides, 170
    no resfriado e gripe, 170
Pele
    anatomia da, 147, *148*
    derme, 148
    epiderme, 148
    fisiologia da, 147
    fitomedicamentos e, 147
    junção dermoepidérmica, 149
    receptores hormonais e, 149
    seca, creme de limpeza para, 158
Pelo, alterações dos, 157
Perobinha, 224
Petasites hybridus, 172
p-etilfenol da genisteína, 381
Petroselinum crispus, 191
    ação diurética da, 191
Pfaffia glomerata, 221
    bulário, **226**
Phaseolus vulgaris, 214
Phyllanthus niruri, 196
Picadas de inseto, *Arnica montana* nos casos de, 154
Pimenta-dos-monges, 328
    bulário, **332**
Pimenta-rosa, 11
Pinheiro-de-cemitério, 374
Piper methysticum, 91, *117,* 282, *300*
    como indutor de sono, 300
    na mialgia causada pela quimioterapia, 300
Placa
    aterosclerótica, 199
    de ateroma, 199
Planta(s)
    adaptógenas, 132
    alvo de pesquisas na área da hepatologia, 259
    com ação psicoléptica
        kava-kava, 91
        maracujá, 93
        melissa, 92
        mulungu, 94
        valeriana, 90
    da farmacopeia brasileira com ação expectorante, **168**
    de ação psicoanaléptica
        Ginseng, 83
        guaraná, 81
        hipérico, 87
        raiz do ártico, 85
    dos grupos de fitomedicamentos utilizados nas afecções venosas, 181
        cumarina, 181
        flavonídeo, 181
        γ benzopirona, 181
        saponinas, 183
    medicinais, 15
        substâncias ativas das, 379
    que fornecem ômega-3, 349
    tratamento e prevenção de doenças utilizando, 379
    utilizadas por imigrantes dominicanos nos Estados Unidos, 348
Plantago, **10**
Plantago ovata, 30, **236**
    derivado da, bulário, **226**
Podofilina, *153*, 369
Podofilotoxina, 370
Podophyllum, 369
Podophyllum peltatum, 153
Polifenóis, atividade, 295
Polígala, **4**
Polipodium leucotomos, 152
Polissacarídeos, atividade, 295
Prímula, *316*
    bulário, **333**
Probióticos, **8**
Produto(s)
    fitoterápicos
        comercialização, 1
        prescrição, 1
        principais por faturamento, **5**
    homeopáticos, 165
    homotoxicológicos, 165
Prostatite, fitomedicamento diurético para, 190
Proteína de soja, **8,** 387
Protodioscina, 74
Psicanalépticos, 81
Psicolépticos, 81
Psidium guajava, 238
Psílio, 30
Psyllium, **4,** 30
    efeitos colaterais, 224
    indicações, 223
    interações medicamentosas, 224
    modo de usar, 224
    precauções, 224
Punção aspirativa, 315

Q

Quebra-pedra, 196
Quimioterapia, 293
Quimioterápico(s)

comercializados no Brasil, 303
derivados de plantas
  em uso corrente, **277**
  na prática clínica usual, **294**
Quina, *157*
Quina-do-cerrado, 224
Quinase ribossomal S6, 386
Quitosana, 220
  bulário, **225**

R

Radix pfaffiae, 303
  parte da planta utilizada, 303
Radix salviae miltiorrhizae, 356
Raiz do ártico, 85
Receptor(es)
  de acetilcolina, 90
  de estrogênio
    ação hormonal, fases do mecanismo de ação, **383**
    alfa e beta, com regiões e domínios, 383
    domínio de ligação ao ligante do receptor de, 385
    funções dos domínios por região, **383**
  GABA, 90
  hormonais, pele e, 149
  Toll-like, 241
Red clover, 382
Renovação celular, fórmula para, 158
Resfriado, uso de *Pelargonium sidoides* no, 170
Resistência inespecífica, 131
Resposta
  sexual, neurotransmissores que atuam na, 67
  sexual feminina
    bases anatomofisiológicas da, 52
    estágios, 52
    genitália, 52
    idade e, 54
    sistema nervoso central e, 52
Reumatologia, fitoterápicos utilizados na, 270
Rheum palmatum, 195
  raiz do, 195
Rhizoma Curcumae Longae, 302
  parte da planta utilizada, 302
Rhodiola rosea, 81, 85
  ações no SNC, *140*
  bula, 144
  composição, 138
  ensaios clínicos randomizados e não randomizados com, 141
  estrutura química, 138
  estudos
    científicos com, 137
    clínicos, 139
    experimentais, 139
  histórico, 136
  mecanismo de ação, 139
  parte utilizada para extratos, 138
  planta, 137
Rhodioloside, 139
Rinite alérgica, tratamento da, 173
Rizoma, 389
Rosa gallica, 346
  bulário, **349**
Rosácea, fórmula para, *159*

Rudbéqua, 372
Ruscus, extratos de, 183
Ruscus aculeatus, 183, *184*
Ruta graveolens, 181
Rutina, 180, 181

S

Sabonete líquido, 159
Sabugueiro, **4**
Saccarum officinarum, 347
Salgueiro, **4, 10,** 26
  branco, 26
Salicina, 26
Salidroside, 139
Salix alba, 26
Salsinha, *191*
Saponina, **180,** 183
  atividade, 295, 14
Saúde, conceito, 427
Saussurea sp, 347
Saw palmetto, **4**
Schinus terebinthifolium, 23, 370
  atividade anti-inflamatória do extrato de, 371
  partes que podem ser utilizadas, 370
  propriedades, 370
Schisandra chinensis, 134
  bula, 144
Seakalm, **5**
Sebum, 149
Semem Glycine Max, 302
  parte da planta utilizada, 302
Sene, **4**
SERM (modulador seletivo de receptores de estrogênio), 384
Serum
  gel para olheiras e manchas, 160
  nutritivo firmador, 160
Sexualidade
  feminina, fitomedicamentos e, 49
  humana, 49
  masculina
    fitomedicamentos e, 65
    afrodisíacos, 69
    Anacyclus pyrethrum, 71
    Aspargos racemosus, 70
    Garcinia kola, 69
    Ginkgo biloba, 75
    Lepidium meyenii, 72
    Myristica fragrans, 70
    Tribulus terrestris, 74
    Withania somnifera, 72
    Yohimbina, 75
Shisandra chinensis, ensaios clínicos randomizados e não randomizados com, 135
Siegesbeckia orientalis, 284
Silimarina, 152, 258
Sinceiro, 26
Síndrome(s)
  da tensão pré-menstrual
    fitomedicamentos e, 327
    prescrição fitoterápica
      açafrão, 332
      ácido graxos essenciais, 331
      erva-de-são-joão, 329

ÍNDICE REMISSIVO | 465

pimenta-dos-monges, 328
valeriana, 330
sintomas relacionados à, **328**
do intestino irritável, 236, 256
hipérico na, 88
óleo de *Menta piperita* em, 236
do pânico, 105
fadiga por estresse, 143
pós-trombótica, 179
Sintomas vulvovaginais, tratamento hormonal, 421
Sistema(s)
cardiovascular, fitomedicamentos e, 199
de estresse, componentes, *131*
digestivo, fitomedicamentos e, 229
nervoso central
fitomedicamentos ativos no, 81
efeitos da cimicífuga sobre o, 390
respiratório, fitomedicamentos e, 163
urinário, fitomedicamentos e, 189
Skibola, 356
Soja, *4, 22, 280,* 381
Solidago virgaurea, folha e flor da, 191
Spirulina sp., *300*
Sylibum marianum, 301
indicações, 301

T

Tamarine, **5**
Tanaceto, *339*
indicação, 340
uso, 339
Tanaceto, **4**, 96
Tanacetum parthenium, 95, *339*
bulário, **341**
Taninos, 154
Tecido
adiposo, fisiologia do, 211
conjuntivo, alterações, 156
mamário
ação das isoflavonas no, 387
efeitos da cimicífuga sobre o, 390
ósseo
ação das isoflavonas no, 387
efeitos da cimicífuga sobre o, 390
Temperos ginkolídeos, 95
Terapia *add-back*, 402
Tormoterapia, 15
Terpenos, 203
Tertiofeno α-tertiodilmetanol, 283
Testosterona, 67
Thuya occidentalis, *153*, 374
madeira de, 374
no tratamento de proliferações cutâneas, 374
potencial imunofarmacológico da, 374
reações colaterais, 375
Tintura de tuia, 153
Tirosinoquinase, 386
Toki-shakuyaku-san, 347
Tontura, 347
Torsade de pointes, 204
Tosse, *Hedera helix* no tratamento da, 174
Touceira de margarida, 372
TPM (Tensão pré-menstrual), 327
Transtorno(s)

da sexualidade, 50
de ansiedade generalizada, 105
do desejo masculino hipoativo, 66
erétil, 65
obsessivo-compulsivo, 105
psíquicos, 53
Tratamento
fatores relacionados
à doença, 439
à pessoa sob, 439
ao serviço de saúde, 440
ao tipo de tratamento, 439
medicamentoso, adesão ao, 427
oncológico, 293
quimioterápico, fitomedicamentos como coadjuvantes no, 293
Trato
genital feminino, 363
genital inferior
fitomedicamentos e o, 364
fitomedicamentos que podem ser utilizados no tratamento das doenças do, 366
Trevo
cheiroso amarelo, *181*
vermelho, 382
Tribulus terrestris, 74
nome comercial, 77
princípio ativo, 77
Trifolium pratense, *367*, 382
composição, 382
Trimetilxantinas, 83
Tripterygium Wilfordii polyglycoside
efeito terapêutico da, 356
Trombose venosa profunda, 179
Troxerutina, 180, 182
Tuia, *153*
Tumores
malignos, 293
miometriais benignos, 347

U

Úlcera(s)
pépticas, 233
venosa, 185
cura da, 185
resumo Guideline 4.4.0 American Venous Forum do tratamento medicamentoso para, **185**
Umbauba, 224
Uncaria guianensis, 270
Uncaria tomentosa, 20, 270, *341*, 348, *273*
bulário, **341, 349**
indicado para casos de lesões de herpes simples, 374
uso potencial na Aids, leucemia e alguns tipos de câncer, 374
Unha-de-gato, **4, 10,** 20, 270, *341,* 348
bulário, **274, 349**
Uretrite, fitomedicamento diurético para, 190
Urtica dioica, 191
Urtiga, 191
Uva ursi, **4**, 193

V

Vaccinium angustifolia, *194*
Vaccinium macrocarpon, 193, *194*
Vaginismo, 55
Valeriana, **4**, 90, *282*, 300, 330
  bulário, **333**
Valeriana officinalis, 119, *119*, *282*, *300*, 330
  parte da planta utilizada, 300
Variz
  dos membros inferiores, 179
  Resumo Guideline 4.4.0 American Venous Forum do tratamento medicamentoso para, **185**
Vassoura dos açougueiros, *184*
Vegetais, espécies oficializadas na assistência farmacêutica financiada pelo Ministério de Saúde, 10
Verrugas vulvares, *Podophyllum* no tratamento de, 369
Vineiro, 26
Viscum album, 284
Vitex agnus castus, *152, 323,* 314, 328, *340, 358*
  bulário, 316, 325, **341**
  descrição, 323
  extrato de, 151
  no tratamento de doenças femininas, 340

W

Withania somnifera, 61, 72

X

Xampu antiqueda, 161

Y

Yam mexicano, *150, 314, 357*
Yohimbina, 75

Z

Zedoária, 224
  contraindicações, 224
  efeitos colaterais, 224
  indicações, 224
  interações, 224